JN046781

いざという時の頼れる医師ガイド　全国名医1020人厳選

2024～2026年版

国民のための名医ランキング

はじめに

本書は、「自分や家族がこの病気になったら、どこの病院の、どの医師にかかり、どのように治療法を選択すれば良いだろうか」という切実な思いから、患者の視点で、各分野の第一線で活躍している医師に直接取材・調査をしたものです。

医師には自分と同じ分野で、推薦する医師と推薦しない医師、その理由など、患者として知りたいことを率直に聞き、医療現場の実情、本音を話してもらいました。関係者以外は決して知ることができない貴重な情報は、検証した上で本書の掲載内容に反映し、全国1020名を厳選して掲載しました。

インターネットやSNSでは様々な医療情報が大量に発信され続けています。しかし、医師に聞くと本当に信頼できる情報はごくわずかに限られていると言います。情報が多いことは病気の治療を目的にする方にとっては有難い一方で、多すぎるがゆえに取捨選択することが必要になっています。自分にとって満足がゆく治療にたどり着くには、いかに早く質の高い情報を入手し、信頼できる医師と出会い、最適な治療法を選択できるかにかかっています。

身体に異変を感じたとき、体調が悪いとき、恐らく多くの方が、かかりつけ医や症状に合うと思う近所の病院に行かれることでしょう。そして、まずはそこで診断がつきます。

名医情報が生きるのは、ここからです。その病院での治療が難しいとき、あるいは難病や大病だと言われたときに、ぜひその分野の名医を探して受診して頂きたいのです。

特に気をつけて頂きたいのが、難病や大病だと診断されたときです。一刻を争う場合を除き、すぐに手術を決めたり治療を開始せずに、本書を参考に医師・病院の情報を集めてください。そして、受診したい「名医」

が見つかったら、紹介状や予約が必要かどうか、先方の病院に確認します。紹介状が必要なら、受診した医師から目当ての名医宛てに紹介状を書いてもらい受診します。

ここで重要な点は、「病気の診断や治療方針は医師によって大きく異なる場合がある」ということです。実際に編集部に届いたある患者さんの体験では、検査で胃がんであるとされ、具体的に手術の計画まで示されたにも拘わらず、本書を参考にして名医にセカンドオピニオンを受けると、何と、「がんではない」と診断されました。危うく、がんでもない胃が切除されるという最悪の事態を回避できました。(76ページ参照)

このようなことがないように、一人の医師の意見だけではなく、経験豊富な別の医師の見解を聞くことが現在では必須となっています。ご自身の命や残りの人生の質に直結する問題です。医師に気を使う必要は全くありませんので、遠慮せずに、「セカンドオピニオンを受けたい」と申し出てください。

現在は、「チーム医療」の時代といわれています。以前は、外科と内科ではほとんど連携がなく、患者の情報共有も十分にはなされていませんでした。その弊害をなくすため、内科医、外科医、放射線科医、麻酔科医、病理医など複数の科が合同でカンファレンス(治療方針検討会議)を行うようになりました。また、医師以外の看護師や薬剤師、理学療法士、医療ソーシャルワーカーなどの医療スタッフも連携して治療やケアに当たっています。

チームの中心には名医がいて、全体をコントロールしているので、やはり名医を選ぶ必要があります。本書が「病院のランキング」ではなく、医師個人に焦点を当て紹介しているのには理由があります。取材した多くの名医から、「あそこは評判の良い病院だったが名医が異動して全く様変わりしてしまった」という情報がありました。医師は病院を異動することが多く、病院や診療科の評価は固定的ではないということです。チーム医療の時代だからこそ、統率するトップが誰であるかは、極めて重要なポイントとなります。名医のもとには全国から大勢の患者がより良い治療を求めて集まります。診療科内で治療を分担する必要があり、病院によっては患者が医師を指名できないことがあります。

これもある患者さんの体験で、名医がいる病院を受診しましたが、希望する名医でない医師が執刀しました。手術後、その患者さんは自分が予想していた結果とは程遠く、寝たきり同然となってしまいました。患者さんは、あのとき名医が手術してくれたらという思いをずっと引きずっています。このようなことがないように治療の早い段階で、実際に誰が執刀医になるかをご自身で確認して、納得の上でそこで治療をするかどうかを決めてください。

治療を進める上で、患者と医師の関係は対等な立場です。患者には自分の病状について、よく知る権利があり、検査データも本来は自分のものです。自分の人生観から、希望する治療法を選択できるように、医師と方針をよく話し合う必要があります。医師と患者の関係は、完全に任せっきりでも、ましてや対立しては上手くいきません。家族も含めて、協力して病気の治療に集中できる環境をつくることが何より大切なことです。

近年、外科は手術支援ロボット（ダビンチや国産のヒノトリ）が普及し、内科では様々な薬物療法が登場して、著しい進化を遂げています。また、放射線治療も高精度の治療装置が次々と登場しています。しかし、一番注目すべきは医師の診断力です。当たり前のようですが、治療を始める前に、まずは病名、部位、病期などを正確に診断し、治療方針を決める必要があります。患者は専門知識がないので、医師の説明をそのまま信じるしかないのですが、本当にその診断が正しいのか、治療法が最適なのか、リスクや後遺症などを含めて、他の医師にも確認する必要があります。患者側も医師からの説明を理解するために、ご自身やご家族が罹(かか)っている病気について、ある程度は知識を身に付けておくと、疑問点などが整理しやすいでしょう。
一点、治療に関する情報を集める上で気をつけて頂きたいことがあります。特にがん患者を対象とした治療で、安全性や有効性が確認されていないにも拘わらず、効果を大きく宣伝し、自費診療で多額な治療費を請求する免疫治療などが大変多いので十分に注意してください。症状が重い患者さんが、すがる思いでこうしたクリニック等に行き、大金を使うだけではなく、適切な治療が遅れてしまい、かえって悪化させてしまうこともありますので選択は慎重にしなければなりません。日々医療に関する画期的なニュースがある一方で、まだ何も実証されていない健康情報や誇大広告がインターネットで多く紹介されています。こうした治療法については本当に効果が実証されているのかなど、複数の医師に必ず確認してください。また、病院によっては患者相談窓口を設けている場合もありますのでご利用することを強くお勧めします。

医療の最先端現場を10年以上取材して最も重要だとわかったことは、とにかく最初からレベルが高く、経験が豊富な医師や病院を選ぶことにあります。名医でなくとも近所の病院でいい、医師に紹介状を頼むのが面倒だ、ネットの検索で上位に表示されていた、などの理由で簡単に主治医、病院を選ばないことです。これまで多くの患者さんやそのご家族を見てきましたが、一度、選んだ道を修正することは非常に困難です。転院などは大変な労力と時間がかかります。このスタートが、患者の運命を決定するといっても過言ではありません。
医療は確実に進化し続けています。今は治療困難といわれている病気も数年後、いえ数カ月後には状況が変わっているかもしれません。最も信頼性の高いとされる、「標準治療」も毎年のように情報が書き換えられ、新しい薬や治療法が保険適用となっています。かつては成す術がなかった重篤(じゅうとく)な病状であっても、劇的に改善されたことが次々と報告されています。よく最新情報に注視して治療の可能性を探してみてください。標準治療といっても、治療法の選択肢が複数ある場合があります。治療方針は医師によって変わることがありますので、必ずセカンドオピニオンで他の医師の意見も参考にしてください。

また、治療に専念できるような環境作りも大切です。治療費などについても心配になりますが、現在は、「高額療養費制度」で負担が大幅に軽減されますし、様々な助成や給付などがありますので、病院や役所にご相談してみてください。決して焦る必要はありません。充分に時間をとって、医師、家族とよく話し合い、ご自身がどのような治療を希望しているか、または希望しないかをもう一度整理してみてください。

最後に、医療に関する取材をしながら常に念頭に置いていたことがあります。それは矛盾するようですが、現在の医学で分かっていること、医師や研究者が言うことがすべてではないということです。未だその仕組みが十分に解明されていませんが、人間には自身が本来持っている「治癒力」や「再生能力」が備わり、それが呼び覚まされて奇跡的に回復することがあるということです。

生命には限りない力というものが宿り、その可能性は無限だという希望を持ち続けて頂きたいと思います。

本書が読者の皆さんの一助となり、また僅かでも日本の医療の進歩向上に役立てば、これに勝る喜びはありません。

令和5年9月

桜の花出版 編集主幹　山﨑 利雄

本書での名医の選定基準をまとめると、主に次の7点になります。

①各分野で評価の高い医師への直接取材

②編集部独自の調査によって選定した医師による同分野の医師の評価（推薦、非推薦、その理由）

③治療実績の情報提供（情報を積極的に公開していること）

④患者からの評価

⑤原則として、一般社団法人・日本専門医機構が認定を進めている基本19領域、サブスペシャルティ24領域において、専門医資格を持っている医師

⑥実績があっても治療の第一線から退かれている医師は除外（外科医66歳以上、内科医71歳以上）、および研究・論文のみに重きを置き臨床が少ない医師、掲載を辞退された医師は除外。ただし、若手以上に現役で活躍の名医については掲載

⑦本書はいくら技術が高くとも、必要のない手術・治療をする医師は掲載していません。手術・治療が必要かどうかを判断するのも名医の大きな条件だからです。

調査にご協力下さったにも拘わらず、掲載できなかった医師の方々には、大変心苦しいのですが、企画の趣旨をご理解いただければ幸いです。心より感謝申し上げます。

名医ランキングを見るに際して

この名医ランキングは、あくまで読者の医師選びの参考として掲載しています。残念ながら、全ての名医を網羅できてはいません。

各医師の状況・技術・評価などは常に変化しています。また、実際の治療においては医師との相性も重要な判断基準となります。

最終的には必ずご自身で確認し、ご自分の責任で、診療を受けるのに納得のいく医師を探してください。どのような治療を受けるのかは、必ず医師とよく話し合って決めてください。

なお、一覧では各医師名の下に得意分野を示していますが、各医師の専門はそれだけに限られるわけではありません。

ご意見・メール

※名医ランキングの内容は、基本的に 2023 年 7 月末時点での情報に基づいて作成されています。
※本書から漏れている名医をご存じの方や、逆に、不適切な医師が掲載されていると思われる場合は、理由を添えてお知らせください。情報を検討して次回版に反映させていただきます。

ご意見はメールか郵便でお願いいたします。お電話でのお問い合わせは受け付けておりませんので、ご了承ください。

なお、情報の信頼性を高めるため、匿名でのご意見はご遠慮いただきますようお願いいたします。皆様の個人情報は弊社で厳重に管理し、外部に出すことはございませんので、どうぞご協力をお願い申し上げます。

■メールアドレス meiiranking@gmail.com

2022～2026年版 国民のための名医ランキング

■目次■

Part 1

巻頭インタビュー

名医に聞く

自分にとって納得のいく治療にたどり着くには、いかに早く質の高い情報を入手し、信頼できる医師と出会い、最適な治療法を選択できるかにかかっています。どうか、納得のいく治療を、納得のいく人生を歩まれますように！

内視鏡の名医に聞く

自分にとっての名医を見つける

がん研究会有明病院上部消化管内科部長
後藤田 卓志 医師
ごとうだ・たくじ 国立がんセンター中央病院で、最先端の内視鏡開発（内視鏡的粘膜下層剥離術ＥＳＤ）で日本を牽引した内視鏡の名手。東京医科大学消化器内科准教授、日本大学消化器肝臓内科学分野教授を経て現職。

患者さんと医師との共同意思決定

―内視鏡が進化することで、以前とは比較にならないほど治療方法の幅が広がったと思います。医師によって選択する治療法や診断さえ違うケースがあることを考えると、どの段階で名医を探せばいいでしょうか。

後藤田　今現在、「何か調子が悪い」と思って受診する場合と、人間ドックなどで診断がついてから、「この病気を治したい」ということで受診する場合と全然違うと思います。「調子が悪いが、まだ診断がついていない」ならば、医師を探すのに時間をかけていないで、とにかく受診した方が良いと思います。

お腹が痛いといっても、腹部には臓器がたくさんあるので、消化器の疾患である可能性は五分五分で、婦人科や泌尿器、狭心症、肺炎の可能性だってあります。まずは病気の「あたり」をつけてもらわないといけません。その意味では、日頃から何でも相談できる、かかりつけ医がいることが重要だと思います。

――標準治療といってもいろいろなものがある中で、医師によって選択が変わることはありますか。

後藤田　衆目一致する場合は簡単なのですが、微妙な時にこそ選択が違うことがあり、腕の見せどころなのだと思います。

例えば、がんの薬物療法ならば、推奨される薬剤の組み合わせはいくつかあって、患者さんの年齢、全身状態、体重、患者さん自身の哲学でさじ加減が違います。内視鏡的切除もやはり医師の技量によって選択が変わってくることもあります。外科手術も、ギリギリで胃を残せるのか、全摘になるのか。そこの微妙なところは、その主治医の考えがあると思います。

また、他の病院で胃の全摘と言われたケースでも、噴門側胃切除で上の方だけでがんが取れる場合があります。しかし、それはその医師の考え方で、胃の入り口だけを取り、下部を残しても食べることができない患者さんがいたという経験をしていると、医者はその手術はあまり良くないと判断して全摘する場合もあるかと思います。

ガイドライン（＝標準治療）に則した治療が第一選択なのですが、最後のさじ加減は、やはりガイドライン通りにはいかないと思います。患者さんファーストで方針を決めるのは最低限必要なことで、最終的には医師自身の経験の上に患者さんにベストとなる治療法を提案し、患者さんと一緒に考えて決めることになります。ＳＤＭ（Shared Decision Making シェアード・ディシジョン・メイキング）と言います。

また、術中に方針が変わってしまうこともあります。内視鏡的切除ができると治療に臨んだのに、手技中に適応ではなかった、あるいは技術的に困難であったということもあります。まずは安全に治療を行うことが第一義ですから、場合によっては方針が変わる可能性について、あらかじめ説明しておくのが重要でしょう。術者のメンツに固執しない、勇気を持って撤収することも大切、常に患者さんに真摯に向き合うことが医療だと思います。

主治医との相性が大切

—医師側から見て、こういう患者の態度は良くないということはありますか。普通に人間関係が作れる人なら、そんなに怯（おび）えなくても良いですか。

後藤田　怯える必要は全くないと思います。今の時代、患者さんも何でも医師にお任せしている場合でもないでしょう。もちろん医師が威張っているのは論外です。患者さんと医師という関係以前に、人としてあたり前に接するように私は心がけています。その上で、やはり困って受診されているわけですから、丁寧にお話を聞いて、診察を行い、今後の検査や現状について自分の家族や友人に話すように説明しています。

一方で、常に人を信じられないようなドクターショッピングをして廻っているような態度の患者さんも稀（まれ）ではなくいます。これではお互いに信頼関係は作れないと思います。人としてあたり前に接することを、患者さんの側にもお願いしたいことです。

—なかなか、そういうお医者さんはいないと思います。上から目線の態度であったり、あまりこちらに関心がない様子を感じる時があります。

後藤田　それは、医師側の人間性や育った環境の問題ではないでしょうか。医師は横柄な態度で商売してもお金をいただけて、その上患者さんから、「ありがとうございました」と言われる希有（けう）な職業と、どこかで読んだことがあります。そのような時代があったかもしれませんし、まだ、そういった地域があるのかもしれませんが、さすがに時代遅れではないかと思います。

多くの生き物は一目惚れで行動を決めているそうです。ですから、初診時に診察室に入って、「この先生、気が合わない」と思ったら、次回受診は止めた方が良いと思います。もちろん、医師側も、「この患者さん、合わないなー」ということもあります。そこは医師の応召義務（医師から断ることはできない）があるので、プロフェッショナルに徹して診療をするしかないところです。

―腕が良いけど、性格は…？という医師もいますね。

後藤田　それは、患者さんがどちらを取るかです。性格よりも腕を取るという風に、ご自身で決めたなら我慢することもご自身の選択だと思います。ただ、腕がある医師、つまりは医師として自信がある医師は、一般的には性格も良いと思いますよ。

―直感が大事ということですね。

後藤田　患者さんに言いたいのは、医者と合わなくても我慢する必要はないし、ぱっと見て合わないと思ったら、さっさと代えなさいということです。余程の病気以外で、この医師しか出来ませんなんていう治療はもはや存在しないと思います。

自分が合うと思った人であれば相手も合うと思っていると思います。そのような場合は、例えば言いたいと言っても、喜んで紹介状を書いてくれると思います。自分の希望を我慢しているから、何か怒られてしまうのではないかと思ってしまうのではないでしょうか。また、気が合わないと思っている場合は相手も気が合わないと思っている場合が多いですから、セカンドオピニオンをお願いしたらむしろ喜んで紹介状を書いてくれると思います。気が合うか合わないかは、セカンドオピニオン後に戻ってくる場合に快く受けてくれるかどうかでわかるのではないでしょうか。

診断の重要性

―治療も重要ですが、診断が重要だと思います。がんだと言われて、がんではなかったということもありますか。

後藤田　がんではないものを治療することは、まずないでしょう。組織検査でがん組織が診断されないと治療はしません。がんの広がり、つまりステージ（病期）を間違えると、「やりすぎ」や「やらなさすぎ」が起きます。ステージの診断とそれを受けての適切な治療選択ががん診療では重要です。

外科と内科、放射線科や病理診断科でカンファレンス、キャンサーボードといいますが、一例一例を担当医個人の判断ではなくチームで検討し、その上で患者さんと最終の治療方針を決める過程（前述のＳＤＭ、共同意思決定）が大切だと思います。多くの目を通して決めるという点で、がん研有明病院は最高の施設だと思います。

―カンファレンスがないところでは、外科医は切る傾向にあるということはないですか。

後藤田　カンファレンスがないと、外科医は切りがちになるかもしれないし、逆に内科医が本当は切るべきところを内視鏡的切除としているかもしれません。どっちもどっちだと思います。

セカンドオピニオン制度を理解しよう

―まだセカンドオピニオンを医師に言いづらい、遠慮するという人がいます。

後藤田　言いづらい空気にしている医師もいけないかもしれませんが、当の本人である患者さんもいけないと思います。躊躇（ちゅうちょ）している場合じゃないです。

　まずは、セカンドオピニオンの制度をよく理解した方が良いと思います。セカンドオピニオンはあくまで他の医者に見解を聞きに行くことで、そこで納得したらまずは元の主治医に戻る制度です。その上で、他の施設で治療を受けたいとなれば改めて診療情報提供書を持って受診します。セカンドオピニオンは転院を前提とした紹介状（診療情報提供書）とは違います。患者さんにはこの違いを理解していただきたいです。

　セカンドオピニオンの時に説明を受けた後で、「こちらで治療をお願いします」は、制度の趣旨からしたらＮＧです。初めから転院をしたいとの意志があるなら、正直に初めから、「他院で診療を受けたい」と紹介元の先生に伝えるべきです。

　私の場合は、セカンドオピニオンに対しては、「患者さんから相談を受けた○○に対して医師としての見解を患者さんに説明しました」と返信しています。

　患者さんにもセカンドオピニオンの趣旨を説明して、当院での治療を受けたい場合は、今回のセカンドオピニオンを書いていただいた先生から改めて私に診療情報提供書を書いて貰うように伝えて、一度

内視鏡の診断・治療には豊富な経験と高い技術が必要とされる

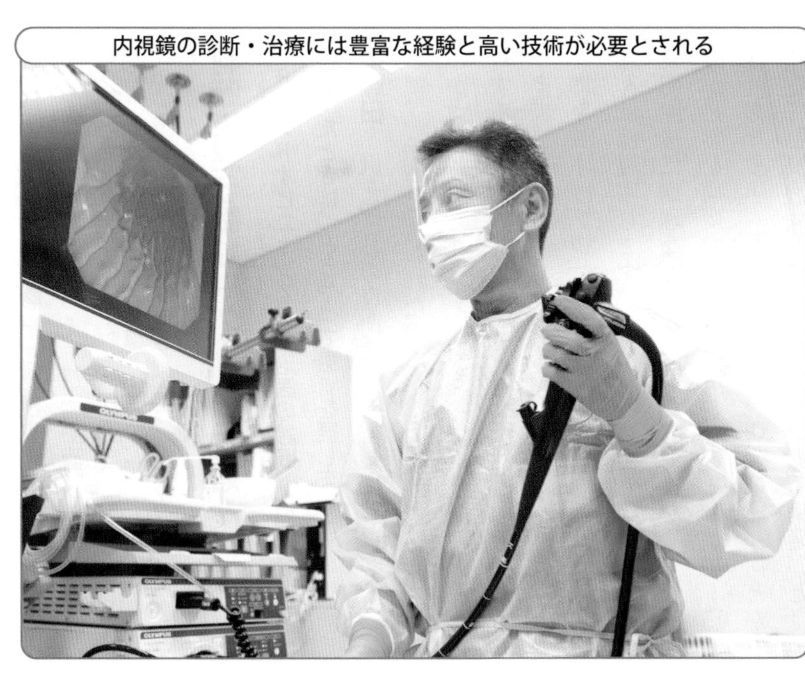

戻っていただいています。患者さんにとっても医師にとっても面倒なのですが、これが私の理解しているセカンドオピニオンの趣旨です。

本来の主治医とは?

―通っている病院から、他の先生に紹介状を書いてもらうと、主治医が変わることを意味するので、「もう元の病院には戻れません」と言われるケースがありました。

後藤田　そのような言い方を本当にされているのなら、それはその医師が悪いと思います。そんな医師なら行かない方が良いと思います。そんなことを言われたら、患者の方から、「結構です」と言えば良いと思います。前述したように、世の中にはその先生しか治療ができない疾患など本当に僅かしかないです。お互いに敬意を払った関係の上で、あなたの病気を治療できる医師は沢山います。安心して別の施設に替えていただければ良いと思います。

また、質問で「主治医が代わることを意味するので」と言われましたが、主治医ではありません。たまたま初診を診て複数回診察した担当医です。２つの明確な違いはないと思いますが、主治医は治療方針が決まりこれから治療となった場合、患者さんに対してその治療の責任を負う医師と考えてください。

判断に迷う微妙なケースで有効

―セカンドオピニオンで、主治医の診断、治療方針を疑問に思ったときは、どうやって患者を戻しますか。

後藤田　例えば私の専門領域で言えば、胃がんに対して、「手術と言われたのだが、内視鏡で切除できないか」などがあります。あるいは、早期の胃がんに対する治療方針についてという漠然としたものもあります。

前者に対してですが、内視鏡切除の適応から患者さんには説明します。治療前に適応であっても内視鏡切除後に病理などの検討で適応ではなく、外科切除が必要な病変であることがわかることが10～15％程度あります。つまり、内視鏡切除可能（何とか取れる）と根治（外科切除が不要である病変）とは違います。これらを説明して、紹介元の先生が手術の方が良いと思われたことも一理あること、でも内視鏡切除もやってみる価値はあるかもしれないことなどを説明してご理解いただいています。

これらのやりとりを嘘偽りなく記載して、最終的には再度、患者さんと紹介元の先生とで話し合っていただくのに参考となるように返信しています。だからセカンドオピニオンなのです。

実際の診療において、まったくトンチンカンな説明でセカンドオピニオンの紹介状を書いてくる先生はまずいません。いずれも判断に迷う微妙な病変ばかりです。その意味では、患者さんと我々医師が情報と知識と経験をもって十分に話し合って、最終的には患者さん自身が納得された治療を受ける手助けをするのが、我々の仕事の第一歩だと思います。

自分が迷う理由をはっきりさせる

―主治医が治療方針の説明のときに、すぐに入院日や手術日を決められることもあります。患者としては、もう少し

時間をかけたいです。

後藤田　それは、待ってもらったら良いと思います。ただ、もう少し時間をかけたい理由を患者さん自身が理解しているかもポイントだと思います。

例えば、「この施設で治療を受けて良いものか」、「今日は一人で来ている（あるいは老夫婦のみ）ので子供に相談してみたい」、「何かのテレビで神の手とか言われている先生を見た記憶がある」、「自分は高齢だし治療する必要あるのか」、「さきほどの説明では理解できなかったことがある（でも先生は忙しそうで聞けない…）」など理由があれば、躊躇なく納得いくまで質問すれば良いと思います。

それで怒り出すようなら担当医（この時点では主治医かもしれません）や施設を替えれば良いと思います。繰り返しますが、医者はいくらでもいます。

セカンドオピニオンは入院する前に

―入院して治療が始まっていたら、セカンドオピニオンは無理ですか。

後藤田　それは難しいと思います。国民皆保険の制度上、入院している患者さんが他施設の外来を受診する場合は全て自費になると思います。あるいは、一度退院してからとなり、現実的ではないです。やはり、納得してから入院した方が良いと思います。入院してから躊躇しているようだと、それこそ患者さんと担当医の関係が悪化しそうです。

また、セカンドオピニオンを受けられたとしても、「治療開始直前に来るってどういうこと？　ちょっと変わった患者さん？　面倒くさそう」などと思われてしまうかもしれません。

―医師が自分の病院ではできないが、他の病院ならできる治療があることを患者に説明しないことはありますか。

後藤田　今のご時世、そんな医師はいないと思います。「自分、あるいは自分の施設ではできないので、他を紹介します」と言っていると思います。この質問、ここまで医者が信用されていないということが寂しくもあり悲しいです。今までの医師の態度など積み重なってきた権威への不信感があるのですね。

―高齢の方は遠くの病院の名医には行けないという声が多いです。

後藤田　まず、名医の定義がよく分かりません。今までの質問から察すると、神の手をもった医師ではなさそうですが…。でも、テレビで紹介している名医とは多くが神の手系です。神の手が必要な疾患はそれほどありません。テレビに翻弄されているだけだと思います。太平洋戦争を煽（あお）ったのは当時のマスコミです。マスコミは本当に恐ろしいところです。嘘も本当のように思えてきますから。いわゆるマスコミが創った〝名医〟に騙（だま）されずに、地に足をつけて、名医ではなく信頼出来る医師を探してください。この医師しか治療出来ない病気は殆どありませんので。

また、本当に名医がいたとして、高齢で遠方なので行けないという声に対しては解決策を提示できません。無理して行く必要はないと思いますが、どうしてもということなら自己努力で行っていただくしかないと思います。狭い日本です。

先人達のお陰で医療の均てん化が図られ、殆どの疾患は何処でも同じようなレベルで対応できると思います。それぞれに地域の県立病院、市民病院、基幹病院なら一般的ながんの治療は一緒だと思います。それを信じていない、あるいはマスコミに踊らされている自分自身の問題ではないでしょうか。

ただ、いろいろなデータによると、都会のがん専門病院と地方のがん拠点病院では予後が違うという結果（都会においても地域性によって違いがある）が報告されています。しかし、これは治療技術の差ということとは違うそうです。そもそも対象とする患者さんの年齢層が違います。東京に住んでいる人は比較的若いし、地方の人でも東京に治療に来る人は若く元気だからです。数字だけ見ていると解釈の判断を間違えます。背景についても考え、極力バイアスを除いたところで評価して判断した方が良いと思います。

自分の人生観を大切に

―患者は、「事前に質問事項を考えておいた方が良い」と

いわれますが、何を聞いたら良いかわからないです。

後藤田　何を聞いたら良いかわからない、ということ自体が問題だと思います。自分の体、人生、命が掛かっているわけです。患者さんご自身も真剣に考えた方が良いと思います。考えていただかないと共同意思決定（ＳＤＭ）もできません。質問も患者さん毎に違うと思います。

がんに特化して話しますと、家族に対する責任や準備、あと何年生きられるのかが第一義の質問と言う方もいると思います。あるいは、手術による合併症や後遺症がまずは心配という方もいると思います。ただ、これら治療方針と予後を決めるのに重要なのは、まずはステージです。ステージによって治療方針が変わり予後も決まってきます。

次に治療方法は一つなのか、オプションがあるのか。そして、それぞれの治療をやったときの体へのダメージや術後後遺症、予後はどうなるのか、などは少なくとも聞いたら良いと思います。

もっと突っ込んで聞きたいのなら、その疾患に対するその施設における治療成績、治療件数は聞いても良いことかもしれません。場合によっては費用について心配に思っている方もいると思います。

―決断を急がなくて良いですね。

後藤田　心筋梗塞などと違ってがんの治療は一刻を争うものではありません。ご自身でも勉強して、分からないところは専門家に質問して、理解してから、それでももう一度、「間違いないか？　自分は納得したか？　家族はどうだ？」など自問自答した上で自分の責任で最終決断をすればよいと思います。

これが共同意思決定（ＳＤＭ）です。いずれにしても、すぐに治療方針を決定する必要はありません。

年齢や基礎疾患などで手術のリスクや術後後遺症の重みの方が大きいのなら、それぞれの人生観や宗教観によっては、「私は治療しない」という最終決断があって良いと思います。

家族も含めて自分の人生ですので、人生に問いかけてご自身で決めることが何よりも大切なことだと思います。

免疫治療の名医に聞く

進行がんでも長期生存が目指せる時代に

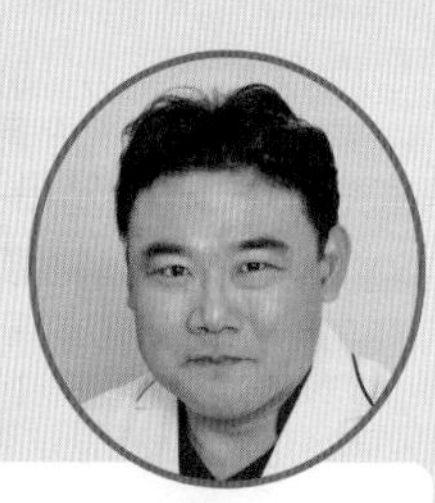

がん研究会有明病院 先端医療開発科 部長
がん免疫治療開発部 部長

北野 滋久 医師

きたの・しげひさ　2009年より米国のメモリアル・スローン・ケタリング・がんセンターで免疫チェックポイント阻害剤ほか新規がん免疫療法の開発に従事。2013年より国立がん研究センター中央病院で多数の早期薬剤開発（治験）に携わり現職。

免疫チェックポイント阻害剤の二剤併用で新時代突入

—北野先生はがん研有明病院の先端医療開発科で、新薬の適応や用法用量を決めていく立場で、世界中のがん免疫療法の動向を把握し、またその動向を先導する役割も担っておられます。免疫療法が急激に進歩する一方で、ネットなどでは怪しげな免疫治療の情報も多く見られます。がん治療の現状と最新情報について順を追ってお教えください。

北野　体の免疫機能はとても複雑で、その免疫にアプローチする免疫療法には緻密な対応が必要です。ここ数年でがん免疫療法は劇的に進歩し、それらが標準治療で受けられます。標準治療は、現段階で最も効果があり、安全な治療法です。

順を追って説明しましょう。

がんの主な治療法には、手術、放射線療法、抗がん剤などによる薬物療法があり、三大標準治療といわれてきました。これに、第四の治療法として、免疫の力を活用する「免疫療法」が、ノーベル生理学・医学賞を受賞した本庶佑先生が開発された免疫チェックポイント阻害剤「ニボルマブ」（商品名「オプジーボ」）の登場で、一躍脚光を浴びました。

免疫は異物を見つけると排除する一方で、その作用が過剰になりすぎて体を傷つけないようにブレーキをかける仕組みも持っています。がん細胞はこの免疫を抑制するブレーキを増強することで、免疫から逃れています。

免疫チェックポイント阻害療法とは、免疫細胞やがん細胞の表面にある、免疫にブレーキをかける免疫チェックポイント（門番）にピンポイントに働きかけて、免疫のブレーキを解除し、免疫を活性化させるのです。

最初の治療効果を上げるためには、併用療法が効果的

北野　免疫には非常に多くの細胞が関わり、アクセルとブレーキをかけています。その複雑さは健康体

従来の抗がん剤や分子標的薬と免疫チェックポイント阻害剤の効果の出方の違い

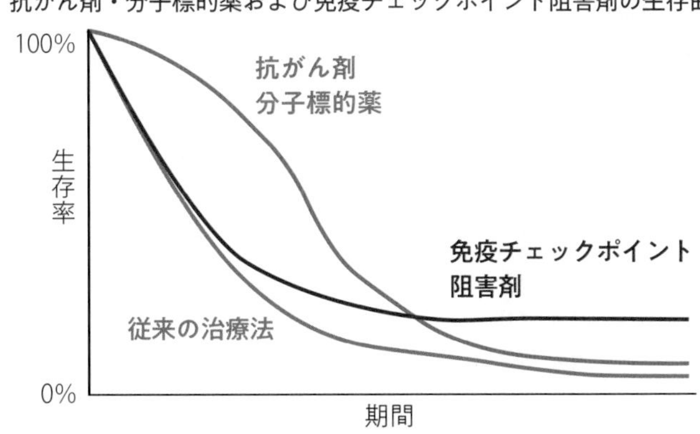

悪性黒色腫、腎細胞がんなどのいくつかの**進行期の固形がん**に対して免疫チェックポイント阻害剤を投与された後、約20～30%の患者さんが長期間（5～10年）以上に渡って生存されていることが報告されている。

免疫チェックポイント阻害剤に相性の良い一部の患者では、進行がんであっても長期間治療効果が持続する。

でも、がんが猛威を振るっている体内でも同じです。免疫チェックポイント阻害剤をどのように使うと効くのか、試行錯誤の段階を経て、免疫チェックポイント阻害剤の二剤併用、分子標的薬や抗がん剤との併用が認可されたことで、劇的に治療成績が向上しました。

―抗がん剤、分子標的薬、免疫チェックポイント阻害剤に代表される免疫治療が薬物療法の三つの柱ですが、併用のメリットは何でしょうか。

北野　患者さん一人一人、がんの原因は異なりますので、一剤ですべての患者さんに効く薬はありません。できるだけがんが広がる前に、初回の治療から複数の薬物を検討することで、最初の治療効果を上げる可能性が高くなります。

―分子標的薬とはどういうものでしょうか。

北野　がん細胞の増殖に関わるタンパク質や、栄養を運ぶ血管、がんを攻撃する免疫に関わるタンパク質などを標的にしてがんを攻撃する薬です。

抗がん剤は、直接がんを殺傷するため、正常な細胞にも攻撃的に作用してしまうのに対し、分子標的薬は、がんに関わる特定の分子だけを選んで攻撃するという特徴があります。

―患者さんにとっては、抗がん剤による副作用への恐怖心がとても強いので、より副作用の少ない薬剤の登場が期待されます。

北野　がんの薬物療法は年々進化しています。例えば、肺がんでは、ほとんどの方に免疫チェックポイント阻害剤と抗がん剤の併用療法が選択される時代になりました。

ステージⅣで他に転移があっても10年生存が目指せる時代に

―免疫チェックポイント阻害剤と抗がん剤の一番の違いは何でしょうか。

北野　抗がん剤は薬自体が直接がんを殺傷し、免疫療法では我々の体のリンパ球などの免疫系を使って

進行がんに対する複合がん免疫療法（併用療法）の承認状況

✓ **免疫療法同士の併用（I-O combo）**

進行悪性黒色腫、進行腎細胞がん、非小細胞肺がん、MSI-H 大腸がん、悪性胸膜中皮腫、食道がん：抗 PD-1 抗体と抗 CTLA-4 抗体の併用療法

肝細胞がん：抗 PD-L1 抗体と抗 CTLA-4 抗体の併用療法
非小細胞肺がん：抗 PD-L1 抗体と抗 CTLA-4 抗体と化学療法の併用療法

✓ **既存の承認薬剤と免疫チェックポイント阻害剤（ICI）の併用**

非小細胞肺がん：化学療法（±抗 VEGF 抗体）と ICI 併用
小細胞肺がん：化学療法と ICI の併用
乳がん（トリプルネガティブ）：化学療法と ICI 併用
頭頸部がん：化学療法と ICI 併用
胃がん：化学療法と ICI 併用
子宮頸がん：化学療法（±抗 VEGF 抗体）と ICI の併用
胆道がん：化学療法と ICI 併用

腎細胞がん：VEGF-TKI と ICI 併用、Multikinase Inhibitor と ICI 併用
肝細胞がん：抗 VEGF 抗体と ICI（抗 PD-L1 抗体アテゾリズマブ）併用
子宮体がん：Multikinase Inhibitor と ICI の併用

✓ **化学療法（or 化学放射線療法）から ICI へのスイッチ（維持療法）**

局所進行非小細胞肺がん：放射線化学療法→抗 PD-L1 抗体（維持療法）
尿路上皮がん：化学療法→抗 PD-L1 抗体（維持療法）

複合がん免疫療法は**主に各種進行がんに対する初回治療**として開発が進んでいる。

北野　免疫チェックポイント阻害薬 イヤーノート　2024 TOPICS を改変

攻撃します。切れ味という意味では、抗がん剤や分子標的薬の方が直接その薬ががんを攻撃していくので早く効果が現れます。しかし、ある程度の時間が経つと効果がなくなるという問題がありました。

一方、免疫チェックポイント阻害剤では、この薬に相性の良い患者さんでは、全身にがんが広がっても10年以上生存されている方が出てきているのです。効果が長期的に持続しており、これまでのがん治療法では見られない画期的な成果です。

標準治療は現時点での最良の治療法

—臨床試験、治験、標準治療などについて教えてください。

北野　臨床試験とは、新しい治療法について、その効果や安全性を確認するために行われる、人を対象とした試験（研究）のことです。

治験とは、臨床試験の中で、まだ承認されていない薬や医療機器について、国（規制当局）の承認を得ることを目指して行われるものです。規制当局に承認してもらうために行われます。

治験で、これまでの標準治療と比べて治療効果が高い、あるいは副作用が少ないといった、患者さんにより利益があると証明できたものだけが承認され、保険診療で使えるようになります。

つまり標準治療とは、その時点でのベストの治療法と言えましょう。標準治療になる、つまり保険適用になった治療法とは、科学的に厳しいハードルを乗り越えて世の中に届けられたものなのです。

がん治療法の最新情報

—がんの新しい免疫治療についてお伺いします。「CAR-T細胞療法」とは何ですか。

北野　難治性の一部の造血器腫瘍に対する治療法として開発に成功しています。患者さん自身のリンパ球を体外に取り出し、遺伝子改変技術を用いてCAR（キメラ抗原受容体）と呼ばれる特殊なタンパク質を作り出すことができるよう、リンパ球（T細胞）

を武装させます。CARは、がん細胞などの表面に発現する特定の抗原を認識し、攻撃するように設計されており、CARを作り出すことができるようになったT細胞をCAR-T細胞と呼びます。このCAR-T細胞を患者さんに点滴静注します。

現在、固形がん（胃がんなど）に対しても開発が試みられており、期待がかかります。

――「がんワクチン療法」とは何ですか。

北野　がん細胞は、正常細胞に存在しないタンパク質を発現させています。これを「がん抗原」といいます。このがん抗原を標的にしたワクチンを投与して、がんへの攻撃力をアップする治療法です。

がんワクチン療法に、がんペプチドワクチン、遺伝子ワクチンなどあり、いろいろ研究されています。

がんペプチドワクチンは、がん抗原タンパク由来のアミノ酸ペプチドを投与して、リンパ球を活性化してがんを攻撃させる治療法です。

後天的に新たに生じた遺伝子変異に由来するがん抗原のことを「ネオ抗原」といいますが、近年ネオ抗原ワクチンが開発されており、今後、治療への道が拓（ひら）かれるかもしれません。

がんは正常細胞に遺伝子変異が積み重なって発生しますが、その変異が一人一人異なります。患者個別にその遺伝子変異を見つけ出し、個別にワクチンを作ることができれば、がんワクチンの開発の可能性が高まることが期待されます。

膨大な我々の遺伝子の中の変異を調べることも、ワクチンを作ることも、技術が進歩し、以前に比べて格段にコストが下がってきつつあります。今後の研究が期待されます。

危ない！　ネット情報を盲信しないで

――ネットなどでは、「がんの画期的な免疫療法」といった自由診療の情報が溢れています。

北野　いわゆる自由診療での免疫療法に対しては、慎重な対応をお願いしたいと思います。

将来の標準治療（保険診療）を目指して新規治療を開発するためには、国（規制当局、我が国では審査業務を行う医薬品医療機器総合機構＝ＰＭＤＡ）に届け出をして許可を得た上で、各実施機関（施設）の倫理審査委員会からも承認を得る必要があります。その上で、治験という形で臨床試験に協力いただき、患者さんから貴重なデータを取得させていただいています。新しい治療が承認に至るまでには、何年にもわたって数々の段階を経る必要があります。

しかし、いわゆる自由診療では、そのような第三者のチェックは入りませんので適切な評価は困難ですし、将来の承認にもつながりません。保険に通っていないわけですから、医療費も高額になると思われます。

自由診療に飛び込む前に、主治医の先生によくご相談していただきたいです。特にがん免疫療法は、ネットや書籍などで正確でない情報が溢れかえっているので十分に注意してください。

また、がん治療を行うにあたって、入院施設は必須です。いざというときに、患者さんを入院させて対応できるかどうか（少なくとも提携施設に入院できるかどうか）、この点はどこで治療を受けるかを決める際に確認しておくべきかと思います。

セカンドオピニオンを活用しよう

―主治医にセカンドオピニオンを受けたいと言い出しづらいという雰囲気があります。

北野　検査データは全て患者さんのものですから、もし、患者さん側に遠慮があるならば日本の医療は遅れていると思います。良い先生はセカンドオピニオンを嫌とは言わないはずです。なぜなら、ご自身の診療に自信があるからです。がんの標準治療は国際的にほぼ同じです。セカンドオピニオンを受けていただくことで患者さんとの信頼関係が高まりますので歓迎されることでしょう。

未来を拓く最先端の免疫治療は？

―北野先生は多くの治験や研究に携わっているとお聞きします。標準治療になるかどうか不確定だと思いますが、その幾つかをお教え頂けますか。

北野　私自身が関わっている早期臨床開発段階の各薬剤については守秘義務から現段階では個別の薬剤の詳細についてはお話しできないため、総論的にお話しさせていただければと思います。

近年の科学技術の飛躍的な進歩に伴い、薬剤が人為的に設計して作れるようになりました。その代表的なものの一つとして抗体技術を応用した新規薬剤の開発が盛んに行われています。抗体薬物複合体（抗体に抗がん剤を結合させることによって、がん細胞を狙い撃ちにして抗がん剤を届けるもの）はすでに一部の乳がんや造血器腫瘍で開発に成功しています。

また、自然界に存在する抗体は原則的に一つの異物（抗原）にしか結合できませんが、人為的に二つの異物（抗原）に結合できる抗体（二重特異性抗体）を作れるようになり、例えば、リンパ球とがん細胞に結合することで、強制的にリンパ球とがん細胞を接近させることにより、リンパ球にがん細胞を攻撃させる治療方法が造血器腫瘍の一部で開発に成功しております。これらの抗体薬物複合体や二重特異性抗体については、現在、さまざまながん種、標的抗原に対して多数の薬剤が開発中で、今後の成功が期待されています。

もう一つのトピックスとしては、近年、全ゲノム解析が以前よりも実施しやすくなってきていることです。患者毎にゲノム情報を得ることができれば、今後、各種治療の個別化医療につながることが期待されます。がんに対する免疫応答は、がんが存在するからこそ発生しますので、がん細胞の設計図である全ゲノム情報の解明が進むことにより個別化がん免疫療法の道が拓かれることが期待されます。

我が国の公的研究（ＡＭＥＤ研究）においても全ゲノム解析研究が行われており、私も微力ではありますが患者還元班の一員として関わらせていただいております。

近年、がん治療は飛躍的に進歩しております。がんの新規治療開発に携わる者として、より安全で有効な治療の開発を目指してこれからも努力して参りますので、我々と共にがんばりましょう。

整形外科の名医に聞く

信頼できる整形外科医の条件

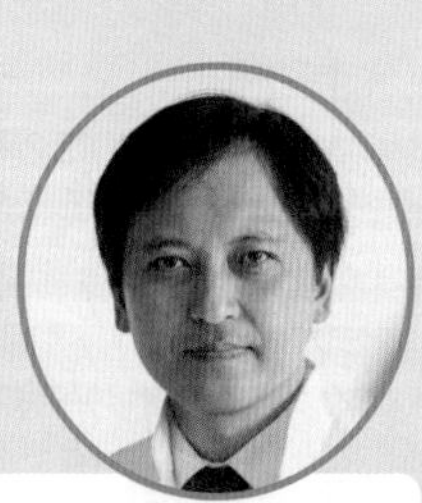

New Spineクリニック東京 総院長
慶應義塾大学医学部 特任教授

石井 賢 医師

いしい・けん 慶應義塾大学医学部卒業、慶應義塾大学医学部専任講師、国際医療福祉大学医学部整形外科学初代主任教授を経て現職。腰痛・首こり・首下がり・最小侵襲脊椎治療・スポーツ医学・運動器アンチエイジングなどのスペシャリスト。

まず、話をよく聞いてくれて、少なくとも自分の症状のことをわかってくれて、考えてくれる。つまり、聞く姿勢があることが大事です。

本当に話を聞いてくれる先生ならば、例えば、「腰痛はいつからですか」、「若い時は腰痛がありましたか」、「腰痛を感じるときはどういう時ですか」、「スポーツは普段やっていますか」、「体重はこの10年間でどのくらい増えましたか」、「寝ているマットは硬いですか、軟らかいですか」、「職業は何ですか」と

「症状をよく聞いてくれる」信頼できる整形外科医の最低条件

―読者から要望の多い、整形外科医の選び方、病院のかかり方についてお伺いします。まずは地元の整形外科に行く方がほとんどだと思いますが、良い開業医の先生の見分け方を教えてください。

石井 私は脊椎外科医ですので、その分野のお話をしたいと思います。

いろいろ質問をします。

このような質問を通じて得た情報ではじめて、患者さんにかかっている腰の負担というものを客観的に理解できるわけです。腰痛はいろいろな原因があり、内臓疾患の可能性もあります。医師から質問攻めにあうというくらいが良い医者の条件になるかもしれません。

その後、直接の診察に入ります。例えば、患者さんが「脚の痛み」を訴えられ、腰の5番目の神経の麻痺症状があれば、腰椎椎間板ヘルニアや腰部脊柱管狭窄症などによる腰の5番目の神経障害による腰痛や坐骨神経痛（おしりから下肢にかけての痛みやしびれ）を考えます。

続いて、レントゲンを撮影し、腰の5番目の神経付近の椎間板や骨の異常を確認します。最終的に、MRIを撮って診断を確定するという流れになります。しかし、通常の診療現場では、多くの患者さんの診察が必要で、どうしても十分な時間を一人の患者さんに割けないというジレンマもあります。

受診する病院を変えるタイミング

—地元の開業医から、脊椎専門医、あるいは大きな病院を受診した方が良いというタイミングは？

石井　長く続く慢性腰痛の方は、一度しっかり調べてもらった方が良いと思います。あとは、我慢ができない程の強い腰痛です。腰や首の病気では、神経の症状が出ている事も少なくありません。例えば、腰部脊柱管狭窄症による神経の症状には、坐骨神経痛、足が痛い、しびれる（長時間正座した後のような感覚など）があります。

このような神経の症状がでたら、一度、MRIを撮影し、必要であれば脊椎専門医、あるいは大きな病院で診てもらうと良いと思います。

整形外科全般（脊椎、関節、手足）でいうと、開業医の先生に診察をしてもらってから1～2ヵ月以上、症状の改善がない場合は、再度その主治医に相談して、CTやMRIなどでの精密検査をお勧めします。ご高齢の方がぎっくり腰のような急な腰の痛みで2～3日安静にしていても全く痛みが変わらない場合などは、CTやMRIなどで検査した方が良いと思います。ご高齢の方では明らかな外傷がなくても脊椎が骨折していることがあります。

自分自身の病気の経験が診療に生きている

—先生は脊椎の病気になられた経験があると伺っていますが、お話し頂けますか？

石井　私の専門は脊椎ですが、お恥ずかしい事に、私自身30歳の時に足に麻痺が出るほどの腰椎椎間板ヘルニアを、47歳の時には頚椎椎間板ヘルニアを患っています。腰痛・頚部痛・神経痛は全てにおいて、表現できない程の強い激痛でしたので、もう二度と経験したくありません（笑）。私のように自分の専門領域の病気を経験している脊椎外科医は他にはなかなかいないと思います。私は学生時代ヨット部に所属し、その頃から長い間腰痛を患っていました。その時から椎間板が傷んでいつヘルニアになってもおかしくない状態だったのだと思います。

患者さんの中には、ご経験がある方も多いと思いますが、腰痛は中腰や長く立っていた後のみではなく、就寝後の起床時（朝方）に自覚する事もあります。私にも起床時の腰痛があり、その時から寝る姿勢の研究を始めました。これまで私は枕とベッドのマットをそれぞれ50種類以上試したと思います。これらの自分の経験が今の診療にとても役立っていますので、少しお話ししたいと思います。

腰痛に寝具の硬さは重要ポイント

—枕とベッドのマットをそれぞれ50種類以上試されたのには驚きです。誰にでも当てはまるアドバイスはありますか。

石井　腰痛、首痛などの原因や症状は千差万別ですが、共通して言えることは、腰痛は姿勢や環境によって大きく変わります。ベッドは硬すぎても、軟らかすぎてもダメです。冷やしたら良くないし、ウォーターベッドに寝ると、腰が立たなくなることもあります。

以前より「低反発マット」が話題となっています。

低反発も良いところはありますが、私個人の経験では、ベッドは低反発より高反発の方が良いと思っています。腰痛患者さんにいつも決まってベッドは硬いか軟らかいかをお聞きします。

すると、腰痛を持病で持っている患者さんの多くは、「低反発マットを使っています」と言われます。そんな時は「一度、高反発マットを試してみるか、やや硬い布団にして、腰は冷やさないように」とアドバイスします。一定数の患者さんはこれで長年患っていた腰痛が改善します。このように日常生活の指導で改善することもあります。

—仰向けが良いとか、横向きが良いとかは、ありますか。

石井　腰に関しては、足を伸ばして仰向けに寝ると、腰にとても負担がかかります。これは腰のカーブ（反り）が強くなるからです。仰向けで就寝するのであれば、股関節と膝関節は少し曲げた方が腰のカーブが和らぎます。横向きの時も同様の姿勢をお勧めします。加えて、低反発マットだと沈み込んでかなりきついと思います。

大切な枕の高さ

—自分に合った枕がなく、長年探している方が非常に多いです。

石井　一般に脊椎は、横から見るとＳ字の形をして

図１　首下がり症候群での脊椎カーブの変化

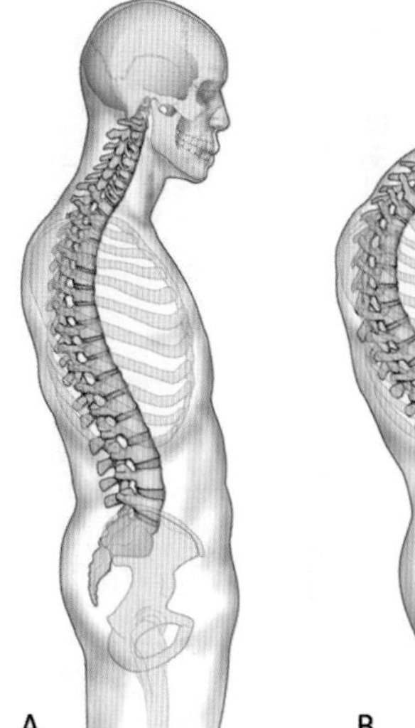

います（図1A）。最適な枕の高さを決めるポイントは、様々あります。脊椎の骨の並びや柔軟性には個人差があり、寝ている状態と立っている状態で脊椎の形は異なります。特に中年以降になると頚椎から胸椎（首から背中）にかけての脊椎が加齢変化で硬くなるため、特に硬い方はご自分に合った枕がないと感じられるのだと思います。実際に10～20歳前半の方にはそのような訴えが少ないのは、脊椎の柔軟性があるからだと思います。

私の患者さんのなかには、「首下がり症候群」といって頭が下がってしまい前を向けない方がおられます（図1B）。そのような方にベッドに仰向けになって寝てもらうと、首から背中にかけての脊椎の柔軟性が失われていて、後頭部がベッドにつかず、宙に浮いてしまう事があります。この場合は背中から首にかけて支えてあげるような枕が必要となります。

そのような患者さんに対しては私のクリニックでは様々な背骨の計測をして、患者さんに合った枕の形状を提案しています。一方で、同じ首下がり症候群でも脊柱の柔軟性が高い方は、ベッドにしっかりと後頭部がつくため、また異なる形状の枕が必要になります。ただし、就寝では仰向けでずっと寝ているわけではなく、横向きになったり寝方もかなり変わってきますので、それも考慮した形状の枕が必要です。

—普段の生活で首の痛みや腕の神経痛、腰痛を予防するのに重要なことはありますか？

石井　とても大事なご質問ですね。一般的に、空を見上げる、天井を見るなどの姿勢では首は後屈といって後ろに反った状態になります。後屈は首の中を通っている脊髄や枝分かれする神経が物理的に圧迫を受けます。例えば、美容院で洗髪する際に首をかなり後ろに反らしますが、これはたった数分でも首の痛みや腕の神経痛を生じる原因になります。このような時は椅子の上に4～5㎝のマットでもバスタオルでも敷くと過度の後屈を予防する事が可能です。

他に腰痛予防においては、軟らかい椅子に長時間座らない事も大切です。また長時間立つ場合には、

図2　整形外科で扱う疾患の治療と予防

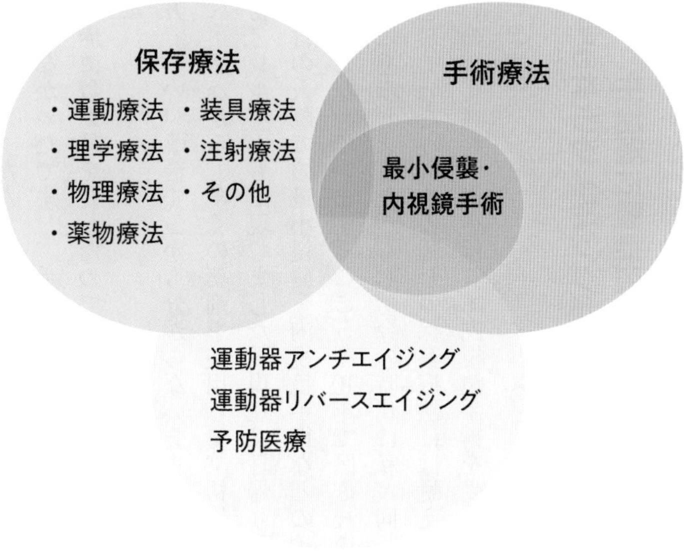

片足を低い台の上にかけて片方の股関節と膝関節をごく軽度曲げておくことで、腰の反らしを和らげる事ができるので、腰痛予防になります。

手術を急ぐ必要はないが、低侵襲手術も進歩している

—手術をするか、しないかは、どう考えたら良いですか。

石井　病態によって判断しますが、加齢によって生じるヘルニアや狭窄症などで病院を受診して、すぐに「手術です」ということは、一般に少ないと思います。ただし、神経麻痺などの後遺症を残す場合や生命の危険がある場合には、手術が必要になります。

多くの場合、手術以外の治療（保存療法）で軽快するチャンスがあると言えます。保存療法には、理学療法、物理療法、温熱療法、注射療法、薬物療法、装具療法など様々あります（図2）。加齢変化による腰痛とか、椎間板や軟骨がすり減ったことで起こる首・腰、膝の痛み、股関節の痛みなどは、皮膚で言うとシワが増えるのと似たような感じです。

私の首と腰のヘルニアも数カ月の保存療法で何とか完治しました。ただ、当時は最小侵襲・内視鏡治療などはなかったですし、手術のリスクも高く、仕事の復帰に数カ月を要したので、保存療法を選択しました。

一方で、いつ改善するかも分からないまま、毎日激痛に耐えながら、多くの薬剤を使用して、結果的に薬物アレルギーも出現しました。現在は日帰り手術や数日の入院での最小侵襲・内視鏡手術などの治療が可能となっています。ここ5～10年で医療技術が急速に進歩しました。もし、今の時代に私が同じ病気をしていたら、あの苦しい保存療法には耐えられないので、迷わず最小侵襲・内視鏡手術を受けると思います。

手術するならタイミングが大切 主治医に重症度を聞くと良い

―手術するタイミングは患者にはわからないので、ここだけちょっと気を付けて、というポイントはありますか。

石井　手術のタイミングは重要です。タイミングを逃すと、重度の神経麻痺や背骨の変形などの後遺症を残す事になるからです。重度の神経麻痺や背骨に変形が生じている場合は、タイミングを逃すと一生寝たきりや車椅子になってしまいますし、関節の疾患もタイミングを逃すと、より大きな手術が必要になります。

どの疾患も、これ以上手術が待てないというラインがあります。そこはドクターに確認するしかないですが、そのラインもドクターによって考え方が異なるので、注意が必要です。

手術を検討している際に、疾患の重症度を医師に聞かれたら良いと思います。軽度、中等度、重度か。そうすると医者は答えやすいと思います。「重度に近いので、あと2～3年は大丈夫かもしれませんけれど、その後は、手術が必要になるかもしれませんね」というように、より明確に説明できます。患者さんも、重症度がわかれば、手術の必要性が理解しやすくなるのではないでしょうか。

最低侵襲の内視鏡手術のさらなる普及

―今後の背骨や関節の治療は、どのような方向性でしょうか？　また注目される治療はありますか？

石井　興味深いご質問ですね。現在、私は最小侵襲脊椎治療学会（ＭＩＳＴ学会）の理事長を務めておりますが、今後の治療について議論しています。

超高齢社会を背景とした医療費高騰の問題があり、より身体への負担が少ない最小侵襲治療、保存療法の見直しなどです。これらで合併症や医療費も抑えられる事が科学論文などで証明されています。今後は間違いなく、「最小侵襲・内視鏡手術」などの、肉体的にも精神的にも負担の少ない治療が普及していくと思います（図２）。

整形外科での再生医療や運動器リバースエイジング

石井　整形外科での再生医療分野では、まだ保険収載されていない治療も多くあります。

患者さん自身の血液を加工して患部に注入する多血小板血漿（ＰＲＰ）治療や、組織再生を促す対外衝撃波などがすでに自由診療で行われています。

私が日本抗加齢医学会の評議員と運動器抗加齢研究会の幹事を務めている関係で、長年運動器アンチエイジングの研究をしており、人生１００年時代といわれているなかで、骨・筋肉・脊椎・関節などの整形外科で扱う運動器の重要性が最近注目されています。アンチエイジングは「抗加齢」ですが、われわれのクリニックのグループでは、運動器を通じて、「加齢を予防する」から一歩進んで「若返らせる」という「リバースエイジング」という概念を導入しています。

運動することで、心肺機能、内臓や脳の働きも良くなるなど体内で広範囲に効果があることが科学的に証明されるようになりました。

今後も科学的に根拠のある運動器リバースエイジング治療を積極的に取り入れていきたいと思っています。

認知症の名医に聞く

新薬の登場で認知症治療が新段階へ

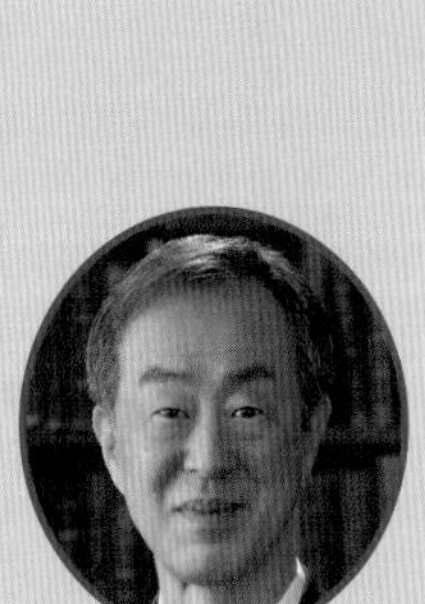

大阪大学医学部付属病院
神経科・精神科 教授
池田 学 医師
いけだ・まなぶ 厚生労働省の研究班長として、認知症患者の自動車運転問題や認知症初期集中支援チームの課題などに取り組む。現在は、国際老年精神医学会の理事長として、高齢者の孤独や認知症疾患修飾薬の適正使用などの課題にも取り組んでいる。

アルツハイマー型認知症の進行速度を遅らせる新薬が登場

―現状では、多くの家族や本人がおかしいと思ってから認知症の検査を受けていると思いますが、どこの段階で検査をすれば良いでしょうか。

池田 他の病気と同様、早ければ早いほど良いと思います。なぜなら、早いほど治療や介護の選択肢が多いからです。また、余裕を持って出現が予想される症状や生活障害の準備をすることが可能になります。最近は、軽い段階で受診される方が多くなりました。

自分の経験を振り返ると、20年前と比べると圧倒的に早期の受診が増えています。20年前というと家族だけで介護をされていて、限界まできてから病院に来られる方が圧倒的に多かったです。ちょうど介護保険制度ができて間がない頃です。

10年前頃から初期の段階で受診する方が増えてき

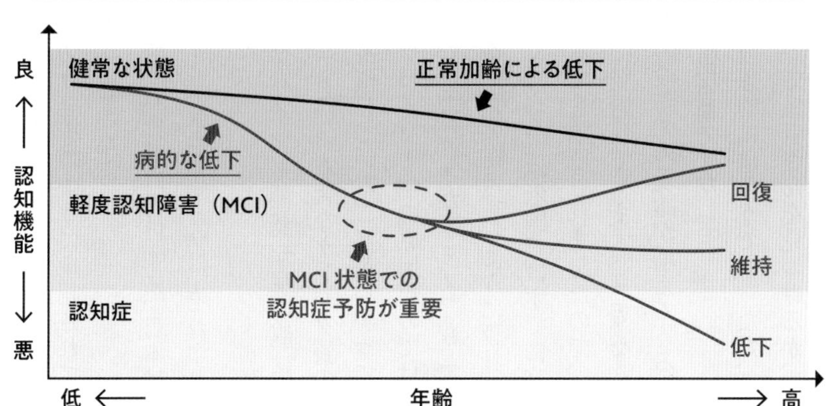

軽度認知障害（MCI）の段階で、適切な認知症予防策を講じることで、
健常な状態への回復や認知症への移行を遅らせることが期待できる

国立研究開発法人 国立長寿医療研究センター「あたまとからだを元気にするMCIハンドブック」より作成

て、大学病院などの専門外来などでは、認知症の前駆状態を多く含む軽度認知障害（ＭＣＩ）という段階で来られる方が多くなりました。早期受診にシフトしてきているのは間違いないと思います。

２０２２年11月に最終の治験結果が発表された認知症の疾患修飾薬の一つである『レカネマブ』が、２０２３年８月21日承認され、国内で初めて製造販売されるようになります。

実臨床の現場で使えるようになれば、ＭＣＩレベルの軽い症状のうちに治療対象となる方が増えます。もちろん、まだ解決しなければいけない課題はいくつもありますが。

この薬は、ＭＣＩないしごく初期の認知症の方がターゲットになっています。対症療法ではなく、病気の進行過程そのものを修飾する、すなわち「認知症の進行過程を変えてしまう初めての薬」です。

――主要な認知症（例えばアルツハイマー型、前頭側頭型、レビー小体型、脳血管性）すべてに対してですか。

池田　アルツハイマー病に対してです。『アデュカヌマブ』という同タイプの薬が２０２２年アメリカでやや見切り発車のように承認されて、大きな議論が巻き起こりました。

ヨーロッパは受け付けずに、日本は継続審議になっています。『レカネマブ』は、それよりもはるかにデータが良いです。

アルツハイマー型認知症の脳にはアミロイドβ（ベータ）という有害なタンパク質の塊（アミロイド斑）が蓄積していることがわかっており、この物質がアルツハイマー病の原因なのではないかという説が有力で、『アデュカヌマブ』も『レカネマブ』も、アミロイドβを除去するように設計されています。

『レカネマブ』は米国ではすでに完全な形で承認され、日本でも承認されましたので、近いうちに臨床の現場に登場してきます。そうなると、今よりもっと早期の段階での受診が増えてくると思います。

――症状が出る前ですか。

池田　理想的にはそうです。ただ、症状が出る前にどうやって患者さんを見つけるか、医療に結び付けるかというのは、大きな倫理的な問題もあってすぐには難しいと思いますが、少なくともＭＣＩがターゲットの中心になることはもう間違いないでしょう。

逆に症状が少し進めば、『レカネマブ』は適応外になります。したがって、疾患修飾薬（疾患の原因となっている物質を標的として作用し、疾患の発症や進行を抑制する薬）での治療を求めて受診した方でも治療の対象になるのはその一部です。治療の対象にならなかった人やその家族が希望を失わないように、他の選択肢を十分提供できることも専門医の役割だと思います。

また、ある程度認知症が進んだ方、幻覚や妄想などの精神症状がある方がゼロになるかというとそうではないので、そちらのケアもこれまで以上にきちんとしなければなりません。認知症に関わる医療者はかなり広汎な対応が求められ、専門医とかかりつけ医の間、専門職の間、医療と介護の間の円滑な連携が極めて重要になるでしょう。

予防可能な血管性認知症

―血管性認知症の治療について教えてください。

池田　血管性認知症は、これこそ予防できる可能性がある認知症です。若い時から糖尿病や高血圧症などの生活習慣病をコントロールして、適度な運動をし、適度な睡眠をとり、バランスの良い食事を摂り、お酒もほどほどにするということなどを、積み上げていくということです。要するに、動脈硬化を防ぎ脳梗塞や脳出血が予防できれば血管性認知症にはなりようがありません。アルツハイマー病と比べると、話題になることは少ないのですが、本当は一番、予防できる認知症なのです。

あるいは、脳梗塞などの血管障害によってＭＣＩの状態になっても、理屈的には次の脳梗塞が起きなければ、認知症に進行することはないので、この段階でも先ほど述べたような内科的に生活習慣病のコントロールなどを徹底的にすることが重要です。

４タイプある認知症のうち、血管性認知症は、アルツハイマー、レビー、前頭側頭型とは予防という点では違うものとして考えてください。

まずは専門医に診断をつけてもらう

―認知症の専門医に治療の方針を決めてもらい、後は地元のかかりつけ医に、という流れはどうでしょうか。

池田　理想的だと思います。診断はすごく大事なので最初だけはきっちり専門医の診察を受けてほしいと思います。特に若い方（若年性認知症）、軽い方の診断は難しいです。実は専門医でも診断を迷うことはよくあるのです。若年性認知症では、高齢発症の認知症では見られない希少疾患が原因となっていることもしばしばあります。軽い方の場合には、うつ病や正常加齢による物忘れとの鑑別も重要になります。他の病気と同様、軽ければ軽いほど診断は難しいわけです。

専門医のところで十分時間をかけて、神経精神医学的な診察、認知機能の評価、画像などの検査を受けて、診断と今後の治療計画を話し合ってから、馴染みのかかりつけ医の先生に治療方針を引き継いでもらうのが理想的な流れかと思います。

医師と患者は十分に話し合おう

—日本の良いところは自由に病院を選べるところだと思いますが、あえて改善点はありますか。

池田　希望すればある程度の水準の医療を、どこに住んでいても誰でも受けられるところは、日本の医療制度の素晴らしいところだと思います。一方、欧米では、なかなか専門医療にアクセスできなかったり、お金をかけないとアクセスできなかったりすることがしばしばあります。

しかし、あえて言えば、医師側の問題もあるとは思いますが、治療を一緒にディスカッションするとか、自分や配偶者がどうしたいという意思を表明する患者さんが日本には少ないと思います。それは医師に遠慮をしていたり、医師の方針に任せっきりにしたりする習慣が元々あったのかと思いますが、そこはもっとお互いに対等な立場でディスカッションすべきだと思います。

認知症の経過は長いですし、検査をどこまで実施するか、病名を告知するかどうか、進行した場合どこでケアを受けるのか、やはり本人の人生観などがきちんと反映されることは大事なことです。治療やケアの方針に、十分本人の意思が反映されなくてはなりません。それは患者さんの問題ではなく、医師の問題かもしれません。

年一回はフォローアップが必要

—あまり、専門医療機関で診療時間を取っても…と思うことがあります。

池田　私も本当にいつもお待たせして、申し訳ありませんが、少なくとも最初の時は十分時間をかけるべきでしょう。これまで述べてきたように、出発点では正確な診断と予後もある程度予想し、ご本人と家族の意見を反映した治療計画を立てるというのが非常に大事です。そこまでできれば、あとはその方針をかかりつけ医の先生に伝え引き継いでもらう、そして嫌でなければ一年に一回は戻って来てもらうようにしています。専門医療機関でのフォローアップはそんな感じで十分だと思います。

　できれば、一年に一回は予想外に急速に認知症が進行していないか、介護環境が悪化していないかなどのチェックができればと思います。

　例えば、高齢者の場合はちょっと転倒して骨折して入院し、そこで認知症がぐっと進むことがあります。あるいは、介護者が子供の受験があってあまり介護に専念できなくなり、家庭での介護負担が大きくなっているといったこともあります。一年に一回でなくても、何かあればかかりつけ医から専門医に紹介してもらって、治療方針や介護計画を軌道修正してその都度乗り切ってもらえればと思います。

患者さんに希望を持ってもらうと嬉しい

—先生が診療する上で、患者さんとご家族に対して思っていることを教えてください。

池田　認知症を心配して受診される方やその家族は、長い時間迷ってようやく受診を決断された方も多いはずです。本人は嫌々受診していることもしばしばあるはずです。ですから、まず受診されたことを労（ねぎら）うことから始めることかと思います。そして、認知症と診断した場合は、少しでも前向きに本人と家族が受け入れてもらえるかが重要です。時間をかけて受け入れてもらうところまでを寄り添うということが必要で、少しでも良いから希望を持って帰ってもらうと嬉しいです。そこは難しいですが、個々の患者さんで何かやれることは必ずあります。疾患修飾薬の治療対象ではなくても、生活習慣の指導、生活環境の整備、服薬管理の方法、家族への疾病教育など、いくらでも相談できることはあるはずです。

皮膚科の名医に聞く

アトピー性皮膚炎の新薬が続々と登場

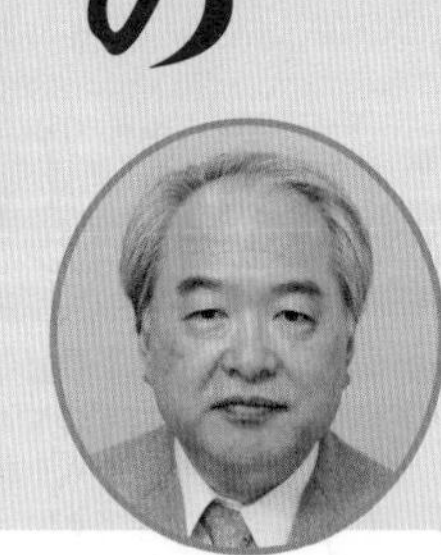

中東遠アレルギー疾患研究センター長
浜松医科大学 名誉教授

戸倉 新樹 医師

とくら・よしき　日本皮膚科学会副理事長、日本研究皮膚科学会理事長、日本皮膚免疫アレルギー学会理事長を歴任。専門分野は皮膚アレルギー、アトピー性皮膚炎、皮膚リンフォーマ、乾癬、光線過敏症だが全ての皮膚疾患を診る。

各科連携のアレルギー疾患研究センター

—戸倉先生が所属されている病院の、アレルギー疾患研究センターについて教えてください。

戸倉　診療の建物が特別にある訳ではなく、バーチャルな組織として活動しています。呼吸器内科、小児科、皮膚科、耳鼻科、眼科、総合内科（漢方）の6つがバーチャルにつながっています。

センターで中心的になっている科は皮膚科ですが、小児科も食物アレルギーを中心に多くのアレルギーの患者さんを診ており、食物負荷試験などもよく実施しています。症状が特化していれば各科に直接行ってもらいます。振り分けが難しい症状の場合は私が判断します。

アレルギー性疾患の症状が様々であることから、皮膚科、小児科、眼科、耳鼻咽喉科、消化器内科、呼吸器内科といった各科が連携するアレルギーセンターの設立の流れは他の病院でもあります。

ここの皮膚科は広い領域を扱うので所属医師が4人～5人います。普通、皮膚科医は炎症性疾患（アトピー性皮膚炎、乾癬）と悪性腫瘍（皮膚がん）を診る皮膚科医とに分かれますが、ここの皮膚科では全部の皮膚疾患を診るのがコンセプトです。

我々の病院ではアトピー性皮膚炎の紹介患者さんがたくさん来られるので、数多く診ています。重症な患者さんが多いです。『EASI』というスコアで重症度を評価します。私に紹介される患者さんの90％はスコアが16以上の重症な方です。

炎症性皮膚疾患から皮膚腫瘍まで広く診療

―手術数が非常に多いですね。

戸倉　昨年は37例の全身麻酔手術がありました。大学病院の皮膚科でも全身麻酔を37例やっているところは珍しいです。全部の皮膚疾患を診るのは私のコンセプトです。私は40歳代の頃，浜松医大皮膚科の腫瘍グループにも関わっていました。手術をやることは重要です。手術から薬物療法まで一貫して悪性腫瘍を扱うことが基本となるからです。

実は皮膚の炎症性疾患と皮膚がんの見極めは、結構難しいのです。誤診してしまうと大変なことになります。ここで研修する若い先生にも、炎症から腫瘍まで広く診療する能力を身に付けてもらいたいと思います。

初の生物学的製剤の登場

―アトピー性皮膚炎の新しい薬について教えてください。

戸倉　病気の病態が明らかになってきて新薬開発が進み、特に中等症以上の患者に対する治療は大きく変化しました

２０１８年、アトピー性皮膚炎治療薬としては初の生物学的製剤であるデュピルマブが使用開始となり、２０１９年には自己注射も可能となりました。生物学的製剤とは、遺伝子工学などを用いて作製された特定の物質をターゲットとした分子標的薬です。

今まで様々な種類の生物学的製剤が開発され、リウマチ性疾患などを対象として広く用いられるよう

2018年以降発売されたアレルギー性皮膚炎の治療薬

外用薬	デルゴシチニブ軟膏	JAK阻害薬	2歳以上の小児／成人	2020年
外用薬	ジファミラスト軟膏	PDE4阻害薬	2歳以上の小児／成人	2022年
経口薬	バリシチニブ錠	JAK阻害薬	成人	2020年（適応拡大）
経口薬	ウパダシチニブ水和物錠	JAK阻害薬	12歳以上の小児／成人	2021年（適応拡大）
経口薬	アブロシチニブ錠	JAK阻害薬	12歳以上の小児／成人	2021年
注射剤	デュピルマブ皮下注用	抗IL-4/13受容体抗体	成人	2018年
注射剤	ネモリズマブ皮下注用	抗IL-31受容体A抗体	13歳以上の小児／成人	2022年

になってきました。既存の治療ではコントロールが難しかった種々の難治性炎症性疾患に対して優れた効果を示します。

それ以前は効く薬が本当に少なかったのです。アトピー性皮膚炎の既存治療で十分な効果が得られない患者さんに、体内で過剰に起こっている異常な免疫反応を抑える「シクロスポリン」という薬がありますが、副反応の問題がありました。

アトピー性皮膚炎の治療としては良いとは言えない時代が長く続き、いかに外用薬を塗るか、いかに搔かないかということにかかっていました。それを教育入院で指導していました。

今でも外用療法が大切なのは変わりませんが、新規治療薬が登場し、新たな生物学的製剤もいくつか治験が行われています。

デュピルマブは、一般の開業医でも皮膚科学会に登録すれば使えるようになりました。ヤヌスキナーゼ（JAK）阻害薬を含めて、それらのうちどれかを使うというのがポイントだと思います。

新内服薬ヤヌスキナーゼ（JAK）阻害薬

―ヤヌスキナーゼ（JAK）阻害薬とはどういう薬ですか。

戸倉　アトピー性皮膚炎の発症には、複数のサイトカイン（体内の生理活性たんぱく質）が関わることが知られており、JAK阻害薬はこれらのサイトカインのシグナル伝達経路を阻害することから、元は関節リウマチをはじめとする疾患に使われ、アトピー性皮膚炎にも効果を示します。

JAK阻害薬は、2020年にバリシチニブが、2021年にはウパダシチニブ、アブロシチニブがアトピー性皮膚炎に使えるようになり、現在3剤が使用可能となっています。

問題は薬価が高いことです。3割負担で一カ月、4万数千円です。その半額の薬もあります。

―それはどれくらいの期間、投与するのですか。

戸倉　続ける期間に決まりはありません。しかし、一生続けるのは非現実的で経済的に負担も大きいので、良くなったらやめる患者さんもいます。一カ月から二カ月で再評価し、継続するかを検討します。良くなったら漸減（次第に減らすこと）、あるいは他剤変更する場合もあります。

アトピー性皮膚炎は悪い状態がずっと続いている患者さんがいますので、どこかでリセットしなければなりません。そういう意味では良い薬だと思います。多くの自治体では高校生以下には、『乳幼児医療費助成』があります。ですから、高校卒業までにコントロールしてしまうという考えがあります。アトピー性皮膚炎を今後全く出ないようにするのは難しいですが、社会的な生活を無理なくできるようになることが目標です。

アトピー性皮膚炎の原因は何か？ 遺伝子バリアント、掻破行動

―アトピー性皮膚炎の原因は何でしょうか。

戸倉　皮膚のバリアがやられることで、たんぱく質の抗原が皮膚を通じて侵入することが一番の問題です。なぜ、皮膚のバリアがやられるかというと、一

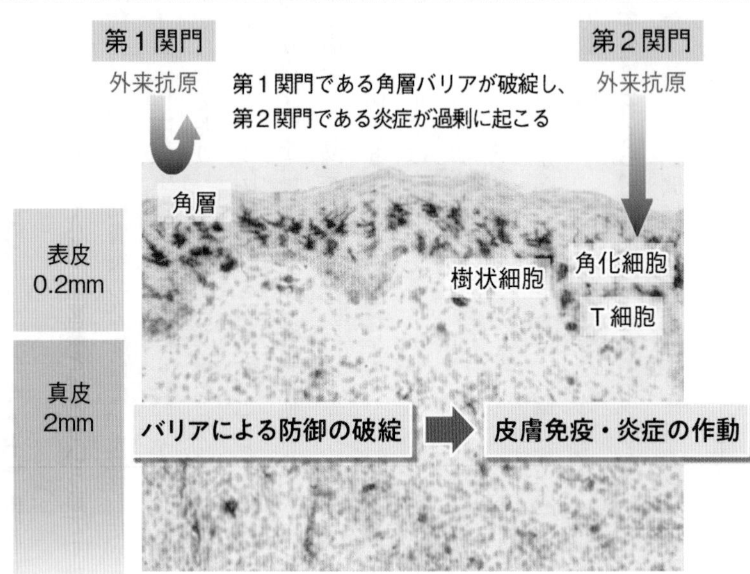

戸倉新樹：「湿疹のすべて」学研メディカル秀潤社 2022

番知られているのは「フィラグリン」という角層構成たんぱく質があり、それが欠乏することで起きます。なぜ、フィラグリンが足らなくなるかというと遺伝子バリアントです。つまり体質ということになります。フィラグリンの遺伝子はお父さんとお母さんから一対をもらっていますが、どちらか、あるいは稀に両方に変異がありアトピー性皮膚炎になっているケースがあります。遺伝ですね。そういう方は手の皺がはっきりと見えます。

—アトピー性皮膚炎の患者さんをたくさん診て来られたと思いますが、行動的な特徴はありますか。

戸倉　あります。アトピー性皮膚炎の方は手荒れになります。大人なら主婦湿疹（手湿疹）です。もちろん、バリアがやられているから、手の湿疹になるわけですが、なりやすい人となりにくい人がいます。潔癖症の方はなりやすいです。ちょっと手が汚れるとすぐに石鹸で洗う。一日に20～30回、手を洗う。そうすると脂分が抜けて、手荒れになり、そこから湿疹になっていきます。

あとは「掻く」という行為がアトピー性皮膚炎を悪くしてしまいます。もちろん、痒いから掻くのですが、「嗜癖行動（しへきこうどう）」と言って癖になっている方がいます。癖を治すことはなかなか難しいです。

でも、掻くことは気持ちが良いですね。ある意味、ガス抜きになっています。それを全く止めるとストレスのガス抜きにならないということになります。よく「何かに熱中していると痒くならないです」という方がいます。自分の気持ちを他のことに集中できれば良いのでしょう。

熱傷には熱傷センター受診が良い

—熱傷は皮膚科ですか、形成外科ですか。

戸倉　どちらの科も軽傷の熱傷は診ます。しかし重症熱傷は全身状態の管理が必要になりますので、熱傷センターがある施設が適当となります。皮膚科が熱傷センターをコントロールしているところはあるし、形成外科がやっているところもあります。究極的には熱傷は全身的な問題が生じることもあります。気道熱傷という問題も起きますので、ＩＣＵが充実していないと診ることができません。狭い範囲の熱傷なら良いですが、全身状態が低下すると救命救急になります。

どうして今こうなっているのか、納得のいく説明をしてくれるかどうか

—患者さんへのアドバイスはありますか。

戸倉　やはり、良い医者を探して行くしかないと思います。私は遠いところから患者さんが来られると、少し身構えて丁寧な診察を行っています。例えば慢性蕁麻疹の原因は簡単には説明できませんが、少し時間をかけてお話しします。医師によって一番違うのは説明です。どうして自分はこの病気になって今に至るかということ。あとは、アトピー性皮膚炎に関しては現時点で5種類、乾癬に関しては10種類以上の薬が出ています。それを使いこなせるかです。しかも患者さんのニーズに応えて満足度を上げる必要があります。

小児科の名医に聞く

子どものアレルギーは早期対応で克服できる

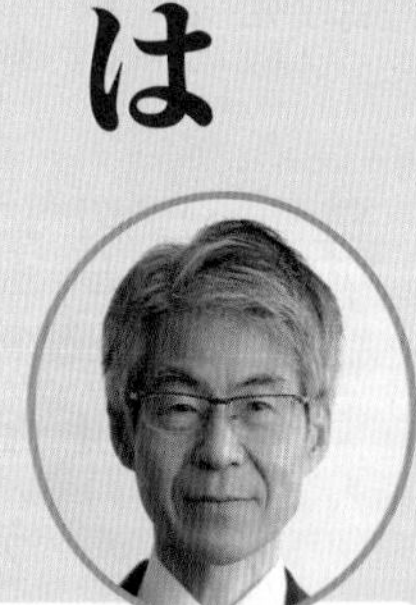

国立成育医療研究センター
アレルギーセンター長
大矢 幸弘 医師
おおや・ゆきひろ　国立名古屋病院小児科、国立小児病院アレルギー科を経て2018年より現職。アレルギー疾患のガイドライン作成委員。環境省の大規模調査「子どもの環境と健康に関する全国（エコチル）調査」にメディカルサポートセンター長として関与。

国民の半分以上がアレルギー
環境やライフスタイルの変化が原因

―日本人のほとんどがアレルギー体質と言っても過言ではないくらいです。原因と現状について教えてください。

大矢　アレルギー疾患の増加はGDP（国内総生産）の増加と相関しており、環境やライフスタイルの変化が根本的な原因です。

アレルギーは、外来の異物（抗原）に対するIgE抗体（免疫グロブリンの一種）ができて体内にある肥満細胞などに結合した状態にある人が、そのIgE抗体に特異的な抗原を体内に取り込んだときに肥満細胞などが放出する成分に体が反応して生ずる現象です。一般的にIgEが関与するものをI型アレルギーまたは即時型アレルギーといい、数分から数時間以内に症状が出ます。Ⅳ型アレルギーまたは遅延型アレルギーと呼ばれるIgEが関与しないものもあり（金属アレルギーなど）、接触してから2～

3日後に反応が生じます。最近増加している消化管アレルギーはＩｇＥが関与しないアレルギーなのですが、Ⅰ型でもⅣ型でもなく、メカニズムは未解明です。

アレルギー疾患は寄生虫感染が蔓延していた時代にはほとんどなかったことから、寄生虫に感染してＩｇＥ抗体が増えてもアレルギーにならない人が多いことは興味深い現象として研究の対象になっています。

治療に関しては喘息(ぜんそく)がいち早く進歩し、21世紀には発作を起こす患者さんが減少してきたのですが、食物アレルギーは間違った指導が普及したことも一因で増加しました。ただ、最近は国立成育医療研究センターアレルギー科やその卒業生たちが乳児期早期から診ている子どもたちはほとんど食物アレルギーを発症しておりません。（ＩｇＥ非依存性のタイプは別です）。

鍵となるのはアトピー性皮膚炎・乳児湿疹の徹底した早期治療です。また、「経口免疫療法」や「部分解除」といって、アレルギーの原因食物を微量から少しずつ増やしていき、原因食物を食べるようにする方法も、早く開始するほど予防や治療に有効です。

食物アレルギー以外のアレルギー疾患も発症が減ったわけではなく、治療が進歩して症状のない人が増えているだけなので、根本的な問題は解決していません。アレルギー性鼻炎・花粉症は病院を受診せず未治療の人が多く、有病率は増加しています。

学童期以降に発症する食物アレルギーは、花粉との「交差反応」で起こることが多いので、増加傾向にあります。交差反応とは、異なるアレルゲンであっても、似た形をした部位があると特異的ＩｇＥ抗体がそれらのアレルゲンに結合し、アレルギー反応を引き起こすことです。

アレルギー疾患は、人類が今のライフスタイルや社会の在り方を見直さない限りは根本的な予防は困難です。「自然の中で遊ぶ」というようなことでは予防はできません。第一次産業従事者（特に林業）の子どものアトピー性皮膚炎は都会よりも多いのです。

現在、「上皮バリア仮説」がアレルギー疾患発症メカニズムの最新仮説

―アレルギーの原因について、近年大きく学説が塗り替えられたそうですね。

大矢　昔は、アレルゲン（抗原）が母親から移行して子どもが食物アレルギーになり、アトピー性皮膚炎を発症するという説が有力と考えられていました。ですから、妊娠中や授乳中に母親がアレルゲンになりやすい食物を避けることが予防や治療に必要だと指導されたのですが、それは間違いでした。今、最も有力な考え方は全く逆なのです。

生まれつき皮膚のバリアの弱いお子さんや、乾燥した冬の時期に生後数カ月を過ごした赤ちゃんにアトピー性皮膚炎ができやすいことがわかってきました。その赤ちゃんたちは皮膚のバリアが低下するため、外界のアレルゲンが炎症のある皮膚から体内に侵入しやすくなり、食物アレルギーになるのではないかと考えられています。二重抗原暴露（ばくろ）仮説と言って、これが現在最も有力な説です。

食物アレルギーがあるお子さんの場合、皮膚を早く治療し、良い状態を維持した方が途中半端な治療でアトピー性皮膚炎が長引いたお子さんよりも食物アレルギーが早く治るということを経験しています。

皮膚や気道に炎症がある場合、そうした炎症のある場所からアレルゲンが体内に取り込まれると、アレルゲン感作（かんさ）（アレルゲンの抗体ができること）を受けやすくなります。様々な日用品に含まれる界面活性剤が皮膚や気道の上皮に付着し、バリアを低下させ、それが共存する微生物層の変化や免疫の異常を招いて、さらにバリアを低下させるという悪循環をもたらすことが分かりつつあり、文明化に伴うライフスタイルの変化が上皮バリアを低下させ、アレルギー疾患の増加を招いているという「上皮バリア仮説」が、最新の仮説として注目されています。

妊娠中に特定の食べ物を制限するのは、子どもの将来の健康にとってプラスになりません。妊娠中や授乳中はバランスの良い食事を心がけましょう。

完全排除で食物アレルギーが逆に増加

―食物アレルギーが特に増えた原因が何かありますか。

大矢 21世紀になり食物アレルギーの患者が増えたのは、当時、経皮感作（アレルゲンが皮膚のバリアを通過して体内に侵入）を受ける現象がわからなかったので、間違って行った指導が原因の一つであると考えられています。

アメリカでは小児科学会が２０００年に卵・牛乳・魚・ナッツ類を食べさせ始めるのを遅らせるというガイドラインを出し、そのガイドラインが普及するに従って食物アレルギーが増えてしまいました。

そのガイドラインは２００８年に取り下げになりましたが、アレルギーが増えて、なんとかしなくてはと思いやったことが、逆に裏目に出てしまったのです。

良かれと思って原因食物を食べるのをなるべく遅らせる指導を行ったのですが、遅らせる対策が普及すればするほど食物アレルギーが増えるという現象が先進国で世界的に起こってしまいました。

２０１５年、英国で、ピーナッツを0歳時から与えると5歳時のピーナッツアレルギーが激減するという報告がありました。

また、２０１６年に、ここ国立成育医療研究センターから、世界初、「卵アレルギーは、生後6カ月から少しずつ与えると1歳時の卵アレルギーが激減する」という研究報告をしました。

今では、なるべく遅く食べさせ始めることや、念のため除去することが逆効果であるとわかってきました。

ピーナッツが最初でしたが、食べさせ始めを遅らせるのではなく、早く食べ始めた方がピーナッツのような食物アレルギーは減るのです。

とはいえ、今までとは１８０度逆の方向へ急に方向転換するのは難しいです。今まで「除去しましょう」と言っていたのに「早く食べましょう」と話をするのは非常に怖いことで、医師も患者さんも試行錯誤して慎重にやっているという現状です。

しかし、大きく舵を切り替えた小児科医にかかっているお子さんたちは食物アレルギーがほとんど発生せず、減少しているのです。その流れが全体として普及されれば、乳幼児の食物アレルギーは激減して行くことが期待されます。

食物アレルギーの克服

―食物アレルギーは、いきなりアナフィラキシーショックを起こしたりして怖いという印象があります。

大矢 慎重さは必要ですが、過度に恐れる必要はありません。食物アレルギーでは、次の点がポイントです。

①いろいろな種類の食べ物にＩｇＥ（抗体）陽性を示す患者さんが増えている一方で、ＩｇＥ陽性が出ている食べ物でも食べられる場合があります。

②ＩｇＥは分子量が大きな食物たんぱくに反応するのですが、消化されて小さな分子量になったものには反応しなくなります。

③免疫寛容と言って、アレルギーを防ぐ側の免疫の働きがあります。症状を起こさずに少しずつ食べていると、アレルギーを防ぐ免疫寛容が少しずつ誘導されていきます。

④患者さんごとに、それ以上食べると症状が出てしまう量（閾値（いきち））が異なります。

⑤食物アレルゲンの一部は、調理による加熱や発酵で大きく変性し、抗原性が低下します。

⑥乳児期にアトピー性皮膚炎があると、いろいろな食べ物のＩｇＥ抗体が陽性になることが多いです。そのため皮膚炎を早く治しておかないと、食物アレルギーの治療が難しくなるケースもあります。

⑦ＩｇＥはアトピー性皮膚炎を治療すると、低下してくる場合が多いです。そして、食物除去の解除が早く進みます。

丁寧に対応していけば良いのです。日本にはお米のアレルギーは極めて少ないですが、米を主食としていないオーストラリアの方が米アレルギーは多いようです。これは文化の違いが影響していると思われます。

オーストラリアでは、子供にいきなり離乳食で大人と同じような白米や、家庭によってはたんぱく抗原が多い玄米を食べさせたりします。日本ならば、抗原の少ない白米のおかゆから少しずつ乳児にあげるでしょう。少しずつなら、自然に免疫寛容がついてきて、急にアレルギー反応を起こす危険性は低いのです。

食物アレルギーに立ち向かうには

―食物アレルギーにはどう対処したらよいでしょうか。

大矢　次の3点が大切です。

①まずは、正確な診断を受けましょう。ＩｇＥ抗体が陽性を示す食物が全てアレルギー反応を起こすとは限りません。厳密には経口負荷試験でどのくらいの量まで食べられるのかを確認します。

②アトピー性皮膚炎がある場合には治療で肌をつるつるにしておきましょう。

③経験のある専門医と相談し、エピペン治療（医師の治療を受けるまでの間、アナフィラキシー症状の進行を一時的に緩和し、ショックを防ぐためのアドレナリン自己注射薬）に精通するなどの課題をクリアした上で、安全な量から経口減感作（経口免疫療法）を行いましょう。

ステロイドは元々体内で生成されている

―アトピー性皮膚炎の基本治療薬であるステロイド外用薬に対する誤った情報がメディアで紹介されて、患者さんは不安になりますね。

大矢　私たちの体内には様々なホルモンが存在します。その中の一つ、腎臓の上にある副腎で作られるのが副腎皮質ホルモン（ステロイドホルモン）です。ステロイドは、元々体の中で生成している物質で、それを外から補充するのですから、ある意味原始的な薬で安全性は高いと言えます。アトピー性皮膚炎が長引くと自分の体が作るステロイドの量が減ってきます。ステロイド外用薬を上手に使ってアトピー性皮膚炎を治し健康になってくると、自分の副腎皮質から十分な量のステロイドを作れるようになります。つまり、自然治癒力が向上するということです。ステロイド剤が危険なのではなく、副作用が出ないようにきちんと使用し徐々に減量できるように上手に管理するということが大切です。しかし、細かく対応できる医師や病院が少ないのが課題です。

2～3カ月の入院治療で克服できる

―大矢先生のところでは、どのような治療をされているのですか。

大矢　アトピー性皮膚炎の患者さんの皮膚を診て、体を5～10くらいのパーツに分けてその皮疹（ひしん）の強さや種類によって、ステロイド外用剤の使用法や減量法を使い分けています。最小限のステロイド外用剤を使って最大限の効果を上げるためです。とても複雑な治療になるので、重症患者さんの場合は、通院では対応が難しく、入院してもらいます。入院では規則的な生活をしてスキンケアの方法を習得し、ストレスマネージメントなどライフスタイルを変える教育もできます。治療への反応性や退院までの日数は個人差がありますが、どの年齢の患者さんもつるつるの肌になります。

文明病にどうやって立ち向かうか

―これだけアレルギー性疾患が増えると、もう個人の問題を超えますね。

大矢　アレルギーは人類の問題です。アレルギー体質にならないようにするには、昔のように電化製品がなく、土間があって自然素材だけでできた家に住み、車も電車もないという生活に戻る必要がありますが、それにはもう戻れません。我々は、地球を破壊しながら経済発展しています。これは健康問題であり、環境問題です。アレルギーはそういう問題に気づく良い材料です。「私達の今の状態は間違っている」ということです。

自分が治ったからそれで終わりではなく、次の世代のために、そもそもアレルギーが発症しない社会を作るにはどうしたら良いかを皆で一緒に考えて欲しいと思います。

Part 2

分野別名医1020人ランキング

名医ランキング掲載分野

掲載医師一覧

総合診療

●総合診療

●救急医療

脳・神経

神経内科

認知症・老年科

脳神経外科

眼科

耳鼻咽喉・頭頸部

耳鼻咽喉科

頭頸部外科

心臓・血管

循環器内科

心臓血管外科

呼吸器

呼吸器内科

呼吸器外科

がん薬物療法

感染症

肝・胆・膵

肝胆膵内科

肝胆膵外科

消化器

消化器内科

内視鏡検査・治療

消化器外科

腎臓

高血圧

糖尿病・甲状腺

糖尿病

甲状腺

泌尿器

婦人・不妊

●婦人

●不妊

乳がん

●乳がん

●乳房再建

血液

放射線

整形外科

●首・腰

●肩・手

●股関節

●膝など足

膠原病・リウマチ

形成

皮膚

小児

●アレルギー他

上手な名医のかかり方

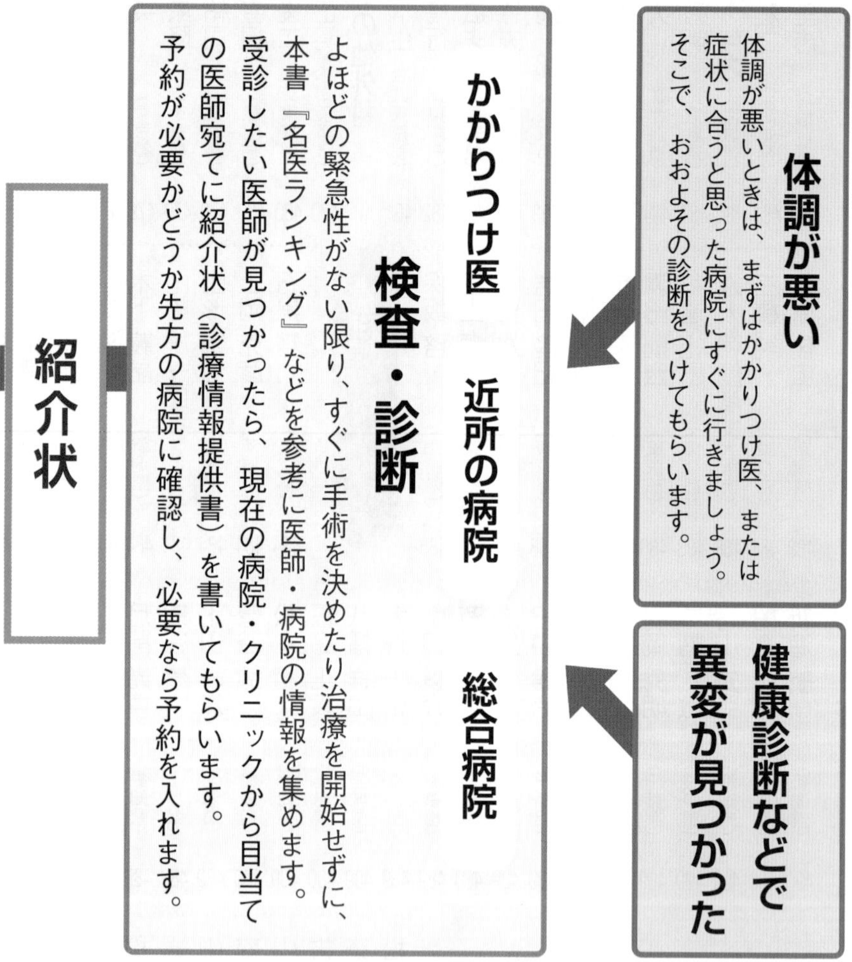

体調が悪い

体調が悪いときは、まずはかかりつけ医、または症状に合うと思った病院にすぐに行きましょう。そこで、おおよその診断をつけてもらいます。

健康診断などで異変が見つかった

かかりつけ医　近所の病院　総合病院

検査・診断

よほどの緊急性がない限り、すぐに手術を決めたり治療を開始せずに、本書『名医ランキング』などを参考に医師・病院の情報を集めます。受診したい医師が見つかったら、現在の病院・クリニックから目当ての医師宛てに紹介状（診療情報提供書）を書いてもらいます。予約が必要かどうか先方の病院に確認し、必要なら予約を入れます。

紹介状

★手術や治療を決める前に、担当医を確認する。

病院によってはチーム医療ということで、手術や治療を担当する名医を指名できない場合があります。名医は治療が適切かどうかなどチーム医療全体をコントロールしています。その為、名医がいるチームは診断・治療レベルが高く維持されており、優秀な医師が集まっている傾向にありますので、病院選びの参考になります。

セカンドオピニオンのかかり方

『名医ランキング』などを参考

お勧め

①医師に的確に質問できるよう、受診前に情報を集め病気の理解を深めておきましょう。そして、必ず質問項目を書き出しておきましょう。
②一人だと聞き逃したり覚えていられないので、家族や知人と一緒に受診することをお勧めします。

診察または治療を受けたいと思う信頼できる医師

セカンドオピニオンの医師の見解を踏まえて最終的に治療を受けたいと思う医師を決定し、手術・治療を決断します。

セカンドオピニオン受診

同分野で実績や経験豊富な別の医師に治療方針などを確認します。

現在の医師にセカンドオピニオン希望の紹介状を書いてもらい受診する。

セカンドオピニオンの医師から、診断・治療方針についての意見を聞き、元の主治医に戻る。複数の医師による診断により、納得できるまで説明を受けたら、治療が遅れないように積極的に決断することも大切。

セカンドオピニオン（別の医師に治療方針などを確認）

体験談 名医にかかる重要性

「胃がんと言われ手術を勧められたけれど、他のお医者さんに調べてもらったらなんと、〝ガン〟ではなかった！」

夜、胃が苦しく動けなくなり、朝一で近くの総合病院を受診しました。翌日、胃カメラ検査をし、一週間後、結果を聞きに行くと、「胃がんです」と。造影剤を使ってのCT検査で転移がないことを確認し、この病院では、「開腹手術で胃を一部切除すれば大丈夫。すぐできますよ」と言われました。

★がんと診断、開腹手術を提示される

できるだけ開腹手術はしたくなかったので、他の医者にも診てもらうため『名医ランキング』で、消化器外科の医師と消化器内科の医師をそれぞれピックアップ。まず消化器外科のA医師宛紹介状を書いてもらい、一番早い受診可能な日を予約しました。

親友に同行してもらい受診したところ、「比較的おとなしい進行の遅い高分子型腺がん」という診断でした。「腹腔鏡でやります」とどんどん話が進み、もう胃は切るものと腹をくくりましたが、「内視鏡でできるかもう少し調べたら？」という友人の一言でハッとしました。外科のA医師は、内視鏡で取れる可能性もある、内視鏡手術をやって取り切れなかったら、その段階で外科手術もできるとのことでした。内視鏡適応の可能性があるならば、専門の消化器内科のB医師に診てもらいたいとセカンドオピニオンを頼みました。

★内視鏡の可能性も出てくる

消化器内科のB医師を受診、診察室に入ると、座るなり、「これ本当にがんなの？」と思いもよらないことを言われました。紹介状にあった胃の画像を指さし、「(胃がんの主原因であるピロリ菌による炎症跡の）胃の萎縮の状態を見る場合は、胃角の部分を見るんです。ここ、きれいでしょ。うちでもう一度検査しましょう」「初期のがんは判別が難しいことは確かなんです。A医師の病院の内視鏡（生検）の結果がまだ出てないようだから、こちらで取り寄せておきますよ」「がんだったとしても内視鏡でいけるでしょう」と。

★結局、がんではなかった！

検査でもピロリ菌は検出されず、最終的には、がんではなく「胃潰瘍」の診断でした。がん診断の基準となる「病理検査」は、「(病変の細胞を）目で見て判断。だから初期のがんは結構難しいものもある」とのことでびっくりしました。この体験から名医にかかるのがいかに重要か実感。さらに、慌てて決めず、できればセカンドオピニオンも受診した方が良いと、痛感しました。

医師情報欄の見方

医師から提供の実績情報について

★各医師からの情報開示

近年、大きな病院では、それぞれの診療科ごとに成績を出すところも増えています。しかし、手術や治療を行う医師個人の実績情報は極めて少ないのが実態です。本書では実績のある医師の方々に個別にお願いし、その治療実績を出していただきました。

★臨床実績データの比較

臨床データ（手術・治療）の評価については、各医師の専門分野や治療している患者さんの重症度が違うので、比較は大変難しいところですが、医師ランキングの基準については、本書 8 ページに掲載しています。

※なお、調査によって掲載に相応しいと判断した医師は、ご回答をいただけなかった場合でも、病院・学会ホームページの情報を元に紹介ページを作成しております。病院などが公開している情報は社会的財産であり公共性の高いものと考えます。医師・病院の方々には何卒ご理解とご協力のほど、宜しくお願い申し上げます。

★『名医ランキング』を見るに際して

この名医ランキングは、あくまで読者の医師選びの参考として掲載しています。残念ながら、全ての名医を網羅できてはいません。また一般的に名医といわれている医師であっても、臨床件数が少ない、現在は治療や手術をしていない、第一線は退かれたと思われる場合は掲載しておりません。内科医は 70 歳まで、外科医は 65 歳までを一つの目安としています。

各医師の状況・技術・評価などは常に変化しています。さらに、実際の治療においては医師との相性も重要な判断基準となります。最終的には、必ずご自身で確認し、ご自分の責任で、診療を受けるのに納得のいく医師を探してください。

一覧では各医師名の下に得意分野を示していますが、各医師の専門はそれだけに限られるわけではありません。どのような治療を受けるのかは、必ず医師とよく話し合って決めてください。また各医師は、掲載した医療機関以外でも診療を行っている場合がありますので、直接お尋ねください。

医師情報欄の見方

医師名・診療が受けられる病院名・連絡先・所在地
（複数の施設で診療・手術を行っている医師もいますが、紙面の都合上、代表的な病院のみ掲載しています。）

代表的な診療分野

「**○○専門医**」は、一般社団法人 日本専門医機構が認定を進める専門医制度で、基本 19 領域、サブスペシャルティ 24 領域 に限定し記載しています。

医師の写真、得意分野・診療案内、診療ポリシー・患者さんへのメッセージなどは、医師本人からの情報や所属病院のホームページを参照しています。

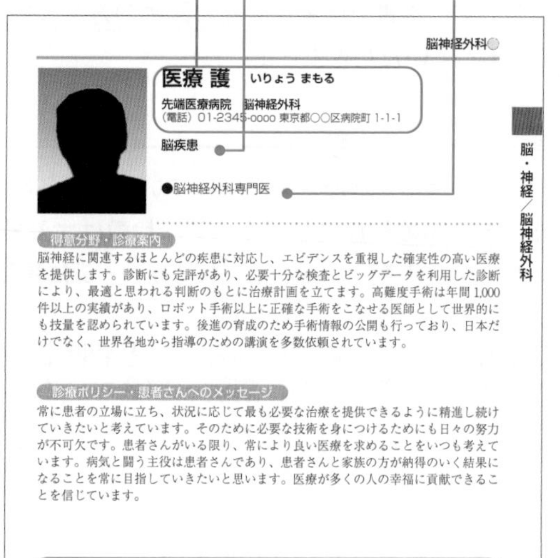

脳神経外科

医療 護　いりょう まもる
先端医療病院　脳神経外科
（電話）01-2345-0000 東京都○○区病院町 1-1-1

脳疾患

●脳神経外科専門医

脳・神経／脳神経外科

得意分野・診療案内

脳神経に関連するほとんどの疾患に対応し、エビデンスを重視した確実性の高い医療を提供します。診断にも定評があり、必要十分な検査とビッグデータを利用した診断により、最適と思われる判断のもとに治療計画を立てます。高難度手術は年間 1,000 件以上の実績があり、ロボット手術以上に正確な手術をこなせる医師として世界的にも技量を認められています。後進の育成のため手術情報の公開も行っており、日本だけでなく、世界各地から指導のための講演を多数依頼されています。

診療ポリシー・患者さんへのメッセージ

常に患者の立場に立ち、状況に応じて最も必要な治療を提供できるように精進し続けていきたいと考えています。そのために必要な技術を身につけるためにも日々の努力が不可欠です。患者さんがいる限り、常により良い医療を求めることをいつも考えています。病気と闘う主役は患者さんであり、患者さんと家族の方が納得のいく結果になることを常に目指していきたいと思います。医療が多くの人の幸福に貢献できることを信じています。

実績情報

手術・治療実績・コメント	個人 年間総治療数：120 件（2022年）	個人 累積総治療数：2,400件
	脳神経腫瘍：60 件	脳神経腫瘍：1,200件
	頭蓋底腫瘍：20 件	頭蓋底腫瘍：400 件
	良性腫瘍：10 件	良性腫瘍：200 件
	悪性腫瘍：5 件	悪性腫瘍：100件
	地域の医療機関や他の科と連携して、チームとして患者さん一人ひとりの状況に寄り添った治療を行っています。	
業績	海外招聘講演多数、原著論文多数、著書多数	

◆外科内科共通
実績データは、個人か所属科全体かを明記
治療実績　2022 年と累計データ等
専門分野がわかりやすいように
代表的な疾患・手術など
主な 6 項目の治療実績数

【コメント欄】
表内について追加説明が必要な場合に記載

【業績欄】
主に海外での学会発表、招聘講演、論文、著書、受賞などの一部を紹介

医師情報欄の見方

医師名・診療が受けられる病院名・連絡先・所在地
（複数の施設で診療・手術を行っている医師もいますが、紙面の都合上、代表的な病院のみ掲載しています。）

代表的な診療分野

「**○○専門医**」は、一般社団法人 日本専門医機構が認定を進める専門医制度で、基本 19 領域、サブスペシャルティ 24 領域 に限定し記載しています。

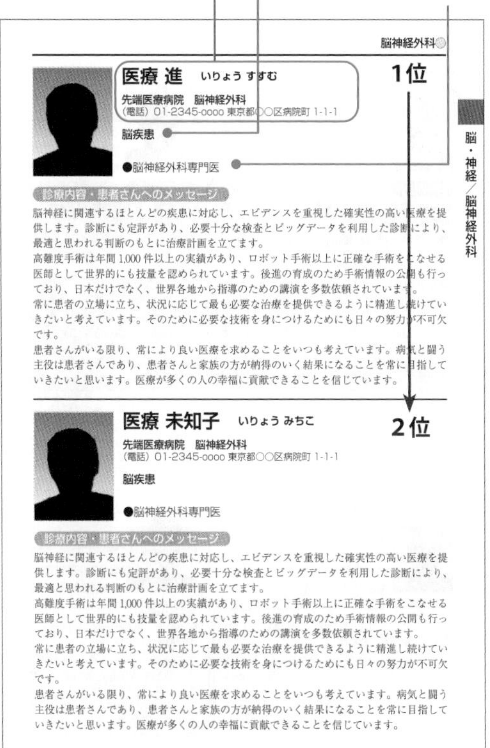

脳神経外科○

脳・神経／脳神経外科

医療 進　いりょう すすむ　**1位**

先端医療病院　脳神経外科
（電話）01-2345-oooo 東京都○○区病院町 1-1-1

脳疾患

●脳神経外科専門医

診療内容・患者さんへのメッセージ

脳神経に関連するほとんどの疾患に対応し、エビデンスを重視した確実性の高い医療を提供します。診断にも定評があり、必要十分な検査とビッグデータを利用した診断により、最適と思われる判断のもとに治療計画を立てます。
高難度手術は年間 1,000 件以上の実績があり、ロボット手術以上に正確な手術をこなせる医師として世界的にも技量を認められています。後進の育成のため手術情報の公開も行っており、日本だけでなく、世界各地から指導のための講演を多数依頼されています。
常に患者の立場に立ち、状況に応じて最も必要な治療を提供できるように精進し続けていきたいと考えています。そのために必要な技術を身につけるためにも日々の努力が不可欠です。
患者さんがいる限り、常により良い医療を求めることをいつも考えています。病気と闘う主役は患者さんであり、患者さんと家族の方が納得のいく結果になることを常に目指していきたいと思います。医療が多くの人の幸福に貢献できることを信じています。

医療 未知子　いりょう みちこ　**2位**

先端医療病院　脳神経外科
（電話）01-2345-oooo 東京都○○区病院町 1-1-1

脳疾患

●脳神経外科専門医

診療内容・患者さんへのメッセージ

脳神経に関連するほとんどの疾患に対応し、エビデンスを重視した確実性の高い医療を提供します。診断にも定評があり、必要十分な検査とビッグデータを利用した診断により、最適と思われる判断のもとに治療計画を立てます。
高難度手術は年間 1,000 件以上の実績があり、ロボット手術以上に正確な手術をこなせる医師として世界的にも技量を認められています。後進の育成のため手術情報の公開も行っており、日本だけでなく、世界各地から指導のための講演を多数依頼されています。
常に患者の立場に立ち、状況に応じて最も必要な治療を提供できるように精進し続けていきたいと考えています。そのために必要な技術を身につけるためにも日々の努力が不可欠です。
患者さんがいる限り、常により良い医療を求めることをいつも考えています。病気と闘う主役は患者さんであり、患者さんと家族の方が納得のいく結果になることを常に目指していきたいと思います。医療が多くの人の幸福に貢献できることを信じています。

このページの中でのランキング

医師の写真、診療案内、患者さんへのメッセージなどは、医師本人からの情報や所属病院のホームページを参照しています。

◆専門医資格

多くの学会が各々専門医資格を認定しています。
ここでは、その中で、一般社団法人・日本専門医機構が認定を進めている基本 19 領域、サブスペシャルティ 24 領域の専門医資格を記載しています。

医師情報欄の見方

医師名・診療が受けられる病院名・連絡先・所在地
（複数の施設で診療・手術を行っている医師もいますが、紙面の都合上、代表的な病院のみ掲載しています。）

「**○○専門医**」は、一般社団法人 日本専門医機構が認定を進める専門医制度で、基本 19 領域、サブスペシャルティ 24 領域 に限定し記載しています。

代表的な診療分野

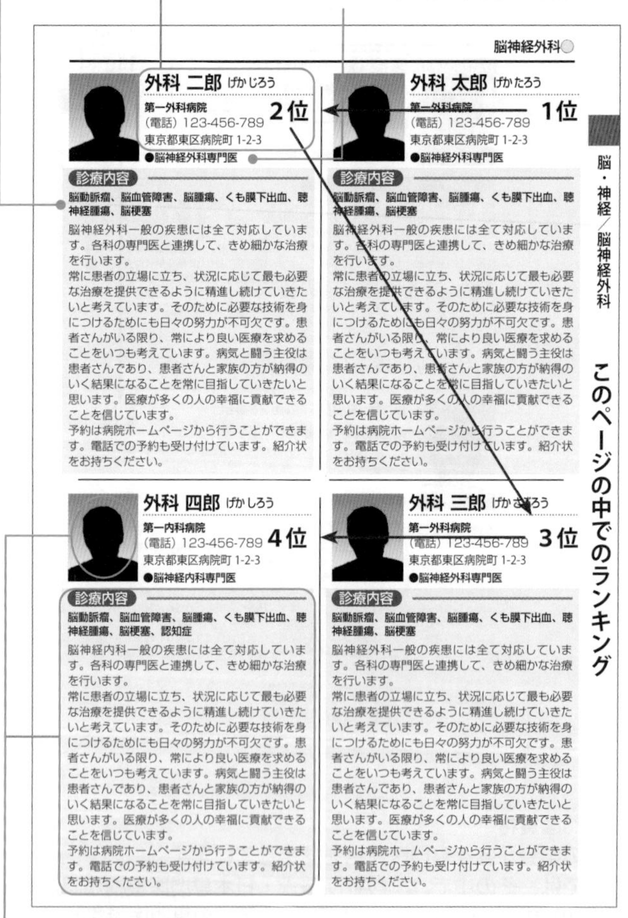

医師の写真、診療内容は、医師本人からの情報や所属病院のホームページなどを参照しています。
同分野でも対象とする病気が違う場合は背景色が変わります。

医師情報欄の見方

長年活躍し多大な功績がある名医
長年第一線で活躍し、豊富な知識・経験を持ち、現在も診療を行っている医師を掲載しています。

有益情報
ランキングとは別の、北海道、東北、四国、九州を中心とする医師情報です。

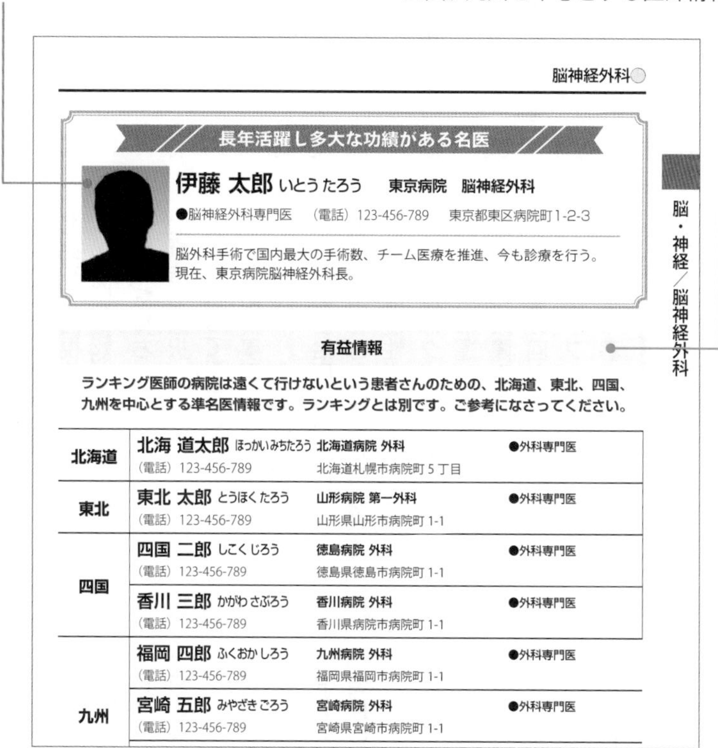

脳神経外科

脳・神経／脳神経外科

長年活躍し多大な功績がある名医

伊藤 太郎 いとう たろう　東京病院　脳神経外科
●脳神経外科専門医　（電話）123-456-789　東京都東区病院町1-2-3

脳外科手術で国内最大の手術数、チーム医療を推進、今も診療を行う。現在、東京病院脳神経外科長。

有益情報

ランキング医師の病院は遠くて行けないという患者さんのための、北海道、東北、四国、九州を中心とする準名医情報です。ランキングとは別です。ご参考になさってください。

地域	医師	病院	専門
北海道	北海 道太郎 ほっかいみちたろう （電話）123-456-789	北海道病院 外科 北海道札幌市病院町５丁目	●外科専門医
東北	東北 太郎 とうほくたろう （電話）123-456-789	山形病院 第一外科 山形県山形市病院町1-1	●外科専門医
四国	四国 二郎 しこくじろう （電話）123-456-789	徳島病院 外科 徳島県徳島市病院町1-1	●外科専門医
	香川 三郎 かがわさぶろう （電話）123-456-789	香川病院 外科 香川県病院市病院町1-1	●外科専門医
九州	福岡 四郎 ふくおかしろう （電話）123-456-789	九州病院 外科 福岡県福岡市病院町1-1	●外科専門医
	宮崎 五郎 みやざきごろう （電話）123-456-789	宮崎病院 外科 宮崎県宮崎市病院町1-1	●外科専門医

◆長年活躍し多大な功績がある名医
人生を決定する治療や手術などにおいて、先々を考えた大局的な診断力が望まれます。そういった時、長年第一線で活躍してきた医師にセカンドオピニオンとして治療方針を聞くのも有効です。

◆有益情報
名医のランキングは地域を問わないため、関東エリアや都市部に偏る傾向があります。この欄はランキング医師の病院は遠くて行けないという患者さんのための、北海道、東北、四国、九州を中心とする医師情報です。
ランキングとは別です。ご参考になさってください。

コラム目次

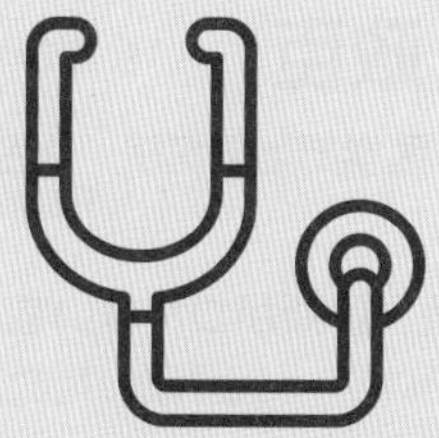

総合診療

医療とは患者と医師との共同作業

超高齢化社会である日本で、信頼できる「かかりつけ医」の存在は大変心強いものです。未病のうちに病の芽を見出し、必要な生活習慣の改善をうながすことで、病気を未然に防いでくれます。また、精密な検査や高度な治療が必要な場合は、基幹病院へ橋渡しもしてくれます。

しかし、それでも病気の原因がわからないことがあります。一言で腰痛、胸痛といっても、痛みを自覚する場所と原因がある場所が同じではないことがあります。多くの科を回るより「総合診療科」を受診してみるのも一つの選択肢です。

多くの病院で「総合診療科」が設立されていますが、同じ「総合診療科」という名前でも、病因究明に先鋭的に特化した外来、各科専門医への振り分け外来、救急や災害の際の救急医療など、アプローチの仕方は様々です。この章では、以下のようにわけています。

①総合診療　②救急医療

高齢者の総合診療は、本書の「認知症・老年科」もご参照ください。

受診の際は、これまでの病歴やどのようなときに症状が出るのか、書き出しておいて受診すると良いでしょう。

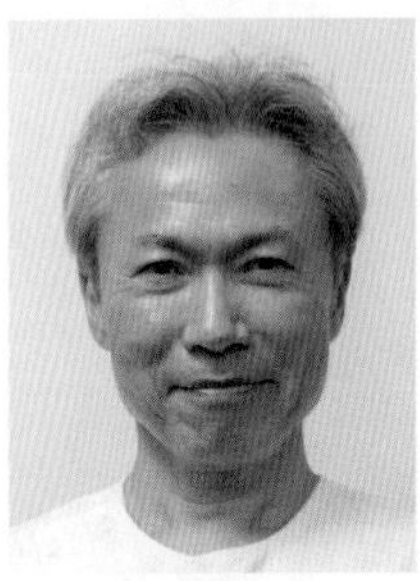

生坂 政臣　いくさか まさとみ

千葉大学医学部附属病院　総合診療科
（電話）043-222-7171　千葉県千葉市中央区亥鼻 1-8-1

総合診療（診断がつかない症候や健康問題を含む）
※当科ではチーム医療のため医師の指定はできません

●総合内科専門医

得意分野・診療案内

当科では総合診療を、「診断のついていない症候や健康問題を有する患者の生物･行動･社会的な問題すべてに対して行う、原因臓器に限定されない包括的な切り口での診療」と定義しています。また、ほとんどの外来疾患は病歴で診断できるという立場から医療面接に重点を置き、かつ誤診を避けるために複数の医師によるチーム医療を行っております。

診療ポリシー・患者さんへのメッセージ

当科はセカンドオピニオン制のため、自費診療の扱いとなり緊急時を除いて健康保険は使えません。※担当する医師の指名はできません。
診療日：月曜日から金曜日（土日、祝日は休診）
新患受付時間：午前 8 時 30 分 から 午前 10 時 30 分 まで
【受診までの手順】
1. 予約専用ダイヤル（下記）にて受診の仮予約をお取り下さい。
予約専用ダイヤル：043-226-2669（直通）予約受付時間：平日　13:00 ～ 16:00
2. 予約日時が決まりましたら、セカンドオピニオン外来申込書（当科ホームページよりダウンロード）にご記入の上、当院まで持参下さい。
セカンドオピニオン受診の料金：55,000 円（税込）
※オンラインセカンドオピニオン外来を開設しました。
詳しくは当科 HP をご覧ください。

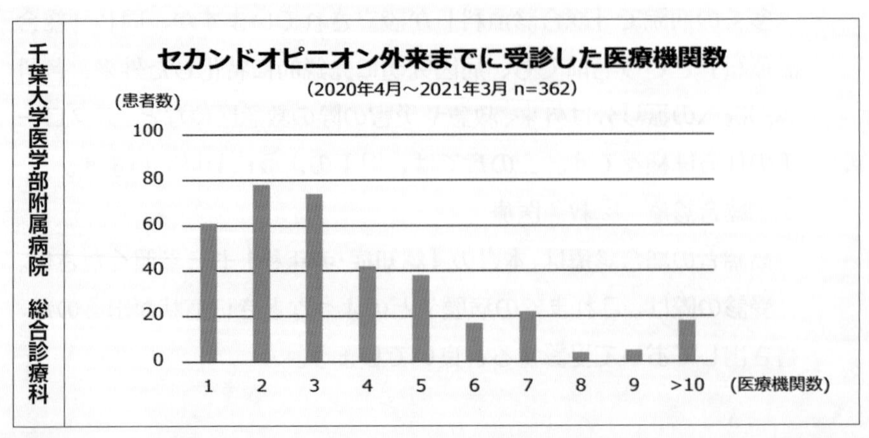

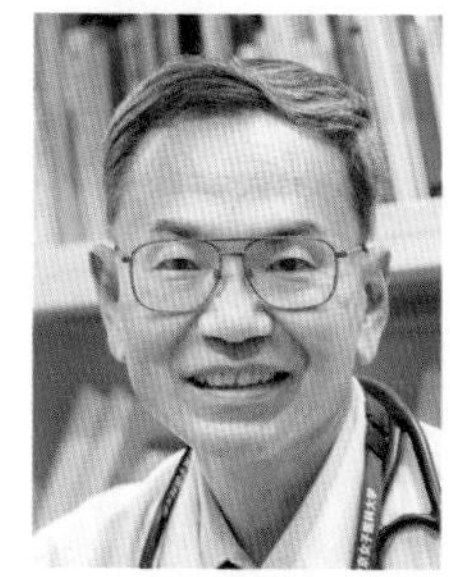

竹村 洋典　たけむら ようすけ

東京女子医科大学病院　総合診療科
（電話）03-3353-8111　東京都新宿区河田町 8-1

診断がつかない、または多くの疾患がある、多臓器に係るような疾患に罹っていらっしゃる患者さんで、専門診療よりも当科がふさわしいと考えられる患者さん

●総合診療専門医、総合内科専門医

得意分野・診療案内

当科では、よく遭遇するさまざまな病気を横断的に診ております。原則として年齢や性別、臓器を問わず診療させていただいております。時に他の専門家で見逃された病気や心理・精神的な関与が強い病気も診ております。また、当院内外の医療や保健、福祉の部門の力を借りつつ患者さんをケアします。総合診療科では、高度先進医療を提供しないことが多いですが、その包括的なケアや他の部門との連携を重視しています。必要に応じて他の医療施設・福祉施設などとの連携を配慮し、ケアを繋げていきます。患者さんの考えや期待、また家族や地域など社会的、経済的、心理的なバックグラウンドを勘案しつつ、患者さんを診る視点も配慮しております。
学生や若い先生の教育・研修に力を入れております。また表情・音声と感情の関係に関する研究など、診療にかかわる研究も行っております。診察においても教育や研究に関して皆様のご協力を仰ぐことも多々あるかもしれません。

診療ポリシー・患者さんへのメッセージ

少子高齢化する未来の日本に合致した、また、限りある医療資源を効果的に使用できる医療を模索したいと考えております。そして患者さんのニーズに合った医療を心掛けつつ、皆様の健康と幸福に寄与したいと考えております。

	総合診療科 年間総治療数（2021 年）
治療実績	① 外来診療（新患）：68,840 件
	② 外来診療（再診）：1 万件以上
	③ 新入院患者数：39,958 件
業績等	米国家庭医療専門医・米国家庭医学会認定フェロー、日本専門医機構総合診療専門研修特任指導医、日本内科学会認定総合内科専門医・指導医、日本プライマリ・ケア連合学会プライマリ・ケア認定医・指導医、日本医学教育学会認定医学教育専門家。 米国家庭医療学会・研究優秀賞、日本プライマリ・ケア学会・学会誌優秀論文賞受賞。 これまで日本共用試験評価実施機構医療面接ステーションリーダー、日本家庭医療学会副理事長、日本プライマリ・ケア連合学会理事、同学会誌編集委員長、国際総合診療医学会アジア太平洋支部学術誌編集長、日本専門医機構総合診療専門医検討委員会副委員長などを務めてまいりました。

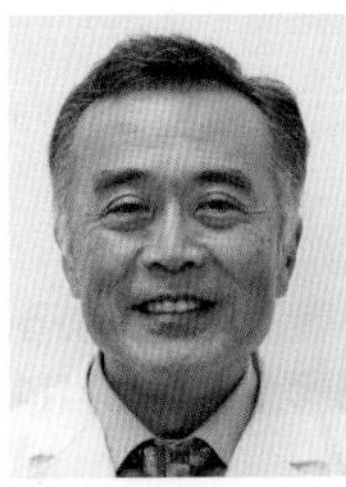

酒見 英太　さけみ ひでた

洛和会音羽病院　内科
(電話) 075-593-4111　京都府京都市山科区音羽珍事町 2

内科疾患全般およびプライマリケアで遭遇しうるあらゆる主訴・疾患全般

●総合内科専門医

診療内容・患者さんへのメッセージ

内科疾患全般およびプライマリケアで遭遇しうる疾患全般につき、症候からの診断に長けているため、全国各地の病院や開業医の先生方から、診断困難症例のご紹介を数多くお受けしており、その都度詳細なご報告をお送りしています。詳細な病歴聴取と綿密な身体診察に基づくベッドサイドの診断学を重視し、検査を極力減らした効率の良い診断と、生活習慣の是正や理学療法を最大限利用し、投薬を極力減らした治療を心がけています。
患者さんには、受診に際して、①病歴（症状の詳細、既往、受診までに受けた検査や投薬など）を詳しく伝えられるよう、特に症状が複数ある場合にはそれぞれについて発症時期と経過を個別にご準備いただくこと、②症状を悪化させているかもしれない生活習慣の是正に積極的に取り組んでいただくこと、③薬物は極力必要最小限にとどめるのが良いというお考えをお持ちいただくこと、をお願いしたいと思います。出版書籍：『診断力強化トレーニング』、『ジェネラリストのための内科診断リファレンス』（監修）、『診断推論 Step by Step』、『診察エッセンシャルズ』、『エビデンスに基づく非薬物療法のススメ』

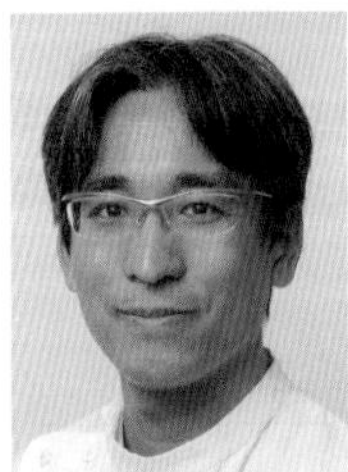

上田 剛士　うえだ たけし

洛和会丸太町病院　救急・総合診療科
(電話) 075-801-0351　京都市中京区七本松通丸太町上ル

リウマチ膠原病疾患、診断困難症例

●救急科専門医、総合内科専門医

診療内容・患者さんへのメッセージ

なかなか診断が付かない方の紹介受診が多いです。10 年以上続く原因不明の症状の原因が判明することも稀ではありませんので、他の医療機関で診断が付かないような場合には、紹介状を持参のうえ是非ご受診をご検討下さい。診療範囲に定めは無く、小児（小学生以下）・産科疾患を除きあらゆる疾患に対応しておりますが、膠原病・自己免疫疾患を疑って受診される方が多いようです。他府県など遠方からお越しいただく方も増えていますが、そのような方で受診回数に制限がある場合は、事前に検査データ等を郵送頂けますと、迅速な診断を行う上で大変助かります。
セカンドオピニオン（治療法について、主治医以外の医師の意見を聞き、参考にすること）外来も行っておりますが、セカンドオピニオン外来をご希望の場合は主治医より当院地域連携室にご連絡頂く必要がございます。
すでに受診している医療機関がある場合は適切な診療のために紹介状持参が必要ですが、今まで医療機関を受診していない方の診療も受け付けていますのでご安心下さい。

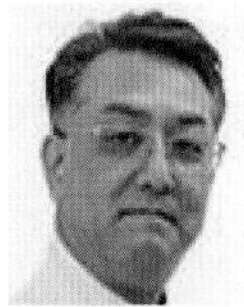

清田 雅智 きよた まさとも

飯塚病院 総合診療科
（電話）0948-22-3800
福岡県飯塚市芳雄町 3-83

診療内容

総合診療

病院総合内科グループの主たる診療場所は、以下のとおりです。
・一般病棟（急性期内科診療、年間 2,000 名以上の方を担当）
・HCU、救急病床
・総合診療外来（内科新患・再診担当、毎日 20 ～ 30 名以上の新患を担当）
・救急外来（内科 Walk In 外来、救急車担当）
当科は、専門医を育成する使命を担っています。認定された教育プログラムに沿って、専門医を輩出しています。ピッツバーグ大学家庭医療部といった海外の総合診療を担う機関との交流を深めています。また、積極的に国際学会で発表しています。WONCA（国際家庭医療学会）、Society of Hospital Medicine（米国病院総合医学会）、Society of General Internal Medicine（米国総合内科学会）

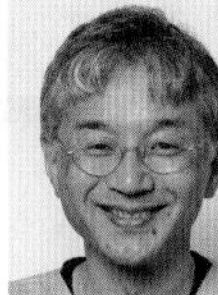

山中 克郎 やまなか かつお

福島県立医科大学会津医療センター 総合内科
（電話）0242-75-2100
福島県会津若松市河東町谷沢字前田 21-2
●総合内科専門医

診療内容

不明熱、感染症、頭痛、失神、関節痛、めまい、浮腫、成人病、予防医療

症状を詳しく聞き、聴診器などを用いた基本的な診察所見から、診断をできるだけ絞り込むよう心がけています。どのような内科疾患も診察します。原因不明の症状を訴える方の診察が得意です。専門医の力を借りる必要がある場合は、すぐに専門医に紹介します。月曜日は柳津町国保診療所で勤務しています。火曜日は奥会津で訪問診療を行なっています。水曜日から金曜日は会津医療センターで診療と医学生 / 研修医教育に従事しています。医療で最も大切なことは患者さんや家族に対する温かい思いやりの心です。言葉にならない心の声を、微笑みを持って受け止める優しさは、どのような治療薬にも優ります。心優しく実力がある若手医師を一人でも多く育てることが夢です。外来診療では 1 日あたり 10 ～ 15 人の方を診療しています。

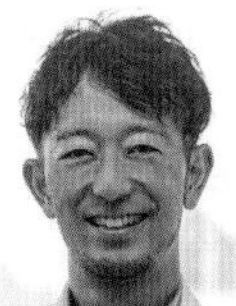

八重樫 牧人 やえがし まきと

千葉西総合病院 内科
（電話）047-384-8111
千葉県松戸市金ヶ作 107-1
●総合内科専門医

診療内容

総合診療

当院内科には、総合診療、呼吸器内科、腫瘍内科、神経内科、血液内科、膠原病リウマチ内科、女性外来（漢方未病内科）があります。
総合診療では、高血圧・高脂血症・感染症といった一般的な病気に加え、どの診療科にかかるべきか分からない患者さん、ご高齢の理由で包括的に診療にあたるべき患者さんにも対応し、より適切な診療科が明らかになれば橋渡しを行います。軽症の糖尿病、頭痛、めまいなどの一般的症状に対する対応も行っています。
内科専門外来宛ての紹介状をお持ちの方、また健康診断で内科専門外来を受診するように指導を受けた方は、窓口またはお電話で診療予約をお取りください。※診察券をお持ちでない方でも可。なお、当院の一般内科外来を一旦受診した後で、専門外来を予約していただくようお願いする場合がございますので、ご了承ください。

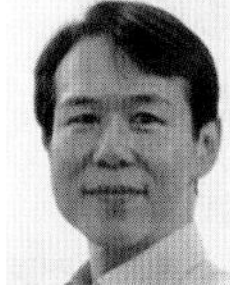

鈴木 富雄 すずき とみお

大阪医科大学附属病院 総合診療科
（電話）072-683-1221
大阪府高槻市大学町 2-7

診療内容

総合診療

現在日本では超高齢社会を迎え、幅広く多様な健康問題に対応できる「総合診療専門医」を育成するための整備が進められています。消化器内科や循環器内科などの臓器領域別の専門医が各臓器の問題に対して技術や経験を深めていく『縦方向の専門家』だとすれば、私たち総合診療医は臓器別ではなく、人間の体、そして心も含めて総合的な観点から捉えて診療する『横方向の専門家』とも言えます。私たちは目の前の患者さんに対して、どんな場合でも常に真正面から真摯に対応し、ベストの方向を探る「あなたの専門家」であることを大切にしています。
鈴木富雄医師の診察は完全予約制です。ご予約は患者さん自身では取ることができません。かかりつけの先生に紹介状 (鈴木富雄医師指名) と本院のご予約を依頼してください。ご予約なしでは鈴木医師の受診はできません。

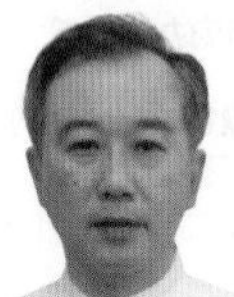

太田 光泰 おおた みつやす

横浜市立大学附属病院 総合診療科
（電話）045-787-2800
神奈川県横浜市金沢区福浦 3-9
●総合内科専門医

診療内容

痛み、原因不明の発熱、慢性下痢、嘔吐、全身倦怠感、しびれ、めまい、ふらつき、浮腫など

複数の診療科を受診しても診断がつかない症状や健康問題に対し、詳細な問診に重点をおいた診断をおこない、必要に応じ適切な専門診療科へご紹介しています。「症状」が発生し、「医療機関を受診する」には、固有の「理由」があります。頭が痛いから脳の病気と簡単には決められません。患者さんの言葉、所作、行動の内容からその原因を推理し、どの臓器にどのような「病態」が起きているか、症状への心理、社会的な要因の影響も含めて判断しています。また、詳細な問診から得られた情報に基づく身体診察を行うことで、適切な検査を行うことができます。お一人の診療時間を十分にいただくため、完全予約制とさせていただいております。診療情報提供書、これまでの検査結果など、いまおかかりの医師にご依頼ください。

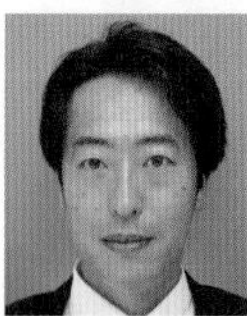

上原 孝紀 うえはら たかのり

千葉大学医学部附属病院 総合診療科
（電話）043-222-7171
千葉県千葉市中央区亥鼻 1-8-1
●総合診療専門医

診療内容

複数の医療機関で診断がつかなかった、診断困難事例にあたる方への診療

当科は、「診断のついていない症候や健康問題を有する患者さんの生物・行動・社会的な問題すべてに対して行う、原因臓器に限定されない包括的な切り口での診療」を提供しています。複数の医療機関で診断がつかなかった方や、臓器専門診療科の入院患者に対する領域横断的な診療支援を行っています。1人の患者さんに複数の医師が、1日に数時間かけて診察、検討をします。そのため、従来の保険診療では診察時間が確保できず、外来は原則セカンドオピニオン制としており、患者さんにご負担をお掛けしていることは心苦しい限りです。病棟診療支援は本院の2021年度医療安全ベストプラクティス銅賞を受賞しました。総合診療科チーム一丸となって、診断がつかずに困っている方の「最後の砦」として研鑽を積んで参ります。

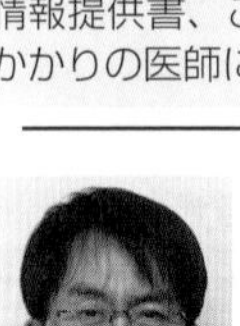

西尾 健治 にしお けんじ

宇陀市立病院　総合診療科
（電話）0745-82-0381
奈良県宇陀市榛原萩原 815
●リウマチ、救急科、小児科専門医

診療内容

ふらつき、痛みやしびれなどの感覚異常、嘔気、倦怠感、発熱、変わった症状やコロナ関連の症状

上記専門医プラス内科・病院総合・プライマリケア・血栓止血の認定医も取得しており、どんな症状をお持ちの方も診療しております。適確な診療にて安心感を持ってもらうのはもちろんのこと、症状を説明する画像異常がなく血液検査などにも異常を認めない場合でも、何故現在の症状がおこってきているのか、日頃の行動や精神状態から紐解き、その理解をもとに、何故この治療が必要かを納得してもらえる診療を心がけております。ですから、一般の病名の付く病態のみならず、病名がつきにくい病態の解明を得意にしております。
外来は宇陀市立病院総合診療科では火曜と木曜、奈良県立医科大学附属病院総合診療科では金曜に診療を行っておりますが、すべて予約制にさせてもらっております。

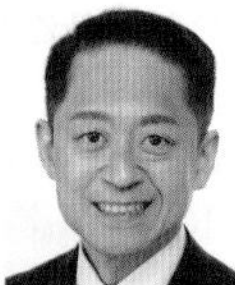

大平 善之 おおひら よしゆき

聖マリアンナ医科大学病院
（電話）044-977-8111
神奈川県川崎市宮前区菅生 2-16-1
●総合内科専門医

診療内容

診断のついていない成人の症状や健康問題

総合診療内科では、診断のついていない成人の症状や健康問題について、心理・社会的な要因を含め、臓器横断的な診療を行います。専門診療が必要な患者さんは当該専門診療科へご紹介します。当科では、地域医療連携に力を入れており、病状が落ち着いた患者さんや日常病の患者さんは紹介元の医療機関での通院を継続いただくか、必要に応じて新たにかかりつけ医をお持ちいただいております。
また、当科では、新型コロナウイルス感染後外来を設置しており、新型コロナウイルス感染後遺症の診療に積極的に取り組んでいます。（新型コロナウイルス感染後外来は、発症から2ヶ月以上経過した方が対象です。地域医療機関からの紹介状とその医療機関を介しての事前予約が必要です。患者さん自身での予約申し込みは受け付けていません）。

髙岸 勝繁 たかぎし かつしげ

市立奈良病院 リウマチ・膠原病内科
（電話）0742-24-1251
奈良県奈良市東紀寺町 1-50-1
●リウマチ専門医

診療内容

リウマチ膠原病診療、総合内科診療

主に関節リウマチや膠原病患者さんの診療を行なっています。また、原因のはっきりしない発熱や疼痛、関節痛、筋肉痛の診療も得意としております。
以下のようなお悩みを抱えた患者さんは相談ください。・関節や筋肉の痛みが持続している・他院で「ずっと炎症反応が高い」と言われているが、原因がわからない・原因不明の発熱が続く・膠原病の疑いがあると言われた　これら以外にも、「原因がわからないが困っている」症状もご相談ください。
このような症状は、世間一般では不定愁訴と言われることが多く、しばしば診断がつかずに複数の医療機関を受診することになったり、不要な検査を積み重ねたりすることが多い分野です。診断はつかなくとも、治療ができる可能性は十分にあります。ご相談ください。

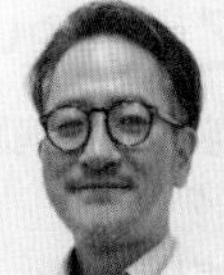

加藤 良太朗 かとう りょうたろう

板橋中央総合病院 内科（総合診療科）
（電話）03-3967-1181
東京都板橋区小豆沢 2-12-7
●総合内科専門医

診療内容

内科一般、集中治療医学、医療安全

板橋中央総合病院の理念は、「安全で最適な医療を提供し、『愛し愛される病院』として社会に貢献する」ことです。 当院では、地域医療を担う急性期病院として、安全で質の高い医療を24時間365日提供できる体制を整えています。また、医療というのは、医療従事者が試験に合格して獲得する権利（right）ではなく、社会から信頼を得た医療従事者のみに与えられる特権（privilege）です。 当院では、臨床研修指定病院として、社会から信頼を得ることのできる職員の育成も行っています。板橋に生まれ、板橋と共に育ってきた当院は、訪れる全ての患者様、その患者様が住む地域、そしてその地域が存在する地球環境など、広く愛される病院を目指して、ますます成長していきます。
各診療科へのご案内ができない症例に関して、内科初診外来にて診療致します。

医師には遠慮なく質問しよう

ドクターに色々質問するのはどうも気が引ける、リスクなど悪いことは考えたくないといった心理が働き、質問を控えてしまう傾向が一般的にあると思います。しかし、自分の命は自分で守るしかありません。
納得のいかないこと、疑問に思うことがあったら、遠慮なく、冷静に質問しましょう。
名医なら、きちんと説明して不安を解消してくれるはずです。
質問は要点をまとめて伝えるように心がけましょう。

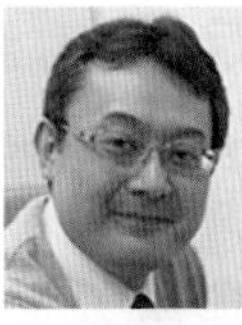

松下 明 まつした あきら

奈義ファミリークリニック
（電話）0868-36-3012
岡山県勝田郡奈義町豊沢 292-1

診療内容

総合診療

家庭医の診療所として、以下の点に力を注いでいます。1.赤ちゃんから御高齢の方まで、年齢や性別に関わらず、あらゆる健康問題に対応します。2.専門科受診が必要な方には、最適な専門科への紹介を速やかにさせていただきます。3.病気になったときの診断治療はもちろんのこと、健康な人をより健康になっていただくお手伝いを予防接種や健診、禁煙外来、生活習慣病予防講座などを通して積極的に行っていきます。4.臨時往診や定期訪問診療もほぼ毎日行っております。5.いつでも、気軽に心配事が相談できる家族ぐるみのかかりつけ医（家庭医）として利用しやすい環境を整えます。
平成18年度からは3年間で優秀な家庭医を育てる（日本プライマリ・ケア連合学会認定後期研修プログラム）ことを津山中央病院や日本原病院との連携のもとでスタートしています。

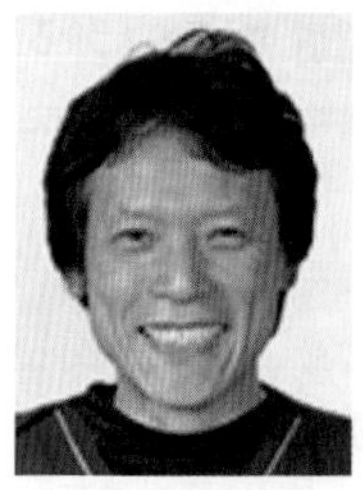

林 寛之　はやし ひろゆき

福井大学医学部附属病院　救急科・総合診療部
（電話）0776-61-3111　福井県吉田郡永平寺町松岡下合月 23-3

救急初期診療、外傷

●救急科専門医

診療内容・患者さんへのメッセージ

救急室に受診する患者さんの約10%は緊急治療の必要な患者さんで、救急部の医師が初期診療するのにふさわしいと言えます。残りの90%の患者さんは緊急治療は必要ないのですが、やはり何らかの診療が必要な患者さんで、総合診療部の医師が初期診療するのにふさわしいと言えます。このように軽症、重症を問わず、救急室に受診するすべての患者の皆さまのニーズにあった初期診療ができるように、救急部の医師と総合診療部の医師が合同で救急初期診療部隊を形成しました。全国の大学病院でもまれな試みです。この救急部と総合診療部の医師による救急初期診療部隊が、救急室に受診するすべての急病、外傷の患者さんを365日24時間体制で受け入れて初期診療を行い、入院治療や手術が必要な場合には各科の専門医師を呼び、バトンタッチしています。言い換えれば、救急部と総合診療部の医師による救急初期診療部隊と手術や入院治療を行う各科の専門医師による救急入院加療部隊との役割分担によって、すべての救急患者の皆さまのニーズにあった救急医療を実践し、安全に、効率よく、満足度の高い高度な医療を提供しようとしています。

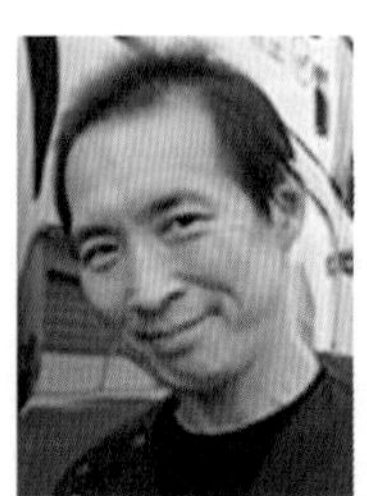

今 明秀　こん あきひで

八戸市立市民病院　救命救急センター
（電話）0178-72-5111　青森県八戸市田向 3-1-1

救急、総合診療

●救急科専門医、外科専門医

診療内容・患者さんへのメッセージ

当センターには4つの機能があります。(1) 病院前診療：消防の要請でドクターカーとドクターヘリで重傷患者さんの発生場所に救急医師が出動し、緊急処置を早期に開始することです。これまで助からなかった重症患者さんも助かっています。ドクターカーは年間1,500件、ドクターヘリは500件出動しています。(2) 八戸ER：救急医師と、若手医師、救急看護師が中心になり、24時間体制であらゆる救急患者に対応します。その規模は年間24,000人。東北ではトップクラス。(3) 救命救急センター：重症集中治療室のことです。30床に救急看護師が70名国内最高レベルの高い質の看護を提供します。認定救急看護師7名は国内最大規模です。多発外傷、重症外傷、重症感染症、心筋梗塞、脳卒中、心肺停止、中毒、溺水，熱傷などで、他施設では救命困難症例にも立ち向かいます。(4) 救命病棟：救命救急センターで治療が落ち着けば、病棟でリハビリを継続し、社会復帰を目指します。八戸では救急総合診療という考えで、病名不明で臓器別診療科がはっきり決められない高齢者の病気は救急科が入院担当します。

脳梗塞！一分一秒を争うとき

片方の手足が動かなくなったりしびれる、顔の半分が動かなくなったりしびれる、ろれつがまわらなかったりうまく言葉を発することができない、という「手足」「顔」「言葉」のこうした症状が現れたら、様子を見ていてはいけません。事は1分1秒を争います。すぐに救急車を呼んで、検査を受ける必要があります。近年は血栓を溶かす治療薬である rt-PA を用いた経静脈的線溶療法や、カテーテルを用いた経動脈的血行再建療法で、完治する可能性があります。

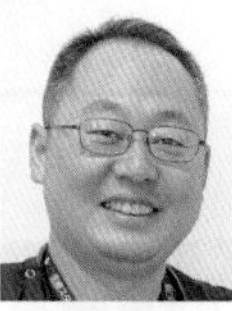

鹿野 晃 かの あきら

ふじみの救急病院 救急科
(電話) 049-274-7666
埼玉県入間郡三芳町北永井 997-5
●救急科専門医

診療内容

かぜ、けが、火傷、発熱、咳、咽頭痛、頭痛、胸痛、腹痛、腰痛、めまい、しびれ、動悸、悪心、下痢、むくみ、息切れ、喘息などの軽症から重症まで

医療に理想の「スピード」「コンビニエンス」「コミニュケーション」を。
「スピード」: 分単位の生存率の壁に全力で挑んでいきます。「コンビニエンス」: 手当の急を要するのかどうか不安な患者さんが、24 時間 365 日いつでもためらわずに受診できるように。119 番を迷う時には、当院の救急車でも来院していただけます。「コミュニケーション」:『究極の救急は予防医療』と考え、大病を回避できるよう、救急病院でありながら誰もが気軽に相談できるかかりつけ医となり、丁寧で温かい医療を提供する『町の保健室』として寄り添う意志を込めています。
【主な診療実績】救急車受け入れ台数　2,000 台以上 / 年間、救急外来　10 万人以上 / 年間

有益情報

ランキング医師の病院は遠くて行けないという患者さんのための、北海道、東北、四国、九州を中心とする準名医情報です。ランキングとは別です。ご参考になさってください。

北海道	**草場 鉄周** くさば てっしゅう (電話) 011-374-1780	**北海道家庭医療学センター 理事長** 北海道札幌市東区北 41 条東 15-1-18
東北	**東 光久** あずま てるひさ (電話) 0742-46-6001	**奈良県総合医療センター 総合診療科** ●総合内科専門医 奈良県奈良市七条西町 2-897-5
	川原田 恒 かわらだ ひさし (電話) 0175-28-5600	**東通地域医療センター 内科・外科・小児科** 青森県下北郡東通村大字砂子又字里 17-2
その他	**野村 英樹** のむら ひでき (電話) 076-265-2000	**金沢大学附属病院 総合診療内科** ●総合内科専門医 石川県金沢市宝町 13-1

コラム

突然こんなときは119番!!

おとな

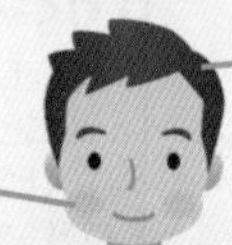

頭
- 突然の激しい頭痛
- 突然の高熱
- 支えなしで立てないぐらい急にふらつく

顔

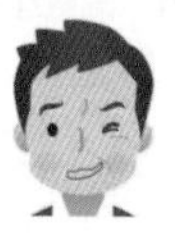

- 顔半分が動きにくい、または、しびれる
- ニッコリ笑うと口や顔の片方がゆがむ
- ろれつがまわりにくく、うまく話せない
- 見える範囲が狭くなる
- 突然、周りが二重に見える
- 顔色が明らかに悪い

胸や背中

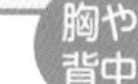

- 突然の激痛
- 急な息切れ、呼吸困難
- 胸の中央が締め付けられるような、または圧迫されるような痛みが2～3分続く
- 痛む場所が移動する

手・足
- 突然のしびれ
- 突然、片方の腕や足に力が入らなくなる

おなか
- 突然の激しい腹痛
- 激しい腹痛が持続する
- 血を吐く
- 便に血が混ざる または、真っ黒い便が出る

意識の障害
- 意識がない（返事がない）またはおかしい（もうろうとしている）
- ぐったりしている

けいれん
- けいれんが止まらない
- けいれんが止まっても意識が戻らない

けが・やけど
- 大量の出血を伴うけが
- 広範囲のやけど

吐き気
- 冷や汗を伴うような強い吐き気

飲み込み
- 物をのどに詰まらせて、呼吸が苦しい、意識がない

事故
- 交通事故にあった（強い衝撃を受けた）
- 水におぼれている
- 高いところから落ちた

◎その他、いつもと違う場合、様子がおかしい場合

「救急車を呼んだほうがいいのかな？」と迷ったときは、救急相談窓口にご相談ください。**（電話）#7119**

総務省消防庁 救急お役立ち ポータルサイト「救急車利用リーフレット」より作成
https://www.fdma.go.jp/publication/portal/post9.html

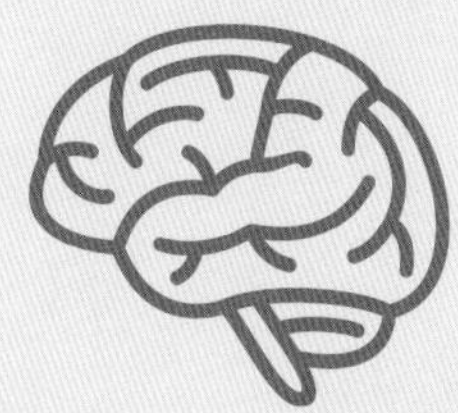

脳・神経

異変を感じたら、即刻病院へ

多くある脳疾患の一つである脳卒中には、血管が破れて溢れ出した血液が脳を圧迫する脳出血(のうしゅっけつ)とくも膜下出血、脳の血管が詰まって起きる脳梗塞(のうこうそく)と一過性脳虚血発作(いっかせいのうきょけつほっさ)などがあります。

脳卒中の８割を占めるのが脳梗塞です。脳卒中の発作は死に直結する他、半身不随(はんしんふずい)、言葉や意識の障害が残ることもあります。

いつもと違い、片側の顔面や手足が動かない、しびれる、ろれつが回らない、人の話が理解できない、片目が見えない、物が二重に見える、ふらふらする、激しい頭痛がする、吐くといった症状では脳卒中の疑いがあります。一刻も早く、眼科や消化器科ではなく、設備の整った病院の救急外来や脳神経内科・外科を受診しましょう。

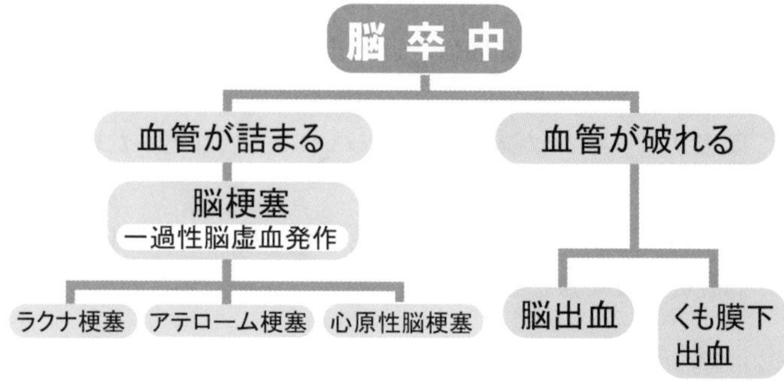

神経内科

脳卒中は治療が早いほど、救命や後遺症の軽減が期待できます。適応が合えば、神経内科では次のような治療を行います。

◇血栓溶解療法(t-PA治療)…発症後4.5時間以内なら、詰まった血栓を薬で溶かす血栓溶解療法の適応が検討されます。

◇血栓回収療法（カテーテル治療）…カテーテルを足の付け根から挿入し、脳血管に詰まった血栓を回収し、閉塞した脳血管を再開通させます。発症後８時間以内が対象です。

日本脳卒中学会が、脳卒中の治療が常時可能な病院を認定する制度の構築を進めています。血栓溶解療法を24時間、365日実施できる病院を「１次脳卒中センター」、血栓回収療法が常時可能な病院を「血栓回収脳卒中センター」、外科治療を含む脳卒中全般に対応できる病院を「包括的脳卒中センター」として認定していく方針です。

各病院では、認定をホームページで紹介しています。

神経内科の守備範囲は、近年ますます広くなっています。脳卒中のように非常に緊急性のある血管障害から、神経変性疾患（パーキンソン病、アルツハイマー病など）など認知症まで様々です。

本書では、神経内科と認知症・老年科をわけていますが、病院によって独立させず神経内科が診ている場合もあります。

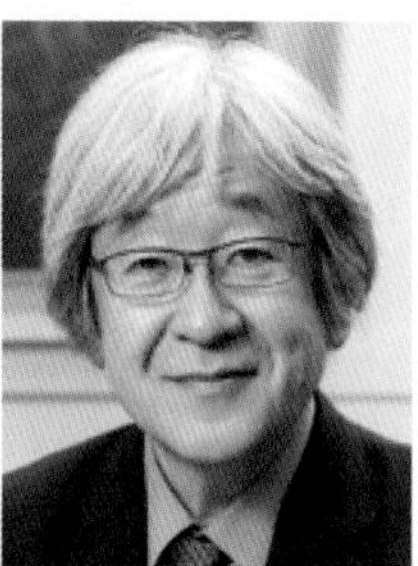

服部 信孝　はっとり のぶたか

順天堂大学医学部附属順天堂医院　脳神経内科
（電話）03-3813-3111　東京都文京区本郷 3-1-3

パーキンソン病、神経内科一般

●神経内科専門医

得意分野・診療案内

変性疾患：パーキンソン病、パーキンソン症候群、筋萎縮性側索硬化症、認知症疾患
脳血管疾患：アテローム血栓性脳梗塞、心原性脳塞栓症、高血圧性脳出血、アミロイドアンギオパチー
神経免疫疾患：多発性硬化症、視神経脊髄炎、重症筋無力症
機能性疾患：てんかん、頭痛
末梢神経障害：ギランバレー症候群、CIDP（慢性炎症性脱髄性多発神経炎）
筋疾患：皮膚筋炎、多発筋炎、封入体筋炎、筋ジストロフィー
神経感染症：髄膜炎、脳炎　など

診療ポリシー・患者さんへのメッセージ

パーキンソン病を中心に、幅広い脳神経内科領域の疾患を対象としています。 また、脳神経内科は他診療科の疾患の合併症としての神経症状も対象にしておりますので、順天堂脳神経内科では多くの他診療科と連携して患者さんの診療に当たっていることも特徴です。入院患者さんは必ず脳神経内科専門医の入院時診察を受け、翌朝のカンファレンスで診断および治療方針の確認を行います。毎週金曜日の総回診で主任教授以下病棟の全スタッフでディスカッションを行い患者さんに提供できる最良の医療選択肢を検討します。

	順天堂大学医学部附属順天堂医院 脳神経内科の入院実績（2021 年）		
治療実績	変性疾患	595 人	【特殊専門治療】
	脳血管障害	232 人	脳深部刺激療法導入　41 人
	神経免疫疾患	86 人	レボドパカルビドパ経腸投与導入　8 人
	その他	47 人	ガンマグロブリン大量療法　10 人
	末梢神経障害	30 人	血漿浄化療法　14 人
	てんかん	24 人	
	筋疾患	**23 人**	※外来では年間延べ 8 万人以上、入院では年間延べ 1,000 人以上の患者さんの診察治療を行っています。
	感染性疾患	**11 人**	
	代謝性疾患	**10 人**	
	腫瘍性疾患	**3 人　計 1,061 人**	

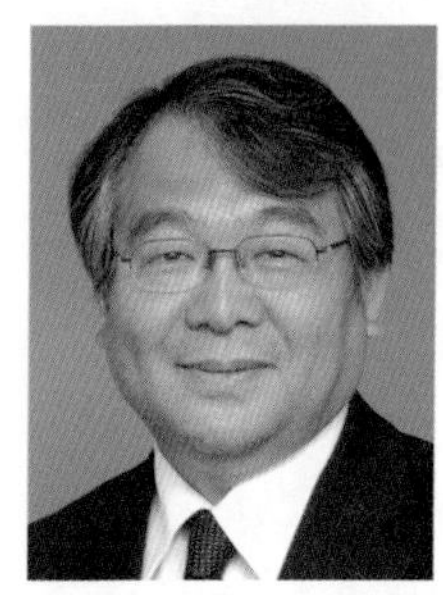

木村 和美　きむら かずみ

日本医科大学付属病院　脳神経内科
（電話）03-3822-2131　東京都文京区千駄木 1-1-5

脳血管障害、神経疾患

●神経内科専門医

得意分野・診療案内

脳梗塞や脳出血などの脳血管障害、パーキンソン病、脊髄小脳変性症、筋萎縮性側索硬化症などの変性疾患、多発性硬化症などの脱髄疾患、髄膜炎などの神経系感染症、多発筋炎、重症筋無力症などの筋疾患、アルツハイマー病等認知障害を呈する疾患、頭痛やしびれなど、神経疾患全般の診療をおこなっています。
当科では特に脳梗塞の早期診断治療に力を注いでおり、毎年 300 症例以上の脳梗塞患者さんの入院治療にあたっております。また、脳卒中治療には脳卒中専門ユニット（Stroke Care Unit: SCU）をもち、専任の脳卒中専門医が診療にあたっております。
3 時間以内の早期の脳梗塞症例には血栓溶解薬療法（t-PA）を実施しています。
また、特殊外来として頭痛外来（片頭痛等）、眼瞼顔面痙攣外来、リハビリテーション外来（脳卒中後遺症、神経疾患による運動障害）を設けております。

診療ポリシー・患者さんへのメッセージ

当科では、神経内科専門医 15 名・脳卒中専門医 13 名・総合内科専門医 7 名が在籍し救急対応を含め、これらの疾患に対応しています。初診での受診も、予約なしでも同日中に診療致します。特殊外来として、下記の外来を開設しています。MRI、CT、エコー、核医学検査、電気生理学検査（脳波や末梢神経伝導検査など）も髄時施行します。

手術・治療実績・コメント	2020 年度診療活動　入院患者数（脳神経内科・脳卒中集中治療科合計）計 929 人	
	A. 脳血管障害	B. 神経疾患
	心原性脳塞栓症 104	パーキンソン病　17
	アテローム血栓性脳梗塞 61	パーキンソン病類縁疾患　24
	ラクナ梗塞　69	認知症　12
	その他の脳梗塞　149	運動ニューロン疾患　14
	脳出血　69　（小計　551）	末梢神経障害　17
	このうち血行再建治療 tPA 静注　33 急性期血管内治療　95 慢性期 CAS　13	神経筋接合部疾患　19 髄膜脳炎　23 てんかん　37　（小計　254）
	当科では毎日午前 4 外来、午後 3-4 外来を開設し、多くの方々の診療に当たっております。また、脳血管障害を中心とした多くの急性期神経疾患、神経内科疾患の服薬調整目的での入院も多く受けております。	

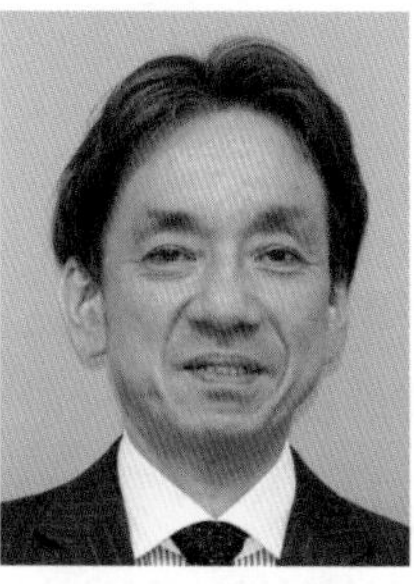

豊田 一則　とよだ かずのり

国立循環器病研究センター病院　脳血管部門
（電話）06-6170-1070　大阪府吹田市岸部新町 6-1

脳卒中（脳梗塞、脳出血、くも膜下出血）を中心に、てんかん、めまい、頭痛などの神経救急疾患
※救急車での緊急来院を断りません。

●神経内科専門医

得意分野・診療案内

当院は厚生労働省と直結するナショナルセンターで、わが国の脳卒中診療の中枢となる医療施設です。最先端の脳卒中診療と研究活動を行っています。国内最大規模の脳卒中診療のエキスパート集団で、地域の救急隊・医療従事者の皆様と連携した脳卒中・神経救急疾患診療を行っています。
救急診療では、救急担当医・夜勤・時間外担当医師が救急隊・医療機関とのホットラインで受け入れます。毎日の初診外来では脳卒中、頸動脈狭窄症、失神・意識消失などの紹介を受け入れます。いつでもご相談ください。

診療ポリシー・患者さんへのメッセージ

ナショナルセンターとは言っても、診療は地域に密着して行っています。決して垣根が高いなどと思わず、ご診療の希望があればかかりつけ医に紹介状を書いてもらって、気軽に受診してください。また脳卒中は緊急性の高い疾患ですので、緊急受診される場合は、紹介状は不要です。

	国立循環器病研究センター病院　脳血管内科　（2022 年度） 年間総治療数　脳卒中 1,022 件	
治療実績	急性期脳梗塞	712 件
	急性期脳出血	187 件
	静注血栓溶解療法（t-PA）	101 件
	機械的血栓回収療法	120 件
	脳卒中は超急性期（発症して数時間以内）の治療が、後遺症の有無や程度に大きく影響します。当院は、脳梗塞患者への救急での静注血栓溶解療法や機械的血栓回収療法を得意としています。どの施設よりも上手に患者さんを治す自信があります。	
業績等	海外招聘講演：世界脳卒中学会、欧州脳卒中学会、米国心臓学会など多数の講演実績があります。原著論文：New England Journal of Medicine, Lancet, Lancet Neurology などに多数公表しています。	

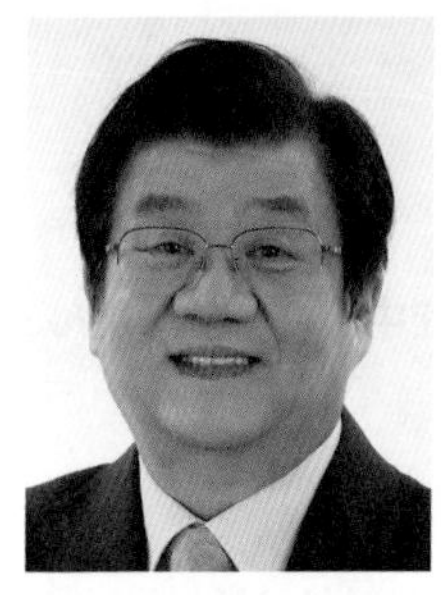

竹島 多賀夫　たけしま たかお

①富永病院　脳神経内科・頭痛センター
（電話）06-6568-1601　大阪府大阪市浪速区湊町 1-4-48
②富永クリニック　脳神経内科
（電話）06-6643-2660　大阪府大阪市浪速区敷津西 2-2-14

脳神経内科疾患全般、頭痛、パーキンソン病、認知症

●神経内科、老年科、リハビリテーション専門医

得意分野・診療案内

当院の頭痛センターは、日本頭痛学会の地域頭痛教育センターに指定されており、さまざまな頭痛でお悩みの患者さんの診断、治療はもとより、地域の頭痛医療の向上のための教育・啓発活動、頭痛に関する研究も行っています。近畿地区はもちろんのこと、全国から多数の頭痛患者さんが受診されています。片頭痛、緊張型頭痛、群発頭痛をはじめとした三叉神経自律神経性頭痛など一次性頭痛の診断、治療を行い、また、二次性頭痛についても診断を行っています。薬剤使用過多による頭痛（薬物乱用頭痛）や慢性片頭痛、難治性の連日性頭痛などは、必要に応じ入院治療にも対応しています。

脳神経内科では、パーキンソン病や脊髄小脳変性症などの神経難病、アルツハイマー病をはじめとする認知症、および、脳神経内科疾患を専門的に診療しています。

診療ポリシー・患者さんへのメッセージ

患者さんのお話をよく伺い、正確な脳神経内科の診察、検査を実施し、適切な診断と治療を提供することをモットーとしています。病状や治療につきわかりやすくご説明することを心がけております。
脳神経内科では専門医を増やし常勤医師８名、非常勤医師２名の体制で、外来診療、入院診療の拡充に努めています。

	個人 年間総治療数：2,000 件（2022 年）	個人 累積総治療数：35,000 件
手術・治療実績・コメント	片頭痛　1,200 件	
	緊張型頭痛　400 件	
	群発頭痛・三叉神経自律神経性頭痛　150 件	
	パーキンソン病　150 件	
	認知症（アルツハイマー型認知症、レビー小体型認知症他）　150 件	
	脊髄小脳変性症　50 件	
	片頭痛治療は 2021 年から CGRP 関連抗体薬（ガルカネズマブ、エレヌマブ、フレマネズマブ）が保険適用になり治療成績が劇的に向上しています。	
業績等	原著論文（英文）多数、和書著書『頭痛外来専門医が教える！頭痛の診かた』『迷わない！見逃さない！頭痛診療の極意』『頭痛解消パーフェクトガイド』他	

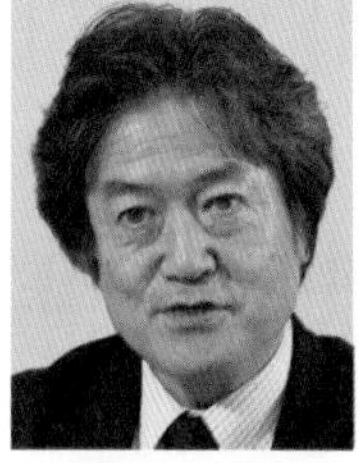

内山 真一郎　うちやま しんいちろう

山王メディカルセンター　脳血管センター
（電話）03-3402-5581　東京都港区赤坂 8-5-35

脳卒中、認知症、パーキンソン病、てんかんなどの神経疾患
頭痛、めまい、けいれん、手足のまひやしびれなどの神経症状

●神経内科専門医

診療内容・患者さんへのメッセージ

科学的根拠に基づく世界標準の診療を実践しています。適切な診療と迅速な検査により早期診断・早期治療に努め、医師と患者さんが共通認識を持ち、同じ方向で努力することを大切にしています。得意分野は脳血管障害で、特に原因不明の脳卒中、若年性脳卒中、一過性脳虚血発作の診療に注力しています。また、危険因子が脳卒中と共通する認知症は脳卒中と同時に予防できるという理念に基づいて認知症の予防にも努めています。2022年度の年間診療患者数は3,084名、内訳は脳血管障害やその予備軍が約半数、次いで頭痛、めまい、認知症、パーキンソン病、てんかんの順でした。脳ドックの診療（396名）も行っています。日本栓子検出と治療学会、日本脳ドック学会、日本脳神経超音波学会、日本脳卒中学会、日本血栓止血学会、アジア太平洋脳卒中学会、日本脳血管認知症学会の会長と理事を務めました。米国脳卒中協会機関誌 Stroke など多くの国際誌の編集委員を務めています。日本脳卒中学会と日本神経学会の専門医。赤坂山王メディカルセンター（03-6230-3701）、戸塚ロイヤルクリニック（03-5285-8960）、東京アスボクリニック（03-6665-0518）でも受診可能。

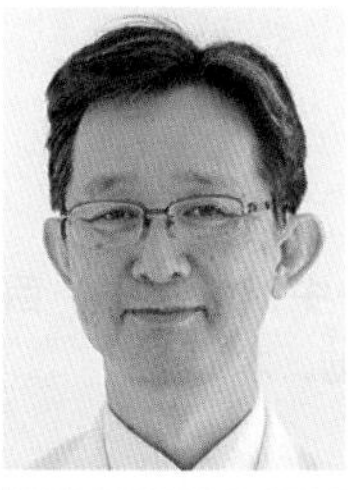

平野 照之　ひらの てるゆき

杏林大学医学部付属病院　脳卒中センター
（電話）0422-47-5511　東京都三鷹市新川 6-20-2

急性期脳卒中の治療全般、慢性期脳卒中の予防的治療

●神経内科専門医

診療内容・患者さんへのメッセージ

脳卒中救急患者の受け入れについて北多摩南部二次医療圏を中心とした地域の救急隊や各種医療機関と有機的に連携し、一人でも多くの急性期症例を受け入れられるように努めております。また慢性期症例については一次医療機関や回復期リハビリ病院、療養型病床機関などとの連携の強化を重視し、一般市民との関わりとしては脳卒中協会の活動等を通じて積極的に社会との連携を図っております。頸動脈超音波装置、経頭蓋超音波装置、脳血管撮影、MRI/MRA、CT が24時間施行可能な体制をとり、迅速な診断が可能となっています。そして入院中に脳血流 SPECT、経食道・経胸壁心臓超音波、24時間心電図、脳波、脈波伝播速度、血小板凝集能の測定などを行い、正確に脳卒中病型を見極め、再発を防いでいます。外来は、毎日、午前１～２名の医師が脳卒中全般の診療を行っています。特殊外来として、頸動脈外来（地域連携室経由・予約制）を設けています。病棟は、脳卒中科の医員・専攻医をリーダーとする診療チームをコンサルタントがサポートする体制で診療にあたっています。

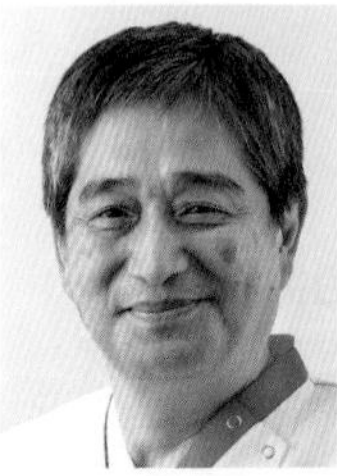

橋本 洋一郎　はしもと よういちろう

済生会熊本病院　脳卒中センター
（電話）096-351-8000　熊本県熊本市南区近見 5-3-1

脳卒中（脳梗塞）や一過性脳虚血発作、頭痛（片頭痛、群発頭痛、緊張型頭痛）、てんかん、認知症、パーキンソン病と関連疾患

●神経内科専門医、リハビリテーション科専門医

診療内容・患者さんへのメッセージ

脳卒中を専門とする脳神経内科医 (stroke neurologist) として脳卒中、頭痛、禁煙を 3 本柱としてきました。てんかんや認知症、神経難病の診療も行い、かかりつけ医、リハビリテーション専門病院、大学病院、神経難病を診る専門施設と連携して治療をしています。
困っておられることを解決する、あるいは解決できるであろうと考えられるところへ紹介することを今までしてきました。頭痛、めまい、しびれ、物忘れ、歩行障害(パーキンソン病や関連疾患：暫定的にパーキンソン症候群として経過を診て適切な診断を行う、特発性正常圧水頭症をみつけて脳外科の先生へ紹介して治療)を病歴聴取と神経学的診察を行って、CT・MRI・RI を使った検査などの補助検査を駆使して適切な診断と治療を行えるように心掛けています。当院は日本脳卒中学会の認定を受けた一次脳卒中センターのコア施設として 24 時間 365 日脳卒中急性期の患者さんを診療しています。私は脳卒中センターの顧問として診療がスムーズにいくような調整役を担っています。2021 年の脳梗塞入院は 660 例（平均在院日数 10.9 日）、rt-PA 静注療法 49 件、機械的血栓回収療法 81 件です。

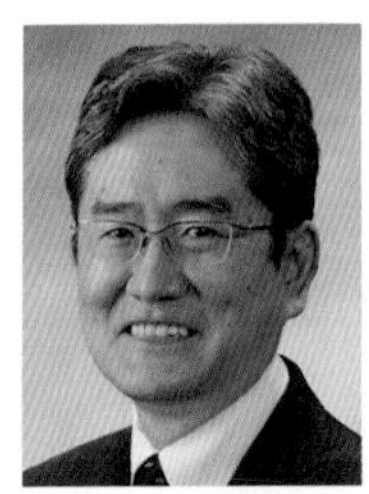

猪原 匡史　いはら まさふみ

国立循環器病研究センター病院　脳神経内科
（電話）06-6170-1070　大阪府吹田市岸部新町 6-1

脳卒中、てんかん、認知症、前庭機能障害、パーキンソン病、自律神経障害、中枢神経感染症、片頭痛、不随意運動、水頭症

●神経内科専門医

診療内容・患者さんへのメッセージ

国立循環器病研究センター脳神経内科部長として、脳卒中、認知症、てんかんといった脳神経内科領域のコモンディジーズを専門的に診療できる体制を整えています。脳卒中遠隔診断支援システムを用いながら、脳血管内科および脳神経外科と協同で急性期脳卒中の診療に当たり、年間約 800 名の虚血性脳卒中・一過性脳虚血発作症例と 200 名を超える脳内出血症例を診療しています。脳卒中地域連携パスを年間約 600 名に使用し、病病連携、病診連携に努めています。脳卒中に関連して生じる血管性認知症や脳卒中後てんかんにも重点的に取り組んでいます。認知症サポートチーム（医師・看護師・薬剤師・公認心理師で構成）による認知症診療体制と専門医によるてんかん専門医療体制を構築しています。
最近 5 年間の脳神経内科診療実績は、外来患者数 74,090 名、入院患者数 4,342 名。
最近 5 年間の上位入院病名（DPC 病名）は、脳梗塞 1,842 例、脳内出血 478 例、てんかん 366 例、一過性脳虚血発作 250 例、認知症 135 例、前庭機能障害 135 例、脳卒中続発症 105 例、パーキンソン病 99 例です。

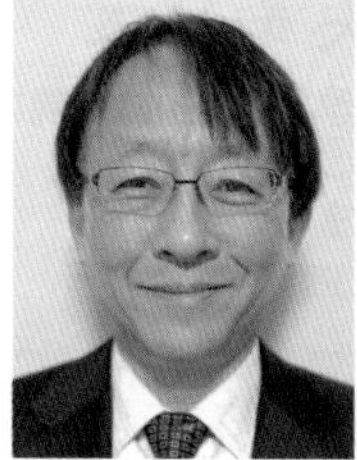

下畑 享良　しもはた たかよし

岐阜大学医学部附属病院　脳神経内科
（電話）058-230-6000　岐阜県岐阜市柳戸 1-1

頭痛、脳卒中、認知症、てんかん、パーキンソン病、ALS、髄膜炎・脳炎、末梢神経・筋疾患、COVID-19 後遺症など

●神経内科専門医

診療内容・患者さんへのメッセージ

脳神経内科医である私は「脳・脊髄・末梢神経・筋肉の病気」の診断と治療を行っています。具体的な症状としては、「頭痛、めまい、しびれ、手足の動きが悪い、しゃべりにくい、むせる、もの忘れ」などを担当します。これらの症状をきたす脳神経内科疾患一般を担当しますが、おもな専門領域はいわゆる神経難病（パーキンソン病、進行性核上性麻痺や多系統萎縮症などのパーキンソン症候群、脊髄小脳変性症、筋萎縮性側索硬化症等）、頭痛や認知症、自己免疫性脳炎、COVID-19 後遺症などになります。
脳神経内科では内服薬や注射薬、リハビリなど内科的な治療を行います。内科、整形外科、脳神経外科、精神科、耳鼻科、眼科、リハビリ科など多くの専門科とともに、診療科を超えたチームワークで最良の診断と治療を患者さんに提供して参ります。また、医療・福祉・保健のリンクを常に考え、介護保険、身体障害者手帳、指定難病の申請に関わる診断など社会資源の活用、生活環境の整備も含めて総合的に考えて、患者さんがその人らしく生活ができるように支援して参ります。

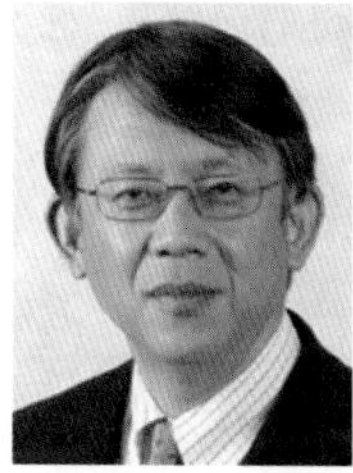

高橋 良輔　たかはし りょうすけ

京都大学医学部附属病院　脳神経内科
（電話）075-751-3111　京都府京都市左京区聖護院川原町 54

パーキンソン病、運動ニューロン病

●神経内科専門医

診療内容・患者さんへのメッセージ

当科の得意分野は次の通りです。(1) パーキンソン病関連疾患は、各種画像検査を含めて病態の詳細な評価と病態に即した適切な治療を提供します。また脳神経外科と連携した脳深部刺激療法や消化器内科と連携したL- ドパ持続経腸療法などの外科的治療、iPS 研究所と共同して iPS 細胞由来ドパミン神経前駆細胞移植の治験も行っています。(2) てんかん・運動異常生理学講座と共同で、長時間ビデオ脳波モニタリング、FDG-PET 検査、脳磁図検査を行っています。てんかん外科の術前評価に、脳神経外科と共同で、頭蓋内電極留置によるモニタリングも行っています。(3) 認知症の診断、治療方針の決定を行い、継続的なケアの病診連携を推進しています。(4) 脳梗塞は、脳神経外科及び救急部と連携した急性期から慢性期まで専門的な内科的治療を行っています。(5) ALS を含む神経難病の入院診療では、地域ネットワーク医療部、病棟看護師と在宅診療の体制を整えます。(6) 重症筋無力症、多発性硬化症、視神経脊髄炎などの神経免疫疾患について高度の専門性をもって最新治療を行っています。

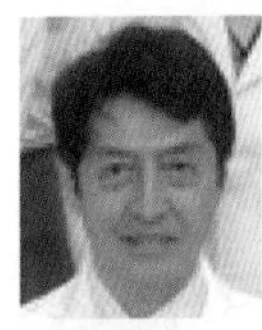

岡田 靖 おかだ やすし

九州医療センター 脳血管・神経内科
（電話）092-852-0700
福岡県福岡市中央区地行浜 1-8-1
●老年科専門医

診療内容

脳血管障害

脳卒中は脳の血管の病気であり、脳の症状（麻痺や言語障害、視野障害など）を来しても循環器疾患です。その治療には一刻を争う時間感覚と細かいサインを見落とさない観察眼、超音波を駆使した有効な画像検査が必要になり、そこに専門性が発揮されてきます。
また本質的な病態から考えると生活習慣病が進展していく事で脳血管の劣化が進行していき発症するわけで、突然頭の中に何らかの病気が出現するわけではありません。血管を含めたいろんな臓器障害が進んできた一つの顕れとして脳症状も起こるのです。
画像検査に映らない病変、病態も多々あります。ＭＲＩ撮って異常なし、といった診療をする他施設とは違い、病態の本質を踏まえて、危険因子や生活習慣にまで目を配った診療と説明に携わっています。

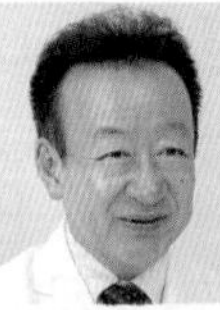

卜部 貴夫 うらべ たかお

順天堂大学医学部附属 浦安病院
（電話）047-353-3111
千葉県浦安市富岡 2-1-1
●神経内科専門医

診療内容

脳卒中、パーキンソン病、認知症、頭痛、てんかん、多発性硬化症、脳炎、髄膜炎

脳神経内科で、脳卒中（脳梗塞、一過性脳虚血発作、脳出血）を専門としています。外来診療では脳卒中、パーキンソン病、認知症、頭痛、てんかんをはじめ、あらゆる神経疾患について年間で約 2,000 人の診療を行っています。紹介初診外来を月曜午前に行っていますので、気になる症状（ふるえ、頭痛、物忘れなど）がある場合は、かかりつけ医からの紹介状をいただき、紹介初診予約センターへ予約（インターネットまたは電話）の上で受診してください。さらに健康脳の保持増進を目的とした「動脈硬化・脳ドック」を担当しています。本ドックでは頭部 MRI, MRA, 頸動脈 MRI, および頸動脈超音波検査を行い、脳と脳動脈の異常の早期発見・早期治療に努めております。受診については HP をご覧いただきお申し込みください。

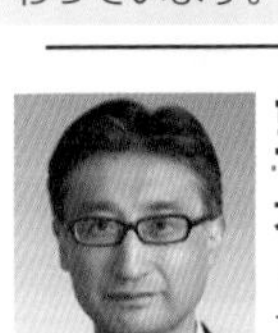

望月 秀樹 もちづき ひでき

大阪大学医学部附属病院
（電話）06-6879-5111
大阪府吹田市山田丘 2-15
●神経内科、認知症専門医

診療内容

神経疾患

当神経内科・脳卒中科は、パーキンソン病、筋萎縮性側索硬化症 (ALS)、脊髄小脳変性症、認知症などの変性疾患、多発性硬化症 (MS) や重症筋無力症などの自己免疫性神経疾患、ミトコンドリア脳筋症をはじめとする代謝性筋疾患や筋炎、ギランバレー·CIDP やシャルコーマリー病などの末梢神経疾患、てんかんや片頭痛、不随意運動などの患者さんを多数診療しています。脳血管障害（脳卒中）の診療に際しては、慢性期や脳卒中のリスクファクターを抱えた未発症者の画像検査や超音波検査の非侵襲的検査を施行し、最適な初発・再発予防を行っています。脳卒中急性期においては tPA による血栓溶解療法、迅速な病型診断、急性期リハビリテーションに意欲的に取り組んでいます。
精神疾患を除くすべての神経疾患を対象としています。

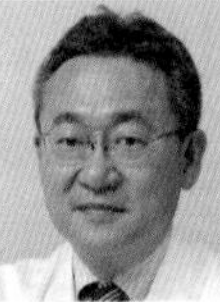

野川 茂 のがわ しげる

東海大学医学部付属八王子病院
（電話）042-639-1111
東京都八王子市石川町 1838
●神経内科専門医

診療内容

脳卒中、パーキンソン病、頭痛、しびれ

当院は東京都南多摩医療圏の中核病院で、「脳卒中学会一次脳卒中センター (PSC) コア」、「東京都難病医療協力病院」、「頭痛学会地域頭痛教育センター」に指定されており、私は脳卒中・神経センター長を拝命しております。
2021 年の急性期脳卒中の診療実績は 457 例で、その内訳は脳梗塞 337 例、脳出血 100 例、くも膜下出血 19 例などで、t-PA 静注療法を 41 例に、機械的血栓除去術を 36 例に施行し、国内で初めて新型コロナ患者の血栓除去術を施行しました。
神経難病、特にパーキンソン病の新しい治療にも積極的に取り組んでおり、包括的自記式質問票「MASAC-PD31」を開発しました。
さらに、当院では頭痛診療にも力を入れており、CGRP（カルシトニン遺伝子関連ペプチド）関連予防薬を含めた治療を行っております。

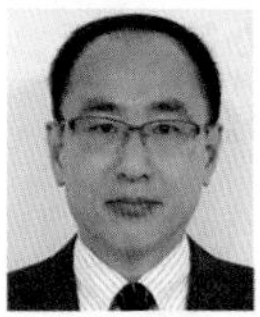

藤本 茂 ふじもと しげる

自治医科大学附属病院 脳神経内科
（電話）0285-44-2111
栃木県下野市薬師寺 3311-1
●神経内科専門医

診療内容

脳血管障害、脳神経超音波、脳循環代謝

脳神経内科では脳・脊髄・末梢神経・筋肉の疾患を扱います。
「脳神経センター」として、脳神経外科との連携を重視し、脳卒中の救急医療にも力を注いでいます。
得意分野は、虚血性脳血管障害（脳梗塞）・一過性脳虚血発作の急性期治療、脳出血急性期の内科的治療、脳血管障害の超音波診断、パーキンソン病の薬物療法、神経感染症（脳炎・髄膜炎）の急性期治療、ギラン・バレー症候群の大量γグロブリン療法・血漿交換療法、神経変性疾患の診断・および治療、認知症の診断です。
先進医療・特殊医療としては、パーキンソン病の脳深部刺激療法、脳梗塞超急性期の rt-PA 静注治療、神経変性疾患の呼吸不全に対する人工呼吸器導入および在宅療養マネジメントを行います。

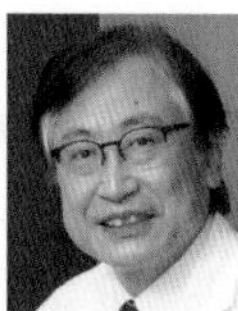

北川 一夫 きたがわ かずお

東京女子医科大学病院 脳神経内科
（電話）03-3353-8111
東京都 新宿区 河田町 8-1
●神経内科専門医

診療内容

脳梗塞、一過性脳虚血発作、無症候性脳梗塞、物忘れ、頭痛、めまい、しびれ、痙攣発作、振戦

責任者を務めます当科は年間 500 例近い入院患者さんがおられ、脳血管障害 212 例（95% は脳梗塞）、末梢神経障害 56 例、錐体外路疾患 41 例、脱髄性疾患 53 例、神経感染症 16 例、認知症 17 例、てんかん 21 例、神経筋疾患 26 例ほかです。脳卒中には、直ちに脳卒中集中治療室への入院、血栓溶解療法、血栓回収療法を適応のある患者に実施し、綿密な全身管理、的確な投薬治療、早期からのリハビリテーションで神経後遺症を少なくするように努めています。外来診療では週 3 日診療し月 200 例ほど（紹介患者 10 名を含む）の診療に当たり、頭痛、ふるえ、しびれ、物忘れ　などの患者様に熟練した神経学的診察手技と MRI、CT の神経画像検査、脳波、末梢神経伝導速度などの神経生理検査を駆使して正確な診断を行います。

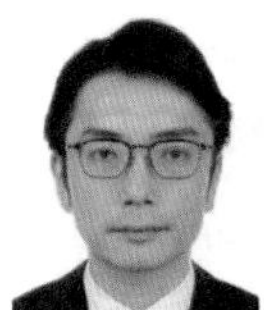

板橋 亮 いたばし りょう

岩手医科大学附属病院
（電話）019-613-7111
岩手県紫波郡矢巾町医大通 2-1-1
●神経内科専門医

診療内容

急性期脳卒中、脳神経超音波学、脳卒中の神経心理学

脳神経内科・老年科では、大脳、小脳、脊髄、末梢神経および筋肉に原因を有する疾患を対象に診療を行っております。このような疾患は、頭が痛い（頭痛）、手足のふるえ、手足の脱力（麻痺）、しびれ、感覚障害、めまい、ふらつき、歩行障害、けいれん発作、意識障害、失神、記憶力の低下、認知症、複視（ものがだぶって見える）、嚥下困難、言葉のもつれなど様々な症状を呈します。代表的な疾患としては、脳血管障害（一過性脳虚血発作、脳梗塞、脳出血など）、パーキンソン病、脊髄小脳変性症、認知症（アルツハイマー病、脳血管性認知症など）、クロイツフェルトヤコブ病、重症筋無力症、筋炎、末梢神経障害、ギランバレー症候群、緊張性頭痛、片頭痛、群発性頭痛、髄膜炎、脳炎、多発性硬化症、てんかん、筋萎縮性側索硬化症などがあります。

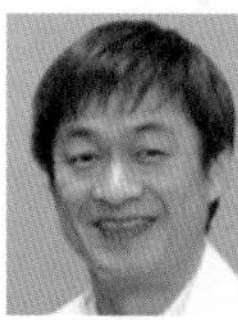

古賀 政利 こが まさとし

国立循環器病研究センター病院
（電話）06-6170-1070
大阪府吹田市岸部新町 6-1
●神経内科専門医

診療内容

脳血管障害、脳神経内科学、脳神経超音波検査

当脳血管内科・脳神経内科は、急性期脳卒中を中心に診療を行っています。
以下のような患者さんをご紹介ください。
☆脳梗塞に罹患し、検査を受けたが、原因がわからなかった。☆ 60 歳未満で脳梗塞を発症している。☆再発予防薬を内服しているにも関わらず、脳梗塞を再発している。☆複数回脳梗塞を発症している。☆脳梗塞の診断がついているが詳細が不明で治療方針を再検討したい。
私たちの科では、地域の救急隊と密接に連携し、また病院全体で脳卒中の救急医療体制を作り上げ、国内でも屈指の治療成績をあげています。
脳梗塞急性期の治療法として、tPA 静注療法が 2005 年に認められてから、15 年が経過し、我が国で標準治療として定着しています。発症 4.5 時間以内の発症早期の脳梗塞患者さんに使用できます。

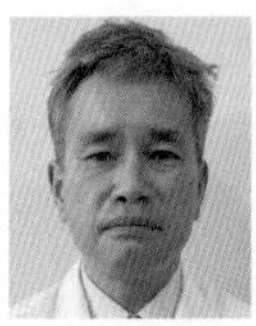

高尾 昌樹 たかお まさき

国立精神・神経医療研究センター病院
（電話）042-341-2711
東京都小平市小川東町 4-1-1
●神経内科専門医

診療内容

臨床脳神経内科学、神経病理学、プリオン学、脳卒中、認知症

当総合内科外来では、内科的疾患が疑われる、ないしはご自身で内科的疾患が心配な方や、当院の他診療科に受診されている方で内科的問題が生じた方について、総合内科的な観点での診療・治療を行い、必要に応じて専門医への受診紹介を行います。
特に、当院の総合内科の医師は、総合内科専門医、日本神経学会専門医、日本脳卒中学会専門医、プライマリ・ケア認定医に加えて、日本医師会産業医、厚生労働省労働衛生コンサルトなどを有し、内科、神経疾患、各種生活習慣病などについても患者様のニーズに合った医療を提供しております。また、健康診断や人間ドックの検査結果に関してのご相談などにも対応させていただきます。

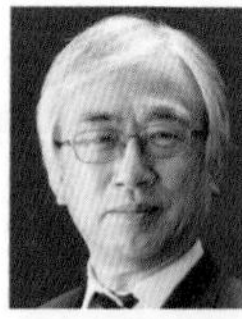

玉岡 晃 たまおか あきら

筑波記念病院 脳神経センター
（電話）029-864-1212
茨城県つくば市要 1187-299
●神経内科、老年科専門医

診療内容

認知症、脳卒中、パーキンソン病、多系統萎縮症、進行性核上性麻痺、大脳皮質基底核変性症など

対象疾患としては、脳血管障害、神経変性疾患（パーキンソン病、脊髄小脳変性症、筋委縮性側索硬化症）、認知症（アルツハイマー型、レビー小体型、血管性、前頭側頭型など）、脱髄性疾患（多発性硬化症、視神経脊髄炎）、末梢神経障害、筋疾患（重症筋無力症、炎症性筋疾患）、発作性疾患（頭痛、てんかん、神経痛、めまい、失神）など、広範にわたり、指定難病も多く含まれます。神経内科専門医であるばかりでなく、老年科専門医や総合内科専門医でもあるため、神経系ばかりでなく、全身の問題に対して適切な対応、治療、管理を行っております。また、患者さんの十分な理解と決定の下に、的確な診断と治療やケアを行い、介護保険サービス、指定難病、身体障害者手帳など、福祉や支援制度の活用を積極的に進めております。

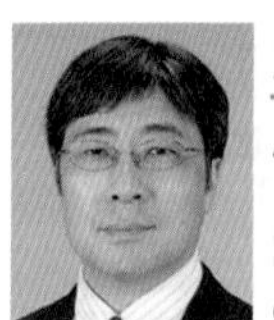

八木田 佳樹 やぎた よしき

川崎医科大学附属病院 脳卒中科
（電話）086-462-1111
岡山県倉敷市松島 577
●神経内科専門医

診療内容

神経疾患全般、脳卒中全般

脳卒中科は主に、脳卒中および一過性脳虚血発作（TIA）の診断・治療・予防を行っています。脳卒中は、脳梗塞（脳血管が閉塞する疾患）、脳内出血（脳血管が破裂し脳実質内に血腫を作る疾患）およびくも膜下出血（脳動脈瘤が破裂し脳の表面に血腫を作る疾患）からなります。またTIAの多くは、脳梗塞の前段階と考えられており、TIAをいかにして脳梗塞に至らせないかが診療のポイントです。脳卒中は緊急疾患です。脳卒中発症後できるかぎり早期に治療を開始すると、その後の機能予後が改善することが明らかになっています。特に脳卒中科では脳卒中の急性期医療に携わり、t-PA 静注療法や血栓回収術を中心に早期診断と高度な専門治療を24時間体制で提供しています。脳卒中患者のために我々脳卒中科は、24時間365日いつでも対応しています。

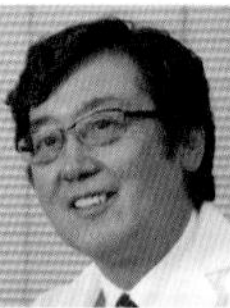

美原 盤 みはら ばん

美原記念病院 脳神経内科
（電話）0270-24-3355
群馬県伊勢崎市太田町 366
●神経内科専門医

診療内容

脳卒中を主とした神経疾患

脳神経内科は脳、脊髄、神経、筋肉の病気をみる内科です。症状としてはしびれやめまい、うまく力がはいらない、歩きにくい、ふらつく、つっぱる、けいれん、むせる、しゃべりにくい、ものが二重にみえる、頭痛、体が勝手に動く、ものわすれ、意識障害などがあります。まず、全身をみることができる神経内科でどこの病気であるかを見極めることが大切です。その上で必要に応じて脳神経外科、循環器科、整形外科、精神神経科、眼科、耳鼻科などへ診察をお願いする場合があります。
脳神経内科は、「こころ」の問題からではなく、「からだ」としての脳、脊髄、神経、筋肉に起きる病気を扱います。
ただし、病気の中には認知症やてんかんなど脳神経内科と精神科でどちらでもみる必要のある病気もあります。

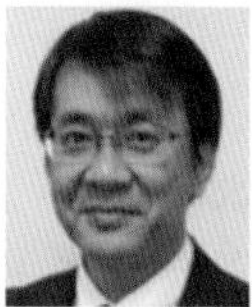

坂口 学 さかぐち まなぶ

大阪急性期・総合医療センター
（電話）06-6692-1201
大阪府大阪市住吉区万代東 3-1-56
●神経内科専門医

診療内容

脳血管障害、血管内治療、脳神経超音波、神経内科全般

脳神経内科では、全ての脳・神経・筋疾患について、急性期から慢性期にいたる全ての病期を対象にした診療を行っています。救急診療として、脳神経血管内治療専門医３名を擁し、スタッフ全員で脳神経外科と共同で脳卒中センター（SCU12 床）を運営し、脳卒中急性期の rt-PA 静注血栓溶解療法や血管内治療による血栓回収療法を含めた包括的治療を 365 日 24 時間体制で行っています。またてんかん、脳炎、髄膜炎、ギランバレー症候群、重症筋無力症クリーゼなどの神経系救急疾患を常時受け入れています。大阪府の難病診療連携拠点病院として、脳・神経・筋疾患の難病診療を積極的に取り組んでいます。令和３年に脳神経内科に入院した患者数は 818 名でした。急性期脳血管障害患者は 221 名と入院患者の 27% を占めています。

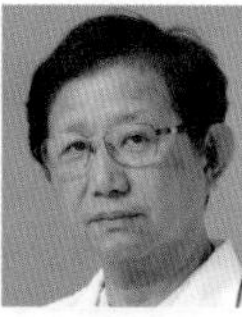

上坂 義和 うえさか よしかず

虎の門病院 脳神経内科
（電話）03-3588-1111
東京都港区虎ノ門 2-2-2
●神経内科専門医

診療内容

脳血管障害、てんかん、脱髄性疾患（多発性硬化症、視神経脊髄炎等）、筋疾患（筋炎、重症筋無力症等）、末梢神経障害、神経変性疾患（パーキンソン病等）

日本脳卒中学会専門医・指導医、日本神経救急学会評議員でもあり、脳卒中やてんかん発作、脳炎／髄膜炎、ギラン・バレー症候群など急いで治療をしなくてはいけない神経疾患の経験が豊富です。当院は脳神経外科・脳神経血管内治療科との連携も密ですので外科的対応が必要な場合も迅速に適切な治療ができます。私は日本臨床神経生理学会の筋電図分野・脳波分野の専門医・指導医でもあり、筋炎や重症筋無力症などの筋疾患、末梢神経障害、てんかんなどでも正確な診断の基に適切な治療を提供しています。当院は各専門科同士の垣根が低く、複数疾患をお持ちの方でも広く対応できる態勢です。私個人は筋疾患、脱髄性疾患、パーキンソン病、てんかん各々月 20 ～ 30 人程拝見しています。

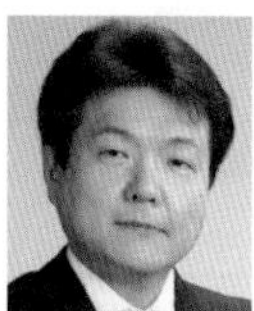

山下 賢 やました さとし

国際医療福祉大学成田病院
（電話）0476-35-5600
千葉県成田市畑ケ田 852
●神経内科専門医、老年科専門医

診療内容

筋疾患（封入体筋炎、眼咽頭型筋ジストロフィー）、運動ニューロン疾患（筋萎縮性側索硬化症、多系統蛋白質症）、神経変性疾患（パーキンソン病）など

脳神経内科疾患全般、特に筋疾患、運動ニューロン疾患、神経変性疾患を専門としています。筋疾患は、自己抗体測定や筋病理、遺伝子検査により、封入体筋炎などの炎症性筋疾患や眼咽頭型筋ジストロフィーなどの各種ミオパチーを診断します。運動ニューロン疾患は、神経伝導検査、針筋電図、反復神経刺激試験などの電気生理検査、遺伝子検査、筋病理検査を駆使して病態を解明します。パーキンソン病や認知症などの神経変性疾患は、形態および機能画像検査、神経心理検査を行い、夫々の病態に基づいた治療を行います。お一人おひとりの患者様に寄り添いながら、患者様のニーズに基づいて、たとえ治療法のない神経難病であっても最善の治療をご提供できるように心がけています。

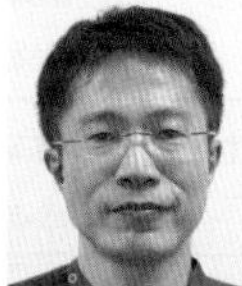

藤堂 謙一 とうどう けんいち

大阪大学医学部附属病院
（電話）06-6879-5111
大阪府吹田市山田丘 2-15
●神経内科専門医

診療内容

神経内科疾患、脳卒中、脳神経血管内治療

当神経内科・脳卒中科の特色は、パーキンソン病を含む変性疾患に対する最新医療の提供、綿密なリハビリテーション、機能予後の改善、不随意運動に対するボツリヌス治療、免疫性神経疾患に対するインターフェロン自己注射や免疫グロブリン大量療法など病態に応じた治療を行っています。

平成 17 年度より高度救命救急センター、脳神経外科等とともに脳卒中センターが稼働し脳卒中急性期患者さんのより素早い対応にも取り組んでいます。

神経ベーチェット病、サルコイドーシス、膠原病、糖尿病等に伴う脳・神経障害には関連他科とも協調しながら診断治療を進めています。

有益情報

ランキング医師の病院は遠くて行けないという患者さんのための、北海道、東北、四国、九州を中心とする準名医情報です。ランキングとは別です。ご参考になさってください。

地域	医師名	病院・住所	専門医
北海道	**齊藤 正樹** さいとう まさき （電話）011-611-2111	**札幌医科大学附属病院 神経内科** 北海道札幌市中央区南１条西 16-291	●神経内科専門医
東北	**冨山 誠彦** とみやま まさひこ （電話）0172-33-5111	**弘前大学医学部附属病院 脳神経内科** 青森県弘前市本町 53	●神経内科専門医
	武田 篤 たけだ あつし （電話）022-245-2111	**仙台西多賀病院 脳神経内科** 宮城県仙台市太白区鈎取本町 2-11-11	●神経内科専門医
	青木 正志 あおき まさし （電話）022-717-7000	**東北大学病院 脳神経内科** 宮城県仙台市青葉区星陵町 1-1	●神経内科専門医
	松森 保彦 まつもり やすひこ （電話）022-226-7525	**仙台頭痛脳神経クリニック** 宮城県仙台市太白区大野田 5-38-2	●脳神経外科専門医
	太田 康之 おおた やすゆき （電話）023-633-1122	**山形大学医学部附属病院 脳神経内科** 山形県山形市飯田西 2-2-2	●神経内科専門医
九州	**辻野 彰** つじの あきら （電話）095-819-7200	**長崎大学病院 脳神経内科** 長崎県長崎市坂本 1-7-1	●神経内科専門医
	中島 誠 なかじま まこと （電話）096-344-2111	**熊本大学病院 脳神経内科** 熊本県熊本市中央区本荘 1-1-1	●神経内科専門医
	進藤 誠悟 しんどう せいご （電話）096-344-2111	**熊本大学病院 脳神経内科** 熊本県熊本市中央区本荘 1-1-1	●神経内科専門医
その他	**廣瀬 源二郎** ひろせ げんじろう （電話）076-252-2101	**浅ノ川総合病院 脳神経内科** 石川県金沢市小坂町中 83	●神経内科専門医
	平田 幸一 ひらた こういち （電話）0282-86-1111	**獨協医科大学病院 脳神経内科** 栃木県下都賀郡壬生町大字北小林 880	●神経内科専門医
	薬師寺 祐介 やくしじ ゆうすけ （電話）072-804-0101	**関西医科大学附属病院 脳神経内科** 大阪府枚方市新町 2-3-1	●神経内科専門医
	山上 宏 やまがみ ひろし （電話）06-6942-1331	**大阪医療センター 脳神経内科** 大阪府大阪市中央区法円坂 2-1-14	

認知症・老年科

日本は超高齢社会に突入し、認知症の患者さんは2012年で462万人、2025年には730万人に達すると予測されています。治療は、脳神経内科、精神科、高齢診療科、老年科、老人科など病院によって様々な名称の科が行っています。

認知症には、主に次の四種類があります。

◇アルツハイマー型認知症…脳にアミロイドβというたんぱく質がたまり、最初に記憶力の低下が現れます。記憶を司る側頭葉内側の海馬から脳萎縮が始まるのが特徴です。

◇血管性認知症…アルツハイマー病の次に多い血管性認知症は、脳血管障害により起こります。アルツハイマー病と違い、原因ははっきりしているといえます。

◇レビー小体型認知症…脳にレビー小体という物質がたまる病気です。レム睡眠行動異常（睡眠中の夢を見ているときに大声をあげたり暴れる）が現れることが多いのが特徴です。

◇前頭側頭型認知症…前頭葉や側頭葉が萎縮する病気です。記憶の障害は軽度ですが、社会性がなくなり、感情を抑えることができなくなるのが特徴です。

老年科では、認知症をはじめ高血圧や心臓疾患、整形外科分野の治療など、１人の患者さんを全身的に治療します。

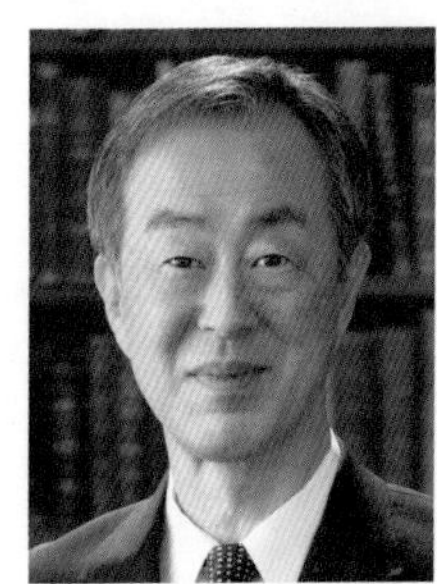

池田 学　いけだ まなぶ

大阪大学医学部附属病院　神経科・精神科
（電話）06-6879-5111　大阪府吹田市山田丘 2-15

認知症

●精神科専門医

得意分野・診療案内

当科では、統合失調症、気分障害、不安障害、認知症、てんかん、ストレス性障害、摂食障害、睡眠障害、リエゾン、青年期の危機など精神医学問題と精神神経疾患の全般に対応しています。
一般外来に加えて、神経心理（物忘れ、認知症、高次脳機能障害）、統合失調症、児童思春期、青年期、睡眠の専門外来を開設し、各領域の専門医が担当しています。また、認知行動療法や集団精神療法も、臨床心理士と協働で行っています。

診療ポリシー・患者さんへのメッセージ

神経心理外来では、物忘れの精査、認知症および高次脳機能障害の方の詳細な評価と治療を行っています。また、患者さんのニーズや必要に応じて、2 − 3 週間の治療導入も含む検査入院に加えて、2 泊 3 日の検査入院も実施しています。
統合失調症外来では、統合失調症の早期診断に特化した専門的な検査、難治例に対する治療・介入方法の評価検討を行っています。また、クロザリルによる積極的な治療にも取り組んでいます。
児童思春期外来では 18 歳未満の方の、青年期外来では、主に 18 歳以上の方の精神療法を行っています。
睡眠関連疾患専門外来 (睡眠医療センターの一部門) では、睡眠時無呼吸症候群、ナルコプレシーなどの専門的診断と治療を行っています。また、短期間の検査入院も実施しています。

治療方針	当科では紹介受診を原則としています。また初めて受診される患者さん用のご予約枠を十分用意しておりますので、かかりつけ医の先生に当科の初診予約をとっていただき受診してください。待ち時間が大幅に短縮され、かつそれぞれの患者さんの疾患に応じた専門医の診察を直接受けられます。 基本的にはすべての疾患に対応できるように外来診察医を配置していますが、専門性に偏りがある曜日もありますので、ぜひとも、かかりつけ医の先生に予約をお願いしてください。紹介時にはできるだけ詳しい紹介状をお持ちください。また初診時には必ず患者さんご自身に来ていただくようお願い申し上げます。患者さんがおられない場合は診察をお断りさせていただいております。
業績	【著書】『日常診療に必要な認知症症候学』（著・編集）、『認知症一専門医が語る診断・治療・ケア』、『前頭側頭型認知症の臨床 (専門医のための精神科臨床リュミエール)』（著・編集）、『神経認知障害群 (第 5 巻)』（編集）、『認知症 臨床の最前線』『臨床医のための！高齢者と認知症の自動車運転』（共著）

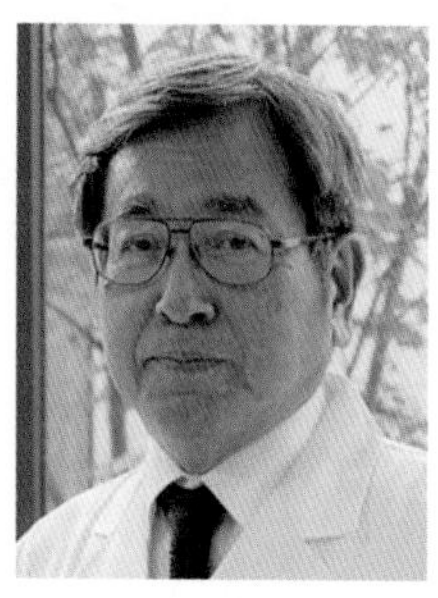

冨本 秀和　とみもと ひでかず

済生会明和病院　脳神経内科
（電話）0596-52-0131　三重県多気郡明和町大字上野 435

脳卒中、認知症

●神経内科専門医

得意分野・診療案内

当院は明和病院、附属の重症心身障害児（者）施設なでしこ、特別養護老人ホーム明和苑からなる明和グループの中心施設です。ベッド数は264床ですが、そのうち回復期リハビリテーション病棟が180床を占めて、回復期リハビリテーション施設としては県下最大で三重県南部の拠点施設となっています。患者様の受け入れは県中・南部の急性期病院から主に脳血管障害、整形外科疾患を中心に受け入れを行っています。このため回復期リハビリテーション病棟では、脳神経内科、脳神経外科などの専門医をはじめとして、循環器内科、整形外科などによる医師が、看護師、リハビリテーション技師などと多職種チームを組んで診療にあたっています。また、附属の訪問看護ステーション、居宅介護支援センター、通所リハビリテーション、訪問リハビリテーションでは回復期から生活期へのシームレスな移行を可能とするべく、患者様のきめ細かい療養支援を行っており、地元医師会、地域包括支援センターのご支援のもとに地域包括ケアの実現に邁進しています。

診療ポリシー・患者さんへのメッセージ

私自身は脳卒中と認知症を専門にして、40年を超える臨床経験があり、脳卒中、認知症の専門医でもあります。脳卒中を起こすと患者様の3割が認知症を併発しますので、脳卒中予防は認知症予防にもつながります。認知症については現在のところ根本治療薬はまだない状況ですが、早期診断、早期介入はとくに重要で、行動・心理症状の早期治療､将来訪れることが予想される要介護状態に予め準備する転ばぬ先の杖（アドバンス・ケア・プラニング；ACP）が必要です。また、脳神経はいったん傷つくと修復が難しいので、未病の段階からの脳卒中・認知症予防も大事です。このため、脳ドックや市民講座による啓発事業などの疾病予防にも力を入れています。

治療方針	当院は、広大な敷地で各福祉施設、サービス事業を併設し、地域に密着した医療福祉に貢献しております。近隣の急性期病院より、脳卒中、大腿骨骨折等のリハビリテーションのご紹介が多く、回復期リハビリテーション病棟では365日休みなく密度の高いリハビリテーションを提供しています。在宅復帰を主眼に地域密着の医療を中心とし、三重県下最大規模のリハビリ特化病院を目標とし地域貢献に力をいれています。
業績	【著書】『認知症イメージングテキスト：画像と病理から見た疾患のメカニズム』（編集）、『認知症ハンドブック 第2版』（共著）

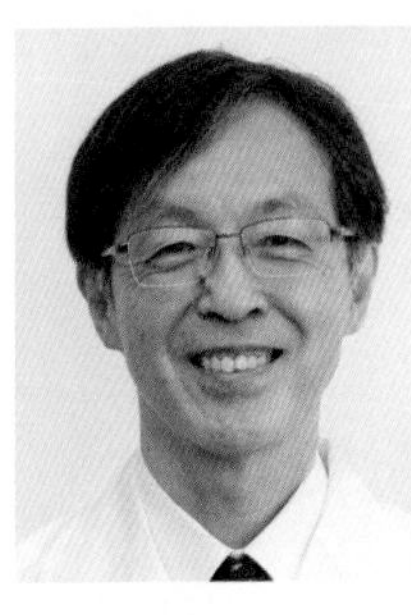

山田 正仁　やまだ まさひと

①九段坂病院　脳神経内科・認知症予防外来
（電話）03-3262-9191　東京都千代田区九段南 1-6-12
②東京医科歯科大学病院　脳神経内科・認知症予防外来
（電話）03-3813-6111　東京都文京区湯島 1-5-45

認知症を中心に脳神経系疾患：アルツハイマー病、レビー小体型認知症・パーキンソン病、プリオン病、血管性認知症ほか

●神経内科専門医

得意分野・診療案内

認知症を得意分野としています。アルツハイマー病などの認知症の原因を、認知症になる前の軽度認知障害の段階で診断し、早期治療につなげていくことを念頭におき、九段坂病院は東京医科歯科大学と連動して「認知症予防外来」を開設しています。
「認知症予防外来」は認知症への進行予防、認知症の進行予防を目的とした専門外来です。軽度認知障害（あるいはそれ以前の）段階では認知症の発症を予防する、認知症の段階では認知症の進行を遅らせることを目的としています。認知症専門医が先進的な認知症先制医療を行っています。初診時の丁寧な診察や認知機能のチェックに加え、詳細な認知機能検査、MRI、血液・脳脊髄液検査等を行い、必要に応じて東京医科歯科大学等でアミロイドイメージングなどの先端的検査を行います。正確な診断や病状の評価に基づき、最適な薬物療法に加えて、認知機能低下を防ぐ生活習慣の指導などを行い、ご家庭での生活環境の整備やケア面について相談いたします。

診療ポリシー・患者さんへのメッセージ

丁寧な診察を最も大切にしています。「認知症予防外来」の詳細は、九段坂病院ホームページ（https://www.kudanzaka.com/）の「認知症予防外来とは」（https://www.kudanzaka.com/section/naika/noshinkei.html#sec4）をご覧ください。さらに、認知機能を含む脳の健康チェックを目的とした「プレミアム脳ドック」を実施しています（https://www.kudanzaka.com/checkup/）。

治療実績・コメント	「認知症予防外来」初診患者数：200 件（2022 年）	「認知症予防外来」初診患者数累計：300 件（過去 1.5 年間） アルツハイマー病を始め、さまざまな認知症疾患の方が受診されています。
	2021 年に開設した当院「認知症予防外来」には軽度認知障害を中心に認知機能正常や認知症の方々が受診されています。	
業績等	九段坂病院・院長で東京医科歯科大学・特命教授、金沢大学・名誉教授を兼任しています。日本認知症学会・会長等を歴任し日本神経学会賞、杉田玄白賞、全米医学アカデミー賞他を受賞しました。	

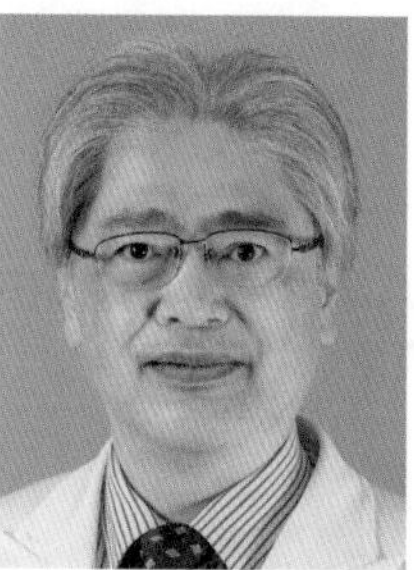

橋本 衛　はしもと まもる

近畿大学病院　メンタルヘルス科
（電話）072-366-0221　大阪府大阪狭山市大野東 377-2

アルツハイマー型認知症、レビー小体型認知症、前頭側頭型認知症、軽度認知障害、正常圧水頭症など認知症全般

●精神科専門医

得意分野・診療案内

認知症の早期診断、鑑別診断、初期対応に加えて、精神症状や行動障害の治療介入など、幅広く認知症診療を行っています。特に精神科の特性を生かし、精神症状の治療に力を注いでいます。また認知症高齢者は高血圧や糖尿病などの身体疾患を合併することが多いため、地域のかかりつけの内科医とも密に連携を取っています。なお近畿大学病院には、アミロイド PET などの最新の検査機器も備わっており、最先端の認知症医療を提供できる態勢が整っています。

診療ポリシー・患者さんへのメッセージ

認知症を早期に正しく診断し、診断結果に基づいた治療を行うことはとても重要です。しかしながら認知症の診療は、病気を診断し、治療薬を開始することで終わりではありません。認知症を持つ患者さんたちは、認知症になることで様々なものを失います。それは社会や家庭の中での役割であったり、自立した生活であったり、自尊心であったりします。また、患者さんたちを支える家族も大きなストレスにさらされています。認知症になることにより将来に対する希望を失い苦悩する患者さんたちの心に寄り添うこと、患者さんと共に生活する家族の負担感を軽減することを心がけながら、日々認知症診療に取り組んでいます。

	個人 年間総治療数：170 件（2022 年）		個人 累積総治療数：3,500 件	
手術・治療実績	アルツハイマー型認知症	100 件	アルツハイマー型認知症	2,500 件
	レビー小体型認知症	20 件	レビー小体型認知症	150 件
	前頭側頭型認知症	5 件	前頭側頭型認知症	50 件
	血管性認知症	5 件	正常圧水頭症	100 件
	軽度認知障害	30 件	血管性認知症	200 件
	その他の認知症	10 件	その他の認知症	500 件
業績等	2022 年度の 1 年間で、認知症に関する英語論文を主著、共著を含めて 6 本、日本語総説を 4 本執筆しました。また認知症関連学会で特別講演、シンポジストを務めました。			

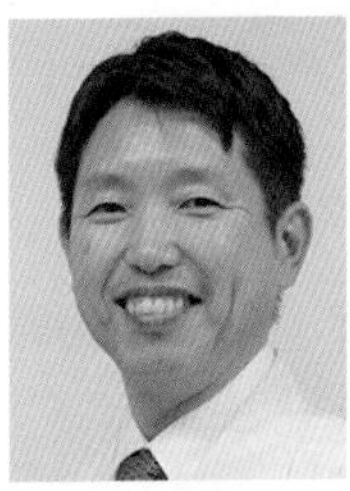

數井 裕光　かずい ひろあき

高知大学医学部附属病院　精神科
(電話) 088-866-5811　高知県南国市岡豊町小蓮 185-1

うつ病、パニック障害、統合失調症、アルツハイマー病、正常圧水頭症、ADHD（注意欠如・多動症）などの疾患

●精神科専門医

診療内容・患者さんへのメッセージ

精神疾患は全般的に治療を行っていますが、私達の精神科が得意としている所は、下記の内容です。(1) 認知症：早期発見と長期的なケアの計画を行います。神経心理学的アプローチによる診断・治療・ケアに取り組んでいます。(2) 修正型電気けいれん療法：麻酔科と一緒に診療にあたります。重度のうつ病の方や、統合失調症の方を対象に行っています。以前の電気けいれん療法と異なり、副作用の非常に少ない方法です。詳しいことは外来担当医や入院主治医に相談してください。(3) 身体合併症治療：総合病院のため、体の病気を持った精神疾患の方の治療に積極的に取り組んでいます。(4) 心理教育：病気をよく理解してもらうために、資料を用いての説明、患者さんの病気や症状に対して、ご家族の対応の仕方などについて詳しい説明を行っています。(5) 子どものこころ診療部：気分が落ち込んで元気がない、落ち着きがない、対人関係が苦手、集団生活が苦手など、主に18歳以下の子どもの発達とこころの問題全般に対応しています。
専門別外来として、緩和ケア（メンタルサポート）外来、認知症外来があります。

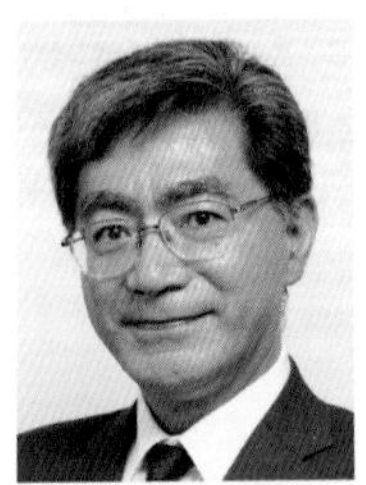

粟田 主一　あわた しゅいち

東京都健康長寿医療センター　もの忘れ外来
(電話) 03-3964-1141　東京都板橋区栄町 35-2

もの忘れの精査、原因診断と治療導入

●精神科専門医

診療内容・患者さんへのメッセージ

政府は2019年に認知症施策推進大綱を策定し、「共生」と「予防」を車の両輪にして施策を推進すると述べています。ここでいう「共生」とは、世界的な動向でもある「認知症フレンドリー社会」に一致するものです。それは認知症や障害に対する偏見や差別をなくし、誰もが普通に暮らせる社会を意味しています。一方、「予防」については、世界保健機関が「プライマリヘルスケアの中で認知症のリスクを低減していくこと」を推奨しています。それは、すべての人が、市民の権利として、必要な情報やサービスにアクセスし、それを利用しながら、健康的な暮らしを普通に営み、質の高い生活を継続できるようにしていこうというものです。認知症未来社会創造センターは、そのような考え方を基本にして、すべての人が、認知症や障害の有無に関わらず、希望と尊厳をもって暮らせる認知症未来社会の創造をめざします。この目的を達成するために、私たちは、病院と研究所が協働して統合的データベースを構築し、多様なイニシアチブと連携した共同研究を推進し、予防、診断、治療、ケア、教育、地域づくり、政策づくりに関わる新たな技術や戦略の開発を進めます。

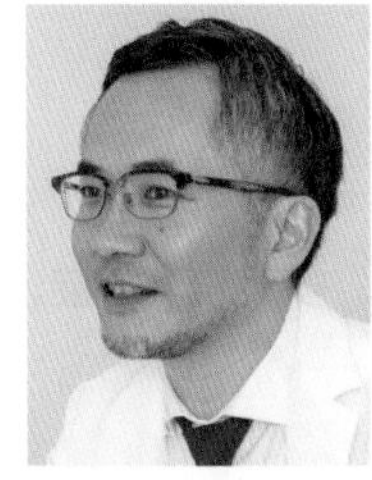

品川 俊一郎　しながわ しゅんいちろう

東京慈恵会医科大学附属病院　メモリークリニック
（電話）0570-03-2222　東京都港区西新橋 3-19-18

もの忘れなど認知症の疑いや心配のある方の診断と治療

●精神科専門医

診療内容・患者さんへのメッセージ

近年、メモリークリニック（もの忘れ外来）の受診者に変化が見られます。以前はご家族同伴の方が多かったのですが、最近はご自分で心配しておいでになる方が増えました。私たちのメモリークリニックでは、治療内容について相談する前に、ご本人の不安をしっかり受け止めるようにしています。お一人暮らしであっても、早めに準備をし必要に応じて介護保険のサービスを利用することで、いつまでもご自宅で 暮らすことも可能です。
【検査】（すべて行うわけではありません、必要に応じて追加します）：記憶や判断力のテスト / 頭部 MRI または頭部 CT/ 脳血流 SPECT/ 脳波・血液検査
【認知症の種類】（様々で、中には治療によって回復するものもあるため診断が重要です）：アルツハイマー病（型認知症）/ レビー小体病 / 前頭側頭葉変性症（前頭側頭型認知症）/ 血管性認知症 / 正常圧水頭症 / 慢性硬膜下血腫
その他さまざまな疾患で認知症と似た症状が出ます。
わかりやすい精神医療を心がけています。

内海 久美子　うつみ くみこ

砂川市立病院　精神科
（電話）0125-54-2131　北海道砂川市西４条北 3-1-1

アルツハイマー病などの認知症疾患

●精神科専門医

診療内容・患者さんへのメッセージ

2004 年 1 月より当科・脳神経内科・脳神経外科 3 科が協働診療による「もの忘れ専門外来」を開設し、かかりつけ医からの紹介を受け、当院にて CT・MRI・SPECT の精密検査をおこない確定診断後、かかりつけ医でフォローしていただく医療連携を図り、かつケアマネージャーを中心として介護保健関係者とも入院時、入院療養中、退院時に情報共有化を図っています。認知症疾患医療センターは、平成 24 年より北海道より指定を受け、年約 500 ～ 600 名の新患患者の診断、身体合併症や症状悪化の方の入院治療も行っております。
認知症初期集中支援チームは、専門チーム員が家族や周囲の人からの訴えを受けて、認知症が疑われる方の家を訪問し、医療や介護サービスにつなぐ支援を行います。認知症ケアチームは、認知症による行動・心理症状や意思疎通の困難さが見られ、身体疾患の治療への影響が見込まれる患者に対し、身体疾患の治療への影響を有した多職種が適切に対応することで、認知症症状の悪化を予防し、身体疾患の治療を円滑に受けられるよう、専従看護師を中心に支援を行っております。

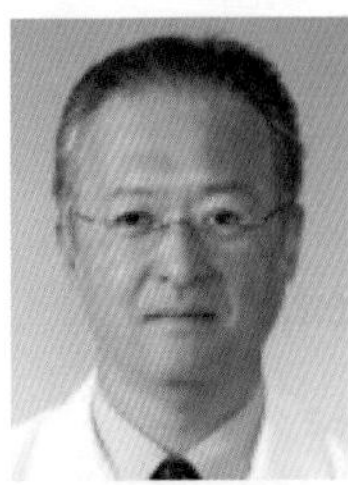

渡辺 宏久　わたなべ ひろひさ

藤田医科大学病院　脳神経内科
(電話) 0562-93-2111　愛知県豊明市沓掛町田楽ヶ窪 1-98

脳神経内科全般、神経変性疾患（パーキンソン病、多系統萎縮症、筋萎縮性側索硬化症、前頭側頭葉変性症など）

●神経内科専門医

診療内容・患者さんへのメッセージ

当科の病気は認知症、パーキンソン病、脊髄小脳変性症、筋萎縮性側索硬化症を代表とする神経難病から、脳梗塞、てんかん、頭痛、めまいを代表とする非常に頻度の高い病気まで多岐に渡ります。急性疾患を対応する必要が多い一方で、加齢に伴って増加する疾患の多いことも特徴です。私どもは、全ての神経疾患に対して最善、最新の診療を提供し、笑顔が増えることを目指し、日々努力を重ねています。
パーキンソン病をはじめ、変性疾患では、各診療科との協力により、最新の画像技術などを駆使した適切な診断、豊富な経験を活かした薬剤の最適化、治療抵抗性の症状に対する統合的なアプローチ、デバイス補助療法、最先端のリハビリテーションなどを展開しています。脳卒中では、脳卒中科、脳神経外科、救急総合内科との連携で、全ての脳卒中診療に対応すべく、24 時間体制・得意領域融合型で診療を行っています。神経免疫疾患や感染性疾患では、FasTest と呼んでいる独自のシステムで迅速鑑別診断をし、血漿交換や免疫療法を含めた包括的な治療を提供しています。

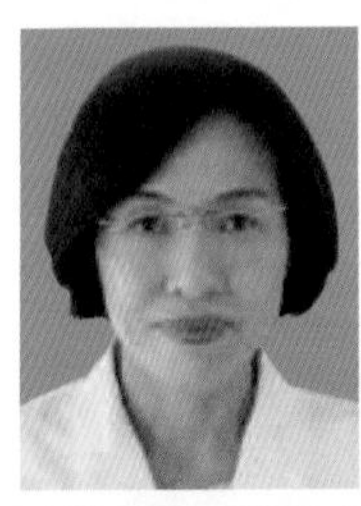

釜江 和恵　かまえ かずえ

浅香山病院　精神科
(電話) 072-229-4882　大阪府堺市堺区今池町 3-3-16

認知症

●精神科専門医

診療内容・患者さんへのメッセージ

患者数が年々増え続け、誰もが知っている身近な病気となった認知症。浅香山病院は堺市の指定を受け､「認知症疾患医療センター」と「初期集中支援チーム」事業を行っています。安心して治療を受け、安全な生活を送っていただくために、認知症専門医と認定看護師、ソーシャルワーカー等が協力して、認知症の鑑別診断の他、ご家族のための家族教室の開催や、大阪大学と協力しての研究実施、地域の方々や専門職の方を対象とした認知症講演会の開催など、さまざまな活動に取り組んでいます。
専門医療福祉相談では、専門のソーシャルワーカーを配置しており、電話あるいは面接等にて、ご本人・ご家族・保健所・福祉関係者からの認知症に関する様々なご相談に応じています。鑑別診断・治療方針の選定では、ご家族とのご相談や鑑別診断のための検査（頭部 MRI(CT)・脳波・心理テスト・血液検査等）を行い、その結果をもとに医師の診察による鑑別診断を行っています。診断に基づき、ご家族や関係機関を交えて個々に応じた治療・看護・介護の方針を検討しています。（鑑別診断はあらかじめ予約が必要となります。）

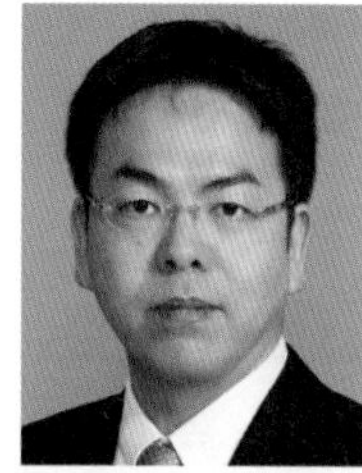

小野 賢二郎　おの けんじろう

金沢大学附属病院　脳神経内科
（電話）076-265-2000　石川県金沢市宝町 13-1

神経疾患全般、特にアルツハイマー型認知症、レビー小体型認知症、パーキンソン病、家族性アミロイドポリニューロパチーなど

●神経内科専門医、総合内科専門医

診療内容・患者さんへのメッセージ

脳神経内科の一般外来、専門外来「もの忘れ外来」にて脳神経内科医師としてアルツハイマー型認知症 (Alzheimer's dementia：AD)、レビー小体型認知症 (dementia with Lewy bodies：DLB) をはじめとする認知症、パーキンソン病 (Parkinson's disease：PD) 等の神経変性疾患から脳梗塞などの脳血管障害まで幅広く神経疾患の診断、治療を行っています。特に認知症や PD の診断においては、神経学的診察だけでなく、神経心理学的な検査や、頭部 MRI や脳血流シンチグラフィーなどの画像・核医学検査に加え、各種血液・脳脊髄液バイオマーカー、遺伝子検査等を積極的に活用し、精度の高い世界レベルの診断を行い、より早期の段階から AD、DLB をはじめとする認知症性疾患や PD の診療を開始できるよう心がけています。一方で、国内外の著名な研究者たちと共に AD、DLB、PD などの病態蛋白の凝集に着目した神経化学的なアプローチ による神経変性疾患の病態解明と根本的予防・治療薬開発を目指した研究 (トランスレーショナルリサーチ) に取り組み、これまでに多くの研究成果を国際誌や国際学会にて発表しています。

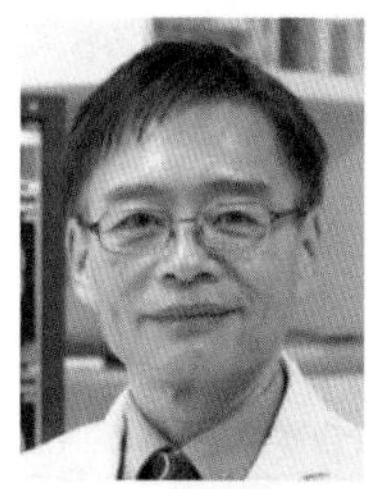

和田 健二　わだ けんじ

川崎医科大学高齢者医療センター　高齢者総合診療科
（電話）086-225-2112　岡山県岡山市北区中山下 2-1-80

認知症疾患、神経変性疾患（特にパーキンソン病）

●神経内科専門医

診療内容・患者さんへのメッセージ

様々な心身機能の低下が生じ、複数の疾患を併せ持つ「老年症候群」という状態は臓器別診療だけでは対応しきれません。当院では、老年医学の専門医を中心としたチーム医療で総合的かつ全人的に診療をすすめます。また、認知症やその前段階である軽度認知障害（MCI）を診断し、患者さんやご家族の生活指導を含めた治療方針を決定していく専門外来「もの忘れ外来」もございます。もの忘れ外来では、認知症やその前段階である軽度認知障害（MCI）を診断し、臨床心理士等によるカウンセリングを通して、患者さんやご家族の生活指導を含めた治療方針を決定します。また、かかりつけ医や在宅療養を支える訪問事業所等と連携を図りながら、診療を継続し、在宅での生活を支援します。診療の流れは（1）問診による病状、生活状況を聴取　○一般身体所見・神経学的所見の診察 ○神経心理検査：MMSE、HDS-R、FAB、MoCA-J、ABC 認知症スケール○血液検査：ビタミン系、甲状腺機能など（2）画像検査：頭部 CT/MRI、脳血流 SPECT、DAT スキャン、MIBG 心筋シンチグラフィ、脳波検査（3）治療方針策定

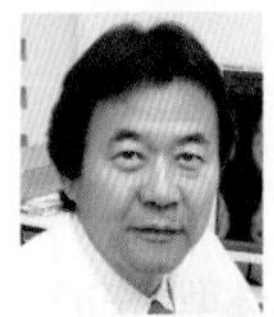

朝田 隆 あさだ たかし

メモリークリニックお茶の水
（電話）03-6801-8718
東京都文京区湯島 1-5-34 4F
●精神科専門医

診療内容

認知症の早期発見、早期治療

認知症の早期発見と早期治療のための専門クリニックです。当院の物忘れ外来では、認知症心理検査セットを使用し、心理士が心理検査を行います。機器検査では、院内での心電図測定、脳波計測定に加え、連携している医療機関（東京医科歯科大学附属病院、国立国際医療研究センター、等）にて MRI、SPECT、PET 撮像等を行います。その上で、総合的に診断をします。
軽度認知障害（MCI）や認知症であった場合は、治療方針をご本人と話し合います。当院では、投薬による治療またはデイケアによる認知機能トレーニングを提供しています。
認知症とは別の疾患であった場合、または当院の専門外の症状の場合は、提携している医療機関にご紹介いたします。紹介状のある方は忘れずに持参してください。朝田隆医師の初診には予約料（2,000 円＋消費税）がかかります。

下濱 俊 しもはま しゅん

上板橋病院　物忘れ外来
（電話）03-3933-7191
東京都板橋区常盤台 4-36-9
●老年科専門医

診療内容

認知症

一般病棟、地域包括ケア病床、回復期リハビリ病棟及び医療療養病棟を擁し、ご自宅や近隣病院から急性期、回復期、慢性期の幅広い患者さまを病状に応じて速やかにお受入れします。また、治療後はグループ内の介護施設へのご紹介や、隣接の訪問看護リハビリステーション、居宅介護支援事業所及び地域包括支援センターとの連携等で、退院後のフォローをいたします。
回復期リハビリテーション病棟では 365 日リハビリを実施し、退院後や在宅患者さまには専門スタッフによる通所リハビリテーション・訪問リハビリテーションを提供。もしも患者さまの容態が急変した場合は一般病棟へ移して適切な治療を行うなど臨機応変に対応しています。
リウマチ診療に 50 年以上の実績があり、“日本リウマチ学会教育施設”でもあります。
物忘れ外来は、受診前に予約をお願いします。

藤城 弘樹 ふじしろ ひろしげ

名古屋大学医学部付属病院 精神科
（電話）052-741-2111
愛知県名古屋市昭和区鶴舞町 65
●精神科専門医

診療内容

認知症

統合失調症、うつ病、双極性障害、認知症、不安症、摂食障害、自閉スペクトラム症、注意欠如多動症、睡眠障害などさまざまなこころの問題に対応します。青年期から高齢期までの各ライフステージにおけるこころの問題に精通したスタッフが揃っています。薬物療法、心理・精神療法など、多面的な治療を行っています。脳 MRI や SPECT などの神経画像検査、心理検査、睡眠検査などによる脳機能の評価も積極的に実施しています。年々需要が増加するこころの問題に対し、最新の医療を、入院（50 床）や外来で提供しています。また、市中のメンタルクリニックや精神病院との病診連携や病病連携にも力を入れています。私は外来で、「老年精神医学」を担当しています。十分な診察・面接時間を確保するため、初診および再診の患者さんについて完全予約制システムをとっています。

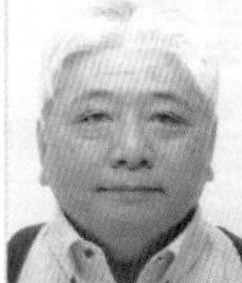

厚地 正道 あつち まさみち

厚地脳神経外科病院 脳神経外科
（電話）099-226-1231
鹿児島県鹿児島市東千石町 4-13
●神経外科専門医

診療内容

認知症（特発性正常圧水頭症）、自律神経失調症（脳脊髄液減少症、線維筋痛症、慢性疲労症候群、起立性調節障害、ワクチン副反応、コロナ感染後遺症等）

これまでの 20 年間で約 8,000 名の認知症患者、約 1,000 名の特発性正常圧水頭症患者の診療を経験してきました。また最近では原因がはっきりせず、効果の高い治療法が確立していない自律神経失調症の患者さんを診療しています。髄液動態不全に伴う自律神経失調症に陥る患者さんに対し、「髄液過多」は水頭症手術、「髄液減少」は点滴治療、酸素カプセル、ブラッドパッチや硬膜外気体注入療法を行っています。髄液動態不全の一部は頭部 MRI や頸胸椎 MRI で確認できるようになっており、病名が確定せず、もしくは病名が確定しても問題解決の方向性が得られていない患者さんは是非当院にご相談ください。高木清、高橋浩一、長島弘泰、川原隆、厚地正子各医師と診療にあたっています。

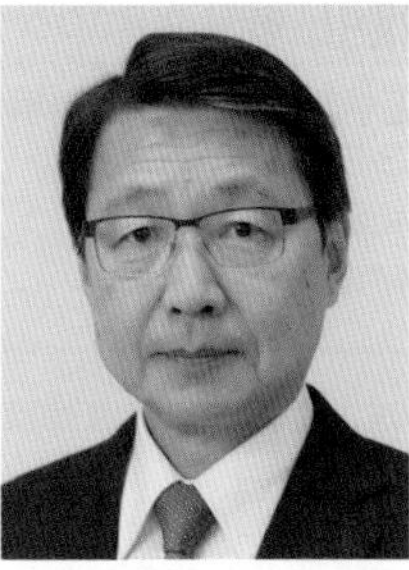

羽生 春夫　はにゅう はるお

①総合東京病院　認知症疾患研究センター　もの忘れ外来
（電話）03-3387-5421　東京都中野区江古田 3-15-2
①南東北医療クリニック　脳神経内科　もの忘れ外来
（電話）024-934-5432　福島県郡山市八山田 7-161

認知症（アルツハイマー型認知症、レビー小体型認知症、パーキンソン病、血管性認知症、前頭側頭葉変性症、正常圧水頭症など）、軽度認知障害　●老年科専門医、神経内科専門医

得意分野・診療案内

認知症は様々な原因におこりますので、治療や対応、ケアもそれぞれ異なります。問診や診察、脳画像、脳脊髄液検査などを活用しながら、早期診断と鑑別に重きを置いて診療をしております。正確な診断によって適切な治療やケアを得ることができ、安定した状態を長く維持することができます。薬物療法だけではなく、家族や介護者に対する適切なケアの仕方や生活習慣のあり方を指導することによって、問題行動や精神症状の発現を抑えることができ、認知症の進行を緩やかにすることができます。また、高齢者では、様々な身体疾患や生活機能障害を合併しており、これらが認知症の進行に影響を与えることは少なくありません。そのため、全人的、総合的な医療が必要となってきます。脳神経内科医としての認知症診療とともに、老年科医としての高齢者医療を得意としております。

診療ポリシー・患者さんへのメッセージ

認知症は早期診断と早期治療、対応が重要です。心配や疑いのある場合には、かかりつけ医とご相談の上、専門医へ紹介していただくのがよいと思います。
高齢者の“認知症”を診るのではなく、認知症をもつ“高齢者”を診ることが私の診療ポリシーです。また、認知症の症状や進行経過は、個々の患者さんによって異なりますので、それぞれの患者さんに適した治療や対応を心がけております。

	個人 年間総治療数：3,125 件 初診 382 件（2022 年）	個人 累積総治療数：9,045 件 （3 年間）
手術・治療実績・コメント	①アルツハイマー型認知症　1,511 件	※ MRI や SPECT などの画像検査や、神経心理学的検査により、認知症の早期発見、鑑別診断に努めています。
	②レビー小体型認知症、パーキンソン病　305 件	
	③血管性認知症、脳血管障害　69 件	
	④前頭側頭葉変性症　34 件	
	⑤軽度認知障害　485 件	
	⑥その他　721 件	
	早期の適切な治療によって進行を緩やかにでき、家族、介護者への指導によって行動異常や精神症状を最小限に抑えることができます。	
業績等	第 38 回日本認知症学会学術集会会長（2019 年） 第 62 回日本老年医学会学術集会会長（2020 年）	

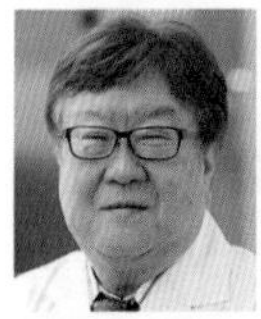

葛谷 雅文 くずや まさふみ

名鉄病院 老年内科
（電話）052-551-6121
愛知県名古屋市西区栄生 2-26-11
●老年科専門医

診療内容

老年医学、代謝（脂質代謝）、栄養

当科は主に 80 歳以上の高齢者を対象としています。子供に小児科があるように、高齢者は若い人とは違う特色があることから高齢者の特色に配慮した診療が必要になります。
高齢者は腎臓も心臓も加齢で変化しています。筋肉もおちています。何より糖尿病や高血圧などの生活習慣病やがんや認知症などのいくつもの病気を抱えている患者さんが多いと思います。そういった患者さんにとっては若い人と同じ診療が良い診療とは限りません。検査に苦痛を伴うこともあるかもしれません。また治ることの期待できない病気もあるでしょう。いくつもの疾患がある場合、どの疾患を優先して治療すべきか、どこまで治療すべきか迷うこともあると思います。そんな時、老年内科は皆さんの「人生の黄昏時のナビゲーター」でありたいと考えています。

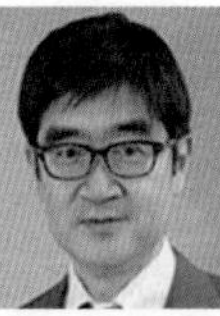

秋下 雅弘 あきした まさひろ

東京大学医学部附属病院 老年病科
（電話）03-3815-5411
東京都文京区本郷 7-3-1
●老年科専門医

診療内容

老年医学、高齢者の薬物療法、性ホルモンと加齢疾患、フレイルなど

当科の外来では、高齢者医療の専門家として全人的医療を行っております。＜少し物忘れが気になってきた＞、＜体の不調がどこからきているのかわからない＞、＜年のせい、といわれたけれど心配＞、＜全体的に体を評価してもらいたい＞など、臓器別の外来診療で解決が難しかった患者様を中心に診療しています。より具体的な症状としては、物忘れ、食欲低下、体重減少、意欲低下、息切れ、不明熱などの高齢者に多い症候や原因不明の症候、ADL を大きく損ねるきっかけとなる症候に対して幅広く対応しております。特に、当科では、認知症の患者様を多く診療しており、その分野の専門医がそろっています。また骨粗鬆症を専門とする医師や COPD、喘息、睡眠時無呼吸症候群などの呼吸器疾患を専門とする医師も揃っています。

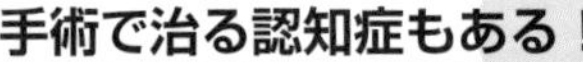

手術で治る認知症もある！

手術で改善する認知症として「特発性正常圧水頭症」があります。認知症やパーキンソン病と思われている患者さんの中で、正確に診断されずにいる人が 10％近くいるとの報告もあります。水頭症とは、頭蓋内を循環して脳や脊髄を保護している脳脊髄液が異常に増える疾患です。少しづつ症状が進み、原因ははっきりしていません。症状としては、歩行障害、尿失禁、認知症様症状があります。脳を傷つけない治療法として、『腰椎 - 腹腔シャント術（L-P シャント術）』が多く行われています。

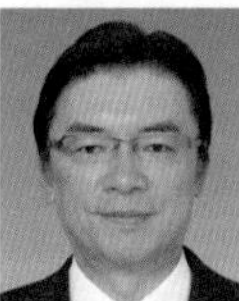

神﨑 恒一 こうざき こういち

杏林大学医学部付属病院 高齢診療科
（電話）0422-47-5511
東京都三鷹市新川 6-20-2
●老年科専門医

診療内容

老年医学、認知症、動脈硬化

当科は、齢を重ねることによって起きる様々な病気（高血圧症、慢性閉塞性肺疾患、骨粗鬆症、心不全、認知症など）を総合的に診る診療科です。高齢者はこれらの病気を複数もっているのが特徴であり、病気の治癒を目指すというより、病気と上手に付き合いながら満足した日常生活を送っていただくことを目標としています。当科の入院症例の多くは救急外来を経由しています。患者さんはいろいろな疾患を合併していることが多いため（心不全を合併した肺炎、糖尿病・末梢動脈閉塞症のある脳梗塞患者者、認知症のある誤嚥性肺炎など）、多疾患を平行して治療する必要があります。医療の専門化、技術の高度化が進む中で当科は " 病気 " ではなく " 病気をもつ高齢者 " の診療に努めています。また、退院後の療養支援など生活に踏み込んだきめ細かい医療・ケアを提供するよう心掛けています。

脳神経外科

脳神経外科の対象疾患には、次のようなものがあります。

脳腫瘍（神経膠腫、聴神経腫瘍、頭蓋底腫瘍、髄膜腫、下垂体腺腫など）／脳血管障害（脳動脈瘤、脳動静脈奇形、脳出血、脳梗塞、もやもや病など）／成人及び小児の難治性てんかん／脊髄腫瘍、脊髄血管奇形、脊髄空洞症、頸椎症／三叉神経痛、顔面痙攣／パーキンソン病、ジストニア／先天奇形（水頭症、髄膜瘤等）／頭部外傷

脳動脈瘤（血管のこぶ）の治療法には、開頭する手術と、開頭しないでカテーテルを使う脳血管内手術があります。脳血管内手術では、細い管を足や腕の血管から通して、金属製のコイル筒（ステント）を使って治療します。

本書はわかりやすいように、上位４名（1 頁で紹介している医師）以外は、以下の５分野に分けて掲載しています。

①血管内治療（カテーテル治療）、②血管外科、③良性腫瘍、④悪性腫瘍、⑤その他

未破裂脳動脈瘤の早期発見には、脳ドックが有効です。人間ドックのオプションで脳ドックが選べる病院もあります。

なお、本書では、脊椎脊髄外科治療は、「整形外科」の章でご紹介しています。

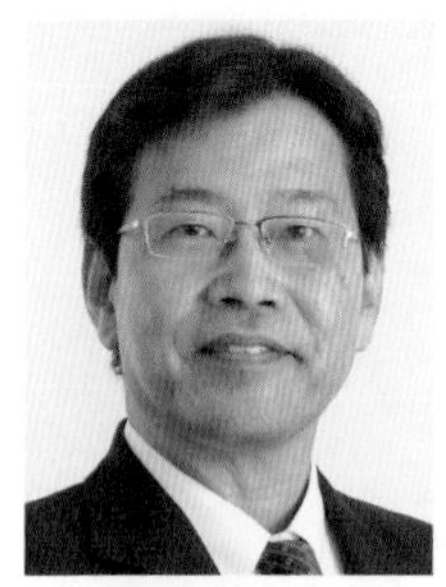

河野 道宏　こうの みちひろ

東京医科大学病院　脳神経外科
（電話）03-3342-6111　東京都新宿区西新宿 6-7-1

手術難度の高い良性脳腫瘍：聴神経腫瘍・小脳橋角部腫瘍（顔面神経鞘腫・頸静脈孔神経鞘腫・三叉神経鞘腫）・頭蓋底髄膜腫（錐体斜台部髄膜腫・テント髄膜腫）

●脳神経外科専門医

得意分野・診療案内

脳神経外科の中でも最難関とされる聴神経腫瘍・小脳橋角部腫瘍・頭蓋底腫瘍の手術を専門としています。日本全国から患者さんが集まっており、この分野の手術件数は年間150件と国内で突出しています。厳重な術中モニタリングを高いレベルで行っており、あらゆる手術アプローチがすべて提供可能であることから、患者さん毎に適切な手術アプローチを選択しています。このように頭蓋底外科の3要素（手術経験・モニタリング・頭蓋底手術アプローチ）を完備していることが強みで、極めて良好な手術成績をあげています。国内はもとより、海外からの講演依頼や手術見学者も多く、世界的に評価を頂いています。

診療ポリシー・患者さんへのメッセージ

聴神経腫瘍・小脳橋角部腫瘍・良性頭蓋底腫瘍の手術は、担当する医師によって手術の結果は全く違ったものとなることが知られており、手術適応についてもかなりの差があります。2カ所以上の施設で意見を聞かれたり、手術の専門性や経験を確認されることをお勧めします。我々は、東京医科大学病院「聴神経腫瘍·頭蓋底腫瘍センター」として、耳鼻咽喉科・頭頸部外科とともに専門チームを形成して専門治療にあたっています。患者さんが安心して手術を受けられるように配慮できるのがプロフェッショナルの仕事と考えていますので、是非、我々のチームに安心して手術をお任せください。

	個人 年間総治療数：152件（2022年）		個人 累積総治療数：（過去25年間）高難度手術 2,377件	
手術・治療実績・コメント	聴神経腫瘍	110件	聴神経腫瘍	1,706件
	小脳橋角部（頭蓋底）髄膜腫	17件	小脳橋角部（頭蓋底）髄膜腫	264件
	頸静脈孔神経鞘腫	5件	頸静脈孔神経鞘腫	88件
	顔面神経鞘腫	5件	顔面神経鞘腫	70件
	三叉神経鞘腫	6件	三叉神経鞘腫	58件
	小脳橋角部類上皮腫	4件	小脳橋角部類上皮腫	73件
	聴神経腫瘍の手術成績は、顔面神経機能温存率は97%、有効聴力温存率は63%です。この分野の手術を25年以上にわたって専門性をもって手がけて参りました。チームを形成して、さらにレベルの高い手術を提供できるよう、努力しております。			
業績等	英論文、和論文多数。著書『聴神経腫瘍・小脳橋角部腫瘍の手術とマネージメント』海外からの講演依頼多数（2022年8件、2021年16件、2020年9件、2019年8件）。			

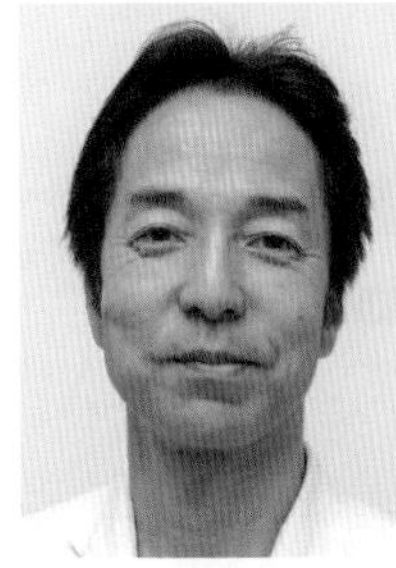

吉村 紳一　よしむら しんいち

兵庫医科大学病院　脳神経外科
（電話）0798-45-6111　兵庫県西宮市武庫川町 1-1

脳動脈瘤、脳梗塞、脳出血、脳動静脈奇形、硬膜動静脈瘻、もやもや病、頸動脈狭窄症

●脳神経外科専門医

得意分野・診療案内

脳血管障害に対する血管内治療・外科的治療

診療ポリシー・患者さんへのメッセージ

未破裂脳動脈瘤や、もやもや病、脳動静脈奇形、硬膜動静脈瘻などを合併症なく、安全に治療することをポリシーとしています。
未破裂脳動脈瘤や、もやもや病、脳動静脈奇形、硬膜動静脈瘻などの脳血管疾患と診断された方は、将来起こりうる脳卒中のリスクに対してご不安を抱えておられることと思います。私はそのような患者さんをお救いしたい一心で、海外を含めた先進施設で技術を磨き、合併症率を抑えて良い治療結果を出すことに精力を傾けてきました。その結果、最近では重篤な合併症は1%を切るようになっています。最近では多くのメディアに取り上げられ、極めて多くの患者さんを治療させていただけるようになりました。脳血管の病気でお悩みの方の力になりたいと思っており、遠方の方やご多忙な方のために無料メール相談を行っています。私のホームページ（http://www.e-oishasan.net/site/yoshimura/index.php）の「無料メール相談」から入力いただくか、下記に直接メールいただいても結構です。（stroke_buster@mail.goo.ne.jp）
治療すべきかどうか、治療するならどのような方法が良いか、相談に乗りますので気軽にご連絡ください。

	個人 年間総治療数：406 件（2022 年）		個人 累積総治療数：6,600 件	
手術・治療実績・コメント	脳血管内治療	325 件	脳血管内治療	4,168 件
	脳動脈瘤：血管内治療	160 件	脳動脈瘤：血管内治療	3,012 件
	脳動脈瘤：開頭手術	51 件	脳動脈瘤：開頭手術	1,021 件
	脳血管バイパス術	20 件	脳血管バイパス術	368 件
	脳動静脈奇形・動静脈瘻治療	26 件	脳動静脈奇形・動静脈瘻治療	341 件
	頸動脈狭窄症治療	23 件	頸動脈狭窄症治療	520 件
	他院で治療が難しいとされた方を含め、できるだけ体に優しい方法で治療を行っています。これまで多くの手術を行ってきたので、技術には自信を持っており、治療成績も極めて良好です。また、手術をしない場合にも、定期的検査を丁寧に行います。			
業績等	海外招聘講演多数。国際原著論文多数。受賞多数（2002 年日本脳神経外科学会奨励賞、2010 年日本脳神経血管内治療学会論文賞、2018 年美原賞など）。			

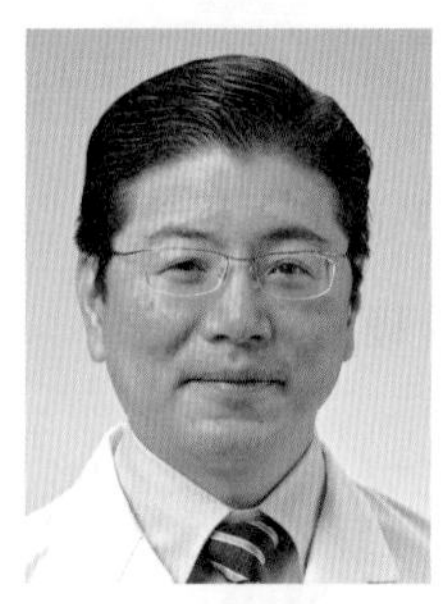

谷川 緑野　たにかわ ろくや

札幌禎心会病院　脳神経外科
（電話）011-712-1131　北海道札幌市東区北 33 条 東 1-3-1

脳血管障害、頭蓋底手術、脳動脈瘤手術、脳血行再建術

●脳神経外科専門医

得意分野・診療案内

頭蓋底外科技術と血行再建技術を融合した安全で質の高い手術を提供しています。当科では、治療困難とされる巨大脳動脈瘤や血栓化動脈瘤、解離性動脈瘤といった血管障害や頭蓋底腫瘍などにも対応し、最新の高度脳神経外科治療を行っています。

診療ポリシー・患者さんへのメッセージ

いつ発症するか分からない脳梗塞や脳出血、くも膜下出血といった脳卒中の治療は、救急患者さんの受け入れ体制がカギを握ります。脳卒中は、初期対応までの時間で後遺症の度合いやその後の生活への影響が変わってきます。当院の脳卒中センターでは、「断らない救急」を理念に掲げ、24 時間 365 日、多くの患者さんの受け入れをしています。
脳神経外科に必要だと私が思う資質は「ハート」です。ちょっと手先が器用だとか、頭が良いということは実はあまり関係ありません。本当に「患者さん思い」であること、「人を相手にしている」ことを忘れずに優しくできる人間が良い脳神経外科医になり得ます。人に優しいということは、手術も優しくできるということです。優しい手術をするためには、どうすれば良いかというモチベーションをずっと維持することにもつながります。目の前の患者さんを全力で救っていきたいのと同時に、真の患者さん思いの医師を育てたいという思いも強く持ちながら、日々診療に当たっています。
脳血管障害の高度な外科的治療に加え、脳血管障害の原因となる患者さん個々の生活習慣や食生活の改善についての適切な指導を行っています。脳神経外科手術という狭い範囲だけの診療ではなく、患者さんの人生に役に立てるよう心がけています。

手術・治療実績	脳卒中センターで救急受診後、緊急で手術を行った主な術式	
	慢性硬膜下血腫穿孔洗浄術	脳血管塞栓摘出術
	脳動脈瘤頸部クリッピング	頭蓋内血腫除去術（開頭／硬膜外）
	頭蓋内血腫除去術（開頭／脳内）	慢性硬膜下血腫洗浄・除去術（穿頭）
	穿頭脳室ドレナージ術	脳動脈瘤流入血管クリッピング（開頭）
	頭蓋内血腫除去術（開頭／硬膜下）	脳膿瘍排膿術
	減圧開頭術	
業績等	国内外から手術依頼を多数受け、2010 年からはヘルシンキ大学脳神経外科などヨーロッパ各地、アジア諸国、南米などからの手術要請を受けています。	

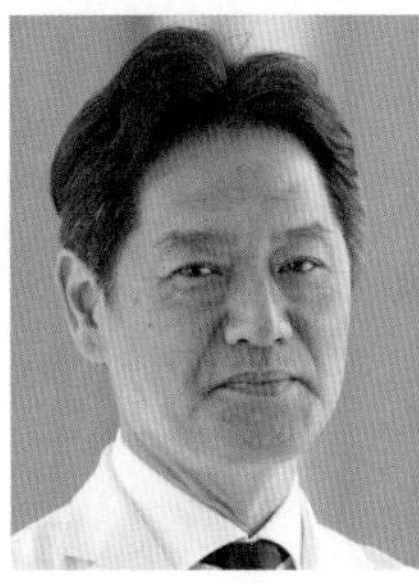

村山 雄一　むらやま ゆういち

東京慈恵会医科大学附属病院　脳血管内治療部
(電話) 0570-03-2222　東京都港区西新橋 3-19-18

未破裂脳動脈瘤、脳動静脈奇形、頸動脈狭窄症

●脳神経外科専門医

得意分野・診療案内

未破裂脳動脈瘤の脳血管内治療、外科治療に従事しています。手術のみならず経過観察も重視しており、紹介患者様の 2/3 は画像評価での経過観察を選択、破裂予測ＡＩの開発などで本当に手術すべきか経過観察を第一とすべきか慎重に判断しています。

診療ポリシー・患者さんへのメッセージ

手術が必要な患者様には 3D プリンターで実物大のモデルを作成し術前検討に生かしています。また最新のフローダイバーターや WEB という新しいデバイスを使った脳血管内治療ではコンピュータシミュレーションを事前に行い、最適の治療デバイスを事前に検討して治療を行うことにより、より精度の高い治療が可能です。

	東京慈恵会医科大学附属病院　脳血管内治療部 科全体の治療実績
治療実績	年間総治療数　300 件（2022 年）
	脳動脈瘤　200 件
	脳梗塞に対する血栓回収術　30 件
	頸動脈狭窄症　30 件
	脳動静脈奇形、硬膜動静脈瘻　30 件
業績等	脳動脈瘤治療用コイル Matrix2 の開発 世界初のシミュレーションソフトウエア付き脳動脈瘤ステントの開発 国内初の医療用脳卒中コミュニケーションアプリ JOIN の開発

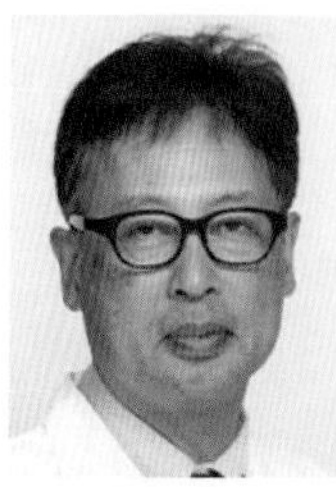

松丸 祐司　まつまる ゆうじ

筑波大学附属病院　脳神経外科　脳卒中科
（電話）029-853-7668　茨城県つくば市天久保 2-1-1

脳卒中、脳および脊髄の血管疾患、脳血管内治療、脳動脈瘤、脳および脊髄動静脈奇形、硬膜動静脈瘻

●脳神経外科専門医

診療内容・患者さんへのメッセージ

脳卒中科は、すべての脳卒中と、脳および脊髄の血管疾患を診ます。具体的には、脳梗塞、脳出血、くも膜下出血、一過性脳虚血発作、脳および頸部頸動脈狭窄症、脳動脈瘤、脳・脊髄動静脈奇形、硬膜動静脈瘻、もやもや病などです。
脳卒中を専門とする脳神経内科医と脳神経外科医の混成チームで、特にカテーテルを用いた血管内治療に力を入れています。茨城県では脳外科医が脳卒中を診ることが多いですが、脳卒中の予防と治療のほとんどはくすりによる内科治療で、高度な知識と技術が必要です。受診していただくには、基本的にはかかりつけ医からの診療情報提供書と外来の予約が必要です（予約センター－ 029-853-3570）。また急患はこの限りでは無く、24 時間 365 日受け付けます。県内唯一の特定機能病院であり、高度な設備と豊富な人材を活用し、先進的な医療を行っています。
また筑波大学は教育・研究機関でもあり、診療をとおし医学生をはじめ医療者の教育や、よりよい治療法を見つけるための臨床研究も行っています。

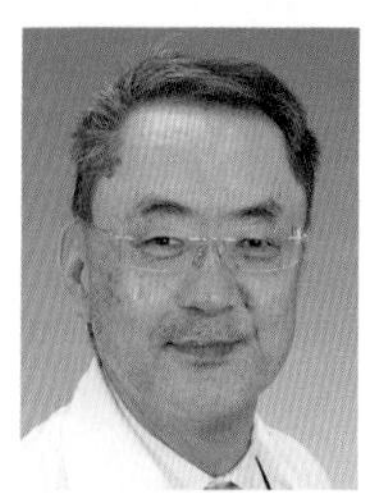

大石 英則　おおいし ひでのり

順天堂大学医学部附属順天堂医院　脳神経外科
（電話）03-3813-3111　東京都文京区本郷 3-1-3

脳卒中、クモ膜下出血、脳動脈瘤、脳梗塞、動脈硬化症、頚動脈狭窄症、脳動脈狭窄症、脳脊髄の動静脈奇形、頭痛、眩暈

●脳神経外科専門医

診療内容・患者さんへのメッセージ

主に脳血管の病気を治療します。特にカテーテルを用いて血管を通じて行う脳血管内手術が専門です。この手術法は切開手術と違って体への負担が少なく治療効果も高いことが大きな特徴です。入院期間も短く退院後も直ぐに元の生活にもどれ早期復職も可能な上に輸血の必要もありません。個人として今までに年間約 350 件、7,000 件を超える脳血管内手術（動脈瘤 約 4,700 件、頚動脈狭窄症 約 980 件、動静脈奇形 約 240 件、硬膜動静脈瘻 約 530 件、その他）を行ってきました。とりわけ未破裂脳動脈瘤に対する血管内手術に積極的に取り組んでおり、その最新治療法であるフローダイバータ留置術は 500 件以上と治療件数は国内随一です。しかし、私は手術ありきでなく経過観察も重要な治療法と考えています。多くの未破裂脳動脈瘤は自覚症状がなく手術と経過観察、どちらの方が良いのか専門家でも迷う患者さんが沢山いらっしゃいます。なぜ手術が必要なのか、逆になぜ経過観察の方が良いのかをなるべく分かりやすく説明し、患者さん一人ひとりにとってベストな治療法を提供できるよういつも心掛けて診療しています。

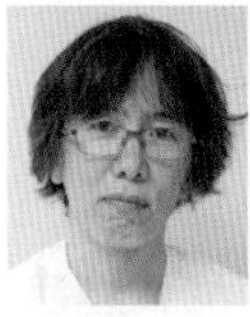

廣畑 優 ひろはた まさる

久留米大学病院 脳神経外科
（電話）0942-35-3311
福岡県久留米市旭町 67
●脳神経外科専門医

診療内容

脳脊髄血管障害、特に血管内治療

脳卒中や神経外傷などの救急医療は、当院の高度救命センターと連携し、24 時間体制で診療に当たっています。また脳腫瘍、脊椎脊髄疾患、てんかん、不随意運動、先天性異常、末梢神経障害の診療及び治療を行っています。脳血管障害の脳血管内治療は全国でも高い症例数と成績を残しています。頭蓋底脳腫瘍では関連各科とチーム医療で臨み、ナビゲーションや内視鏡などの高度最先端機器も充実しています。悪性脳腫瘍では機能温存を目指し、化学・放射線・免疫療法などの先端医療も取り入れています。水頭症などの神経内視鏡手術も高い症例数を誇っています。近年では急性期のみならず慢性期脳脊髄機能障害に対して高次脳機能障害のリハビリ治療およびボツリヌス毒素注入療法、脊髄硬膜外電気刺激およびバクロフェン髄腔内投与などの先端医療も行っています。

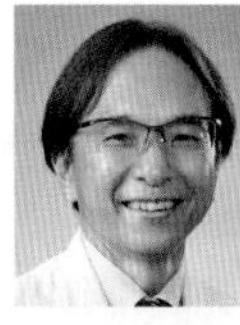

杉生 憲志 すぎう けんじ

岡山大学病院 脳神経外科
（電話）086-223-7151
岡山県岡山市北区鹿田町 2-5-1
●脳神経外科専門医

診療内容

脳動脈瘤、脳脊髄動静脈奇形、脳脊髄硬膜動静脈瘻、脳梗塞、頚動脈狭窄症、顔面・頭頚部の血管奇形

脳神経外科の中でも脳卒中（脳血管障害）、特に血管内治療（「切らずに治す」カテーテル手術）を得意としています。3 年間のスイス･ジュネーブ大学での研鑽後、2000 年から岡山大学脳血管内治療チームのチーフとして 20 年以上に渡り毎年 200-220（岡大内 120-140、他は出張手術）件の血管内治療を行っています。世界のトップで学んできた技術と経験を地元岡山の地域医療に還元し貢献することが、使命と考えています。日本脳神経血管内治療学会の指導医として岡山大学とその多数の関連病院にて治療・技術指導にあたっています。
最新かつ安全な治療を自ら行うのみならず、学会の理事として全国への普及に努めています。
2008 年よりサッカー J リーグ・ファジアーノ岡山のチームドクターを務めています

未破裂脳動脈瘤なら新しい治療法が選べるかも

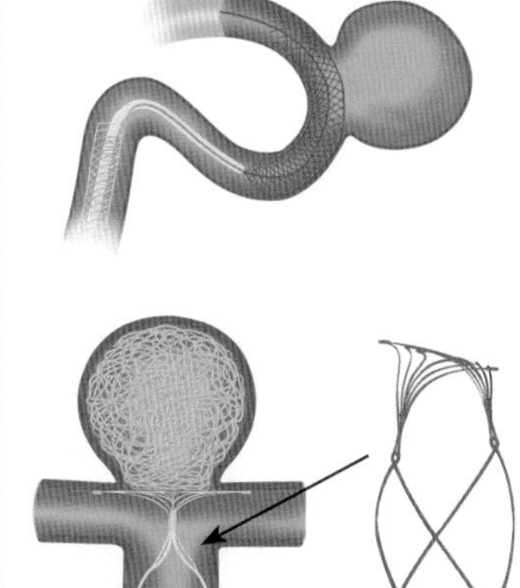

脳動脈瘤は、未破裂のうちなら治療法を検討できます。脳動脈瘤がある場所、大きさ、形によって、開頭手術が良いか、開頭しない血管内治療がよいか、ケースバイケースです。

フローダイバーター（左上）は、目の細かいメッシュの筒を、カテーテルで動脈瘤のある血管に入れて治療します。また、新しい機器として、パルスライダー（左下）では、治療後の内服薬が早く減量・中止できる可能性があります。

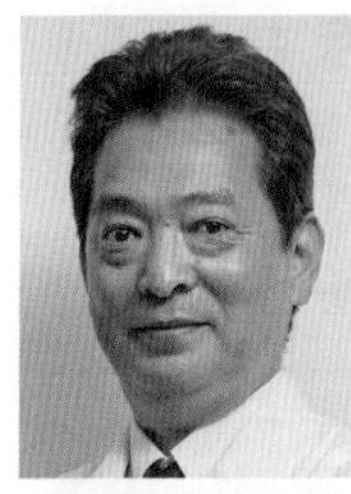

栗田 浩樹　くりた ひろき

埼玉医科大学国際医療センター　脳卒中外科
（電話）042-984-4111　埼玉県日高市山根 1397-1

未破裂脳動脈瘤、脳動静脈奇形、もやもや病、脳梗塞・内頚動脈閉塞症、頚部内頚動脈狭窄症、くも膜下出血、脳出血、慢性硬膜下血腫

●脳神経外科専門医

診療内容・患者さんへのメッセージ

脳血管障害の外科治療を専門にしています。特に未破裂脳動脈瘤（年間 100 例、通算 2,000 例以上）の手術が多く、巨大脳動脈瘤など、高難度の動脈瘤の患者さんのご紹介を全国から受けています。通常の大きさの動脈瘤手術の恒久的後遺症率は３％未満です。また、ライフワークにしている脳動静脈奇形（AVM）も全国一の手術数があります（年間 20 例、通算 300 例以上）。もやもや病や脳梗塞に対するバイパス術（年間 30-40 例、通算 400 例以上）も安全に施行しています。
最近は従来の大きな開頭による顕微鏡手術に替わり、ほぼすべての症例で、小開頭による内視鏡・外視鏡を用いており、低侵襲化を実現しています。また、脳卒中急性期の患者さんに対しては 24 時間 365 日、専門医が緊急手術に即応できる体制を整えており、全国の大学及び外国からも手術研修希望の脳外科医を受け入れています。脳の血管の病気と診断されましたら、いつでもいらして下さい。最適な治療方針をその場でご説明させて頂きます。一緒に病気と闘って参りましょう。

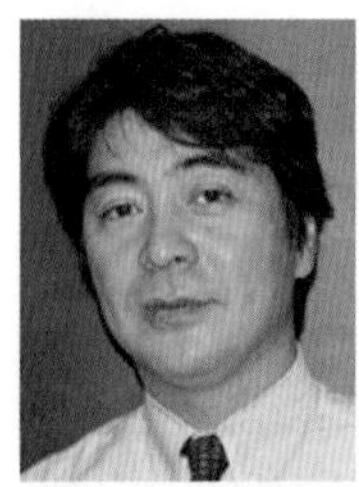

木内 博之　きのうち ひろゆき

山梨大学医学部附属病院　脳神経外科
（電話）055-273-1111　山梨県中央市下河東 1110

脳血管障害、頭蓋底外科、脳循環代謝、神経内視鏡手術

●脳神経外科専門医

診療内容・患者さんへのメッセージ

脳神経外科の対象疾患は多岐にわたり、悪性・良性脳腫瘍、脳血管障害（脳卒中）、脊椎・脊髄疾患、頭部外傷、てんかん、三叉神経痛などの機能的神経疾患、神経奇形などの小児脳神経疾患、末梢神経疾患などがあります。当科では、手術用顕微鏡や神経内視鏡による外科治療から低侵襲治療である血管内治療や定位放射線治療、さらには化学療法などの内科的治療まで幅広い手段を駆使し、関連他科との協力のもと、神経科学に立脚したエビデンスに基づいた治療を行っております。
当院には、開頭手術と脳血管内治療が同時に行えるハイブリッド手術室や手術中に MRI を撮影できる高磁場術中 MRI 装置が設置されており、最先端的高難度治療を安全且つ確実に行うことが可能となっております。
最高の医療を提供するためには、既存の治療では解決できない問題を克服していくことも大学に課せられた重要な任務であります。当科では、治療法の開発ならびに治療予後の改善に向けて、基礎医学と臨床医学の双方の観点から研究を行っています。

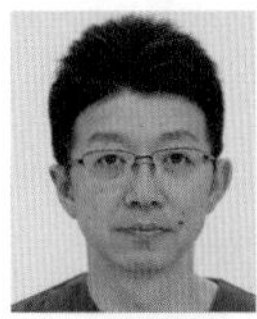

瀧澤 克己 たきざわ かつみ

旭川赤十字病院 脳神経外科
（電話）0166-22-8111
北海道旭川市曙1条1-1-1
●脳神経外科専門医

診療内容

脳血管障害、動脈瘤、脳動静脈奇形、頸動脈狭窄症、モヤモヤ病、頭蓋底腫瘍、髄膜腫、聴神経腫瘍

脳血管障害、頭蓋底腫瘍の外科治療を中心に、治療困難例に対しても多くの治療実績があり、海外（ベトナム、ウズベキスタン、ロシア、インド、等）からも多くの診療依頼を受けています（現在まで15か国、約180件）。
術前の相談から術後のフォローも含め患者さんの満足度が高い医療を提供します。セカンドオピニオンも受け付けていますし、まずはご相談ください。経過観察という選択肢も含めた最善の方針を一緒に考えていきます。
2022年度執刀数は、自施設220例（破裂動脈瘤50例、未破裂動脈瘤50例、脳腫瘍39例、バイパス16例、内膜剥離術5例、その他65例）、国内他施設57例（動脈瘤44例、バイパス4例、内膜剥離術5例、脳腫瘍2例）、国外他施設8例（脳腫瘍6例、バイパス2例）。

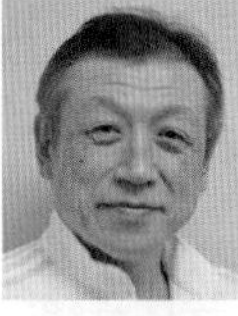

入江 伸介 いりえ しんすけ

札幌孝仁会記念病院 脳神経外科
（電話）011-665-0020
北海道札幌市西区宮の沢2条1-16-1
●脳神経外科専門医

診療内容

脳卒中、脳腫瘍

当脳神経外科では、脳卒中に対して、質が高く最先端の急性期治療を24時間提供することで、地域住民の方々の救急医療に貢献し、脳卒中後遺症の軽減、早期の社会復帰を目指した医療を提供していきます。また神の手と称される福島孝徳先生をお迎えし困難な症例に対しても高度な手術を提供してゆきます。最先端の脳血管造影装置を用い、熟達した術者による脳血管内治療と、最高の技術を持った脳神経外科医による、キーホール手術に代表される低侵襲手術、頭蓋底手術の双方を高度なレベルで実施する事が可能なため、患者様の立場に立った最良の医療を提供する事ができます。脳腫瘍に関しては、手術治療、化学療法、最先端放射線治療を用いた高度な集学的治療を一施設で完結し実施することが可能で、患者様の生活の質を高めながら治療可能な医療を提供していきます。

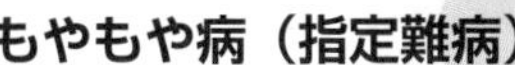

もやもや病（指定難病）

“もやもや病”は脳の血管に生じる病気です。内頚動脈という太い脳血管の終末部が細くなり、脳の血液不足が起こりやすくなります。このため、一時的な手足の麻痺、言語障害を起こすことがしばしば見られます。血流不足を補うために拡張した脳内の血管、もやもや血管が脳底部や脳室周囲などに見られることが特徴です。脳卒中の予防のためには手術治療が効果的です。これは原因となっている内頚動脈の閉塞を直接治すものではなく、新たに血流の供給をするようなバイパス経路を作成するものです。

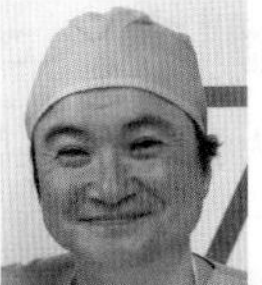

黒田 敏 くろだ さとし

富山大学附属病院 脳神経外科
（電話）076-434-2315
富山県富山市杉谷2630
●脳神経外科専門医

診療内容

脳血管外科治療、脳循環代謝、脳虚血の病態解析、小児神経外科、脳腫瘍、脊髄疾患

当脳神経外科は脳、脊髄、末梢神経に関連する疾患を中心に診療を行っております。外科治療、血管内治療は当然のことながら、様々な疾患に対する保存的治療に神経内科と連携し精力的に取り組んでおります。脳卒中、無症候性疾患（頸動脈狭窄症、未破裂脳動脈瘤）、もやもや病などの脳血管疾患、悪性脳腫瘍、髄膜腫、下垂体腫瘍などの脳腫瘍、パーキンソン病、中枢性疼痛などの機能的疾患などが主たる診療対象です。私は富山市内および県内の施設における外科治療の支援にも積極的に取り組んでいます。
診断、治療、フォローアップなどの面で市内・県内の施設と密接な連携のもと、患者さんの生活の質の向上に邁進しています。
専門外来は、脳血管疾患外来、先天性脳疾患外来、脳腫瘍外来があります。

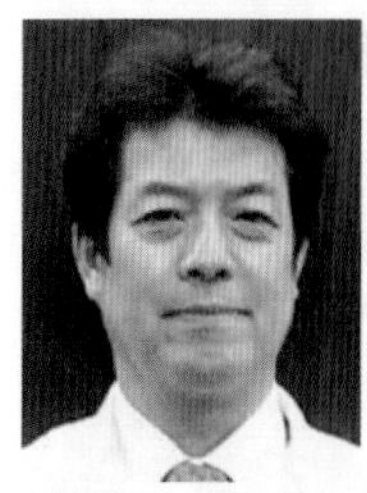

鰐渕 昌彦　わにぶち まさひこ

大阪医科薬科大学病院　脳神経外科・脳血管内治療科
（電話）072-683-1221　大阪府高槻市大学町 2-7

脳腫瘍、下垂体腫瘍、頭蓋底腫瘍、脳血管障害、顔面痙攣、三叉神経痛

●脳神経外科、内分泌代謝科専門医

診療内容・患者さんへのメッセージ

脳腫瘍とは頭蓋骨やその内側にできる頭部に発生する腫瘍の総称です。良性から悪性まで複数のタイプがあるため、治療方法も手術のみならず化学療法や放射線治療など多くの選択肢があります。当院では年間 100 例以上の脳腫瘍手術を行い、術後集学的治療を化学療法センターや放射線腫瘍科と協力して行っています。良性脳腫瘍では、開頭による腫瘍摘出術以外に、低侵襲な神経内視鏡手術、定位的放射線治療（X- ナイフ、サイバーナイフ）も行っています。下垂体腫瘍、頭蓋底腫瘍（間脳下垂体腫瘍）の治療においても、経鼻的アプローチが可能な神経内視鏡を導入しているため、低侵襲かつ最大限の摘出を目指しており、高い評価を得ています。当科の臨床指標（2021 年）は、手術総数 581 件、直達手術総数 413 件、脳腫瘍摘出術 112 件、経鼻的下垂体腫瘍摘出術 14 件、広範囲頭蓋底腫瘍切除・再建術 2 件、脳腫瘍生検術（開頭・定位）5 件、脊髄腫瘍摘出術 32 件、水頭症手術 86 件、脳血管内手術総数 168 件、未破裂脳動脈瘤 44 件、破裂脳動脈瘤 8 件、頚動脈ステント留置術 31 件、血栓回収療法 21 件、予定手術後 24 時間以内の再手術件数 0 件です。

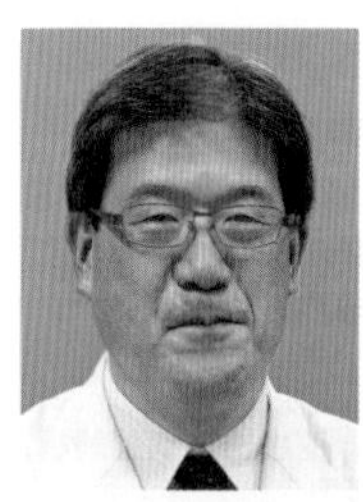

後藤 剛夫　ごとう たけお

大阪公立大学医学部附属病院　脳神経外科
（電話）06-6645-2121　大阪府大阪市阿倍野区旭町 1-5-7

髄膜腫、頭蓋咽頭腫、聴神経腫瘍、三叉神経鞘腫、頚静脈孔神経鞘腫、脊索腫、軟骨肉腫、下垂体腺腫、三叉神経痛、顔面痙攣、脳幹部海綿状血管腫　●脳神経外科専門医

診療内容・患者さんへのメッセージ

髄膜腫、頭蓋咽頭腫、聴神経腫瘍、下垂体腺腫、脊索腫、軟骨肉腫など脳深部に発生する手術困難腫瘍である頭蓋底腫瘍を主な治療対象としています。近年発達が目覚ましい内視鏡手術を積極的に取り入れた頭蓋底手術を行っています。内視鏡は術野の深いところでも明るく広い術野を提供できるため、症例によっては低侵襲に腫瘍が摘出できる良い方法です。一方すべての腫瘍に対して内視鏡手術が最良というわけではありません。術前画像を詳細に検討し、開頭頭蓋底手術と経鼻内視鏡手術、開頭内視鏡手術を症例ごとに適切に選択することでより安全、低侵襲な手術治療を行っています。私が行う頭蓋底手術は年間約 150 例で、その内、開頭頭蓋底手術は年間約 80 例、内視鏡下頭蓋底手術は年間約 70 例となっています。頭蓋底腫瘍は腫瘍切除度が患者の長期予後に大きく影響を与えるため、神経機能を温存した上での最大切除に努めています。もうひとつの得意分野が顔面痙攣、三叉神経痛に対する微小血管減圧術になりますが、頭蓋底手術の技術を応用した安全な手術治療を提供しています。

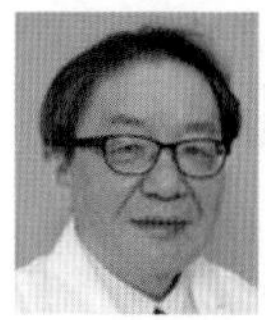

成田 善孝 なりた よしたか

国立がん研究センター中央病院
（電話）03-3542-2511
東京都中央区築地 5-1-1
●脳神経外科専門医医

診療内容

グリオーマをはじめとする悪性脳腫瘍

当脳脊髄腫瘍科では、他院で悪性脳腫瘍と診断された患者さんは、紹介状（宛名不要）と画像検査の結果（フィルム・CD など）があればいつでも受診可能です。どうしても急ぐ場合は、画像検査の結果だけでもかまいません。少しでもお待たせすることがないよう初診予約の方法をご覧ください。
また、神経膠腫（グリオーマ）と診断され、治療を希望される患者さんは、毎日 10 時から 15 時までに初診窓口を受診していただければ、予約なしで受診していただくことが可能です。
すでに他院で治療を受けていて、今の治療や今後の治療について、当科の医師の意見を聞いてみたい方は、セカンドオピニオン（がん相談対話外来）をお申し込みください。治療の内容によって当科で治療を受けることも可能です。

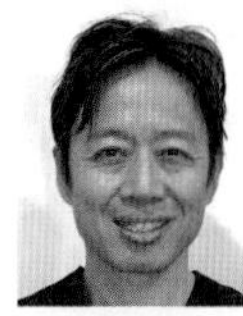

野中 洋一 のなか よういち

東海大学医学部付属病院 脳神経外科
（電話）0463-93-1121
神奈川県伊勢原市下糟屋 143
●脳神経外科専門医

診療内容

良性脳腫瘍 (髄膜腫、神経鞘腫、海綿状血管腫、類上皮腫等)、頭蓋底腫瘍、頭蓋頚椎移行部腫瘍、眼窩内腫瘍、三叉神経痛、片側顔面痙攣、舌咽神経痛など

『自分の技術で誰かの役に立ちたい、いい手術で患者さんを救いたい』これが、私が外科医を目指した理由です。一流の術者になるためには長い時間と多くの経験、確固たる信念、そしてよき『師』の存在が必要と考えます。私は恵まれたことに、多くの学びの場とよき『師』に出会うことができました。2007 年に渡米し Duke 大学にて福島孝徳教授のもと、最高峰の『頭蓋底手術』を目の当たりにし、5 年間にわたって一流のトレーニングを受けてきました。多彩な技術や手術哲学を学び、帰国後も多くの困難な頭蓋底手術にたずさわっております。患者さんに『最善かつ最高の医療』を提供することが私の使命と考えております。新百合ヶ丘総合病院（044-322-9991）でも受診可能です。

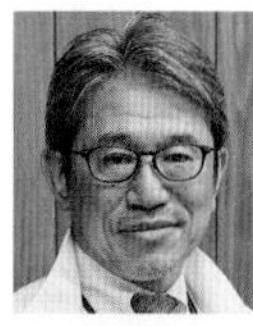

丸山 隆志 まるやま たかし

宇都宮脳脊髄センター シンフォニー病院
（電話）028-680-5111
栃木県宇都宮市宮みらい 1-35
●脳神経外科専門医

診療内容

成人脳腫瘍（グリオーマ、がん脳転移、髄膜腫、聴神経腫瘍、血管性腫瘍など)、高次脳機能障害など

脳腫瘍治療は、手術、放射線治療、化学療法、免疫療法を組み合わせた総合的な判断と経験が求められます。脳腫瘍チーム執刀医として 20 余年、2,000 例を超える執刀と、数々の臨床試験を行ってきました。特に機能モニターや覚醒下手術を駆使し、島回、視床、運動野、言語野などの高難易度手術を得意とします。最良な手術は、放射線や化学療法の効果をさらに高めます。国内初となる定位放射線装置 ZAP-X を導入、治療成績の向上を目指し、手術と放射線治療、化学療法との組み合わせや、症例によっては切らない治療も可能な最新の治療環境を整えました。多種にわたるがん治療の経験をもとに、治療相談、高次脳機能障害をもつ患者会への支援活動を行い、その方の生き方に寄り添った総合的な脳腫瘍治療を実践しています。

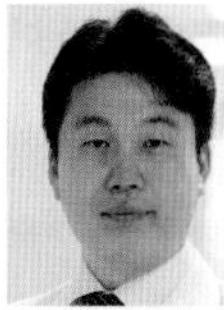

武笠 晃丈 むかさ あきたけ

熊本大学病院 脳神経外科
（電話）096-344-2111
熊本県熊本市中央区本荘 1-1-1
●脳神経外科専門医

診療内容

脳腫瘍（良性脳腫瘍・悪性脳腫瘍)、脳血管障害、遺伝子診断と治療

当脳神経外科の特徴は、慢性および突然の頭痛、嘔気、嘔吐、意識障害、性格変化、視力視野障害、聴力低下、けいれん発作、痴呆、耳鳴り、めまい、四肢の麻痺、四肢のしびれ感、手・足のふるえ、歩行障害、パーキンソン病の症状、排尿排便障害、片側顔面のピクツキ、顔面の発作性の激痛などの症状を有する疾患および生下時や小児の脳脊髄の奇形・発達異常についての診断・治療を行っています。
私の生まれは東京ですが、母の郷里は九州の内陸の小さな町であることから、幼少時よりこの地を訪れる機会が度々ありました。
そのようにして長い間、第二の故郷として思い続けておりました九州地方の多くの皆様のために、貢献できる機会を得られましたことを大変に嬉しく思っております。

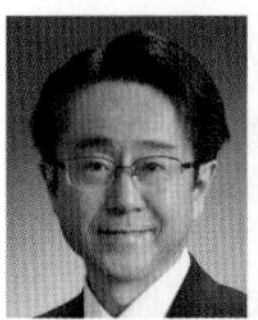

西岡 宏 にしおか ひろし

虎の門病院 間脳下垂体外科
（電話）03-3588-1111
東京都港区虎ノ門 2-2-2
●脳神経外科、内分泌代謝専門医

診療内容

下垂体腫瘍（先端巨大症、クッシング病、TSH 産生腫瘍、非機能性腫瘍）、間脳下垂体病変など

私は 1990 年の海外留学以降、「間脳下垂体疾患の診療」をライフワークに位置づけこれまで研鑽を積んできました。専門とする経鼻下垂体手術の執刀数は 2,000 例を超え、最近は年間 100 例前後ですが大型浸潤性腫瘍などの難治症例、再手術症例、小児症例（主に頭蓋咽頭腫）などが多いことが特徴です。また従来開頭術が必要だった頭蓋底腫瘍に対しても積極的に経鼻内視鏡頭蓋底手術を行っています。脳外科医ですが外科治療だけでなく間脳下垂体疾患全般の診断から内科治療含めた幅広い診療を行っています。虎の門病院は間脳下垂体疾患のハイボリュームセンターであり、内分泌内科・小児科・病理などの関連各科と密に連携し（内分泌センター）、各患者様にもっとも適切なテーラーメイド治療の提供に努めています。

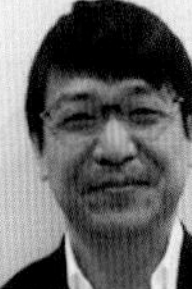

平 孝臣 たいら たかおみ

三愛病院 機能的脳神経外科
（電話）048-866-1717
埼玉県さいたま市桜区田島 4-35-17
●脳神経外科専門医

診療内容

機能的脳神経外科、難治性疼痛・痙縮（けいしゅく）・ジストニアなどの不随意運動の手術治療

難治性疼痛・痙縮・ジストニアなどの不随意運動の手術治療を専門としており、多数の手術を手掛け、海外でも多くの手術経験があります。ジストニアは、脳（主に大脳基底核）や神経系統の何らかの障害により、持続的または不随意的に筋肉が収縮したり固くなったりする難治性の疾患です。持続的または不随意的に筋肉が収縮したり固くなったりすることをジストニア運動といい、ジストニア運動を伴う疾患をジストニアと呼んでいます。筋肉が自分の意思通りに動かなくなり、異常な動作や姿勢になります。重度の場合は継続的に、軽度の場合でも平常な装いを強いるほど肉体的に大変つらい状態となり、それにより精神的苦痛も伴います。
国際学会の会長・役員を務め、200 回近い国際学会での発表・講演を行っています。

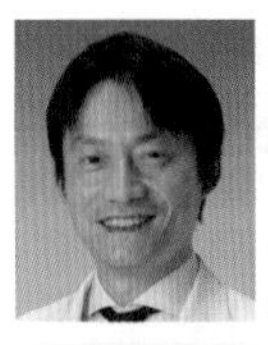

阿久津 博義 あくつ ひろよし

独協医科大学病院 脳神経外科
（電話）0282-86-1111
栃木県下都賀郡壬生町大字北小林 880
●脳神経外科専門医

診療内容

脳腫瘍（特に頭蓋底腫瘍、髄膜腫、下垂体腺腫、ラトケのう胞、頭蓋咽頭腫、神経鞘腫、脊索腫など）

脳腫瘍の中でも頭蓋底腫瘍に対する低侵襲治療として、経鼻内視鏡手術や頭蓋底外科手術を専門にしています。特に耳鼻科と合同での経鼻内視鏡手術を最も得意としており、今までに約 900 件の経験があります。現在年間約 60 件の経鼻内視鏡手術を行い、下垂体腺腫をはじめ、前述の様々な頭蓋底腫瘍にたいしてこの方法を積極的に使用しています。頭蓋底腫瘍を開頭せずに経鼻的に治療できることは、患者さんの負担を軽減するということで意義が大きいですので、もし手術方法に悩まれる例があればご相談ください。そのほか、開頭での脳腫瘍の手術も約 400 件の手術経験があり、特に頭蓋底外科手術を得意としています。私自身が経鼻と開頭両方の手技を適切に使い分けることで低侵襲性と安全性の両方を担保できることが強みです。

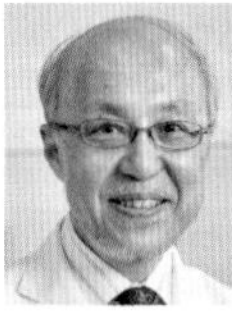

中里 信和 なかさと のぶかず

東北大学病院 てんかん科
（電話）022-717-7000
宮城県仙台市青葉区星陵町 1-1
●脳神経外科専門医

診療内容

てんかん

当科では、詳しい病歴聴取を重視します。また、オンライン診療アプリ「クリニクス」によるセカンドオピニオンも実施しています。外来で実施できる脳波や MRI などの検査に加えて、必要な患者さんには約 2 週間の入院をしていただき、脳波とビデオで長時間観察しながら、発作そのものをとらえて診断の精度を上げることも可能です。てんかんとして診療されていた患者さんが、実は全く別の疾患だったと判明することもあります。また、てんかん発作とそれ以外の発作が混在していることが判明し、正しい治療に結びついた事例も少なくありません。てんかんと診断された場合でも、発作のタイプや病気のタイプが正しく判明すれば、より適切な薬剤を選択することが可能になり、薬で発作が消失しない方の一部には、手術で治療する道が開けてくる場合もあります。

歴史ある「クリッピング術」

「クリッピング術」は、脳動脈瘤の標準的治療法とされており、長い歴史があります。これは開頭手術であり「切る治療法」です。ですから傷跡が残りますし、手術直後は痛みもあります。しかし、脳動脈瘤の形や場所によってはこの治療の方が安全であり、後遺症が残る確率が低くなるといわれています。特に血管の分かれ目にあってネックの広い動脈瘤や、動脈瘤から枝が出ているようなケースではこの治療の方が安全性が高いことが多いとされています。

『安心の脳動脈瘤治療 ー手術をしないカテーテル治療の最前線ー』桜の花出版

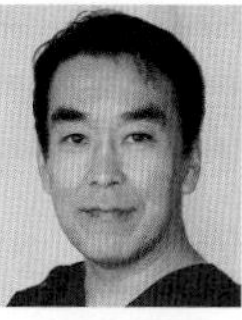

辛 正廣 しんまさひろ

帝京大学医学部附属病院 脳神経外科
（電話）03-3964-1211
東京都板橋区加賀 2-11-1
●脳神経外科専門医

診療内容

間脳下垂体腫瘍（下垂体腫瘍、頭蓋咽頭腫）、頭蓋底腫瘍（髄膜腫、脊索腫、神経鞘腫）、小児脳神経疾患全般

下垂体腺腫、頭蓋咽頭腫、髄膜腫や神経鞘腫などの頭蓋底腫瘍に対し、神経内視鏡を駆使した手術を行っています。目立たない小さな切開や鼻腔を経由しての手術が可能で、治療効果のみならず、術後の審美性や、患者さんの早期回復にも配慮した治療を行っています。現在までに1,000 例以上の頭蓋底腫瘍に対する手術の経験があり、特に脊索腫や軟骨肉腫を含め、難治性頭蓋底疾患については、国内でも有数の治療経験を有しています。体の負担を最小限に抑え、最大限の効果を得る、低侵襲手術の開発に、日夜、尽力しています。脳腫瘍のみならず、脳卒中の診療でも、内視鏡手術や脳血管内治療を中心とした、安全で効果の高い治療法を積極的に推進しています。

長年活躍し多大な功績がある名医

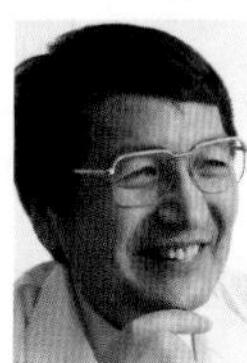

佐野 公俊 さのひろとし 総合新川橋病院 脳神経外科

●脳神経外科専門医（電話）044-222-2111 川崎市川崎区新川通 1-15

脳動脈瘤治療のクリッピング手術における世界的権威。2000 ～ 2001 年、ギネスブックに開頭クリッピング手術実績数世界一として認定される。

長年活躍し多大な功績がある名医

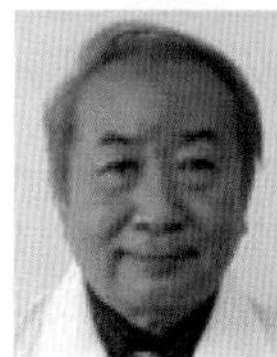

上山 博康 かみやまひろやす 札幌禎心会病院 脳神経外科

●脳神経外科専門医（電話）011-712-1131 札幌市東区北 33 条東 1-3-1

2012 年 4 月から「上山博康脳神経外科塾」を主宰し、後進の育成に取り組む。上山医師の技術は「匠（たくみ）の手」と称され、手術器具も自ら開発。

長年活躍し多大な功績がある名医

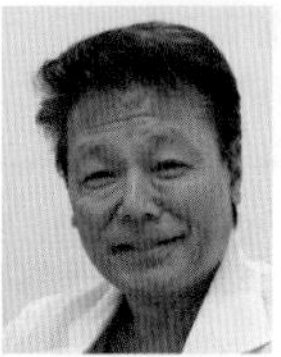

福島 孝徳 ふくしま たかのり　総合東京病院 ほか 全国関連病院

●脳神経外科専門医（電話）0570-00-3387　東京都中野区江古田 3-15-2

米国デューク大学 脳神経外科 教授　「手術一発完治」がモットー

福島孝徳医師は、脳神経外科医として歩み始めた 1970 年代より臨床の現場にこだわり、独自の視点から低侵襲・最新の手術を手技を考案し、驚異的なペースで手術を行ってきた。いかに患者に負担をかけずに、合併症のないきれいな手術による一発全治をはたすかが、福島孝徳医師の一貫した医療に対する姿勢である。48 歳のとき、渡米。米国でも臨床の現場にこだわり続け、30 数年間にわたり毎年 600 人以上（米国：250 人、日本：300 人、ヨーロッパ／南米ほか：50 人）もの手術を行い、患者の命を救っている。生涯 24,000 例を超える手術を行い、今なお手術中心の生活を続けている。その多くは他の医師によって手術困難とされたり、過去に行われた手術で完治できなった患者がセカンドオピニオンを求めてきたものである。手術手技「鍵穴手術（キーホールオペレーション）」は、福島孝徳医師が開発したものである。頭部に 10 セント硬貨ほどの小さな穴をあけ、顕微鏡を使って患部を切除・縫合する。この技術により、通常の開頭手術に比して大幅に患者の負担が軽減され、世界中の患者から絶大な支持を受けており、世界一の医療水準を誇るアメリカの医療関係者からも賞賛されている。

有益情報

ランキング医師の病院は遠くて行けないという患者さんのための、北海道、東北、四国、九州を中心とする準名医情報です。ランキングとは別です。ご参考になさってください。

地域	医師	病院・住所	資格
北海道	**大里 俊明** おおさと としあき （電話）011-231-8555	**中村記念病院 脳神経外科** 北海道札幌市中央区南 1 条西 14-291-190	●脳神経外科専門医
その他	**新見 康成** にいみ やすなり （電話）03-3541-5151	**聖路加国際病院 神経血管内治療科** 東京都中央区明石町 9-1	●脳神経外科専門医

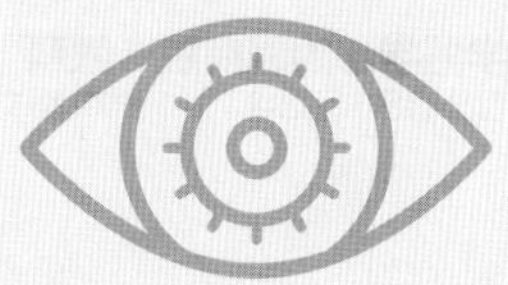

眼科

iPS 細胞を使った視細胞移植

現在、中高年の失明原因の 1 位は緑内障、2 位は糖尿病網膜症、3 位は網膜色素変性症、4 位は加齢黄班変性です。

網膜色素変性症は、視細胞が徐々に脱落して遂には失明にいたる病気でこれまで治療法がなかったのですが、網膜視細胞の再生医療が世界に先駆けて日本で始まりました。患者さんの網膜に iPS 細胞から作った視細胞を移植することに成功し、1 年後の 2022 年、安全性が確認されました。

その他の病気は、早期発見・早期治療で進行を遅らせ、失明を防ぐことができるようになってきました。

緑内障は視神経が障害されることで徐々に視野が欠けていく病気ですが、最近の緑内障の診断治療の進歩は目覚ましく、点眼薬で進行を遅らせることが重要です。

糖尿病網膜症は、糖尿病により網膜の血管が傷つき視力低下が現れる病気です。かなり進行するまで自覚症状がない場合もあります。

加齢黄斑変性は、網膜の中心にある黄斑が障害され、視力が低下する病気です。高齢化と生活の欧米化により近年著しく増加しています。

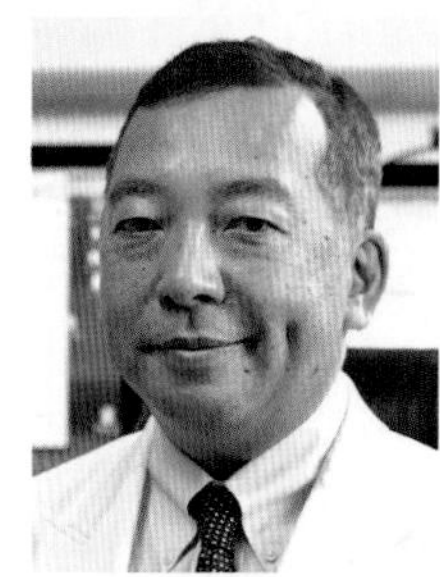

相原 一　あいはら まこと

東京大学医学部附属病院　眼科
（電話）03-3815-5411　東京都文京区本郷 7-3-1

緑内障

●眼科専門医

得意分野・診療案内

黄斑・網膜外来：加齢黄斑変性、網脈絡膜変性疾患、網膜色素変性症
糖尿病外来：レーザー治療、手術治療、薬物
神経外来：視神経疾患（特発性視神経炎、虚血性視神経炎等）、眼球運動障害（甲状腺ミオパチー、重症筋無力症、眼筋麻痺等）
緑内障外来：薬物、手術治療
斜視外来：診断、手術治療
ロービジョン外来：拡大鏡の紹介など
ぶどう膜・リンパ腫外来：前房水 PCR 検査
角膜外来：角膜移植、ドライアイ、円錐角膜、角膜変性症、角膜感染症、水疱性角膜症、難治性眼表面疾患など
網膜硝子体外科外来：網膜硝子体疾患、網膜剥離、水晶体関連疾患、眼内レンズ合併、未熟児網膜症
ドライアイ・眼瞼外来：診断、手術治療

診療ポリシー・患者さんへのメッセージ

私は幼少時から自然が大好きでただの虫採り少年でしたが、未だに海に山に世界中に出かけては、自然界と世界に対し広い視野を持って興味を広げて過ごしています。もちろん「みる」ことによって自分が成り立っているだけでなく、「みる」ことを通して得られたことから、多くの患者の「みる」機能を維持あるいは回復させる眼科の仕事に誇りを持っています。

	東京大学医学部附属病院　眼科の主な手術や処置の件数（2021 年度）	
手術・治療実績	白内障（眼内レンズ逢着含む）1,545 件	角結膜（涙点プラグ含む）229 件
	緑内障（白内障同時・インプラント含む）664 件	眼瞼・形成　224 件
	網膜硝子体（白内障同時・バックリング含む）388 件	斜視　81 件
	眼科レーザー（後発白内障・緑内障疾患・眼底疾患）760 件	涙道　1 件
	角膜移植　75 件	その他　12 件
業績	【著書】『緑内障（眼科診療ビジュアルラーニング）』（編集）、『ここが知りたい＆今さら聞けないに答える 眼科疾患診断・治療マニュアル』（編集）ほか関連書籍多数	

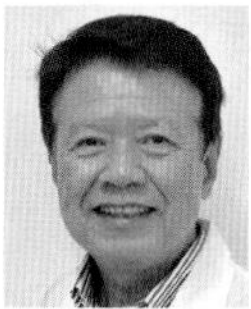

恵美 和幸 えみ かずゆき

大阪ろうさい病院　眼科
（電話）072-252-3561
大阪府堺市北区長曽根町 1179-3
●眼科専門医

診療内容

網膜硝子体、白内障

当科では白内障、網膜・硝子体疾患を中心に幅広く診療を行っております。手術日は月～金曜日のすべての曜日で行っており、年間の手術件数は 6,000 件を超え、質・量ともに西日本でも随一の規模です。
外来診察は一日に約 150 人ですが、初診の患者さまが約 20%を占めており、そのほとんどが手術を目的とした紹介の患者さまです。緊急性のある疾患（網膜剥離・眼外傷・急性緑内障発作など）に対しては、即日入院の上手術を行っています。
2014 年から最新の画像ファイリングシステム（PSC 社製 Claio）を導入し、患者さまひとり一人の検査データを一括に管理することで、病状の経過をより詳細に把握できるようになりました。

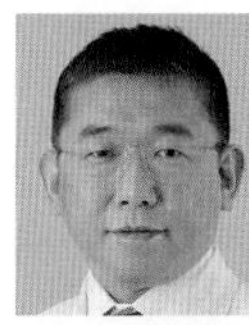

井上 真 いのうえ まこと

杏林大学医学部付属病院　眼科
（電話）0422-47-5511
東京都三鷹市新川 6-20-2
●眼科専門医

診療内容

網膜硝子体疾患（糖尿病網膜症、網膜剥離、先天網膜疾患など）、黄斑疾患、小切開硝子体手術

杏林アイセンターは網膜硝子体、角膜、白内障、緑内障、眼炎症、眼窩·腫瘍疾患、黄斑外来（加齢黄斑変性）、眼窩・涙道・腫瘍疾患、神経眼科小児眼科、ロービジョンケアに特に力を入れており、各専門外来を開設しています。同時に私達スタッフは診療、医師の教育訓練の面で一般眼科学の重要性を強く意識しており、あらゆる領域で第一線の知識と診断治療をご提供できるようにと心がけております。
また杏林大学病院の特徴の一つに救急医療がありますが、眼科救急患者の受け入れにおいても外来、手術室、病棟が三位一体となって緊密な連携を取ることが出来るアイセンター機能を活かし、迅速に対応を行っております。
杏林アイセンターでの網膜硝子体手術件数は国内有数の実績があります。

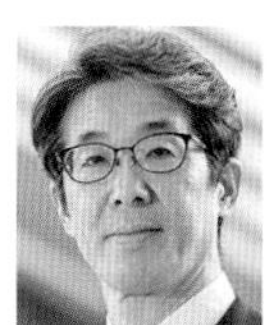

西田 幸二 にしだ こうじ

大阪大学医学部附属病院　眼科
（電話）06-6879-5111
大阪府吹田市山田丘 2-15
●眼科専門医

診療内容

角膜、角膜移植、再生医学、幹細胞生物学

眼表面の再建術は世界でも最先端のものであり、網膜の手術においても学会をリードする術者が診療に当たっております。手術件数については 2019 年度において、4,000 件を超える手術を行いました。具体的には、2,000 件を超える白内障手術を筆頭として、800 件を超える硝子体手術、約 400 件の緑内障手術、約 200 件の斜視手術を行い、さらに角膜移植手術は 100 件以上を数え、加えて眼形成手術、涙道手術などさまざまな手術を行っています。
当科は、再生医療の開発では日本ではトップランナーの一つであり、世界的な業績を残しています。また、国家プロジェクトとして iPS 細胞の眼疾患への応用を推進しています。さらに、人工視覚の研究、加齢黄斑変性の治療薬開発、新しい手術法の開発など、常に新しいアイデアで、先端医療の開発に取り組んでいます。

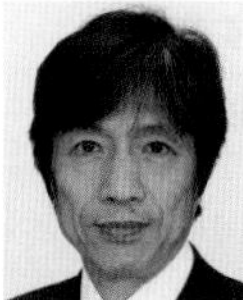

大鹿 哲郎 おおしか てつろう

筑波大学附属病院　眼科
（電話）029-853-7668
茨城県つくば市天久保 2-1-1
●眼科専門医

診療内容

白内障手術、角膜疾患、角膜移植、眼光学

先進医療等への取り組み ◇多焦点眼内レンズ：選定療養の枠組みで、3 焦点眼内レンズや連続焦点眼内レンズを積極的に取り入れています。保険診療においても、低加入度数分節眼内レンズや高次非球面眼内レンズを用いることによって広い焦点深度を得ることが可能です。◇ウイルスに起因する難治性の眼感染疾患に対する迅速診断（PCR 法）：対象は、豚脂様角膜後面沈着物もしくは眼圧上昇の症状を有する片眼性の前眼部疾患（ヘルペス性角膜内皮炎またはヘルペス性虹彩炎が疑われるもの）、または網膜に壊死性病巣を有する眼底疾患（急性網膜壊死、サイトメガロウイルス網膜炎または進行性網膜外層壊死が疑われるもの）。◇細菌または真菌に起因する難治性の眼感染疾患に対する迅速診断（PCR 法）：対象は前房蓄膿、前房フィブリン、硝子体混濁または網膜病変を有する眼内炎。

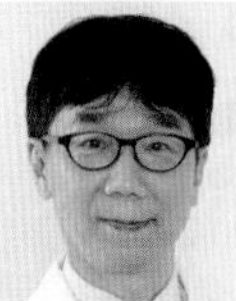

横井 則彦 よこいのりひこ

京都府立医科大学附属病院 眼科
（電話）075-251-5111
京都府京都市上京区 河原町通広小路上る梶井町 465 **●眼科専門医**

診療内容

ドライアイ、ドライアイ関連疾患（結膜弛緩症、上輪部角結膜炎、糸状角膜炎、lid-wiper epitheliopathy、マイボーム腺機能不全 など）

当外来では、世界に先駆けて日本で生まれた、ドライアイの最新の診断・治療理論［眼表面の層別診断（TFOD）/ 層別治療（TFOT）］に基づいて、個々の患者さんの眼に足りない成分を看破するとともにドライアイのタイプを正確に把握して、患者さんの重症度やご希望に合わせた治療を行っています。また、結膜弛緩症や上輪部角結膜炎といった結膜の病気に対しても、新しい手術方法を開発し、大きな成果を得ています。さらに、診療だけではなく、当外来では、積極的に臨床研究を行っており、眼の表面の異常を検出するための各種の検査法の開発に取り組むとともに、それらの検査法を駆使してドライアイの病態解明を進め、病態に基づく新しい治療法の開発にも取り組んでいます。

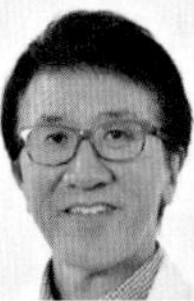

島﨑 潤 しまざきじゅん

赤坂島﨑眼科
（電話）03-3589-3518
東京都港区赤坂 5-4-8 8F
●眼科専門医

診療内容

角膜疾患・白内障

大学病院で 30 年以上にわたって自分の専門分野の患者さんを診察するかたわら、クリニックの診療で患者さんと向き合ってきました。2023 年 4 月からは、島﨑眼科院長として、これまで以上にクリニックでの診療に力を入れていきます。
お忙しい中、時間をさいて当院までお越しいただいた患者さんが、安心と納得とともにお帰りいただけるよう願っています。皆さんが抱いておられるいろいろな不安や疑問に対して、できる限り丁寧で分かりやすい説明を心がけています。一般眼科診療に幅広く対応できるよう、検査機器や治療機器を充実させております。緑内障検診に必要な視野検査も、常時行っております。白内障手術や角膜移植、緑内障手術、網膜硝子体手術、老眼矯正など、当院の医師が提携医療機関に出向いて行っております。

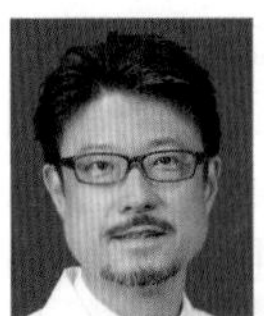

石田 晋 いしだすすむ

北海道大学病院 眼科
（電話）011-716-1161
北海道札幌市北区北 14 条西 5
●眼科専門医

診療内容

黄斑

当科では年間 2,000 件を超える手術を行っています。さまざまな眼疾患の病態を研究し、視力低下や失明を予防、治療することを目的として、患者さんが安心して最高の眼科診療を受けられるように、日夜努力を重ねております。診療分野は、網膜硝子体外来、ぶどう膜炎外来、角膜移植外来、眼アレルギー外来、緑内障外来、斜視・小児眼科外来、眼形成・眼窩外来、神経眼科外来、白内障外来など、多数の専門外来チームに分かれ各専門医の診療、臨床研究が行われています。疾患によって、新患日が異なります。（完全予約制・午前 8 時 30 分～午前 10 時 30 分まで）網膜疾患 月・木／ぶどう膜炎 月・火／アレルギー 月／眼腫瘍 月（毎週）・金（偶数週）／小児・斜視 火／緑内障 水／角膜疾患 水・金／眼形成疾患 木／涙道疾患 第 2 木曜（月 1 回）／神経疾患 金／それ以外の疾患は月～金

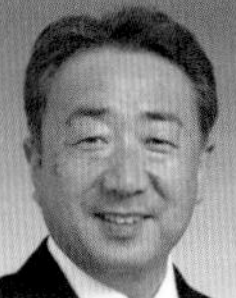

飯田 知弘 いいだともひろ

東京女子医科大学病院 眼科
（電話）03-3353-8111
東京都新宿区河田町 8-1
●眼科専門医

診療内容

黄斑疾患（加齢黄斑変性、黄斑円孔、黄斑前膜など）、網膜硝子体疾患（網膜剥離、糖尿病網膜症など）

加齢黄斑変性や糖尿病網膜症をはじめとする黄斑 / 網膜硝子体疾患を専門にしており、最先端の診断・治療を進めています。この分野の診療技術と研究内容は世界的に高く評価されており、海外の眼科医と共同研究を行うなど新たな診断技術や治療法の開発を進めています。長年にわたり黄斑 / 網膜硝子体疾患に対する薬物治療 / 手術治療を多数行っており、患者さんは全国各地、また海外からも多数受診されています。社会から失明を減らし、患者さんの生活の質の向上を目指して、患者さんひとりひとりに最適な医療を提供するために、日々の診療と先端医療の研究に取り組んでいます。また、眼科診療部長として眼科外来に黄斑疾患総合診療ケアユニットを構築して、患者さん視点で最適な治療を提供しています。

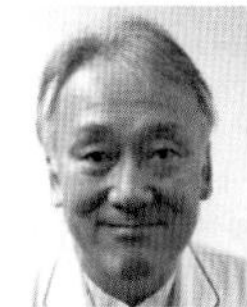

江口 秀一郎 えぐちしゅういちろう

江口眼科病院
（電話）0138-23-2272
北海道函館市末広町 7-13
●眼科専門医

診療内容

白内障、緑内障、網膜剥離、糖尿病網膜症、黄斑疾患、眼瞼下垂、眼瞼内反症、結膜弛緩症、翼状片、円錐角膜、角膜潰瘍と変性症、屈折矯正手術、斜視、ブドウ膜炎

白内障、特に難症例に対する手術加療、多焦点眼内レンズ手術、眼瞼下垂、翼状片等の外眼部手術、ICL を含めた屈折矯正手術が得意。外来診療は月～土。初診再来とも受付は午前7:30 分～午後4:30（月～金）、午前7:30 分～ 12 時（土）。江口院長は予約制。東京大学を始めとする多くの大学から専門医を招聘し、専門外来診療と手術加療を行う。あらゆる眼疾患に対し、常に先端医療を提供し続け、大都市のみならず、地方都市においても多くの患者様に可能な限り望ましい医療を提供し続け、地方の皆様が豊かな社会生活を送られることを間接的に支援したい。年間手術件数4,256 件。江口院長：白内障約 1,500 件、外眼部手術 200 件以上、網膜硝子体手術約 20 件、屈折矯正手術約 50 件、緑内障手術約 30 件

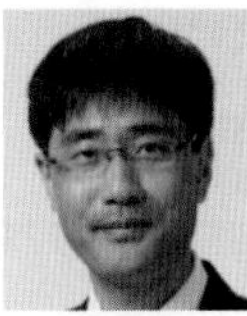

小林 顕 こばやしあきら

金沢大学附属病院 眼科
（電話）076-265-2000
石川県金沢市宝町 13-1
●眼科専門医

診療内容

角膜疾患の診断と治療

当科では、白内障手術はもとより、緑内障手術、網膜硝子体手術、角膜移植、斜視手術、眼瞼眼窩形成手術など、専門性の高い眼科関連の手術もほぼ網羅し、実施しています。
神経の障害が進行し失明にいたる緑内障は、40 才以上の 20 人に 1 人かかる有病率の高い病気であり、今後社会の高齢化に伴いますます増加すると考えられます。当科は、北陸地方の緑内障をはじめあらゆる眼科診療・治療の中核となっています。緑内障、網膜硝子体疾患、角膜疾患、ぶどう膜炎、神経疾患、斜視弱視、眼腫瘍など、ほとんど全ての眼科関連の専門分野において、国内外の新しい情報を取り入れ、より高度な医療の提供を目指しています。
初診の際には、かかりつけの先生の紹介状をご持参し、予約センターで予約をお取りくださるようお願いします。

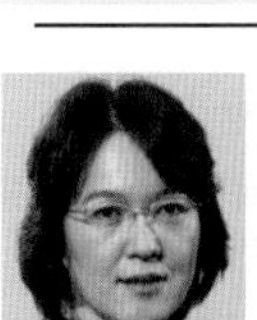

石田 恭子 いしだきょうこ

東邦大学医療センター 大橋病院
（電話）03-3468-1251
東京都目黒区大橋 2-22-36
●眼科専門医

診療内容

緑内障

網膜硝子体、緑内障や白内障をはじめ、さまざまな眼疾患に対応出来るようにしております。専門外来として網膜剥離などには網膜硝子体外来、緑内障外来、角膜外来などがあります。眼底の三次元画像解析を用いた画像診断に代表されるように、当科では最新機器を用いた診断にも力を入れています。近年では眼底の血流を測定する機器「レーザースペックルフローグラフィー」を導入し、診断のみならず最先端の研究にも取り組んでいます。当科での 2021 年度手術件数は、網膜硝子体疾患：硝子体手術 233 件、網膜復位術 22 件、緑内障：線維柱帯切除術 128 件、線維柱帯切開術 65 件、インプラント術 50 件、白内障：水晶体再建術 973 件、眼内レンズ縫着術 17 件、加齢黄斑変性、黄斑浮腫など：硝子体内注射（抗 VEGF 療法 780 件）、眼瞼下垂、眼瞼形成：14 件、涙道疾患：涙道手術 3 件。

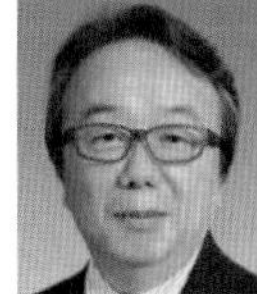

佐々木 洋 ささきひろし

金沢医科大学病院 眼科
（電話）076-286-3511
石川県河北郡内灘町大学 1-1
●眼科専門医

診療内容

白内障、ぶどう膜炎、網膜硝子体疾患

白内障は小児の白内障、併発白内障、難治性白内障を含め年間 1 千件以上の手術を行っております。白内障の診断には最新の診断機器を用い「見え方の質」を客観的に評価したうえで、個々の患者さんに最も適した眼内レンズを選択し、最良の視機能獲得を目指した治療を行っております。また、最近は糖尿病網膜症、網膜剥離、黄斑疾患などの網膜硝子体疾患の手術や緑内障に対するレーザー手術、観血的手術も増加しております。さらに、高齢者で増加している眼瞼下垂や結膜弛緩症、鼻涙管閉塞症、小児の斜視に対する手術も専門医が多数手がけており良好な成績を収めております。
近年、眼科検査を担当する視能訓練士を 13 名に増員し、検査のための待ち時間は従来よりかなり短縮できるようになりました。

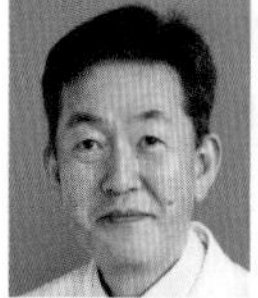

福地 健郎 ふくちたけお

新潟大学医歯学総合病院 眼科
（電話）025-223-6161
新潟県新潟市中央区旭町通一番町 754
●眼科専門医

診療内容

緑内障

当科は日本国内において最も古くから“緑内障”を専門としてきた大学眼科施設の一つです。県内・県外を問わずたくさんの患者さんをご紹介いただき、診療にあたっています。緑内障は視野が欠ける病気で、視野を守るために眼圧（眼の内圧、固さのこと）を下げることが重要です。最新の検査機器を用いて、現在の状態や進行の程度を評価し、治療を行います。当科では長年の緑内障に関する研究成果に基づいて、いわゆる個別化治療、つまり患者さん毎に独自の治療目標を設定し、点眼治療・手術治療などの計画を立案し提案しています。現在、日本国内で認められているあらゆる緑内障手術を行うことができます。一方、眼圧が急上昇し、放置すると短期間で失明に至る可能性のある急性緑内障など、緊急性の高い症例の治療、手術にも対応しています。

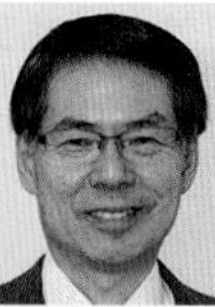

稲村 幹夫 いなむらみきお

稲村眼科クリニック
（電話）045-263-1771
神奈川県横浜市中区伊勢佐木町 5-125
●眼科専門医

診療内容

白内障手術・網膜硝子体疾患

当院は 1997 年開業の白内障手術専門施設です。現在では年間 2,000 例の白内障手術および 400 例の緑内障手術を行っております。最新の設備を備え院長は白内障手術では豊富な経験をもち、多焦点眼内レンズも積極的に扱っております。2018 年からは元保土谷中央病院医長の小林聡医師が加わり多彩な手術が可能となりました。小林聡先生は日帰り緑内障手術のスペシャリストです。最新の白内障・緑内障同時手術を中心に網膜硝子体手術も扱うようになりました。2020 年から紹介制、完全予約制になりました。手術目的の紹介状をお持ちいただければと思います。
翌日の通院が困難な方には近くのホテルをご紹介しておりますが、入院手術ご希望の患者さんには信頼できる入院可能な施設をご紹介いたします。

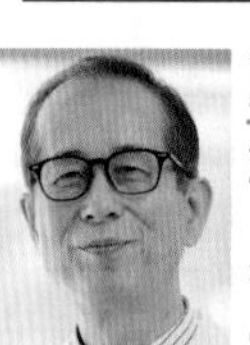

藤田 善史 ふじたよしふみ

藤田眼科
（電話）088-656-1010
徳島県徳島市佐古六番町 6-27
●眼科専門医

診療内容

白内障手術

当院では、最新の医療機器を導入し、白内障、網膜硝子体、緑内障、眼瞼、涙道、翼状片などの手術治療をすべて日帰りで行っています。常勤医師は 5 名、非常勤医師 2 名で、情報共有を行いながら、患者様の眼疾患に真摯に対応しています。2021 年の総手術件数は 4,043 件で、内訳は白内障手術 2,892 件、網膜硝子体手術 662 件、緑内障手術 23 件、眼瞼手術 170 件、涙道手術 61 件などとなっています。白内障手術の半数を執刀しており、術後の眼鏡装用が少なくてすむ多焦点眼内レンズの件数は 297 件でした。また、全白内障手術の 45%は、乱視矯正のできるトーリック眼内レンズを使用しています。手術が難しいと言われた方、緑内障や網膜疾患などを合併されている方、手術を迷われている方には、わかりやすい説明と納得できる治療法を提供いたします。

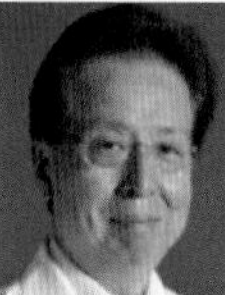

山上 聡 やまがみさとる

日本大学医学部附属板橋病院 眼科
（電話）03-3972-8111
東京都板橋区大谷口上町 30-1
●眼科専門医

診療内容

角膜移植術、白内障手術、角膜再生医療

新患の方は、当日の新患担当医師が診察した後に、より専門的な治療が必要な患者さんには、専門外来の予約をおとりしております。
「角膜外来」では、アイ・バンクと連携しており、全国の医療機関から角膜移植希望者が多数紹介され、年間 100 例程度の角膜移植を行っています。また、年間に約 200 眼の提供がありますので他の医療機関への角膜再提供も行っています。
令和 3 年度の診療実績は、手術件数 2,137 件、角膜移植術 98 件、白内障手術 1,066 件（硝子体手術・角膜移植・濾過手術などとの併施手術は含まず）、網膜硝子体手術 653 件、緑内障濾過手術 78 件、涙道手術 98 件、眼瞼下垂手術 32 件、斜視手術 23 件、その他（レーザー治療を含む）89 件、外来手術 1,893 件です。

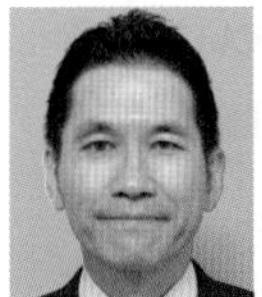

富所 敦男 とみどころ あつお

東中野とみどころ眼科
（電話）03-5937-5755
東京都中野区東中野 5-1-1-3F
●眼科専門医

診療内容

緑内障、白内障、眼科一般疾患

私は、さいたま赤十字病院眼科部長、東京大学医学部眼科講師を努めた後、2011 年から中野区東中野に「東中野とみどころ眼科」を開業しながら、日本緑内障学会評議員として活動を続けてきた緑内障の専門医です。これまでに、日本眼科学会評議員会指名講演、日本緑内障学会須田賞、ロート・アワード、日本医師会医学研究助成費、The Best Doctors など国内外で多くの表彰や賞を受けています。
当クリニックでは、大学病院などで行ってきたものと同レベルの緑内障診療を、患者さんにより近い立場から提供することを目指し、一人一人に対し必要な説明を行いながら、一生にも渡る緑内障治療をスムーズに続けていけるようにサポートしていきたいと考えています。
また、白内障治療にも力を入れており、日帰り手術を積極的に実施しています。

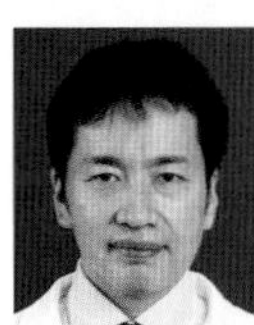

中静 裕之 なかしずか ひろゆき

日本大学病院 眼科
（電話）03-3293-1711
東京都千代田区神田駿河台 1-6
●眼科専門医

診療内容

網膜硝子体疾患、特に黄斑部疾患

網膜硝子体疾患、特に黄斑部疾患を中心に年間約 400 件の網膜硝子体手術を行っています。
当院では手術合併症のない手術を目指し、特に術後眼内炎、術後網膜剥離の硝子体術後合併症対策に力をいれています。0.25%ポビドンヨード術中消毒方法を考案し、術後眼内炎発症を予防しています。周辺部硝子体切除を確実に行うことで術後網膜剥離発症を予防しています。
25 ゲージ、27 ゲージ小切開硝子体手術を用いた低侵襲硝子体手術を行っています。
視力良好な黄斑上膜に対しても手術治療を積極的に行っています。
視力評価だけでなく変視症や不等像視評価も行っています。黄斑円孔手術の術後うつ伏せ期間は 24 時間に短縮しています。
基本的に日帰り硝子体手術は行っていません。
多焦点眼内レンズは扱っていません。

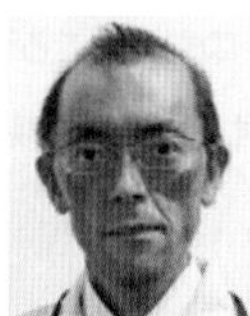

永原 幸 ながはら みゆき

国立国際医療研究センター病院 眼科
（電話）03-3202-7181
東京都新宿区戸山 1-21-1
●眼科専門医

診療内容

白内障、緑内障

外来には前眼部 OCT、後眼部広域 OCT、OCTA、多局所 ERG などの検査機器を備え、ぶどう膜炎の診断には前房水の網羅的 PCR 検査を行える診療体制（先進医療）を整えています。手術治療は一般的な白内障手術だけでなく、難しい白内障手術（縫着術）、緑内障手術（流出路再建術を含む）、網膜硝子体、眼瞼下垂などの手術治療にも携わっています。また、頻度の少ない小児白内障、真性小眼球、眼内レンズ脱臼、悪性緑内障、血管新生緑内障、近視性黄斑分離などの難症例に対する手術治療も積極的に取り組んでいます。
当科の手術実績（2021 年度）は、白内障 784 件、IOL 交換・縫着 17 件、緑内障 60 件、眼瞼下垂 17 件、その他 15 件の 946 件です。
コンタクトレンズ診療とレーザー屈折矯正手術は行っておりません。

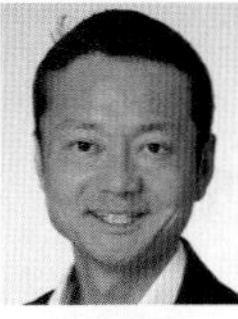

林 孝彦 はやし たかひこ

日本大学医学部附属板橋病院 眼科
（電話）03-3972-8111
東京都板橋区大谷口上町 30-1
●眼科専門医

診療内容

角膜疾患の手術（角膜移植・エキシマレーザー手術・円錐角膜手術・再発翼状片手術）、白内障の手術他

角膜疾患の手術（角膜移植・エキシマレーザー手術・円錐角膜手術［角膜クロスリンキング］・再発翼状片手術）・白内障の手術（複雑症例含む）を得意としています。角膜移植は年間 100 ～ 130 症例の実績があり、難易度の高いデスメ膜内皮移植術（DMEK）や円錐角膜に対する深層層状角膜移植（DALK）やボウマン膜移植の経験も豊富で、患者さんに最適な治療法を提供いたします。白内障手術は 1 万症例の経験があり、角膜混濁やチン小帯脆弱などの複雑症例や、以前に受けた白内障手術後のレンズ偏位、落下に対する入れ替え手術にも経験豊富です。その他、翼状片手術は単純な症例から再発症例まで経験豊富で羊膜移植、円錐角膜の予防的治療（角膜クロスリンキング）にも対応しています。近視の手術治療（ICL）も希望者に対応可能です。

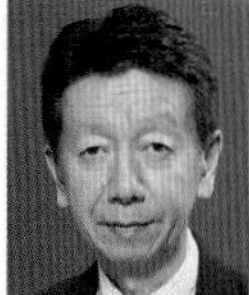

日下 俊次 くさか しゅんじ

近畿大学病院 眼科
（電話）072-366-0221
大阪府大阪狭山市大野東 377-2
●眼科専門医

診療内容

未熟児網膜症をはじめとする難治性小児網膜疾患の手術治療、網膜剥離、増殖性硝子体網膜症、増殖糖尿病網膜症の手術治療、白内障

網膜硝子体疾患、白内障の診断と治療を専門としています。中でも小児を含む難治性網膜硝子体疾患、白内障の外科的治療を多く手掛けており、海外を含む遠隔地からの患者さんも積極的に受け入れています。網膜剥離、糖尿病網膜症、黄斑上膜、黄斑円孔などに対する外科的治療（硝子体手術）は得意とするところで、関連施設での執刀も含め年間 400 ～ 500 件程度の執刀を行っています。また、未熟児網膜症を始めとする小児網膜疾患に対する手術も数多く行っており、日本全国から患者さんを受け入れています。小児網膜疾患は難易度が高いものが多く、治療には多大な労力を要しますが、日本の将来を担う小児の眼を守ることを責務と考えており精力的に取り組んで行きたいと考えています。

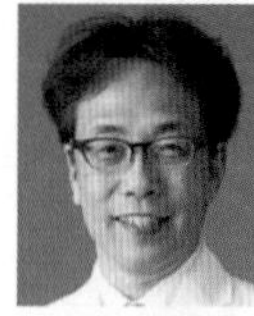

瓶井 資弘 かめい もとひろ

愛知医科大学病院 眼科
（電話）0561-62-3311
愛知県長久手市岩作雁又 1-1
●眼科専門医

診療内容

網膜硝子体疾患、網膜静脈閉塞症、加齢黄斑変性、白内障手術

網膜硝子体外来では、糖尿病網膜症，網膜静脈閉塞症など網膜疾患の診療を行っています。蛍光眼底造影検査、光干渉断層計などの機器を用いた検査を活用し、診断、治療方針の決定を行っています。治療方法には、硝子体内注射（薬物を眼球内へ注射投与する）、テノン嚢下注射（眼球外側への注射投与）、硝子体手術（眼内の手術）、レーザーなどがあります。適切なものを選択、または組み合わせて治療を行っています。
黄斑外来は、主に加齢黄斑変性症の診療を担当する外来です。
当科の手術件数（令和２年度）は、白内障手術 1,367 件、硝子体手術 440 件、緑内障手術 75 件、斜視手術 31 件です。
セカンドオピニオンのお求めについても歓迎いたします。

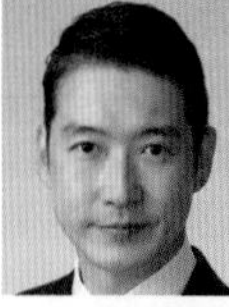

中尾 新太郎 なかお しんたろう

順天堂大学医学部附属順天堂医院
（電話）03-3813-3111
東京都文京区本郷 3-1-3
●眼科専門医

診療内容

糖尿病網膜症、網膜剥離、黄斑円孔、網膜前膜、網膜静脈閉塞症、加齢黄斑変性等の網膜硝子体疾患、緑内障、白内障

多くの網膜硝子体疾患の外科手術と診断に携わってまいりました。特に糖尿病網膜症や糖尿病黄斑浮腫、網膜静脈閉塞症、加齢黄斑変性において、多くの治療実績があります。また黄斑円孔、裂孔原性網膜剥離、増殖糖尿病網膜症、増殖硝子体網膜症等の重症例の外科手術にも数多く携わってまいりました。網膜硝子体疾患は個々人により様々であるため、正しい診断を行いそれぞれの患者様に合った治療、手術を行うことが重要です。そのため、術前検査には最新の検査機器を導入し、症例ごとの精密な手術方針を立て、医療チーム全体で術後管理を行っています。新たに赴任した当院は年間 2,000 例以上の眼科手術を行っており、患者様の「最後の砦」としてスタッフ一同取り組んでおります。

目が見えない！ 脳卒中かも

脳卒中の症状に、「片方の目が見えない、物が二つに見える、視野の半分が欠ける。片方の目にカーテンがかかったように突然一時的に見えなくなる」というものがあります。脳卒中を「突然、意識を失って倒れる病気」と思っている方が多いようですが、むしろ脳卒中とはなかなか判断できない症状から始まることが多いのです。様子をみている間に症状が悪化し、手遅れということもまれではありません。発症から１時間以内が勝負の時です。異常があったらすぐに救急車を呼んでください。

長年活躍し多大な功績がある名医

白土 城照 しらと しろあき　**四谷しらと眼科**

●眼科専門医（電話）03-3355-4281　東京都新宿区左門町 2-6-3F

日本における緑内障の診断と治療の権威。東京医科大学病院の兼任教授。緑内障のレーザー治療や抗がん剤を用いた手術を日本にはじめて導入。

長年活躍し多大な功績がある名医

竹内 忍 たけうち しのぶ　**竹内眼科クリニック**

●眼科専門医（電話）03-3865-6641　東京都台東区蔵前 3-1-10

東邦大学医学部眼科学第 2 講座での 15 年間の教授職を辞し（現在客員教授）、クリニックを開設。完全予約制。眼科疾患全般を応対。

有益情報

ランキング医師の病院は遠くて行けないという患者さんのための、北海道、東北、四国、九州を中心とする準名医情報です。ランキングとは別です。ご参考になさってください。

北海道	**南場 研一** なんば けんいち （電話）011-716-1161	**北海道大学病院 眼科** 北海道札幌市北区北 14 条西 5	●眼科専門医
北海道	**五十嵐 羊羽** いがらし しょう （電話）011-887-8150	**いがらし眼科クリニック** 北海道札幌市厚別区厚別中央 2 条 2-2-3-2F	●眼科専門医
北海道	**保坂 文雄** ほさか ふみお （電話）0126-32-1111	**ほさか眼科** 北海道岩見沢市 9 条西 10-1-34	●眼科専門医
東北	**黒坂 大次郎** くろさか だいじろう （電話）019-613-7111	**岩手医科大学附属病院 眼科** 岩手県紫波郡矢巾町医大通 2-1-1	●眼科専門医
四国	**岡本 茂樹** おかもと しげき （電話）089-941-4838	**岡本眼科クリニック** 愛媛県松山市大手町 2-7-17	●眼科専門医
九州	**松元 俊** まつもと しゅん （電話）096-325-5222	**出田眼科病院** 熊本県熊本市中央区西唐人町 39	●眼科専門医
九州	**吉川 洋** よしかわ ひろし （電話）0940-37-0741	**宗像眼科** 福岡県宗像市田熊 2-5-13	●眼科専門医
九州	**溝口 尚則** みぞぐち たかのり （電話）0956-22-5681	**溝口眼科** 長崎県佐世保市俵町 6-13	●眼科専門医

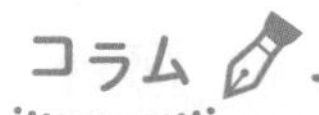

小児のブルーライトカット眼鏡に注意

令和３年４月、日本眼科学会、日本眼科医会、日本近視学会などが連名で、「小児のブルーライトカット眼鏡装用に対する慎重意見」を発表しました。以下、その一部を掲載します。

「体内時計とブルーライトの関係については、いくつかの論文があり、夜遅くまでデジタル端末の強い光を浴びると、睡眠障害をきたす恐れが指摘されています。従って、夕方以降にブルーライトをカットすることには、一定の効果が見込まれる可能性はあります。しかしながら、その他の点はエビデンスに乏しく、いくつかの問題点があります。

①デジタル端末の液晶画面から発せられるブルーライトは、曇天や窓越しの自然光よりも少なく、網膜に障害を生じることはないレベルであり、いたずらにブルーライトを恐れる必要はないと報告されています。②小児にとって太陽光は、心身の発育に好影響を与えるものです。なかでも十分な太陽光を浴びない場合、小児の近視進行のリスクが高まります。ブルーライトカット眼鏡の装用は、ブルーライトの曝露自体よりも有害である可能性が否定できません。③最新の米国一流科学誌に掲載されたランダム化比較試験では、ブルーライトカット眼鏡には眼精疲労を軽減する効果が全くないと報告されています。④体内時計を考慮した場合、就寝前ならともかく、日中にブルーライトカット眼鏡をあえて装用する有用性は根拠に欠けます。産業衛生分野では、日中の仕事は窓ぎわの明るい環境下で行うことが奨められています。

以上から、小児にブルーライトカット眼鏡の装用を推奨する根拠はなく、むしろブルーライトカット眼鏡装用は発育に悪影響を与えかねません。偏りのない情報と充分な科学的根拠に基づいて、小児の目の健康を守って頂くことを願います。」

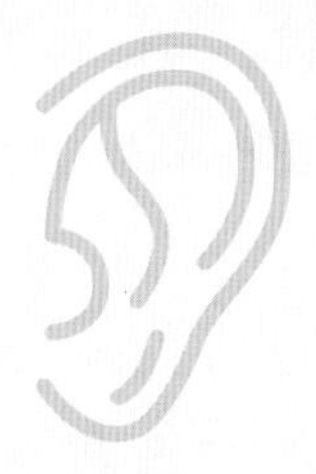

耳鼻咽喉・頭頸部

難聴が認知機能を低下させる

近年、難聴があると、軽度認知機能障害や認知症になりやすいと考えられるようになりました。

自分自身や家族の判断で補聴器が必要か、補聴器の効果があるかを正しく決めることはできません。聴覚検査の結果と日常の音の環境とそれぞれの人にとって重要な会話の関係から専門医や補聴器相談医に総合的に判断してもらうことが必要です。

日本耳鼻咽喉科頭頸部外科学会が、認定した「補聴器相談医」のリストを公開しています。

補聴器は、価格に大きな開きがありますが、家庭での使用が主な場合には低価格のものでも十分な機能を備えています。正しく調整されているかどうかが重要です。

同じ聴力障害でも、「小さい声が聞こえない」、「誤って聞く」、「音が不快に聞こえる」など個人差があります。そのため簡単な聴力検査だけでは適切な対応が選べません。言葉がどのように聞き取れているかを調べることで、補聴器を使う場合にどこまで聞こえるか、どのような限界があるかを予測できます。

耳鼻咽喉科

本書では、耳鼻咽喉科領域を、「耳」「鼻」「喉」の三分野に分類して掲載しています。

睡睡眠中に呼吸が止まってしまう病気である睡眠時無呼吸症候群（SAS）も、耳鼻咽喉科の治療対象です。呼吸が止まると血液中の酸素濃度が低下するため、目が覚めて再び呼吸し始めますが、眠り出すとまた止まってしまいます。

これを繰り返すため、深い睡眠がまったくとれなくなり、日中に強い眠気が出現します。酸素濃度が下がるため、これを補うために心臓の働きが強まり、高血圧となります。酸素濃度の低下により動脈硬化も進み、心筋梗塞や脳梗塞を起こしやすくなります。さらに睡眠不足によるストレスにより、血糖値やコレステロール値が高くなり、さまざまな生活習慣病やメタボリック・シンドロームが引き起こされます。

1時間あたり10秒以上の呼吸停止が20回以上出現するような中等症・重症の睡眠時無呼吸症候群を放置すると、心筋梗塞・脳梗塞・生活習慣病・眠気による事故などを引き起こし、死亡率が非常に高くなるため、すぐに治療が必要です。

ひどいイビキ、睡眠中の呼吸停止がある場合には、放置せず、検査や治療を受けましょう。

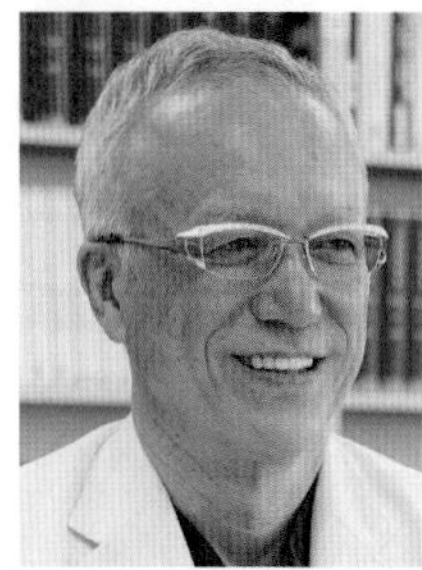

欠畑 誠治　かけはた せいじ

太田総合病院　中耳内視鏡手術センター
（電話）044-244-0131　神奈川県川崎市川崎区日進町 1-50

耳の内視鏡手術

●耳鼻咽喉科専門医

得意分野・診療案内

「耳の内視鏡手術」（TEES：経外耳道的内視鏡下耳科手術 Transcanal Endoscopic Ear Surgery）。慢性（穿孔性）中耳炎、中耳真珠腫、真珠腫性中耳炎、中耳奇形、耳硬化症のような疾患が治療・手術可能です。
耳の内視鏡手術の特徴は、「保険適応」「痛みが少ない」「短期入院」です。

診療ポリシー・患者さんへのメッセージ

患者さんの負担をできるだけ減らし、よりよい毎日を過ごしていただきたいという思いで、「耳の内視鏡手術」（TEES）を世界に先駆けて考案しました。これまで耳の手術の多くは、顕微鏡を用いて耳の後ろを大きく切開して行われてきました。私は小型化・高画質化された最新の内視鏡システムを用いることで新たに内視鏡を用いた手術手技として創り直し、世界的にスタンダードな手術法として確立しました。この「耳の内視鏡手術」（TEES）は、耳の穴から鼓膜や中耳の病変に直接アプローチし、これまでの顕微鏡手術では死角になっていた場所を正確に見ながらできる低侵襲な手術です。これにより、大きく皮膚を切ったり骨を削ったりすることなく、耳の構造を可能な限り温存した､聴力改善手術が可能となりました。中耳内視鏡手術センターでは､『世界中の人を１人でも多く笑顔にする』という目標を掲げ､患者さんへの負担が少なく、審美性に優れたQOLの高い、安全で確実な「内視鏡による聴力改善手術」を提供しています。

業績	山形大学名誉教授、東京慈恵会医科大学客員教授。 日本耳鼻咽喉科学会理事や日本耳科学会理事長も務める。 【著書】 ・『TEES(経外耳道的内視鏡下耳科手術) 手技アトラス』（編集） ・『経外耳道的内視鏡下耳科手術 (TEES) (MB ENTONI)』（編集） ・『Jackler 耳科手術イラストレイテッド』（監訳）

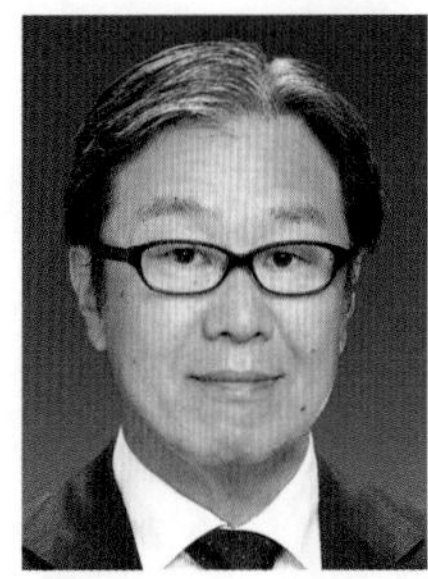

羽藤 直人　はとう なおひと

愛媛大学医学部附属病院　耳鼻咽喉科・頭頸部外科
（電話）089-964-5111　愛媛県東温市志津川 454

慢性中耳炎、中耳真珠腫、顔面神経麻痺、感音難聴、伝音難聴、先天性難聴、人工聴覚器、聴神経腫瘍

●耳鼻咽喉科専門医

得意分野・診療案内

聴力改善を追究した手術治療を行っています。慢性中耳炎や中耳真珠腫では、鼓室形成術が必要になりますが、病変を取り除くだけでなく、聴力をできるだけ良くすることにこだわった、患者満足度の高い手術を提供しています。これまでの鼓室形成術の経験数は 2000 件を超え、高い成功率を誇り、毎年の手術件数も中四国ではトップクラスです。

難聴の状態によっては、人工聴覚器を活用することで、より良い聴こえをお届けします。人工聴覚器には、人工内耳、人工中耳、骨導インプラントがあり、全て植え込み手術が必要です。日本で使用可能なあらゆる機種の人工聴覚器に、最新の術式で対応しています。手術後は、愛媛大学医学部附属病院もしくは鷹の子病院のリハビリテーションセンターにて、専門の言語聴覚士が最適な調整をいたします。

診療ポリシー・患者さんへのメッセージ

耳鼻咽喉科の疾患では、難聴だけでなく、嗅覚、味覚、平衡覚の障害、顔面運動、音声や嚥下の障害が現れます。多様な症状と患者さんの希望に寄り添った、安心、安全かつ最高レベルの治療を専門のスタッフがお届けします。補聴器の相談も行っていますので、お気軽にお問い合わせください。

	個人 年間総治療数：約 200 件（2022 年）		個人 過去 10 年間の総治療数：約 2,000 件	
手術・治療実績・コメント	① 慢性中耳炎	約 50 件	① 慢性中耳炎	約 500 件
	② 中耳真珠腫	約 50 件	② 中耳真珠腫	約 500 件
	③ 顔面神経麻痺	約 30 件	③ 顔面神経麻痺	約 300 件
	④ 突発性難聴	約 20 件	④ 突発性難聴	約 200 件
	⑤ 人工内耳	約 20 件	⑤ 人工内耳	約 200 件
	⑥ 骨導インプラント	約 5 件	⑥ 骨導インプラント	約 30 件
	【治療に関してコメント等】 高精度顕微鏡や内視鏡、ナビゲーション装置や術中モニタリングなど、最新の設備で高難度手術に取り組んでおります。高度な顔面神経麻痺に対しては、国内で唯一の徐放化神経栄養因子による再生医療を行っています。			
業績等	被引用数（CI）50 以上の原著論文が 26 編、顔面神経麻痺の病因を調べた論文（CI：945）や抗ウイルス薬治療の有効性検証論文（CI：371）等があります。			

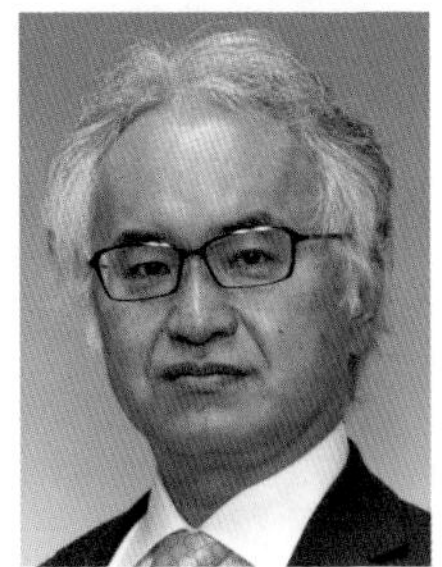

須納瀬 弘　すのせ ひろし

東京女子医科大学附属足立医療センター　耳鼻咽喉科
（電話）03-3857-0111　東京都足立区江北 4-33-1

内耳、中耳・側頭骨疾患

●耳鼻咽喉科専門医

得意分野・診療案内

当科は、耳科手術を得意とし、慢性中耳炎、真珠腫、耳硬化症、グロムス腫瘍、錐体尖真珠腫など中耳と側頭骨の疾患では全国有数の手術件数があります。鼓膜の孔を閉じるだけなら１時間弱の日帰りで、真珠腫など複雑な手術もほとんどの場合、全身麻酔は不要で１～２泊の短期入院で治療が可能です。難聴・副鼻腔炎・咽頭の性感染症も専門医が対応します。

主な手術・処置は、以下の通りです。

◇中耳・側頭骨関連：
鼓室形成術、鼓膜形成術、外リンパ瘻閉鎖術、錐体尖手術（錐体部真珠腫・錐体尖コレステリン肉芽腫等）、アブミ骨手術、中耳腫瘍摘出術（グロムス腫瘍等）、外耳道腫瘍、鼓膜換気チューブ留置術

◇鼻・副鼻腔関連：
内視鏡下鼻副鼻腔手術、鼻中隔矯正手術、鼻腔粘膜焼灼術、粘膜下下甲介骨切除術、後鼻神経切断術

◇口腔・咽頭関連：
アデノイド切除術、口蓋扁桃摘出術

診療ポリシー・患者さんへのメッセージ

難聴や耳漏など中耳炎でお困りの方は是非一度いらしてみてください。また、鼻の手術やのどの性感染症、各疾患の専門医が対応します。
特殊外来として、中耳外来（月金）、扁桃外来（火木）、補聴器外来（水）、鼻外来（木）があります。

業績	【著書】 ・『中耳手術アトラス』（著） ・『耳鼻咽喉科外来処置での局所麻酔 (MB ENTONI(エントーニ))』（著・編集） ・『中耳・側頭骨解剖アトラス』（共著）

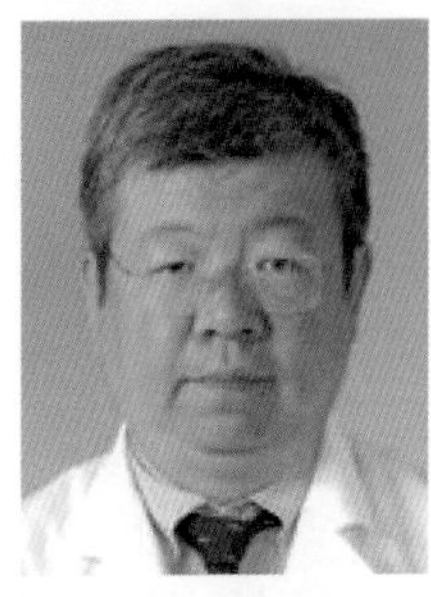

中川 尚志　なかがわ たかし

九州大学病院　耳鼻咽喉科・頭頸部外科
（電話）092-641-1151　福岡県福岡市東区馬出 3-1-1

耳科学

●耳鼻咽喉科専門医

得意分野・診療案内

主な対象疾患とその治療
1）慢性化膿性中耳炎 / 真珠種性中耳炎：中耳の慢性的な炎症により、鼓膜が穿孔したり、中耳の周囲の骨が破壊される疾患です。自覚症状は、難聴や耳漏、めまいなどです。保存的な治療で回復しない場合は、手術が必要となります。手術は、鼓室形成術と呼ばれるもので、顕微鏡下や内視鏡下で細かい操作が必要ですが、当科では、経験豊富な専門医が患者さんの治療を行っています。
2）高度感音難聴：原因は様々ですが、補聴器が無効な難聴に至った状態です。このような場合、人工内耳埋込術が適応となります。子供から大人まで、音の世界を取り戻せる手術です。顕微鏡下の慎重な操作が必要ですが、当科では、経験豊富な専門医による多くの実績があります。

診療ポリシー・患者さんへのメッセージ

主な手術・治療
◇鼓室形成術
慢性中耳炎 / 真珠腫性中耳炎に対し行います。中耳炎により穴が開いた鼓膜や真珠種に破壊された中耳の微細な構造物を清掃し、可能なら鼓膜から内耳までをつなぎ直して聴力改善を図ります。鼓室形成手術は 2-3 時間の手術で、通常 3-7 日程度の入院を要します。
◇人工内耳植込術
補聴器の効果が不十分な高度感音難聴に行います。機能しなくなった内耳に電極を挿入し、本体を頭蓋骨に固定します。人工内耳植込術は 2-3 時間の手術で、通常 3-5 日程度の入院を要します。
◇耳下腺腫瘍切除術
良性耳下腺腫瘍に対して主に行っている手術です。耳下腺の内部に顔面神経という表情筋を動かす神経が走行しており、その損傷により術後の顔面神経麻痺が問題となります。当科では、顔面神経刺激装置を使用して安全に治療が行えるように配慮しております。良性腫瘍であれば、術後 1 週間以内で退院が可能です。

業績	【著書】 ・『耳鼻咽喉科疾患とバリアフリー (MB ENTONI(エントーニ))』（編集） ・『顔面神経麻痺の治療アプローチ (MB ENTONI(エントーニ)) 』（編集） ・『聞こえのワークブック』（著）

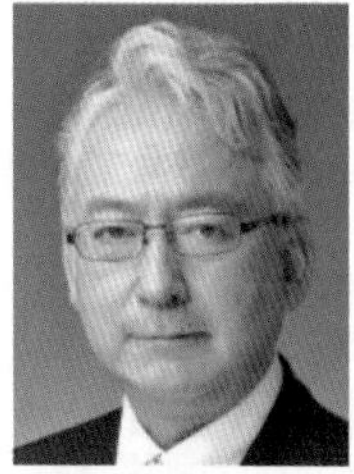

小川 郁　おがわ かおる

オトクリニック東京
（電話）03-3423-0022　東京都渋谷区千駄ヶ谷 1-30-8　地下 1 階

耳鼻咽喉科全般、難聴、耳鳴り、補聴器

●耳鼻咽喉科専門医

診療内容・患者さんへのメッセージ

難聴だけではなく、耳鳴りなどを含めた聴覚障害の治療・予防を目指す拠点として「オトクリニック東京」を開設することにいたしました。これまで、慶應義塾大学医学部耳鼻咽喉科を中心に大学・アカデミアの立場で聴覚障害と、それに関連するコミュニケーション障害の解明、そして広く耳の病気の病態解明と新しい治療法・予防法の確立についての多くの研究成果を発信してきましたが、慶應義塾大学教授退任を機に引き続き臨床の現場で、これらの問題をさらに追究し、解決したいという思いから、聴覚障害に特化したクリニック開設となりました。
聴覚障害の多くは未だ特効的治療法がない領域ですが、聴覚障害に介入する手段は少なくありませんので、現時点での最良の解決策をご相談しながら皆様と一緒に聴覚障害を克服していきたいと思います。

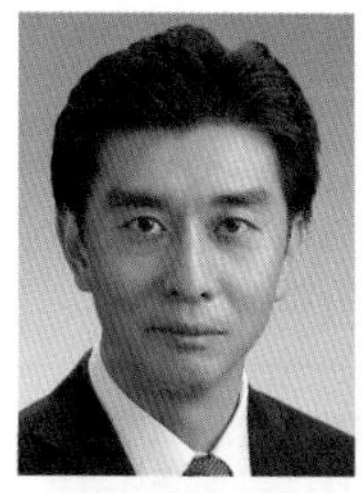

大石 直樹　おおいし なおき

慶應義塾大学病院　耳鼻咽喉科
（電話）03-3353-1211　東京都新宿区信濃町 35

聴神経腫瘍、真珠腫性中耳炎、慢性中耳炎、耳硬化症、中耳奇形、外耳道がん、顔面神経鞘腫、側頭骨腫瘍、感音難聴、顔面神経麻痺

●耳鼻咽喉科専門医

診療内容・患者さんへのメッセージ

耳科領域の外科的治療を専門にしており、中でも手術が難しい側頭骨頭蓋底領域の疾患に対する手術を専門にしています。特に聴神経腫瘍に対する診療は耳鼻咽喉科領域の国内第一人者として日本聴神経腫瘍研究会の世話人代表を務めています。聴力予後を最大限良好に保つための治療方針を患者さんの希望を踏まえて検討し、聴力温存手術を含めた最適の治療方針を提示しています。過去 3 年間で聴力温存を企図した手術では約 9 割の聴力温存率を達成しています。また、稀な側頭骨腫瘍、顔面神経鞘腫などに対する手術施行数も国内最多であり、過去 10 年間で 200 例を超える手術を執刀してきました。真珠腫性中耳炎、慢性中耳炎、中耳奇形などに対する鼓室形成手術や耳硬化症に対するアブミ骨手術などの中耳手術の施行例は 1,000 件を超え、最難関である側頭骨頭蓋底領域の手術経験をもとに、安全な手術を心がけています。感音難聴に対する補聴器診療も得意としており、患者さんの主訴や生活背景を踏まえた治療法を考えています。高度・重度感音難聴に対する人工内耳手術を含め、難聴者の QOL を改善させるための切れ目のない最善の治療を提供します。

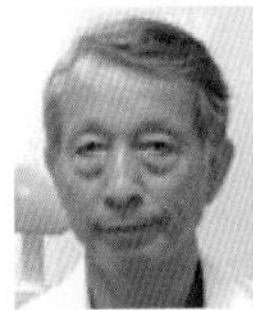

内藤 泰 ないとう やすし

神戸市立医療センター中央市民病院
（電話）078-302-4321
兵庫県神戸市中央区港島南町 2-1-1
●耳鼻咽喉科専門医

診療内容

耳・側頭骨の手術（慢性中耳炎、中耳真珠腫、腫瘍、難聴、人工内耳、めまいの手術）、子供の難聴の支援

総合聴覚センター長を務めます。従来の「難聴」という限られた枠組みを超えて、総合的な「聴こえ」の医療を行うためのセンターで、①聴覚に関係する診療、②聴こえの新しい医療につながる研究、③厚労省の聴覚障害児支援中核機能モデル事業、の３つを行っています。こどもの難聴は言葉や社会性の発達に影響し、医療、福祉、教育など多くの専門機関が協力する、長期間に亘る切れ目のない支援が必要です。当センターでは、高度の専門知識を有するコーディネーターを配置して、以下のような支援を提供しています。新生児聴覚スクリーニング検査で精密聴力検査が必要と判断された赤ちゃんのご家族に対して、難聴児の医療や教育について情報提供し、直接のご相談にも対応／難聴小児、学童の補聴器や人工内耳に関する医療相談や支援、他。

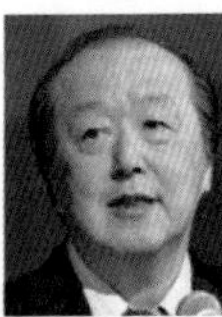

土井 勝美 どい かつみ

医誠会国際総合病院　耳鼻咽喉科
（電話）0570-099-166
大阪府大阪市北区南扇町 4-14
●耳鼻咽喉科専門医

診療内容

伝音難聴、混合性難聴、感音難聴、慢性中耳炎、真珠腫性中耳炎、耳硬化症、中耳奇形、側頭骨腫瘍、突発性難聴、メニエール病、BPPV、聴神経腫瘍

イヤーセンター長として所属。
高度な手術技能を有する耳科・神経耳科医として、耳科手術数（年間 200 例以上）、累積総症例数（5,300 例以上）共に国内トップレベルの実績を誇り、中耳手術から側頭骨外科手術まで幅広く実施。伝音難聴と混合性難聴に対する鼓室形成術やアブミ骨手術、人工中耳手術の執刀が専門。両側高度感音難聴に対する人工内耳手術は年間 40 例前後執刀し、累積総手術数は 420 例を超え国内トップレベル。国内有数の人工聴覚器センターの一つとして手術希望者が集中している。末梢性めまいに対して最先端の前庭機能検査を駆使した診療を行い、難治性めまいの外科治療やめまいのリハビリを含めた高度で総合的なめまい診療を提供している。

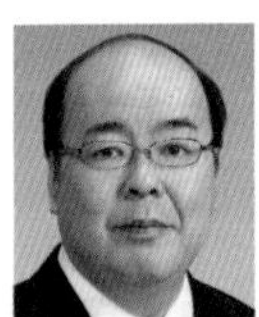

小島 博己 こじま ひろみ

東京慈恵会医科大学附属病院
（電話）0570-03-2222
東京都港区西新橋 3-19-18
●耳鼻咽喉科専門医

診療内容

慢性中耳炎、中耳真珠腫、耳小骨の先天異常、耳硬化症などに対する聴力改善手術

当科での私の専門とする中耳疾患の手術数は、年間約 280 件と全国の手術数からみてもトップクラスです。そのうち年間約 50 件の手術を担当し、その他は後輩医師の指導にあたっています。特に真珠腫に対する鼓室形成術は外耳道後壁を保存して、自然なもとの形態を保ちながら顕微鏡と内視鏡を併用しながら手術をする方法を 20 年以上前より行っています。聴力改善成績、真珠腫の再発率などの治療成績も世界トップレベルであると自負しています。症例によっては全ての操作を外耳道より行う内視鏡下耳科手術（TEES）も率先して行っており、短期入院を志しています。入院期間は３～５日で、退院後はすぐに社会復帰して頂いています。常に最新で最高レベルの医療技術を現場で提供し続けることを目標に診療を行っています。

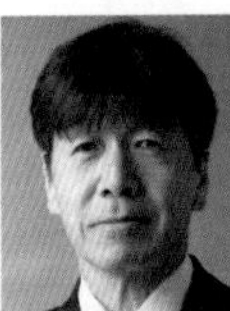

山岨 達也 やまそば たつや

東京逓信病院　耳鼻咽喉科
（電話）03-5214-7111
東京都千代田区富士見 2-14-23
●耳鼻咽喉科専門医

診療内容

慢性中耳炎、真珠腫性中耳炎、耳硬化症、外耳道狭窄、外耳道閉鎖、側頭骨腫瘍、突発性難聴、新生児難聴、遺伝性難聴、重度難聴、慢性副鼻腔炎、慢性扁桃炎、声帯ポリープ、耳下腺腫瘍、顎下腺腫瘍、甲状腺腫瘍

耳科手術は 2,000 例以上施行し、慢性中耳炎や真珠腫性中耳炎はもとより、重度難聴に対する人工内耳手術を 600 例以上執刀。外耳道狭窄・閉鎖に対する外耳道鼓室形成術を 120 例以上施行している。
また、外耳道がん、中耳の良性腫瘍（顔面神経腫瘍、グロムス腫瘍など）など希少疾患の手術経験、脳外科と合同で行う中頭蓋窩開頭手術を併用した側頭骨深部の手術も経験が豊富である。

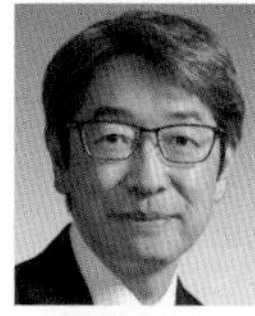

堀井 新 ほりいあらた

新潟大学医歯学総合病院
（電話）025-223-6161
新潟県新潟市中央区旭町通一番町 754
●耳鼻咽喉科専門医

診療内容

めまい平衡、神経耳科、中耳手術

耳鼻咽喉・頭頸部外科は、きこえ、バランス、におい、味などの感覚器や呼吸、嚥下、発声など生命に維持に重要な器官の病気を取り扱っています。幅広い分野であるためそれぞれに高い専門性が求められますが、耳鼻咽喉科・頭頸部外科領域のあらゆる疾患に専門的な対応ができる診療体制をとっています。具体的には、耳疾患、めまい、顔面神経麻痺、鼻疾患、顔面·口腔·咽頭・喉頭・頸部疾患、悪性腫瘍、先天性奇形、音声障害、嚥下障害、睡眠呼吸障害、言語発達遅滞などの診断と治療にあたっています。
近年、慢性めまいの診断のひとつとして持続性知覚性姿勢誘発めまい（PPPD）の概念が提唱されました。PPPD は機能性疾患であり、きちんと診断できれば治療が可能です。当科では、PPPD に対して、薬物療法、リハビリに加え認知行動療法を行っています。

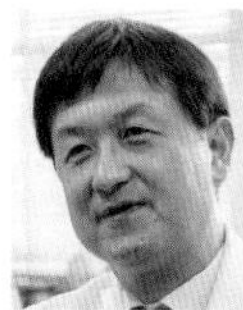

北原 糺 きたはらただし

奈良県立医科大学附属病院
（電話）0744-22-3051
奈良県橿原市四条町 840
●耳鼻咽喉科専門医

診療内容

めまい、耳鳴、難聴

「めまい」は病院に来られる患者さんの最もポピュラーな訴えの一つです。その原因は多岐にわたりますので、患者さんも患者さんを紹介する診療所の医師も、どこの病院の何科に紹介すれば良いか、迷うことが多々あります。そこで当院は「めまい難聴センター」を設立し、奈良県内外からめまい患者さんを一手に引き受け、耳鼻咽喉科医師の北原、和田、岡安、阪上、理学療法士の塩崎が中心となり、循環器内科、脳神経内科、脳神経外科、精神科などの周辺科と協力して診断と治療にあたっています。検査に関しては、耳鼻咽喉科専属の言語聴覚士である斎藤、浦谷、宮﨑、臨床検査技師の高田が中心となり、正確な技術で丁寧な対応を実践しています。当めまい難聴センターでは、めまいのみならず耳鳴や難聴も診療していますので、併せて紹介をお受けします。

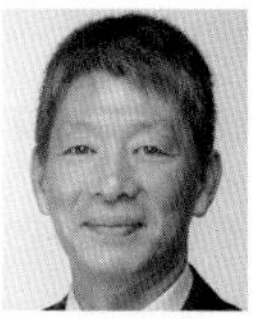

新田 清一 しんでんせいいち

済生会宇都宮病院 耳鼻咽喉科
（電話）028-626-5500
栃木県宇都宮市竹林町 911-1
●耳鼻咽喉科専門医

診療内容

耳鳴り、難聴、真珠腫性中耳炎、慢性中耳炎、耳硬化症、顔面神経麻痺

「難聴・耳鳴で困っている全ての方を幸せに！」をポリシーとして、耳領域の全ての病気を診療しております。患者さんの困っている状態や希望に合わせて、最適な治療を提供しています。
特に患者さんが多い領域は、耳鳴り診療、補聴器診療です。耳鳴りや難聴に対して当科で開発された「宇都宮方式聴覚リハビリテーション」という補聴器療法を行っており、全国から患者さんが受診されます。補聴器療法を行っている患者さんは毎日 30 ～ 60 人程度受診され、その数は全国トップです。耳疾患の手術についても積極的に行っており、慢性中耳炎・真珠腫性中耳炎に対する手術（鼓室形成術）、高度・重度難聴に対する手術（人工内耳手術）、顔面神経麻痺に対する手術（顔面神経減荷術）など、年間 50 件程度行っています。

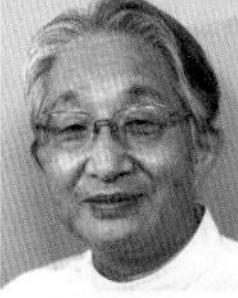

東野 哲也 とうのてつや

国際医療福祉大学病院 耳鼻咽喉科
（電話）0287-37-2221
栃木県那須塩原市井口 537-3
●耳鼻咽喉科専門医

診療内容

難聴や耳漏を来す病気：慢性中耳炎、真珠腫性中耳炎、耳の術後症、耳硬化症、先天性伝音難聴、補聴器の効果が不十分または使用が難しい難聴疾患

琉球大学ならびに宮崎大学医学部耳鼻咽喉科主任教授として、年間 200 件以上の耳科手術を担当してきました。真珠腫性中耳炎や術後症等の「難治性」中耳疾患に対し、鼓膜や外耳道の機能と形態を温存・修復することで日常生活に制限がない耳に治すことを重視しています。この 20 年で伝音再建術や人工聴覚器など、聴力改善手術の選択肢が格段に拡がりました。人工内耳、人工中耳、骨導インプラントの我が国への導入に深く関わらせて頂きましたが、患者さんの社会環境や難聴病態に応じて適切なデバイスを使い分けるには、耳鼻咽喉科医と専門の言語聴覚士による多職種連携が不可欠です。当院は数ある難聴治療法の中から最も適切な方法を選択頂くための診療体制が整備されています。

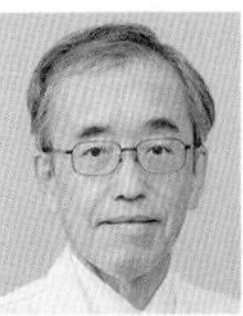

阪上 雅史 さかがみ まさふみ

兵庫医科大学病院
（電話）0798-45-6111
兵庫県西宮市武庫川町 1-1
●耳鼻咽喉科専門医

診療内容

難聴の診断と治療（特に中内耳手術・人工内耳）、味覚障害の診断と治療

当院耳鼻咽喉科・頭頸部外科では高度な専門医療として次のような治療を行っています。聴覚改善のための鼓室形成術、人工内耳埋め込み手術／幼児難聴、補聴器外来／めまい疾患に対する最新の診療／ナビゲーションシステムを用いた安全で低侵襲の内視鏡下副鼻腔手術／ＱＯＬ向上をめざす嗅覚・味覚障害の診療など
鼓室形成術の聴力改善率は、慢性中耳炎では90%以上、真珠腫性中耳炎では 70%以上と良好な結果を収めています。人工内耳手術も積極的に行い、聴覚障害者の方が聴力を取り戻しておられます。全国でも珍しい味覚外来を設けています。年々、味覚障害患者は増加し、注目されてきていますが、未だ有効な治療が少ないのが現状です。当科では味覚機能検査により病態の把握に努め、幅広い治療を行っています。

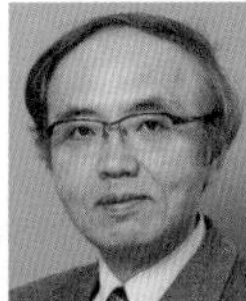

肥塚 泉 こいづか いずみ

聖マリアンナ医科大学病院
（電話）044-977-8111
神奈川県川崎市宮前区菅生 2-16-1
●耳鼻咽喉科専門医

診療内容

めまい・平衡障害

耳鼻咽喉・頭頸部外科は、耳、鼻、咽頭、喉頭および耳下腺、顎下腺、甲状腺などのいわゆる頭頸部領域と呼ばれる部位に生じる様々な疾患を治療対象としています。対象疾患は､メニエール病、良性発作性頭位めまい症、前庭神経炎、突発性難聴、先天性難聴、急性中耳炎、滲出性中耳炎、慢性中耳炎、真珠腫性中耳炎、顔面神経麻痺、慢性副鼻腔炎、頭頸部良性腫瘍、頭頸部悪性腫瘍、アレルギー性鼻炎などです。
めまい外来は、めまい疾患全般についての診断および治療はもちろん、良性発作性頭位めまい症に対する理学療法、難治性メニエール病に対する鼓膜換気チューブ留置術や内リンパ嚢開放術などの外科治療も積極的に行っています。
初めて受診される患者さんには原則として他の医療機関からの「紹介状 (診療情報提供書)」が必要です。

三代 康雄 みしろ やすお

大阪市立総合医療センター
（電話）06-6929-1221
大阪府大阪市都島区都島本通 2-13-22
●耳鼻咽喉科専門医

診療内容

耳科手術

耳鼻いんこう科・頭頸部外科では、耳、鼻、口腔、咽頭、喉頭、唾液腺、甲状腺などの様々な臓器の機能異常や腫瘍性疾患などを対象に診断から治療まで行います。当院は診療の理念の１つとして “High technology” を掲げ、高度な専門医療を提供し、優れた医療人を育成することを目指しています。我々はこの理念に沿い、最先端の診療機器を導入し、高品質の治療を提供できるよう心がけています。慢性化膿性中耳炎・真珠腫性中耳炎に対する鼓室形成術、耳硬化症に対するアブミ骨手術に加え、耳後部削開を要しない場合には、内視鏡を用いて低侵襲な鼓室形成手術・鼓膜形成手術を施行しています。さらに、両側高度感音難聴に対する人工内耳埋込術、難治性伝音性難聴に対する埋め込み型骨導補聴器 (BAHA) 埋込手術など最先端の人工装置を用いた聴力改善手術を施行しています。

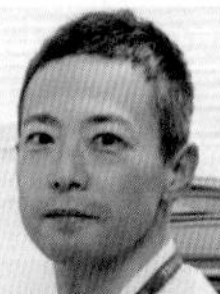

高野 賢一 たかの けんいち

札幌医科大学附属病院 耳鼻咽喉科
（電話）011-611-2111
北海道札幌市中央区南 1 条西 16-291
●耳鼻咽喉科専門医

診療内容

耳科・側頭骨外科、口腔・咽頭疾患、耳鼻咽喉科感染症

耳については最先端医療の一つである人工内耳埋込術や各種聴力改善手術などの高度の医療技術を要するものから、急性中耳炎などの一般的な病気まで幅広く扱っております。
鼻については、鼻アレルギーに対する体質改善の治療（減感作療法）や副鼻腔炎（いわゆる蓄膿症）に対する内視鏡を用いた手術などを積極的に取り組んでおります。咽頭疾患では、扁桃炎、特に扁桃が原因となって引き起こる皮膚・関節・腎疾患の診断と治療に関する臨床と基礎研究を行っております。
喉頭疾患では、ポリープに対する手術のほか声帯麻痺に対する音声手術も好成績をおさめております。咽頭がん、喉頭がん、甲状腺がんなどの頭頸部がんの根治をめざす高度な手術治療も多くの治療実績があります。

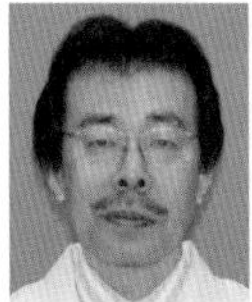

金丸 眞一 かねまる しんいち

北野病院 耳鼻咽喉科・頭頸部外科
（電話）06-6312-1221
大阪府大阪市北区扇町 2-4-20
●耳鼻咽喉科専門医

診療内容

中耳・内耳・側頭骨・頭蓋底外科学、頭頸部再生医療

耳鼻咽喉科領域全般にわたる疾患に対し、世界水準の質の高い医療を提供することを使命としています。なかでも再生医療や聴神経腫瘍手術や頭蓋底手術、頭頸部がんなど高度な技術を必要とする治療を得意としています。鼓膜穿孔(鼓膜にあいた穴）の原因はさまざまですが、鼓室内が乾燥し活動性の炎症がない症例ではできる限り早期に閉鎖することが望ましいと考えられます。鼓膜閉鎖の最大の利点は聴力の上昇です。内耳が障害されておらず、中耳に特別な病変がなければ、通常鼓膜閉鎖後は全例で聴力改善が得られ、生活の質の上昇に大きく寄与します。鼓膜再生療法は、私が世界に先駆けて開発した治療法で、2019 年 11 月から我が国では健康保険が認められた再生医療です。当院ではこれまで数百例の治療実績があり、90% 以上の成功率と全例に近い聴力改善を認めています。

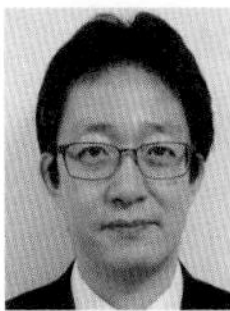

山本 典生 やまもと のりお

神戸市立医療センター中央市民病院
（電話）078-302-4321
兵庫県神戸市中央区港島南町 2-1-1
●耳鼻咽喉科専門医

診療内容

中耳炎、高度難聴（補聴器、人工内耳）、小児難聴

耳鼻咽喉科では耳、鼻、のどの基本的な病気の治療を行うとともに、神戸市民の医療の最後の砦として、多くの医療機関から患者さんのご紹介をいただき、当院でなくてはできない高度の専門的診療も行っています。一般的な扁桃摘出術や、副鼻腔炎に対する鼻内内視鏡手術はもとより、慢性中耳炎や真珠腫性中耳炎に対しても、学会より耳科手術指導医の認定を受けた医師が高い技術をもって治療に当たります。特に高度難聴者に対する人工内耳手術は早くから導入しており、2020 年度の厚労省の NDB オープンデータを見ると、本邦で施行された人工内耳手術全例のうち、約 5％にあたる 68 例、特に小児例においては全国症例の 12％に当たる 39 例の手術を当院で行っていることになります。2021 年には総合聴覚センターも発足し、臨床・研究両面から難聴の克服を目指しています。

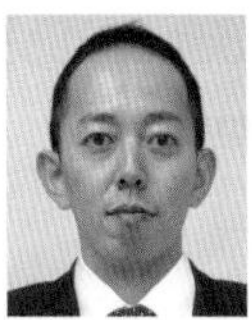

伊藤 吏 いとう つかさ

山形大学医学部附属病院
（電話）023-633-1122
山形県山形市飯田西 2-2-2
●耳鼻咽喉科専門医

診療内容

慢性中耳炎、真珠腫性中耳炎、耳硬化症、中耳奇形、伝音難聴、感音難聴、小児難聴、顔面神経麻痺、外耳がん、聴神経腫瘍

山形大学では全国に先駆けて低侵襲で機能的な内視鏡耳科手術を開発し、応用しています。
当科の特色として、1) 低侵襲内視鏡手術の導入により、術後疼痛の軽減や入院期間の短縮を実現。2) 放射線量の少ないコーンビーム CT と MRI で真珠腫の術前ステージ診断を行い、進展度に応じた適切な手術法を選択。3) 補聴器・人工内耳や顔面神経麻痺に対するリハビリチームとの連携などがあります。小児から高齢者まで聴覚を用いたコミュニケーションはとても重要です。難聴克服を目指して個々に合わせた最適な治療法を提案していきます。【個人手術件数（執刀･指導）2022 年】鼓室形成術 82 件（内視鏡 58 件）／乳突削開術 37 件／人工内耳手術 6 件／外耳がん手術 2 件／頭蓋底手術 3 件

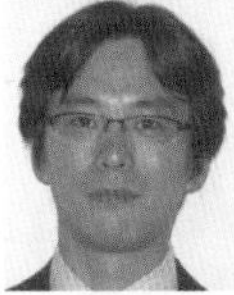

水足 邦雄 みずたり くにお

防衛医科大学校病院 耳鼻咽喉科
（電話）04-2995-1511
埼玉県所沢市並木 3-2
●耳鼻咽喉科専門医

診療内容

耳鼻咽喉科一般、特に 耳科、臨床遺伝

【当科の特色】
治療による障害を最小限に（機能温存)、身体への負担が少ない（低侵襲)、新しい治療の開発に積極的に取り組んでいます。
【耳科領域】
慢性中耳炎や真珠腫性中耳炎に対する手術治療を得意としており良好な聴力改善が得られています。内視鏡を用いた低侵襲耳内手術も積極的に施行しており全国有数の症例数と成績を誇ります。また高度感音難聴に対しては人工内耳埋込み術を行っており、小児・成人ともに良好な成績が得られています。補聴器診療についても、音場検査による補聴器適合検査を行いながら、フィッティングとカウンセリング、さらに聴覚リハビリを行って伝専門医による遺伝カウンセリングを行っています。

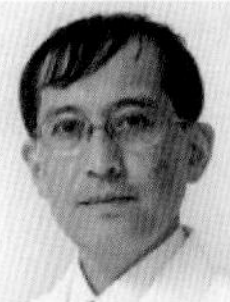

伊藤 健 いとう けん

帝京大学医学部附属病院
（電話）03-3964-1211
東京都板橋区加賀 2-11-1
●耳鼻咽喉科専門医

診療内容

耳科学、聴覚医学

専門は耳科学、聴覚医学です。基礎実験等も行って来ましたが、やはり医学は各個の症例を丹念に検討することから出発するものであり、医師として病院にある限りは臨床重視が当然であると考えます。耳科手術を最も得意としており、特に難度の高い手術の経験が豊富であるとともに新たな手技を導入・考案した実績があります。帝京大学耳鼻咽喉科の耳の診療につきましては、特に新病院となってから各外来診療室に手術用顕微鏡を装備したことを始めとして、手術室の装備の最新化・手術侵襲の低減（早期治癒）等、随所に改善を行っております。中耳炎症例は特に難治例の紹介が多く、毎週のように広範進展真珠腫の手術が行われます。治療不能な両側感音難聴に対しては補聴外来にて専門の医師・言語聴覚士・認定補聴器技能者が補聴器を適合しております。

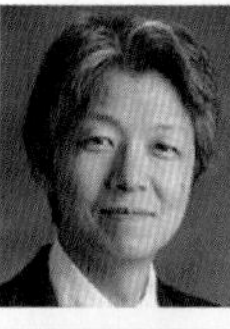

南 修司郎 みなみ しゅうじろう

東京医療センター 耳鼻咽喉科
（電話）03-3411-0111
東京都目黒区東が丘 2-5-1
●耳鼻咽喉科専門医

診療内容

人工内耳手術、鼓室形成手術、頭頸部がん、小児難聴、耳鼻咽喉科一般

当科は高度急性期病院の「耳鼻咽喉科・頭頸部外科」として、精密検査や専門治療が必要な患者さん、入院を必要とする患者さん、手術を必要とする患者さんを中心に診療を行っております。当科で提供している専門医療に機能改善手術・頭頸部腫瘍（がん）治療があります。機能改善手術で、特に「聞こえを良くする手術（人工内耳手術・鼓室形成術・アブミ骨手術など）」に力を入れております。当院の理念である『患者の皆様とともに健康を考える医療の実践』を実践するため、患者・家族の皆さんが何を必要としているかを考え、医療の質の向上に尽力しています。2022 年の当科での耳科手術の合計は 129 件でした。また、小児難聴言語障害外来、補聴器外来、中耳外来、遺伝耳科外来、腫瘍外来も担当しています。

突発性難聴

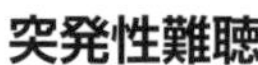

突発性難聴は、突然音をうまく感じ取れなくなる難聴（感音難聴）のうち、原因がはっきりしないものの総称で、幅広い年代に起こります。聞こえにくさは人によって異なり、まったく聞こえなくなる人もいれば、高音だけが聞こえなくなる人もいます。後者では、日常会話に必要な音は聞こえているため、難聴に気づくのが遅れてしまいがちです。発症後すぐ治療を受けないと、難聴や頑固な耳鳴りが残ったり、聴力を失うこともあるため、早めの受診と治療開始が必須です。

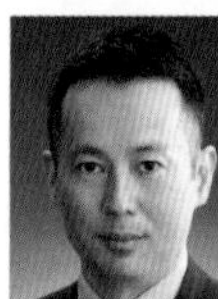

和佐野 浩一郎 わさの こういちろう

東海大学医学部付属病院
（電話）0463-93-1121
神奈川県伊勢原市下糟屋 143
●耳鼻咽喉科専門医

診療内容

難聴（先天性難聴、加齢性難聴、突発性難聴など）、中耳炎、耳鳴、顔面神経麻痺、臨床遺伝学

患者さん一人一人の聞こえの状態や病態を詳細に評価し、正確な診断を行った上で丁寧に説明することを大切にしています。聴覚ならびに耳科診療の責任者として、手術や投薬により治療可能な難聴に対して積極的に聴力改善治療を行っております。一方、治療の難しい難聴に対しては、補聴器ならびに人工内耳の装用を適切に行い、音声コミュニケーションの（再）獲得・維持を実現できるようにお手伝いをさせて頂きます。人工内耳診療に関しては適応の検討、手術、機器の調整に至るまで医師・看護師・言語聴覚士により構成された専門チームが継続的に診療を担当させて頂きます。また、治療の難しい難聴に対して病態解明ならびに治療法開発を目指した臨床研究を展開しており、新しい選択肢を提供できるように努力して参ります。

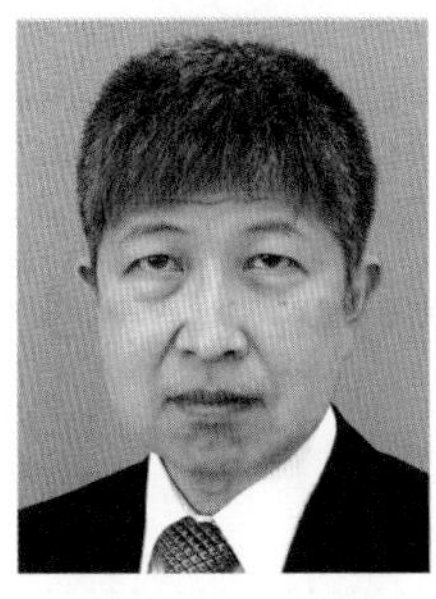

鴻 信義　おおとり のぶよし

東京慈恵会医科大学附属病院　耳鼻咽喉科
（電話）0570-03-2222　東京都港区西新橋 3-19-18

耳鼻咽喉科疾患とくに慢性副鼻腔炎、好酸球性副鼻腔炎、鼻中隔弯曲症、アレルギー性鼻炎といった鼻閉、鼻汁、嗅覚障害をきたす疾患／鼻副鼻腔腫瘍／眼窩壁骨折

●耳鼻咽喉科専門医

得意分野・診療案内

慈恵医大附属病院での耳鼻咽喉科領域手術は、国内で質・量ともトップレベルです。特に慢性副鼻腔炎（好酸球性副鼻腔炎など）、鼻中隔弯曲症、アレルギー性鼻炎に対する内視鏡下鼻副鼻腔手術件数は群を抜いており、その技術についても広く認められています。最近では、鼻副鼻腔悪性腫瘍や頭蓋底疾患に対する内視鏡下経鼻的手術にも積極的に取り組み、国内をリードしています。
内視鏡下鼻副鼻腔手術は、日本発の治療方法の一つであり、慈恵のオリジナルです。世界的にも評価が高く、当教室で主催する国内・アジア向け手術研修会を中心に、年間 100 名ほどの医師が手術見学に来院します。
鼻副鼻腔は頭蓋や眼窩といった重要臓器に囲まれており、手術には頭蓋損傷や眼窩損傷といった合併症が生じるリスクもありますが、高画質の内視鏡カメラとモニター、またナビゲーションシステムを必要に応じて使用し、より安全な手術を実施しています。

診療ポリシー・患者さんへのメッセージ

慈恵医大耳鼻咽喉科を信頼してご来院して頂いた患者さんに対し、期待に応えられるよう全力で手術療法を中心とした診療にあたっています。手術に関しては、「丁寧な執刀」を常に心がけ、円滑な創傷治癒や高い術後成績を目指しています。
鼻副鼻腔疾患が専門の耳鼻咽喉科医が6、7名常勤し、いつでも適切な対応がとれるような体制を確保しています。安心して治療を受けて頂きたいと思います。

	個人 年間総治療数：620 件（2022 年）	個人 累積総治療数：11,800 件
手術・治療実績・コメント	① 内視鏡下副鼻腔手術　330 件	① 内視鏡下副鼻腔手術　6,300 件
	② 内視鏡下鼻中隔手術　180 件	② 内視鏡下鼻中隔手術　3,500 件
	③ 内視鏡下下鼻甲介手術　50 件	③ 内視鏡下下鼻甲介手術　1,000 件
	④ 後鼻神経切断術　20 件	④ 後鼻神経切断術　250 件
	⑤ 外鼻・鼻中隔形成術　25 件	⑤ 外鼻・鼻中隔形成術　300 件
	⑥ 内視鏡下副鼻腔腫瘍切除術　15 件	⑥ 内視鏡下副鼻腔腫瘍切除術　300 件
	指定難病である好酸球性副鼻腔炎に対する内視鏡下手術が総手術件数の半数ほどを占めます。再発が少なくないとされていますが、分子標的薬の登場と相まって治療成績は向上しています。大多数の症例で自覚症状や QOL が向上しています。	
業績等	国内・国際学会で複数の役員を務め、年間に３～５回程度の海外招聘講演をこなします。国内とアジアの耳鼻咽喉科医を対象とした内視鏡下鼻副鼻腔手術研修会を主宰し安全で適切な手術を普及しています。内視鏡下鼻副鼻腔手術の術式や治療成績に関する原著論文や著書が多数あります。	

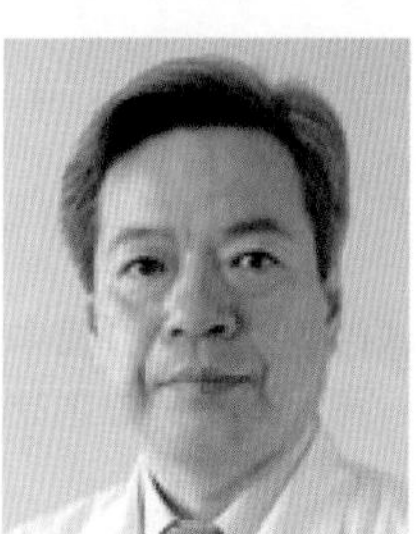

三輪 高喜　みわ たかき

金沢医科大学病院　耳鼻咽喉科
（電話）076-286-3511　石川県河北郡内灘町大学 1-1

耳鼻咽喉科全般、嗅覚障害、鼻アレルギー、副鼻腔炎

●耳鼻咽喉科専門医、アレルギー専門医

得意分野・診療案内

当科では、耳鼻咽喉並びに頸部とその周辺疾患の診療を行っています。聴覚、平衡覚、嗅覚、味覚など感覚器の異常、鼻副鼻腔、口腔、咽喉頭など上気道と耳のあらゆる疾患の診断と治療を行っています。
高度医療の推進のため鼻副鼻腔疾患を中心にナビゲーション手術を行っています。乳幼児難聴、音声言語障害、嚥下障害にはリハビリテーションセンターとのチーム医療を展開しています。
当科が扱う領域は人のQOLに深く関わる領域でありますので、疾患そのものの治癒のみならず、患者さんのQOLを高め、患者さんが高い満足度を得られることを目標としています。外来診療は月曜日から土曜日まで行い、即日入院も可能な体制を整えています。耳、鼻副鼻腔、口腔、咽頭、喉頭、頸部それぞれの分野のスペシャリストが診療にあたっています。

特徴・特色
国内で数少ない嗅覚・味覚外来の設置
ナビゲーションシステムを使用した安全で確実な手術治療
アレルギー性鼻炎に対する免疫療法・手術など幅広い治療
いびき、睡眠時呼吸障害に関する他科共同の診断と治療
乳幼児難聴、音声言語、嚥下障害に対するリハビリテーション

診療ポリシー・患者さんへのメッセージ

特に鼻副鼻腔疾患（副鼻腔炎，副鼻腔のうほう，アレルギー性鼻炎，鼻中隔彎曲症，鼻副鼻腔良性腫瘍など）に対する手術治療に力点をおいています。主に鼻内視鏡手術により上記疾病の治療に臨んでいますが、特に当科の特徴としては、耳鼻咽喉科手術支援機器のナビゲーションシステムの積極的な活用により、難治症例に対しても安全かつ確実な手術操作で治療を行っています。

業績等	【著書】 『味覚・嗅覚の診療 update (MB ENTONI(エントーニ))』（編集、全日本病院出版会）／『難治性口内炎 - 早期治療のコツ - (MB ENTONI(エントーニ))』（編集、全日本病院出版会）／『耳鼻咽喉科医が知っておきたい頭痛の知識 (MB ENTONI (エントーニ))』（編集、全日本病院出版会）

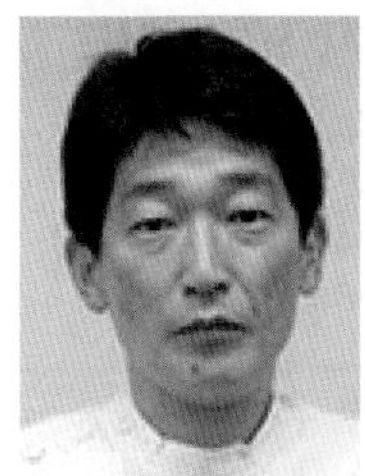

藤枝 重治　ふじえだ しげはる

福井大学医学部附属病院　耳鼻咽喉科・頭頸部外科
（電話）0776-61-3111　福井県吉田郡永平寺町松岡下合月 23-3

頭頸部がん、アレルギー、鼻副鼻腔疾患、甲状腺腫瘍

●耳鼻咽喉科専門医

診療内容・患者さんへのメッセージ

治療方針：外来診療、入院診療ともに、教授・准教授・講師と助教、医員、研修医がそれぞれの患者さんについて検討し、質の高い医療を提供します。内科的治療から外科的治療まで「いつも頼れるのは福井大学耳鼻咽喉科・頭頸部外科」といわれるよう、紹介患者はすべて引き受けるとともに、患者さんには十分に説明し、親切に笑顔で対応することを心がけています。
得意分野：アレルギー性鼻炎に対するオーダーメイド治療を行っています。個人にあった内服薬の選択、手術、スギ・ダニ舌下免疫療法を行い、良好な成績が得られています。
高度医療：進行した頭頸部がんに対して手術による切除部分が大きくなった場合には、形成外科チームと協力し、血管付き遊離皮弁再建術を行っています。再建術により確実な手術と機能温存が可能です。甲状腺の腫瘍に対し、内視鏡による手術を行っています。腫瘍の大きさや場所などにもよりますが、甲状腺内視鏡手術では従来の手術のように首に傷は残らず、美容的にも優れた方法です。

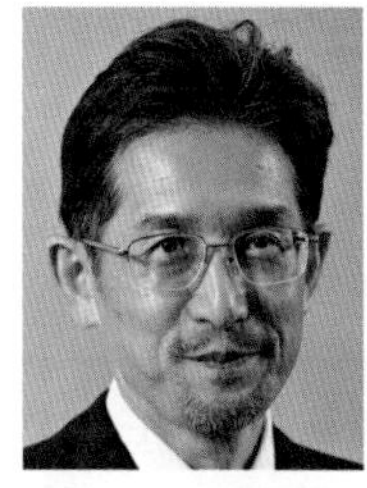

岡野 光博　おかの みつひろ

国際医療福祉大学成田病院　耳鼻咽喉科・頭頸部外科
（電話）0476-35-5600　千葉県成田市畑ケ田 852

慢性副鼻腔炎（好酸球性副鼻腔炎を含む）、鼻ポリープ、アレルギー性鼻炎、肥厚性鼻炎、鼻中隔弯曲症、嗅覚障害、鼻副鼻腔腫瘍

●耳鼻咽喉科専門医、アレルギー専門医

診療内容・患者さんへのメッセージ

耳鼻咽喉科の中でも鼻疾患を専門としています。特にアレルギー性鼻炎や副鼻腔炎（鼻ポリープ）など炎症性疾患の診療に注力しています。薬物療法や免疫療法などの内科的な治療とともに、手術などの外科的治療も手がけています。これらの治療法の中から、患者様が納得し満足頂ける治療を行うことを心がけています。手術については、これまでに4,000件を超える内視鏡下の鼻手術を行ってきました。安全で丁寧な手術をモットーにしています。増加傾向にある好酸球性副鼻腔炎に対する内視鏡手術では、術後の管理療法を行いやすくするように副鼻腔を大きく開放することを目指しています。アレルギー性鼻炎や肥厚性鼻炎に対する下鼻甲介の手術では、下鼻甲介骨を摘出して粘膜上皮を保存することによって、術後に粘膜が萎縮することを防いでいます。また、ガーゼ圧迫を行わない手術を行い、ガーゼ抜去に伴う疼痛や恐怖感を与えないように努めています。曲がった鼻中隔の矯正や鼻副鼻腔に生じた腫瘍の摘出も、極力内視鏡を用いて低侵襲な手術を行っています。嗅覚障害については、リハビリ科と協力した嗅覚刺激療法を取り入れています。

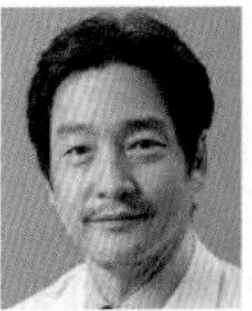

近藤 健二 こんどう けんじ

東京大学医学部附属病院
（電話）03-3815-5411
東京都文京区本郷 7-3-1
●耳鼻咽喉科専門医

診療内容

鼻科学、嗅覚医学、顔面神経疾患

耳鼻咽喉科・頭頸部外科では一般外来、専門外来ともに教授・准教授・講師を中心に、それぞれの症例について検討し治療方針の決定にあたります。手術適応や方法については、週に 1 度開催している術前検討会において教室全体で検討した上で決定しています。はな外来は、慢性副鼻腔炎、術後性副鼻腔嚢胞、鼻副鼻腔乳頭腫をはじめとする良性腫瘍、アレルギー性鼻炎、鼻中隔彎曲症、オスラー病などによる難治性の鼻出血、吹き抜け骨折や前鼻孔狭窄などの外傷性疾患、先天性の鼻副鼻腔疾患（先天性後鼻孔閉鎖など）、などの疾患を対象としています。顔面神経外来の対象疾患は顔面神経麻痺（ベル麻痺、ハント症候群、外傷性、聴神経腫瘍に伴う麻痺、先天性）、眼瞼痙攣、顔面痙攣、などです。いずれの外来も受診の際には予約が必要です。また初診の場合には紹介状をお持ちください。

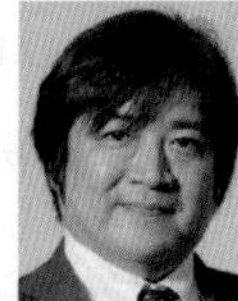

朝子 幹也 あさこ みきや

関西医科大学総合医療センター
（電話）06-6992-1001
大阪府守口市文園町 10-15
●耳鼻咽喉科専門医

診療内容

鼻科学、アレルギー、聴覚中枢

耳鼻咽喉科・頭頸部外科に所属しています。鼻内内視鏡手術を得意としており、本邦における内視鏡下鼻副鼻腔手術新術式分類の策定にも関わり、また国内外の内視鏡外科医の育成も努めて参りました。アレルギー性鼻炎から好酸球性副鼻腔炎、腫瘍まで広範囲の鼻科手術に精通しています。アレルギーの領域では専門医指導医として総合アレルギー医の育成を行い、難治性のアレルギー疾患の治療に携わってきました。上下気道炎症に対する包括的治療 Airway Medicine を実践し、難病指定を受けている喘息合併好酸球性副鼻腔炎の治療を数多く手がけてまいりました。嗅覚（におい）障害や喘息を伴う副鼻腔炎では好酸球性副鼻腔炎のことがあり、正確な診断と，まずは内服療法（すぐに手術でなく）が必要です。治りにくい副鼻腔炎なら一度診察にお試し下さい。

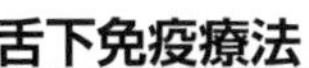

舌下免疫療法

舌下免疫療法（アレルゲン免疫療法）とは、アレルゲンを含む治療薬を舌下に置き、少しずつ体内に吸収させることでアレルギー反応を弱める減感作療法です。従来の注射を用いた治療よりもアレルギー反応が少なく、スギ花粉やダニアレルギーに対して保険適応されています。舌下免疫療法の副作用として、口腔瘙痒感、口腔浮腫、咽頭刺激感、耳瘙痒感などがあり、開始初期（約 1 か月）に多いとされています。治療中に歯科を受診の際は、念のため歯科医師に治療中の旨伝えましょう。

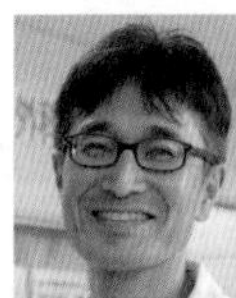

都築 建三 つづき けんぞう

兵庫医科大学病院
（電話）0798-45-6111
兵庫県西宮市武庫川町 1-1
●耳鼻咽喉科専門医、アレルギー専門医

診療内容

慢性副鼻腔炎、好酸球性副鼻腔炎、アレルギー性鼻炎、鼻副鼻腔腫瘍、嗅覚障害

鼻科領域疾患、鼻呼吸障害や嗅覚障害で悩んでいる方を主に診療しています。当院耳鼻咽喉科・頭頸部外科外来で月・木曜の週 2 回診療しています（予約制、地域医療連携を通じて紹介）。生物学的製剤も含めた薬物治療、手術治療、内視鏡を用いた術後局所治療、免疫療法を病状に合わせて選択し治療成績の向上を目指しています。2022 年の鼻科手術症例数：241 例（当院中央手術部における症例数）／鼻中隔手術、鼻腔形態改善手術：科全体 166、執刀 51、指導 115 例／下鼻甲介手術：科全体 133 例（266 側）、執刀 50 例（100 側）、指導 83 例（166 側）／内視鏡下副鼻腔手術：科全体 206 例（317 側）、執刀 63 例（96 側）、指導 143 例（221 側）／○鼻副鼻腔腫瘍摘出術：科全体 25、執刀 12、指導 13 例　例：患者数（側：手術側数）

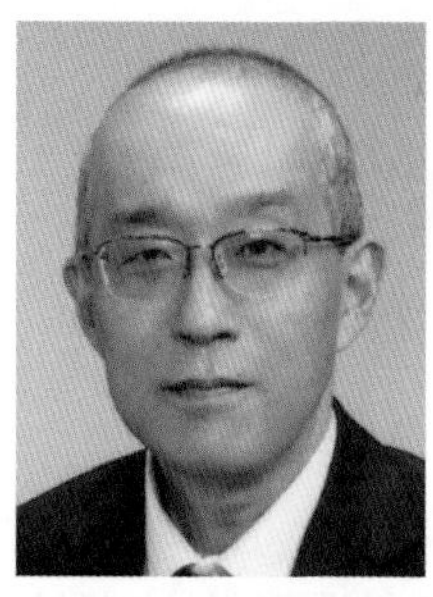

香取 幸夫　かとり ゆきお

①東北大学病院　耳鼻咽喉・頭頸部外科
（電話）022-717-7000　宮城県仙台市青葉区星陵町 1-1
②仙塩利府病院
（電話）022-355-4111　宮城県宮城郡利府町青葉台 2-2-108

音声・嚥下障害の外科的治療

●耳鼻咽喉科専門医

得意分野・診療案内

喉頭（音声）外来で診療する疾患：声帯結節、声帯ポリープ、声帯麻痺、喉頭肉芽腫、喉頭乳頭腫、喉頭がん、機能性発声障害、喉頭外傷、喉頭狭窄症、気道異物、嚥下障害

1）診断について：一般外来を受診された方の内、喉頭（音声）外来にて検査、治療が必要な方が再来（予約）となります。喉頭疾患の診断には、多くの場合、喉頭内視鏡検査（鼻から細いファイバースコープのカメラを挿入して声帯をはじめとする喉頭の形や動きを観察します）を行います。音声障害の患者さんには声の強さや長さ、音響分析の検査を行っています。嚥下障害の患者さんにはリハビリテーション科と協同して嚥下造影検査を行っています。

2）治療方針：音声障害や嚥下障害の患者さんには疾患の特徴や患者さんの背景を考慮して、保存的治療（投薬や声の衛生指導、嚥下訓練など）をすすめています。また、保存的治療で改善しないケースでは声帯ポリープ切除などの喉頭顕微鏡手術や声帯麻痺に対する喉頭形成術などの手術治療を行っています。

診療ポリシー・患者さんへのメッセージ

1）音声障害の治療について：声は、①声帯の運動が正常で発声時に左右の声帯の間が適切に狭められること、②声帯の弾力性が正常で良好な振動が起こること、③声帯を振動するエネルギーとなる呼気を作る呼吸機能が良いこと、の３つの条件があって初めてスムーズに作りだされます。また、日常の仕事での発声状況、喫煙などの要素が音声には大きな影響を与えます。喉頭外来では音声障害の原因を検査し、患者さん個々の生活背景を考慮して治療の相談をしてまいります。

2）嚥下障害の治療について：高齢化社会の訪れや医療の高度化によって重症疾患の救命率が高まるにつれて、嚥下障害をもつ患者さんが増加しています。食べることは単なる栄養補給にとどまらず、「食の楽しみ」「コミュニケーションの場の提供」として生活の質に大きく寄与します。一方､呼吸の道すじに食物や唾液が落ちてしまう「誤嚥」は生命の危険を伴う肺炎を引き起こします。喉頭外来ではファイバースコープ検査や嚥下造影検査を行い、リハビリテーション科のスタッフと連携して､摂食開始（直接訓練）の是非の判定や、訓練・治療中の評価を行っています。 また、リハビリテーションの効果が固定した患者さんにおいて手術治療（嚥下機能改善手術、誤嚥防止手術）の適応を相談し、実施しています。

業績等	【著書】『あたらしい耳鼻咽喉科・頭頸部外科学』（編集） 『嚥下障害と誤嚥性肺炎 (MB ENTONI(エントーニ)) 』（編集）

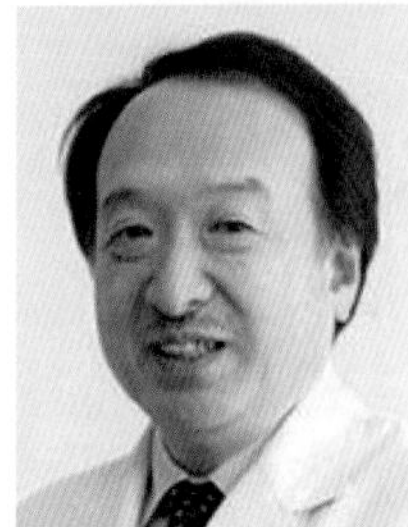

大森 孝一　おおもり こういち

京都大学医学部附属病院　耳鼻咽喉科・頭頸部外科
（電話）075-751-3111　京都府京都市左京区聖護院川原町 54

音声・嚥下

●耳鼻咽喉科専門医

得意分野・診療案内

音声外来では音声障害をきたす疾患に対する診療をおこなっています。取り扱う病変は多岐にわたりますが、各々の病態に応じ、音声外科医と言語聴覚士がチームで取り組んでいます。
声帯ポリープや声帯結節は職業的音声使用者、たとえば歌手、役者、教師、アナウンサー、インストラクターなどに多く見られます。最近ではカラオケ愛好者にも多く認められ、声の乱用・誤用が大きな原因のひとつです。また、ポリープ様声帯は喫煙との関与が強いことが知られております。
これらの疾患に対しては適応に応じ音声治療を行うとともに、直達鏡下の喉頭微細手術を行います。手術は全身麻酔を要しますが短時間ですみ、当科では日帰り手術もしくは１日から数日の入院で行っています。ただし、術後３日から１週間は発声を控えていただく必要があります。
この手術では正常組織にダメージを残さないことが肝要であり、当科ではマイクロフラップ手術を行うことにより、その正常組織の温存をこころがけています。心臓や肺、頸椎の病気など、全身麻酔の危険性が高い場合や全身麻酔を希望されない方には、局所麻酔下の手術も可能です。

診療ポリシー・患者さんへのメッセージ

超高齢社会を迎えて、感覚器の障害や頭頸部のがんの患者さんは増加し、耳鼻咽喉科のニーズはますます多くなっていくと予想されます。
私たちは人工内耳による聴覚獲得、中耳の病気の外科治療、めまい・平衡障害の診断と集学的治療、鼻・副鼻腔の病気の治療、頭頸部のがんの集学的治療、音声・嚥下障害などの機能障害に対する外科治療とリハビリテーションなどに力を入れています。

業績等	【著書】 『ENTONI 07 年 2 月号 No.72 喉頭形成術のコツと Pitfall』 『言語聴覚士のための音声障害学』（編集） 『災害時における耳鼻咽喉科の対応 (MB ENTONI(エントーニ))』（編集） 『見落としやすい耳鼻咽喉科疾患 (MB ENTONI (エントーニ))』（編集）

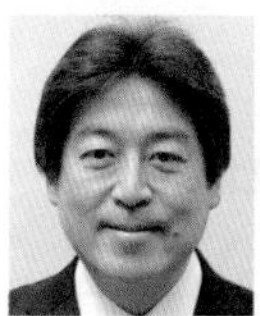

梅野 博仁 うめの ひろひと

久留米大学病院 耳鼻咽喉科・頭頸部外科
（電話）0942-35-3311
福岡県久留米市旭町 67
●耳鼻咽喉科専門医

診療内容

声帯ポリープ・声帯麻痺・喉頭乳頭腫・声帯白板症・痙攣性発声障害などの喉頭疾患、口腔がん・咽頭がん・喉頭がん・甲状腺がんなどの頭頸部腫瘍

声帯ポリープ・喉頭乳頭腫・声帯白板症等の喉頭疾患は経口的に顕微鏡下切除術を行い、声帯麻痺や痙攣性発声障害には音声改善を目的に、声帯内注射や喉頭枠組み手術を行っています。早期の喉頭がん・咽頭がんの患者さんにはできるだけ放射線治療を行わず、低侵襲な経口的 CO2 レーザー切除術を行い、適応に応じてダビンチによる手術も行っています。
進行した頭頸部がんの患者さんには、形成外科・脳神経外科・食道外科・呼吸器外科・血管外科・放射線科等とのチーム医療を行っています。再発頭頸部がんに対する新しい光免疫療法（アルミノックス治療）や免疫チェックポイント阻害剤等を用いた薬物療法も行っています。個人で年間約 100 人の手術を行っています。

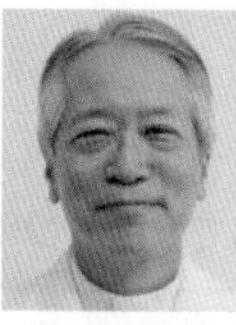

兵頭 政光 ひょうどう まさみつ

高知大学医学部附属病院
（電話）088-866-5811
高知県南国市岡豊町小蓮 185-1
●耳鼻咽喉科専門医

診療内容

音声障害、嚥下障害、頭頸部腫瘍

耳鼻咽喉科・頭頸部外科に所属しています。声の使い過ぎや無理な発声が原因で起こる声帯ポリープや声帯結節、発声時に声帯がきちんと閉まらない反回神経麻痺や声帯溝症、発声時に声が震える痙攣性発声障害などの声の障害に対して手術治療を積極的に行っているほか、薬での治療や音声治療（声のリハビリテーション）も声の障害の原因や程度に応じて選択しています。このうち音声治療は、実際に声帯を患者様と共に観察し、基本的な声の出し方を改善していく方法で、良好な治療成績をあげています。
音声障害を伴う喉頭疾患に対して音声を改善する手術を行います。声帯結節、声帯ポリープ、ポリープ様声帯に対しては喉頭微細手術、反回神経麻痺による嗄声に対しては喉頭枠組手術を行っています。嚥下障害に対しては嚥下機能改善手術や誤嚥防止手術を行います。

有益情報

ランキング医師の病院は遠くて行けないという患者さんのための、北海道、東北、四国、九州を中心とする準名医情報です。ランキングとは別です。ご参考になさってください。

北海道	**中丸 裕爾** なかまる ゆうじ （電話）011-716-1161	**北海道大学病院 耳鼻咽喉科・頭頸部外科 ●耳鼻咽喉科専門医** 北海道札幌市北区北 14 条西 5
	古田 康 ふるた やすし （電話）011-681-8111	**手稲渓仁会病院 耳鼻咽喉科・頭頸部外科 ●耳鼻咽喉科専門医** 北海道札幌市手稲区前田 1 条 12-1-40
東北	**太田 伸男** おおた のぶお （電話）022-259-1221	**東北医科薬科大学病院 耳鼻咽喉科 ●耳鼻咽喉科専門医** 宮城県仙台市宮城野区福室 1-12-1
	川瀬 哲明 かわせ てつあき （電話）022-355-4111	**仙塩利府病院 耳鼻咽喉科 ●耳鼻咽喉科専門医** 宮城県宮城郡利府町青葉台 2-2-108
	湯浅 有 ゆあさ ゆう （電話）022-374-1551	**仙台・中耳サージセンター将監 ●耳鼻咽喉科専門医** 宮城県仙台市泉区将監 10-12-12
	山田 武千代 やまだ たけちよ （電話）018-834-1111	**秋田大学医学部附属病院 耳鼻咽喉科 ●耳鼻咽喉科専門医** 秋田県秋田市広面字蓮沼 44-2
四国	**小林 泰輔** こばやし たいすけ （電話）088-866-5811	**高知大学医学部附属病院 ●耳鼻咽喉科専門医** 高知県南国市岡豊町小蓮 185-1

有益情報

ランキング医師の病院は遠くて行けないという患者さんのための、北海道、東北、四国、九州を中心とする準名医情報です。ランキングとは別です。ご参考になさってください。

四国	**本多 伸光** ほんだ のぶみつ （電話）089-947-1111	**愛媛県立中央病院 耳鼻咽喉科・頭頸部外科** ●耳鼻咽喉科専門医 愛媛県松山市春日町 83
九州	**折田 頼尚** おりた よりひさ （電話）096-344-2111	**熊本大学病院 耳鼻咽喉科・頭頸部外科** ●耳鼻咽喉科専門医 熊本県熊本市中央区本荘 1-1-1
その他	**將積 日出夫** しょうじゃく ひでお （電話）076-434-2315	**富山大学附属病院 耳鼻咽喉科** ●耳鼻咽喉科専門医 富山県富山市杉谷 2630
	工 穣 たくみ ゆたか （電話）0263-35-4600	**信州大学医学部附属病院** ●耳鼻咽喉科専門医 長野県松本市旭 3-1-1
	山本 裕 やまもと ゆたか （電話）0570-03-2222	**東京慈恵会医科大学附属病院** ●耳鼻咽喉科専門医 東京都港区西新橋 3-19-18
	田中 康広 たなか やすひろ （電話）048-965-1111	**獨協医科大学埼玉医療センター** ●耳鼻咽喉科専門医 埼玉県越谷市南越谷 2-1-50
	齋藤 康一郎 さいとう こういちろう （電話）0422-47-5511	**杏林大学医学部付属病院** ●耳鼻咽喉科専門医 東京都三鷹市新川 6-20-2
	二藤 隆春 にとう たかはる （電話）049-228-3411	**埼玉医科大学総合医療センター** ●耳鼻咽喉科専門医 埼玉県川越市鴨田 1981
	松永 達雄 まつなが たつお （電話）03-3411-0111	**東京医療センター 耳鼻咽喉科** ●耳鼻咽喉科専門医 東京都目黒区東が丘 2-5-1
	柿木 章伸 かきぎ あきのぶ （電話）078-382-5111	**神戸大学医学部附属病院** ●耳鼻咽喉科専門医 兵庫県神戸市中央区楠町 7-5-2
	内田 育恵 うちだ やすえ （電話）0561-62-3311	**愛知医科大学病院** ●耳鼻咽喉科専門医 愛知県長久手市岩作雁又 1-1
	松根 彰志 まつね しょうじ （電話）044-733-5181	**日本医科大学武蔵小杉病院 耳鼻咽喉科** ●耳鼻咽喉科専門医 神奈川県川崎市中原区小杉町 1-383
	高橋 真理子 たかはし まりこ （電話）052-704-2345	**名古屋市立大学医学部附属みらい光生病院** ●耳鼻咽喉科専門医 愛知県名古屋市名東区勢子坊 2-1501
	柘植 勇人 つげ はやと （電話）052-481-5111	**日本赤十字社愛知医療センター名古屋第一病院** ●耳鼻咽喉科専門医 愛知県名古屋市中村区道下町 3-35

頭頸部外科

頭頸部外科は、脳、眼球を除いた頭頸部の良性・悪性腫瘍、外傷、奇形などに対する手術を行っています。

がん（悪性腫瘍）の症状は、できた部位によって異なります。

上気道、鼻・副鼻腔、頭蓋底にできた場合には、声がれ、息苦しさ、鼻のつまり、鼻血、脳や神経からくる症状（顔面のしびれや物が二重に見える、むせるなど）が出ることがあります。首にできた場合は、こぶのようになり気がつくこともあります。

頭頸部がんは、全てのがんの5%程度と考えられています。がん全体と比べると症例数は少ないですが、鼻・副鼻腔がん、耳下腺がん、舌がん、歯肉がん、喉頭がん、上咽頭がん、中咽頭がん、下咽頭がん、甲状腺がんなど種類が非常に多く、発生原因や治療法、予後が異なるのが特徴です。

頭から首にかけては衣服で隠れない部分であるため、がんなどの命に関わる病気の治療の場合、手術で切除する部位の見極めにおいて、病気の根治性とQOL（生活の質）とのバランスが難しいといわれています。それだけに、医師に高い技術が求められます。

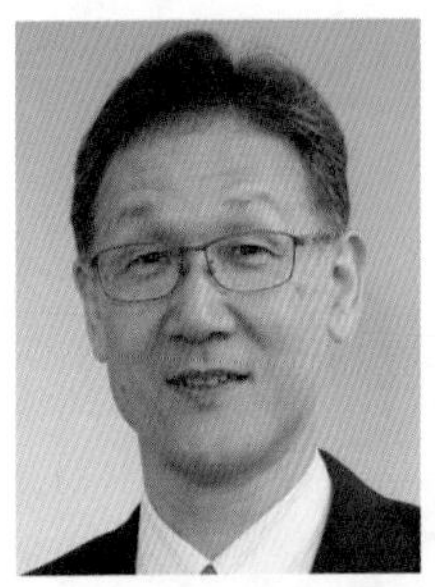

藤井 隆　ふじい たかし

大阪国際がんセンター　頭頸部外科
（電話）06-6945-1181　大阪府大阪市中央区大手前 3-1-69

舌がん･口腔がん、咽頭がん、喉頭がん、頸部食道がん、鼻腔がん、上顎がん、副鼻腔がん、甲状腺がんなどの頭頸部がん、耳下腺腫瘍・唾液腺腫瘍、頭頸部原発の肉腫や悪性黒色腫など

●耳鼻咽喉科専門医

得意分野・診療案内

頭頸部外科ではチームとしてあらゆる頭頸部がんに対応しています。手術が必要となる進行がんに対しては、形成外科と密接に協力して切除後の再建を行うことにより、よりよい機能や形態の温存を図っています。遊離組織移植による再建手術における微小血管吻合術の成功率は99％以上です。早期の咽喉頭がんに対しては消化管内科と全身麻酔下の内視鏡的切除術による低侵襲な治療を行い、放射線治療や化学放射線療法では放射線腫瘍科の協力でIMRTにより口腔内乾燥や味覚障害などの有害事象を最小限に抑えています。上顎がんに対しても放射線診断・IVR科と超選択的動注化学療法による機能温存治療を行い、腫瘍内科による種々の薬物療法も可能です。また、頭頸部アルミノックス治療（光免疫療法）も積極的に行い、近隣の大阪重粒子線センターとも安全な治療継続のため協力を行っています。

診療ポリシー・患者さんへのメッセージ

他診療科および多職種と協力して、根治性と機能温存の両面から、可能な限り患者さんの希望に沿った最適な治療法を考えています。命にかかわるだけではなく、食べることや話すことという普通の日常生活が損なわれてしまう疾患に対して、患者さんを中心に医療者全員がチームで一緒に取り組むことが、患者さんにとって最も重要だと考え、常にチームのレベルアップを図っています。

	科全体 年間総治療数：新患 379 件（2021 年）		科全体 累積総治療数：新患 1,906 件（過去 5 年間）	
手術・治療実績・コメント	① 口腔がん	89 件	① 口腔がん	444 件
	② 咽頭がん	160 件	② 咽頭がん	887 件
	③ 喉頭がん	48 件	③ 喉頭がん	214 件
	④ 鼻副鼻腔がん	30 件	④ 鼻副鼻腔がん	91 件
	⑤ 甲状腺がん	28 件	⑤ 甲状腺がん	169 件
	⑥ 唾液腺がん	17 件	⑥ 唾液腺がん	37 件
	【治療に関してコメント等】頭頸部外科医として常に最高レベルの手術を心がけるとともに、多くの治療選択肢がある場合には、根治性と機能温存の両面からメリットとデメリットを検討してチーム医療のコーディネーターの役割を果たしています。			
業績等	頭頸部がんの治療成績や多職種チームで行う口腔がん治療の重要性を報告し、喉頭部分切除術などの手術セミナーの依頼を受け学会などで講演を行ってきました。			

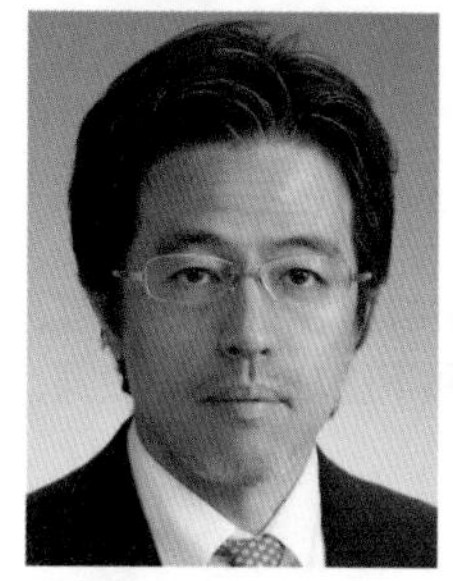

朝蔭 孝宏　あさかげ たかひろ

東京医科歯科大学医学部附属病院　頭頸部外科
（電話）03-3813-6111　東京都文京区湯島 1-5-45

舌がん、頬粘膜がん、歯肉がん、硬口蓋がん、口腔底がん、鼻腔がん、上顎がん、上咽頭がん、中咽頭がん、下咽頭がん、喉頭がん、耳下腺がん、顎下腺がん、甲状腺がん、横紋筋肉腫、骨肉腫、頭蓋底悪性腫瘍

●耳鼻咽喉科専門医

得意分野・診療案内

当院では頭頸部外科が中心となって、オール医科歯科体制で「みみ・はな・くち・のどがんセンター」を設立し、この領域の全てのがんに対応できる体制が完備されています。頭頸部外科の医師は８名全員が日本耳鼻咽喉科学会の専門医であり、また８名のうち７名は日本頭頸部外科学会認定頭頸部がん専門医です。これだけ質量ともに揃っている病院は多くはありません。当院は日本における頭頸部がん診療の最後の砦として他大学やがん専門病院からも認識されており、他院では治療が困難と判断された患者さんが、当院における高難度手術を希望して日本全国はもとより海外からも訪れてきています。そして、合併症を極力起こさないよう努力を積み重ねた結果、大手術を受けられた患者さんでも早期退院、早期社会復帰が可能となっています。特に力を入れている領域は、鼻腔・副鼻腔がんの進行がんに対する脳外科と合同の頭蓋底手術、その領域に対する内視鏡手術、希少疾患である外耳道がんに対する手術などの超高難度手術です。加えて、咽頭表在がんに対する経口的内視鏡手術、甲状腺に対する内視鏡手術、副咽頭間隙腫瘍、頸動脈小体腫瘍などの良性腫瘍手術を行っています。また、再発転移頭頸部がんに対する光免疫療法も行っています。セカンドオピニオンも国内外から広く受け入れており、当院でも最もセカンドオピニオンを多く受けている診療科の一つです。頭頸部がんの治療で迷った場合は是非当院を受診して下さい。

診療ポリシー・患者さんへのメッセージ

当院では患者さんのがんの状態だけでなく、全身状態、社会背景などをもとに、考えられる治療を提案させていただき、患者さんやそのご家族と一緒に治療方針を決めています。また、治療そのものはそれぞれの専門家が集まり、力を結集してそれぞれの患者さんに合った、最善の医療を提供しています。

	個人 年間総治療数:50件（2022年）		個人 累積治療数:2,800件（過去32年）	
手術・治療実績・コメント	① 頭蓋底悪性腫瘍手術	10件	① 頭蓋底悪性腫瘍手術	120件
	② 舌悪性腫瘍手術	10件	② 舌悪性腫瘍手術	300件
	③ 下咽頭悪性腫瘍手術	10件	③ 下咽頭悪性腫瘍手術	300件
	④ その他	20件	④ 喉頭悪性腫瘍手術	100件
	【治療に関してコメント等】繊細な手術により出血を最小限として、術野の綺麗な安全で確実ながんの切除と、がんの根治に加えて機能を温存した治療を優先する事を心がけています。超進行がんに対しては他施設では実施困難な高難度手術である広範囲頭蓋底手術を脳外科、形成外科との合同チームで日本で最も多く実施しています。			
業績	2019年11月に行われた第107回台湾耳鼻喉頭頸外科医学会に招かれ、頭蓋底手術100例の経験に関する特別講演をしてきました。			

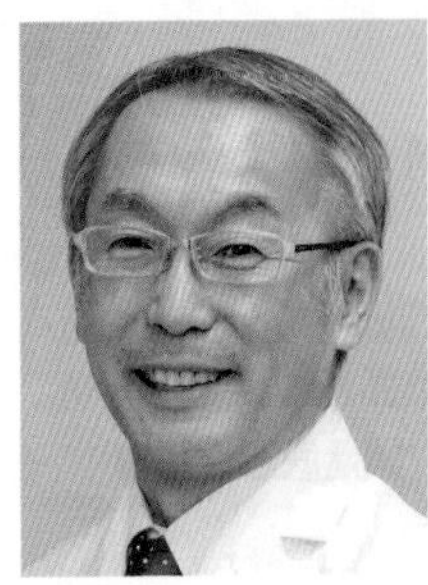

本間 明宏　ほんま あきひろ

北海道大学病院　耳鼻咽喉科・頭頸部外科
(電話) 011-716-1161　北海道札幌市北区北 14 条西 5

耳鼻咽喉科全般の腫瘍(良性・悪性)。具体的には、舌を含む口腔、鼻副鼻腔、上・中・下咽頭、喉頭、耳下腺・顎下腺などの唾液腺、甲状腺、耳などにできた腫瘍

●耳鼻咽喉科専門医

得意分野・診療案内

耳鼻咽喉科・頭頸部領域の良性腫瘍、悪性腫瘍など腫瘍全般に対応しています。
特に鼻に発生したがん、唾液腺にできたがんについては、日本では有数の治療実績があります。
超選択的動注化学療法というカテーテルを腫瘍の近くまで挿入し、そこから抗がん薬を投与する治療と放射線治療の同時併用療法を導入してから 20 年以上経ち、現在も多くの患者さんを治療しています。特に上顎洞がん、中咽頭がんでは良好な成績を得ています。

診療ポリシー・患者さんへのメッセージ

耳鼻咽喉科・頭頸部領域に発生した腫瘍は、食べる・話すなど機能や、服で隠せない部位のため整容的な点も考慮しながら治療方針を決めなければなりません。また、がんなどの悪性腫瘍の場合は、手術に加え、放射線治療、抗がん薬を使う薬物治療も治療の選択肢になる場合もあります。そのため、どのように治療を行うか決めるのが難しいですが、私たちは患者さん・家族とじっくり話し合って決めるようにしています。
進行がんの場合は、形成外科、脳神経外科、消化器外科などとの合同手術を日常的に行っていますし、放射線診断科、放射線治療科、腫瘍内科とのチーム医療を実践し、患者さんに最も適した治療を提供できるよう日々努力しています。

手術・治療実績	科全体 年間総治療数：167 件　(2022 年)	
	① 口腔がん（舌がんを含む）　53 件	④ 喉頭がん　22　件
	② 鼻副鼻腔がん　26 件	⑤ 唾液腺がん　5 件
	③ 咽頭がん（上・中・下）74 件	⑥ 甲状腺・副甲状腺手術　35 件
	【治療に関してコメント等】頭頸部がんの件数は大学病院では日本でトップクラスです。手術はあらゆる疾患に対応し、形成外科、脳神経外科などとの合同手術も数多く行っています。また、放射線治療科、腫瘍内科と密に連携し、オール北大病院の体制であらゆる最先端の治療を提供しています。	
業績等	【受賞】北海道大学医学研究院優秀研究賞、日本頭頸部癌学会優秀論文賞、Eminent scientist of the year 2011 ASIA 【招待講演】1st Joint Meeting of Tri-HN Society 2022, 6th Asian Society of Head & Neck Oncology (2018) , 105th Scientific Conference of the Taiwan Society of Otorhinolaryngology Head and Neck Surgery(2018)など。	

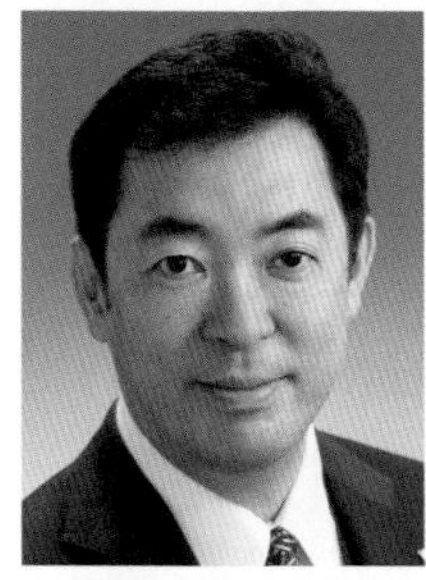

塚原 清彰　つかはら きよあき

東京医科大学病院　耳鼻咽喉科・頭頸部外科
（電話）03-3342-6111　東京都新宿区西新宿 6-7-1

舌・口腔がん、上・中・下咽頭がん、喉頭がん、耳下腺腫瘍、顎下腺腫瘍、甲状腺腫瘍、副咽頭間隙腫瘍、外耳道がん、頸動脈小体腫瘍

●耳鼻咽喉科専門医

得意分野・診療案内

早期がんと進行がんでは治療選択肢が異なります。早期がんにはロボット手術、経口腔的咽喉頭内視鏡手術など最新の低侵襲治療を行っています。当科は保険適応に先駆け 2011 年から頭頸部ロボット手術を開始、先進医療Ｂにも参加し、累積症例数は国内最多の 88 例です。進行がんの拡大手術もマイクロ波や超音波などの最新手術器具を用い、大幅な時間短縮、低侵襲化に成功しています。再発・遠隔転移症例も光免疫療法や免疫チェックポイント阻害薬などの薬物療法により、予後が改善されてきました。当科スタッフに薬物療法専門医がいますので、最先端の薬物療法を安心して受けて頂くことができます。光免疫療法症例数も国内最多です。耳下腺腫瘍は整容面に優れたフェイスリフティングラインでも行っています。

診療ポリシー・患者さんへのメッセージ

これまで個人 3,500 件を超える手術を経験しました。時代も令和になり、根治と機能温存の両立が求められるようになっています。手術、放射線治療、薬物療法にはそれぞれ長所短所があります。病気自体のみでなく、患者さんの希望と生活背景も考え、最も適切な治療を選択しています。全国有数の症例数である当科で、主任教授として皆様が安心、満足できる治療をご提供させていただくことを心がけています。

	科全体 年間総治療数：452 件（2022 年）	累積総治療数：個人 3,500 件以上 過去３年間の総治療数：診療科 1,424 件
手術・治療実績・コメント	① 頭頸部がんロボット支援手術　16 件	① 頭頸部がんロボット支援手術　41 件
	② 頸部郭清術　117 件	② 頸部郭清術　444 件
	③ 頭頸部がん拡大切除・皮弁再建手術 50 件	③ 頭頸部がん拡大切除・皮弁再建手術 185 件
	④ 光免疫療法　19 件	④ 光免疫療法　32 件
	⑤ 経口腔的咽喉頭内視鏡手術（ロボット手術を除く）　35 件	⑤ 経口腔的咽喉頭内視鏡手術（ロボット手術を除く）　102 件
	⑥ 耳下腺腫瘍手術　49 件	⑥ 耳下腺腫瘍手術　140 件
	【治療に関してコメント等】 私の医局には７名の頭頸部がん専門医と２名の薬物療法専門医が在籍しています。また、高難度医療であるロボット支援手術、最先端治療である光免疫療法は本邦最多実施症例数です。従来から行われている拡大切除や頸部郭清術も国内有数の症例数です。	
業績	第 85 回耳鼻咽喉科臨床学会では本邦初の頸部郭清術ライブサージェリーを成功させました。2020 年には第一回となる耳鼻咽喉科教育・育成功労賞も受賞しています。	

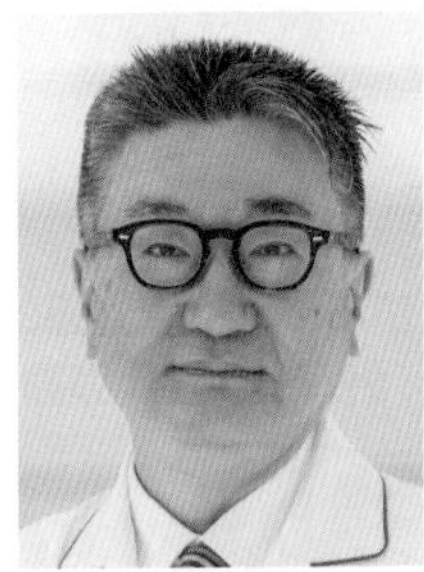

松浦 一登　まつうら かずと

国立がん研究センター東病院　頭頸部外科
（電話）04-7133-1111　千葉県柏市柏の葉 6-5-1

頭頸部がん（口腔がん、咽頭がん、喉頭がん、鼻副鼻腔がん、唾液腺がん、甲状腺がん、頸部食道がん）、頭頸部良性腫瘍

●耳鼻咽喉科専門医

得意分野・診療案内

当科の特徴は機能温存手術の開発を続けてきたことにあります。
代表的な術式として、
・放射線治療後の T1 / T2 再発声門がんに対する喉頭部分切除術
・下咽頭がんに対する喉頭温存・喉頭下咽頭部分切除術
・下口唇・下顎骨の切断を伴わない進行口腔・咽頭がん切除術
・保存的頸部郭清術
が挙げられます。喉頭・下咽頭がんに対する根治手術では、他施設に比して喉頭温存される症例が多くなっています。また、早期の咽喉頭がんに対する内視鏡を活用した経口的切除症例が増加しており、日本一の症例数を有しています。

診療ポリシー・患者さんへのメッセージ

我々が扱う領域は発声、嚥下、咀嚼など生命活動をしていく上で重要な機能が集まり、治療後の機能障害や整容を考慮し治療方針を決定する必要があります。
我々は、経験豊富な外科医、薬物療法の専門家である頭頸部内科医、そして放射線診断医、放射線治療医など、頭頸部がんの専門家で診療チームが構築されています。治療中の合併症のリスクを減らすため早期から口腔ケアに注目しており、歯科医が治療前から治療後に至るまで対応します。また、術後嚥下機能の低下した患者さんへは言語聴覚士による嚥下リハビリテーションを行っており、機能回復にも努めています。
お悩みがあれば、いつでもご相談ください。

	個人 年間総手術数：99件（2021年）		個人 累積総手術数：2,829件	
手術・治療実績・コメント	① 口腔がん	34件	① 口腔がん	706件
	② 鼻副鼻腔がん	2件	② 鼻副鼻腔がん	154件
	③ 中咽頭がん	6件	③ 中咽頭がん	154件
	④ 下咽頭・頸部食道がん	16件	④ 下咽頭・頸部食道がん	409件
	⑤ 喉頭がん	4件	⑤ 喉頭がん	375件
	⑥ 唾液腺腫瘍・甲状腺腫瘍・その他	37件	⑥ 唾液腺腫瘍・甲状腺腫瘍・その他	956件
	【治療に関してコメント等】 下咽頭がんに対する喉頭温存・喉頭下咽頭部分切除術に関して、個人的な経験症例数は50例を超え、適応症例の5年粗生存率は80%を超えています。最近では75歳を超える後期高齢者に対しても、適格者であれば施行しています。			
業績等	金沢医科大学頭頸部外科客員教授、信州大学医学部耳鼻咽喉科頭頸部外科客員教授、東北医科薬科大学医学部耳鼻咽喉科客員教授併任			

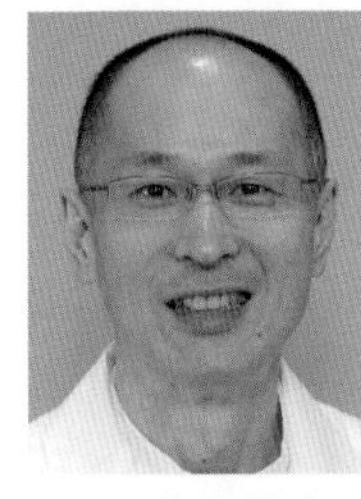

吉本 世一　よしもと せいいち

国立がん研究センター中央病院　頭頸部外科
（電話）03-3542-2511　東京都中央区築地 5-1-1

頭頸部がん

●耳鼻咽喉科専門医

診療内容・患者さんへのメッセージ

頭頸部がんの診療においては他科の医師や幅広いメディカルスタッフによるチーム医療が必須でありますが、当院では頭頸部・食道内科、放射線治療科、形成外科、歯科など関連する多くの科と密接な協力関係を築いており、また嚥下障害の専門看護師を中心とする看護師を始め、薬剤師・言語療法士・栄養士・社会福祉士などを加えた総合的な医療が行われております。
【頭頸部外科外科的治療実績（2022 年)】　※抜粋
開頭による頭蓋底手術 (内視鏡下頭蓋底手術を含む）8、鼻副鼻腔腫瘍手術 36、口腔腫瘍手術 108、中咽頭腫瘍手術 33、喉頭・下咽頭・頸部食道腫瘍手術（内視鏡手術）11、喉頭・下咽頭・頸部食道腫瘍手術（経口的切除）82、喉頭・下咽頭・頸部食道腫瘍手術（喉頭温存手術）６、喉頭・下咽頭・頸部食道腫瘍手術（喉頭全摘を含む手術）43、甲状腺腫瘍手術 38、耳下腺腫瘍手術 25、頸部郭清術（単独）64、 その他の悪性腫瘍手術５、副咽頭間隙腫瘍手術３、その他の良性腫瘍手術（良性腫瘍、生検、気切、瘻孔閉鎖など）８

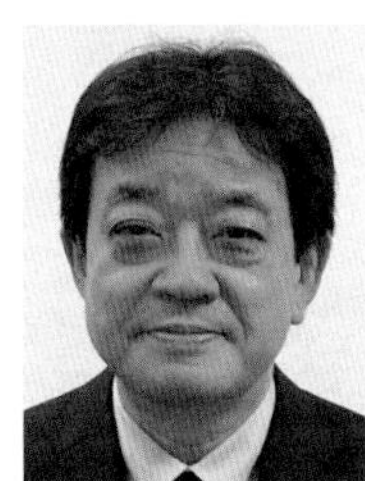

丹生 健一　にぶ けんいち

神戸大学医学部附属病院　耳鼻咽喉・頭頸部外科
（電話）078-382-5111　兵庫県神戸市中央区楠町 7-5-2

舌がん、咽頭がん、喉頭がん、鼻腔がん、上顎洞がん、耳下腺がん、甲状腺がん、眼窩腫瘍、外耳道がん、頸動脈小体腫瘍

●耳鼻咽喉科専門医

診療内容・患者さんへのメッセージ

舌がん･咽頭がん･喉頭がん･上顎洞がん･耳下腺がん･甲状腺がんなどに対し、「がんの根治」と「生活の質（QOL）の維持」の両立を目指した治療を心掛け､放射線腫瘍科､腫瘍血液内科、形成外科、食道胃腸外科、呼吸器外科、脳神経外科、歯科口腔外科などの関連診療科と連携し、看護師、言語聴覚士、歯科衛生士、栄養士等、多職種によるチーム医療を実践しています。
早期の喉頭がん･咽頭がん･鼻腔がんに対しては、顕微鏡や内視鏡、手術支援ロボット「ダ･ビンチ」を用いた低侵襲な手術を、上顎洞がんに対しては超選択的動注化学療法と放射線治療の併用により機能と形態を温存した治療を実践しています。一方、進行がんに対しては放射線腫瘍科・腫瘍血液内科との連携による化学放射線療法や、外科系診療科と共同した拡大切除により根治を目指し、再発例に対しては免疫チェックポイント阻害剤やがん遺伝子パネル検査に基づいたがんゲノム医療、がん光免疫療法を行っています。頭蓋底腫瘍や聴器がん、頸動脈小体腫瘍など希少な疾患のご紹介が多いのも当科の特徴です。

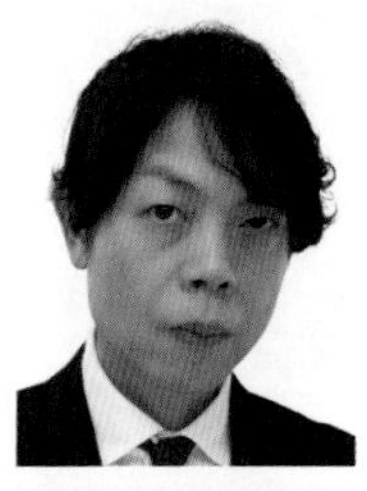

花井 信広　はない のぶひろ

愛知県がんセンター　頭頸部外科部
（電話）052-762-6111　愛知県名古屋市千種区鹿子殿 1-1

頭頸部がん（舌、口腔、咽頭、喉頭、鼻副鼻腔、上顎、耳下腺、顎下腺、頸部）、頭頸部良性腫瘍、甲状腺がん、甲状腺良性腫瘍

●耳鼻咽喉科専門医、内分泌外科専門医

診療内容・患者さんへのメッセージ

頭頸部領域疾患の診療・治療を専門とします。再建術を伴う大きな手術から整容性が求められる手術、機能温存手術等の手術全般を得意とします。また当センターの伝統を受け継いだ頸部郭清術の技術には定評があります。いまや頭頸部がん治療は手術一辺倒でなく、放射線治療、薬物療法との組み合わせによってより良く治すことが求められる時代となっています。根治性と生活の質をバランスよく保つことを意識し、多職種協働のチーム医療を実践しています。早期舌がんをはじめとする多施設共同臨床試験や新規薬剤の国際共同治験に積極的に取り組み、標準治療の確立や新規治療の機会を提供できるよう努めております。新たな治療である頭頸部アルミノックス治療にも積極的に取り組んでいます。診療科全体の新患数は年間約 500 名、手術数も年間 500 件前後です。頭頸部疾患の診断と治療を自身でも担当しながら、科全体の治療方針を指導し、頭頸部外科の臨床と研究をまとめています。早期がんから進行がんまでがんのステージを問わず、また良性腫瘍や診断のついていない状態でも構いません。頭頸部のことであれば是非当院へご相談ください。

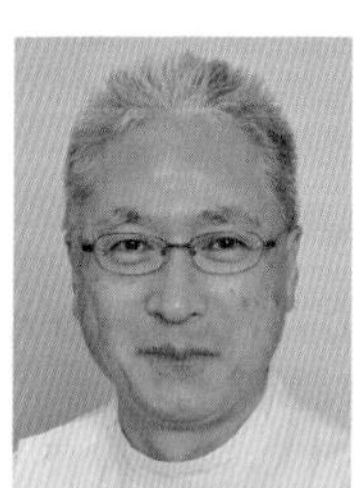

三谷 浩樹　みたに ひろき

がん研有明病院　頭頸科
（電話）03-3520-0111　東京都江東区有明 3-8-31

頭頸部がん、甲状腺がん

●耳鼻咽喉科専門医

診療内容・患者さんへのメッセージ

当科の頭頸部がんの年間の手術件数は約 650 件です。そのうちマイクロサージャリーによる再建手術は約 120 件おこなわれ、口腔や咽頭の欠損に皮弁を移植したり、下顎骨の切除後に肩甲骨や腓骨を移植するなど困難な手術に取り組んでいます。その結果、従来は社会復帰が難しかったような患者さんの QOL も向上しています。

当科で行ったマイクロサージャリーによる再建手術は、これまでに 4,000 例を超え、血管吻合の成功率は 97% に達しています。これだけの数の再建手術を経験している施設は世界でも多くはありません。拡大切除ばかりでなく、喉頭がんや下咽頭がんに対する音声保存手術にも、再建手術のテクニックは生かされています。手術以外の治療にも力を入れています。放射線治療専門医、化学療法専門医とチームを組み，副作用を極力少なくするような照射範囲や照射方法の選択 (IMRT)，化学療法の併用による放射線治療効果の増強による臓器温存治療、難治性のがんに対しての抗がん剤治療を導入治療として用いることなどです。甲状腺疾患の年間手術件数は 130 件です。

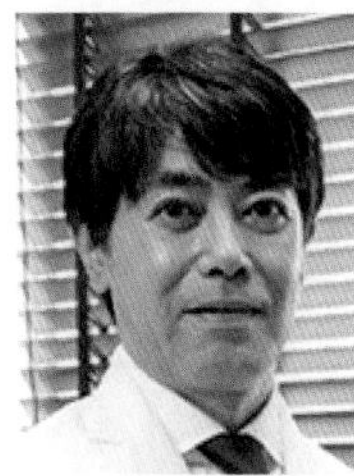

猪原 秀典　いのはら ひでのり

大阪大学医学部附属病院　耳鼻咽喉科・頭頸部外科
（電話）06-6879-5111　大阪府吹田市山田丘 2-15

頭頸部腫瘍

●耳鼻咽喉科専門医

診療内容・患者さんへのメッセージ

当科は、頭頸部がんから高度難聴、難治性めまいまで耳鼻咽喉科・頭頸部外科領域の全ての疾患に対し、極めて高度な医療を提供しています。また、地域の病院や診療所とも密接に病診連携を図り、患者の皆さまにとって最善の治療を提供しています。
腫瘍外来では、口腔、咽頭、喉頭、鼻・副鼻腔、唾液腺、甲状腺などの頭頸部領域に発生するすべての悪性腫瘍および良性腫瘍を扱います。頭頸部領域には嚥下や咀嚼、発声、聴覚、嗅覚、味覚など QOL（生活の質）を維持する上で重要な機能が集中しています。当科では手術、放射線、抗がん剤を適切に組み合わせた高度な医療を提供し、治療後の QOL を最大限に考慮しつつ生命予後の向上を図っています。また、大阪国際がんセンターなどの関連施設と協力し、より有効な治療法、より確実な診断法の開発を目指した取り組みを行っています。年間約 200 例の頭頸部腫瘍疾患を治療しています。悪性腫瘍の治療では、手術・放射線・化学療法の全てを最大限に利用し、臓器温存に努め、発声や嚥下の機能をできるかぎり維持できるよう治療方針を決定しています。頭蓋底手術も積極的に行っています。

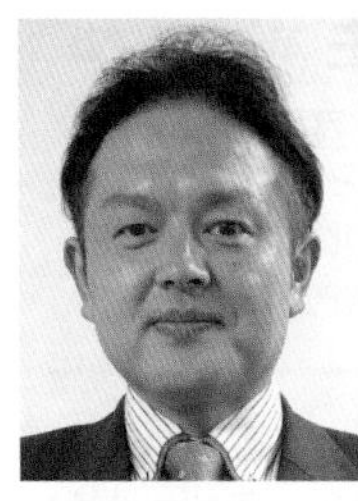

小川 武則　おがわ たけのり

岐阜大学医学部附属病院　耳鼻咽喉科・頭頸部外科
（電話）058-230-6000　岐阜県岐阜市柳戸 1-1

頭頸部がん（口腔がん、舌がん、上咽頭がん、中咽頭がん、下咽頭がん、喉頭がん、唾液腺がん）、甲状腺がん

●耳鼻咽喉科専門医

診療内容・患者さんへのメッセージ

頭頸部がんは、個々の患者さんに適切な治療をチームで検討する必要があります。岐阜大学では、頭頸部キャンサーボードを毎週行い、全ての患者さんの適切な治療を耳鼻咽喉科医、放射線診断医、放射線治療医、形成外科医、口腔外科医、腫瘍内科医、甲状腺内科医（甲状腺がん）で検討しています。
当院の特色ある診療として、頭蓋底浸潤高度進行がんに対する頭蓋底手術、食道がんと咽頭がん合併症例に対する食道外科合同手術、進行上顎洞がんの超選択動注化学放射線治療（RADPLAT 法）、再発がんに対する頭頸部アルミノックス治療、内視鏡下甲状腺手術、甲状腺がんの高線量 RAI など、地域の最後の砦として、他院で治療不可能と言われた患者様を多く受け入れ、診療しております。治療による副作用に対しての支持療法も多数開発されており、まだ日本では数少ない頭頸部がん専門医を中心とした高度なチーム医療を提供しており、岐阜県内では当院のみで施行可能な治療も多く手掛けており、もっとも治療法（治療の引き出し）の多い施設の一つです。

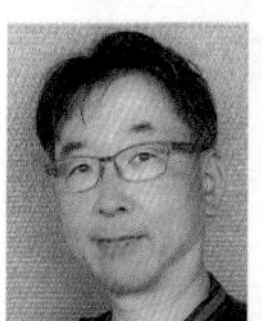

門田 伸也 もんでん のぶや

四国がんセンター 頭頸科・甲状腺腫瘍科
（電話）089-999-1111
愛媛県松山市南梅本町甲 160
●耳鼻咽喉科専門医

診療内容

頭頸部がん（舌・口腔・咽頭・喉頭・唾液腺・鼻副鼻腔）、甲状腺がん、甲状腺腫瘍

ふだん元気に過ごされていた中で急にがんと診断されて呆然とされる方はたくさんおられます。患者さんの生き方に寄り添いながら、これからどのような治療を選択していけばよいのか相談に乗るようにしています。
◆年間新規入院治療（頭頸部がん）：179 例
◆年間手術件数（頭頸部がん）：126 例（術者もしくは指導）◆治療の内訳 / 年　舌口腔がん：44 例、咽頭がん：47 例、喉頭がん：19 例、唾液腺がん：10 例、甲状腺がん：43 例、その他頭頸部がん：16 例、甲状腺腫瘍：45 例（内視鏡下甲状腺手術 VANS 法：6 例）
ガイドライン治療をしっかり踏まえたうえで、最良の治療を提供します。チーム医療を通して患者さんの個々の状況にも気を配りつつ、一緒に治療を進めていきます。

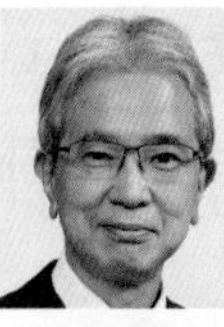

塩谷 彰浩 しおたに あきひろ

防衛医科大学校病院 耳鼻咽喉科
（電話）04-2995-1511
埼玉県所沢市並木 3-2
●耳鼻咽喉科専門医

診療内容

喉頭・頭頸部外科

当科で開発した内視鏡を用いた低侵襲手術をはじめ、従来の頸部外切開手術や放射線治療も含めた、症例に応じ可能な限り幅広い治療選択肢を提示しながら治療方針を決定しています。
1. 咽喉頭がんに対する喉頭機能温存手術：中下咽頭、喉頭声門上がんでは、当科で開発した「内視鏡下経口的切除術（TOVS）」を積極的に行っています。従来の外切開による咽喉頭部分切除術に比べて早期回復、合併症発生率の低下、嚥下機能維持が可能です。適応は限られますが、90%以上の疾患特異的生存率、喉頭温存率が得られており、治療成績は良好です。
2. 反回神経麻痺に対する低侵襲音声機能改善手術：リン酸骨カルシウムペーストによる声帯内注入術を開発し、症例を重ねています。
3. 唾液腺内視鏡手術
4. 外来日帰り咽喉頭手術

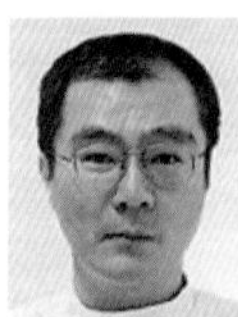

吉崎 智一 よしざき ともかず

金沢大学附属病院
（電話）076-265-2000
石川県金沢市宝町 13-1
●耳鼻咽喉科専門医

診療内容

頭頸部外科、頭頸部腫瘍、ウイルス、免疫

耳鼻咽喉科・頭頸部外科の守備範囲は「息をする」・「食べる」といった生物が生きるために必須の領域と「音色」「香り」「味わい」といった生活を楽しくする感覚、さらには、「聞く」「話す」「歌う」「表情に出す」といったコミュニケーション能力、などの人間らしく生きるために必要な領域です。そのために、生まれたての赤ちゃんから後期高齢者の方々まで、まさしく老若男女を問わず、内科的外科的両方の側面から疾患に対してアプローチします。そして、疾患の根治だけではなく、QOL の維持に、向上を目指した診療を行っています。頭頸部がん治療による、嚥下、発声などの機能低下や容貌の変化を防止するため、超選択的動注化学療法併用放射線治療を取り入れるとともに、手術においても外からではなく内視鏡や顕微鏡を駆使した、先進的な機能温存手術を心がけています。

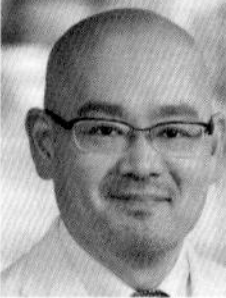

安藤 瑞生 あんどう みずお

岡山大学病院 耳鼻咽喉科
（電話）086-223-7151
岡山県岡山市北区鹿田町 2-5-1
●耳鼻咽喉科専門医

診療内容

頭頸部腫瘍、ゲノム医療

岡山大学病院頭頸部がんセンターは、2012 年に設立されました。当時、医科・歯科・看護師・様々なメディカル部門を含めて横のつながりを重視し、一貫したチーム医療を行うことができる国立大学病院で初めてのセンター組織でした。以来 10 年以上、国内大学病院として屈指の症例数を積み重ねています。
私は 2020 年に耳鼻咽喉・頭頸部外科へ赴任すると同時に、副センター長の重責を担うこととなりました（現在はセンター長）。着任当初、頭頸部がん患者さんの治療後経過の良好さ、退院までの日数の少なさにまず驚かされ、それが初診から治療、リハビリに至るまで多職種の協力により実現していることを知りました。残念ながら再発や転移によってがんの根治ができなかった患者さんに対しても、丁寧な治療が行われています。今後も全員で頑張っていきます 。

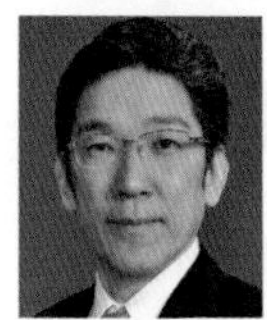

平野 滋 ひらの しげる

京都府立医科大学附属病院 耳鼻咽喉科
（電話）075-251-5111
京都市上京区河原町通広小路上る梶井町 465
●耳鼻咽喉科専門医

診療内容

頭頸部外科

当科では、中耳炎・難聴・めまい・副鼻腔炎・アレルギー性鼻炎・扁桃炎・声帯ポリープなどの耳鼻咽喉科疾患と舌がんや喉頭がんなどの頭頸部腫瘍を中心とした頭頸部外科の幅広い領域の疾患を対象としています。各分野を専門とする医師がそれぞれの分野の疾患に対し、最新かつ最善の治療を目指しています。
頭頸部腫瘍：がんなどの悪性腫瘍は病期により切除術、放射線療法と化学療法を組み合わせた治療を行っています。
早期がんでは主に低侵襲の手術や放射線治療を、進行がんでは形成外科や消化器外科と連携して拡大切除・再建手術、臓器温存を希望される場合は放射線化学療法を施行しています。放射線治療や化学療法は可能であれば外来通院で行います。良性腫瘍は症状がある場合に主に手術治療を施行しています。

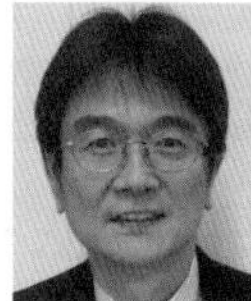

中島 寅彦 なかしま とらひこ

九州医療センター 耳鼻咽喉科・頭頸部外科
（電話）092-852-0700
福岡県福岡市中央区地行浜 1-8-1
●耳鼻咽喉科専門医

診療内容

舌がん・口腔がん、喉頭がん、咽頭がん、鼻・副鼻腔がん、耳下腺・唾液腺腫瘍、甲状腺がん、など

頭頸部腫瘍センターでは、耳鼻咽喉科が中心となって形成外科、腫瘍内科、放射線治療科、口腔外科などの多診療科で協力したチーム体制で「根治」と生活の質（QOL）の維持の両立に取り組んでいます。頭頸部がんに対しては年間150 例の手術、80 例の放射線治療を行っており（2021 年）、県外在住の患者さんも多くご紹介いただいています。治療後のケアに関しては言語聴覚士が中心となって発声や発音、食事の摂取に関するリハビリを担当し、初期治療から術後ケアまで一貫してハイレベルな医療が提供できる体制を整えています。近年薬物療法の進歩や光免疫療法の登場など、がん治療は選択肢が増えパラダイムシフトを迎えています。個々の患者さんの要望を聞きながら最適かつ最新の治療を提供してゆきたいと考えています。

浅田 行紀 あさだ ゆきのり

宮城県立がんセンター 頭頸部外科
（電話）022-384-3151
宮城県名取市愛島塩手字野田山 47-1
●耳鼻咽喉科専門医

診療内容

頭頸部がん

当科は、常勤医師７名（社会人大学院生、レジデント含む）が従事し、入院病床数は 35 床ですが、常時 35 ～ 40 名の入院患者を抱えています。これは頭頸部がん治療の病床数として東北有数の規模です。外来診療日は、月・火・木の３日（午前・午後）であり、火・水・金は手術日となっています。金曜日の午後は頭頸部エコー検査日となっており、甲状腺や頸部腫瘍の精査を行っています。１年間の新規頭頸部がん登録患者数が約 250 人、年間手術件数（全麻、局麻）は約 250 ～ 280 件です。この内、形成外科との合同で行う再建付き手術は 50 件前後となっています。
2011 年度より発足した JCOG（日本臨床腫瘍研究グループ）の頭頸部がんグループ（全国20 施設）に選抜されており、今後いち早く臨床治験に参加できる体制となっています。

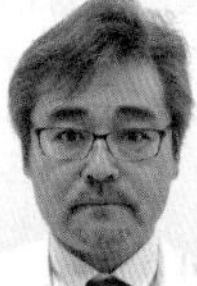

益田 宗幸 ますだ むねゆき

九州がんセンター 頭頸科
（電話）092-541-3231
福岡県福岡市南区野多目 3-1
●耳鼻咽喉科専門医

診療内容

頭頸部外科、頭頸部腫瘍、耳鼻咽喉科

九州がんセンター頭頸科には 10 名の医師が在籍しています。頭頸部がん専門医制度の指導医３名、認定医３名、日本がん治療認定医機構認定医３名が在籍しています。当科では頭頸科医師全員が参加する朝のカンファレンスを毎日行っており、入院・外来患者の情報を、きめ細かく収集しています。初診時から再発時まで迅速に治療計画を立てていることが、治療成績につながっていると思っています。
また、頭頸部がん治療は単科で行える様なものではなく、多くの診療科やコメディカルの協力が必要になります。当院はがんセンターならではの、垣根の低いシームレスなチーム体制で、頭頸部がん治療が行えています。外来診療に関しましては、原則すべての新患を 30 年以上の頭頸部がん診療実績を持つ益田と檜垣が診察に当たっております。

長年活躍し多大な功績がある名医

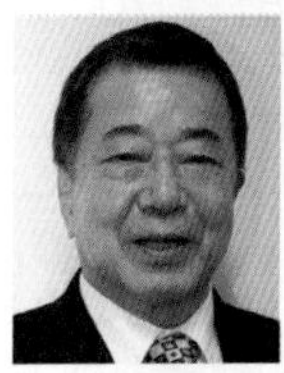

岸本 誠司 きしもと せいじ　**亀田京橋クリニック 頭頸部外科**

●耳鼻咽喉科専門医（電話）0570-018-000　東京都中央区京橋 3-1-1　6F

日本の大学病院で初めての頭頸部腫瘍を専門とする東京医科歯科大学頭頸部外科の初代教授。症例数 8,000 例以上。チーム医療体制を作り上げた。

長年活躍し多大な功績がある名医

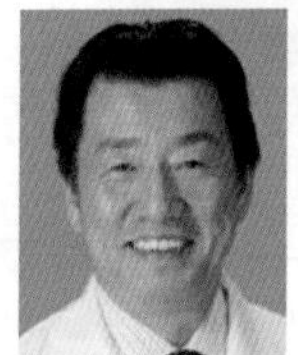

林 隆一 はやし りゅういち　**国立がん研究センター東病院 頭頸部外科**

●耳鼻咽喉科専門医（電話）04-7133-1111　千葉県柏市柏の葉 6-5-1

国立がん研究センター東病院副院長で、頭頸部外科の診療に長年携わる。頭頸部アルミノックス治療（がん光免疫療法）指導医。

有益情報

ランキング医師の病院は遠くて行けないという患者さんのための、北海道、東北、四国、九州を中心とする準名医情報です。ランキングとは別です。ご参考になさってください。

北海道	**黒瀬 誠** くろせ まこと （電話）011-611-2111	**札幌医科大学附属病院 耳鼻咽喉科 ●耳鼻咽喉科専門医** 北海道札幌市中央区南 1 条西 16-291
東北	**志賀 清人** しが きよと （電話）019-613-7111	**岩手医科大学附属病院 頭頸部外科 ●耳鼻咽喉科専門医** 岩手県紫波郡矢巾町医大通 2-1-1
	今井 隆之 いまい たかゆき （電話）022-384-3151	**宮城県立がんセンター 頭頸部外科 ●耳鼻咽喉科専門医** 宮城県名取市愛島塩手字野田山 47-1
	小池 修治 こいけ しゅうじ （電話）023-685-2626	**山形県立中央病院 頭頸部・耳鼻咽喉科 ●耳鼻咽喉科専門医** 山形県山形市大字青柳 1800
四国	**星川 広史** ほしかわ ひろし （電話）087-898-5111	**香川大学医学部附属病院 耳鼻咽喉科・頭頸部外科 ●耳鼻咽喉科専門医** 香川県木田郡三木町池戸 1750-1
九州	**千年 俊一** ちとせ しゅんいち （電話）0942-35-3311	**久留米大学病院 耳鼻咽喉科・頭頸部外科 ●耳鼻咽喉科専門医** 福岡県久留米市旭町 67
その他	**大上 研二** おおかみ けんじ （電話）0463-93-1121	**東海大学医学部付属病院 耳鼻咽喉科 ●耳鼻咽喉科専門医** 神奈川県伊勢原市下糟屋 143

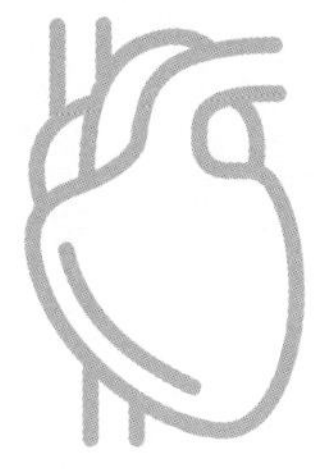

心臓・血管

iPS 細胞心筋シート治療、実用化へ期待

大阪大学の澤芳樹教授（心臓血管外科）らの研究グループは、2008 年より京都大学の山中伸弥教授と共同研究を開始し、ヒト iPS 細胞を用いて重症心筋症患者の治療法の研究開発を進めてきました。2012 年には、世界に先駆けてヒト iPS 細胞由来心筋細胞を用いて、ブタ虚血性心筋症モデル動物の心機能を改善させることに成功しました。

さらにヒトに移植可能な安全性の高い心筋細胞を大量に作製、シート化することに成功し、重症の心不全患者に移植する治療を、2020 年、世界で初めて成功させました。

2023 年 5 月、この“iPS 細胞心筋シート治療”の治験は計画していた 8 人への移植手術を全て完了したと発表しました。現時点で重大な副作用や細胞のがん化はみられず、うち 7 人は症状が改善したということです。2024 年にも国に承認申請し、2025 年までの実用化を目指すとしています。

本治療法は、有効な治療法の存在しない重症心不全に対する新しい治療となる可能性があり、ドナー不足である日本の移植医療において大変期待されています。

循環器内科

重度の大動脈弁狭窄症の治療は手術によって大動脈弁を人工弁に置き換える方法（大動脈弁置換術）で行われますが、これまで手術に耐えられないと判断された高齢の方などにも可能な大動脈弁狭窄症の新しい治療法「TAVI（タビ）」が開発されました。TAVI は、機能が低下している心臓の弁（大動脈弁）をカテーテルと呼ばれる医療用の管を用いて人工の弁と置き換える治療法です。「経カテーテル大動脈弁留置術」または「経カテーテル大動脈弁植え込み術」と訳されます。

経カテーテル的心臓弁治療関連学会協議会（THT 協議会）のホームページの実施施設一覧に指導施設も掲載されています。

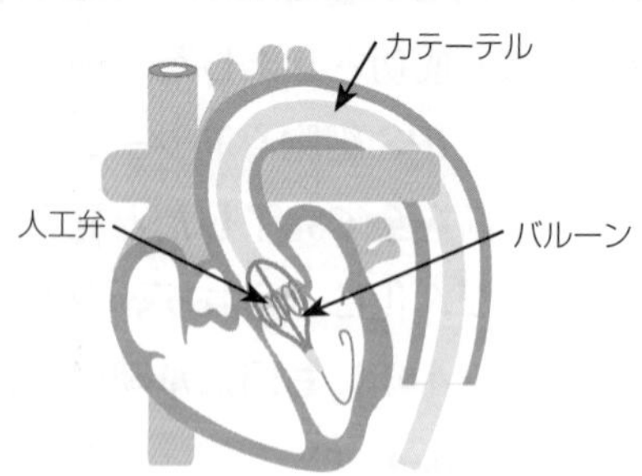

新しい治療法 TAVI：人工弁とバルーンを装着したカテーテルを血管内の挿入し心臓まで運び人工弁を留置する

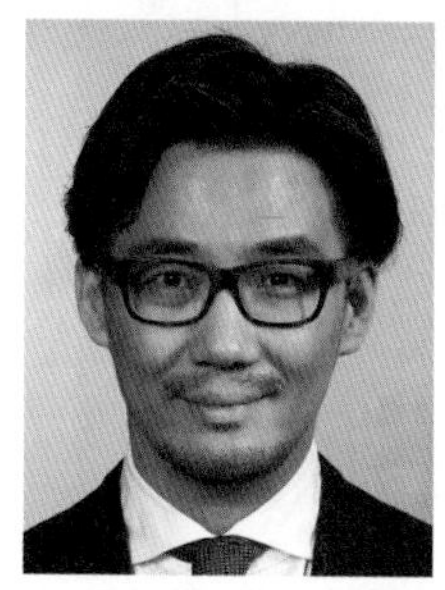

林田 健太郎　はやしだ けんたろう

慶應義塾大学病院　循環器内科
（電話）03-3353-1211　東京都新宿区信濃町 35

心臓弁膜症（大動脈弁狭窄症、僧帽弁閉鎖不全症、僧帽弁狭窄症、三尖弁閉鎖不全症）、冠動脈疾患（急性心筋梗塞、狭心症）、経カテーテル左心耳閉鎖など

●総合内科専門医、循環器専門医

得意分野・診療案内

心臓弁膜症などに対するカテーテル治療を専門としています。大動脈弁狭窄症に対するTAVIは、2009年よりフランス留学中にアジア人初の国際指導医資格を取得し、これまで150施設以上で500症例以上の手術指導を行い、日本やアジア地域での安全なTAVI普及に尽力してきました。当院でも2013年より通算1,400例以上のTAVIを施行し、他のTAVI施設で治療困難な高リスク患者さんも積極的に受け入れつつ大変良好な成績を達成しています。当院の特徴としてはほぼ全例で局所麻酔による体の負担の少ない超低侵襲TAVIを提供し、術後最短で2日後の退院を目指しています。僧帽弁閉鎖不全症に対するMitraClipも2015年の治験より開始し、日本全体の治験調整医師として日本人初のデータを発表しました。現在は三尖弁閉鎖不全症に対する治験など常に最先端医療の導入に積極的に取り組んでいます。

診療ポリシー・患者さんへのメッセージ

患者さんにはしっかりとした信頼関係をもとに、ぜひ安心、納得して治療を受けて頂きたいと考えています。一人一人の患者さんやそのご家族にとって、医学的のみならず社会的な因子、価値観やライフスタイルに合わせた総合的な最善の方策を相談しながら一緒に決めさせていただけたらと思います。ぜひみなさんのお役に立ちたいと思っていますので、少しでも疑問や聞いてみたいことがあったら遠慮せずおっしゃってください。

	個人 年間総治療数（2022年）	個人 累積総治療数（2022年）
手術・治療実績・コメント	大動脈弁狭窄症に対するTAVI実施200例、指導40例	TAVI実施2,000例、指導500例
	僧帽弁閉鎖不全症に対するMitraClip 25例	MitraClip 100例
	三尖弁治療　数例	冠動脈インターベンション(PCI) 2,000例
	僧帽弁狭窄症に対するPTMC　1例	経カテーテル左心耳閉鎖 20例
		三尖弁治療　数例
		僧帽弁狭窄症に対するPTMC　40例
	【治療に関してコメント等】これまで留学中や自施設、他院での経験をもとに、他施設では治療困難な患者さんに対してもチームでしっかりとした医療を提供しています。治験も積極的に遂行していますので、最先端の治療オプションを提供することが可能です。	
業績等	国内有志28施設で構成されたOCEAN-SHD研究会の代表理事として、またPCR Tokyo valvesという国際学会を主催し、日本から世界中の医療の質を向上させる取り組みを常に行っています。	

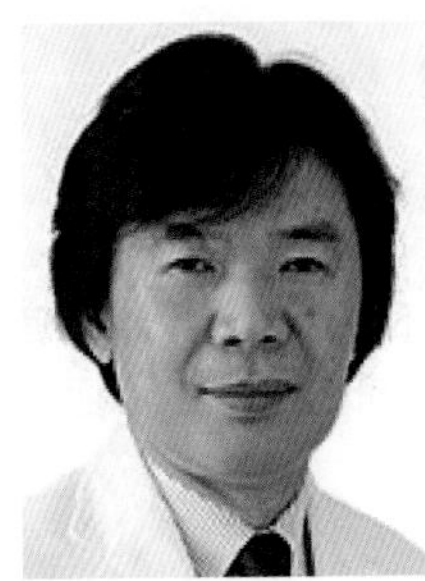

山下 武志　やました たけし

心臓血管研究所付属病院　循環器内科
(電話) 03-3408-2151　東京都港区西麻布 3-2-19

不整脈、心臓電気生理学

●総合内科専門医、循環器専門医

得意分野・診療案内

心房細動に対するカテーテルアブレーションが開始されてから約 20 年が経過し、現在では日本のガイドラインでも自覚症状を有する薬剤抵抗性心房細動に対する適応が Class Ⅰとして推奨されるようになりました。
当院でも 2006 年より心房細動に対するカテーテルアブレーションを開始し現在まで約 3,000 例を施行しております。心房細動に対するカテーテルアブレーションは個々の患者さんに応じて適応を決定しておりますので、適応に悩むような患者さんでも外来で相談しながら治療方針を検討します。

診療ポリシー・患者さんへのメッセージ

当院では 4 本すべての肺静脈に対する個別拡大隔離術を行っていますが、ほぼ全例において 4 本の肺静脈の隔離に成功しています。
持続性心房細動症例では左房後壁隔離術を追加することも多くなっています。また術中に肺静脈以外の原因検索を行い、個々の患者さんに応じた治療を行う様に心がけています。慢性期の再発に関しては 20 ～ 30%程度であり、2 回目の治療が必要となる患者さんもいます。合併症に関しては心タンポナーデ・塞栓症（脳梗塞等）などがあります。

		心臓血管研究所付属病院 循環器内科（不整脈）の電気生理検査・心筋焼灼術・ペースメーカ件数	2020	2021	2022
手術・治療実績	心筋焼灼術	合計	349	381	450
		心房細動	272	307	346
		その他	77	74	104
	デバイス植え込み術	合計	85	117	105
		植え込み型除細動器 (ICD)	10	14	12
		心不全用両心室ペースメーカ (CRT)	8	9	9
		徐脈に対するペースメーカ (PMI)	67	94	84
業績	【著書】『3 秒で心電図を読む本』『NEW はじめての循環器看護：“なぜ" からわかる、ずっと使える！』『心房細動に悩むあなたへ 改訂版 (NHK 出版病気がわかる本)』ほか多数				

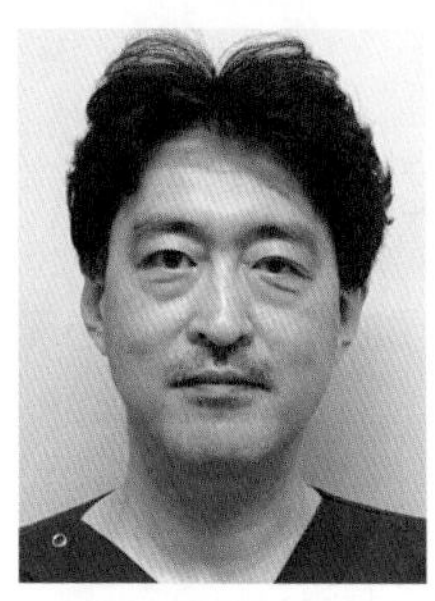

白井 伸一　しらい しんいち

小倉記念病院　循環器内科
（電話）093-511-2000　福岡県北九州市小倉北区浅野 3-2-1

胸痛、呼吸困難感、動悸、息切れ、など心臓に関する疾患

●総合内科専門医、循環器専門医

得意分野・診療案内

循環器内科疾患一般の診療を行っていますが、その中でも弁膜症ならびに構造的心疾患の診断、治療を専門としております。弁膜症治療の中でもカテーテル治療を専門としております。特に大動脈弁狭窄症に対するTAVI、僧帽弁閉鎖不全症に対するMitraClip、三尖弁閉鎖不全症、僧帽弁狭窄症に対してのカテーテル治療の実績が豊富です。TAVIとMitraClipに関しては指導医資格も有しており自施設のみならず他施設の治療の指導も行っております。心房中隔欠損症、卵円孔開存症、動脈管開存症などの先天性心疾患ならびに閉塞性肥大型心筋症など心臓の構造に関するカテーテルによる治療も経験豊富です。

診療ポリシー・患者さんへのメッセージ

的確な診断を行うとともに適切な治療を患者さんだけでなくご家族も交えて決めて行くことが大事であると思っています。また、不安を抱えて来院されている患者さんも多いため、診療の際には正直に治療に伴うリスクや成績をお話しして安心して治療をお受けいただくように心がけています。
カテーテル治療は確かに低侵襲な治療ではありますがその反面合併症の可能性も0ではありません。合併症を生じないことはもっとも大切ですが、たとえ合併症が生じたとしても最小限に食い止めより良い方向に持っていくためのハートチームの成熟も重要と考えます。

	個人 年間総治療数：TAVI 200件（2022年）		個人 累積総治療数：SHD 2,000件（過去10年間の総治療数）	
手術・治療実績	TAVI	200例	TAVI	1,500例
	MitraClip	50例	MitraClip	300例
	ASD 閉鎖	20例	ASD 閉鎖	180例
	【治療に関してコメント等】 TAVIやMitraClipなど弁膜症のカテーテル治療はハートチームによる治療であり治療成績はチーム全体の習熟度に大きく左右されます。そのため個人の治療数、成績も重要ですがそれだけでなく施設の治療総数、成績が重要と思います。			
業績等	PCR Tokyo Valves Program committee AP valves and SH 招聘 TAVIに関する原著論文　多数 TAVIやMitraClipなどの招聘講演や原著論文（ハートチーム全体）は多数あります。			

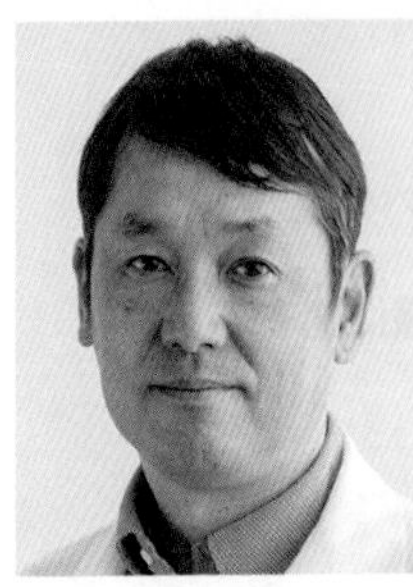

森野 禎浩　もりの よしひろ

岩手医科大学附属病院　循環器内科
（電話）019-613-7111　岩手県紫波郡矢巾町医大通 2-1-1

胸痛、息切れ、むくみ、動悸を主訴とする虚血性心疾患、心臓弁膜症、心原性脳塞栓の二次予防など

●総合内科専門医、循環器専門医

得意分野・診療案内

冠動脈と構造心臓病のカテーテル治療を専門とし、心血管インターベンション治療学会専門医、TAVR 専門医、ASD 閉鎖栓教育担当の資格を網羅します（国内で数名）。岩手医大病院では心臓カテーテル 4 室とハイブリッド 2 室、ストラクチャーセンター (www.iwate-shd.jp) を駆使し、ロボット PCI（国内で 4 施設）、TAVI（2021 年 180 例）、マイトラクリップ、心房中隔欠損・卵円孔閉鎖、左心耳閉鎖術のあらゆる最先端のカテーテル治療を提供します（何れも国内有数の症例数）。心臓血管外科とハートチーム協議のもと、「個別の治療方針」について全ての患者様と相談することがポリシーです。診療に加え、診療科長・副院長・患者サポートセンター長も兼務し、患者様の利便性やサービス改善も重要な任務です。東京・函館から 2 時間です。

診療ポリシー・患者さんへのメッセージ

当院では、専門的な診断・治療を通じ、高度なカテーテル治療を提供しています。特に緊急症例については、24 時間 365 日体制で迅速なカテーテル検査、緊急手術を行っています。

	岩手医科大学附属病院 循環器内科の治療の実績や特徴
手術・治療実績・コメント	◆経カテーテル的大動脈弁留置術（TAVI） 2022 年 5 月までに 800 人以上の患者さんに治療を行い、治療件数は年を追うごとに増えています。2021 年の上半期に当院で行なった TAVI の件数は全国 4 位、大学病院では最も多く、30 日死亡率は 0.7% と高い水準の治療成績を残しています。 ◆経皮的心房中隔欠損 (ASD) 心房中隔欠損症に対しては世界各国で 30 万件以上、国内では 1 年間に約 1000-1200 件の治療が行われています。当科では 2013 年 5 月にこの治療を開始し、2019 年 9 月までに 102 例の患者様に治療を施行。術後の早期回復 (術後在院日数は 4-5 日) を実現しています。また、初期治療成功 98.0%、術中合併症 0.019%、術後の 30 日死亡 0% と高い手技成功率を維持しています。 ◆卵円孔閉鎖術（PFO） 2019 年末から卵円孔開存に対する専用デバイスが日本において臨床使用（保険診療）可能となりました。当院は、国内でもいち早く 2020 年 1 月からその使用がされています。
業績	【著書】『まるごと狭心症・心筋梗塞：予防から最新カテ治療・心リハまで (ハートナーシング 2022 年春季増刊)』『PCI にいかす OCT/OFDI ハンドブック』ほか

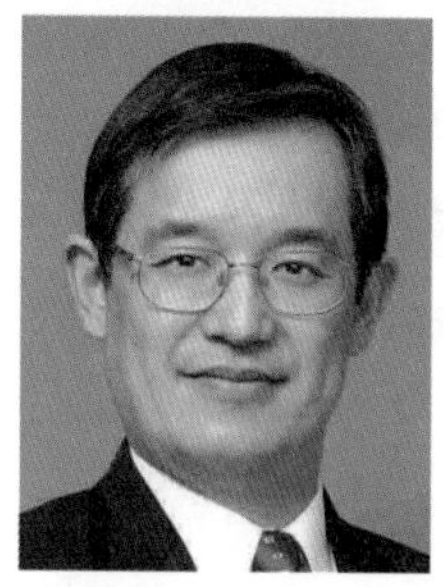

伊苅 裕二　いかり ゆうじ

東海大学医学部付属病院　循環器内科
（電話）0463-93-1121　神奈川県伊勢原市下糟屋 143

心臓病の診断と治療、虚血性心疾患 心血管インターベンション、頸動脈ステント

●総合内科専門医、循環器専門医

得意分野・診療案内

循環器内科では、主として急性期重症循環器疾患を対象とし、循環器疾患に対する高度な医療を提供しています。緊急を要する急性冠症候群（急性心筋梗塞、不安定狭心症）は 24 時間受け入れ、緊急冠動脈治療を行います。致死性不整脈に対しては、カテーテルアブレーションに対する治療や植え込み型除細動器を植え込みます。重症心不全と重症心室不整脈合併例には良質ペーシング機能付き植え込み型除細動器を植え込みます。

診療ポリシー・患者さんへのメッセージ

循環器内科では、最先端の診療をお届けします。世界最新の CT, MRI、核医学、超音波を用いた検査が可能です。冠動脈領域では世界をリードする血管内超音波や光干渉断層（OCT）イメージング機器を用いた最先端の診療をおこなっています。カテーテル治療では、冠動脈（PCI）、末梢血管（EVT）、頸動脈（CAS）、腎動脈（PTRA）などは全国で指導的立場の医師が治療を行います。不整脈領域では心房細動に対するアブレーション、植え込み型除細動器などの治療もおこないます。さらに、レーザーによる血管形成術、カテーテルによる心房中隔欠損閉鎖、慢性血栓性肺動脈高血圧（CTEPH）の治療件数も増加しています。世界から注目されており、海外の医師が指導を求めて見学に多く来院し、間違いなくカテーテル治療に関しては日本を代表する診療科です。カテーテル治療が必要なときにはぜひご相談ください。

	東海大学医学部付属病院 循環器内科の主な診療実績（2021 年）		
手術・治療実績・コメント	虚血班	診断カテーテル	528 件
		冠動脈インターベンション（PCI）	326 件
		末梢血管インターベンション	124 件
		構造心疾患インターベンション	185 件
	不整脈班	ペースメーカー	85 件
		植込み型除細動器	23 件
		植込み型除細動器付き両心室ペーシング CRTD	19 件
		両心室ペーシング	9 件
		植込み型心電図記録計	14 件
		カテーテルアブレーション（心房細動）	305 件

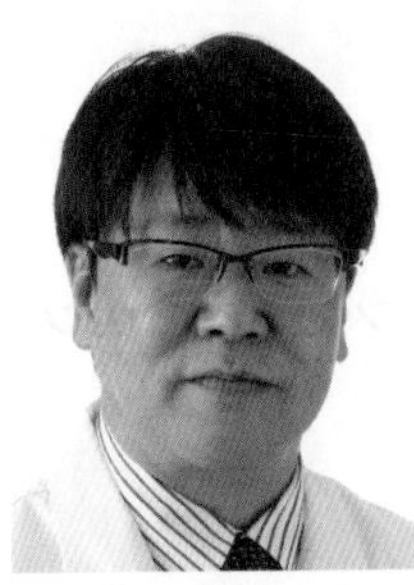

矢嶋 純二　やじま じゅんじ

心臓血管研究所付属病院　循環器内科
（電話）03-3408-2151　東京都港区西麻布 3-2-19

虚血性心疾患全般、急性心筋梗塞、陳旧性心筋梗塞、狭心症、無症候性心筋虚血

●総合内科専門医、循環器専門医

得意分野・診療案内

私は冠動脈（心臓に血液を供給するための血管）のカテーテル治療専門医です。
狭心症や心筋梗塞の原因である冠動脈の狭窄や閉塞をカテーテルで治療することを専門に行っております。
現在、冠動脈の単純な狭窄であれば、都内のカテーテル可能な病院では問題なく治療が出来る環境にあります。一方で冠動脈が完全に閉塞しているような慢性完全閉塞は、施設・治療医により成功率が大きく異なるのが現状です。当院では通常のカテーテル治療は当然のことながら、治療困難な慢性完全閉塞の治療を得意としており、他の病院などで治療が不可能であった患者さんも多く受け入れ、治療成功させてきた実績があります。

診療ポリシー・患者さんへのメッセージ

冠動脈カテーテル治療の最後の砦という気持ちで治療にあたっています。
他院でカテーテル治療がうまくいかなかった患者さん、治療前の説明で治療の成功率が低いと説明を受けた患者さん、カテーテルでの治療は不可能と言われた患者さん、このように冠動脈の治療に関して悩まれている方はデータを持って受診していただければ、当院での蓄積された経験から、より適したアドバイスをできると思います。実際にこのようなお悩みを持たれ当院での治療を成功されている患者さんも多数おりますのでご相談いただければ幸いです。

手術・治療実績・コメント	個人 年間総治療数：82 件 (2022 年)	個人 累積総治療数：1,550 件 (過去 10 年間の総治療数)
	虚血性心疾患に対する経皮的冠動脈インターベンション 1,550 例	
	【治療に関してコメント等】冠動脈カテーテル治療の 10 ～ 15%程度は慢性冠動脈閉塞に対する治療であり、通常その成功率は 80 ～ 90%といわれている。他院での不成功例が多数含まれる中、当院での治療成功率は例年 95%を超えています。なお、私が責任者になってから待機的なカテーテル治療での死亡例はありません。	
業績等	国内で行われる最大規模の国際ライブデモンストレーションである CCT の理事長を務め、その他カテーテル関連学会の要職も多数兼任している。	

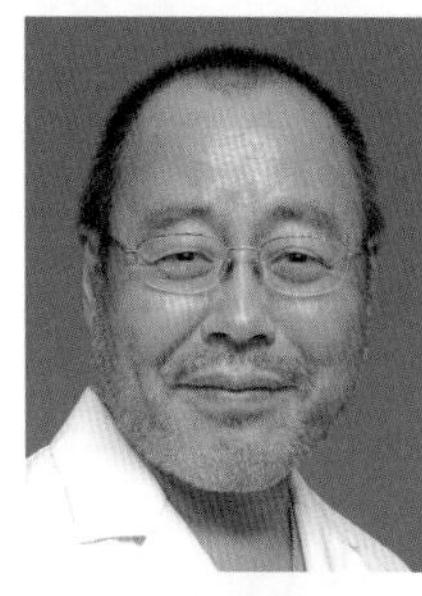

齋藤 滋　さとう しげる

湘南鎌倉総合病院　循環器科
（電話）0467-46-1717　神奈川県鎌倉市岡本 1370-1

虚血性心疾患、冠動脈疾患、弁膜症など

●循環器専門医

得意分野・診療案内

経皮的冠動脈インターベンション（PCI）は 様々な治療法の改良と医学的知識の蓄積を経て、現在では冠動脈硬化により引き起こされる虚血性心疾患（狭心症や心筋梗塞など）に対する安全で有効な治療法として確立されています。齋藤滋はこの分野における世界的先駆者であり、約 40 年の経験を有する世界で最も経験豊富な冠動脈インターベンション術者です。経験症例数に関する正確な記録は存在しませんが、優に 10,000 例を凌駕すると思われます。また、齋藤滋は世界中の術者が注視する有名なライブデモンストレーション（EuroPCR、TCT など）においてほとんど 100% の成功率で難しい症例を次々と治療してきました。この業績は誰しもが認めるものであり、Ethica Award（2015 年 EuroPCR より）をはじめ数々の賞を受賞してきました。
また、ここ数年間で循環器病学臨床面での画期的な治療法である TAVI/TAVR (経カテーテル的大動脈弁植え込み術 / 置換術) および MitraClip (経皮的僧帽弁接合不全修復術) の分野でも科の中心となり世界的にも素晴らしいハート・チームにより万全の態勢で行っております。

診療ポリシー・患者さんへのメッセージ

私は世界の循環器病学の発展に大きく寄与し続ける診療科として当科を組織してきました。当科で診療を受けられる患者さんのみならず、世界中の患者さんを間接的に治療していきたいと考えています。

	湘南鎌倉総合病院 循環器科の検査・治療手技数			
手術・治療実績・コメント		2019 年	2020 年	2021 年
	総心臓カテーテル件数	5,108	4,941	5,505
	経皮的冠動脈形成術（PCI）	924	883	1,008
	末梢動脈治療	512	569	643
	経カテーテル的大動脈弁置換術（TAVI/TAVR）	139	139	154
	経カテーテル的僧帽弁接合不全修復術	46	55	61
	不整脈カテーテル治療（カテーテルアブレーション）	777	732	771
	不整脈植え込みデバイス	292	403	465
業績等	【認定等】米国心臓病学会正会員 (FACC)、米国心臓インターベンション学会正会員 (FSCAI)、アジア太平洋心臓インターベンション学会前理事長・元事務局長・名誉正会員 (FAPSIC) 他多数			

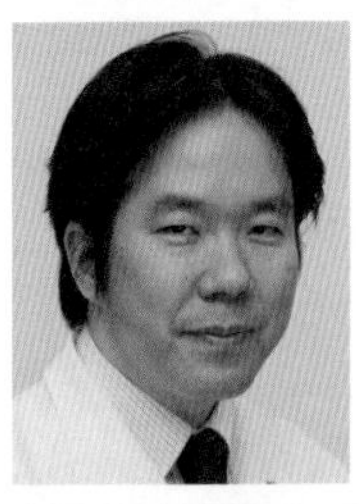

安藤 献児　あんどう けんじ

小倉記念病院　循環器内科
（電話）093-511-2000　福岡県北九州市小倉北区浅野 3-2-1

狭心症、心筋梗塞、心不全、心房細動、洞不全症候群、完全房室ブロック、心臓弁膜症

●総合内科専門医、循環器専門医

診療内容・患者さんへのメッセージ

For the patients を診察のモットーにしており、個々の患者さんに対して最もあっている治療をチョイスします。
私自身は、小倉記念病院の主任部長として多くの手術症例を管理しており、同時に、冠動脈インターベンションと不整脈に対するデバイス治療を得意としています。
2022 年の小倉記念病院循環器内科の治療症例数は、以下になります。
経皮的冠動脈インターベンション：1,697 例
末梢血管インターベンション：716 例
カテーテルアブレーション：989 例
不整脈に対するデバイス治療：582 例
構造的心疾患に対するカテーテル治療：525 例

心臓病に関してご心配なことがありましたら、お気軽にご相談ください。

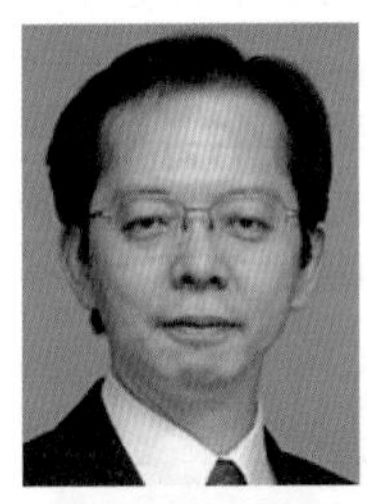

門田 一繁　かどた かずしげ

倉敷中央病院　心臓病センター　循環器内科
（電話）086-422-0210　岡山県倉敷市美和 1-1-1

虚血性心疾患、不整脈、心不全、弁膜症、成人の先天性心疾患、心筋疾患、心膜疾患、高血圧症、などほとんどの心血管系の疾患

●総合内科専門医、循環器専門医

診療内容・患者さんへのメッセージ

現代の基幹病院の目的は世界標準あるいはそれを超える最良質の医療を提供することでしょう。そもそも医療は極めて強い地域性を持っています。例えば遠方の都市に素晴らしい病院があったとしても地理的条件のために誰もがその病院で診療を受けることができるとは限りませんし、救急疾患に関しては近隣の病院にかかるしかありません。最良質の医療を倉敷という地域で実現すること、すなわち「最良質の地域医療」が 30 年来の我々の目標でありましたし、これからも変わることはありません。
具体的には最良質の医療とは疾患急性期あるいは増悪時における最先端医療技術を用いた効率的・低侵襲的治療と日常の継続的総合的管理とがバランスよく行われる全人医療と考えられます。全人医療の実現のためにはかかりつけ医の先生方と急性期基幹病院とがチームを組んでそれぞれの役割を分担しつつ１人の患者さんを支えることが不可欠です。我々はこれを地域チーム医療と呼んできましたが、病診連携・病病連携といわれる診療形態が地域チーム医療の基盤となっています。

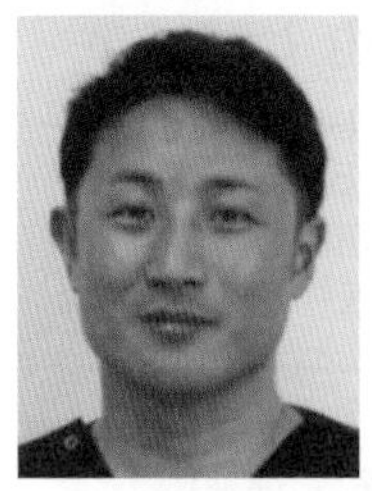

山本 真功　やまもと まさのり

豊橋ハートセンター　循環器内科
（電話）0532-37-3377　愛知県豊橋市大山町五分取 21-1

大動脈弁狭窄症、僧帽弁閉鎖不全症、狭心症、急性心筋梗塞、心房細動、心房中隔欠損症、卵円孔開存、動脈管開存症、末梢動脈疾患

●循環器専門医

診療内容・患者さんへのメッセージ

豊橋・名古屋・岐阜ハートセンターの３病院で循環器内科として勤務しており、主に心臓カテーテル治療を行っています。特に大動脈弁狭窄症に対する経カテーテル的大動脈弁植え込み術 (TAVI) や僧帽弁閉鎖不全症に対する MitraClip を使用した経皮的僧帽弁接合不全修復術、心房細動患者さんに対する脳梗塞予防と抗凝固薬中止を目的とした経皮的左心耳閉鎖術 (LAAC)、先天性の心房中隔血栓に対するカテ―テル閉鎖治療などを専門領域として、国内でも有数の豊富な経験を有しています。弁膜症に対するカテーテル治療は、歴史は浅いですが進歩は目覚ましいものがあります。患者様の負担が少なく安全性・有効性が確立したカテーテル治療は、心臓病のあるご高齢の患者様に対して、治療の選択肢を広く持つことができ、最良と思われる医療が提供できると考えています。また近年、原因が特定困難な塞栓源不明の脳塞栓症など注目されています。循環器領域における治療の選択肢は皆さんが思っている以上に広がっています。心臓病でお困りでしたら気軽に御相談下さいませ。治療件数総数　TAVI：1,700 件、MitraClip：230 件、LAAC：220 件

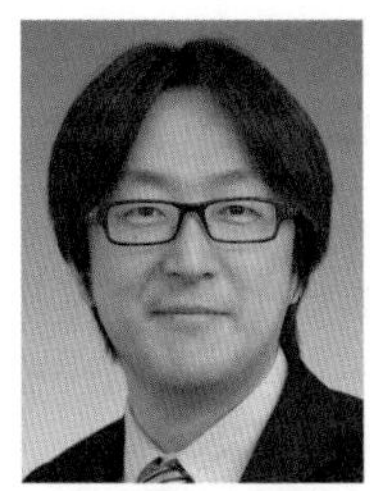

松本 崇　まつもと たかし

湘南鎌倉総合病院　循環器科
（電話）0467-46-1717　神奈川県鎌倉市岡本 1370-1

弁膜症、心原性脳梗塞予防（心房細動）

●循環器専門医

診療内容・患者さんへのメッセージ

当科の弁膜症に対するカテーテル治療件数は、大動脈弁狭窄症に対する経カテーテル大動脈弁留置術（TAVI）及び僧帽弁逆流に対する経皮的僧帽弁形成術（MitraClip）いずれも国内トップクラスです。私が専門としている MitraClip の 2022 年の治療件数（88 件）は国内のみならずアジアでも最も多い実績となっています。実際の治療は約 1 時間で最短 2 泊 3 日の入院で治療可能です。また心房細動を患っている方にカテーテルによる脳梗塞予防（左心耳閉鎖術）を行っています。左心耳閉鎖術（Watchman）は国内でも保険診療として行われており、現在、脳梗塞予防は薬剤だけではなくなっています。不整脈チームも多くのアブレーション（年間 800 件以上）を行っており、当科では薬剤・アブレーション・左心耳閉鎖術（Watchman）の中から病状に合わせ最適な方針を選ぶことができます。
当科では循環器科医師が約 30 名在籍し各分野が連携しながら高度な治療を提供しています。一生に一度あるかないかの大切な治療です。関東のみならず遠方の方々も受け入れています。ぜひご相談下さい。

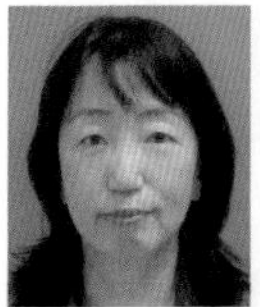

泉 知里 いずみ ちさと

国立循環器病研究センター
（電話）06-6170-1070
大阪府吹田市岸部新町 6-1
●循環器専門医

診療内容

弁膜症、心筋症（肥大型心筋症、拡張型心筋症、心サルコイドーシス、アミロイドーシス）、成人先天性心疾患

私が統括する心不全科では、弁膜症と心筋症を中心とした心不全患者さんを診療しています。高齢化に伴い増加している弁膜症ですが、最近はカテーテル治療が可能になり治療選択が増えています。当科では年間約 500 例の弁膜症患者さんが入院され、私自身年間約 250 例の新規弁膜症患者さんを外来で紹介いただいています。弁膜症は進行性の病気であり、患者さんの一生涯を見据えてそれぞれの患者さんに最適な治療法・治療時期を選択することが最も重要ですが、そのためには、患者さんの臨床背景を深く知ることと心エコーなどを用いた正確な診断が重要と考えています。当科では心エコー技師と協力し年間 17,000 件以上の経胸壁心エコー図検査、約 1,500 件の経食道心エコー検査を行い、より質の高い診療を目指しています。

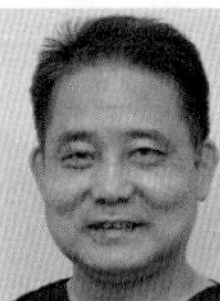

桃原 哲也 とうばる てつや

川崎幸病院 川崎心臓病センター
（電話）044-544-4611
神奈川県川崎市幸区大宮町 31-27
●循環器専門医

診療内容

胸痛や息切れ、動悸など、狭心症や心筋梗塞、弁膜症（大動脈弁狭窄症、僧帽弁閉鎖不全症）

得意分野は、循環器領域全般の集中治療と虚血性心疾患（狭心症や心筋梗塞）、弁膜症（大動脈弁狭窄症や僧帽弁閉鎖不全症など）のカテーテル治療です。近隣の先生方から治療の相談を受け、重症例を治療することが多くあります。まずは的確な診断を行い、適切な治療を行っていきます。諦めることなく、患者さんが納得のいくまで積極的に治療を行う方針として診療を行っています。また、そのポリシーのもと心臓外科と強力なタッグを組み、仲間と一緒に日夜診療に励んでいます。
自分自身の経験数は、狭心症や心筋梗塞の治療である PCI を約 7,000 件、大動脈弁狭窄症に対する治療である TAVI を約 1,700 件（プロクターとしての指導例も含む）、心臓外科とディスカッションを行い、手術という治療方針を決定した症例は、約 1 万 8 千件になります。

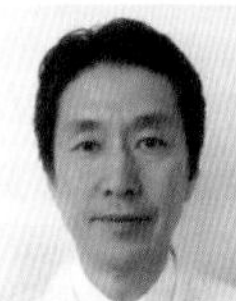

中村 茂 なかむら しげる

京都桂病院 心臓血管センター・内科
（電話）075-391-5811
京都府京都市西京区山田平尾町 17
●循環器専門医

診療内容

狭心症、心筋梗塞、不整脈、心不全 、末梢動脈疾患、頸動脈狭窄症、心臓弁膜症、慢性肺血管塞栓症、静脈血栓症、下肢静脈瘤、腹部アンギーナ等循環器全般

近年、血管壁に再狭窄を予防する薬物を塗布する Drug coated balloon（DCB）の良好な治療成績が報告されています。金属製のステントを植え込まない方法であり、Drug Eluting Stent（DES）の 1 年成績より再狭窄率はやや劣りますが、体内に金属を残さない治療法として世界的に注目を集めています。DCB で治療を終えるには、血管内の動脈硬化巣を切除したり特殊なバルーンで拡張し内腔が良好に拡大され、かつ急性閉塞のリスクが低い場合に用います。術中には血管内超音波 (IVUS) や光干渉画像法 (OCT) を繰り返し最終判断をしていきます。DES は優れた治療実績がありますが当院での使用率は 25%に低下し、70%が DCB 治療になり各々の病変に適したオーダーメイド治療の時代になりました。

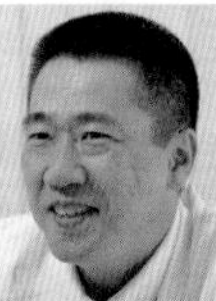

山下 武廣 やました たけひろ

札幌孝仁会記念病院 循環器内科
（電話）011-665-0020
北海道札幌市西区宮の沢 2 条 1-16-1
●循環器専門医

診療内容

虚血性心疾患、心不全、不整脈、心筋症

当科は心血管疾患を内科的に診断・治療する診療科です。狭心症や心筋梗塞などの虚血性心疾患や弁膜症、心筋症、心不全、各種不整脈、高血圧、大動脈疾患、末梢血管疾患など、多くの疾患を担当します。心臓血管外科との 30 年にわたる有機的な協働により確立した循環器疾患診療チームは、急性心筋梗塞や急性大動脈解離、急性心不全などの心血管救急疾患に 24 時間体制で対応します。
低侵襲治療として普及が進む経皮的大動脈弁植え込み術（TAVI）を今後も推進致します。他の構造的心疾患インターベンション治療として経皮的卵円孔開存（PFO）閉鎖術、経皮的心房中隔欠損（ASD）閉鎖術、経皮的左心自閉鎖術（WATCHMAN）を積極的に施行致します。また、2022 年 3 月より経皮的僧帽弁接合不全修復術（MitraClip）を導入致しました。

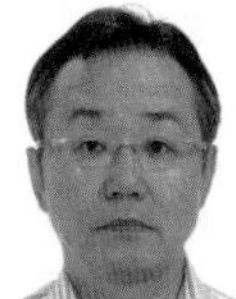

岡村 篤徳 おかむら あつのり

桜橋渡辺病院 循環器内科
（電話）06-6341-8651
大阪府大阪市北区梅田 2-4-32
●循環器専門医

診療内容

虚血性心疾患（狭心症、心筋梗塞）

当院は 1984 年に虚血性心疾患に対する冠動脈カテーテル治療（PCI）を開始し、約 40 年の経験の蓄積があります。また、虚血性心疾患のみならず循環器のすべての部分に各分野のエクスパートの医師が対応しています。私自身は、1993 年からの 30 年間で約 6,000 例の虚血性心疾患の PCI 治療の経験があります。通常の治療でも 3 次元でワイヤー操作を行い、低侵襲で確実な治療を実践しています。特に複雑病変の治療には力を入れており、石灰化病変や慢性閉塞性病変（CTO）の治療を多く経験してきました。難易度が高い CTO 病変の治療に対しては 10 年以上をかけ CTO 特化型の血管内超音波器具を完成させ、tip detection 法を考案し、高精度の治療の標準化を実現しました。セカンドオピニオンを含めて虚血性心疾患の治療でお悩みの方は、受診をしていただけばと思います。

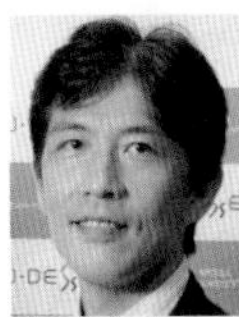

村松 俊哉 むらまつ としや

東京ハートセンター 循環器内科
（電話）03-5789-8100
東京都品川区北品川 5-4-12
●循環器専門医、総合内科専門医

診療内容

狭心症、心筋梗塞、カテーテルインターベンション治療

2022 年度のカテーテル治療数は 260 例、過去 30 年間の累積カテーテル治療件数は 10,000 例程度です。個人としては 30 年のカテーテルインターベンション治療歴を生かして安全かつ確実な手技で特に慢性閉塞性冠動脈疾患などの複雑病変などの治療にあたっています。カテーテル治療のモットーは安全かつ迅速にを心掛けています。病院長として施設全体の治療レベルアップにも日夜尽力し 24 時間体制で心臓救急疾患の対応も行っています。また、冠動脈疾患の検査ツールである心臓 CT を即日施行し結果を 2 時間でお伝えすることが出来るように整備していますので、即日の迅速な診断と治療方針の決定が可能です。循環器内科、心臓外科医とも経験豊かな一流スタッフをそろえております。中規模病院の総合力と機動力を生かして、患者さん一人ひとりに最適な治療を外科、内科協力して選択し行っております。

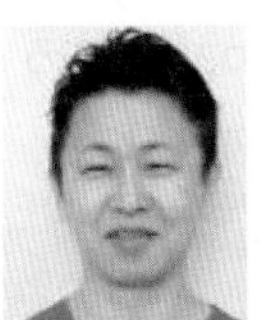

伊藤 良明 いとう よしあき

済生会横浜市東部病院 循環器内科
（電話）045-576-3000
神奈川県横浜市鶴見区下末吉 3-6-1
●循環器専門医

診療内容

虚血性心疾患、狭心症、心筋梗塞、心臓弁膜症、心筋症、不整脈、高血圧症、動脈硬化症など

循環器内科では、24 時間体制で循環器救急からすべての循環器疾患に対応しています。医療設備は最先端の設備を完備しており、特に心臓カテーテル機器は最新の血管造影装置を設置し、次世代のカテーテル治療に必要なハイブリッド手術室も完備しています。当院は一民間病院にすぎませんが、診療に当たる医師の大半は 30-40 代の最も頭も体も使える医師の集団で構成されています。常に日進月歩で進化する循環器領域の知識習得に努める一方で知識だけの医者にならないようにも指導しています。すなわち充分な知識に加え沢山の臨床経験、成績をも融合し常に患者さまの視点に立った循環器診療というものを目指しています。循環器内科は紹介状の有無、時間内外等にかかわらず原則的に必ず診療いたしますので安心してお越しください。

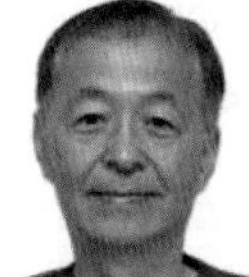

五十嵐 康己 いがらし やすみ

札幌厚生病院 循環器内科
（電話）011-261-5331
北海道札幌市中央区北 3 条東 8-5
●循環器専門医

診療内容

狭心症、心筋梗塞、心不全、弁膜症、心筋症、不整脈、閉塞性動脈硬化症、高血圧症など

当科では最先端冠動脈 CT である 256 列マルチスライス CT を導入し、精度の高い外来診断に活用しております。また、2020 年度から北海道大学循環病態内科と連携をとり、循環器科医師の増員により充実した診療体制の強化を図っております。特にカテーテル治療の分野では、高い技術が必要とされる慢性完全閉塞や左冠動脈主幹部の治療を他院より依頼と紹介を受けています。当院のカテーテル治療技術は、国内はもとより海外からも技術指導の招待を受けており、当院で行ったカテーテルによるライブ手術は国内のみならず海外にも中継配信しており、最先端治療施設としての評価を受けております。不整脈治療においても最先端のカルトシステムを駆使し、再発率の低い心房細動や上室性頻拍症に対するアブレーション治療を行っています。

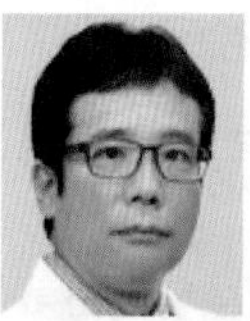

合屋 雅彦 ごうや まさひこ

国際医療福祉大学三田病院 循環器内科
（電話）03-3451-8121
東京都港区三田 1-4-3
●循環器専門医、総合内科専門医

診療内容

心疾患、動脈疾患、高血圧症、脂質異常症、メタボリック症候群、慢性腎臓病、糖尿病など

カテーテルアブレーションに 30 年以上携わっており、10,000 例を超える豊富な経験を有しています。デバイス治療 特にリード抜去術に関しても草創期から携わり、1,000 例を超える国内第一級の技術を持っています。
当科では、心エコー図や運動負荷心電図、心筋シンチグラムや冠動脈 CT など、さまざまな先端機器を駆使して迅速・正確な診断を提供します。また、狭心症、心筋梗塞に対するカテーテルインターベンション、心房細動をはじめ難治性不整脈に対するカテーテルアブレーション、抗凝固療法継続が困難な非弁膜症性心房細動に対する経カテーテル的左心耳閉鎖術（WATCHMAN）などカテーテルによる低侵襲の（体の負担が少ない）治療を提供します。
外来診療は予約制です。

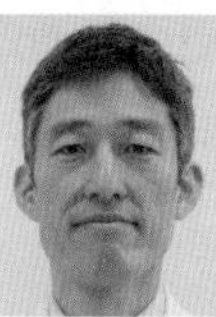

天木 誠 あまき まこと

国立循環器病研究センター 心不全科
（電話）06-6170-1070
大阪府吹田市岸部新町 6-1
●循環器専門医、総合内科専門医

診療内容

心不全一般から重症心不全まで、弁膜症（僧帽弁閉鎖不全症、大動脈弁狭窄など）、心筋症（拡張型心筋症など）

かつては開胸手術でしか治療しえなかった心臓弁膜症治療は、近年心臓を止めず胸を開かずに行えるカテーテル治療が普及しつつあります。私はこの弁疾患へのカテーテル治療に力を入れ、特に僧帽弁閉鎖不全症への MitraClip 治療については、わが国導入前の 2015 年からかかわり、国内初症例に始まり 200 例近くの治療を行ってきました（2023 年 1 月現在）。その豊富な症例数と良好な成績を評価いただき、MitraClip 指導医として他施設への指導を行うほか、各学会での講演やシンポジウムで数多く発表し、この分野においては中心的な役割を担っております。また、患者さんには納得の上に最良の治療を選択していただくよう、可能な限りわかりやすく説明させていただくことを日々心掛けております。

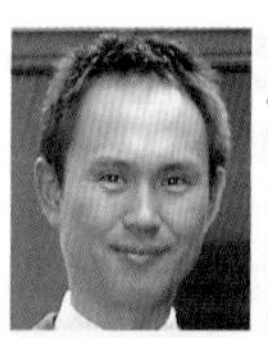

多田 憲生 ただ のりお

仙台厚生病院 循環器内科
（電話）022-222-6181
宮城県仙台市青葉区広瀬町 4-15
●循環器専門医、総合内科専門医

診療内容

大動脈弁狭窄症、大動脈弁閉鎖不全症、僧帽弁狭窄症、僧帽弁閉鎖不全症、肥大型心筋症、心房中隔欠損症、心室中隔欠損症、動脈管開存症、卵円孔開存

弁膜症、シャント性疾患などいわゆる“構造的心疾患”と呼ばれる分野のカテーテル治療を専門に行っています。当院は東北ではこの分野で最も経験が多く、私はそのチームの責任者をしています。2022 年に行った 1 年間の TAVI(大動脈弁狭窄症に対するカテーテル治療)件数は 300 例を超えました。東北には遠方でご高齢の患者さんが多いので何度も病院に足を運ぶ必要のない工夫をしています。私は内科医ですが、手術を行う外科とのコミュニケーションが非常によく、どちらの治療を行うかは医学的な根拠はもちろん、患者さんの背景、希望などもよく考えた上で選択しています。ご高齢の患者さんだけではなく若年の先天性心疾患に対するカテーテル治療も 10 年以上の経験があります。

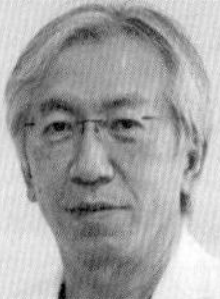

川﨑 友裕 かわさき ともひろ

新古賀病院 循環器内科
（電話）0942-38-2222
福岡県久留米市天神町 120
●循環器専門医

診療内容

狭心症、心筋梗塞、心筋炎、肥大型・拡張型心筋症、不整脈、四肢閉塞性動脈硬化症、肺塞栓症など

得意分野は冠動脈疾患治療で、心臓 CT、MRI、心筋シンチなどの画像診断を駆使し、冠動脈疾患の早期発見、治療、予防に主眼をおいて日常診療を行い、治療が必要な場合はステント・ロータブレーター・ショックウェーブなどを駆使して可能な限りカテーテルを用いた低侵襲治療で完結できるように取り組んでいます。治療は慢性完全閉塞 (CTO) 病変や高度石灰化病変などのコンプレックスな病変の治療を主に担当しています。特に CTO 治療に関しては日本慢性完全閉塞インターベンション専門家会議の理事として年間 60 症例以上の CTO 治療を行ってきており、自施設のみならず他施設での治療(不成功例も含め)も積極的に行い、また CCT や ARIA など全国区レベルの学会での PCI ライブデモの術者なども努めています。

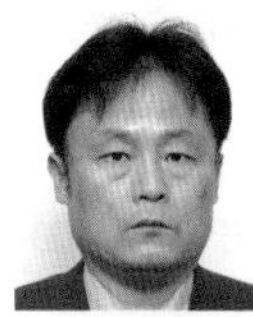

全 完 ぜんかん

京都府立医科大学附属病院 循環器内科
（電話）075-251-5111
京都市上京区河原町通広小路上る梶井町 465
●循環器専門医、総合内科専門医

診療内容

狭心症、心筋梗塞、末梢動脈疾患、心臓弁膜症、心不全、心原性脳塞栓症

心血管カテーテル治療が専門です。冠動脈疾患や上下肢、腎動脈を中心とした末梢動脈疾患の治療困難な複雑病変にも多くの治療経験があります。大動脈弁狭窄症に対する経カテーテル的大動脈弁置換術や僧帽弁閉鎖不全症に対するマイトラクリップを用いた経皮的僧帽弁接合不全修復術のような低侵襲カテーテル治療症例数も本邦屈指の実績です。こういった疾患に対するカテーテル治療は高齢者に施す場合が多く、高齢化が著しく進んでいる日本には治療が必要な患者がたくさんいます。治療やその適応については外科医との連携が大切で、いくつもの選択肢のなかから最善の判断を行いますが、毎週行われるハートチームカンファレンスがその役割を担います。治療結果だけではなく退院後に生活の質を上げられるように最善を尽くしています。

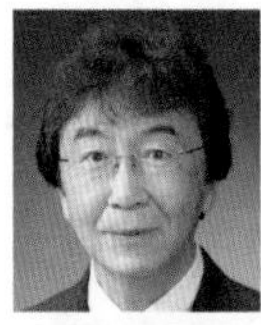

内藤 滋人 ないとう しげと

群馬県立心臓血管センター
（電話）027-269-7455
群馬県前橋市亀泉町甲 3-12
●循環器専門医

診療内容

不整脈、心房細動、期外収縮、心室頻拍、心室細動、狭心症、心筋梗塞、心不全

群馬県立心臓血管センター不整脈部門は、心房細動をはじめとする頻脈性不整脈のアブレーション治療において、全国屈指の症例数を誇っています（2022 年は 1,240 例で全国 1 位）。最新の装置をすべて有しており、最先端の治療を提供可能です。当センターのモットーは、個々の患者さんの不整脈治療に関して、画一的ではなく、テーラーメードに最善手を行うことです。また、徐脈に対するペースメーカや致死的不整脈に対する植え込み型除細動器、心不全に対する両心室再同期療法などのデバイス治療も積極的に行っています。デバイスの遠隔管理も充実させ、迅速な対応が可能です。
さらに重要なことは、術後の follow up であり、紹介医とタイアップし、病診連携や病病連携を通じて、きめ細やかに行っています。

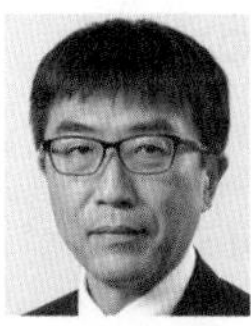

山根 禎一 やまね ていいち

東京慈恵会医科大学附属病院
（電話）0570-03-2222
東京都港区西新橋 3-19-18
●循環器専門医、総合内科専門医

診療内容

不整脈疾患（頻脈性、徐脈性）、心房細動

循環器内科で不整脈疾患に対する非薬物治療を専門としています。具体的には、頻脈性不整脈（上室性頻拍症、心房細動、心房粗動、心室期外収縮、心室頻拍など）に対するカテーテルアブレーション手術、および徐脈性不整脈に対するペースメーカ植込み手術などが専門です。当科として、カテーテルアブレーション手術は年間約 400 症例、ペースメーカ手術を約 80 症例施行しています。個人としては 2001 年より心房細動カテーテルアブレーションを開始し、20 数年間に約 3,000 症例の治療を施行しています。診療ポリシーとしては、ご本人ご家族に十分理解して頂いた上で手術を受けて頂くことを心がけています。患者さんへのメッセージ：疑問点や不安に感じることを何でも聞いて頂いた上で、納得のいく医療提供を目指しています。是非ご家族同伴での受診をお勧めします。

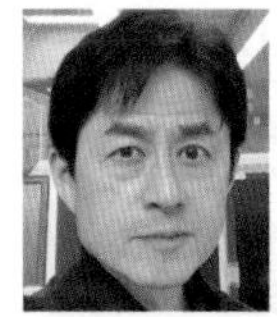

当麻 正直 とうま まさなお

兵庫県立尼崎総合医療センター
（電話）06-6480-7000
兵庫県尼崎市東難波町 2-17-77
●循環器専門医

診療内容

狭心症、心筋梗塞、胸部大動脈瘤、腹部大動脈瘤、大動脈瘤破裂、大動脈解離、解離性大動脈瘤など

循環器内科での心血管疾患に対するカテーテル治療の統括責任者をしており、主な治療内容と 2022 年の治療件数は狭心症・心筋梗塞に対する冠動脈インターベンション 518 例、大動脈弁狭窄症に対する TAVI 79 例、大動脈瘤・大動脈解離に対するステントグラフト留置術 57 例、末梢血管疾患治療 208 例など、幅広い疾患に対応しています。この中で難易度の高い症例を中心に担当し、TAVI 治療とステント･グラフト留置術とについては全ての症例で直接治療実施しています。前任地の京都大学病院時代から 20 年間にわたり『様々なカテーテル治療を用いた低侵襲で良質な医療の提供』を理念として掲げ続け、単に侵襲の小ささいだけの一時的な治療ではなく、質が高く長期間にわたり効果のあるカテーテル治療を目指し続けています。

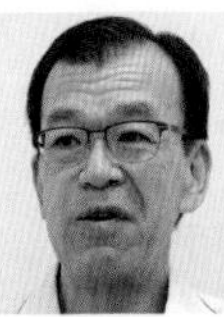

我妻 賢司 わがつまけんじ

筑波記念病院 つくばハートセンター
（電話）029-864-1221
茨城県つくば市要 1187-299
●循環器専門医

診療内容

狭心症、心筋梗塞

得意分野は、狭心症、心筋梗塞患者に対する心臓カテーテル治療（PCI）、特に重症患者、複雑病変に対するTRI(手首からのカテーテル治療)です。海外(特に中国)の病院から重症な患者さんの治療依頼を受け、現地での治療を定期的に行っておりました。それらの経験をもとに高難度のPCIを高い成功率はもちろんのこと、より苦痛が少ない手法で自院の患者さんに提供するよう心掛けております。ただし、PCIが必要ではない患者さん、あるいは長期的な観点からも好ましくない患者さんにはお勧めせず、患者さんご本人とご家族のご意向を尊重し最善の治療法を選択します。
施設年間治療数：200 件
慢性完全閉塞病変、左主幹部病変、高度石灰化病変等の重症冠動脈病変の治療を主に施行しています。

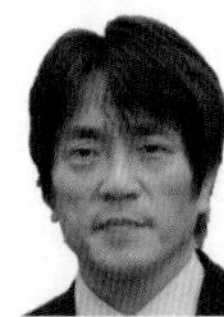

夛田 浩 ただひろし

福井大学医学部附属病院
（電話）0776-61-3111
福井県吉田郡永平寺町松岡下合月 23-3
●循環器専門医、総合内科専門医

診療内容

虚血性心疾患、不整脈、心不全、心筋症、心臓弁膜症、大動脈・末梢動静脈疾患など循環器疾患全般

不整脈、特に難治性不整脈・心不全の非薬物治療を群馬県立心臓血管センター、米国ミシガン大学、筑波大学で行い、2012 年に故郷の当院に戻りました。2022 年、コロナ禍のためアブレーション件数は前年の 391 件から 288 件と減少しましたが、ICD/CRT 34 件、ペースメーカ 75 件 を行いました。循環器疾患の最新かつ最良の医療提供が当科のポリシーです。2022 年、当科では経カテーテル大動脈弁留置術 34 例、冠動脈形成術 260 件、下肢動脈形成術 69 件を行い、補助循環用ポンプカテーテル（IMPELLA）による治療も開始しています。私の専門領域である不整脈（脈の乱れや動悸、およびそれに伴うめまい）や心不全（むくみ、息切れ）の症状でお困りの方はもちろん、何らかの循環器疾患でお困りの方は、是非とも当科を受診ください。

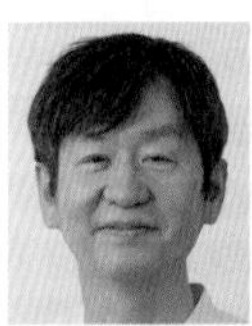

吉田 幸彦 よしだゆきひこ

名古屋第二病院 循環器内科
（電話）052-832-1121
愛知県名古屋市昭和区妙見町 2-9
●循環器専門医、総合内科専門医

診療内容

難治性不整脈、心不全の非薬物治療

難治性不整脈、心不全に対する非薬物治療が専門で、心房細動に対するカテーテルアブレーション（RFCA）、難治性心不全に対する心臓再同期療法を多く施行しています。2022 年の総治療数は RFCA 512 例（うち心房細動 415 例）、過去 5 年の RFCA は 2,594 例（うち心房細動 2,071 例）です。最近はリードレスペースメーカ、究極の脳塞栓予防である経皮的左心耳閉鎖術にも積極的に取り組んでおり、全国でもトップクラスの実績があります。
安全（Safe）、スピーディ（Speedy）、シンプル(Simple)という 3 つの S をモットーとして、苦痛が少なく満足度の高い治療を心がけております。遠方からの紹介症例、他院での不成功症例の紹介が多いのも特徴です。市民講座で講演を行うほか、次世代を担う循環器医師の育成にも努力しています。

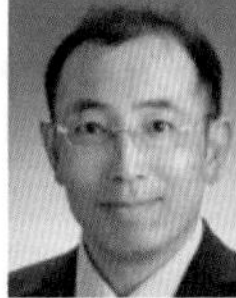

佐野 元昭 さのもとあき

慶應義塾大学病院 循環器内科
（電話）03-3353-1211
東京都新宿区信濃町 35
●循環器専門医

診療内容

循環器内科全般、高血圧、心不全、心筋症

特定機能大学病院の循環器診療部門として狭心症、心筋梗塞、不整脈、心臓弁膜症、心筋症、心不全、先天性心臓病などあらゆる疾患に対して高い専門性を生かした高度・最先端の技術を利用した治療を行っています。
24 時間 365 日いつでも迅速に緊急疾患に対応し、心臓血管外科をはじめとした他診療部門と協力した集約的治療体制を整えています。
「かかりつけ医」との連携を充実させ、関東全域にわたる地域関連病院との総合診療を実現しています。従来の狭心症や心筋梗塞に対する冠動脈治療に加え、最新装置を駆使したあらゆる不整脈に対するカテーテルアブレーション治療、ペースメーカー、植込み型除細動器手術や術後管理を行っています。さらに、これまで外科手術を必要とした疾患に対するカテーテル治療でも日本をリードしています。

有益情報

ランキング医師の病院は遠くて行けないという患者さんのための、北海道、東北、四国、九州を中心とする準名医情報です。ランキングとは別です。ご参考になさってください。

東北	**山本 義人** やまもと よしと （電話）0246-26-3151	**いわき市医療センター 循環器内科** 福島県いわき市内郷御厩町久世原 16	●循環器専門医
東北	**中島 祥文** なかじま よしふみ （電話）019-613-7111	**岩手医科大学附属病院 循環器内科** 岩手県紫波郡矢巾町医大通 2-1-1	●循環器専門医
東北	**佐々木 真吾** ささき しんご （電話）0172-33-5111	**弘前大学医学部附属病院** 青森県弘前市本町 53	●循環器専門医
九州	**柴田 剛徳** しばた よしさと （電話）0985-77-9101	**宮崎市郡医師会病院 循環器内科** 宮崎県宮崎市大字有田 1173	●循環器専門医
九州	**挽地 裕** ひきち ゆたか （電話）0952-24-2171	**佐賀県医療センター好生館** 佐賀県佐賀市嘉瀬町大字中原 400	
九州	**有田 武史** ありた たけし （電話）092-608-0001	**福岡和白病院 循環器内科** 福岡県福岡市東区和白丘 2-2-75	●循環器専門医
九州	**熊谷 浩一郎** くまがい こういちろう （電話）092-832-1100	**福岡山王病院 ハートリズムセンター** 福岡県福岡市早良区百道浜 3-6-45	●循環器専門医
その他	**絹川 弘一郎** きぬがわ こういちろう （電話）076-434-2315	**富山大学附属病院 循環器内科** 富山県富山市杉谷 2630	●循環器専門医
その他	**中澤 学** なかざわ がく （電話）072-366-0221	**近畿大学病院 循環器内科** 大阪府大阪狭山市大野東 377-2	●循環器専門医

医療安全支援センターを活用しよう

厚生労働省の「医療安全支援センター」では、医療に関する苦情や心配の相談に応じ、情報提供等を行っています。インターネットで「全国の医療安全支援センター」のキーワードで検索すると、日本全国 300 カ所以上ヒットします。解決の糸口を探すアドバイスを聞くことができます。

1．多くの検査を受けたが、検査の必要性が理解しづらい。
2．主治医以外の先生の話も聞きたいのだが、主治医にどう切り出してよいか分からない。
3．手術後の経過が思わしくないのでカルテの開示を求めたいが、お願いできるのか。
4．院内処方と院外処方とは何か違いがあるのか。
5．現在使用している薬の服用について詳しく知りたい。

心臓血管外科

心臓病で患者さんが多いのは、虚血性心疾患です。狭心症や心筋梗塞があります。

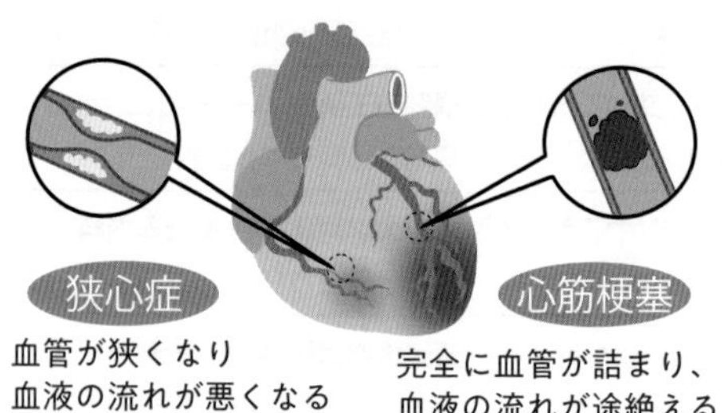

厚生労働省「スマート・ライフ・プロジェクト」より作成

虚血性心疾患で手術が必要な場合、循環器内科医が行うカテーテル治療と、心臓血管外科医が行う冠動脈バイパス手術があります。どちらもメリットとデメリットがあり患者さんにとって何が適切な治療かを判断するには、医師の診断能力が重要です。

どちらが適しているかは、「別の科」をセカンドオピニオンで受診してみると良いでしょう。循環器内科が主治医なら、心臓血管外科医を、心臓血管外科が主治医なら、循環器内科医の意見を聞いてみましょう。重症になる前に、症状が軽い段階で受けるのがポイントです。

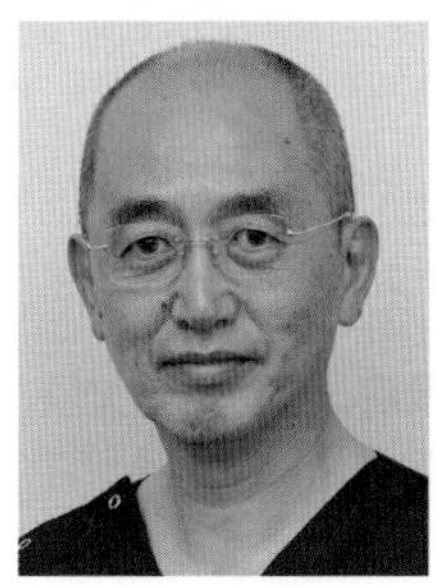

高梨 秀一郎　たかなし しゅういちろう

川崎幸病院　川崎心臓病センター
（電話）044-544-4611　神奈川県川崎市幸区大宮町 31-27

冠動脈バイパス術、心臓弁膜症に対する弁置換・弁形成術、肥大型心筋症に対する心筋切除術

●外科専門医、心臓血管外科専門医

得意分野・診療案内

当センターは心臓疾患患者さんに対して、総合的な見地から外科的・内科的に最も適切と考えられる治療方法（ハイブリッド治療を含む）を実施しています。また、心臓外科・循環器内科、更には国内でもトップクラスの医師・看護師・臨床工学技士などと強固な“ハートチーム”を形成しています。
早期社会復帰を目指す低侵襲手術を積極的に取り入れており、傷が気になる方や高齢の方でも安心して治療をお受けいただけます。
当院では、医師、看護師、放射線技師、臨床工学技師のチームを作り、24 時間体制で救急患者さんの治療を行える体制を整えています。特に経皮的冠動脈形成術（PTCA）数は神奈川県で 5 番目に多い実績を有しており、他院で対応不能な重症例も断ることなく収容しています。

診療ポリシー・患者さんへのメッセージ

心臓の病気は、心臓外科だけで治療が出来るわけではなく、心臓外科と循環器内科が一体化したことにより高い医療レベルを提供します。 心臓の手術をしたら仕事を辞めなくてはいけない…、もう運動は控えなくてはいけないと悩んでいる方も多くいらっしゃいますが、決してそうではありません。 今まで以上に心臓の機能を向上させるのが手術です。手術前より元気になりたい方、これから自分がしたいことがある方は是非治療をおすすめします。

手術・治療実績・コメント	川崎幸病院 川崎心臓病センターの心臓外科手術実績（2019 年～ 2022 年）				
	心臓外科	2019 年	2020 年	2021 年	2022 年
	冠動脈バイパス術 (off-pump)	76(70)	106(91)	115(108)	100(95)
	心筋梗塞合併症・左室形成術	6	18	23	11
	単独弁膜症	73	104	72	83
	複合手術【CABG, 弁 , 大動脈 , 不整脈手術】（CABG 同時施行）	77	111(73)	126(53)	141(66)
	腫瘍・収縮性心膜炎・他	10	5	13	12
	開心術総数	242	344	349	350
	末梢血管 (下肢動脈バイパス、血栓除去)	17	24	26	23

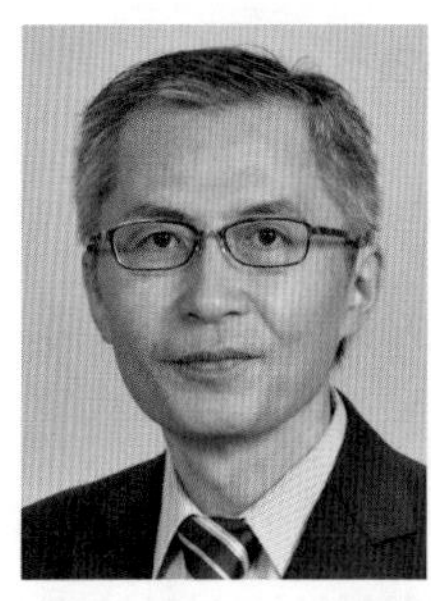

伊藤 敏明　いとう としあき

①**名古屋第一赤十字病院　心臓血管外科**
（電話）052-481-5111　愛知県名古屋市中村区道下町 3-35
②**心臓血管研究所付属病院　心臓血管外科**（手術のみ、外来無）
（電話）03-3408-2151　東京都港区西麻布 3-2-19

狭心症、心筋梗塞、僧帽弁膜症、大動脈弁膜症、心房中隔欠損、心室中隔欠損、大動脈弁輪拡張症、胸部大動脈瘤

●心臓血管外科専門医

得意分野・診療案内

完全内視鏡下僧帽弁形成をダビンチより小さい創の 3cm+1cm+0.5cm の 3-port 法、手術時間 2 時間台で行っています。さらに世界でも稀な完全内視鏡下大動脈弁置換、組み合わせた 2 弁手術が可能です。東京の心臓血管研究所付属病院、東京慈恵会医科大学附属病院でも執刀しています。冠状動脈バイパス手術は元々専門分野です。

診療ポリシー・患者さんへのメッセージ

1986 年に医師となり、ほとんどを市中病院で過ごす中で安全で速い手術法を確立し再現性高く行う事を使命と思ってきました。
「MICS を行っています」、「ロボットを使います」。これらのセールストークは今日珍しくありません。しかし本質はその上でどの様な弁形成を行うのかという事です。
1,300 例の MICS、700 例以上の MICS 僧帽弁形成を内視鏡下に行い、システマチックな形成手法を確立しました。もし「難しい病変の場合は正中切開で行う」というならすべて正中切開で行うべきです。私はすでに MICS の方が楽で早いので、緊急含めすべて弁膜症手術を MICS で行います。
「難しいから正中切開で」と他で言われたとしても、その手術は多分 MICS で可能です。私の手術時間は早いですが、決して手を雑に早く動かしません。震えのない滑らかな器具の動きで着実に手技を進めるのが安全のために大切なのです。

	個人 年間総治療数：160 件（2022 年）	個人 累積総治療数
手術・治療実績・コメント	胸腔鏡下僧帽弁形成　70 例	胸腔鏡下僧帽弁形成　600 例
	胸腔鏡下大動脈弁置換　60 例	胸腔鏡下大動脈弁置換　350 例
	胸腔鏡下心房中隔欠損閉鎖　10 例	胸腔鏡下心房中隔欠損閉鎖　60 例
	冠状動脈バイパス手術　10 例	冠状動脈バイパス手術　1,500 例
	胸腔鏡下 Bentall 手術　1 例	胸部大動脈瘤、大動脈解離　300 例
	大動脈基部置換（正中）　3 例	大動脈基部置換（正中）　50 例
	【治療に関してコメント等】もともと冠状動脈バイパス手術を得意としています。胸腔鏡下大動脈と僧帽弁の 2 弁や、VSD の胸腔鏡下手術も多数行っています。ベントール手術の MICS も可能です。その他高難度 MICS でも大概出来ると思います。	
業績等	2018 年、2022 年　ISMICS 指定演者／招聘講演　台湾、中国、韓国、タイ／2013 年　日本胸部外科学会優秀論文賞／英文論文　50 編以上	

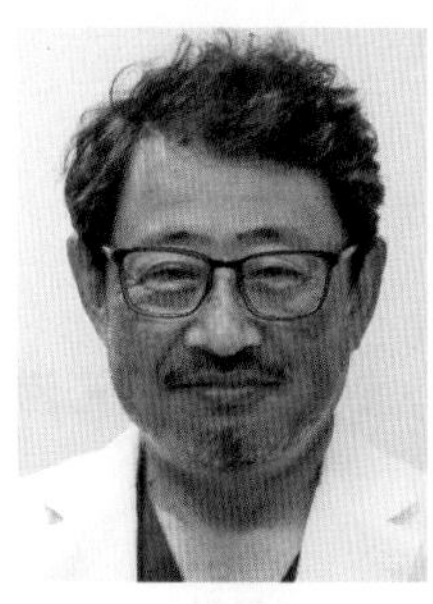

小宮 達彦　こみや たつひこ

倉敷中央病院　心臓血管外科
（電話）086-422-0210　岡山県倉敷市美和 1-1-1

心臓弁膜症、虚血性心疾患（狭心症、心筋梗塞）、胸部大動脈瘤、腹部大動脈瘤、閉塞性動脈硬化症

●外科専門医、心臓血管外科専門医

得意分野・診療案内

私自身は心臓弁膜症の治療を中心に行っています。大動脈弁閉鎖不全症に対して大動脈弁形成術を本格的に行う施設は日本ではまだ少ないですが、300 例以上の経験があり、先天性二尖弁や中高年の弁逆流の多くは人工弁回避可能です。
変性による僧帽弁閉鎖不全症に対しては、全例弁形成術を行っています。若年者では 3D 内視鏡を用いた右小開胸手術を行うようにしています。大動脈弁狭窄症に対しては、80 歳以上の高齢者の場合は経カテーテル治療 (TAVI) を進めていますが、80 歳未満の患者に対しては、耐久性の高い人工弁を用いた外科手術を勧めており、小切開での手術を積極的に行っています。
胸部大動脈瘤に対しては、可能であれば低侵襲のステントグラフト治療を行いますが、脳梗塞等のリスクが高い場合は開胸での人工血管置換術を安全に行うよう心がけています。

診療ポリシー・患者さんへのメッセージ

手術に対する説明を外来で丁寧に行うことを心がけています。できれば、心臓手術を受けたくないと考えている患者さんは少なくありませんが、生命のリスクに直結しているので、しっかり納得してもらうまで説明を繰り返すようにしています。
入院治療は主治医制ではなく心臓外科チームの総力で行っています。チーム全員が、常時患者さんの情報、治療方針を共有する仕組みを確立しているため、24 時間 365 日患者さんの安全を確保し、優れた治療を提供できるところが自慢です。

	個人 年間総治療数：67 件（2022 年）		個人 累積総治療数：4,008 件	
手術・治療実績	大動脈弁形成術	21 例	大動脈弁形成術	341 例
	僧帽弁形成術	26 例	僧帽弁形成術	974 例
	大動脈弁置換術	15 例	大動脈弁置換術	705 例
	胸部大動脈瘤人工血管置換術	18 例	胸部大動脈瘤人工血管置換術	919 例
	冠動脈バイパス術	9 例	冠動脈バイパス術	1,649 例
	内視鏡下弁形成術	10 例	内視鏡下弁形成術	85 例
業績等	共著：大動脈弁形成術のすべて、心臓弁形成手術書、心臓血管外科手術基本手技 英語論文：自著（大動脈弁形成 2 編含む 5 編）共著　115 編			

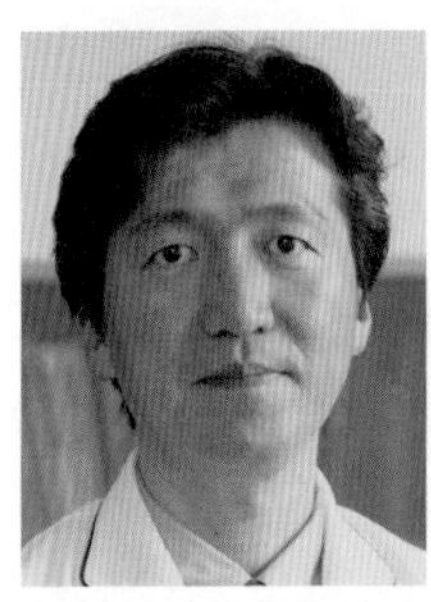

坂口 太一　さかぐち たいち

①兵庫医科大学病院　心臓血管外科
（電話）0798-45-6111　兵庫県西宮市武庫川町 1-1
②心臓病センター榊原病院　心臓血管外科
（電話）086-225-7111　岡山県岡山市北区中井町 2-5-1

成人心臓血管外科疾患（狭心症・心筋梗塞・心臓弁膜症・心臓腫瘍・大動脈瘤・心筋症・心不全　など）

●外科専門医、心臓血管外科専門医

得意分野・診療案内

低侵襲心臓手術、特に胸骨を切開しない側開胸（肋間開胸）による小切開心臓手術（MICS: Minimally Invasive Cardiac Surgery）を 2004 年より行っており、1,000 例近くの執刀経験があります。心臓弁膜症（僧帽弁、三尖弁、大動脈弁)、冠動脈バイパス手術、心臓腫瘍、心房中隔欠損症など、ほとんどの心臓手術で解剖学的に可能であれば MICS を行っています。

診療ポリシー・患者さんへのメッセージ

心臓手術は心臓病から命を守る最後の手段です。外科医の手術技量だけでなく、手術が本当に必要かという判断、手術方法の決定、術後の患者さんのケアすべてが、命に直結するといっても過言ではありません。私たちはそのことを深く心に刻みながら一人一人の患者さんにとって、ベストの治療を提供できるように心がけています。
心臓血管外科手術においても低侵襲化がどんどん進んでいます。創が目立たず回復が早い MICS 手術は患者さんにとって良い手術ですが、通常の方法よりも難しく、良い成績を出すためには経験が必要です。MICS 手術の国内のパイオニアの一人として、これまで 1,000 例近くの MICS 手術を行って来た経験を生かして、安全で質の高い MICS 手術を行っていきたいと考えています。

	個人 年間総治療数：200 件（2022 年）	個人 累積総治療数：開心術 3,500 件
手術・治療実績	MICS(低侵襲)弁膜症手術　54 件	MICS(低侵襲)弁膜症手術　約 750 件
手術・治療実績	MICS(低侵襲)冠動脈バイパス術　40 件	MICS(低侵襲)冠動脈バイパス術　約 250 件
手術・治療実績	【治療に関してコメント等】 弁膜症手術（僧帽弁・大動脈弁)、冠動脈バイパス手術は、胸骨を切らずに胸の横を小さく切開する MICS(低侵襲)手術を第一選択としています。安全面に細心の注意を払いながら手術を行っています。	
業績等	MICS に関して多数の国内外の招聘講演や手術見学受け入れ（約 70 施設)、出張手術指導（約 30 施設）を行っています。英文論文は 203 編、著書は「低侵襲心臓手術の基本と実践：南江堂」など多数。	

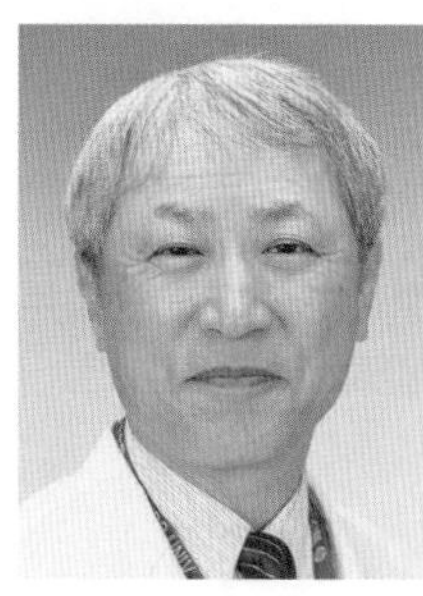

天野 篤　あまの あつし

順天堂大学医学部附属順天堂医院　心臓血管外科
（電話）03-3813-3111　東京都文京区本郷 3-1-3

虚血性心疾患（off-pump 冠動脈バイパス術）
弁膜症（弁膜症再建外科）

●外科専門医、心臓血管外科専門医

得意分野・診療案内

当科で扱う主な疾患群は、心臓弁膜症、虚血性心疾患、大動脈疾患、末梢血管疾患、先天性心疾患です。身体への負担が小さな低侵襲治療だけでなく、複雑な心臓血管疾患に対する高難度手術を重点的に行っています。
2020 年の心臓血管外科手術症例数は 660 例と、新型コロナウイルス感染症の影響で 2019 年の 831 例から減少しましたが、依然国内では症例数の豊富な施設であります。低侵襲心臓治療と高難度手術への重点的な取り組みにより、今後症例数の増加が見込まれ、より多くの患者さんをお待たせすることなく治療できるよう診療体制の増強を行っています。

診療ポリシー・患者さんへのメッセージ

心臓の手術は、手術の後も専門的な経過観察が必要となりますが、当科では、診療科の枠にとらわれずに、循環器内科や小児科・思春期科をはじめ、当院の各診療科と連係を取り合い、更には他の診療機関も含めて、総合的にその方にあった治療を行っております。症状や病気の経過、合併症などはその方によって様々であり、その方にあった治療方法は、実際に診察を受けていただかないと最終的な判断をくだせないことも数多くあります。是非「順天堂医院 心臓血管外科」の外来を受診していただくよう、お待ちしております。
なお、初めて当科外来を受診する場合は、紹介状をご持参ください。なお、紹介状をお持ちでない場合でも、受診していただくことは可能ですが、初診時選定療養費として別途自費にて 8,250 円（税込）を申し受けます。

	順天堂大学医学部附属順天堂医院 心臓血管外科　年間総手術例：928 件（2022 年）		
手術・治療実績	手術名		症例数
	虚血性心疾患	単独冠動脈バイパス術	112
		複合冠動脈バイパス術	43
	弁膜症	大動脈弁	102
		僧帽弁	99
		三尖弁	4
		TAVI(外科主導)	170（61）
		MitraClip(外科主導)	18（10）

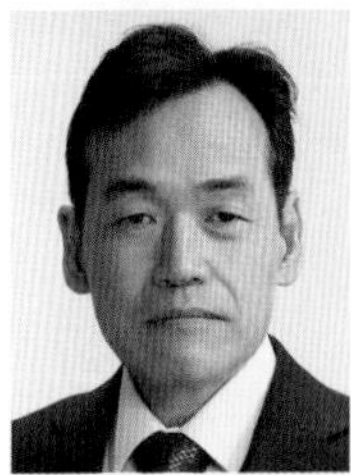

福井 寿啓　ふくい としひろ

熊本大学病院　心臓血管外科
（電話）096-344-2111　熊本県熊本市中央区本荘 1-1-1

狭心症、心筋梗塞、大動脈弁狭窄症、大動脈弁閉鎖不全症、僧帽弁狭窄症、僧帽弁閉鎖不全症、急性大動脈解離、胸部大動脈瘤など

●外科専門医、心臓血管外科専門医

診療内容・患者さんへのメッセージ

心臓血管外科領域全般に対応できるように診療を行っています。得意とする分野は、冠動脈バイパス術、心筋梗塞に対する外科治療、大動脈弁置換術、僧帽弁形成術、胸部および胸腹部大動脈置換術などです。特に心拍動下冠動脈バイパス術や弁膜症・大動脈瘤などの低侵襲治療にも積極的に取り組んでいます。高度な技術を駆使してより重症な患者さまに対しても低いリスクで治療を提供しています。手術は安全で確実であることが最も重要と考えています。術前に十分検査を行い、あらゆる可能性を想定してから手術に臨んでいます。チームワークを大事にしており、常に質の高い手術をご提供できるよう心がけています。術後も合併症を未然に防ぐため、スタッフと密な連携をとって診療を行っており専属のリハビリ技師を置き積極的に力をいれています。心臓や大血管の手術は患者さんにとって不安だと思います。できる限りわかりやすく説明し、少しでも不安がなくなるように取り組んでいます。年間手術件数 341 例（執刀および指導的助手含む）。冠動脈バイパス術 72 例、大動脈弁置換術 100 例、僧帽弁形成術 27 例、胸部および胸腹部大動脈置換術 51 例。

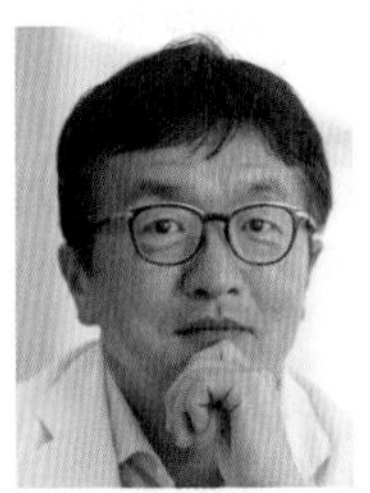

坂口 元一　さかぐち げんいち

近畿大学病院　心臓血管外科
（電話）072-366-0221　大阪府大阪狭山市大野東 377-2

冠動脈疾患、弁膜症、大動脈疾患、不整脈など

●心臓血管外科専門医

診療内容・患者さんへのメッセージ

近畿大学心臓血管外科主任教授の坂口です。1992 年に京都大学医学部を卒業後、国内外の有数の施設での勤務をして 2019 年より現職に就いています。近畿大学病院心臓血管外科では循環器内科との合同ハートチームで低侵襲を目指した最先端の治療を行っています。大動脈弁狭窄症に対して経カテーテル的大動脈弁置換術（TAVI）や右胸小切開による人工弁置換術、僧帽弁閉鎖不全症に対しては右胸小切開による僧帽弁形成術（MICS 手術）やロボット支援下弁形成術を積極的に行っています。

TAVI は年間 160 例、右胸小切開による弁手術は年間 80 症例ほど行っています。年間 70 例ほどの冠動脈バイパス術は症例に応じてオフポンプ手術を行っています。大動脈手術においては症例に応じてステントグラフト治療を年間 100 例ほど行っています。弓部大動脈瘤や胸腹部大動脈瘤などのハイリスク症例に対しても積極的に取り組んでいます。また先天性心疾患につきましては新生児から成人先天性心疾患まで小児心臓チームと共同で診療を行っています。

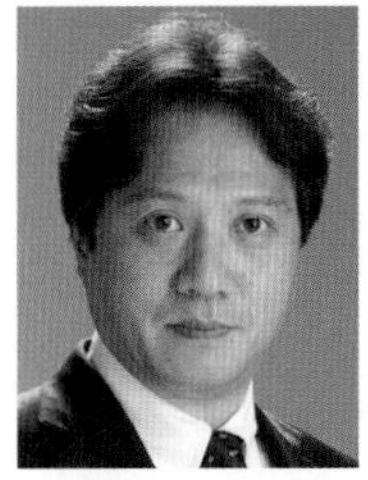

新浪 博士　にいなみ ひろし

東京女子医科大学病院　心臓血管外科
（電話）03-3353-8111　東京都新宿区河田町 8-1

血性心疾患（狭心症、心筋梗塞）、心臓弁膜症、大動脈疾患、重症心不全（心臓移植、補助人工心臓）

●外科専門医、心臓血管外科専門医

診療内容・患者さんへのメッセージ

主には成人心臓血管外科全般の治療を行っています。『患者様にとって体の負担が少ない低侵襲な治療』を常に考え、冠動脈バイパス術においては約 97% 以上が人工心肺を使用しない、オフポンプバイパス術で行っており、弁膜症治療においては、僧帽弁は MICS 手術でできる限り形成を、大動脈弁狭窄症に対しては、最新の人工弁を使用した弁置換術やカテーテルによる TAVI を行っております。大動脈疾患については真性動脈瘤や解離性動脈瘤に対する人工血管置換を行いカテーテルによるステントグラフト治療との併用も行っています。また、重症心不全に対する植込み型補助人工心臓装着術を積極的に行い、心臓移植実施施設として心臓移植も積極的に行っています。本邦において行うことのできる心臓血管手術を全て行うことができるように、高度医療機器を揃えた施設の充実と医療スタッフを備え、さらには豊富な手術数により、それぞれの患者様に合った医療を提供し続けていきたいと思っています。
年間総治療数：約 300 件、年間手術数：約 290 件、内訳：オフポンプ冠動脈バイパス術 202 件／大動脈弁置換術 40 件／僧帽弁形成術 23 件／大動脈瘤切除術 7 件／心臓移植：1 件

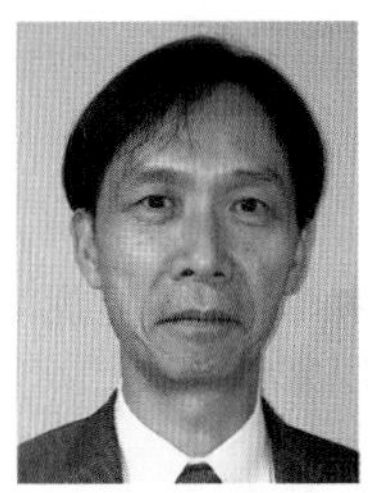

小山 忠明　こやま ただあき

関西医科大学附属病院　心臓血管外科
（電話）072-804-0101　大阪府枚方市新町 2-3-1

狭心症、心筋梗塞、大動脈弁弁膜症、僧帽弁弁膜症、三尖弁弁膜症、感染性、心内膜炎、心臓腫瘍、胸部及び腹部大動脈瘤、大動脈解離

●外科専門医、心臓血管外科専門医

診療内容・患者さんへのメッセージ

成人心臓病（弁膜症、狭心症、心筋梗塞）全般と大動脈疾患に対しての手術を行っています。僧帽弁逆流に対してはほとんどの症例で人工弁置換を行わず自己の弁を温存する形成術を行い成功率は 95%以上となっています。そして手術のアプローチは骨を切らない右小開胸低侵襲手術を積極的に行い、僧帽弁形成術、大動脈弁置換では第一選択としています。また心臓を止めないで、人工心肺装置も使用しない冠動脈バイパス術を 90%以上の症例で行っています。80 歳以上の高齢者や多臓器不全を伴うリスクの高い患者様への治療をこれまで数多く行ってきました。また胸部大動脈瘤では低侵襲化のためにカテーテル治療と開胸手術を組み合わせたハイブリッド治療を積極的に行っています。断らない診療をモットーとし、これまでに年間 200 例以上、合計で 3,000 例以上の心臓手術を執刀しています。2023 年 4 月より前任地の神戸市立医療センター中央市民病院から移動し関西医科大学附属病院に勤務しています。大阪の地でより多くの患者様へ貢献できるようにこれまで以上にがんばりますので、どんなことでも構いませんのでご相談ください。

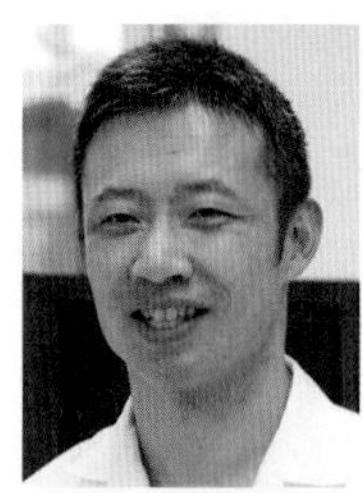

中村 喜次　なかむら よしつぐ

千葉西総合病院　心臓血管外科
（電話）047-384-8111　千葉県松戸市金ヶ作 107-1

成人の心臓疾患や大動脈疾患に対する手術治療

●外科専門医、心臓血管外科専門医

診療内容・患者さんへのメッセージ

当科はハートチームの一員として、成人の心臓疾患や大動脈疾患に対する手術治療を担当しています。年間手術件数は 700 件（ステントグラフト、TAVI を含む）を超え、国内でも有数の件数を誇ります。
扱う疾患の特性上、一刻を争う状態で搬送される患者様も多く、24 時間 365 日いつでも緊急手術を行える体制をとっています。
近年は「患者様の身体に優しい低侵襲治療」として、小さな切開創から行う低侵襲心臓手術（MICS）や、MICS の進化形と言えるロボット心臓手術（ダビンチ心臓手術）、大動脈瘤のステントグラフト治療、心房細動に対する内視鏡手術（ウルフ - オオツカ法）等を積極的に実施し、日々技術の研鑽に努めています。
当院で実施している術式にご興味のある方や、心臓弁膜症や狭心症、大動脈瘤と診断されたが治療法の選択にお悩みの方は、まずはお気軽にご相談ください。
ご相談は当科外来を受診いただくか、無料メール相談をご利用ください。

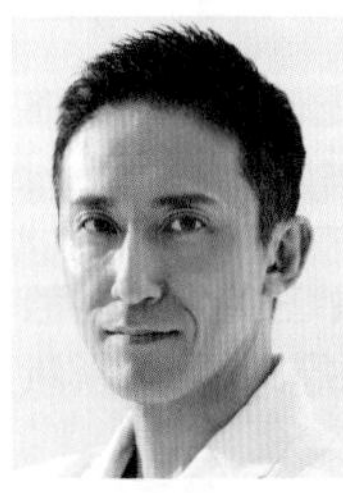

田端 実　たばた みのる

順天堂大学医学部附属順天堂医院　心臓血管外科
（電話）03-3813-3111　東京都文京区本郷 3-1-3

心臓弁膜症（僧帽弁、大動脈弁、三尖弁、肺動脈弁の閉鎖不全症、狭窄症）、心房細動、肥大型心筋症、狭心症、胸部大動脈瘤など

●外科専門医、心臓血管外科専門医

診療内容・患者さんへのメッセージ

心臓弁膜症の治療を最も得意としています。多くの弁膜症疾患を低侵襲治療(内視鏡 / ロボット / カテーテル手術など）で治療しており、僧帽弁と三尖弁に対しては複雑な逆流でも自己弁を温存する弁形成術を行っています。心房細動に対する胸腔鏡下左心耳切除術も積極的に行っています。精緻でスピーディな手術手技はもちろんですが、正確な診断と最適な治療選択を最も重視しています。2 ～ 4cmの小さな創で肋骨を広げずに行う内視鏡下 MICS やロボット手術、カテーテル手術（TAVI やマイトラクリップ）、複雑な開胸手術など、すべてを執刀しており、フルオプションの中から各々の患者さんに最適な治療を提案します。術後診療やリハビリにも注力し、早期退院、早期社会復帰を実現します。これらは、心エコーや薬物治療を専門とする循環器内科医、麻酔医、看護師、理学療法士らとチーム一丸となってこそ可能です。総合病院の強みを生かして心臓以外の疾患がある患者さんにも対応できます。2022 年 1 年間の個人手術症例数：心臓手術総数 442 例、外科手術 370 例（うち MICS 247 例。カテーテル手術 76 例(ハイブリッド手術含む))。虎の門病院 03-3588-1111 でも受診できます。

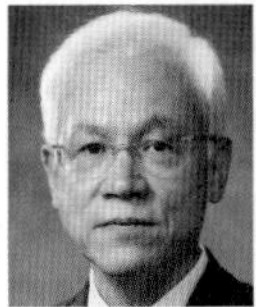

江石 清行 えいし きよゆき

白十字病院 心臓・弁膜症センター
（電話）092-891-2511
福岡県福岡市西区石丸 4-3-1
●外科専門医、心臓血管外科専門医

診療内容

胸痛、動悸、息切れ、疲労感、心臓病、弁膜症

30 年以上にわたり心臓弁膜症をライフワークとしてきました。特に僧帽弁形成術、大動脈弁形成術、三尖弁形成術では指導的役割も果たし、班長として「弁膜症ガイドライン」の作成も行いました。心臓病は命を左右する重大な病気ですが、健康に生活できる健康寿命を制限してしまう病気でもあります。特に、心臓内の血液の流れを制御する弁の機能が異常をきたす心臓弁膜症が大変増えてきています。弁膜症は加齢による身体の衰えと同様の症状を起こし、外出を控え家の中でじっとしていると、症状を感じなくなるため、診断が遅れたり、治療のタイミングを逃してしまう危険があります。心臓弁膜症は他のがんなどの病気に比べると適切な治療で健康な生活を取り戻すことができる良性の病気です。2022 年度より、心臓・弁膜症センター長に就任し、今までの経験を生かして、皆様のお役に立ちたいと考えています。

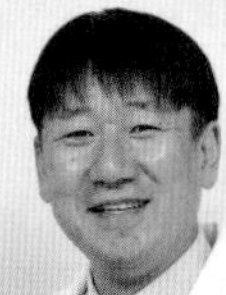

下川 智樹 しもかわ ともき

帝京大学医学部附属病院 心臓血管外科
（電話）03-3964-1211
東京都板橋区加賀 2-11-1
●外科専門医、心臓血管外科専門医

診療内容

胸痛、息切れ、動悸、背部痛、虚血性心疾患、狭心症、心筋梗塞、弁膜症、僧帽弁閉鎖不全症、大動脈瘤など

得意分野は冠動脈バイパス手術（内膜摘除術併用）、僧帽弁形成術、自己弁を温存する大動脈弁手術、小開胸による低侵襲心臓手術、大動脈手術、心筋症手術などです。近年は低侵襲心臓手術（ロボット手術、MICS 手術）による弁手術、バイパス手術に精力し、ロボット心臓手術プロクター（指導者）と低侵襲心臓手術専門医の資格を有しています。また、低侵襲人工弁である 2 種類のスーチャーレス弁プロクターとして日本全国で指導を行っています。臨床家として大切にしていることは、患者さんが治療後にどのような生活を送りたいのかを考えて手術に臨むことです。治療後の患者さんの生活の質を追求することが、外科医としての使命と捉えています。
個人実績（術者・指導的助手）2022 年 心臓大動脈手術件数 610 例、2022 年 低侵襲心臓手術（ロボット手術・MICS 手術）件数 266 例

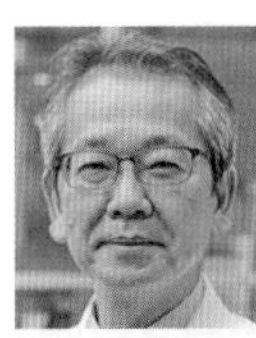

岡田 健次 おかだ けんじ

神戸大学医学部附属病院
（電話）078-382-5111
兵庫県神戸市中央区楠町 7-5-2
●心臓血管外科専門医

診療内容

大動脈疾患、虚血性心疾患、弁膜症、その他心臓疾患

心臓血管外科では大動脈瘤破裂、大動脈解離、狭心症、心筋梗塞、急性・慢性肺塞栓等の致命的な疾患を扱うことが多く緊急の対応が必須です。当科では 24 時間対応可能であり特別な事情がない限り万全の受け入れ態勢を整えております。手術内容も手術直後の成績のみならず、大動脈弁、僧帽弁形成術、ロス手術、MICS（低侵襲心臓手術）等の術後遠隔期の“生活の質”を向上しうる手術術式を積極的に施行しています。また低侵襲な大動脈ステント治療や経カテーテル的大動脈弁置換術も行っております。外来初診は毎日午前に行っています。初診は毎日岡田教授が担当しております。
来院の際、情報提供（紹介状）があれば検査の重複等回避できます。当院患者支援センター地域医療推進室（078-382-5264/5534）もご利用ください。

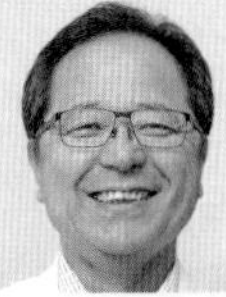

道井 洋吏 どい ひろさと

札幌医科大学附属病院 心臓血管外科
（電話）011-611-2111
北海道札幌市中央区南 2 条西 16-291
●外科専門医、心臓血管外科専門医

診療内容

弁膜症、狭心症、心筋症、大動脈瘤、心不全

現在まで 5,000 例超の開心術を執刀、指導し個人ランキングが発表され出した 20 年ほど前から常に掲載され続けています。流行に捉われることなく、実績・成績・評価の定まったベストの手術を安定的かつ確実に届けることが医療従事者の最大使命である、との信念で日々の診療に取り組んでいます。一生モノの手術を提供すべく、個人々々の状況を見極め最善の選択肢を提示しています。そのためには不得手部門を作らず、MICS から大侵襲手術まで万遍なく安定して執刀しております。僧帽弁形成術などでは 30 年以上全く異常のない患者さんもたくさんおられます。また、海外では実績があるものの国内ではまだまだ執刀者の少ない心筋切除術などに早くから取り組み、安定・確実な実績から、多数の施設で手術指導を行ってきました。札幌白石記念病院 011-863-5151 でも診療。

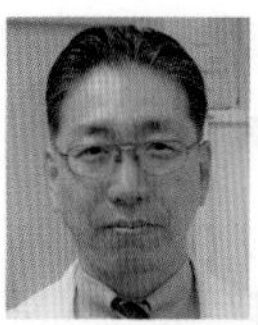

加藤 雅明 かとう まさあき

森之宮病院 大動脈治療センター
(電話) 06-6969-0111
大阪府大阪市城東区森之宮 2-1-88
●心臓血管外科専門医

診療内容

大動脈疾患、大動脈疾患を伴う心臓病、末梢動脈疾患、透析用シャント作成、シャントトラブル修復

大動脈解離並びに胸部・腹部大動脈瘤に関しては人工血管と金属ステントを組み合わせ、カテーテルで施術可能なステントグラフトという体に負担の少ない治療を行います。私は大阪府立病院時代にこの方法を開発、1993 年から臨床使用しており、日本のみならず世界のエクスパートの一人です。私は心臓血管外科医ですので、仕事の内容は心臓病や大動脈疾患、血管閉塞に対する手術治療です。しかし多くの患者さんは、「切られること」が嫌で、できれば手術を避けたいというお気持で病院を訪れることかと思い、当センターではできるだけ「手術を避ける」方針で日常の診療に臨んでいます。どうしても手術が避けられない場合には、患者さんにかかるある程度の肉体的苦痛と負担とに見合うだけの、質の高い外科治療を提供させていただきたいと思っています。

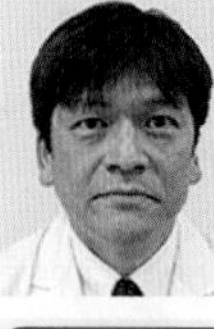

湊谷 謙司 みなとや けんじ

京都大学医学部附属病院
(電話) 075-751-3111
京都府京都市左京区聖護院川原町 54
●外科専門医、心臓血管外科専門医

診療内容

虚血性心疾患、弁膜症、大動脈疾患、先天性心疾患、心筋症、末梢血管疾患、その他(心臓腫瘍・心房細動・収縮性心膜炎)

心臓血管外科では胸腹部大動脈瘤をはじめとしたあらゆる大動脈疾患に対して圧倒的な経験を有し、最新鋭の次世代型ハイブリッド手術室で人工血管置換術とステントグラフト留置術を駆使して治療しています。弁膜疾患では、僧帽弁形成術に加え、従来では弁置換しか選択肢がなかった大動脈弁疾患に対して大動脈弁形成術も積極的に実施しています。小切開での弁形成術・弁置換術・基部置換術を行いつつ、大動脈弁狭窄症に対する経カテーテル大動脈弁置換術も循環器内科と協力して施行しており、順調に症例を重ねています。重症心不全に対する iPS 細胞由来心筋シートを用いた臨床研究の準備も進めています。先天性の分野では、新生児から成人先天性心疾患まで幅広く手術治療を行っています。

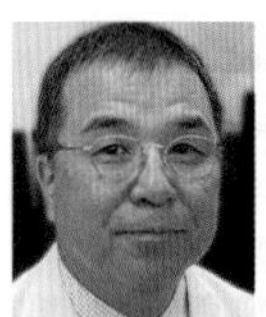

松田 均 まつだ ひとし

国立循環器病研究センター
(電話) 06-6170-1070
大阪府吹田市岸部新町 6-1
●心臓血管外科専門医

診療内容

胸部大動脈(大動脈瘤と大動脈解離)、腹部大動脈瘤、閉塞性動脈硬化症、急性動脈閉塞、内臓動脈瘤、下肢静脈瘤、慢性血栓塞栓性肺高血圧症など

血管外科では一人ひとりの患者さんに最適な治療を選ぶことを心がけています。体に優しい(低侵襲)治療が広まっていますが利点だけではありません。確立された手術にも、新しいカテーテル治療にも精通した専門医が、病気の重症度や特性だけでなく全身状態も考えて、最適な治療をおすすめしています。また、豊富なマンパワー(医師、看護師、技師、パラメディカルスタッフ)と充実した施設を最大限に生かして複数の緊急手術を行う体制を整えています。当センターでは年間 240 例から 250 例の胸部大動脈、120 例から 150 例の腹部大動脈の手術を行ってきました。肺動脈の手術は年間 10 例から 20 例と少ないのですが、開設以来の総数は 250 例以上で日本では最多の手術数です。

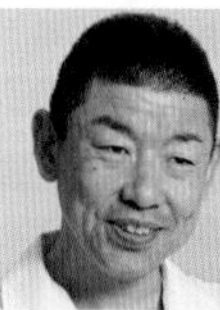

畔柳 智司 くろやなぎ さとし

岸和田徳洲会病院 心臓血管外科
(電話) 072-445-9915
大阪府岸和田市加守町 4-27-1
●外科専門医、心臓血管外科専門医

診療内容

狭心症、心筋梗塞、大動脈弁狭窄症 / 閉鎖不全症、僧帽弁狭窄症 / 閉鎖不全症、三尖弁閉鎖不全症など

2022 年、当院での心臓大血管手術は TAVR、TEVAR を含めて 441 例でした。その他末梢血管、腹部大動脈も含めて例年 700 例程度の手術症例を施行しています。その中で私は胸部心臓大血管手術の重症例、複雑症例、MICS 症例を中心に担当しており、2022 年は 151 例の手術を執刀いたしました。MICS 症例も増加し、現在は全て完全内視鏡下で施行しております。大動脈弁疾患、僧帽弁(三尖弁併施)疾患は 80-90% で完全内視鏡下 MICS での施行となっております。CABG は OPCAB を中心として施行しており、2022 年は 90% が OPCAB でした。全ての大動脈疾患、様々な合併手術、重症例、手術困難症例も全て対応可能です。患者様の状態に応じて、最適な治療オプションを提案いたします。手術は 2 週間以内には施行でき、お待たせすることもありません。

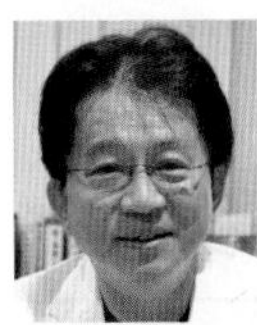

渡邉 剛 わたなべごう

ニューハート・ワタナベ国際病院
（電話）03-3311-1119
東京都杉並区浜田山 3-19-11
●心臓血管外科専門医

診療内容

僧帽弁閉鎖不全症、三尖弁閉鎖不全症、僧帽弁狭窄症、大動脈弁狭窄症、大動脈弁閉鎖不全症

当院では、ロボット手術や小切開手術などの傷口の小さい低侵襲治療を積極的に行っております。2005 年にロボット心臓手術を開始し、執刀数は 2019 年～ 2022 年の 4 年連続で世界最多となりました。弁膜症に対しては、ポート（穴）だけの「キーホール手術」で、自分の弁を治す「弁形成術」（弁を取り換える「弁置換術」ではなく）を行っており、いずれも良好な成績をおさめています。心臓病の治療は、病院やドクターの治療方針で、アプローチや品質が変わってきます。主治医から手術リスクを十分に説明されない、また主治医の手術経験の症例数が気になる等の不安を抱えた患者様が多くいらっしゃることを知り、20 年前に無料ネット外来を開始しました。心臓病の治療のことで不安なことがありましたらご相談ください。2022 年の総開心術は 533 件でした。

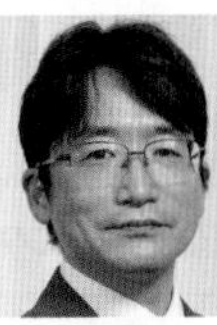

紙谷 寛之 かみやひろゆき

旭川医科大学病院 心臓外科
（電話）0166-65-2111
北海道旭川市緑が丘東 2 条 1-1-1
●外科専門医、心臓血管外科専門医

診療内容

冠動脈疾患、弁膜症、大動脈疾患など成人心臓外科領域全般

北海道大学を 1997 年に卒業後、金沢大学に入局し、10 年間のドイツでの勤務の後に 2014 年より旭川医大で勤務しています。今までに数多くの症例を担当いたしましたが、その中でも低侵襲心臓手術については 16 年前より精力的に取り組んでおります。患者さんのご期待に沿えるよう、いたずらに傷の小ささを競うのではなく常に安全第一で早期の日常生活への復帰を目指した診療を行っております。また、2023 年より札幌近郊の患者さんのご要望にお応えすべく、札幌心臓血管クリニックでも定期的に手術・外来診療を行っております。また、関連病院である製鉄記念室蘭病院、名寄市立総合病院でも必要に応じて手術を行っております。心臓の手術が必要と言われご不安な方は hkamiya88@yahoo.co.jp までいつでもご連絡ください。

セカンドオピニオンは「内科」「外科」の両方を受診！

「開胸手術」と聞くと空恐ろしく、できるだけカテーテル治療で済ませたいと思うことでしょう。最初から心臓血管外科を受診するのではなく、通常は循環器内科を受診するでしょうから、「まずはカテーテル治療を受けてから様子を見たい」と考えると思います。しかし、患者さんにとって、何が最適なのかを選ぶためには、病気の進行度、年齢、他にかかっている病気の有無など総合的に判断する必要があり、医師の診断能力が問われます。カテーテル治療も外科的治療（開胸手術）も、それぞれにメリット、デメリットがあります。セカンドオピニオンは、今、循環器内科が主治医ならば心臓血管外科を、心臓血管外科で手術を検討しているならば、循環器内科といったように、別の科に受診してみると、各々の手術方法のメリットとデメリットがより明確になることでしょう。また、治療法の選択だけではなく、手術の時期も大切です。手術を検討すべきタイミングは、患者さんが思っている以上に早い場合があります。自分にとって最適な時期に治療を受けられるように、医師に自分の症状を細かく伝えるようにしましょう。

有益情報

ランキング医師の病院は遠くて行けないという患者さんのための、北海道、東北、四国、九州を中心とする準名医情報です。ランキングとは別です。ご参考になさってください。

地域	医師	病院・住所	資格
北海道	川原田 修義 かわはらだ のぶよし （電話）011-611-2111	札幌医科大学附属病院 北海道札幌市中央区南 1 条西 16-291	●心臓血管外科専門医
	新垣 正美 しんがき まさみ （電話）0138-43-2000	市立函館病院 心臓血管外科 北海道函館市港町 1-10-1	●心臓血管外科専門医
東北	齋木 佳克 さいき よしかつ （電話）022-717-7000	東北大学病院 心臓血管外科 宮城県仙台市青葉区星陵町 1-1	●心臓血管外科専門医
	金 一 きん はじめ （電話）019-613-7111	岩手医科大学附属病院 岩手県紫波郡矢巾町医大通 2-1-1	●心臓血管外科専門医
	池田 昌弘 いけだ まさひろ （電話）022-771-5111	仙台徳洲会病院 宮城県仙台市泉区高玉町 9-8	●心臓血管外科専門医
四国	福村 好晃 ふくむら よしあき （電話）0885-32-2555	徳島赤十字病院 心臓血管外科 徳島県小松島市小松島町字井利ノ口 103	●心臓血管外科専門医
	秦 広樹 はた ひろき （電話）088-631-3111	徳島大学病院 心臓血管外科 徳島県徳島市蔵本町 2-50-1	●心臓血管外科専門医
	石戸谷 浩 いしとや ひろし （電話）089-947-1111	愛媛県立中央病院 心臓血管外科 愛媛県松山市春日町 83	●心臓血管外科専門医
九州	古川 貢之 ふるかわ こうじ （電話）0985-85-1510	宮崎大学医学部附属病院 宮崎県宮崎市清武町木原 5200	●心臓血管外科専門医
	押富 隆 おしとみ たかし （電話）096-351-8000	済生会熊本病院 心臓血管外科 熊本県熊本市南区近見 5-3-1	●心臓血管外科専門医
その他	鈴木 友彰 すずき ともあき （電話）077-548-2111	滋賀医科大学医学部附属病院 滋賀県大津市瀬田月輪町	●心臓血管外科専門医
	星野 丈二 ほしの じょうじ （電話）027-269-7455	群馬県立心臓血管センター 群馬県前橋市亀泉町甲 3-12	●心臓血管外科専門医

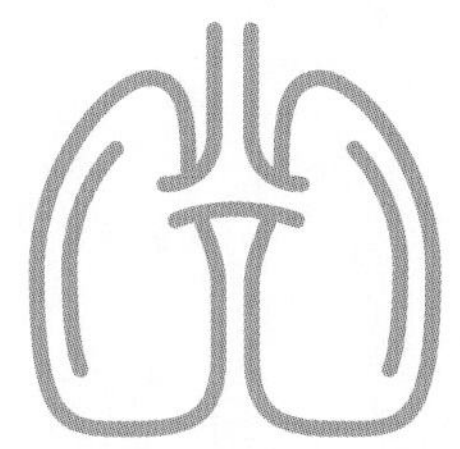

呼吸器

呼吸器は外界に対する防波堤

呼吸器は、外界とつながっているため、常に感染症の危険にさらされています。またアレルギーの原因となる物質も入り込みやすく、アレルギー疾患の一つとして喘息があります。

日本呼吸器学会が公表している主な疾患には、次のようなものがあります。

A. 感染性呼吸器疾患…細菌やウイルスなどの感染によるもの
B. 気道閉塞性疾患…慢性閉塞性肺疾患（COPD）など
C. アレルギー性肺疾患…気管支喘息、過敏性肺炎など
D. 間質性肺疾患…炎症や損傷が起こり肺胞の壁が厚くなる
E. 腫瘍性肺疾患…肺がん
F. 肺血管性病変…肺の血管の異常
G. 胸膜疾患…胸膜（肺を包む２枚の薄い膜）の疾患
H. 呼吸不全

呼吸器障害として、咳、痰、呼吸不全などの症状が出ます。病因確定には多くの検査が必要で、肺がんだけでなく多くの病気があるので、異常があれば怖がらず呼吸器専門医を受診しましょう。

肺がんの薬物治療は、本書「がん薬物療法」の章をご覧ください。

呼吸器内科

呼吸器疾患で患者数が多い病気として、慢性閉塞性肺疾患（ＣＯＰＤ：Chronic Obstructive Pulmonary Disease）があり、国際的に統一された病名です。「肺気腫と慢性気管支炎の二つを合わせたもの」で、有毒な粒子やガス（主にたばこの煙）の吸入による進行性の疾患であり、運動時の呼吸困難や慢性の咳・痰などの症状があります。患者数は全国に約500万人、年間の死亡者は約１万５千人と推計されています。

初めのうちは、階段を上るなどの運動時だけ症状が現れるので「年のせい」と見過ごしがちですが、次第に軽い動作でも息苦しくなってきます。そのうち、ふだんの身体活動量はさらに低下し、食事を摂るのも大変になって栄養状態が悪化したり、肺の障害から骨格筋の機能障害、栄養障害や心臓の合併症も出てきてしまいます。

COPDは現在、世界の死因の第４位、2030年までに第３位になると予測されており、COPDの患者さんが肺がんになる確率は、COPDでない人の５倍です。

原因のほとんどはタバコです。実際、患者さんの約９割は喫煙者か元喫煙者です。ですから、COPDの予防法は「タバコを吸わないこと」です。また、かぜやインフルエンザなどをきっかけに病状が急速に悪化する「急性増悪」という時期があります。留意しましょう。

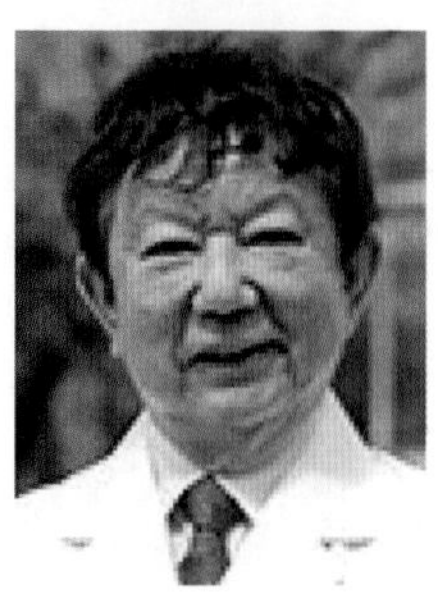

小倉 髙志　おぐら たかし

神奈川県立循環器呼吸器病センター　呼吸器内科
（電話）045-701-9581　神奈川県横浜市金沢区富岡東 6-16-1

間質性肺炎を中心とする呼吸器疾患

●総合内科専門医、呼吸器専門医

得意分野・診療案内

私は呼吸器内科の医師で、当センターが力を入れている間質性肺炎の患者さんを数多く診ています。間質性肺炎は肺の間質を中心に炎症や線維化がおこる肺疾患の総称であり、疾患の種類が多彩で呼吸器疾患の中でも診断が難しいとされる難病です。
当センターの間質性肺炎の診断は呼吸器の専門病院の強みを活かし、高精細CT画像により適応を決めて気管支鏡によるクライオ肺生検や呼吸器外科と連携した胸腔鏡下生検による病理診断も加えて検討しています。更に、間質性肺炎センターとして多職種によるチーム医療により患者さん毎に適した治療ができる体制を整えています。

診療ポリシー・患者さんへのメッセージ

当科では、患者さん中心の診療体系を組み、また、すべての呼吸器疾患患者さんに質の高い検査・診断・治療を行うことで、最先端・最高レベルの医療を提供するよう心かげています。当科の各医師がさらに良質な呼吸器内科専門医を目指して呼吸器疾患全般にわたって診療しています。

	神奈川県立循環器呼吸器病センター　呼吸器内科の診療実績（2018 年度）	
手術・治療実績・コメント	間質性肺炎を含むびまん性肺疾患の新規患者	約 730 名
	肺がんの抗がん剤治療	123 名
	気管支喘息の新規診断	245 名
	COPD の新規受診者	125 名
	睡眠時無呼吸症候群の簡易型無呼吸検査／ PSG 検査	80 件／ 95 件
	肺炎・インフルエンザなどの急性感染症のワクチン接種	796 名
	非結核性抗酸菌症の新規患者	128 名
	結核の新規入院患者数	160 名
	禁煙外来の新規受診	30 名
	慢性呼吸器疾患患者を対象とした包括的呼吸リハビリテーション	78 名
	血痰・喀血に対するカテーテル治療	63 例
業績等	【著書】『呼吸器ジャーナル Vol.69 No.3 間質性肺炎 徹底討論！一鳥からは逃げられない過敏性肺炎、放置してよいのか ILA』『呼吸器内科必修マニュアル 改訂版 』（編）ほか【役職】日本呼吸器学会 びまん性肺疾患学術部会委員、日本肺癌学会評議員 ほか	

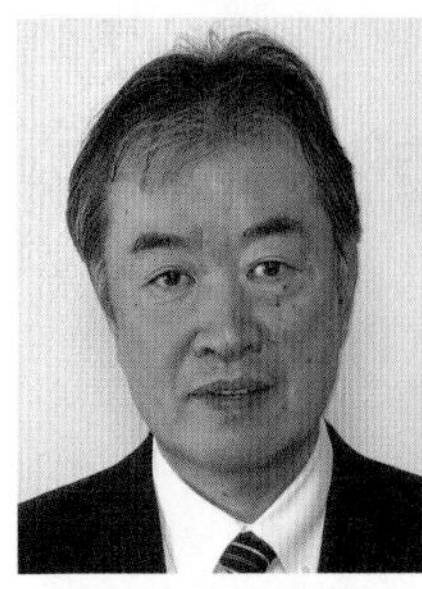

横山 彰仁　よこやま あきひと

高知大学医学部附属病院　呼吸器・アレルギー内科
（電話）088-866-5811　高知県南国市岡豊町小蓮 185-1

労作時息切れ、呼吸困難をきたす疾患
慢性閉塞性肺疾患（COPD）、気管支喘息、間質性肺炎など

●総合内科、呼吸器、アレルギー、老年科専門医

得意分野・診療案内

慢性の呼吸器疾患、特に慢性閉塞性肺疾患、気管支喘息、間質性肺炎などの診療を行っています。また、COVID-19 の間質性肺炎の診療や罹患後症状にも取り組んでいます。

診療ポリシー・患者さんへのメッセージ

呼吸器に関しては地域で最新の標準的な治療が受けることができます。わざわざ都会の病院にかかる必要はありませんので、安心して受診して下さい。また、当科では先進的な呼吸器診療にも取り組んでいますので、紹介状を持参いただければ幸いです。

	高知大学医学部附属病院 呼吸器・アレルギー内科の診療体制・検査・治療
治療実績・コメント	◆診療体制 年間約 400 名の入院患者があり、肺がんを中心に特発性間質性肺炎、気管支喘息や慢性閉塞性肺疾患（COPD）、呼吸器感染症などを扱っています。COVID-19 も COVID-19 対応病棟にて、感染症科とともに当科が担当してきました。 ◆入院して行う検査 気管支鏡：先端にカメラの付いた直径 5mm 程度の管を胃カメラのように、気管支に挿入し、気管支内腔を観察したり、肺やリンパ節の組織あるいは細胞を採取したり、部分的に肺内を洗浄して、検査用の洗浄液を採取したりする検査です。外来でも実施可能ですが、安全のため、原則として短期入院で施行しています。 ◆当科で実施している主な治療 悪性疾患が多いため、治療内容の主なものは、免疫チェックポイント阻害薬も含めた抗がん薬を使用する化学療法が主体ですが、積極的に遺伝子異常を検索して、ドライバー異常がある場合には、対応する分子標的薬を使用しています。その他、間質性肺炎に対する抗線維化療法、ステロイド療法、呼吸器感染症に対する抗菌剤治療などを行っています。特に特発性間質性肺炎、COVID-19 に伴う間質性肺炎や重症喘息に対する、気管支肺胞洗浄液中あるいは末梢血中の細胞解析による最適な治療法の提案など、最善の診療を提供しています。
業績等	2021-2022 年 COVID-19 感染回復後の後遺障害の実態調査研究班班長 2022-2024 年 COPD 患患者における加熱式たばこの経年的な肺機能への影響に関する前向き観察研究班班長 日本アレルギー学会「喘息予防・管理ガイドライン」、日本呼吸器学会「難治性喘息診療と治療の手引き」、「COPD 診断と治療のためのガイドライン」、「咳嗽・喀痰の診療ガイドライン」、厚労省の「COVID-19 診療の手引き」、「COVID-19 罹患後症状の手引き」、日本喘息学会「喘息診療実践ガイドライン」などのガイドライン作成委員

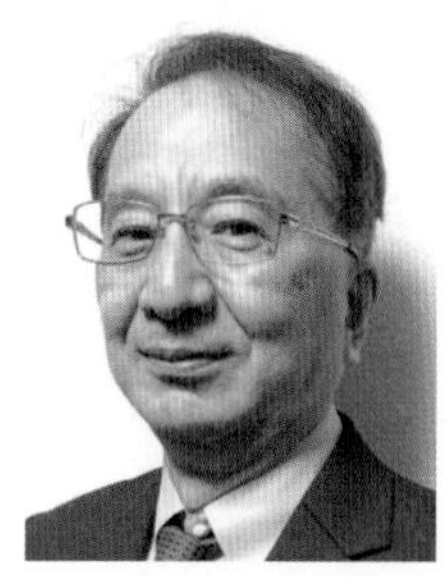

谷口 正実　たにぐち まさみ

国立病院機構相模原病院　免疫・アレルギーセンター
（電話）042-742-8311　神奈川県相模原市南区桜台 18-1

重症喘息、長引く咳、EGPA、重症アレルギー（薬剤・カビ・花粉など）、アスピリン喘息、NSAIDs 不耐、好酸球性肺炎、アレルギー性気管支肺真菌症

得意分野・診療案内

特に以下の患者さんが全国の大学病院含む有名施設から 300 名以上紹介され、ほとんどの患者さんを解決に導いています：●長引く咳、●重症喘息、●好酸球性多発血管炎性肉芽腫症（EGPA）、●アスピリン喘息、●薬剤アレルギー、●カビアレルギー、●アナフィラキシー、●アレルギー性気管支肺真菌症（ABPM）、●好酸球性肺炎、●花粉やホコリアレルギー体質の根治治療、●原因不明のアレルギー体質、●難治性蕁麻疹、●コロナ後遺症による動悸や息切れ（治療法特許取得済み）などです。なお、●成人食物アレルギーは国立相模原病院の福冨友馬部長、●化学物質過敏症は当院の渡井健太郎部長のセカンドオピニオン外来をお勧めします。
初回のみ、問診＋過去検査結果の確認＋説明で１時間程度必要とするため、出来ましたら、自費外来（セカンドオピニオン外来含む）でお願いできればと思います（病院代表の電話で予約してください）。自費外来ですので、必ずしも紹介状は必要ありません。２回目以降は、通常の保険診療で予約通院していただき、保険範囲内での検査や治療で解決に導きます。なお、遠方の方に関しては、オンライン診療を計画中ですので、病院代表にお問い合わせください。

診療ポリシー・患者さんへのメッセージ

患者さんを自分の親族と思って、熱意をもって解決まで取り組みます。よくなっていただくことが私の幸せであり、与えられた役割と考えています。私が得意としているのは、診断名を付けるだけではなく、アレルギーの原因や複雑な病態を見抜く力です。正しい治療には、病態や原因の把握が必須です。ご提供できるのは、むしろ無駄な治療を省いた、病態に応じた科学的見地に基づいた保険で行える治療法です。薬自体はむしろ減ることが多く、ほとんどの方で寛解や軽症化が可能です。なお漢方治療は得意でありませんし、いわゆる民間療法はおこないません。

	個人 直近の年間総治療数：250 件	個人 過去 10 年の累積総治療数：10,000 件以上
治療実績	頑固な長引く咳　1,000 名以上	好酸球性多発血管炎性肉芽腫症（EGPA）100 名以上
	難治性成人喘息　1,000 名以上	アレルギー性気管支肺真菌症（ABPM）70 名以上
	アスピリン喘息（NSAIDs 過敏症）500 名以上	重症薬剤アレルギー　300 名以上
	成人アナフィラキシー　100 名以上	好酸球性肺炎　50 名以上
業績	海外学会への招請講演 13 回、国内学会での招請や教育講演 150 回以上、国際誌掲載論文約 250、うち世界トップレベルの米国や欧州アレルギー学会誌などに 30 以上掲載ほか	

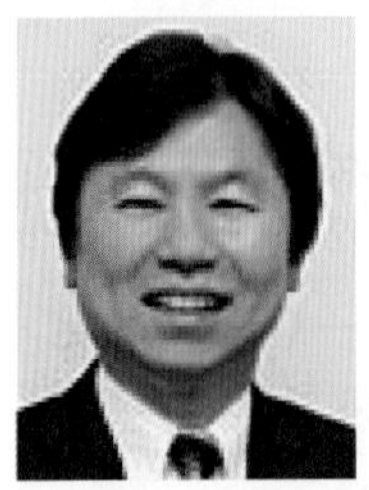

井上 博雅　いのうえ ひろまさ

鹿児島大学病院　呼吸器内科
（電話）099-275-5111　鹿児島県鹿児島市桜ヶ丘 8-35-1

気管支喘息、COPD、呼吸管理

●総合内科専門医、呼吸器専門医、アレルギー専門医

診療内容・患者さんへのメッセージ

呼吸器内科で診療を行う病気は腫瘍、感染症、閉塞性疾患、アレルギーなど多岐にわたります。なかでも、WHO による 2020 年度世界死亡原因予想の上位にあげられる COPD・肺がん・肺炎など頻度の高い疾患や、治療が難しい間質性肺炎・難治性喘息について最新のエビデンスに基づいた治療を行うことができるよう取り組んでいます。
当診療科で扱った主な手術や処置の件数は、気管支ファイバースコープ 144 件、肺がん化学療法 331 件（外来化学療法）です（2020 年度）。
高度な医療機器として、クライオバイオプシーは、凍結剤（二酸化炭素）で冷却したプローブを組織に接触させることにより気管支・気管支末梢組織及び気管支内の痰や血の塊等の異物を凍結させ、組織の採取及び異物除去を行うことができる新しい技術です。気管支鏡用の通常の生検鉗子でとれる組織の大きさは、0.5 ～ 2mm 程度です。組織が小さい分、病理診断が困難な場合があります。クライオバイオプシーでは 3 ～ 5mm 程の大きな検体を採取可能となり、確定診断が得られる可能性が高まります。

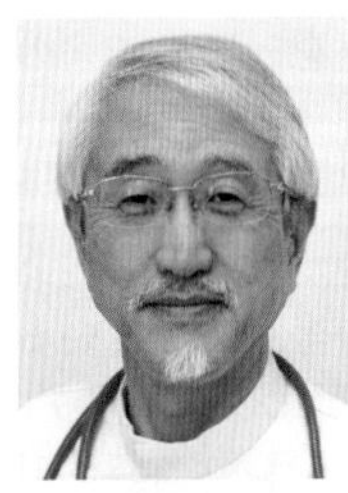

田中 裕士　たなか ひろし

医大前南４条内科　呼吸器内科・アレルギー科
（電話）011-521-1159　北海道札幌市中央区南４条西 15-1-32 3F

長引く咳、気管支喘息、アレルギーによる咳（アトピー咳嗽）、マイコプラズマ肺炎、呼吸器感染症、COPD、胃食道逆流症

●呼吸器専門医　アレルギー専門医

診療内容・患者さんへのメッセージ

開業して 11 年が経過し、せき・喘息・アレルギー専門クリニックとして外来総数は 36,000 名を超えました。せきの出る疾患のすべてを診療範囲としており、主な疾患別内訳は気管支喘息・せき喘息で約 8,000 名、アトピー咳嗽約 10,000 名、COPD 約 700 名、感染後咳嗽約 6,000 名でした。また、咳の原因が２つまたは３つ以上重複することも多く 詳細な病歴聴取、各種ウイルス迅速検査、血液検査、精密呼吸機能、気管支を広げる吸入薬投与前後の反応、呼気中一酸化窒素濃度、胸部および副鼻腔レントゲン・CT 検査、胃食道逆流症の問診などを、約 2.5 時間で診断を行っています。2022 年は新型コロナの影響で新患数は減少し 2,600 名でしたが、最近は新型コロナ感染後のせきが増加してきました。あらゆるせきの治療を行っても止まらない難治性咳嗽に対しても、新薬を含め対応しています。気管支結核、肺・気管支悪性腫瘍、間質性肺炎、重症肺炎、気管支異物、多種類化学物質過敏症などは総合病院の呼吸器科や専門施設にお願いしております。外来治療で十分対応できる範囲で治療を行っています。2023 年６月に、日・祝日の一部の日のみ診療する分院を開院しました。

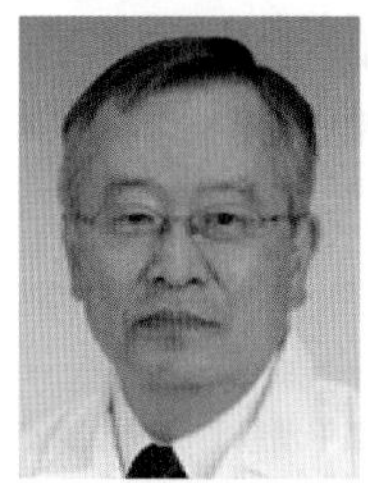

瀬山 邦明　せやま くにあき

順天堂大学医学部附属順天堂医院　呼吸器内科
（電話）03-3813-3111　東京都文京区本郷 3-1-3

慢性閉塞性肺疾患（COPD）、リンパ脈管筋腫症、α -1 アンチトリプシン欠損症、呼吸器一般

●呼吸器専門医

診療内容・患者さんへのメッセージ

我が国は高齢化社会を迎え、高齢者に多い慢性閉塞性肺疾患（COPD）、肺がん、肺炎、肺線維症 (間質性肺炎)、睡眠時無呼吸症候群などの呼吸器疾患が急増しています。また、生物製剤や気管支サーモプラスティ（熱形成術）など高度で専門的治療を必要とする重症喘息の方も多くご紹介いただいています。当科はこれらの多い疾患のみならず肺高血圧症やリンパ脈管筋腫症などまれな疾患も含めたすべての呼吸器疾患を対象として診療にあたっています。

COPD に対しては薬物治療のみならず栄養指導やリハビリ科と連携して呼吸リハビリテーションも取り入れています。

間質性肺炎に対しては標準的治療に加え新薬治験も行っています。

また、当科のもう一つの特徴は希少疾患であるリンパ脈管筋腫症（LAM）や BHD 症候群、α 1- アンチトリプシン欠損症などの希少疾患も多数診ている点です。とくに LAM は日本で最も多い患者さんの診療にあたっています。

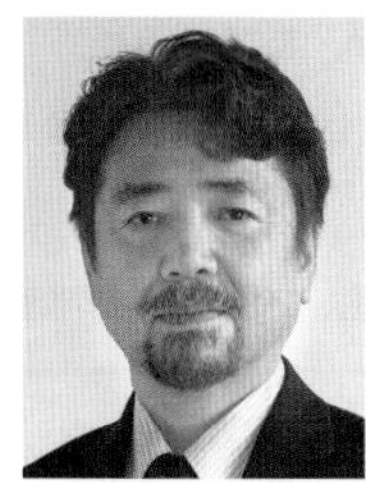

金子 猛　かねこ たけし

横浜市立大学附属病院　呼吸器内科
（電話）045-787-2800　神奈川県横浜市金沢区福浦 3-9

長引く咳と痰、気管支喘息、慢性閉塞性肺疾患（COPD）、気管支拡張症、呼吸器感染症、肺がん

●総合内科専門医、呼吸器専門医、アレルギー専門医

診療内容・患者さんへのメッセージ

30 年余大学病院に勤務し呼吸器疾患の診療に従事しております。

得意分野は、気管支喘息、COPD、および長引く咳と痰です。特に痰については、世界初の痰に関する診療ガイドライン（咳嗽・喀痰の診療ガイドライン 2019）の喀痰セクションの責任者として作成にあたりました。原因が特定できない痰（および咳）の診療依頼に対応しています。さらに、気管支喘息、COPD に関する学会ガイドライン（以下）のすべてにおいて作成を担当しており、標準治療の推奨と普及に努めております。

日本呼吸器学会：『咳嗽・喀痰の診療ガイドライン 2019』喀痰セクション責任者／『COPD 診断と治療のためのガイドライン 2022』責任編集委員／『喘息・COPD オーバーラップ診断と治療の手引き 2023』作成委員／『難治性喘息診断と治療の手引き 2022』作成委員／

日本アレルギー学会：『喘息予防・管理ガイドライン 2021』作成委員など

当院の呼吸器内科外来患者総数(2022 年)約 14,000 名 (うち喘息･COPD 患者数 約 1,600 名)。

呼吸器内科延べ入院患者数（2022 年）約 9,000 名（うち肺結核患者数 約 1,900 名）

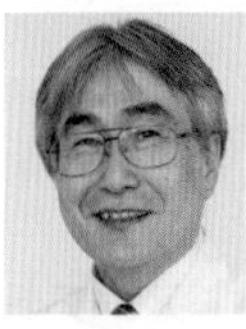

須田 隆文 すだ たかふみ

浜松医科大学医学部附属病院
（電話）053-435-2111
静岡県浜松市東区半田山 1-20-1
●呼吸器専門医、アレルギー専門医

診療内容

間質性肺炎、膠原病性肺疾患、肺がん、慢性閉塞性肺疾患

呼吸器内科では、1）間質性肺炎、過敏性肺炎、気管支喘息、サルコイドーシスなどのアレルギー性肺疾患、2）肺がんなどの腫瘍性疾患、3）肺炎、気管支拡張症などの感染性肺疾患、4）慢性閉塞性肺疾患、睡眠時無呼吸症候群などの喫煙や生活習慣病と関連した疾患など、あらゆる呼吸器疾患を対象として、専門的な知識を持ったスタッフが、最新の知見に基づいた診断、診療を行っています。また、常に患者さんの立場にたった患者さん本位の医療を行っています。
令和 3 年度の主要疾患の入院患者数は、間質性肺炎／肺線維症 176 件、肺がん 220 件、気管支喘息 14 件、慢性閉塞性肺疾患 42 件、サルコイドーシス 12 件、膠原病性肺疾患 33 件、過敏性肺炎 10 件でした。

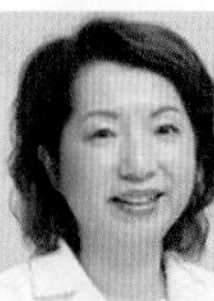

多賀谷 悦子 たがや えつこ

東京女子医科大学病院 呼吸器内科
（電話）03-3353-8111
東京都新宿区河田町 8-1
●呼吸器専門医、アレルギー専門医

診療内容

内科、アレルギー、喘息、気道平滑筋トーンの調節機構、肺循環

呼吸器内科は、咳や痰、息切れや呼吸困難、胸痛などの症状のある方や、胸の X 線写真で異常な影のある患者様を担当しています。主な病気は喘息、肺がん、肺炎、肺抗酸菌症、慢性閉塞性肺疾患、肺気腫、間質性肺炎、呼吸不全、睡眠時無呼吸症候群などです。呼吸器科に関わるほぼすべての疾患をカバーしています。当科で診療が困難な疾患は院内他科または他院にご紹介することもあります。診療に関係する検査はほぼすべての検査を院内で施行できます（要予約）。担当医が診察させて頂き患者さん一人一人に必要な検査を計画・施行しますので担当医とよくご相談ください。治療面ではピークフローメーター等を用いた喘息管理や慢性呼吸不全の在宅酸素療法、また呼吸器外科との連携のもとに肺がんにも積極的に取り組んでいます。

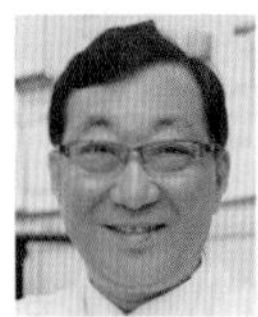

堀口 高彦 ほりぐち たかひこ

豊田地域医療センター
（電話）0565-34-3000
愛知県豊田市西山町 3-30-1
●呼吸器専門医、アレルギー専門医

診療内容

気管支喘息、慢性閉塞性肺疾患（COPD）、肺がん、肺炎、間質性肺炎、肺線維症、肺真菌症

呼吸器・アレルギー内科に所属。40 年余呼吸器疾患を総括的に診療しています。特に喘息・COPD の吸入治療に力を注いでおり、喘息のガイドラインも執筆。喘息・COPD 治療に吸入薬は必要不可欠ですが、吸入操作が不十分なために薬剤の効果が発揮されない症例を経験します。私は全国の患者様のために全ての吸入器の吸入操作ビデオを作成し You Tube 上に無料で公開しています。また、今まで目で見えなかったために見過ごされていた吸入時の舌の位置に注目しました。理想的な吸入は①舌を下げ②喉の奥を保ち③アゴを挙げて吸入器の向きを気管に向けて吸入することです。この時の口の形が 50 音で「ホー」に近いことから「ホー吸入」と命名し、世界で初めて英文誌に報告しました。全国は勿論のこと、世界中の患者様のお役に立てるように日々尽力しています。

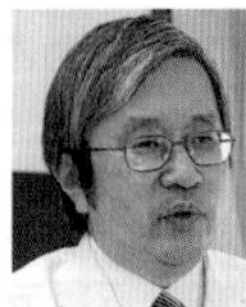

松瀬 厚人 まつせ ひろと

東邦大学医療センター大橋病院
（電話）03-3468-1251
東京都目黒区大橋 2-22-36
●呼吸器専門医、アレルギー専門医

診療内容

気管支喘息、慢性閉塞性肺疾患、呼吸器内科全般

当院 呼吸器内科では、肺炎、肺がんなど肺の病気や、咳、喘息などの呼吸器疾患全般に対して診療を行っています。診療の特色として以下のようなものがあります。
1. 早期発見が重要な慢性閉塞性肺疾患（COPD）は、最新の検査法である強制オシレーション（FOT）法（モストグラフ®）で患者さんの身体に負担をかけずに診断します。2. 長引く咳や気管支喘息は「呼気 NO 測定」などで簡便に検査。的確な診断で早期治療を目指します。3. 肺がんの治療は呼吸器外科や放射線科と連携。当院としてのチーム力でスムーズかつ適切な診療を実施します。4. 肺炎の早期発見・早期治療を目指し、正確な診断に注力します。5. 週 1 回「禁煙外来」を開設。各診療科の協力体制のもと、禁煙はもちろん他の病気の治療までサポートします。

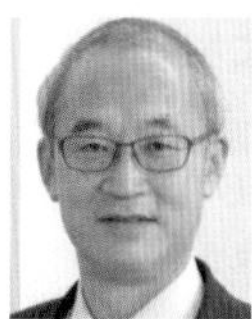

吾妻 安良太 あづま あらた

所沢美原総合病院
（電話）04-2997-8199
埼玉県所沢市美原町 2-2934-3

診療内容

びまん性肺疾患：特発性間質性肺炎、肺線維症、サルコイドーシス、過敏性肺炎、膠原病性肺疾患、血管炎

びまん性肺疾患の診療を得意としています。鑑別診断を中心に、進行抑制治療、急性増悪の予防、治療など、これまでにも新薬開発を含めて、世界をリードする診療を手がけて来ました。特に難病に指定される特発性間質性肺炎 (IIPs)、特発性肺線維症 (IPF) は見取りの医療から、治療可能な疾患へと変えることが出来ました。世界的な新薬開発は少しずつ前進しています。患者さんは全国から集結します。呼吸器希少難病に位置付けられますが、大学では年間数十名の患者さんが通院していました。新病院でもさらに継続してまいります。もちろん鑑別疾患となる気管支喘息、COPD、肺炎、肺がんなど鑑別精査、他科連携を通して迅速な診療を推進しています。当病院は、所沢明生病院と狭山中央病院が合併移転し、2023 年 12 月開院します。

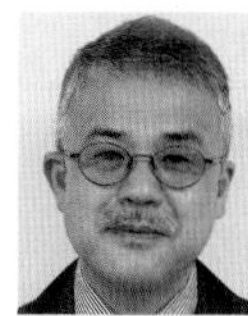

放生 雅章 ほうじょう まさゆき

国立国際医療研究センター病院
（電話）03-3202-7181
東京都新宿区戸山 1-21-1
●呼吸器専門医、アレルギー専門医

診療内容

気管支喘息、COPD、呼吸器感染症など。なかなか止まらない慢性咳嗽、重症喘息患者に対する気管支サーモプラスティは特に経験豊富

呼吸器内科で、呼吸器疾患全般を診させて頂きますが、特に気道系疾患を得意分野としています。月、水、木曜日に外来診療を行っていますが、新患対応は月曜日午前に行っておりますので、紹介状をお持ちのうえで電話予約をしていただければスムーズな対応が可能です。
私の診療ポリシーは患者さんの声をじっくり聴き、それに応える信頼される医療を実践することで、同僚の医師や看護師さんたちからも意見を聞きながら、チーム医療を行っていきます。生物学的製剤を必要とする重症喘息患者さんは特に多く診察させていただいており、科全体で 100 症例以上の経験を有し、それと関連する気管支サーモプラスティ施行症例は 50 例以上と国内で最も実施しております。

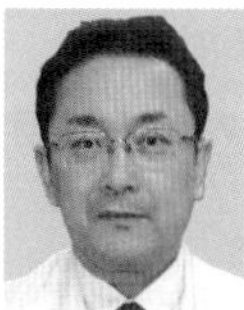

柴田 陽光 しばた ようこう

福島県立医科大学附属病院
（電話）024-547-1111
福島県福島市光が丘 1
●呼吸器専門医

診療内容

呼吸器疾患全般、COPD の診断と治療

呼吸器内科で扱う疾患は、非常に多岐にわたっています。近年猛威を奮った新型コロナウイルス肺炎 (COVID-19) をはじめとする呼吸器感染症は、早期の診断と適切な治療が重要です。また、肺がんはもちろんのこと、気管支喘息、慢性閉塞性肺疾患（肺気腫)、間質性肺炎などは、とりわけ頻度の高い疾患ですが、専門医でないと診断や治療が難しいことがあります。また、少なくなりましたが依然として新規患者が発生している肺結核症や、近年増加傾向にある非結核性抗酸菌症の感染症も診療しております。その他にも、アミロイドーシス、原発性肺高血圧症、肺胞蛋白症、リンパ脈管筋腫症などといった特殊な疾患もあります。悪性疾患（肺がん、悪性胸膜中皮腫）、びまん性肺疾患（間質性肺炎など）、感染症、アレルギー疾患など呼吸器内科は幅広い病態の診療をしています。

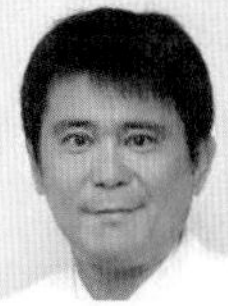

矢寺 和博 やてら かずひろ

産業医科大学病院 呼吸器内科
（電話）093-603-1611
福岡県北九州市八幡西区医生ヶ丘 1-1
●呼吸器専門医

診療内容

呼吸器内科一般、喘息、COPD、職業性肺疾患

平成 27 年から呼吸器・胸部外科と呼吸器内科が連携した「呼吸器病センター」を開設しました。設立の趣旨は、外科と内科どちらに紹介していいのかが分りにくい肺がんや気胸、胸膜炎、肺化膿症や呼吸不全などの急性疾患について、内科、外科の隔たりなく相談窓口を分かりやすく一本化することであり、そのために電話相談窓口を開設しました。徐々に地域における知名度は上がってきており、今後も発展させていきたいと思っております。当科では一般の呼吸器疾患の患者様は火曜日と金曜日の午前中に外来診療を行っています。当院は高度医療を提供する特定機能病院として厚生労働省から承認されており、受診には原則として、医院又は病院からの紹介状（診療情報提供書）が必要です。紹介状をお持ちの方は午前 11 時までに大学病院総合受付までお越しください。

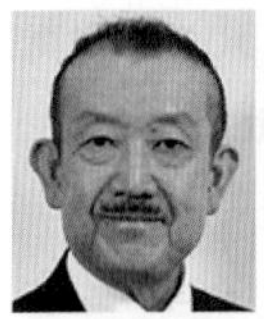

永田 真 ながた まこと

埼玉医科大学病院 呼吸器内科
（電話）049-276-1111
埼玉県入間郡毛呂山町毛呂本郷 38
●呼吸器専門医、アレルギー専門医

診療内容

肺がん、肺炎、ぜん息、肺気腫などの慢性閉塞性肺疾患 (COPD)、特発性間質性肺炎 (肺線維症)、自然気胸、胸膜炎、肺血栓塞栓症などの疾患

上記疾患のほか、慢性呼吸不全に対する在宅酸素療法や在宅人工呼吸、さらに睡眠時無呼吸症候群の診断や在宅治療にも対応しています。息切れがする、息が苦しい、咳や痰が続くなどの症状があるときは呼吸器疾患のことが多いので受診して下さい。
病棟では当呼吸器内科の入院診療全体を統括させていただいております。特に肺炎を中心とした呼吸器感染症、間質性肺炎、また気管支喘息、慢性閉塞性肺疾患 (COPD) などの診療に力をいれております。
外来ではアレルギーセンター長として気管支喘息を中心に成人のアレルギー疾患の診療を担当し、アレルゲン免疫療法や抗 IgE 抗体療法などを行っております。

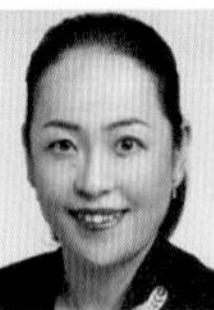

國近 尚美 くにちか なおみ

山口赤十字病院 呼吸器内科
（電話）083-923-0111
山口県山口市八幡馬場 53-1
●呼吸器専門医

診療内容

慢性閉塞性肺疾患、肺気腫、慢性気管支炎、気管支喘息、肺がん、間質性肺炎、睡眠時無呼吸症候群など

呼吸器疾患全般に関して、良性および悪性疾患を問わず診療しています。病診・病病・病薬連携を活かし、患者さんのご要望に迅速にお応えできるよう努めさせていただきます。咳、痰、息切れなどの症状や禁煙などについて、御遠慮なく御相談ください。
COPD（慢性閉塞性肺疾患）は 2022 年に改訂されたガイドラインに沿って重症度を診断し、吸入薬だけでなく、包括的呼吸リハビリテーションや在宅酸素療法などを行っています。気管支喘息はピークフローメーターによる自己管理の指導やアレルゲンの検索なども行っています。病状に応じて、生物学的製剤による治療も行っています。肺がんは胸部ＣＴ、気管支内視鏡検査などにて診断し、外科・放射線科と連携し治療を行っています。

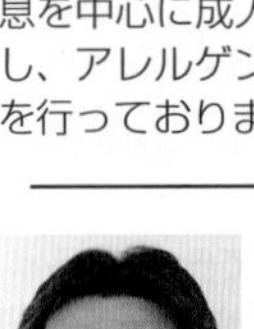

坂東 政司 ばんどう まさし

自治医科大学附属病院
（電話）0285-44-2111
栃木県下野市薬師寺 3311-1
●呼吸器専門医

診療内容

肺がん、肺炎などの感染症、COPD・喘息、肺線維症など

呼吸器センター内科部門では、呼吸器疾患すべてにわたり、幅広く診療しています。肺がんの診療では呼吸器外科、放射線科と連携を密にし、集学的な治療を行なっています。特発性間質性肺炎、サルコイドーシスといった難病の診断と治療にも力を入れています。
対象疾患は肺がんなどの胸部腫瘍、気管支喘息などのアレルギー性肺疾患、特発性間質性肺炎・肺線維症やサルコイドーシスなどの間質性肺疾患、COPD、肺炎・肺真菌症などの感染症、自然気胸・胸膜中皮腫などの肺膜疾患、睡眠時無呼吸症候群などの呼吸異常、呼吸不全などです。「安全、十分な説明（インフォームド・コンセント）、患者さんの立場に立った医療」を旗印に様々な難病に対してチーム医療を取り組んで行きます。

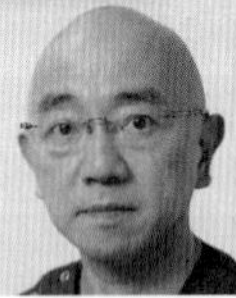

大谷 義夫 おおたに よしお

池袋大谷クリニック 内科・呼吸器科
（電話）03-3986-0337
東京都豊島区西池袋 1-39-4
●呼吸器専門医、アレルギー専門医

診療内容

肺がん、咳喘息、気管支喘息、間質性肺炎など呼吸器疾患、花粉症、睡眠時無呼吸症候群、長引く咳

東京医科歯科大学 第一内科、呼吸器内科、睡眠制御学講座において 21 年間にわたり、内科疾患・呼吸器疾患・アレルギー疾患・睡眠医療に従事して参りました。これまでの診療経験を生かし、皆様とのふれあいを大切にし、気軽にご来院いただき、不安な気持ちを解消できる、そして患者様の健康を維持するために、お役に立てるクリニックを目指して参ります。当院では、最新設備を取り入れるだけではなく、カウンセリングにしっかりと時間をかけています。お悩みを的確に判断することで、一人ひとりの患者様にベストな治療をご提案します。呼吸器科として、肺がん、咳喘息、気管支喘息、間質性肺炎など、アレルギー科として、長引く咳、花粉症など、内科として高血圧、脂質異常症、糖尿病、メタボリック症候群の診療をしています。

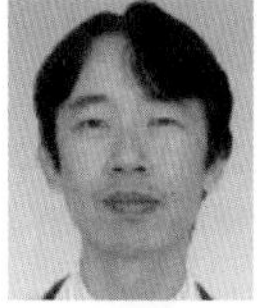

斎藤 純平 さいとう じゅんぺい

福島県立医科大学附属病院
（電話）024-547-1111
福島県福島市光が丘 1
●呼吸器、アレルギー専門医

診療内容

気管支喘息、慢性閉塞性肺疾患、呼吸器感染症

呼吸器内科は、気管支や肺といった気道の病気を治療する診療科です。新しい診断技術で治療を迅速で丁寧に行うことをモットーに、日々診療にあたっています。
当科では気管支喘息、慢性閉塞性肺疾患、間質性肺疾患、原発性肺がん、縦隔腫瘍、胸膜疾患など呼吸器疾患全般にわたり内科的に診断治療を行っております。当科では極細径気管支鏡から大口径チャンネルを有する気管支鏡まであらゆる種類の内視鏡を備え、安全で的確な診断を迅速に行うよう努めています。現代の治療は患者さんが中心です。当科ではインフォームド・コンセントを重視し、患者様の人間性・主体性を尊重した医療を心がけています。セコンドオピニオンなどへの情報開示も積極的に行っています。また紹介医の先生方との連携を密にし、地域に還元できる医療を目指しています。

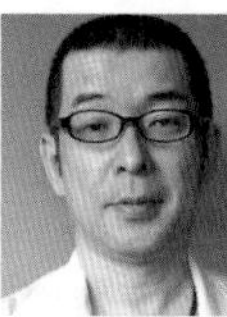

沖 昌英 おき まさひで

名古屋医療センター 呼吸器内科
（電話）052-951-1111
愛知県名古屋市中区三の丸 4-1-1
●呼吸器専門医、アレルギー専門医

診療内容

肺がん、気管支喘息、肺炎、呼吸不全などを中心とする呼吸器疾患一般

肺がんや喘息をはじめ、肺炎など広く一般的な呼吸器疾患に対応し、化学療法や放射線治療などを積極的に取り入れています。特に力を入れているのは、肺がんの化学療法と、ステント療法など内視鏡治療です。日常臨床としては、伝統的に肺がんの患者さんが多く、他の医療施設からの紹介も多数拝見しており、常に標準的な治療の実践を心がけています。診断面では増加しつつある末梢肺野型の肺がんに対する、より安全で侵襲の少ない極細経・細径気管支鏡を用いた気管支鏡検査を取り入れ、日本で最多の症例を経験しています。肺野末梢病変に対するバーチャル・ナビゲーション法をルーチン使用し、さらに細径気管支鏡と超音波プローブの組み合わせによる方法と、従来のガイドシース法の比較試験などを実施しています。

高柳 昇 たかやなぎ のぼる

埼玉慈恵病院
（電話）048-521-0321
埼玉県熊谷市石原 3-208
●呼吸器専門医

診療内容

呼吸器内科一般、気管支鏡、呼吸器感染症

内科の中で、主に呼吸器系疾患の診療を行っております。
頻度の多い疾患としては、呼吸器感染症（市中肺炎、誤嚥性肺炎）、慢性閉塞性肺疾患、間質性肺炎などがあります。気管支喘息を筆頭としたアレルギー領域の診療も幅広く行っており、季節性鼻炎（スギ）、通年性鼻炎（ダニ）に対しての舌下免疫療法も実施が可能です。
専門検査では、気管支内視鏡を週 1 回行っております。これは、びまん性肺疾患や肺抗酸菌症、肺腫瘍などを疑う症例に対しての診断のための検査です。通院で行う場合と、1 泊 2 日の検査入院の形をとる場合があります。
いずれの診療も在籍する呼吸器専門医、アレルギー専門医、気管支鏡専門医が責任をもって担当しております。

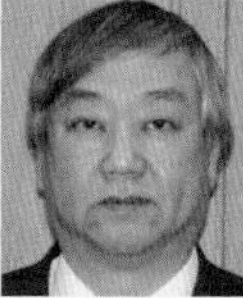

齋藤 武文 さいとう たけふみ

茨城東病院 呼吸器内科
（電話）029-282-1151
茨城県那珂郡東海村照沼 825
●呼吸器専門医

診療内容

腫瘍性呼吸器疾患、慢性閉塞性肺疾患、びまん性肺疾患、肺炎、感染性疾患など

最近益々増加が指摘される肺がんについてはほぼ全例病名をお話し、病態にあった治療方針を治療を受ける患者さま、ご家族とよく相談することにより決定しています。一部難病にも指定されている間質性肺炎については治療の必要性から肺組織生検や気管支肺胞洗浄液の分析を積極的に実施しています。また種々の呼吸器疾患等が原因で慢性呼吸不全となり、息切れに苦しむ患者さまのためにリハビリテーション科とタイアップして呼吸リハビリを積極的に取り入れています。私たちは確立した最新の医学を応用して少しでも患者さまから病気の苦痛、不安を取り除きたいと考えて努力しています。そのために学会、研究会に常に関わり、最新の疾患概念、診断の技術や革新的治療法の導入に気を配っています。

豊嶋 幹生 とよしまみきお

浜松ろうさい病院 呼吸器内科
(電話) 053-462-1211
静岡県浜松市東区将監町 25
●呼吸器専門医、アレルギー専門医

診療内容

間質性肺炎、気管支喘息、肺炎、肺がん、胸膜炎、肺結核、COPD など

年間入院患者数 500 人以上、気管支鏡件数 150 件以上と中規模病院の呼吸器内科としては、activity が高いと自負しています。入院患者さんの検査や治療の方針をカンファレンスで検討、決定することはもちろんですが、外来初診患者さんの胸部 X 線・胸部 CT も指導医がチェックして、複数の医師で検討し、方針を決定しています。
間質性肺炎は当院の最も得意とする疾患の一つです。間質性肺炎の患者さんには気管支鏡検査(症例によっては胸腔鏡下肺生検)・呼吸機能検査・血清自己抗体などの精査を行って、原因および病型パターンを的確に診断し、経過観察のみから抗線維化薬やステロイド・免疫抑制薬など、個々の患者さんに適した治療を行っています。

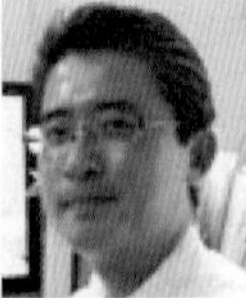

姫路 大輔 ひめじだいすけ

宮崎県立宮崎病院 呼吸器内科
(電話) 0985-24-4181
宮崎県宮崎市北高松町 5-30
●呼吸器専門医

診療内容

肺がん、気管支喘息、COPD、肺炎など

呼吸器内科はスタッフ３名、フェロー１名、レジデント１名で実際の診療はスタッフおよびスタッフの指導のもと 1 ～ 2 名の内科研修医と共に行っています。少ないスタッフですが、呼吸器学会専門医 、指導医、呼吸器内視鏡学会専門医 、指導医、感染症学会専門医、指導医、がん薬物療法専門医、指導医、リウマチ専門医などの資格を有しております。当院は地域がん診療連携拠点病院、3 次救急医療施設であるため、当科は肺がん患者、また重症呼吸不全患者などの診療を多く行っています。気管支鏡診断、治療を得意としており EBUS -GS 法、EBUS -TBNA 法、EUS-B-FNA 法、極細径気管支鏡などを用いた肺がん診断、難治性気胸、喀血などに対する EWS 治療や気道異物除去、気道狭窄に対するステント治療などの気管支インターベンションも積極的に行っています。

禁煙にニコチンガム・ニコチンパッチを有効利用しよう

タバコは非常に依存性の高く、大変やめにくいものです。禁煙すると、集中できない、イライラする、怒りっぽくなる、眠気が強いなど、さまざまな禁断症状が現れます。ですから「体に良くないとわかっていても…」となかなか止められません。そこで、禁煙補助薬を使って、一度でなく少しずつ禁煙に向かうこともお勧めです。

◆ニコチンガム（薬局で買える一般用医薬品）
ニコチンを口の粘膜から吸収することで、禁煙時のイライラ・集中困難などの症状を緩和。使用量を徐々に減らすことで無理のない禁煙へ導く。一般用医薬品。

◆ニコチンパッチ（医師の処方せんが必要）
皮膚に貼ることでニコチンを補給し離脱症状を緩和。パッチサイズを大から中・小へと小さくしていくことで、無理なくニコチンの量を減らせる。ニコチンパッチは、意識せずに減らしていくことができるのでお勧めです。
受診がめんどくさいという方に、オンライン診療という方法もあります。

有益情報

ランキング医師の病院は遠くて行けないという患者さんのための、北海道、東北、四国、九州を中心とする準名医情報です。ランキングとは別です。ご参考になさってください。

地域	医師	病院・住所	専門医
北海道	**千葉 弘文** ちば ひろふみ （電話）011-611-2111	**札幌医科大学附属病院** 北海道札幌市中央区南 1 条西 16-291	●呼吸器専門医
北海道	**福家 聡** ふけ さとし （電話）011-822-1811	**KKR 札幌医療センター** 北海道札幌市豊平区平岸 1 条 6-3-40	●呼吸器専門医
北海道	**高橋 弘毅** たかはし ひろき （電話）011-373-5811	**北広島病院 呼吸器内科** 北海道北広島市中央 6-2-2	●呼吸器専門医
東北	**玉田 勉** たまだ つとむ （電話）022-717-7000	**東北大学病院 呼吸器内科** 宮城県仙台市青葉区星陵町 1-1	●呼吸器専門医
東北	**井上 純人** いのうえ すみと （電話）023-633-1122	**山形大学医学部附属病院** 山形県山形市飯田西 2-2-2	●呼吸器専門医
東北	**本田 芳宏** ほんだ よしひろ （電話）022-222-6181	**仙台厚生病院 呼吸器内科** 宮城県仙台市青葉区広瀬町 4-15	●呼吸器専門医
四国	**伊東 亮治** いとう りょうじ （電話）089-964-2411	**愛媛医療センター 呼吸器内科** 愛媛県東温市横河原 366	●呼吸器専門医
四国	**岸本 伸人** きしもと のぶひと （電話）087-813-7171	**高松市立みんなの病院 呼吸器内科** 香川県高松市仏生山町甲 847-1	●呼吸器専門医
九州	**迎 寛** むかえ ひろし （電話）095-819-7200	**長崎大学病院 呼吸器内科** 長崎県長崎市坂本 1-7-1	●呼吸器専門医
九州	**津田 徹** つだ とおる （電話）093-921-0438	**霧が丘つだ病院** 福岡県北九州市小倉北区霧ケ丘 3-9-20	●呼吸器専門医
その他	**藤田 次郎** ふじた じろう （電話）098-866-5171	**大浜第一病院 呼吸器科** 沖縄県那覇市天久 1000	●呼吸器専門医

3 週間以上咳が続くときは何か病気があるかも

咳の最も多い原因は風邪ですが、通常風邪は 3 週間も続きません。
肺炎や気管支炎では、高熱や全身倦怠感や食欲不振などの全身症状を伴うので、3 週間以上診断がつかないことはあまりないでしょう。
比較的元気でも、咳やたんが 3 週間以上続くときには、何か病気があると考えた方がいいでしょう。
まずは近くのクリニックで胸のエックス線写真を撮ってもらいましょう。
タバコを吸っている方は、まず禁煙が絶対必要です。

呼吸器外科

がん患者さんの死亡者数（最新情報2021年）は、１位は肺がん、２位は大腸がん、３位が胃がんです。

胃がんの死亡率は減っていますが、肺がんの死亡率は年々増えており、特に男性では最も増加率が高くなっています。

肺がんの診断は難しく、肺がんが疑われたら、CT検査をしましょう。もし、タバコを吸っておらず、毎年胸部CT検査を行っているならば、肺がんが見つかったとき、いきなり手遅れということはかなり避けられるといわれています。しかし、タバコを吸っている男性は、年に２回ＣＴ検査を受けても、３カ月くらいで急に進行することがあり、タバコの害は大きく、今からでもできるだけ止めることをお勧めします。早期発見という点からは、レントゲン検査だけでは不十分です。

現在、がんが２㎝以下の場合、手術は４泊５日の入院で可能です。肺がんで「手術できます」と言われたら、手術できるステージで良かったと言うことができるかもしれません。

肺がんでは、免疫チェックポイント阻害剤や分子標的薬の効果が高く、ステージⅣでも、内科的治療を行ってから外科で手術するというケースも増えています。2022年に、「術後に」オプジーボを使う治療が、2023年に「術前に」オプジーボを使う治療が保険適応になりました。

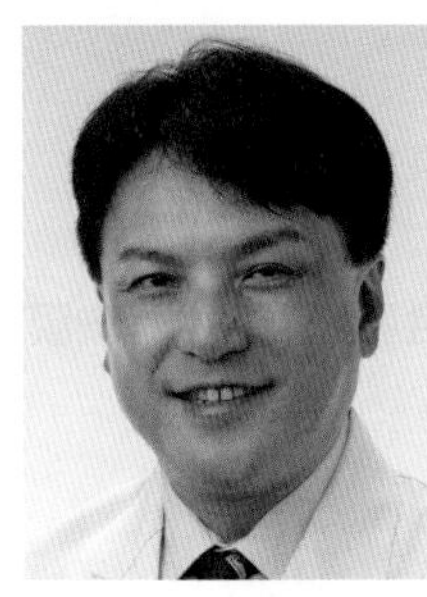

渡辺 俊一　わたなべ しゅんいち

国立がん研究センター 中央病院　呼吸器外科
（電話）　03-3542-2511　東京都中央区築地 5-1-1

肺がん、転移性肺腫瘍、縦隔腫瘍（胸腺腫、胸腺がん、奇形腫など）、悪性胸膜中皮腫、胸壁腫瘍

●外科専門医、呼吸器外科専門医

得意分野・診療案内

肺がん、転移性肺腫瘍、縦隔腫瘍（胸腺腫、胸腺がんなど）、胸膜中皮腫など胸部悪性腫瘍の外科治療全般に対応いたします。なかでも進行肺がんに対する拡大手術ならびに早期肺がんに対する区域切除術は経験豊富です。

診療ポリシー・患者さんへのメッセージ

われわれは常に精度の高い肺がん手術を行うことを心がけており、これにより肺がん手術の高い根治性と低い合併症率の両立を実現しています。近年は４－６cm 程度の小さな傷でこれを実現しており、肺がん根治術後の患者さんが術後３～４日で退院し早期に社会復帰されております。また、進行がんでも放射線治療や薬物療法を組み合わせることで、がんを根治できる確率が非常に上がってきております。
当院には外科だけでなく放射線治療や薬物療法の専門医、肺病理の専門医も多数勤務しており、いわゆる難治がんである肺がんの患者さんを一人でも多く救えるような協同態勢が整っていますので、肺がんと診断された際には是非一度治療方針についてご相談ください。突然肺がんと診断され、大変困惑しているであろう患者さんやご家族の不安を少しでも早く取り除けるよう、呼吸器グループを挙げて常に迅速かつ適切な対応をさせていただきます。
また、希少がんセンターが開設されて以来、多くの胸腺腫、胸腺がん、胸膜中皮腫患者さんなどが来院されていますので、こちらも機会があればご利用ください。

	個人 年間総治療数：314 件（2022 年）	個人 累積総治療数：6,106 件（2023 年７月まで）
手術・治療実績・コメント	【主な治療実績】（2022 年 311 件）	【主な治療実績】（2013～22 年 10 年間 2,889 件）
	肺がん手術：271 件	肺がん手術：2,326 件
	転移性肺腫瘍手術：３件	転移性肺腫瘍手術：196 件
	縦隔腫瘍切除：29 件	縦隔腫瘍切除：233 件
	悪性胸膜中皮種：４件	悪性胸膜中皮種：62 件
	気管がん：１件	気管がん：13 件
	胸壁腫瘍・胸骨肉腫：2 件 その他 1 件	胸壁腫瘍・胸骨肉腫：41 件　その他 18 件
	当科の原発性肺がん切除件数は、過去 21 年間、連続して全国 1 位です。早期肺がんは、肺機能を温存できる区域切除を積極的に適応して患者さんの早期社会復帰（術後 3 日目の朝退院）を実現しています。一方、進行肺がんは、関係各科と連携し、腫瘍を遺伝子レベルで解析して集学的治療を行うことで、高い生存率を実現しております。	

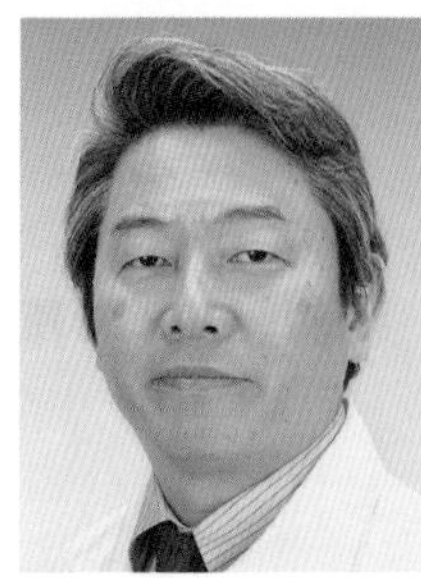

鈴木 健司　すずき けんじ

順天堂大学医学部附属順天堂医院　呼吸器外科
（電話）03-3813-3111　東京都文京区本郷 3-1-3

早期肺がん、進行肺がん、縦隔腫瘍、転移性肺腫瘍、悪性胸膜中皮腫

●外科専門医、呼吸器外科専門医

得意分野・診療案内

早期肺がんに対する手術の縮小と進行肺がんに対する手術の拡大をバランスよく行い、提供します。手術後の合併症も少なく、胸腔鏡を併用することで多くの患者さんは手術後５日程度で退院されます。呼吸器の分野で不可欠な呼吸器内科との連携も充実しています。総合病院なので心臓病や腎臓病、糖尿病などがあっても手術が可能となる場合が多くなります。縦隔腫瘍では神経内科との連携で重症筋無力症という難病を併発した患者さんを数多く治療しています。胸膜中皮腫に対する治療もバランスよく積極的に行っています。気胸に関して積極的に行っています。

診療ポリシー・患者さんへのメッセージ

肺がんは日本で最も多いがんですが、適切な治療で十分に治療可能です。なかには外科治療を必要としない肺がんも存在します。その適切な判断基準を提供させていただきます。確かに肺がんや中皮腫は難治性の病気ですが、「胸に影がある」といわれたら私たちの外来に是非とも来て頂ければ幸いです。

手術・治療実績・コメント	順天堂大学医学部附属順天堂医院 呼吸器外科の手術件数 症例の内訳		
		2021 年	2020 年
	肺悪性腫瘍	481 例	486 例
	原発性肺がん	435 例	437 例
	肺切除症例	408 例	429 例
	生検／その他	27 例	8 例
	転移性肺腫瘍	46 例	49 例
	炎症性肺疾患・肺腫瘍	46 例	64 例
	嚢胞性肺疾患・気胸	33 例	28 例
	胸膜・胸壁疾患	14 例	13 例
	悪性胸膜中皮腫	2 例	9 例
	縦隔疾患	87 例	86 例
	多汗症	0 例	0 例
	膿胸	7 例	22 例
	その他	42 例	41 例

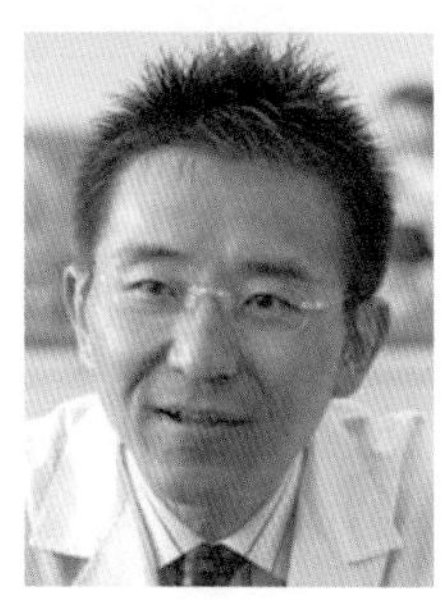

岡田 守人　おかだ もりひと

広島大学病院　呼吸器外科
（電話）082-257-5555　広島県広島市南区霞 1-2-3

胸腔鏡手術、縮小手術、気管支・血管形成術、肺がん、中皮腫

●外科専門医、呼吸器外科専門医

得意分野・診療案内

肺がんは年々増加傾向にあり、米国と同様に我が国でも臓器別がん死亡率は第１位となっています。当科では胸腔鏡という内視鏡を用いた傷の小さな手術（VATS：バッツ）を積極的に取り入れ、患者さんの身体への負担の軽減を図っています。早期肺がんに対しては、肺実質の切除範囲やリンパ節の郭清範囲の縮小を行ない（縮小手術）、出来る限り機能温存を心掛けています。一方、進行した肺がんに対しては根治を目的に拡大手術を施行したり、抗がん剤治療や放射線治療を組み合わせた集学的治療を行い、治療成績の向上を目指しています。また悪性中皮腫に対する診断･治療を多数行っています。

診療ポリシー・患者さんへのメッセージ

呼吸器内科、腫瘍内科、放射線診断科、放射線治療科、病理部との合同カンファレンスにより、一人一人の患者さんにとって最善と考えられる治療方針を検討しています。最新機器の導入、精度の高い診断、世界レベルのエビデンスに基づいた治療選択、安全で質の高い手術などによって最先端で高水準の治療を患者さんに提供すべく日夜努力しています。セカンドオピニオン外来も設置しています。

	広島大学病院 呼吸器外科 最新のトピックス（抜粋）
手術・治療実績・コメント	1. 胸腔鏡手術（VATS: バッツ） この内視鏡を用いた手術では従来の手術法と比べて傷が小さく筋肉や肋骨を切断しないため、術後の痛みや機能の悪化が少ないと考えられています。基本的には皮膚切開は２箇所のみ、その長さは 1cm の胸腔鏡挿入口と４～ 6cm の手術操作口です。当科では肺がんに対しては積極的に胸腔鏡手術を行っています（岡田教授が前勤務先である兵庫県立がんセンターにおいて 2006 年に執刀した原発性肺がん手術 210 例において、肺葉切除術の 80%、区域切除の 90% が胸腔鏡手術でした）。病変の進行度など患者さん一人一人に最適である手術アプローチ方法を考慮して、場合によっては傷を拡大して手術を行うこともあります。 2. 縮小手術（呼吸機能温存のための根治的区域切除・部分切除） 従来の肺がん手術では小さな腫瘍であっても、腫瘍の存在する肺葉を完全に取り除いていました。しかし２ｃｍ以下の小さな腫瘍については、肺葉のうち腫瘍から離れた部分は温存でき、区域切除や部分切除で肺がんを完全切除できる可能性が最近の研究で報告されています。肺活量の温存や術後の生活レベル向上を目的に、この呼吸機能温存手術を積極的に施行しています。この縮小手術に胸腔鏡手術を組み合わせること、すなわち傷を小さくし、痛みを軽減しつつ呼吸機能温存を行うことは、究極の身体にやさしい肺がん手術と考えられます。なお、直径 2cm までの早期小型肺がんに対する根治的縮小手術の５年生存率は 93.9% と非常に良好です。

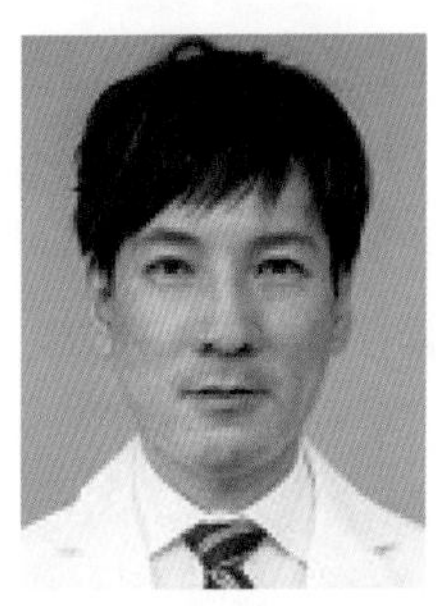

青景 圭樹　あおかげ けいじゅ

国立がん研究センター 東病院　呼吸器外科
（電話）04-7133-1111　千葉県柏市柏の葉 6-5-1

肺がんを主とした胸部悪性腫瘍の外科治療

●外科専門医、呼吸器外科専門医

得意分野・診療案内

当院呼吸器外科は、極めて多くの手術実績があります。手術件数の多さは、それぞれのスタッフの経験数に反映されるため、肺がん外科治療としてより効果的かつ安全に個々の患者さんに合わせて提供できると考えております。しかし、肺がんの治療効果を最大限に高めるためには外科治療のみではなく、内科治療や放射線治療、病理診断（がん細胞の診断）、緩和治療も不可欠です。当院では、あらゆるステージの肺がんに対応できるように呼吸器内科、放射線治療科、病理・臨床検査科や緩和治療科など充実したチーム体制で肺がん治療を行っております。
外科治療については、早期の肺がんに対しては完全に肺がんを切除し、かつ可能な限り肺を温存する呼吸機能温存手術、切除が可能な進行した肺がんに対しては抗がん剤治療や放射線治療、免疫治療などを組み合わせた集学的治療、傷が小さい胸腔鏡下の手術、ロボット支援下の手術、肺がん以外の外科治療も幅広く行っており、多様な患者さんに適切な治療が選択可能です。

診療ポリシー・患者さんへのメッセージ

当科では経験豊富な５名のスタッフとがん専門修練医やレジデントで質の高い手術を提供いたします。できるだけ多くの患者さんに外科治療を提供できるよう、可能な限り早い対応を心がけています。

手術・治療実績・コメント

国立がん研究センター 東病院 呼吸器外科の疾患別症例数

	2019 年度	2020 年度	2021 年度	2022 年度
原発性肺がん	389	452	474	481
縦隔腫瘍	25	22	31	24
転移性肺腫瘍	98	98	100	109
良性肺腫瘍	29	21	22	14
その他	61	65	62	59
新東京病院合同手術	3	6	6	9
当院合計	605	658	689	687

当科を受診された全ての患者様については、専門家チームによるカンファレンスで適切な治療方針を検討して決定します。カンファレンスには呼吸器外科だけでなく、呼吸器内科、放射線診断科、放射線治療科など肺がん診療に携わる様々な科の医師が参加します。手術治療が決定した後には、呼吸器外科の中でどのような術式が適切かを検討します。

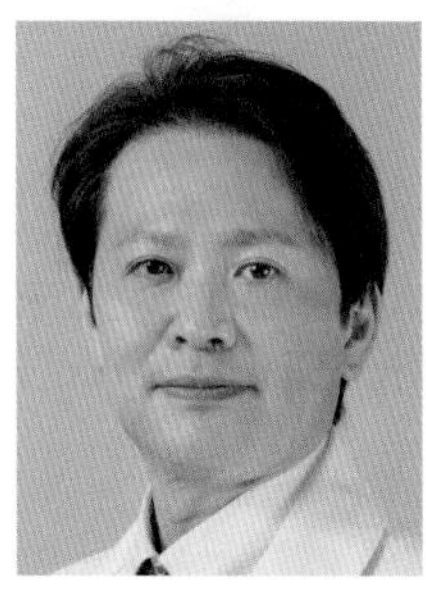

津谷 康大　つたに やすひろ

近畿大学病院　呼吸器外科
（電話）072-366-0221　大阪府大阪狭山市大野東 377-2

肺がん、転移性肺がん、悪性胸膜中皮腫、縦隔腫瘍、気胸、膿胸、その他の呼吸器外科疾患

●外科専門医、呼吸器外科専門医

得意分野・診療案内

肺がん、転移性肺腫瘍、縦隔腫瘍などの胸部悪性腫瘍の外科治療および良性呼吸器疾患の外科治療を主に担当しています。
安全で確実な外科治療を提供することは当然ですが、我々は臨床試験や治験など患者さんにより多くの最新の治療選択肢を提供します。

診療ポリシー・患者さんへのメッセージ

肺がん外科治療については基本的に肺葉切除が標準治療でしたが、最近、本邦から発表された臨床試験の結果、2 cm 以下の末梢型小型肺がんに対しては肺葉切除よりも区域切除の方が生存を延長することが明らかになりました。区域切除は解剖学的切除で、肺葉切除よりも高度な技術が必要ですが、がんの根治性を損なわず機能を温存する重要性が示されました。また胸腔鏡、ロボット支援下手術などの低侵襲アプローチによる手術の需要も高まっています。呼吸器外科医は常に技術の進歩が求められるようになりました。肺がん薬物療法も進歩しています。切除不能肺がんで有効性が示されたEGFR チロシンキナーゼ阻害剤などの分子標的薬や免疫チェックポイント阻害剤が術前・術後の周術期治療としても導入されてきました。これらの薬物療法の知識も呼吸器外科医には求められます。我々は区域切除、胸腔鏡・ロボット手術、肺がん周術期療法、臨床試験を得意としています。いつでもご相談をお待ちしています。

	個人 年間総治療数：121 件（2022 年）	個人 累積総治療数：1,154 件（11 年間）
手術・治療実績・コメント	肺悪性腫瘍手術　110 例	肺悪性腫瘍手術　892 例
	縦隔腫瘍　3 例	縦隔腫瘍　58 例
	その他の呼吸器外科手術　8 例	その他の呼吸器外科手術　204 例
	【治療に関してコメント等】 術者としては肺悪性腫瘍手術の約半数は区域切除を胸腔鏡などによる低侵襲手術で行っています。また局所進行肺がんに対しても出来るだけ気管支・血管形成を用いて肺を温存する手術に取り組んでいます。手術以外でも肺がんや悪性胸膜中皮腫に対する薬物療法の経験が豊富です。	
業績等	2016 年 日本呼吸器外科学会賞受賞 2022 年 招聘講演会 64 回 英文論文 155 本	

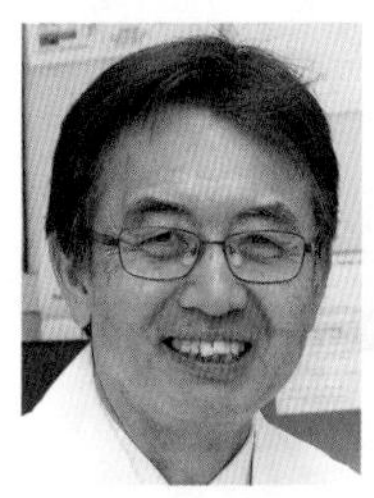

伊達 洋至　だて ひろし

京都大学医学部附属病院　呼吸器外科
（電話）075-751-3111　京都府京都市左京区聖護院川原町 54

肺がん、転移性肺腫瘍、縦隔腫瘍、気胸、膿胸、肺移植が必要な末期肺疾患（間質性肺炎、造血幹細胞移植後肺障害、肺高血圧症など）

●外科専門医、呼吸器外科専門医

診療内容・患者さんへのメッセージ

進行肺がんには集学的治療（化学療法、免疫療法、放射線療法と外科切除の組み合わせ）を行っています。早期肺がんには低侵襲手術（ロボット支援下手術や胸腔鏡手術）を行っています。ロボット支援下手術は 300 例を超えました。単孔式胸腔鏡手術も行っています。肺がんになっても悲観することなく、最良の治療を受けていただきたいと思います。
当科の手術数は年間約 500 例、肺がん手術数は約 250 例です。
肺移植は、全国で最も多くの手術症例数（300 例強）を行ってきました。5 年生存率は約 75％であり、国際平均の 55％より良好です。世界で初めての右左反転移植、新型コロナ感染症後に対する肺移植や ABO 血液型不適合移植にも成功しました。
私を含めて呼吸器外科スタッフの多くは、留学経験を有しており、アカデミックサージャンとしてメスを握っています。個人的には、約 4,000 例の手術経験があります。

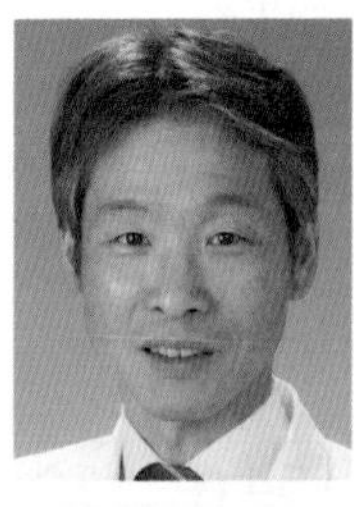

伊藤 宏之　いとう ひろゆき

神奈川県立がんセンター　呼吸器外科
（電話）045-520-2222　神奈川県横浜市旭区中尾 2-3-2

肺がん、転移性肺腫瘍（大腸や腎臓がんなどの肺転移）、縦隔腫瘍（胸腺腫、胸腺がん、胚細胞性腫瘍）、中皮腫など胸部腫瘍性疾患

●外科専門医、呼吸器外科専門医

診療内容・患者さんへのメッセージ

神奈川県立がんセンターでは肺、縦隔の悪性腫瘍に対し、呼吸器外科、呼吸器内科、放射線治療科、病理診断科と緊密な連携をとり、呼吸器グループとして診療しています。病状や社会背景も患者さんごとに異なりますので、個々の患者さんに合った治療をグループとして最善策を提供することを心掛けています。また近隣の病院やクリニックとも密な連携を取り、治療の先まで考えたフォローアップも行っています。呼吸器外科は手術治療を担当しており、伊藤は部長としてチーム全体を牽引し、手術の実践教育を担っています。2022 年の手術 609 件のうち、原発性肺がんは約 410 件で、主に胸腔鏡下、ロボット支援下の低侵襲手術を数多く行っています。手術時間は 2 - 3 時間程度で出血も少なく、回復も早いため社会復帰が容易です。年齢が高い患者さんにも安心して手術を受けて頂いています。他院で切除不能や片肺全摘と判断される局所進行肺がんは、肺を温存できる気管支や肺動脈形成を積極的に行い、日本でトップレベルの件数を行っています。さらなる治療成績向上のためグループで連携し、根治と、生活の質を維持できる治療に最大限配慮しています。

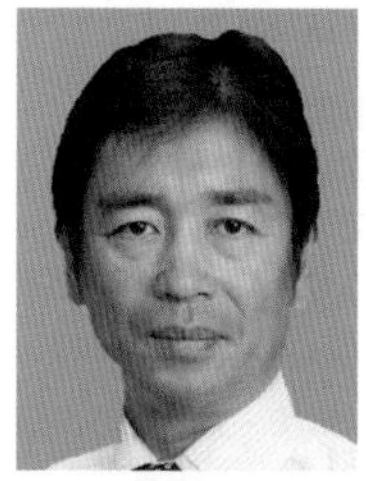

塩野 知志　しおの さとし

山形大学医学部附属病院　呼吸器外科
（電話）023-633-1122　山形県山形市飯田西 2-2-2

小児肺疾患、原発性肺がん、転移性肺腫瘍、気胸・膿胸、手掌多汗症、重症肺気腫に対する VolumeReductionSurgery

●外科専門医、呼吸器外科専門医

診療内容・患者さんへのメッセージ

令和３年の呼吸器外科での手術件数は、245 例（原発性肺がん 126 例）でした。当科では、具体的には次のような治療を行なっています。
原発性肺がん、転移性肺腫瘍などの肺および気管気管支腫瘍に対する外科治療／低侵襲手術への取り組み〈ロボット支援下手術、多孔式および単孔式胸腔鏡手術〉／小型肺腫瘍に対するナビゲーション手術および3D シミュレーションを用いた完全胸腔鏡下区域切除術／気胸などの嚢胞性肺疾患の外科治療／縦隔疾患の外科治療／膿胸・肺膿瘍・壊死性降下性縦隔炎等の感染性疾患の外科治療／気道病変に対する気管支鏡下インターベンション／多汗症の胸腔鏡下手術
当科では世界に先駆けて 2004 年から完全モニター視による胸腔鏡下肺区域切除を行っています。肺区域切除術とは、肺の区域ごとに切除する手術です。術後の肺機能を可能な限り温存するために行われています。症例の適応を厳格に限定し原発性肺がんの根治的切除を目的として手術した例（積極的縮小手術例）では５年生存率が 100%となっています。

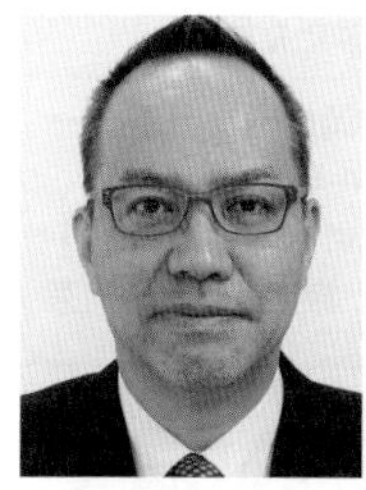

新谷 康　しんたに やすし

大阪大学医学部附属病院　呼吸器外科
（電話）06-6879-5111　大阪府吹田市山田丘 2-15

肺がん、縦隔腫瘍、重症筋無力症、転移性肺腫瘍、胸壁腫瘍、気管腫瘍、膿胸、気胸、悪性胸膜中皮腫、肺移植適応疾患

●外科専門医、呼吸器外科専門医

診療内容・患者さんへのメッセージ

当科では年間 400 例以上の呼吸器外科手術を行っており、疾患別年間手術数は肺がん約 150 例、縦隔腫瘍約 70 例、転移性肺腫瘍約 50 例などです。私は 2019 年より大阪大学呼吸器外科教授に就任し、カメラを用いた一般的な胸腔鏡手術やロボット支援手術に加えて、一つの穴から手術操作を行う単孔式胸腔鏡手術を導入し、可能な限り患者さんの負担が少ない手術をめざしてきました。一方で、一般病院では切除困難な局所進行胸部悪性腫瘍に対して、大学病院の特性を活かした集学的外科治療を積極的に行っています。さらに、当院は肺移植実施施設であり、本邦初の脳死肺移植からはじまり、生体肺移植や脳死心肺同時移植を含めて数多くの経験を積んできました。呼吸器外科科長、呼吸器センター長として、呼吸器外科、呼吸器内科、放射線診断・治療科が共通病棟で密接に連携することで、呼吸器疾患の診断から治療まで迅速に移行できる体制を構築し、呼吸器疾患の専門的な知識をもった看護師・理学療法士を加えたチーム医療によって、安全で丁寧な診療を提供できるように心掛けています。最先端の医療を患者さんに届けるべく尽力して参ります。

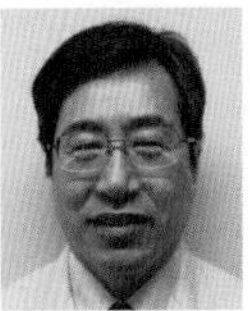

渡辺 敦 わたなべ あつし

札幌医科大学附属病院 呼吸器外科
（電話）011-611-2111
北海道札幌市中央区南1条西16-291
●外科専門医、呼吸器外科専門医

診療内容

肺がん（原発性、転移性）、肺腫瘍、肺感染症、気腫性膿疱、気胸、膿胸、先天性肺疾患、縦隔腫瘍など

呼吸器外科領域の低侵襲手術、縮小手術、ロート胸に対するNuss手術。外来火曜、木曜全日、金曜午前中（紹介状ありが望ましい）。患者さんご本人、ご家族、医療者さらには社会が幸せとなることができる診療を行います。肺部分切除以外はほぼ手術に関与。総手術数326、肺がん204（原発165、転移64）、縦隔疾患21例、漏斗胸関連23例でした。肺がんに対する低侵襲アプローチ施行率は93.6%、開胸移行率は0.5%でした。2018/4からロボット支援下呼吸器外科手術を開始。現在まで総数277例（肺がん210例、縦隔腫瘍67例）を施行。肺がん手術でのロボットの操作時間は138分でした。開胸手術への移行はありません。胸腔ドレン留置期間は1日でした。ロボット支援下呼吸器外科手術とNuss手術は東京以北最多の症例数となっています。

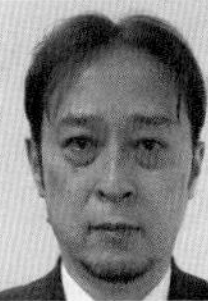

文 敏景 むん みんぎょん

がん研究会有明病院
（電話）03-3520-0111
東京都江東区有明3-8-31
●外科専門医、呼吸器外科専門医

診療内容

原発性肺がん、転移性肺腫瘍、気管・気管支の良悪性腫瘍、縦隔腫瘍

呼吸器センター外科は5名のスタッフで年間約600件（うち肺がん手術約400件）の手術を行っています。約半数の症例で術者や助手として手術に参加しています。手術術式やアプローチに関しては患者さんの体力や病気の進行によって術前カンファレンスで決めています。当科ではどのスタッフが担当医になっても手術の質が変わることはありません。低侵襲アプローチである胸腔鏡下手術を2008年から積極的に導入し、昨年は90%以上の手術を胸腔鏡下に行いました。また2019年からロボット支援下手術を導入しています。肺悪性疾患に対する手術のアプローチを選択する時には、傷の数や大きさではなく手術の内容（質）にこだわるようにしています。低侵襲手術においても当科で行ってきた開胸手術のこだわりを踏襲しています。

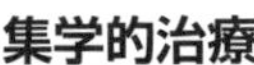

集学的治療

がんの治療法には、手術（外科治療）、薬物療法、放射線治療などがあります。がんの種類や進行度によって、それぞれ単独の治療法では十分な効果を得られない場合、より高い治療効果を目指して、これらの治療法を組み合わせて治療することを集学的治療といいます。
肺がんの薬物療法の進歩は目覚ましく、これまで手術適応でなかったような患者さんでも、「先に薬物療法でがんを小さくしてから手術する」というケースも、少しずつですが増えています。

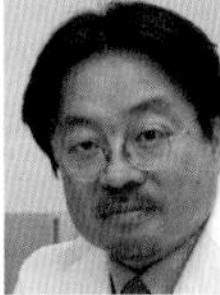

須田 隆 すだ たかし

藤田医科大学岡崎医療センター
（電話）0564-64-8800
愛知県岡崎市針崎町字五反田1
●外科専門医、呼吸器外科専門医

診療内容

肺がん・胸腺腫・重症筋無力症・縦隔腫瘍・転移性肺腫瘍・悪性胸膜中皮腫・肺良性腫瘍・気胸など

呼吸器外科に所属。世界初の悪性胸膜中皮腫内視鏡手術を執刀、2009年本邦第1例目の肺がんロボット手術を執刀、2012年胸腺腫・重症筋無力症に対するみぞおちに3cmの1つの傷で行う単孔式手術を開発、2015年から4cmの1つの傷で行う単孔式肺がん手術を開始、2019年世界初の胸腺種に対するロボット支援人工血管置換術に成功。手術執刀数1,700件以上、経験手術件数3,700件以上。海外24施設、国内30大学病院を含む延べ250回以上の手術指導を行う。著書に1週間で退院できるがん手術（幻冬舎）、呼吸器低侵襲手術書（南山堂）など。内視鏡手術希望の患者さんが全国から受診されています。ロボット手術や単孔式手術など、病気の進み具合に合わせた最適な手術法が選択出来ます。

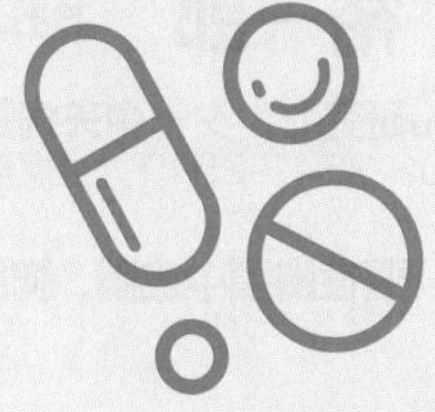

がん薬物療法

ステージⅣでも10年生存が可能に

2014年、PD-1を標的とする免疫チェックポイント阻害剤として、「オプジーボ」が世界で初めて承認され、発売されました。

がん細胞への攻撃を阻害していたブレーキを解除するという「オプジーボ」のメカニズムは、従来のがん治療の枠組みを超える画期的なものでした。しかし、単剤での効果は期待されたほど出ない中、臨床データを積み重ねた結果、2020年、免疫チェックポイント阻害剤二剤併用が認可され、一気に威力を発揮し始めました。肺がんで進行がんステージⅣでも、5年生存率の3割超えや10年生存も期待されています。

日本で効果や安全性が確認できた治療法は保険適応（標準治療）になっています。重要なことは、保険適応でない自由診療は効果や安全性が十分には実証されていないということです。

日本の『国民皆保険制度』では、高額医療制度の上限を支払えば、適応するすべての治療が受けられます。大切な時間を自由診療探しに費やすのは止めましょう。ステージⅣでも、自分で動けるうちは末期がんとはいえません。がんで歩けなくなる前に、早く名医に受診しましょう。

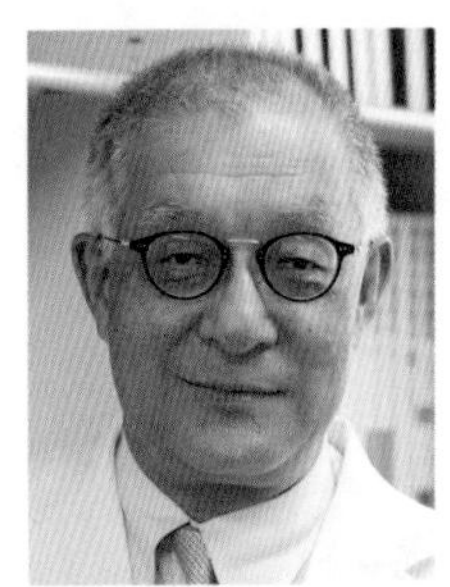

大江 裕一郎　おおえ ゆういちろう

国立がん研究センター中央病院　呼吸器内科
(電話) 03-3542-2511　東京都中央区築地 5-1-1

肺がん、悪性胸膜中皮腫、胸腺腫、胸腺がんなどの胸部悪性腫瘍

●総合内科専門医

得意分野・診療案内

肺がん、悪性胸膜中皮腫、胸腺腫、胸腺がんなどの胸部悪性腫瘍に対する、抗がん剤治療、免疫治療、分子標的治療、集学的治療を行っております。特に、治験・臨床試験には力をいれ、新薬の開発を行っております。

診療ポリシー・患者さんへのメッセージ

肺がんを薬で完全に治癒させることは、つい最近まで不可能と考えられてきました。しかし、肺がんの原因となる遺伝子異常があきらかになり、それを標的とする薬の開発や免疫治療の進歩により、あと一歩で肺がんを薬で完全に治せるところまで来ています。その反面、分子標的薬や免疫療法の多彩な副作用に適切に対応しなければ十分な治療効果を上げることはできません。そのためには医師だけでなく、専門的な知識を持つすべての職種のスタッフが協力して日々の診療や新しい治療の開発にあたることが必要です。私たちのチーム力は、全国どこの病院にも負けないと自負しています。新しい治療を開発するには臨床試験が必要であり、そのためには多くの患者さんの協力が欠かせません。私たちの目的は肺がんを治すことであり、これは患者さんと同じです。一人でも多くの患者さんに協力していただいて、肺がんを薬で完全に治癒させる方法を一日も早く確立したいと願っています。

	科全体 年間総治療数：6,137 件 (2021 年)	過去５年間の通院治療センターでの化学療法件数：26,755 件
手術・治療実績・コメント	胸部悪性腫瘍治療開始患者数　569 件	肺がん患者の当院初回治療内容　512 件
	・肺がん　512 例	・化学療法単独　312 件
	・胸腺がん　20 例	・化学放射線療法　77 件
	・胸腺腫　6 例	・術後補助化学療法、化学放射線療法　66 件
	・悪性胸膜中皮腫　20 例	・術前補助化学療法・化学放射線療法　3 件
	・その他の胸部悪性腫瘍　11 例	・放射線療法単独　13 件
		・緩和療法のみ　41 件
	患者さんには、病状をありのままにお話しし、選択肢となる各治療法を説明して十分話し合った上で、個々の患者さんに最適な治療法を決定しています。他科の医師やメディカルスタッフとの連携で、「総合力で肺がんに克つ」がモットーです。	
業績	2021 年度の国際学会筆頭演者としての発表は ASCO,WCLC,APSR などあわせて 6 件、英文原著論文は 69 件、著書 16 件でした。	

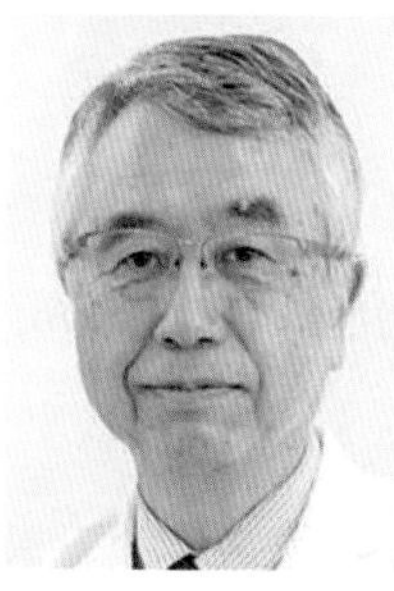

髙橋 和久　たかはし かずひさ

順天堂大学医学部附属順天堂医院　呼吸器内科
（電話）03-3813-3111　東京都文京区本郷 3-1-3

肺がん、中皮腫、縦郭腫瘍、気管支喘息、間質性肺炎、肺炎、肺高血圧、睡眠時無呼吸症候群、COPD、抗酸菌感染症

●呼吸器専門医、老年科専門医、腫瘍内科専門医

得意分野・診療案内

最も得意とする領域は肺がんの診断と薬物治療です。当科では患者さん一人ひとりの希望、全身状態と分子病態に合わせた個別化治療を実践しています。最新のエビデンスに基づいた先進的治療を展開するだけでなく、未だ承認されていない新薬の治験も数多くお受けになれます。肺がん以外の併存症をお持ちの患者さんにも専門の診療科と協力して最善の医療を提供します。呼吸器外科や放射線科との連携も充実しており、患者さんに最適な治療を提供します。

診療ポリシー・患者さんへのメッセージ

私が専門としている「肺がん」は近年もっとも新薬が上市されている「がん」です。特に個々の患者さんの「遺伝子異常」に基づく多種多彩な分子標的薬と 6 種類の免疫チェックポイント阻害薬が使用可能になりました。さらに、進行肺がんだけでなく、手術をした後の再発予防としてもこれら薬剤の有用性が示され、劇的な治療効果が得られる時代になってきました。その際、重要なことは、信頼のおける医師から、ベストあるいはベターと思われる治療法について十分に説明をお聞きになり納得した上で治療をお受けになることです。
私が最も大切にしていることは、患者第一「Patient First」です。最新の治療法を患者目線で、わかりやすくご説明し、患者さん、ご家族が納得して治療をお受けになれるよう努力します。自分、自分の家族が病気になったときに診てほしい医師を目指します。

	科全体 年間総治療数：1,273 件（2020 年の入院症例）	
手術・治療実績	肺がん　641 例	気管支喘息　14 例
	肺炎　108 例	睡眠時無呼吸症候群　61 例
	間質性肺炎　176 例	COPD(慢性閉塞性肺疾患)　9 例
	呼吸器内科教授（科長）であるとともに順天堂医院の院長として、患者中心の医療の実践を目指しています。エビデンスに基づいた質の高い医療を提供するとともに、新薬の治験も多数行っています。良医であるとともに自分でしか提供できない最善の医療を目標にしています。	
業績等	海外（中国、インドネシア、韓国など）から招請講演多数。順天堂大学医学部同窓会学術奨励賞、東京都医師会功労賞、アジア太平洋呼吸器学会　第 19 回 APSR Harasawa Research Award 受賞　英文論文:338 編、英文総説:28 編、和文原著:76 編、和文総説：多数　厚労省の重要な役職も多数歴任	

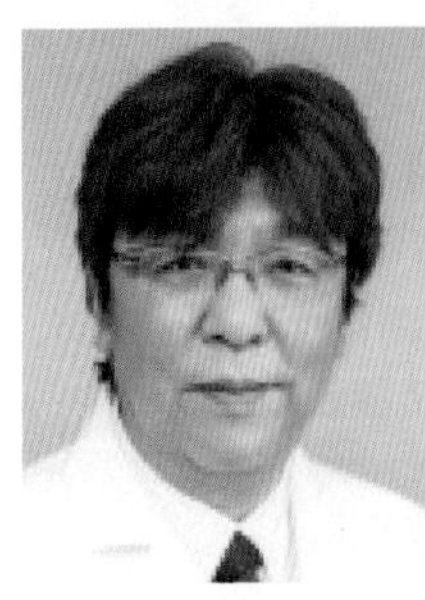

吉野 孝之　よしの たかゆき

国立がん研究センター東病院　消化管内科
（電話）04-7133-1111　千葉県柏市柏の葉 6-5-1

食道がん、胃がん、大腸がん、十二指腸、小腸、肛門管がん、消化管間質腫瘍（GIST）

得意分野・診療案内

消化管内科では、消化管がんを中心とする化学療法に関する診療と研究を行っています。世界の最新エビデンス（科学的根拠）に基づいた消化管がん薬物療法の提供ならびによりよい標準治療を確立するため、標準治療をベースとする新規併用療法の開発、さらに多くの新薬開発を行っています。特に、胃･大腸･食道･消化管間質腫瘍（GIST）の新薬開発においては、国内外における中心的な役割を担っています。治療の際には十分な説明（インフォームド・コンセント）によって、患者さんご自身がご自分の病気をよく理解されたうえで治療を開始することを念頭にしています。

診療ポリシー・患者さんへのメッセージ

患者目線で世界レベルのがん医療を実践しています。患者さんごとに最善の治療は異なりますので、一緒に取り組んでいきましょう。

	国立がんセンター東病院　消化管内科　2022 年度 治療症例数	
手術・治療実績・コメント	食道がんの化学療法（化学放射線療法含む）	179 名
	胃がんの化学療法	227 名
	大腸がんの化学療法（放射線化学療法含む）	363 名
	国立がんセンター東病院 消化管内科の診療内容 ◆食道がん：進行がん、術後再発がんに対する抗がん剤治療（化学療法、免疫チェックポイント阻害薬）／局所進行がんに対する抗がん剤と放射線の併用療法／術前・術後の抗がん剤治療 ◆胃がん：進行がん、術後再発がんに対する抗がん剤治療（化学療法、分子標的治療薬、免疫チェックポイント阻害薬）／術前・術後の抗がん剤治療 ◆大腸がん：進行がん、術後再発がんに対する抗がん剤治療（化学療法、分子標的治療薬、免疫チェックポイント阻害薬）／局所進行がんに対する抗がん剤と放射線の併用療法／術前・術後の抗がん剤治療 ◆その他の消化器がん：消化管間葉系腫瘍（GIST）、小腸がん、消化管原発神経内分泌腫瘍　(Neuroendocrine tumor：NET)、肛門がんに対する抗がん剤治療	
業績等	【書籍】『進行・再発大腸癌の分子標的治療』、『最新版・腸を切った人を元気いっぱいにする食事 170』（共著）ほか	

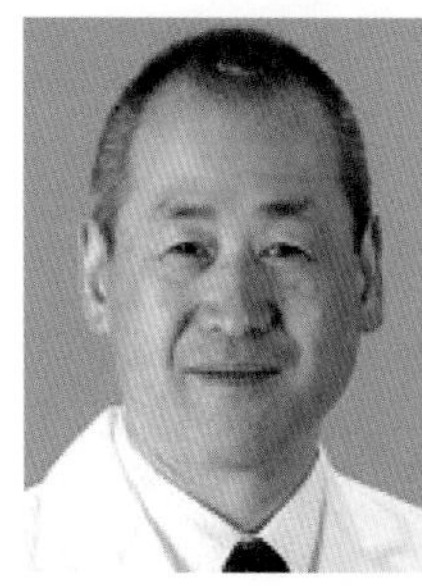

後藤 功一　ごとう こういち

国立がん研究センター東病院　呼吸器内科
（電話）04-7133-1111　千葉県柏市柏の葉 6-5-1

肺がん（非小細胞がん、小細胞がん）、悪性胸膜中皮腫、胸腺腫瘍（胸腺腫、胸腺がん）

得意分野・診療案内

当科では、肺がん、悪性胸膜中皮腫、胸腺腫瘍に対する初回の抗がん剤治療は短期入院または外来通院で行っています。医師だけではなく、看護師、薬剤師を含むチーム医療を行い、患者さんが少しでも安心して抗がん剤治療を受けられるように心がけています。2次治療以降の抗がん剤治療の多くは外来通院で行っています。
現在の病状、治療法の選択肢について納得いくまでお話した上で、患者さんにとって最善の治療法を一緒に考えていきます。
肺がんに対する抗がん剤治療は、従来の化学療法から、個々の患者さんの遺伝子異常に合った分子標的薬を用いる、精密な個別化治療（プレシジョン・メディシン）へ大きくシフトしています。当科は個別化治療の実践に重点を置いた診療、研究を心がけています。また、非小細胞肺がんの患者さんには、保険診療で免疫チェックポイント阻害薬による治療も行っています。

診療ポリシー・患者さんへのメッセージ

肺がんは難治性の病気で、手強い相手ですが、元気に長生きすることを目指して、前向きに治療に取り組んでいきましょう。

	国立がんセンター東病院 呼吸器内科の診療実績				
手術・治療実績	抗がん剤治療数	2018年	2019年	2020年	2021年
	肺がん	426	425	442	478
	悪性胸膜中皮腫	7	5	5	9
	胸腺腫瘍	6	3	2	6
	計	439	433	449	493
	検査の件数	2018年	2019年	2020年	2021年
	気管支鏡	919	837	629	626
	CTガイド下生検	42	37	61	86
業績等	【書籍】『国がん東病院発　抗がん剤・放射線治療をしている人のための食事』				

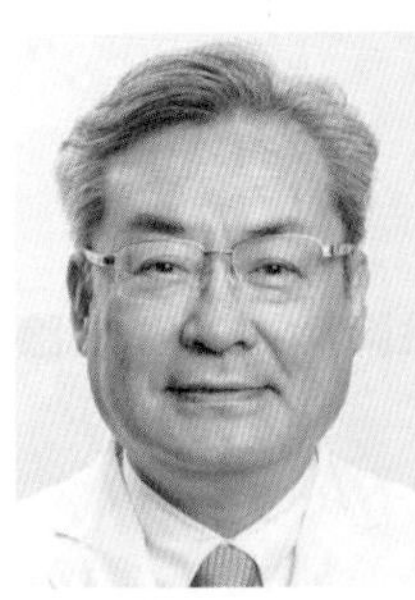

中川 和彦　なかがわ かずひこ

近畿大学病院 がんセンター
（電話）072-366-0221　大阪府大阪狭山市大野東 377-2

固形腫瘍

●総合内科専門医

得意分野・診療案内

当院がんセンターで固形腫瘍の責任者・診療部長をしています。がん薬物療法を専門とする腫瘍内科医を中心として適切で安全ながん薬物療法を実施します。がんの薬物療法には、従来から行われている抗がん剤化学療法に加えて、ホルモン療法、分子標的治療法、免疫療法などがあります。種々のがん種で確立された最新の標準療法を基準に、患者さま個々の状態に合った治療を検討、実施します。臓器横断的ながん診療の実現ために設立されたのが、「がんセンター」です。これまで臓器別、診療科別に分断されていたがん診療の仕組みを臓器横断的に、または診療科横断的に再編しました。がん薬物療法専門家のがん治療の多くは、抗がん剤化学療法を放射線療法や外科療法と組み合わせて行う集学的治療です。適格で効率的な各種専門家の連携により治療効果の向上を目指します。

診療ポリシー・患者さんへのメッセージ

がんの診断と治療は大変複雑で多くの労力が必要です。それは、患者さまはそれぞれ、がんの種類やがんの広がりの程度や状況によって診断方法や治療方法が異なるからです。がんセンターは、それぞれの患者さまに最適な治療方法を実施するために必要とされる診断医、外科医、放射線腫瘍医、腫瘍内科医、緩和ケア医など多種多様ながん診療専門医が効果的に協働するためのしくみなのです。がんセンターは多職種がん専門医療人の協働作業により患者さまお一人お一人の安心・安全に貢献します。

近畿大学病院 がんセンター がん治療について
がんは、放射線治療、手術あるいは化学療法、ホルモン療法、免疫療法といった薬物療法を、単独であるいは組み合わせてがんを治療します。それらは大きく「局所療法」と「全身療法」に分けることができます。 ◆局所療法 外科療法：手術によってがんを切り取ります。 放射線療法：放射線によってがんを治癒させる、縮小させる、あるいは痛みなどの症状を緩和します。 ◆全身療法 抗がん剤やホルモン剤等の薬剤を、静脈内注射や内服等の方法で投与する薬剤療法です。がんのタイプによって、治療効果が異なります。完全に治すことができるがん、完全に無くすことは困難でも、がんを小さくすることで 延命効果や症状を緩和することを期待できるがんなどがあります。

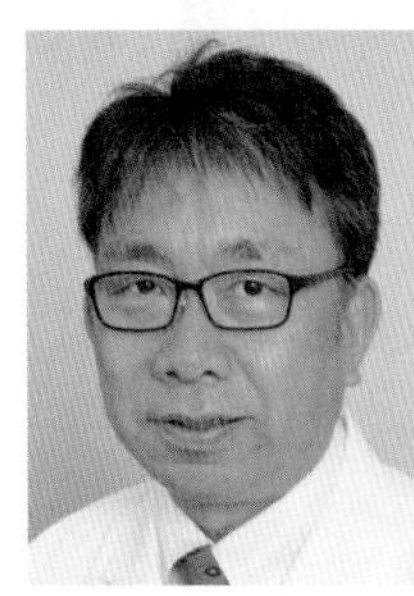

西尾 誠人　にしお まこと

がん研究会 有明病院　呼吸器センター
（電話）03-3520-0111　東京都江東区有明 3-8-31

肺がん、縦隔腫瘍（胸腺腫瘍など）、胸膜・胸壁腫瘍、転移性肺腫瘍（様々な原発巣からの肺転移の外科療法）

得意分野・診療案内

当センターは肺がんを中心に胸部の腫瘍の診断と治療を行っています。
呼吸器グループは大塚の癌研病院時代から呼吸器外科、呼吸器内科、画像診断部、放射線治療部、肺病理が集まり、患者さん一人ひとりに対して最良の治療はなにかを検討してきました。日常診療でも外科、内科、放射線治療科の垣根をなくして、診断から治療までシームレスに行うチーム診療のモデルでした。
平成 17 年に有明への移転を契機に診療科の再編がなされ、呼吸器内科が独立、呼吸器外科と呼吸器内科を統合した呼吸器センターが発足し、外来も病棟も呼吸器センターとしてさらにチーム医療を推進しています。肺がんの治療はこの 20 年で大きく進歩し、急激に変化しています。
放射線診断では、multi-slice CT や MRI の進歩により高精度な画像診断が可能となり、また低線量 CT による肺がん検診も普及したことにより早期肺がんの発見が可能となっています。

診療ポリシー・患者さんへのメッセージ

呼吸器内科と呼吸器外科のどちらの科の診察枠であっても、同じ様に胸部疾患（肺がんや縦隔腫瘍など）に対する診察や検査が受けられます。その検査結果を踏まえて Cancer Board で治療の方向性を決定し、治療する担当科へ転科するシステムになっています。原則としてすべての患者さんに病名告知を行っています。化学療法を受けられる患者さんには、主治医からの説明のほかに病棟に常駐している薬剤師からの説明も行っています。

	がん研究会 有明病院　呼吸器センターの診療内容
手術・治療実績	1. **外科療法**：開胸手術と胸腔鏡手術、ロボット支援下手術を患者さんの状況（がんの広がりや体力）によって選択しています。 2. **放射線療法**：早期の肺がんに対して定位放射線治療（SRT: Stereotactic Radiation Therapy)、局所進行肺がんに対しては IMRT- VMAT を用いた放射線治療を行っています。 3. **がん薬物療法**：最近では化学療法薬、分子標的薬、免疫治療薬など様々な作用機序の薬剤を組み合わせた治療をおこなっています。また、新規薬剤の臨床治験も行っています。適切な薬物療法を選択するため積極的に遺伝子検査ができるようしています。 4. **集学的治療**：肺がんの治療には上記治療を組み合わせて行う集学的治療が不可欠であり、呼吸器キャンサーボードで個々の患者さんの治療方針を決定します。
	【治療に関してコメント等】治療方法には、それぞれを単独で行う治療や各種を組み合わせて行う治療があります。

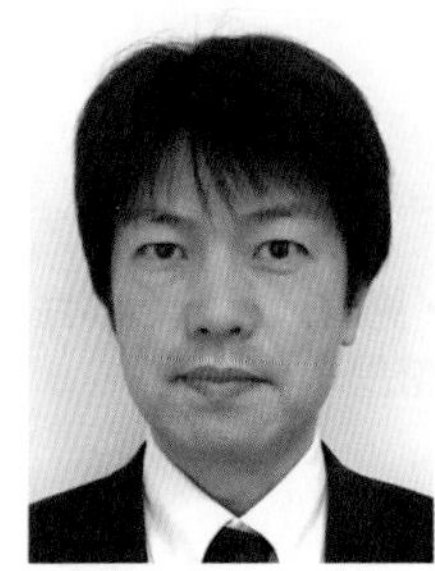

上野 秀樹　うえの ひでき

国立がん研究センター中央病院　肝胆膵内科
（電話）03-3542-2511　東京都中央区築地 5-1-1

膵がん、胆道がん（胆嚢がん、胆管がん、十二指腸乳頭部がん）、肝がん、神経内分泌がん

得意分野・診療案内

肝胆膵内科では、膵がん、胆道がん、肝がんに対する薬物療法（化学療法）や放射線治療、胆道系内視鏡治療などを行っています。いずれも診断・治療が難しい疾患ですが、個々の患者さんの病状や希望を踏まえながら、豊富な経験と知識に基づき的確に状況を判断し、速やかに治療を行います。
当センターの特徴としては、既存の治療（標準治療）のみならず、新規治療にも力を入れている点が挙げられ、新しい抗がん剤や免疫療法等の治験や臨床試験を積極的に行っています。また、がんゲノム医療中核拠点病院に指定されており、遺伝子検査の結果に基づくがんゲノム医療提供の実績も豊富です。
当センターでは、医師、看護師、薬剤師に加え、栄養士、ソーシャルワーカーなどさまざまな職種が、がんの診療に係わっており、患者さんが安心して治療に専念できる環境が整っています。

診療ポリシー・患者さんへのメッセージ

肝胆膵のがんと診断された患者さんやご家族は、大変な不安を抱えていらっしゃることと思います。確かにこれらのがんは、医療が進歩した現代においても、治すことが難しい疾患です。しかし、以前よりも有効な治療が増えており、今後さらに治療選択肢が増えることが予想されています。「現時点でベストな治療は何か？」を患者さん、ご家族とともに相談し、実施していきたいと思います。

<table>
<tr><td rowspan="2">治療実績</td><td>科全体 年間総治療数：397 件（2022 年）
※治療開始患者数</td><td>過去 5 年間の総治療数：1,935 件
※治療開始患者数</td></tr>
<tr><td colspan="2">【診療科治療実績】（2022 年）
膵がん：薬物療法開始 253 件
胆道がん：薬物療法開始 81 件
肝細胞がん：薬物療法開始 45 件、RFA 40 件、TAE 77 件、TAI 15 件
神経内分泌がん：薬物療法開始 NET12 件、NEC 5 件
胆道系内視鏡治療：1,113 件</td></tr>
<tr><td>業績</td><td colspan="2">【論文】英語原著論文：120 編、日本語論文：130 編
【国際学会発表】13 件</td></tr>
</table>

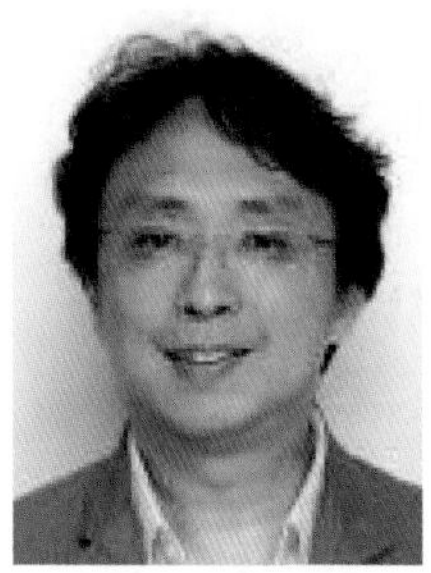

清田 尚臣　きよた なおみ

神戸大学医学部附属病院　腫瘍・血液内科
（電話）078-382-5111　兵庫県神戸市中央区楠町 7-5-2

頭頸部悪性腫瘍、消化器悪性腫瘍、新薬開発

●総合内科専門医、消化器病専門医、がん薬物療法専門医

得意分野・診療案内

腫瘍・血液内科では、血液悪性疾患を含む全てのがんの患者さんを対象に抗がん剤治療、支持療法を行っています。また血液悪性疾患を中心に適応のある患者さんには骨髄移植・末梢血幹細胞移植・臍帯血移植などの造血幹細胞移植を行っています。他の病院で治療をされている患者さんでも、セカンドオピニオンや適応がある場合には治療を受けることが可能です。また国内未承認の新規抗がん剤の開発治験も行っています。治療には過去の診断や治療経過が大変役に立ちますので、かかりつけの先生に相談し、情報提供（紹介状）を依頼してください。かかりつけの先生からの初診予約により、短い待ち時間でスムーズに受診していただくことが可能です。

診療ポリシー・患者さんへのメッセージ

今までの日本では、がんの内科的治療は臓器別診療科で行われてきました。しかし、最近ではその弊害が指摘され化学療法を専門とする腫瘍内科の重要性が認識されています。腫瘍・血液内科では、乳がん、頭頸部がん、食道がん、胃がん、膵がん、大腸がん、肺がん、肉腫、白血病、悪性リンパ腫など臓器の枠にとらわれずに、全てのがんの患者さんを対象にエビデンスに基づいた治療、支持療法を行います。また、原発不明がんなど従来の臓器別診療では診療科がはっきりしなかったがんに対する治療も行います。腫瘍・血液内科では臓器横断的に各種がんの患者さんの治療を行うばかりでなく、各専門科とカンファレンスなどを行い、放射線治療、手術を併用した集学的治療を含めて、それぞれの患者さんに最適な治療を提供します。また最新のがんに関する知見を収集し、整理した情報を患者さん、ご家族、医療従事者に提供します。

	神戸大学医学部附属病院　腫瘍・血液内科が得意とする診療内容
手術・治療実績・コメント	■各種がんに対する内科的治療：血液悪性疾患を含む全てのがんの患者さんを対象に、エビデンスに基づいた治療を行います。適切に抗がん薬を用い副作用に対応することで、確実で安全な治療を患者さんに安心して受けていただくことを目標としています。 ■がん治療に関する臨床試験：病気に対する治療法は、安全性や有効性が確認されてはじめて標準治療として確立します。新しい治療法は、今までの治療よりも有効または安全であることが期待されますが、こうした状況を科学的かつ倫理的に調べる方法が臨床試験です。腫瘍・血液内科では、新しい薬剤を開発する治験を含めて、ご協力いただける患者さまには積極的に臨床試験を実施し、より良い治療方法の開発を行うとともに、最新の治療を受けていただく機会を提供いたします。 ■緩和医療：緩和医療はがんが進行した時期だけでなく、がん治療の早い時期から行われるべきです。腫瘍･血液内科ではがんに対する治療と並行して緩和医療も行います。

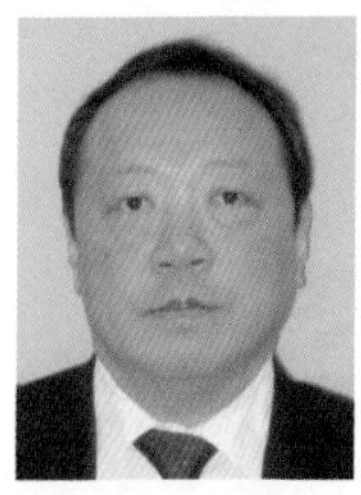

各務 博　かがむ ひろし

埼玉医科大学国際医療センター　呼吸器内科
（電話）042-984-4177　埼玉県日高市山根 1397-1

肺がん、腫瘍免疫

●総合内科専門医、呼吸器専門医

診療内容・患者さんへのメッセージ

呼吸器悪性疾患の診療を中心に行っています。健診の胸部エックス線で異常影が見つかり、胸部 CT で肺がんを疑うケースで紹介されて受診する場合が最も多いです。当科初診時に悪性疾患を疑う場合、確定診断のための検査を予約するとともに、PET や頭部 MRI という遠隔転移検索のための画像検査の予約もします。できるだけ早く病期を決定し、治療を行うためです。気管支鏡検査は、呼吸器外科を含めた呼吸器病センターとして、月曜から金曜までに最大３例までの枠を取って行っています。呼吸器病センターとしての年間気管支鏡症例数は県内医療施設の中でトップレベルです。診断や治療に苦慮するケースについては毎週土曜の合同カンファで検討します。合同カンファとは、呼吸器内科、呼吸器外科、画像診断科、放射線腫瘍科の専門医たちが患者さん一人ひとりについて、診断から治療について幅広くディスカッションを行い、その患者さんに最も適した診断・治療方法を選択する場です。当科での化学療法に関しては、世界標準の治療を行うことは当然のことですが、大学病院として治験にも積極的に参加し、さらなる肺がん治療の進歩に貢献しています。

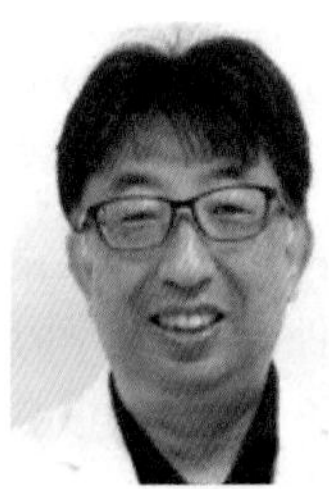

室 圭　むろ けい

愛知県がんセンター　薬物療法部
（電話）052-762-6111　愛知県名古屋市千種区鹿子殿 1-1

胃がん、大腸がん、食道がん、頭頸部がん、原発不明がん、軟部肉腫、胚細胞腫瘍がん、腎がん、難治性乳がん、難治性婦人科がんなど

診療内容・患者さんへのメッセージ

私たちはがん薬物療法の専門家として積極的に治療を行っております。一方で治療と並行して、また治療終了後には緩和ケアチーム等と連携して緩和ケアも実践しております。
対象とする疾患は、胃がん・大腸がん・食道がんといった消化管がんの化学療法・化学放射線療法に加えて、頭頸部がん・原発不明がん・軟部肉腫・胚細胞腫瘍がん・腎がん・難治性乳がん・難治性婦人科がんなどの固形がんに対する全身薬物療法を行っております。
がん薬物療法のプロとして、最大限に効果が発揮できるレジメン（薬物療法の投与方法）で副作用への対応にも十分配慮し、治療を行うことを常に心がけております。また、多くの臓器にまたがる腫瘍を相手にしていますので、当センターのさまざまな診療科と密に連携して診療にあたっております。基本的に確立された標準的治療を行っておりますが、さらに優れた治療法の開発を目指した臨床研究にも積極的に取り組んでおります。新規抗悪性腫瘍薬を用いた未承認・適応外薬の治験、医師主導治験、先進医療、その他臨床試験、臨床研究を精力的に行っております。

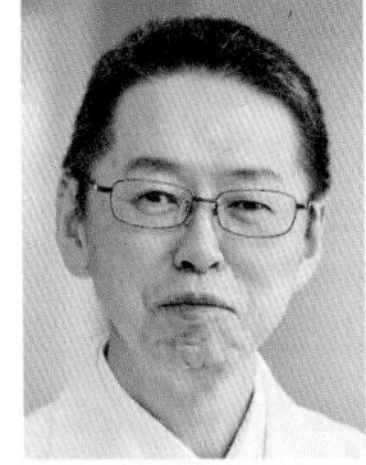

山本 昇　やまもと のぼる

国立がん研究センター 中央病院　先端医療科
（電話）03-3542-2511　東京都中央区築地 5-1-1

肺がん、縦隔腫瘍などの胸部悪性腫瘍

診療内容・患者さんへのメッセージ

肺がん、縦隔腫瘍などの胸部悪性腫瘍の内科的治療に従事するとともに、新規抗がん剤の早期開発（第１相試験）に一貫して取り組んでいます。また、ゲノムバイオマーカー探索体制をはじめとして臨床と基礎との連携構築にも取り組んでいます。
抗悪性腫瘍薬（抗がん剤）をはじめとする新薬・新治療の開発において、早期開発は非常に重要な段階で、専門的知識・経験のみならず、欧米と同じレベルの開発スピードが必要です。先端医療科は、日本の抗がん剤開発の出発点となる早期治療・薬剤開発を行っています。ドラッグラグを克服し、日本のがん患者さんに有効な新薬をいち早く届けること、日本から生み出された新薬を世界に先駆けて開発、世の中に送り出すことを目指しています。先端医療科では、抗がん剤の早期開発（おもに第１相試験）を行っています。標準的な治療を受けた後に病状が増悪した進行がんや、適切な治療法が確立されていない（または存在しない）進行がんの患者さんを対象に、未承認の新規抗がん剤を用いて治療をしています。

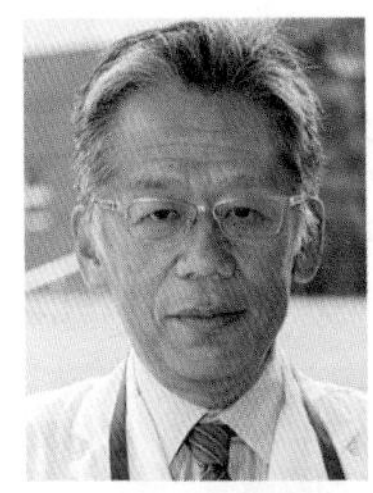

山本 信之　やまもと のぶゆき

和歌山県立医科大学附属病院　呼吸器内科・腫瘍内科
（電話）073-447-2300　和歌山県和歌山市紀三井寺 811-1

肺がん

診療内容・患者さんへのメッセージ

日常臨床(外来、入院)において、呼吸機能検査、各種画像検査(胸部Ｘ線、CT、MRI、核医学検査)、その他、種々の手法を駆使し、積極的に各種疾患の診断･治療を行っており、さらに気管支鏡を用いた診断・治療として、生検検査、気管支肺胞洗浄液等による疾患の診断に加え、胸水貯留例の診断に局所麻酔下胸腔鏡を用いた積極的な診断も行っております。これらの気管支鏡や局所麻酔下胸腔鏡については、中央内視鏡部と連携の上で、中心的な役割を担っています。また各種疾患に伴う急性・慢性呼吸不全の呼吸管理も行っており、救急集中治療部とも連携し、人工呼吸管理などを使用した高度医療、さらには非侵襲的陽圧人工呼吸や在宅酸素療法、在宅人工呼吸にも携わっています。
睡眠時無呼吸症候群については、ポリソムノグラフィーを用いた診断から、鼻マスク持続陽圧呼吸療法による治療までの一連の診療を、短期間の入院により効率的に行っています。各種疾患の診断・治療に関する院内・院外からのコンサルトも多く、常時多数の紹介患者があり、和歌山県下における呼吸器診療の中心を担っています。

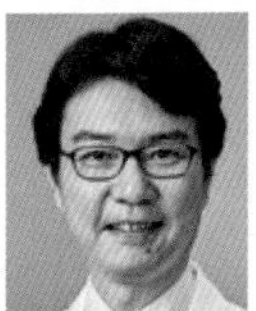

堀之内 秀仁 ほりのうち ひでひと

国立がんセンター中央病院
（電話）03-3542-2511
東京都中央区築地 5-1-1
●がん薬物療法専門医

診療内容

胸部悪性腫瘍を中心とした、呼吸器診療

呼吸器内科では、肺がんをはじめとして、縦隔腫瘍、胸膜腫瘍など進行胸部悪性疾患に対して、一人一人の患者さんに適した治療を提供するとともに、より効果的な新治療法の開発に取り組んでいます。外来診療では、呼吸器内科、呼吸器外科、内視鏡科、放射線診断科が、「呼吸器科」として共同診療体制をとり、患者さんの病状に合わせて、診療を分担します。入院診療では、スタッフ医師をリーダーとする 5 つの診療チームが患者さんを担当します。診療方針は、呼吸器内科全員で検討します。当科では、化学療法や化学放射線療法など、患者の病状に合わせた治療を提供します。患者さんには、病状をありのままにお話しし、選択肢となる各治療法を説明して十分話し合った上で、適切な治療法を決定します。2022 年の診療実績（胸部悪性腫瘍治療開始患者数）は合計 570 名でした。

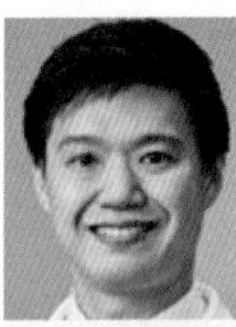

後藤 悌 ごとう やすし

国立がん研究センター中央病院
（電話）03-3542-2511
東京都中央区築地 5-1-1
●がん薬物療法専門医

診療内容

胸部悪性腫瘍に対する抗がん剤治療を中心とした診療

呼吸器内科と希少がんセンターを併任しています。呼吸器・縦隔領域の希少がんである悪性胸膜中皮腫は非常に治りにくい難しい病気の 1 つです。治療法には、外科療法（手術）、放射線療法、化学療法（抗がん剤治療）および対症療法などがあり、どのような治療法を行うかは、病状（病期）や全身状態により決定されます。また、胸腺腫は胸腺がんと比べて進行が遅く、周囲の臓器への影響が出にくいです。早期に見つかり、手術治療を受ける機会も多いです。胸郭内に複数個あり、完治できない場合にも、可能な限り手術や放射線治療をして腫瘍を小さくするなどがよいと考えられています。胸腺がんは胸腺腫よりもデータが少ないですが、可能な場合は手術や放射線治療をします。全身に拡がる、放射線や手術ができない場合には、肺がんに応じた抗がん剤が比較的有効とされています。

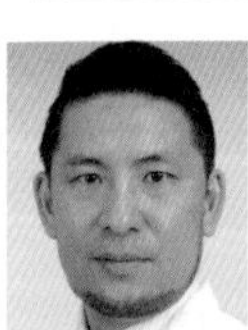

宿谷 威仁 しゅくや たけひと

順天堂大学医学部附属順天堂医院
（電話）03-3813-3111
東京都文京区本郷 3-1-3
●がん薬物療法専門医、呼吸器専門医

診療内容

肺がん、胸腺腫瘍、胸膜中皮腫、呼吸器疾患（COPD、気管支喘息、間質性肺炎、非結核性抗酸菌症など）

呼吸器内科の疾患の中でも、特に、胸部腫瘍（肺がん、胸腺腫瘍、胸膜中皮腫）を専門としています。これまでの大学病院やがんセンターでの診療経験をもとに、ガイドラインに基づいた診療から、最新の治療確立を目指した臨床試験まで、患者さんと相談しながら、最新で適切な治療を提供いたします。胸部腫瘍の診療においては、適切な治療を提供するだけでなく、患者さんの気持ちに寄り添った診療が大切と心がけております。当院呼吸器内科の診療実績は、2021 年度、初診患者 2,700 人、再診患者 41,112 人で、入院患者総数 1,283 人のうち胸部腫瘍患者 660 人となっております。私は、胸部腫瘍に対する化学療法を中心とした診療を行っていますが、呼吸器のことでお困りのことがございましたら、ご相談下さい。

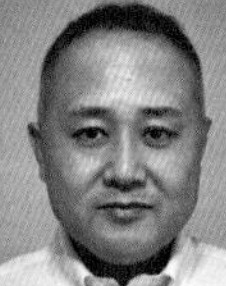

藤原 豊 ふじわら ゆたか

愛知県がんセンター 呼吸器内科部
（電話）052-762-6111
愛知県名古屋市千種区鹿子殿 1-1
●がん薬物療法専門医、呼吸器専門医

診療内容

肺がん（非小細胞肺がん、小細胞肺がん）、悪性胸膜中皮腫、胸腺腫、胸腺がん、縦隔腫瘍、肺カルチノイド、胸部異常陰影、肺健診異常

私は腫瘍内科医として、特に肺がんの抗がん剤治療を専門としています。標準治療および臨床試験を含めた最適な治療を提供できるよう努めています。がん専門看護師、薬剤師など多職種のエキスパートと協力してがん診療にあたることで、がん患者さん及びご家族の抱かれる苦痛、不安、悩みに対応させていただきます。十分な説明のもと納得のいくがん治療を受けていただきたいと思います。当センターは 2021 年に日経新聞が出した肺がん治療成績で生存率係数が最も高い病院に選ばれました。私は呼吸器内科部部長として、年間約 110 人の新規患者さんの診療を行い、進行がん患者さんの抗がん剤治療、抗がん剤放射線治療、術前 / 術後抗がん剤治療、新規抗がん剤、免疫療法の治療開発を行っています。

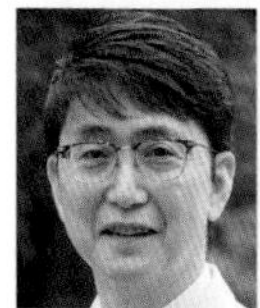

田原 信 たはらまこと

国立がん研究センター東病院
（電話）04-7133-1111
千葉県柏市柏の葉 6-5-1
●がん薬物療法専門医

診療内容

頭頸部（鼻副鼻腔、咽頭、喉頭、口腔、唾液腺、甲状腺など）のがん

頭頸部内科で頭頸部がん患者さんの薬物療法を行っています。頭頸部がんでは最初の治療が肝心です。当院では、頭頸部外科、放射線治療科と合同カンファレンスにて最適な治療を検討し、患者さんの価値観やQOLも重視したうえで患者さんにとって最適な治療を決めています。さらなる治療成績の向上を目指して、新薬の開発も行っています。外科切除と化学放射線療法などの非外科治療との治療選択に悩まれることも多いので、他院からのセカンドオピニオンにも積極的に対応しています。再発・転移した場合も、患者さんにとって最適な薬物療法を行っています。甲状腺がんに対する血管新生阻害薬の経験は多く、副作用管理に精通しています。さらにがんの遺伝子異常を検索して、標的遺伝子に対応した分子標的薬も行っています。

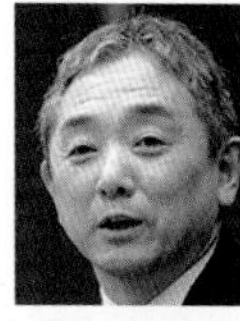

坂 英雄 さかひでお

松波総合病院 呼吸器内科
（電話）058-388-0111
岐阜県羽島郡笠松町田代 185-1
●がん薬物療法専門医

診療内容

肺がんの化学療法、気管支鏡による診断・治療、呼吸器インターベンション

2023年4月より「呼吸器センター」を開設しました。肺がんをはじめとする呼吸器疾患治療の体制強化を行ってまいります。
毎週火曜日午後は、内視鏡室で気管支鏡（ファイバースコピー）検査を行っています。気管支鏡検査により、肺炎、間質性肺炎、肺がん、肺結核などの精密検査を行い、診断・治療に役立てています。なお、最近の呼吸管理のトピックスである、NPPV(非侵襲的陽圧人工呼吸療法）を用いた急性期、慢性期の呼吸器疾患の管理も行っています。呼吸器感染症の管理は、学会のガイドラインに準じて最新の管理法を実践しております。当科の扱う呼吸器疾患は、肺という臓器の疾患ではなく、全身疾患であり、日々の診療は常に全身管理（精神的なケアを含む）と考えて行われています。

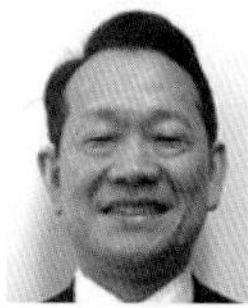

川口 知哉 かわぐちともや

大阪公立大学医学部附属病院
（電話）06-6645-2121
大阪府大阪市阿倍野区旭町 1-5-7
●がん薬物療法専門医、呼吸器専門医

診療内容

呼吸器内科一般、臨床腫瘍学

呼吸器関連学会（日本内科学会、日本呼吸器学会、日本アレルギー学会、日本呼吸器内視鏡学会、日本臨床腫瘍学会）の認定施設であり、全ての呼吸器疾患の検査・診断に幅広く対応が可能で、患者個々に合った治療を行っています。
最近、中心となるのは気管支喘息・COPDなどの閉塞性肺疾患、肺炎などの呼吸器感染症、間質性肺炎、肺がんですが、睡眠時無呼吸症候群や慢性の咳嗽も注目を集めています。
呼吸器内科では慢性肺疾患患者に対して薬物療法に加え、呼吸リハビリテーションなどにより自覚症状やQOLの向上を目指しています。また肺がん患者に対して、多彩な抗がん化学療法、放射線療法などにより生存率の向上を目指し、また外来化学療法センターが開設され、これによりQOL・治療の効率化の向上を目指しています。

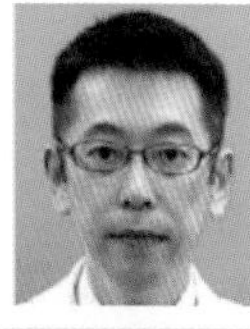

朝比奈 肇 あさひなはじめ

北海道がんセンター 呼吸器内科
（電話）011-811-9111
北海道札幌市白石区菊水4条2-3-54
●がん薬物療法専門医

診療内容

肺がん、呼吸器内科

当科は主に肺がんの診断や内科的治療を行う北海道の拠点施設です。肺がん診療は年々進歩し複雑になっていますので、ご理解いただいた上で治療選択ができるよう患者さんに十分に説明を行うことを心がけています。抗がん剤治療の対象となる進行肺がんは未だに完治の困難な疾患ですが、近年新しい薬剤が相次いで登場し、特定のタイプのがんに特定の薬剤を用いるという個別化治療の時代を迎え、以前よりもはるかに長期間がんの進行を抑えることができるようになってきました。
個別化治療の第一関門は肺がんのタイプを調べるための検体（細胞および組織）を内視鏡検査により採取することです。肺がんの検体採取は一般的に技術的難易度が高いのですが、当科は超音波内視鏡を駆使して検体を確実に得るトップレベルの内視鏡技術を有しています。

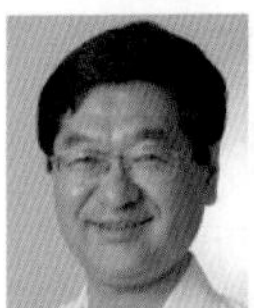

國頭 英夫 くにとう ひでお

日本赤十字社医療センター
（電話）03-3400-1311
東京都渋谷区広尾 4-1-22
●呼吸器専門医

診療内容

胸部腫瘍

化学療法科では2010年の創設以降、高いレベルの緩和医療を提供し、国内外で多くの実績を積み重ねています。一般的な緩和医療では症状を重視しますが、当科では腫瘍内科の観点から病態と症状に重点をおいてきました。例えば呼吸困難感ひとつにしても、すべてのがんで同じ対応のはずがありません。当科では、国内では数少ない病態と症状に応じた高いレベルの緩和医療を提供しています。
当科で対象としている疾患は、血液腫瘍を除くすべての固形がんであり、臓器横断的な治療を行っています。当科は積極的にキャンサーボード（肺がん、大腸がん、婦人科がん、泌尿器がん、放射線治療）を開催しています。また、患者さんや家族と一緒にがんに対する治療をしていくというShared Decision Making（共有意思決定）を大切にしています。

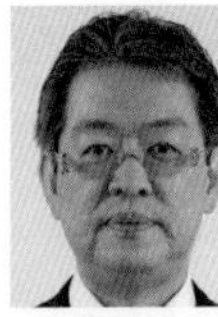

佐藤 温 さとう あつし

弘前大学医学部附属病院 腫瘍内科
（電話）0172-33-5111
青森県弘前市本町 53
●がん薬物療法、消化器病専門医

診療内容

進行消化器がん（食道・胃・大腸・膵臓・胆道）、希少がん（軟部肉腫、神経内分泌腫瘍他）の薬物療法（抗がん剤治療）

切除不能あるいは再発進行固形がんに対する薬物療法（抗がん剤治療）及び支持療法を専門に診療しています。年間約100名の進行がん患者（消化器がん3/4、希少がん1/4）を2名の腫瘍内科医員と共に診ております。初診患者及びセカンドオピニオンは全員私が担当します。薬物療法の限界に対しては、新規抗がん薬開発としての臨床試験／臨床研究に積極的に取り組み、適切な治療選択に対してエキスパートパネルを運営し、ゲノム医療を推進しています。腫瘍内科医として、薬物治療のみを担当するわけではなく、最善の治療選択を求めて集学的治療戦略の提案を積極的に行い、治療全過程のコーディネートを行っています。病気を抱えても、身体を大切にすると同時にこころを大切にした共同作業で医療を行うことがポリシーです。

がんゲノム医療

がんを効果的に治療するためには、数万という単位の遺伝子のうち、がんの原因となっている遺伝子の異常を調べて、「自分のがんの性格」を知ることが一番重要です。その遺伝子異常に基づいて「どういう治療が良いか」を提案していくのが「がんゲノム医療」です。ただし、今のところ治療には現在ある薬を使うしかなく、うまくマッチする薬があれば良い薬の提案ができるという段階です。
可能性として例えば、「肺がんの人に乳がんの薬がすごく効く」ということも十分にあり得ます。自分のがんの性格を正しく理解することが「がんゲノム医療」の本質です。基本的に遺伝子異常のないがんはなく、必ずどこかに異常があります。
この遺伝子異常には、ある程度共通するものがあります。例えば、膵臓がんではKrasという遺伝子の異常が8～9割くらいの患者さんに出ます。
ところが、それに関連する他の遺伝子異常のパターンが人によって違います。つまりがんの原因は一人一人少しずつ違います。極論すると、全く同じ遺伝子異常を持つがん患者は世界に二人といないのです。

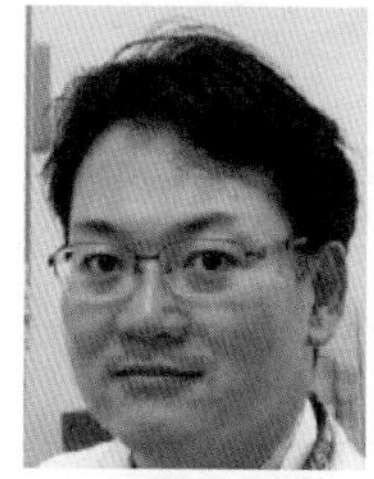

西原 広史　にしはら ひろし

慶應義塾大学病院 腫瘍センター
（電話）03-3353-1211　東京都新宿区信濃町 35

ゲノム医療・ゲノム診断

●病理専門医

診療内容・患者さんへのメッセージ

当院の腫瘍センターは、外来化学療法ユニット、放射線治療ユニット、緩和医療ユニット、低侵襲療法研究開発ユニット、リハビリテーションユニット、ゲノム医療ユニットの6つのユニットからなる診療部門です。がんの原因は遺伝子の変化であることが明らかになってきました。原因となる遺伝子が見つかれば、より効果的な治療が期待できます。これから先の治療に迷われている患者さんの一助になるよう、私たちが遺伝子検査をサポートいたします。

私たちゲノム医療ユニットは、人の細胞の中にある DNA の遺伝情報（ヒトゲノムと呼ばれています）を調べ、病気の診断や治療に役立つように医療と研究を行っています。

2017 年から「遺伝子パネル検査」を導入し、2019 年 3 月よりヒトのほぼ全ての遺伝子を解析する検査を開始しており、我が国のがんゲノム医療をけん引してきました。2018 年 2 月に厚生労働省から「がんゲノム医療中核拠点病院」に認定され、当院のがんゲノム連携病院 17 施設（2023 年 8 月現在）と共に、がんゲノム医療を推進しています。

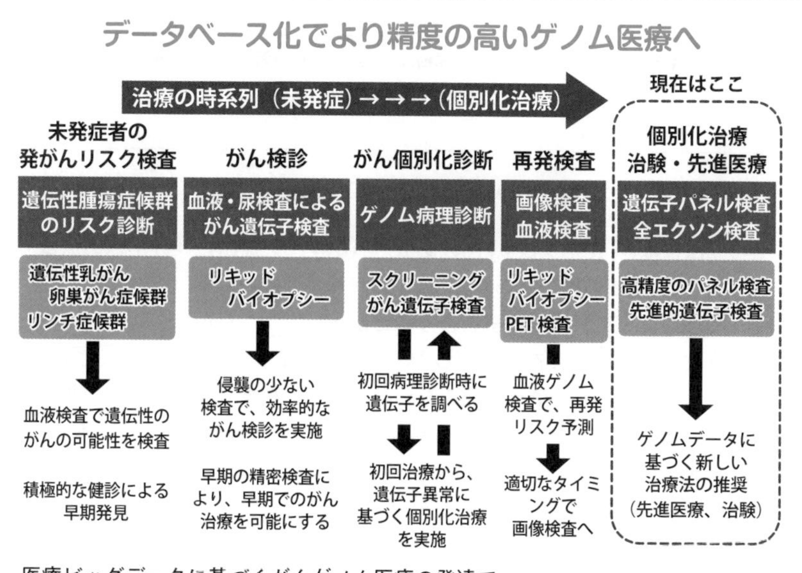

慶應義塾大学病院 腫瘍センター 提供

有益情報

ランキング医師の病院は遠くて行けないという患者さんのための、北海道、東北、四国、九州を中心とする準名医情報です。ランキングとは別です。ご参考になさってください。

四国	**上月 稔幸** こうづきとしゆき （電話）089-999-1111	**四国がんセンター 呼吸器内科** 愛媛県松山市南梅本町甲 160	●がん薬物療法専門医
四国	**辻 晃仁** つじあきひと （電話）087-898-5111	**香川大学医学部附属病院 腫瘍内科** 香川県木田郡三木町池戸 1750-1	●がん薬物療専門医
九州	**瀬戸 貴司** せとたかし （電話）092-541-3231	**九州がんセンター 呼吸器腫瘍科** 福岡県福岡市南区野多目 3-1-1	●がん薬物療専門医
その他	**前門戸 任** まえもんどまこと （電話）0285-44-2111	**自治医科大学附属病院** 栃木県下野市薬師寺 3311-1	●がん薬物療法専門医
その他	**瀧川 奈義夫** たきがわなぎお （電話）086-225-2111	**川崎医科大学総合医療センター** 岡山県岡山市北区中山下 2-6-1	●がん薬物療専門医
その他	**佐々木 治一郎** ささきじいちろう （電話）042-778-8111	**北里大学病院 集学的がん診療センター** 神奈川県相模原市南区北里 1-15-1	●がん薬物療専門医
その他	**安井 博史** やすいひろふみ （電話）055-989-5222	**静岡がんセンター 消化器内科** 静岡県駿東郡長泉町下長窪 1007	●消化器内視鏡専門医
その他	**里内 美弥子** さとうちみやこ （電話）078-929-1151	**兵庫県立がんセンター 呼吸器内科** 兵庫県明石市北王子町 13-70	●呼吸器専門医
その他	**礒部 威** いそべたけし （電話）0853-23-2111	**島根大学医学部附属病院** 島根県出雲市塩冶町 89-1	●がん薬物療専門医

治療法の組み合わせで効果最大へ

薬物療法には、「化学療法」「内分泌療法（ホルモン療法）」「分子標的療法」「免疫療法」などの種類があります。「細胞障害性抗がん薬（抗がん剤）」を使う治療のことを、化学療法と言うことが多いです。以前は、薬物療法は、化学療法つまり抗がん剤だけだった時代がありますが、現在はたくさんの種類の薬が開発され、それを組み合わせることで相乗効果を狙っています。さらに、薬物療法だけでなく手術や放射線治療と組み合わせることもあります。患者の体調や各治療法のスケジュールなどを考慮して、入院期間中に治療する「入院治療」、あるいは、外来で通院しながら治療する「外来治療」を行います。治療後に治療効果を見ながら継続して治療したり、他の治療法を検討したり、経過を観察して効果を最大限に発揮できるように、治療が計画的に進められます。

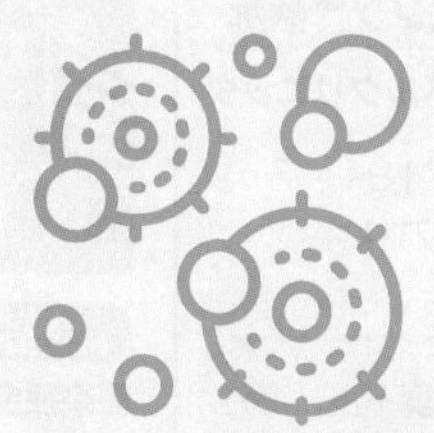

感染症

誰もが感染予防の最前線

感染症とは、環境中［大気、水、土壌、動物など］に存在する病原性の微生物が体内に侵入することで引き起こされる疾患です。

感染症には、風邪、インフルエンザなどの呼吸器疾患、食中毒（細菌やウイルスに侵された食品や水を摂取）、水虫などの皮膚の感染症、回虫や蟯虫（ぎょうちゅう）のような寄生虫症などがあります。

昔は、天然痘やペストの大流行がありました。近年、鳥インフルエンザ、SARS（重症急性呼吸器症候群）、新型コロナウイルス流行で、世界的流行（パンデミック）を封じ込めるための初期対応の重要性がクローズアップされました。各国間で人や物の流通が盛んになり、感染症対策における一人一人の責務が大きくなりました。

特に海外への渡航後、発熱などの異変があった場合は見過ごさず対応が必要です。その際むやみに受診せず、まずは保健所、トラベルクリニックなど専門機関に電話で問い合わせることが大切です。

なお、感染症指定医療機関には、法的な区分があり、全国で以下のように制定され、厚生労働省のホームページで確認できます。

◇ 特定感染症指定医療機関　◇ 第一種感染症指定医療機関
◇ 第二種感染症指定医療機関　◇ 結核指定医療機関

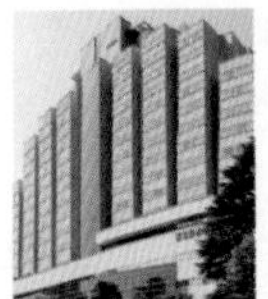

国立国際医療研究センター病院

総合感染症科・トラベルクリニック

(電話) 03-3202-7181
東京都新宿区戸山 1-21-1

診療内容

原因不明の発熱、海外から帰国後の体調不良、海外渡航前の健康相談・健康診断・ワクチン接種など

総合感染症科は、感染症およびその疑いの方を診る診療科です。原因の分からない発熱、海外からの帰国後の体調不良、診断や治療の難しい感染症等、感染症の疑われる患者さん方などを広く受け入れています。受診方法は、まずは外来に電話でご連絡ください。受診方法をご案内いたします。平日 8:30 ～ 17:00 感染症内科(直通) 03-6228-0738 上記時間外の緊急対応が場合は病院代表から「DCC の担当医」にご連絡ください。(緊急対応の例：海外から帰国後の高熱など)
トラベルクリニックでは、海外渡航前の予防・健康診断等から帰国後の体調不良への対応まで、主に海外に渡航される方等の健康を総合的に支えるため、必要となる医療サービスを提供しています。

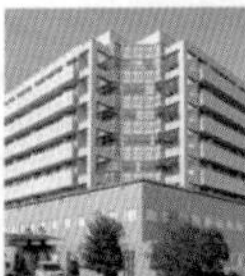

成田赤十字病院

感染症科

(電話) 0476-22-2311
千葉県成田市飯田町 90-1

診療内容

感染症全般

感染症科は微生物が起こす病気を専門に扱う診療科です。各診療科からのコンサルテーションに対応し、主治医と協力しながら診療を行っています。マラリアやデング熱のような輸入感染症疑いの患者さんについては直接診療を担当します。耐性菌が増えないように、抗菌薬の適切な使用を推進する活動も行っています。また当院は国の指定する特定感染症病床を有する医療機関であるため、感染症法で定められた特別な感染症が疑われる患者さんの診療も担当します。2018 年 6 月から、海外渡航予定者およびワクチンに関する専門的な相談が必要な方のための、ワクチン・渡航外来を開設しました。各種輸入ワクチンも準備しております。
初診時の紹介状は、必ずご持参ください。
初診完全紹介制です。ワクチンに関する相談を希望する全ての方に対応します。

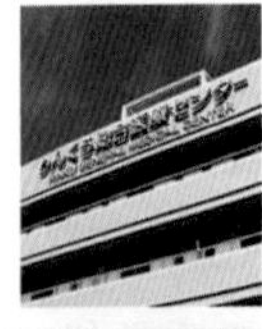

りんくう総合医療センター

総合内科・感染症内科

(電話) 072-469-3111
大阪府泉佐野市りんくう往来北 2-23

診療内容

感染症全般

総合内科・感染症内科では、一般内科疾患全般(内科救急疾患を含む)をはじめ原因不明の持続する発熱(不明熱)、関節痛などといった症状を持たれた患者様の外来、入院診療を行います。また、輸入感染症の診療(熱帯熱マラリア、デング熱、腸チフス、パラチフス、寄生虫疾患など)も当科の重要な任務の1つです。これまでにエボラ出血熱疑似症患者や、MERS 疑似症患者の対応も行っております。
共同運営部門の感染症センターは、輸入感染症の国内侵入を阻止するため関西国際空港対岸のりんくうタウンに建設されました。担当地域や関西空港検疫所で診断された２類感染症患者の入院治療を行うほか、まだ我が国ではほとんど経験のない１類感染症や未知の感染症である新感染症についても、入院治療可能な特定感染症指定医療機関としての設備を備えています。

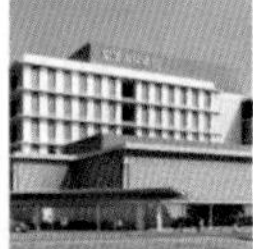

常滑市民病院

感染症科

(電話) 0569-35-3170
愛知県常滑市飛香台 3-3-3

診療内容

感染症

平成 28 年 1 月 4 日付けで常滑市民病院が特定感染症指定医療機関に指定されました。特定感染症指定医療機関とは、新感染症の所見がある患者、一類感染症、二類感染症、新型インフルエンザ等感染症の患者の入院を担当させる医療機関として、厚生労働大臣が指定した病院です。(全国で４か所指定)
常滑市民病院は常滑市及びその周辺地域の住民に対し、医療・保健・福祉を一体化とした安全なサービスを提供します。また中部国際空港に隣接する自治体病院として、感染対策の推進に取り組み、職員一人ひとりが感染対策の認識をもち、感染防止と発生した感染症等に対応できる医療を提供することが感染対策の基本的な考え方としています。

感染症指定医療機関

（令和４年4月１日現在）

◆特定感染症指定医療機関

新感染症注1の所見がある者又は一類感染症注2、もしくは二類感染症注3の患者の入院を担当させる医療機関として厚生労働大臣が指定した病院

注１）**新感染症**：人から人に伝染する未知の感染症で、重篤かつ国民の生命及び健康に重大な影響を与えるおそれのあるもの

注２）**一類感染症**：感染力、罹患した場合の重篤性等に基づく総合的な観点から危険性が極めて高い感染症（エボラ出血熱、クリミア・コンゴ出血熱、痘そう、南米出血熱、ペスト、マールブルグ病、ラッサ熱）

注３）**二類感染症**：感染力、罹患した場合の重篤性等に基づく総合的な観点から危険性が高い感染症（急性灰白髄炎（ポリオ）、結核、ジフテリア、重症急性呼吸器症候群（SARS）、中東呼吸器症候群（MERS）、鳥インフルエンザ（H5N1、H7N9））

都道府県	病院名	電話番号	所在地
千葉	成田赤十字病院	0476-22-2311	成田市飯田町 90-1
東京	国立国際医療研究センター病院	03-3202-7181	新宿区戸山 1-21-1
愛知	常滑市民病院	0569-35-3170	常滑市飛香台 3-3-3
大阪	りんくう総合医療センター	072-469-3111	泉佐野市りんくう往来北 2-23

◆第一種感染症指定医療機関

一類感染症又は二類感染症の患者の入院を担当させる医療機関として都道府県知事が指定した病院

都道府県	病院名	電話番号	所在地
北海道	市立札幌病院	011-726-2211	札幌市中央区北 11 条西 13-1-1
青森	青森県立中央病院	017-726-8111	青森市東造道 2-1-1
岩手	盛岡市立病院	019-635-0101	盛岡市本宮 5-15-1
宮城	東北大学病院	022-717-7000	仙台市青葉区星陵町 1-1
秋田	秋田大学医学部附属病院	018-834-1111	秋田市広面字蓮沼 44-2
山形	山形県立中央病院	023-685-2626	山形市大字青柳 1800
福島	福島県立医科大学附属病院	024-547-1111	福島市光が丘 1
茨城	JAとりで総合医療センター	0297-74-5551	取手市本郷 2-1-1

都道府県	病院名	電話番号	所在地
栃木	自治医科大学附属病院	0285-44-2111	下野市薬師寺 3311-1
群馬	群馬大学医学部附属病院	027-220-7111	前橋市昭和町 3-39-15
埼玉	埼玉医科大学病院	049-276-1111	入間郡毛呂山町毛呂本郷 38
埼玉	防衛医科大学校病院	04-2995-1511	所沢市並木 3-2
千葉	成田赤十字病院	0476-22-2311	成田市飯田町 90-1
千葉	国際医療福祉大学成田病院	0476-35-5600	成田市畑ケ田 852
東京	東京都立駒込病院	03-3823-2101	文京区本駒込 3-18-22
東京	東京都立墨東病院	03-3633-6151	墨田区江東橋 4-23-15
東京	東京都保健医療公社 荏原病院	03-5734-8000	大田区東雪谷 4-5-10
東京	自衛隊中央病院	03-3411-0151	世田谷区池尻 1-2-24
神奈川	横浜市立市民病院	045-316-4580	横浜市神奈川区三ツ沢西町 1-1
新潟	新潟市民病院	025-281-5151	新潟市中央区鐘木 463-7
富山	富山県立中央病院	076-424-1531	富山市西長江 2-2-78
石川県	石川県立中央病院	076-237-8211	金沢市鞍月東 2-1
福井県	福井県立病院	0776-54-5151	福井市四ツ井 2-8-1
山梨県	山梨県立中央病院	055-253-7111	甲府市富士見 1-1-1
長野	長野県立信州医療センター	026-245-1650	須坂市大字須坂 1332
岐阜	岐阜赤十字病院	058-231-2266	岐阜市岩倉町 3-36
静岡	静岡市立静岡病院	054-253-3125	静岡市葵区追手町 10-93
愛知	日本赤十字社愛知医療センター 名古屋第二病院	052-832-1121	名古屋市昭和区妙見町 2-9
三重	伊勢赤十字病院	0596-28-2171	伊勢市船江 1-471-2
滋賀	市立大津市民病院	077-522-4607	大津市本宮 2-9-9
京都	京都府立医科大学附属病院	075-251-5111	京都市上京区河原町通広小路上る 梶井町 465
大阪	りんくう総合医療センター	072-469-3111	泉佐野市りんくう往来北 2-23

都道府県	病院名	電話番号	所在地
大阪	大阪市立総合医療センター	06-6929-1221	大阪市都島区都島本通 2-13-22
大阪	堺市立総合医療センター	072-272-1199	堺市西区家原寺町 1-1-1
兵庫	神戸市立医療センター 中央市民病院	078-302-4321	神戸市中央区港島南町 2-1-1
兵庫	兵庫県立加古川医療センター	079-497-7000	加古川市神野町神野 203
奈良	奈良県立医科大学附属病院	0744-22-3051	橿原市四条町 840
和歌山	日本赤十字社 和歌山医療センター	073-422-4171	和歌山市小松原通 4-20
鳥取	鳥取県立厚生病院	0858-22-8181	倉吉市東昭和町 150
島根	松江赤十字病院	0852-24-2111	松江市母衣町 200
岡山	岡山大学病院	086-223-7151	岡山市北区鹿田町 2-5-1
広島	広島大学病院	082-257-5555	広島市南区霞 1-2-3
山口	山口県立総合医療センター	0835-22-4411	防府市大字大崎 10077
徳島	徳島大学病院	088-631-3111	徳島市蔵本町 2-50-1
香川	香川県立中央病院	087-811-3333	高松市朝日町 1-2-1
愛媛	愛媛大学医学部附属病院	089-964-5111	東温市志津川 454
高知	高知医療センター	088-837-3000	高知市池 2125-1
福岡	福岡東医療センター	092-943-2331	古賀市千鳥 1-1-1
佐賀	佐賀県医療センター好生館	0952-24-2171	佐賀市嘉瀬町大字中原 400
長崎	長崎大学病院	095-819-7200	長崎市坂本 1-7-1
熊本	熊本市立熊本市民病院	096-365-1711	熊本市東区東町 4-1-60
大分	大分県立病院	097-546-7111	大分市豊饒 2-8-1
宮崎	宮崎県立宮崎病院	0985-24-4181	宮崎市北高松町 5-30
鹿児島	鹿児島大学病院	099-275-5111	鹿児島市桜ケ丘 8-35-1
沖縄	沖縄県立南部医療センター ・こども医療センター	098-888-0123	島尻郡南風原町字新川 118-1
沖縄	琉球大学医学部附属病院	098-895-3331	中頭郡西原町字上原 207

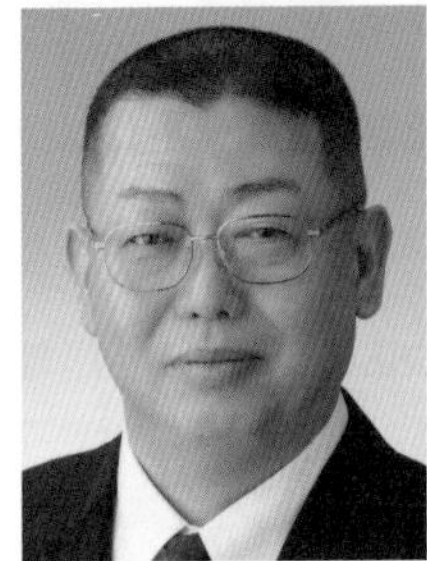

三鴨 廣繁　みかも ひろしげ

愛知医科大学病院　感染症科
（電話）0561-62-3311　愛知県長久手市岩作雁又 1-1

不明熱、呼吸器感染症、中枢神経感染症、生殖器感染症、性感染症、HIV 感染症、渡航者染症、嫌気性菌感染症、真菌感染症、寄生虫感染症、渡航者ワクチン等

●感染症専門医、産婦人科専門医

得意分野・診療案内

不明熱の原因として感染症が関係している可能性も高いため、長期にわたる発熱、発疹、関節痛、リンパ節腫脹などを主症状として来院された患者さんを総合的に診療します。他の診療科との連絡を密にし、診断確定後には、該当する臓器別診療科に紹介しますが、感染症に関しては感染症科でもフォローさせていただきます。なお、嫌気性菌感染症の診断および治療に関しては全国トップの施設です。

診療ポリシー・患者さんへのメッセージ

感染症は特定臓器に限られた疾患ではないため、診療科横断的な診療を行っています。感染症科に設置されている感染検査室遺伝子検査室において各種耐性菌の耐性遺伝子（カルバペネム耐性遺伝子，バンコマイシン耐性遺伝子、各種毒素遺伝子など）の検出ならびにアウトブレイク疑い時の遺伝子学的検討を実施しています。本検査は、他院からの依頼も常時受け付けて対応しています。各種ウイルス感染症、難培養性微生物に関して in house 遺伝子検査も実施して確定診断できるよう努めています。

	科全体 年間総治療数：7,254 件 （2022 年）
治療実績・コメント	不明熱　2,454 例
	肺炎　245 例
	渡航者ワクチン　34 例
	性感染症　23 例
	骨・関節感染症　108 例
	中枢神経感染症　5 例
	【治療に関してコメント等】 感染症診療では、正確な診断、迅速な診断が重要になります。当科では、感染症科に検査室が設置されているため、感染症専門医と検査室の連携が密であるのが特徴です。
業績等	2022 年 には International Society for Antimicrobial Chemotherapy から Meritorious Membership、日本化学療法学会から志賀潔・秦佐八郎記念賞を授与されています。

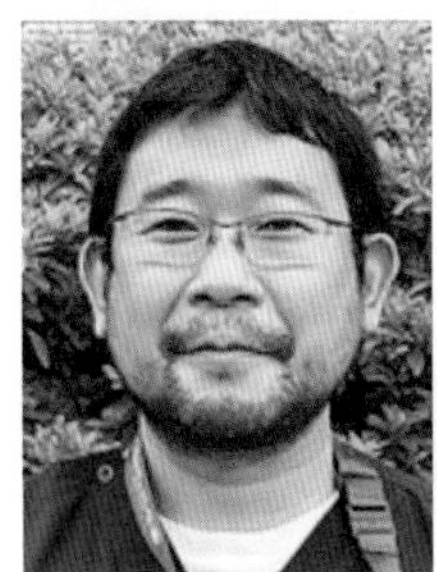

忽那 賢志　くつな さとし

大阪大学医学部附属病院　感染制御部
（電話）06-6879-5111　大阪府吹田市山田丘 2-15

一般的な感染症全般、新型コロナウイルス感染症、免疫不全の方の感染症、輸入感染症、性感染症など

●感染症専門医

得意分野・診療案内

感染症内科は、感染症が疑われる患者さんの診断や、感染症と診断された方の治療を行う診療科です。感染症では、発熱、咳、のどの痛みなど様々な症状がみられることがあり、ときに診断が困難なことがあります。また、ときに稀な病原体による感染症や抗菌薬に耐性を示す細菌による感染症など、治療に難渋することがあります。
私たち感染症内科は、このような診断困難・治療困難な感染症の患者さんの診療を行うことを使命としています。
この他、ワクチン接種や予防相談のためのワクチン外来も開始する予定です。海外旅行に行く前のトラベラーズワクチン、これから手術で脾臓を摘出する前の肺炎球菌ワクチンなど、様々な状況で必要となる感染症予防のためのワクチン接種のご相談に対応致します。

診療ポリシー・患者さんへのメッセージ

当院感染症内科には、感染症のスペシャリストが多く集まっています。一般的な感染症全般についてはすべての医師が習熟しており、また新型コロナウイルス感染症、免疫不全の方の感染症、海外で感染する感染症（輸入感染症）、性感染症、など多様な病態の感染症に対応が可能です。
感染症内科は大阪府だけでなく関西、あるいは日本全国の感染症診療に貢献したいと考えています。感染症内科での診療をご希望の方は本院の患者包括サポートセンターを通してご予約ください。

	大阪大学医学部附属病院　感染制御部の診療実績
治療実績・コメント	阪大病院 感染症内科・感染制御部では各診療科から感染症コンサルテーションを受けています。阪大病院の特徴としては、日本最大規模の心臓血管外科があること、臓器移植後の免疫不全の症例があること、歴史の深い救命救急センターがあること、などが挙げられます。 感染症内科・感染制御部はこれらの診療科を含め、全ての診療科からの感染症に関する相談に対応しており、2022 年度の相談件数は過去最高となる見込みです。 2023 年 4 月からは入院診療も開始する予定です。 また COVID-19 の診療においては、軽症中等症の症例の診療を担っています。

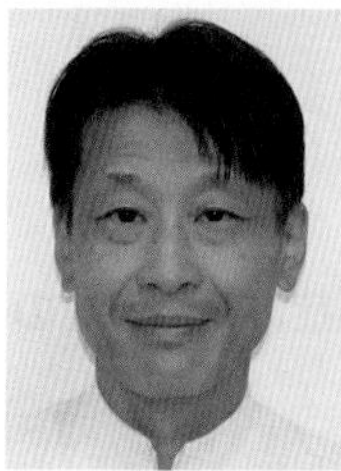

山本 善裕　やまもと よしひろ

富山大学附属病院　感染症科
（電話）076-434-2315　富山県富山市杉谷 2630

感染症全般（肺炎、敗血症、深在性真菌症、結核・非結核性抗酸菌症、エイズ、輸入感染症、新型コロナウイルス感染症など）

●総合内科専門医、感染症専門医、呼吸器専門医

診療内容・患者さんへのメッセージ

富山大学附属病院総合感染症センター長として、あらゆる感染症に対する専門診療を行っています。感染症は、かぜ、急性胃腸炎などの軽い病気から肺炎、敗血症、骨髄炎、脳髄膜炎など早期に適切な治療を行わなければ命にかかわるような重い病気まで様々です。これらあらゆる感染症の主治医となり外来・入院診療を行っています。新型コロナウイルス感染症に対しては、多くの病院では感染症専門以外の先生方が診療されている中、第一波初期から主治医となり、入院患者600名以上を担当しています。また、他の専門の先生方からの様々な感染症に関する相談（コンサルテーション）にも迅速に対応し、特に難治性·重症感染症は主治医として診療しています。さらに、これから再び海外渡航が増えていくため重要となるトラベルクリニックとしても、渡航前の予防接種や予防内服、健康管理のアドバイスに加え、帰国後の発熱（マラリア、デング熱など）や下痢（寄生虫など）等の旅行関連の感染症についても診療しています。予防接種につきましてはワクチン等が入手困難な場合がありますので事前にご相談ください。

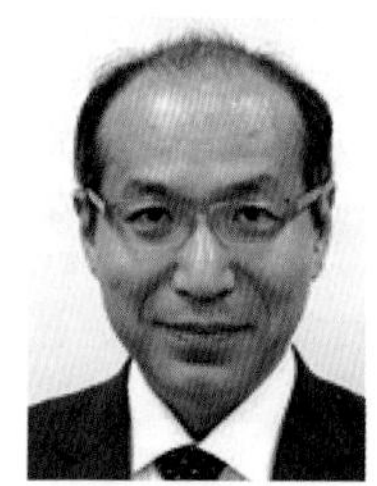

掛屋 弘　かけや ひろし

大阪公立大学医学部附属病院　感染症内科
（電話）06-6645-2121　大阪府大阪市阿倍野区旭町 1-5-7

呼吸器感染症、耐性菌感染症、尿路感染症、腸管感染症、性感染症、寄生虫感染症、輸入感染症、不明熱など

●総合内科専門医、感染症専門医、呼吸器専門医

診療内容・患者さんへのメッセージ

本院の感染症内科は2015年の10月に創設され、12月から外来・病棟業務を開始しています。感染症一般を幅広く診療していますが、特に呼吸器感染症に関しては診療経験が豊富で、細菌・ウイルス・真菌・抗酸菌感染症等の診断・治療を行っています。

その他、本院入院中の全科より感染症の相談を受けており、専門的な立場から一緒に患者さんを診療させていただいています。また、感染制御の立場からも院内全体の適切な感染症診療を支援しています。

院内外から毎週新規の患者さんをご紹介いただいています。また専門的治療を要する場合は入院加療も行っています。また、抗菌薬の臨床試験（治験）も積極的に行っています。

従来より院内の感染症コンサルトを行っており、年間約600～800名の感染症診療に携わっています。その結果として菌血症の死亡率や耐性菌の検出率が低下しています。

感染症病床がないため対応できない感染症：一類感染症（エボラ出血熱、クリミア・コンゴ出血熱、痘そうなど）・二類感染症（急性灰白髄炎、ジフテリア、SARS、MERSなど）

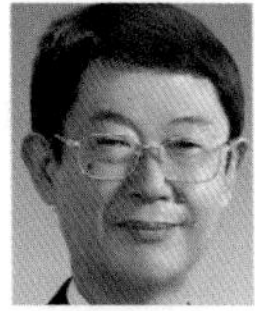

四柳 宏 よつやなぎ ひろし

東京大学医科学研究所附属病院
（電話）03-3443-8111
東京都港区白金台 4-6-1
●総合内科、感染症、消化器病専門医

診療内容

HIV 感染症、新型コロナウイルス等の新興感染症、海外渡航後の発熱、性感染症、ウイルス肝炎、海外渡航時の感染症相談や予防接種など

HIV 感染症は、感染免疫内科がこの病気の診療が日本で始まった当初から取り組んでいる疾患です。この疾患は感染した人間の免疫状態を正確に把握することが重要であり、当科の名前の由来となっています。すでに診断されている方だけでなく、感染が疑われている方や、AIDS 等の合併症の治療も積極的に受け入れております。感染症は患者様の人生そのものと関係するものであるため、プライバシーを守るために、外来診察室は扉のある個室となっています。緊急対応が必要なこともあるマラリア等の外国で流行する感染症や、配慮が必要な性感染症等に関しても積極的に受け入れています。十分に個人のプライバシーに配慮しつつ閑静な環境で経験豊かなスタッフが誠心誠意対応させて頂きます。

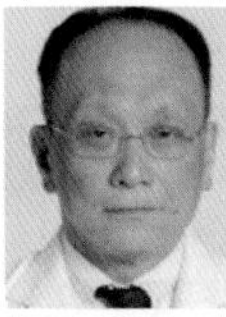

長谷川 直樹 はせがわ なおき

慶應義塾大学病院 感染症外来
（電話）03-3353-1211
東京都新宿区信濃町 35
●総合内科、感染症、呼吸器専門医

診療内容

HIV 染症の診療とカウンセリング、結核・非結核性抗酸菌症を主とするあらゆる感染症、各種ワクチンの接種など

当院は、東京都エイズ中核拠点病院のひとつに指定され、医師、看護師、薬剤師、ソーシャルワーカー等がチームとなり診療にあたっています。障害者手帳取得や医療費の公費負担申請の支援もしています。呼吸器感染症については結核・非結核性抗酸菌症の診療を長谷川医師を中心に行っています。入院が必要な際には各診療科と連携します。
予防接種外来では各種ワクチンの接種・相談をしています。必ず予約をして受診をしていただいています。
2021 年度の感染症外来の主な実績は、HIV 感染症総数 504 件、その他の感染症総数 1,084 件、予防接種総数 78 件、感染症診療コンサルテーション（入院）1,221 件（患者実人数）です。

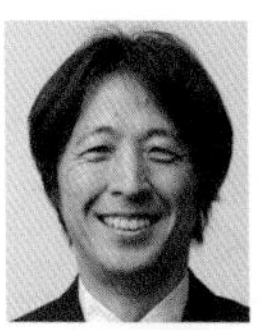

宮下 修行 みやした なおゆき

関西医科大学附属病院
（電話）072-804-0101
大阪府枚方市新町 2-3-1
●総合内科、感染症、呼吸器専門医

診療内容

新型コロナウイルス感染症、呼吸器感染症、肺炎、閉塞性肺疾患、免疫アレルギー性疾患など

2020 年以降、最も対応に追われたのが新型コロナウイルス感染症診療です。急性の発熱や呼吸器症状を主訴とする患者の対応をはじめ、院内患者の発熱コンサルテーション、胸部画像の鑑別、職員や学生の健康管理などに従事しました。治療有効性の向上はもとより薬剤耐性（AMR）対策にも積極的に取り組んでいます。当呼吸器・感染症内科は「成人肺炎ガイドライン 2017」の作成委員を務めており日本でトップクラスの「AMR 対策肺炎診療」を行っています。咳嗽は患者が医療機関を受診する動機として頻度の高い症状の一つで、身体的負担に加え、頻回の医療機関受診に伴う医療経済的側面など、多くの問題点が指摘されています。当科は「咳嗽・喀痰の診療ガイドライン 2019」の作成委員を務めており、日本でもトップクラスの「咳嗽診療」を行っています。

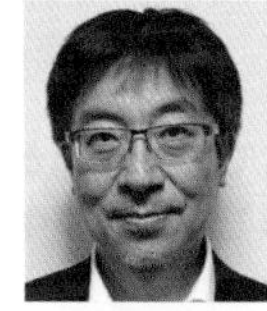

石田 直 いしだ ただし

倉敷中央病院 呼吸器内科
（電話）086-422-0210
岡山県倉敷市美和 1-1-1
●感染症、アレルギー、呼吸器専門医

診療内容

インフルエンザ、肺炎、肺がん、気管支喘息、慢性閉塞性肺疾患、肺非結核性抗酸菌症、肺結核、気管支拡張症など

呼吸器疾患全般を取り扱いますが、特に呼吸器感染症を専門としています。中でも、長らく肺炎の臨床研究を続けており、入院診療を行ってきた肺炎患者の累計は数千例を超え、わが国でトップクラスの症例数です。呼吸器感染症に関する多くのガイドラインの作成にも携わってきました。近年は、インフルエンザの疫学・臨床研究にも取り組んでおり、日本感染症学会インフルエンザ委員会の委員長を務めています。
日常臨床は外来が中心で、呼吸器疾患のすべてに対応するようにしていますが、患者さんの全身状態や社会的な背景も考慮した全人医療に努めており、このことは病院のモットーでもあります。日頃よりわかりやすい説明を行うよう心がけています。科の主任部長として、若手を指導していくことも責務です。

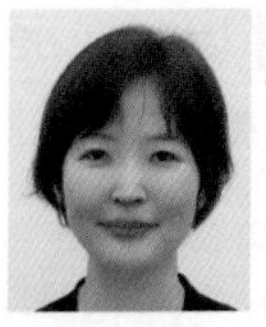

山岸 由佳 やまぎし ゆか

高知大学医学部附属病院 感染症科
（電話）088-866-5811
高知県南国市岡豊町小蓮 185-1
●感染症専門医、小児科専門医

診療内容

各種臓器感染症、不明熱 / 不明炎症、難治性感染症、HIV を含む性感染症、渡航前や移植前後のワクチン接種

当科は赤ちゃんからお年寄りまですべての年齢の方に、適切な検査や治療法、予防法に関して、安心で適切な医療を提供することを目指しています。普段かかりつけの診療科で診療を受けられている場合は、主治医の先生と連携を取りながら診療のサポートをさせて頂きます。検査については微生物の専門科と一緒に、治療薬については、薬剤の専門家とともにチームで活動も行っております。感染症科として、世界標準の感染症診療を目指して、診断や治療が難しい感染症、免疫が低下している方の感染症、海外渡航に関する感染症、まれな感染症などを診察します。感染症専門医の他、小児科、呼吸器、血液など幅広く専門領域を持っておりますので小児から成人まで対応可能です。また臨床検査や微生物にする専門医や認定医を有しており検査についても得意としています。

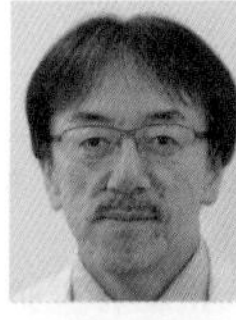

青木 洋介 あおき ようすけ

佐賀大学医学部附属病院 感染制御部
（電話）0952-31-6511
佐賀県佐賀市鍋島 5-1-1
●総合内科、感染症、呼吸器専門医

診療内容

肺炎、尿路感染症、皮膚軟部組織感染症などの市中一般感染症、インフルエンザウイルス、コロナウイルス感染症、特殊専門領域として HIV 感染症

感染制御部という、感染症診療を専門とする部門の部長を務めています。医師になって 15 年間は呼吸器内科を専門としていましたので、肺炎や気管支喘息などの診療は今でも行います。肺がん診療は行っておりません。感染症としては、上記に書いたような様々な感染症を診ます。発熱の原因が不明（不明熱と呼ばれます）の患者さんの診療も担当します。ワクチン接種も行いますし、医療機関や、それ以外の施設における感染対策の助言も行います。
診療ポリシーは、「患者さんの希望もなく、医学的に必要性が乏しい場合は、多くの検査や投薬を行わない」です。安全を重視します。自分が患者さんのニーズを満たしているか、ということも重視します。

有益情報

ランキング医師の病院は遠くて行けないという患者さんのための、北海道、東北、四国、九州を中心とする準名医情報です。ランキングとは別です。ご参考になさってください。

地域	医師	病院
東北	**遠藤 史郎** えんどう しろう （電話）022-259-1221	**東北医科薬科大学病院 感染症内科 ●感染症専門医** 宮城県仙台市宮城野区福室 1-12-1
九州	**下野 信行** しもの のぶゆき （電話）092-881-0536	**福岡ハートネット病院 感染症内科 ●感染症専門医** 福岡県福岡市西区姪の浜 2-2-50

感染症との長い闘い、天然痘撲滅

人類が地球上から撲滅できた唯一の感染症は「天然痘」のみです。日本における最後の天然痘の患者の発生は 1974 年、世界では 1977 年です。1980 年 5 月、世界保健機関（WHO）は天然痘の根絶を宣言しました。
2022 年、天然痘ウイルスに近縁なサル痘ウイルスによるサル痘患者が英国より報告され、また、欧州、米国、日本でも確認されました。
これだけ海外との交流が多くなった現代、身近なところに感染の危険性は常にあります。恐れ過ぎず、過敏にならず、情報は得るようにしましょう。

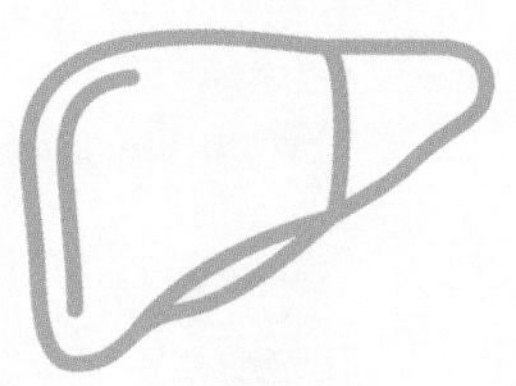

肝・胆・膵

体の深部にある肝臓、胆囊、膵臓

肝臓、胆囊、膵臓は、消化器系器官で中が空洞でない臓器です。肝臓で作られた「胆汁」は胆囊に貯えられた後、総胆管を通って十二指腸に入ります。食物が胃から十二指腸に入ると、ここで胆汁および膵臓で作られた膵液と合流して、食物の消化が進みます。

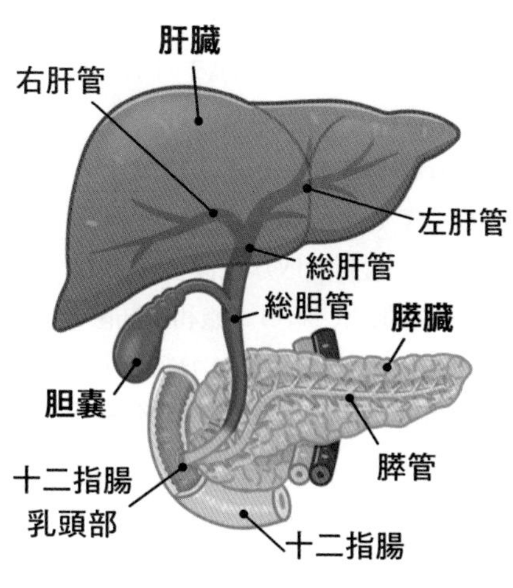

消化管は、病院によって分野分けが異なります。本書は、肝胆膵と消化器の章に分けてあります。

中が空洞ではない肝胆膵でも、内視鏡やカテーテルなどを用いた検査や治療が行われるようになりましたが、食道や胃と比べると、より難易度の高い技術が必要となります。

肝胆膵内科

肝臓に脂肪が多くたまった状態を「脂肪肝」といいます。

最近、あまりお酒を飲んでいないのに肝臓に脂肪がたまってしまう非アルコール性脂肪性肝疾患が注目されています。「nonalcoholic fatty liver disease」から「NAFLD（ナッフルディー）」といいます。

アルコール性と比べこれまで軽視されてきた脂肪肝ですが、たとえ軽度の肝障害であっても、肝臓の線維化が進み、突然肝細胞がんと診断される事例が珍しくなくなってきたのです。

「脂肪肝」と言われたら、あるいは検査項目のＡＬＴが30を超えたら、まず肝臓専門医を受診してください。

脂肪肝と肥満とは大いに関係があります。日本人は欧米人に比べるとそれほどの肥満でなくても余分のカロリーが肝臓にたまりやすいといわれています。過剰摂取が危険因子となるものとしては、総カロリー、炭水化物、脂質（飽和脂肪酸、オメガ６脂肪酸、コレステロール）などが示唆されており、逆に摂取不足が危険因子と考えられているのが魚類、オメガ３脂肪酸、食物繊維です。

肥満であれば、運動とダイエットで標準体重を目指すことが必要です。

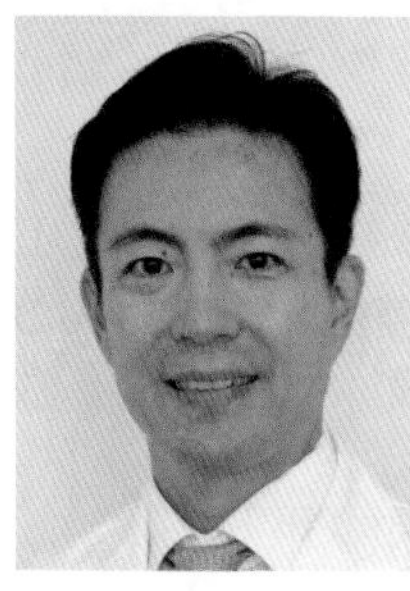

糸井 隆夫　いとい たかお

東京医科大学病院　消化器内科
（電話）03-3342-6111　東京都新宿区西新宿6-7-1

膵がん、膵神経内分泌腫瘍、膵嚢胞、急性膵炎、慢性膵炎、胆管がん、胆嚢がん、原発性硬化性胆管炎、胆管結石、急性胆管炎・胆嚢炎、自己免疫性膵炎、十二指腸乳頭腫瘍

●消化器病専門医、消化器内視鏡専門医

得意分野・診療案内

当院では2021年に外科、放射線科、腫瘍内科と密に連携する、膵臓・胆道疾患センターを開設しました（センター長：糸井）。悪性疾患では、難治がんの代表である膵がん、胆道がんの早期発見・早期診断を目指しております。ステージに応じた最新治療法を患者さんと相談しながら決定しております。また、胆管閉塞による黄疸に対して最新のステント治療はもちろんのこと、外科切除が不可能な場合でも、化学放射線療法や強力集束超音波腫瘍焼灼術などの集学的治療で予後改善を図っております。さらに、当院では十二指腸乳頭部腫瘍や膵神経内分泌腫瘍は内視鏡的切除や超音波内視鏡を用いたエタノール注入療法により、内視鏡のみで治療可能です。一方、良性疾患に対しては治療困難とされる胆管結石や膵管結石もレーザー治療などを駆使して完全結石除去を行っております。特に、胃や十二指腸を切除した後にできる困難な結石や高度な吻合部狭窄も、小腸バルーン内視鏡や超音波内視鏡を用いて完全な治療が可能です。

診療ポリシー・患者さんへのメッセージ

全ての検査と治療において、現在用いることができる全てのものの中から患者さんと相談させていただき、患者さんにベストな方法を選択していきます。私のモットーは“患者さんを家族と思う”であり、リスクとベネフィットを十分に説明させていただき、最終的に患者さんと家族が納得のいく、患者さんに寄り添う医療を目指しております。

	科全体 年間胆膵内視鏡総治療数：1,420件（2022年）		科全体 累積総治療数：6,740件（5年間）
手術・治療実績・コメント	内視鏡的胆管ステント治療	340件	
	内視鏡的膵管ステント治療	40件	
	内視鏡的乳頭部腫瘍切除術	30件	
	小腸バルーン内視鏡下 ERCP	80件	
	内視鏡的胆管・膵管結石除去術	310件	
	超音波内視鏡下治療	120件	
	【治療に関してコメント等】当院紹介の患者さんの多くは他院にて治療困難とされた患者さんです。そうした症例でも、高難度の胆道・膵臓内視鏡を駆使してほとんど全ての患者さんの治療を完遂してきました。多くは重篤な合併症を起こすことなく、1回の入院で治療を終えることができます。		
業績等	これまで620篇を超える英語論文を纏め、海外での招待講演や世界各国において実際の内視鏡治療を行うライブデモンストレーションを200回以上行ってきました。		

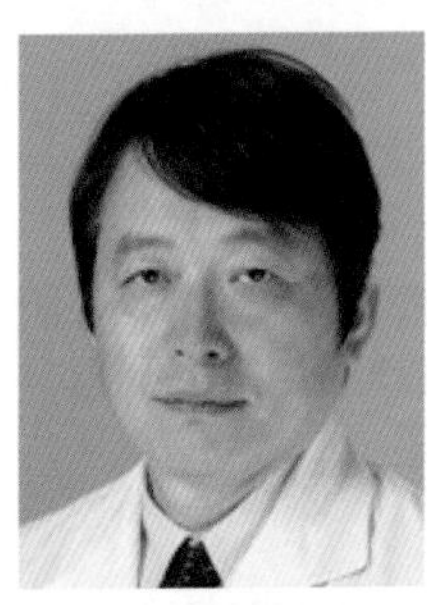

工藤 正俊　くどう まさとし

近畿大学病院　消化器内科
（電話）072-366-0221　大阪府大阪狭山市大野東 377-2

肝疾患、特にＢ型肝炎、Ｃ型慢性肝炎、肝硬変、肝細胞がんの診断と治療、門脈圧亢進症、消化器疾患全般

●肝臓専門医、消化器病専門医、消化器内視鏡専門医

得意分野・診療案内

肝がんに対するラジオ波治療は1999年から開始し、現在、症例数は2,000例以上と日本全国でも有数の症例数を誇っております。ここ数年は東京大学についで常に国内で第２位の治療実績、及び治療成績を誇っています。肝がんのラジオ波治療は経験を重ねれば重ねる程、その合併症も少なくなり、また治療が困難な場所も安全に確実に施行できるようになります。また切除が不可能な3cmよりも大型の肝がんや多発性の転移性肝がんの治療も一定の基準を満たせば積極的に行っております。安心して当大学消化器内科へ受診して頂ければと思いますし、セカンドオピニオンのみの受診も歓迎致します。またＣ型肝炎に対するインターフェロン治療も全国でも３位の治療件数を誇っており、安心して治療を受けて頂けると思います。膵臓疾患に対しても最近膵がんの患者さんが急増し、大阪府内、近畿一円から紹介されるようになってきました。我々の行っている膵がんに対する特殊な診断法として超音波内視鏡ガイド下の組織生検、超音波内視鏡下造影といった他の病院では行われていない診断法を積極的に取り入れて早期に膵がんを発見、治療することに努めております。上部消化管については食道静脈瘤治療は大阪府内でも恐らく１～２位の治療実績を有しており、また早期胃がんに対する低侵襲治療である粘膜下層切開剥離術に関しても年間120例とこれも大阪府内では1、2を争う程、症例数が増加しております。大腸の病気では大腸早期がんに対する粘膜切除、粘膜下層切開剥離術も積極的に行っております。

診療ポリシー・患者さんへのメッセージ

消化器内科では肝胆膵、上部消化管、下部消化管のいずれに対しても「最高の医療を最高のスタッフと最高の技術で提供」致しますのでご安心して来院下さい。

	近畿大学病院 消化器内科の手術・症例件数実績（2021年1月～12月）	
手術・治療実績	◆上部消化管（食道・胃）がん内視鏡治療（ESD/EMR）	
	食道がんの内視鏡治療数（ESD/EMR）	63例
	胃がんの内視鏡治療数（ESD/EMR）	121例
	◆大腸がん内視鏡治療（ESD/EMR）	
	内視鏡治療数（うち、がん）	1231例(382例)
	◆肝がんアブレーション	
	肝がんアブレーションの年間症例数	120例
	肝動脈塞栓術の年間症例数	220例

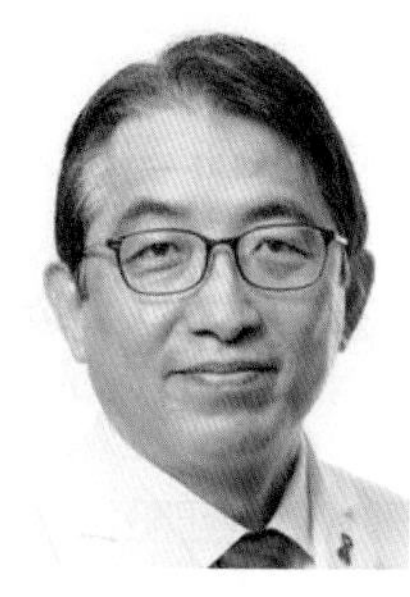

安田 一朗　やすだ いちろう

富山大学附属病院　消化器内科
（電話）076-434-2315　富山県富山市杉谷 2630

消化器病、特に膵胆道疾患の内視鏡診断・治療

●消化器病専門医、消化器内視鏡専門医

得意分野・診療案内

消化器内科は、食道、胃、十二指腸、小腸、大腸、肝臓、胆嚢、胆管、膵臓といった多くの臓器の疾患を対象とした診断・治療を行っています。それぞれの臓器の疾患を担当する専門医が診療にあたっていますが、なかでも膵臓・胆道（胆嚢・胆管）疾患の診断・治療は全国でもトップクラスであり、早期の食道・胃・大腸がんに対する内視鏡治療、肝がんに対するラジオ波焼灼療法・カテーテル治療も県内トップクラスの実績を有しています。また、がんの化学療法や炎症性腸疾患の薬物治療についても専門医が高いレベルで診療にあたっており、標準治療以外の新薬開発の治験も行っています。患者様、御家族から信頼され、安心して医療を受けていただけるよう日々取り組んでいます。

診療ポリシー・患者さんへのメッセージ

膵・胆道疾患外来を担当しています。検診やかかりつけ医において膵臓や胆嚢に異常を指摘された方、「膵臓に嚢胞がある」「胆嚢に結石がある / ポリープがある」「血液検査で腫瘍マーカーが高い」などと言われた方、他院で検査・治療を受けているが不安が残る、より良い治療法があるのではとお考えの方、セカンドオピニオンも含めてお気軽にご相談ください。

	富山大学附属病院 消化器内科の特筆すべき専門医療
手術・治療実績	**◆ EUS による膵臓・胆道疾患の診断：**超音波内視鏡検査（EUS）は、内視鏡胃カメラの先端に超音波観測装置（エコー）を装着した特殊な内視鏡機器です。EUS は CT や腹部超音波検査よりも、膵臓を詳しく観察できる検査機器の 1 つです。5 年生存率が 8%、最も手ごわいと言われる膵がんも、1cm 以下で発見されれば 5 年生存率は 80%です。こうした「早期の膵がん」を見つけるのに不可欠な検査が EUS です。その他にも、膵嚢胞や胆嚢ポリープの治療方針を決める上でも重要な情報を得ることができます。安田教授はこの検査の第一人者であり、これまでに多数の国内外の医師を指導してきました。 **◆ EUS-FNA による診断：**超音波内視鏡で対象病変を観察しながら針生検を行うのが超音波内視鏡下針生検（EUS-FNA）です。これまで病理診断のための検体採取が難しいとされてきた膵臓や縦隔・腹腔内のリンパ節・腫瘤の検体採取が安全かつ簡便に行えます。膵腫瘍の診断感度は、一般的には 90% 前後とされていますが、当院では 98.7%（1cm 以下の小さな病変でも 94.3%）と極めて高く、他院で診断できなかった患者さんも多数診断しています。 **◆ EUS-FNA を応用した治療：**膵の嚢胞や膿瘍、胆管閉塞に対して、外科手術ではなく、超音波内視鏡（EUS）を使ってチューブを留置し、排液する治療法を行っています。

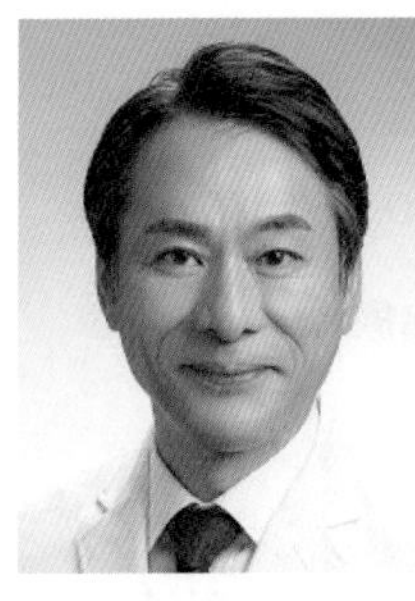

良沢 昭銘　りょうざわ しょうめい

埼玉医科大学国際医療センター　消化器内科（消化器内視鏡科）
（電話）042-984-4111　埼玉県日高市山根 1397-1

膵がん、胆のうがん、胆管がん、胆石、総胆管結石、急性胆のう炎、急性胆管炎、慢性膵炎、急性膵炎、胃がん、大腸がん、食道がん

●総合内科専門医、消化器病専門医、消化器内視鏡専門医

得意分野・診療案内

胆のうがん、胆管がん、膵がんは腫瘍によって胆管（胆汁が流れる管）が狭くなることが多く、胆汁の流れが悪くなるために黄疸（おうだん）が高率に出現します。黄疸を放置すると、胆管炎を発症するため、生命の危険があることもあります。さらに手術や抗がん剤治療などのがんに対する治療を行うことが出来ません。そのためたまった胆汁を流して黄疸を良くする治療が必要です。また黄疸の原因ががんかどうかを診断することも重要です。当科では、胆のうがん、胆管がん、膵がんならびに、胆石、胆のう炎、胆管炎、膵炎の診断・治療を行っております。特に内視鏡や超音波内視鏡（エコーがついた内視鏡）を用いた胆道・膵ぞうの診断と治療は国際的に高く評価されており、国内外のトップレベルの施設で行われている治療・検査のほとんどが施行可能です。なかでも通常の施設では施行するのが困難な、超音波内視鏡を用いたEUS-FNA（膵ぞう腫瘍の生検診断）や術後再建腸管に対するERCPにつきましては、世界でも有数の施設として評価されております。また、早期食道がん、胃がん、大腸がんに対し、専門的な内視鏡治療技術に習熟したスタッフが安全で確実な内視鏡治療を行っており、日本でもトップレベルの治療数を行っております。

診療ポリシー・患者さんへのメッセージ

一人ひとりの患者さんに、もっとも適した検査、治療を確かな技術で提供しております。

治療実績・コメント	科全体年間総治療数：1,154 件（2022 年）			
	胆膵内視鏡治療（胆管結石，ステント治療）	515 件	早期大腸がん内視鏡治療	271 件
			早期食道がん内視鏡治療	66 件
	早期胃がん内視鏡治療	287 件	早期十二指腸がん内視鏡治療	15 件
	内視鏡のなかでも高度な技術を要する胆膵内視鏡治療と早期消化管がん（胃、大腸、食道、十二指腸）内視鏡治療を施行しております。他院で施行困難な症例に対し、楽で安全、確実な治療、検査を提供します。			
業績等	海外からの招聘講演 90 回以上（ヨーロッパ消化器内視鏡学会、アメリカ消化器病学会、中国、台湾、香港、韓国、タイ、マレーシア、シンガポールなど） 原著論文：和文 221 編、英文：259 編 受賞：平成 10 年　第 11 回日本消化器病学会奨励賞、平成 16 年　平成 15 年度財団法人内視鏡医学研究振興財団研究助成、平成 18 年　第 3 回日本内視鏡学会中国支部研究助成学会賞、平成 27 年　日本胆道学会 Best Download Award			

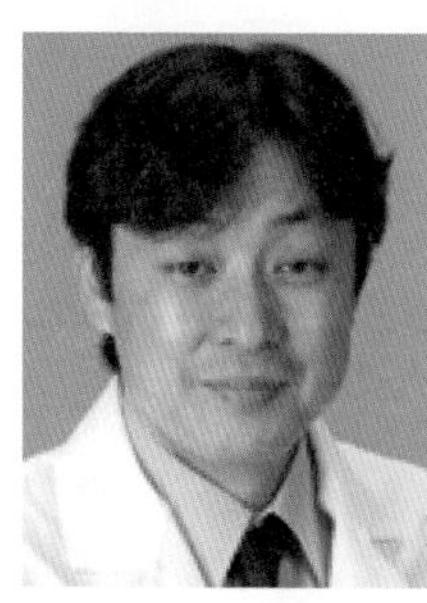

池田 公史　いけだ まさふみ

国立がん研究センター 東病院　肝胆膵内科
（電話）04-7133-1111　千葉県柏市柏の葉 6-5-1

肝がん、胆道がん、膵がん、神経内分泌腫瘍など、肝胆膵領域の悪性腫瘍

●肝臓専門医、消化器病専門医

得意分野・診療案内

国立がん研究センター東病院　肝胆膵内科では、「肝臓がん」、「胆道がん」、「膵（すい）がん」、そして「神経内分泌腫瘍」が疑いのある患者さんの検査から、他の病院でがんと診断された患者さんに対しての確定診断を行い、幅広く患者さんの病態に合った抗がん治療を提供しています。また、標準的に行われている治療だけでなく、治験やバイオマーカーに基づいた個別化治療などの新規治療も積極的に取り組んでいます。そして、抗がん治療に加え、治療に必要な生検やドレナージなどの肝胆膵系検査／処置、内視鏡や超音波を駆使して行っています。
肝胆膵グループでは、内科医、外科医、放射線診断医、放射線治療医やその他の医療スタッフが集まって治療方針を検討する合同カンファレンスを毎週行っており、患者さん一人ひとりに対して様々な視点から最善の治療法を検討しています。また、看護師や薬剤師などの医療スタッフとも密接な連携を図り、よりよい診療方針を検討し、多職種によるチーム医療といった質の高い医療の提供を心掛けています。
肝胆膵内科の特筆すべき点は、全国で上位を争う豊富な治療経験、多職種によるチーム医療での徹底した副作用のマネジメント、卓越した技術による肝胆膵系処置、新規抗がん剤の治験や臨床試験の数の多さなどです。「肝臓がん」、「胆道がん」、「膵（すい）がん」、そして「神経内分泌腫瘍」が疑いのある患者さんや、まだがん治療を行っていない患者さん、既に他院で治療を受けている患者さんなど、どのような患者さんにも安心と満足が得られるように懇切丁寧な診療を心掛けています。

診療ポリシー・患者さんへのメッセージ

肝がん、胆道がん、膵がん、神経内分泌腫瘍など、肝胆膵領域の悪性腫瘍の標準的な治療から新規治療の開発まで、積極的に取り組んでいます。何でもお気軽にご相談ください。

	国立がん研究センター 東病院　肝胆膵内科の年別新規患者数					
手術・治療実績		2017年	2018年	2019年	2020年	2021年
	肝臓がん	92	77	91	87	86
	胆道がん	98	100	121	107	119
	膵臓がん	219	282	273	305	267
	計	409	459	485	499	472
	【治療に関してコメント等】2021 年度の初診患者数は 928 人（初診 692 人、医療相談 236 人）で、1 日平均入院患者数は 38 人、1 日平均外来患者数は 85 人でした。					

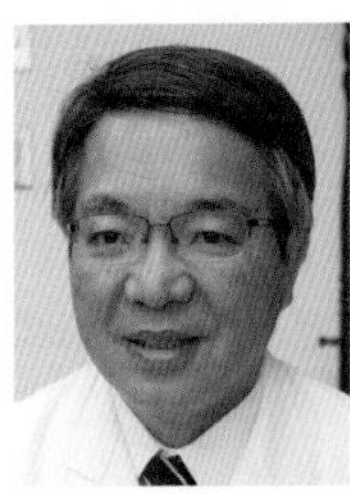

泉 並木　いずみ なみき

武蔵野赤十字病院　消化器科
（電話）0422-32-3111　東京都武蔵野市境南町 1-26-1

消化器内科全般、特にＢ型・Ｃ型慢性肝炎の診断と治療、肝がんの診断とラジオ波焼灼療法・腹腔鏡、肝細胞がんの薬物治療

●総合内科専門医、消化器病専門医

診療内容・患者さんへのメッセージ

Ｂ型・Ｃ型慢性肝炎の新しい治療開発に取り組み、症例数は3,000例を超えています。肝がんラジオ波治療は1,500例以上施行し５年生存率70％です。1999年マイアミ大学に招聘されアメリカ第１例目の肝がんマイクロ波治療のライブデモを行いました。その後、肝がんラジオ波治療の成績向上の取り組みを行い若手を育成しました。日本肝臓学会市民公開講座や肝がん撲滅運動の東京都責任者であり、NHK「きょうの健康」はじめテレビで多数業績が紹介されています。最近進歩が著しい肝がんに対する薬物治療に取り組み、延べ500人以上の治療を行っています。従来なら治療困難だった例でも肺転移が消失するなど目覚ましい進歩があります。薬による治療効果が発揮されて腫瘍縮小がみられ、切除手術ができたりラジオ波焼灼や肝動脈塞栓術ができる場合が多く、肝がんに対してさまざまな治療が行える病院で治療を受けることが大切です。現在７種類の薬物治療が可能になり、免疫チェックポイント阻害剤を含む治療があり、多職種で有害事象のマネージメントを行っています。また、分子標的治療薬を投与する場合には、肝硬変のマネージメントが重要となり、肝臓専門医としての知識が必要です。

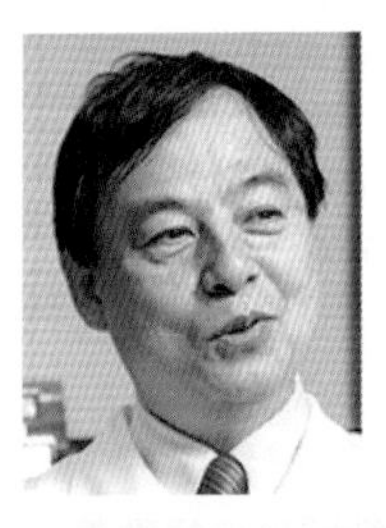

坂本 直哉　さかもと なおや

北海道大学病院　消化器内科
（電話）011-716-1161　北海道札幌市北区北 14 条西 5

消化管疾患、肝臓疾患、胆膵疾患

●消化器病専門医、消化器内視鏡専門医

診療内容・患者さんへのメッセージ

当科の特長は、多彩な専門グループによるレベルの高い診療・研究活動です。消化器内科診療は、単にある専門領域の症例数が多い、特定の治療に長けているというのでは不十分であり、それぞれの深い専門性を持ちつつも消化器内科一般の基幹項目の知識、技能を備えた総合消化器内科診療ができることが必須です。当科は各専門グループが独自性の高い魅力的な活動をしつつ、幅広くバランスの取れた「総合消化器内科」を目指しています。
消化器疾患それぞれに専門外来を設置しております。入院治療については、2021年度では2,106例の治療を行いました。それぞれの疾患について当院にて迅速に的確に診断を行い、治療を行っております。当院内視鏡部や他科との共同により、患者さんによりよい治療を目指しております。
2021年4月1日～2022年3月31日の消化器内科入院の症例数(DPC決定病名を元に集計)：
消化管疾患955人、肝臓疾患434人、胆膵疾患621人、その他96人
2021年度外来患者：初診1,400人、再診39,700人

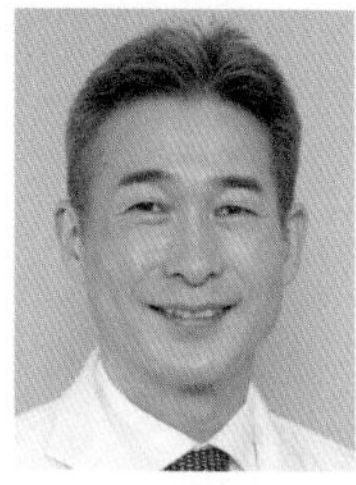

肱岡 範　ひじおか すすむ

国立がん研究センター中央病院　肝胆膵内科、希少がんセンター
（電話）03-3542-2511　東京都中央区築地 5-1-1

膵臓がん、膵神経内分泌腫瘍、膵神経内分泌がん、IPMN、膵のう胞、膵炎、胆管がん、胆嚢がん、十二指腸乳頭部腫瘍

●消化器病専門医、腫瘍内科専門医、消化器内視鏡専門医

診療内容・患者さんへのメッセージ

胆道、膵臓の悪性腫瘍、神経内分泌腫瘍を専門としております。内視鏡を駆使した胆膵疾患の診断から治療に尽力し、診断においては早期に正確な診断を行い、最も適した治療で予後を改善できるよう、治療においてはより安全な低侵襲治療を提供できるよう、誠意と技術をもって取り組んでおります。また、外科と放射線科と密に連携し高次元で一体となって治療にあたり、複雑な病態に対しても集学的治療を積極的に行っております。また、膵神経内分泌腫瘍も専門としております。希少疾患のため治療の相談を多く受けますが、当院は希少がんセンターもあり、経験豊富なメンバーと相談しながら、多くの治療選択肢をご提案しております。内視鏡でのベストな治療提供だけでなく、日々の診療においても患者さんが来た時よりも元気になり、笑顔で帰って頂けるような診療を心がけています。患者さんに高い技術で医療が届けることができる胆膵内視鏡チーム作りにも取り組んでおります。
【胆膵内視鏡実績 (2022)】総件数 2,121 件：内訳 ERCP 1,012 件（うち Interventional EUS 114 件）、EUS-FNA 445 件、スクリーニング EUS 664 件【著書】『胆膵 EUS セミナー』（著）

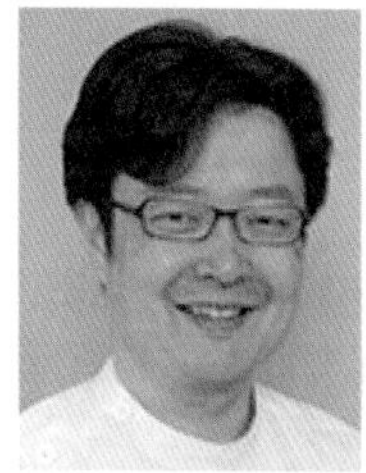

森実 千種　もりざね ちぐさ

国立がん研究センター中央病院　肝胆膵内科、希少がんセンター
（電話）03-3542-2511　東京都中央区築地 5-1-1

肝臓がん、胆道がん、膵がん、など

●消化器病専門医

診療内容・患者さんへのメッセージ

肝胆膵領域の内科治療を専門として行っています。個々人の価値観に合わせてより良い治療を提供するよう努力いたします。肝胆膵内科では、肝臓がん、胆道がん、膵臓がんに対する内科治療を、経験豊富なスタッフのもとで積極的に行っています。標準治療だけでなく、新規治療の提供や開発を積極的に行っているのが当科の特徴です。肝胆膵領域のがんを適切に治療するためには、外科と内科の連携はもちろん、放射線診断科、放射線治療科、内視鏡科、緩和ケアチームなどとの良好なコミュニケーションが必要不可欠です。当科はこれらの他科とコミュニケーションを大切にしており、適切かつ迅速な治療方針の決定と実施に役立っています。日常治療として広く行われている標準治療に加え、新しい治療の開発も積極的に取り組んでいます。現在膵がんや胆道がんで広く使用されているゲムシタビンやティーエスワンは当科を含むいくつかの施設で行われた治験を経て保険適応が承認されたものです。現在も、より優れた治療を目指して治験や研究者主導の臨床試験を多数行っており、ご希望の患者さんにこれらの治療を提供しています。

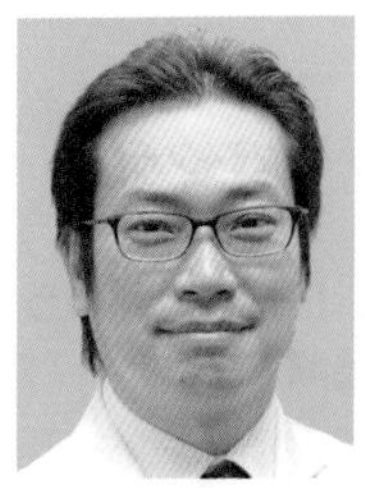

中井 陽介　なかい ようすけ

東京大学医学部附属病院　消化器内科
（電話）03-3815-5411　東京都文京区本郷 7-3-1

膵臓・胆嚢・胆管のがん・腫瘍・炎症・結石

●総合内科専門医、消化器病専門医、消化器内視鏡専門医

診療内容・患者さんへのメッセージ

膵臓・胆道(胆嚢・胆管)の病気の診断から治療まで広く対応させていただきます。当科では超音波内視鏡(EUS)や内視鏡的逆行性胆管膵管造影(ERCP)を合わせて年間2,000件以上行っております。総胆管結石や急性膵炎、慢性膵炎、自己免疫性膵炎、硬化性胆管炎などの良性疾患から膵臓がん、胆道がんなどの悪性腫瘍まで幅広く診療しております。膵臓がん、胆道がんでは肝胆膵外科を中心に多診療科での検討を行いながら、最適な治療方針を提供することを心がけています。内視鏡治療だけでなく、抗がん剤治療まで消化器内科で行っておりますので、安心して治療を受けていただくことが可能です。また胃切除や膵臓・胆道の手術を受けられた方など、通常の内視鏡治療が難しい場合も小腸内視鏡を用いたERCPやEUSを用いた専門的な治療を提供しております。膵臓、胆道の病気は、多様な病気があると同時に、診断、治療ともに難しいことも多い領域です。これまでの多くの経験と幅広い診断、治療を駆使した診療で対応させていただきますので、お困りのことがございましたら是非ご相談ください。

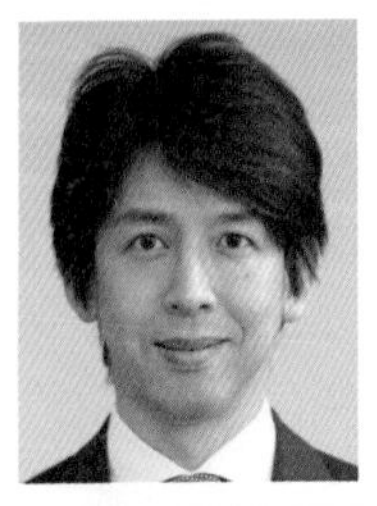

児玉 裕三　こだま ゆうぞう

神戸大学医学部附属病院　消化器内科
（電話）078-382-5111　兵庫県神戸市中央区楠町 7-5-2

膵がん、胆道がん、十二指腸乳頭部がん、膵神経内分泌腫瘍、慢性膵炎、自己免疫性膵炎、原発性硬化性胆管炎、潰瘍性大腸炎など　●総合内科専門医、消化器病専門医、消化器内視鏡専門医

診療内容・患者さんへのメッセージ

膵がんの診療では、全国の大学病院に先駆けて開始した「膵がん精密検診」に加え、AI画像診断や血液マーカーの開発による超早期診断を目指しています。膵がん・胆道がん・十二指腸乳頭部がんに対する内視鏡診療の経験は豊富で、外科との密な連携、あるいはがん遺伝子パネル検査により、患者さん一人ひとりに合わせた低侵襲治療を行います。
膵神経内分泌腫瘍に対しても各種の遺伝子検査や画像検査を用いた診断をふまえ、病態に応じた手術治療、薬物治療、あるいはペプチド受容体核医学内用療法（PRRT）を含む新しい治療を提案します。自己免疫性膵炎、IgG4関連硬化性胆管炎、原発性硬化性胆管炎、潰瘍性大腸炎などの消化器難病については、最新の研究成果に基づいた正確な診断と最適な治療により、安心・安全な医療を提供します。

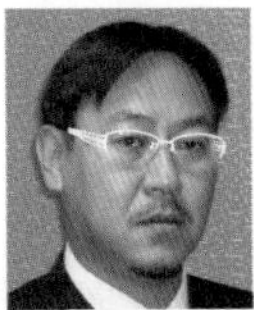

島谷 昌明 しまたに まさあき

関西医科大学総合医療センター
（電話）06-6992-1001
大阪府守口市文園町 10-15
●消化器病専門医、消化器内視鏡専門医

診療内容

胆膵疾患（胆道がん・膵がん・総胆管結石等）、術後再建腸管を有する胆膵疾患（肝内結石等）、小腸疾患

消化器肝臓内科に所属しています。従来の内視鏡検査では困難とされてきた小腸疾患および術後再建腸管を有する胆膵疾患に対して、ダブルバルーン内視鏡（DBE）を用いた内視鏡診断・治療を行っています。特に術後腸管を有する胆膵疾患に対する非侵襲的な新規内視鏡治療として、DBE を用いた胆膵内視鏡治療 (DB-ERCP) を考案し、2016 年には我々の研究成果が基となり、本治療法が保険収載されました。現在では、紹介患者様も年々増加（海外からも紹介）し、年間 250 例以上の治療を行い、今までに 2,500 例以上の治療経験があり、日本でも有数の症例数と成功率を誇るまでとなりました。また、最近では DB-ERCP でも困難とされる膵疾患へのアプローチに対して Gel immersion DB-ERP を考案し、高い成功率をあげています。

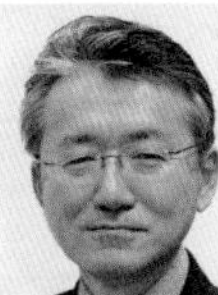

八橋 弘 やつはし ひろし

長崎医療センター 消化器内科
（電話）0957-52-3121
長崎県大村市久原 2-1001-1
●肝臓、消化器病、消化器内視鏡専門医

診療内容

ウイルス肝炎、肝がん

当院は国立病院機構の全国 26 病院の肝疾患基幹病院であり、肝疾患の準ナショナルセンターとしての機能を有しています。また、長崎県の肝疾患拠点病院の機能も有しています。消化器内科（肝臓）には年間 1,000 人を超す肝胆膵疾患患者が入院しており、その中で近年は胆膵疾患が著しく増加しています。胆膵疾患は救急患者も多く、救急科、外科との連携のもと、受け入れや治療を行っています。
治療方針の決定にあたっては外科、放射線科、病理と毎週合同カンファレンスを開催し、患者さんに最善の治療を提供できるよう協力体制を確立しています。2022 年の症例数は、肝細胞がん 178、肝硬変 211、慢性肝炎 48、急性肝炎 6、自己免疫性肝炎 9、原発性胆汁性胆管炎 14、胆管がん 88、膵がん 128、胆嚢がん 18、総胆管結石 99 でした。

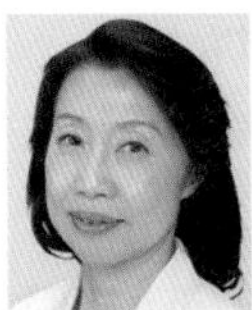

飯島 尋子 いいじま ひろこ

兵庫医科大学病院 肝・胆・膵内科
（電話）0798-45-6111
兵庫県西宮市武庫川町 1-1
●肝臓、消化器病、消化器内視鏡専門医

診療内容

肝胆膵一般、肝腫瘍の診断と治療、超音波による消化器画像診断

当科は、日本内科学会、日本消化器病学会、日本肝臓学会、日本消化器内視鏡学会、日本超音波学会などの評議員・指導医・専門医を含む、約 20 名の医師で入院・外来患者さんに対応しています。
C 型慢性肝炎に対してはウイルスと患者さんの臨床背景を最先端の研究に基づく手法で評価し完全排除をめざしています。B 型慢性肝炎に対しては核酸アナログ製剤による治療だけでなく、内服中止をめざしたインターフェロン治療も積極的に取り組んでいます。肝硬変は筋肉量や体脂肪量などの科学的データに基づき個別の指導と治療を行い、予後の延長と QOL の改善を図っています。肝がんは造影超音波や造影 CT、MRI など最新の画像診断法を併用して用い、早期発見と確実な治療をめざしています。

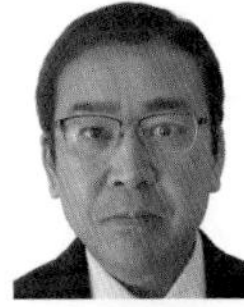

原 和生 はら かずお

愛知県がんセンター 消化器内科
（電話）052-762-6111
愛知県名古屋市千種区鹿子殿 1-1
●消化器病専門医、消化器内視鏡専門医

診療内容

膵がん、膵のう胞、膵腫瘍、膵管狭窄、膵管拡張、胆管がん、胆道がん、胆のうがん、胆管狭窄、胆管拡張、十二指腸乳頭部がん、閉塞性黄疸、腫瘍マーカー高値、原発不明がん

膵がん、膵のう胞、胆道がんなどを専門としています。中でも超音波内視鏡を応用した手技が得意分野です。CT や MRI などでは発見困難な小さな腫瘍でも、超音波内視鏡を用いて組織採取を行い、病理診断と遺伝子検索を行っています。通常の方法では診断が困難な場合でも、超音波内視鏡を用いれば組織診断が出来る可能性があります。診断困難と言われたら、是非一度ご相談ください。また、超音波内視鏡を応用した手技を、胆管閉塞、閉塞性黄疸、膵のう胞、小さい膵内分泌腫瘍などの治療にも応用しています。超音波内視鏡を応用した手技には、手技の開発当初から携わり、現在もさらなる改善を目指して研究を行っています。超音波内視鏡を応用した手技の総件数は642件/2022年でした。

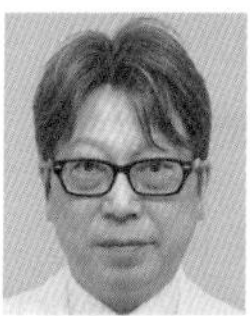

岡部 義信 おかべ よしのぶ

久留米大学病院 消化器病センター
（電話）0942-35-3311
福岡県久留米市旭町 67
●消化器病専門医、消化器内視鏡専門医

診療内容

膵がん、膵腫瘍、膵嚢胞性病変、胆道がん、胆道結石、十二指腸乳頭部腫瘍、胆嚢ポリープ、急性胆道炎、慢性膵炎、急性膵炎、自己免疫性膵炎、消化管疾患

当院では胆膵疾患の診断には腹部エコー /CT/ MRI に加え、超音波内視鏡 (EUS) や内視鏡的逆行性胆管膵管造影検査、内視鏡的病理診断を積極的に行っています。近年増加する膵がんの早期発見には特に EUS が威力を発揮します。治療では内視鏡的治療を主軸とした低侵襲治療を得意とし、進行がんは外科 / 内科 / 放射線科医の連携のもと正確な診断と患者個々に沿った最適な治療法を検討しています。また、当院の「がん集学治療センター」や地域の施設と連携し、化学療法や放射線治療、分子標的治療を積極的に導入しています。最新の内視鏡技術を活かし、難治がんの代表的疾患である膵がん・胆道がんの早期発見、低侵襲性治療を目指し、日々患者さん個々に最適な医療の提供に心がけています。

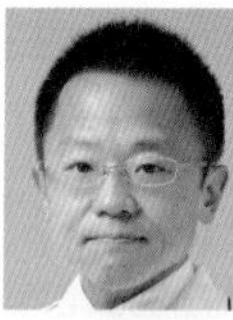

川村 祐介 かわむら ゆうすけ

虎の門病院 肝臓内科
（電話）03-3588-1111
東京都港区虎ノ門 2-2-2
●消化器病、肝臓、消化器内視鏡専門医

診療内容

肝細胞がん、脂肪性肝疾患、非アルコール性脂肪肝炎（NASH)、慢性肝炎・肝硬変、食道静脈瘤、自己免疫性肝疾患（自己免疫性肝炎・原発性胆汁性胆管炎）

肝細胞がん (HCC) の治療は主に腫瘍の大きさ、個数で治療方法が選択されていますが、治療後の経過には HCC の組織分化度（悪性度）も大きく影響してきます。当院では、治療に際して腫瘍の数・大きさのみならず、画像診断（造影 CT/MRI・PET 検査）による腫瘍の悪性度評価を積極的に導入し、個々の患者様に最も適した治療方法を、内科的治療に加え、放射線治療・外科的切除も含め選択させていただくようにしています。診断、治療方法等に迷われたときはいつでもご相談ください。個人治療経験数 (2022.12 まで）ラジオ波焼灼療法 (RFA)：約 530 件／肝動脈化学塞栓術 (TACE)：約 1,420 件／得意分野：HCC の画像診断・治療 (RFA/ TACE/ 全身薬物療法）、NASH の診断・治療

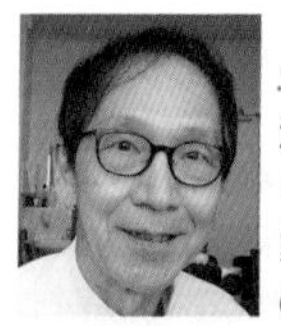

上甲 康二 じょうこう こうじ

済生会西条病院 内科
（電話）0897-55-5100
愛媛県西条市朔日市 269-1
●消化器病、肝臓、消化器内視鏡専門医

診療内容

肝がん、肝硬変、慢性肝炎、急性肝炎、食道胃静脈瘤、慢性肝不全、肝胆膵疾患全般

得意分野は肝細胞がんの内科治療（ラジオ波やマイクロ波などの肝がん局所治療、肝動脈塞栓術などのカテーテル治療）ですが、肝胆膵疾患全般の診療を行っています。個人としては約 3,000 件のラジオ波治療経験があります。

外来は月水金、現病院へ異動後も上質で最高の治療ができるよう設備を完備、8 か月間で 37 件の肝がん局所治療と 35 件の肝動脈塞栓術を実施しています。全て直接治療にあたっています。近年、肝がんの治療法は進歩を遂げ、前述の内科治療に加え、免疫チェックポント阻害剤や分子標的薬など薬物療法の進歩や肝炎ウイルスが制御可能となったことなどから、生存期間は大きく改善しつつあります。どのような状態でも一発逆転が期待できる治療法がありますので、諦めずに前向きに治療に取り組みましょう。

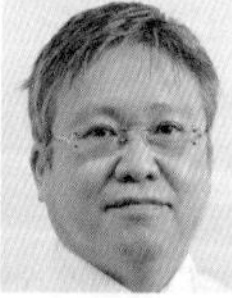

井岡 達也 いおか たつや

山口大学医学部附属病院 腫瘍センター
（電話）0836-22-2111
山口県宇部市南小串 1-1-1
●消化器病専門医、消化器内視鏡専門医

診療内容

消化器がん、特に膵がん、胆道がんの化学療法

膵がんは予後不良な疾患ですが近年では診断時に切除不能と診断された進行膵がんに対しても化学療法、放射線療法を含めた集学的治療を行うことで手術可能となる患者さんが増えてきています。このような治療後の膵切除術は難易度が高く、高度な技術と術後合併症を生じさせない周術期管理が必要となります。当科では積極的な化学療法や放射線療法を行い、最後まで切除の可能性を追求します。胆道がんは難治がんのひとつで、外科切除が治癒を望める唯一の治療法であるにも関わらず、未だ治療成績は不良です。当グループでは他院で切除不能とされるような進行胆道がんに対しても、血管再建手技を駆使した拡大切除を行う事で治療成績向上を目指しています。日本肝胆膵外科学会が定める高度技能修練施設の中の特に高難度手術を年間 50 例以上こなす山口県唯一の認定施設 A です。

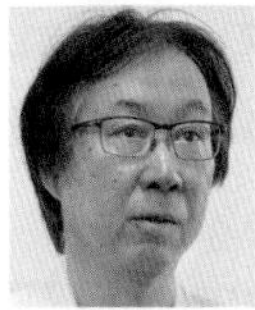

辻 邦彦 つじ くにひこ

手稲渓仁会病院 消化器内科
（電話）011-681-8111
北海道札幌市手稲区前田 1 条 12-1-40
●消化器病、肝臓、消化器内視鏡専門医

診療内容

肝細胞がん、肝炎、肝硬変、脂肪性肝炎、門脈圧亢進症、自己免疫性肝炎、原発性胆汁性胆管炎、ウイルソン病

研修医や若手の教育も含め指導的立場で診療しています。肝がんに対しては PEIT やマイクロ波凝固療法（MCT）の時代から局所療法を行い、1999 年にはラジオ波焼灼療法（RFA）をいち早く導入し 3,000 例に RFA を施行しています。RFA の治療支援としての US ナビゲーションシステムも 2005 年に導入し、現在は V ナビや造影 US を駆使して治療にあたっています。さらに放射線医による TACE や BRTO、消化器内科医による EIS も施行、進行肝がんに対しては TKI や IO による全身化学療法も積極的に行っています。最近では非侵襲的な肝硬度測定もルーチンに取り入れ、肝炎については核酸アナログや DAA による抗ウイルス療法のみならず、重症肝不全症例に対しても移植外科医と協力しながら救命率向上に向け奮闘中です。

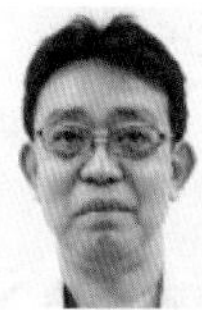

潟沼 朗生 かたぬま あきお

手稲渓仁会病院 消化器内科
（電話）011-681-8111
北海道札幌市手稲区前田 1 条 12-1-40
●消化器病専門医、消化器内視鏡専門医

診療内容

膵がん、胆道がん、胆管がん、胆嚢がん、肝内胆管がん、乳頭部腫瘍など

胆・膵チームでは、精度の高い画像診断と内視鏡診断・治療に力を入れるとともに、難治性である膵・胆道がんに対して、術前・術後を含めた化学（放射線）療法を、外科や腫瘍内科、放射線治療科と協力して積極的に行っています。画像診断については、各種画像検査や内視鏡検査を駆使し、膵・胆道病変に対する緻密な診断や膵・胆道がんの早期発見・早期診断に努めるとともに、小腸内視鏡を用いた術後再建腸管に対する ERCP 関連手技や、超音波内視鏡 (EUS) を用いた経消化管的な胆道ドレナージや膵嚢胞・膵管ドレナージなど、最新の内視鏡治療にも積極的に取り組んでいます。現在までに膵がん 2,426 例、胆管がん 547 例、胆嚢がん 486 例、肝内胆管がん 224 例、乳頭部腫瘍 249 例を診断・治療しております。

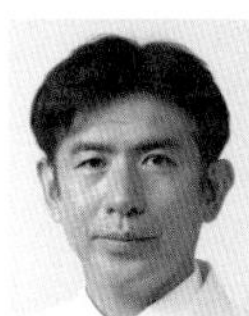

河岡 友和 かわおか ともかず

広島大学病院 消化器内科
（電話）082-257-5555
広島県広島市南区霞 1-2-3
●消化器病、肝臓、消化器内視鏡専門医

診療内容

内科疾患、消化器疾患、肝臓病、肝がん、肝細胞がん、肝内胆管がん、食道静脈瘤、胃静脈瘤、肝硬変、肝不全、自己免疫性肝炎、原発性胆汁性胆管炎など

得意分野；肝がんの薬物療法。肝がんの穿刺治療。食道・胃静脈瘤の治療。毎週月曜日と水曜日の 13-15 時に外来をしています。火曜日の午後に肝がんの穿刺治療をしています。肝がん患者さんが、一日でも長く、楽に生きられるように日々努力致しております。患者さんの社会的背景も大事に診療することをモットーとしております。肝がんの穿刺治療、薬物療法は日進月歩です。一緒に、より長い、いい人生を送れるように頑張りましょう。特に、私は進行した肝がん患者さんの薬物療法が得意です。困った患者さんがいらしたら相談ください。

年間総治療数：220 例／治療の内訳；肝がんの穿刺治療 約 20 例、経カテーテル的化学塞栓術 約 100 例、肝がんの薬物療法 約 100 例

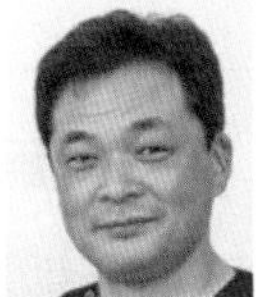

永松 洋明 ながまつ ひろあき

順天堂大学医学部附属順天堂医院
（電話）03-3813-3111
東京都文京区本郷 3-1-3
●消化器病専門医、肝臓内科専門医

診療内容

原発性肝がん（肝細胞がん、肝内胆管がん）、中程度進行肝がん、高度進行肝がん、転移性肝がん

得意分野：中等度進行肝がんに対する血管造影を用いた治療として肝動脈化学塞栓術、高度進行肝がん（転移を含む）に対するリザーバーカテーテルを用いた肝動注化学療法、全身化学療法と肝動注化学療法との組み合わせによる治療。当院消化器内科の肝動注化学療法は、私が考案した New FP 療法を中心とし、治療成績は奏効率が約 70% と高く、長期生存が期待できる治療のひとつと考えられます。高度肝機能が低下した方や、全身状態が悪化した方以外、基本的にどのような患者さんでも最善を尽くし、まずは治癒を目標、治癒が得られない場合でも長期生存を目標に治療をおこなっています。2021 年の治療総数 429 例、うち肝動脈化学塞栓術 290 例、肝動注化学療法 139 例。腹部血管造影を用いた治療はほぼ全例私が担当。

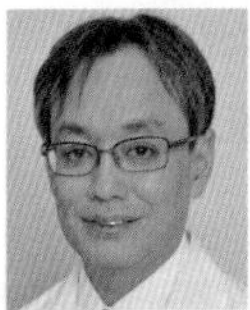

笹平 直樹 ささひら なおき

がん研有明病院　肝・胆・膵内科
（電話）03-3520-0111
東京都江東区有明 3-8-31
●消化器病専門医、消化器内視鏡専門医

診療内容

膵がん、胆道がん、肝細胞がん、神経内分泌腫瘍（肝胆膵）、十二指腸がん

当科では、肝胆膵領域の画像・生検診断、術前進展度診断、周術期及び切除不能がんに対する化学療法、肝細胞がんに対するカテーテル治療やラジオ波治療、さまざまながんによる閉塞性黄疸や消化管閉塞に対するステント治療など、当該領域の多くの検査・治療を積極的に行っています。また、当院では、肝胆膵グループとして内科と外科が同じ病棟で勤務しており、必要時には瞬時に連携を取り合えることも大きな特徴です。
胆膵領域のがんは、外科手術が可能な時期での早期診断が難しいこと、病状の変化が大きく適切な化学療法を行いづらいこと、診断時や経過中にしばしば出現する黄疸に対する迅速な対処が必要なことなどから、知識・経験・技術・迅速な対応のすべてが重要であります。

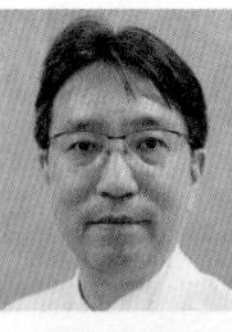

建石 良介 たていし りょうすけ

東京大学医学部附属病院 消化器内科
（電話）03-3815-5411
東京都文京区本郷 7-3-1
●消化器病、肝臓、消化器内視鏡専門医

診療内容

原発性肝がん、転移性肝がん、ウイルス肝炎、非アルコール性脂肪肝疾患、アルコール性肝障害、肝硬変など

最も得意としているのは、肝悪性腫瘍に対して、針状の電極を穿刺して腫瘍を凝固壊死させるアブレーションと呼ばれる治療です。東京大学医学部附属病院肝がん治療チームはこの分野のパイオニアとして約 11,000 件の治療経験があり、私個人もこれまでにのべ 3,500 人以上の患者さんを治療してきました。肝がんを早期に発見し、治療する事で予後を改善する「サーベイランス」にも力を入れており、東大病院のサーベイランスプログラムに則った患者さんのほとんどがアブレーション治療に適した最大径が 3cm 以内の単発で診断されています。「目の前の患者さんに最善の治療を提供する」「自分たちが会ったことのない患者さんにも恩恵をもたらす」ことをモットーとし、技術･安全性の向上、エビデンスの構築を目標に診療にあたっています。

肝動脈塞栓療法

肝がんでは、再発がきわめて高頻度で起こります。そのため、体に負担の少ない術式が有効です。開腹せずカテーテルを使った術式に、肝動脈化学塞栓療法（TACE）と肝動脈塞栓療法（TAE）があります。
X 線を使って体の中を透かして見ながら、足の付け根や肘、手首の動脈から標的となるがんの近くまでカテーテルを挿入します。
肝動脈化学塞栓療法（TACE）は、細胞障害性抗がん薬と肝細胞がんに取り込まれやすい造影剤を混ぜて注入した後、肝動脈を詰まらせる塞栓物質を注入する治療法です。肝動脈を詰まらせることで、がんへの血流を減らし、細胞障害性抗がん薬によりがん細胞の増殖を抑えます。
肝動脈塞栓療法（TAE）は、塞栓物質のみを注入する治療法です。
いずれも、異常増殖するためにたくさんのエネルギーを必要とするがんを兵糧攻めにします。
肝臓は、哺乳類の内臓としては例外的に高い再生能力があり、ヒトでは 3 分の 2 を切除しても 2 週間ほどで元の大きさに戻ります。

有益情報

ランキング医師の病院は遠くて行けないという患者さんのための、北海道、東北、四国、九州を中心とする準名医情報です。ランキングとは別です。ご参考になさってください。

北海道	**長谷部 千登美** はせべ ちとみ （電話）0166-22-8111	**旭川赤十字病院 消化器内科** 北海道旭川市曙 1 条 1-1-1	●消化器病専門医
東北	**上野 義之** うえの よしゆき （電話）023-633-1122	**山形大学医学部附属病院 第二内科** 山形県山形市飯田西 2-2-2	●消化器病専門医
	菅野 良秀 かんの よしひで （電話）022-252-1111	**仙台オープン病院 消化管・肝胆膵内科** 宮城県仙台市宮城野区鶴ヶ谷 5-22-1	●消化器病専門医
	近藤 泰輝 こんどう やすてる （電話）022-771-5111	**仙台徳洲会病院 肝臓内科** 宮城県仙台市泉区高玉町 9-8	●消化器病専門医
四国	**正木 勉** まさき つとむ （電話）087-898-5111	**香川大学医学部附属病院** 香川県木田郡三木町池戸 1750-1	●消化器病専門医
	越智 裕紀 おち ひろのり （電話）089-924-1111	**松山赤十字病院 肝胆膵内科** 愛媛県松山市文京町 1	●消化器病専門医
九州	**川口 巧** かわぐち たくみ （電話）0942-35-3311	**久留米大学病院 消化器病センター** 福岡県久留米市旭町 67	●消化器病専門医
	田中 崇 たなか たかし （電話）092-801-1011	**福岡大学病院 消化器内科** 福岡県福岡市城南区七隈 7-45-1	●消化器病専門医
その他	**北野 雅之** きたの まさゆき （電話）073-447-2300	**和歌山県立医科大学附属病院 消化器内科** 和歌山県和歌山市紀三井寺 811-1	●消化器病専門医
	菅野 敦 かんの あつし （電話）0285-44-2111	**自治医科大学附属病院 消化器センター内科部門** 栃木県下野市薬師寺 3311-1	●消化器病専門医
	豊田 秀徳 とよだ ひでのり （電話）0584-81-3341	**大垣市民病院 消化器内科** 岐阜県大垣市南頬町 4-86	●消化器病専門医

ラジオ波焼灼療法（RFA）

開腹しない肝がんへの術式の一つに、ラジオ波焼灼療法（RFA）があります。腹部の皮膚の上から特殊な針をがんに直接刺し、通電して針の先端部分に高熱を発生させて、局所的にがんを焼灼して（焼いて）死滅させる治療法です。治療の際は、針を刺す前に腹部の局所麻酔をします。また、がんを焼くときに生じる痛みを和らげるために鎮痛剤を使用したり、点滴で麻酔をしたりします。焼灼時間は 10 ～ 30 分程度です。

肝胆膵外科

肝胆膵外科が扱う疾患には、次のようなものがあります。

・肝細胞がん
・肝内胆管がんと肝良性腫瘍
・胆管がん
・胆のうがん
・乳頭部がん
・急性胆のう炎と急性胆管炎
・胆のう結石・総胆管結石
・膵臓がん
・膵管内乳頭粘液性腫瘍（IPMN）
・膵臓神経内分泌腫瘍（NET）とその他の膵腫瘍
・急性膵炎と慢性膵炎
・肝移植
・膵移植

肝胆膵外科手術は、消化器外科手術の中で、特に難易度が高いといわれています。

日本肝胆膵外科学会では、消化器外科専門医の資格を持ち、さらに研鑽を積み、審査を通過した「肝胆膵外科高度技能専門医」を認定しています。同学会ホームページで名簿を公開していますので、そちらも参考になさってください。

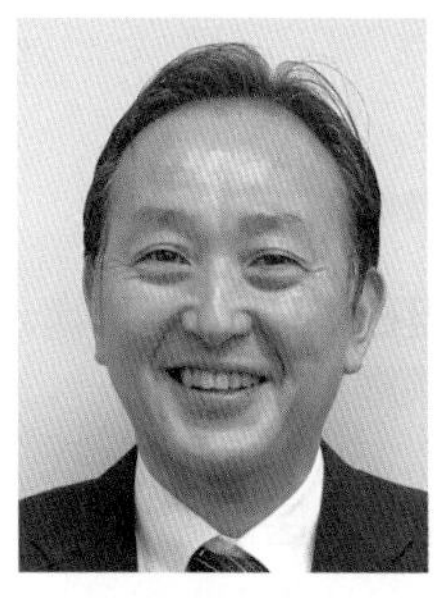

齋浦 明夫　さいうら あきお

順天堂大学医学部附属順天堂医院　肝・胆・膵外科
（電話）03-3813-3111　東京都文京区本郷 3-1-3

肝がん、胆道がん、膵がん

●外科専門医、消化器外科専門医、消化器病専門医

得意分野・診療案内

肝胆膵外科領域の手術は非常に繊細です。疾患の悪性度と患者さんの体力に合わせ綿密な治療計画が必要です。誰一人同じ状態の患者さんはおりません。科学的データに裏付けられた治療方針は必要不可欠ですが、経験に裏付けられた臨床力は治療に奥深さを与えます。私は 16 年に渡り、がん臨床の最前線であるがん研有明病院で肝胆膵外科の治療に従事してきました。これまでの経験数は肝切除 3,000 件、膵切除 1,800 件、執刀数は肝切除 1,300 件、膵切除 800 件を超えます。
順天堂大学では、これまでの経験に加え、大学病院の総合力を生かして内科的合併症をかかえた患者さんや高齢の患者さんも積極的に治療していく方針です。高齢化社会の中で内科的合併症を持った患者さんが多くなる中、専門病院にはない総合力が順天堂大学にはあると思います。これまでがん専門病院で切除適応外としていた患者さんも連携し積極的に治療していきたいと考えております。

診療ポリシー・患者さんへのメッセージ

肝胆膵がんは残念ながら現在でも予後不良の難治がんで手術も高難度ですが、新規抗がん剤や術式開発により手術の適応範囲は広がり、予後も向上しております。一方 、出血の少ない手術やきめ細かな周術期管理により、高難度手術も経験豊富な病院で行えば安全に施行できるようになりました。また難治がんへの挑戦を続けるとともに、低侵襲手術の開発に注力しています。安全性や根治性を犠牲にすることなく、真の意味での低侵襲手術を推進したいと思っております。
当科のモットーは安全で高質な外科治療を迅速に患者さんに届けるということです。“技をもって人を治す” 精神を大切にし、患者さんの期待に応えていきたいと思います。

手術・治療実績	順天堂大学医学部附属順天堂医院 肝・胆・膵外科　総手術数：451 件（2022 年） 生体肝移植を 2022 年より再開	
	肝切除 144 例：開腹　107 件	膵切除 127 件：膵頭十二指腸切除 73 件
	腹腔鏡下　13 件	膵体尾部切除 54 件
	ロボット支援下 24 件	胆嚢摘出術（開腹 21 件、腹腔鏡下 120 件）
	【個人実績】前任のがん研究会有明病院（2013/7 ～ 2018/12）での手術数は、肝切除 3,000 件、膵切除 1,800 件、執刀数は肝切除 1,300 件、膵切除 800 件を数えます。現在も年間 200 例程度の肝胆膵手術を執刀しています。	
業績	原著論文　受賞　平成 13 年東京大学医師会賞　平成 14 年井上研究奨励賞 英文論文　膵外科、肝臓外科に関して 100 編以上	

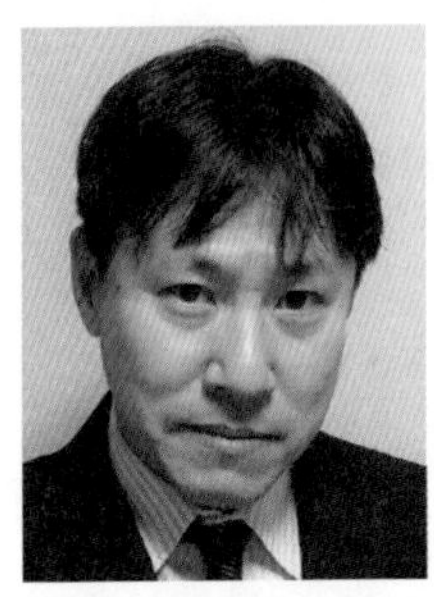

江畑 智希　えばた ともき

名古屋大学医学部附属病院　消化器外科一
（電話）052-741-2111　愛知県名古屋市昭和区鶴舞町 65

肝胆膵悪性腫瘍、慢性膵炎、良性胆道疾患（胆石など）、食道腫瘍、胃腫瘍、大腸・直腸腫瘍、骨盤腫瘍、後腹膜腫瘍など

●外科専門医、消化器外科専門医、消化器病専門医

得意分野・診療案内

高度進行胆道がんにおける肝膵同時切除術や血管合併切除を伴う肝切除術、骨盤内臓全摘出術、開胸開腹食道切除術などの高難度の手術を得意としています。特に、治療が難しい肝門部胆管がんの治療成績は国内外を問わず、最も優れています。
最近では、腹腔鏡下肝切除術、腹腔鏡下膵切除術、単孔式腹腔鏡下胆嚢摘出術、腹腔鏡下ヘルニア根治術などの、体に優しい手術も積極的に行っています。

診療ポリシー・患者さんへのメッセージ

８年以上の経験をもつ外科医総勢 30 名で診療にあたります。外来は特に専門性を有するスタッフ外科医 13 名が週３回、月、水、金曜日に担当しています。入院の場合は主に２名の外科医が中心となりますが、治療方針や経過は常に部内で検討されます。

	名古屋大学医学部附属病院 消化器外科一の診療実績（2021 年）	
手術・治療実績	胆道がん肝切除	46 例
	その他の肝切除	32 例（うち腹腔鏡下手術 22 例）
	腹腔鏡下胆嚢摘出術	28 例
	膵頭十二指腸切除術	44 例
	膵体尾部切除術	10 例
	食道がん手術	21 例 （うち胸腔鏡下手術 14 例、ロボット手術 6 例）
	その他の食道疾患手術	8 例
	胃がん手術	16 例（うち腹腔鏡下手術 6 例）
	結腸がん手術	71 例（うち腹腔鏡下手術 44 例）
	直腸がん手術	49 例 （うち腹腔鏡下手術 44 例、骨盤内臓全摘出術 6 例）
	後腹膜腫瘍手術	49 例
業績等	【役職等】肝門部胆管癌取扱い委員会 委員長、胆道癌診療ガイドライン 作成委員、胆道癌取扱い規約委員会 外科系実務委員、American Joint Committee on Cancer (AJCC), Hepatobiliary Expert Panel, 8th edition	

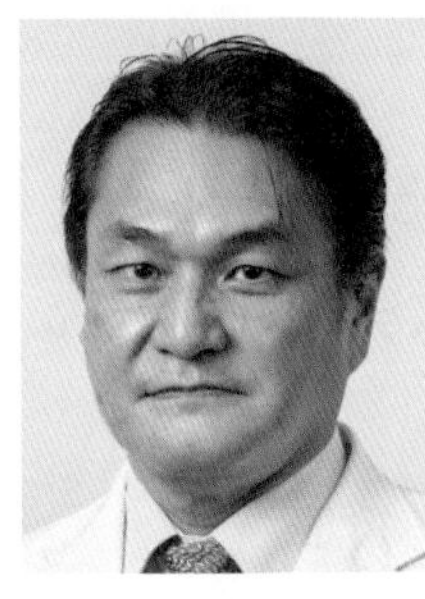

永川 裕一　ながかわ ゆういち

東京医科大学病院　消化器外科・小児外科
（電話）03-3342-6111　東京都新宿区西新宿 6-7-1

膵がん、遠位胆管がん、十二指腸乳頭部がん、胆嚢がん、肝門部胆管がん、膵神経内分泌腫瘍、膵管内乳頭粘液性腫瘍、膵粘液性嚢胞腫瘍、充実性偽乳頭状腫瘍、肝細胞がん、肝内胆管がん、など

●外科専門医、消化器外科専門医、消化器病専門医

得意分野・診療案内

膵がん・胆道がん（胆管がん・胆嚢がん・十二指腸乳頭部がん）の手術、膵・胆道疾患における低侵襲手術 (ロボット支援膵頭十二指腸切除術、ロボット支援尾側膵切除術、腹腔鏡下膵切除術)、肝門部胆管がん手術、肝がん・肝腫瘍の手術（開腹・腹腔鏡下肝切除術)、先天性胆道拡張症・膵胆管合流異常の手術（ロボット支援先天性胆道拡張症手術)、膵がん・胆道がんの集学的治療（化学療法、放射線療法）

診療ポリシー・患者さんへのメッセージ

当院には全国から紹介があり、その多くは他院にて手術困難と診断された患者さんや、体に優しい低侵襲手術（ロボット手術・腹腔鏡下手術）を希望される患者さんです。手術難度が高い膵・胆道手術において、当院の手術は手術時間、出血量が少なく高精度の手術を行っていることで定評があり、特に低侵襲手術では全国トップの手術件数を誇っております。
また難治性の高い膵がん・胆道がんに対しては、決してあきらめない、ベストの治療を行うことをモットーに積極的な集学的治療に取り組んでおります。われわれは常に治療成績を向上させる努力を怠らず、さらなる手術技術の向上、新たな治療開発のための臨床試験を行っております。

	個人 年間総治療数：350 件（2022 年）	個人 過去 10 年間の総治療数：2,990 件
手術・治療実績・コメント	肝胆膵外科手術　350 件 上記のうち 膵・胆道疾患に対する膵切除　168 件 低侵襲（腹腔鏡下・ロボット支援）膵頭十二指腸切除術　47 件 低侵襲（腹腔鏡下・ロボット支援）尾側膵切除術　59 件	肝胆膵外科手術　2,990 件 上記のうち 膵・胆道疾患に対する膵切除術 1,685 件 低侵襲（腹腔鏡下・ロボット支援）膵頭十二指腸切除術　260 件 低侵襲（腹腔鏡下・ロボット支援）尾側膵切除術　344 件
	【治療に関してコメント等】多くの肝胆膵外科手術を行っております。特に膵がんや胆道がんの手術件数は全国トップクラスであり、手術難度が非常に高い低侵襲膵手術（ロボット支援膵手術、腹腔鏡下膵手術）を全国で最も多く行っております。	
業績等	国内外から多くの講演依頼。他院へ 100 回以上の手術指導に加え国内・海外から多くの留学生を受け入れている。英文論文数は 200 編以上。国内外学会で多数の受賞あり。	

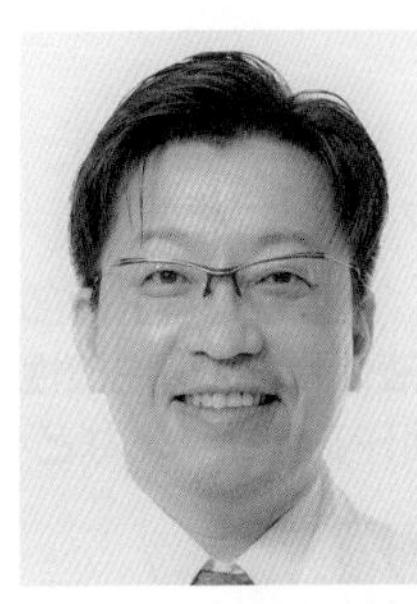

藤井 努　ふじい つとむ

富山大学附属病院　消化器外科
(電話) 076-434-2315　富山県富山市杉谷 2630

膵がん、膵腫瘍、胆管がん、胆道がん、肝がん、大腸がん、胃がん、乳がん

●外科専門医、消化器外科専門医、消化器病専門医

得意分野・診療案内

膵臓がん、胆道がん（胆管がん・十二指腸乳頭部がん、胆嚢がん）の手術、膵臓や胆道の低侵襲手術（ロボット支援下・腹腔鏡下手術）、膵臓がんの化学療法を含む集学的治療、胆道がんの集学的治療を含む集学的治療、肝門部胆管がん手術、肝腫瘍（肝がん、転移性肝がんなど）の手術（ロボット支援下・腹腔鏡下手術）、先天性胆道拡張症の手術、胆嚢結石症の手術

診療ポリシー・患者さんへのメッセージ

日本初の設立である「富山大学附属病院　膵臓・胆道センター」においては、外科や内科だけでなく、放射線診断科や病理科、放射線治療科や化学療法部とも協議し、一刻をあらそう膵臓がん・胆道がんの治療を始めとして迅速かつ確実な診療を行っています。外科だけでなく、消化器内科の安田一朗教授、病理科の平林健一教授など、膵臓・胆道の専門家が揃っている施設は全国では多くないため、富山県という地域であっても関東・関西はおろか北海道から九州まで患者さんにお越し頂いています。手術については「北陸から世界へ」を合い言葉に、2019 年から年間膵切除件数が 100 件を超え、2021 年は約 120 件でした。この中にはロボット支援下手術、腹腔鏡下手術などの体に優しい手術も含みますし、極めて難しい状況の進行膵がんであっても、私たちが直接化学療法などの集学的治療を行い、また極めて高難度の手術も行っています。術前診断で「審査腹腔鏡検査」を本邦で先駆けて導入しており、膵がんの患者さん全員に行っているのは国内では当院だけだと思います。肝胆膵外科学会高度技能専門医を 6 人、内視鏡外科学会技術認定医を 9 人と多数の専門医を擁しており、これも全国トップクラスと思いますが、安全かつ確実な手術を行っております。治験や臨床研究治療などの、一般病院ではできない治療選択肢も有しております。お気軽にご相談ください。

<table>
<tr><td rowspan="4">手術・治療実績・コメント</td><td colspan="2">科全体年間総治療数：1,083 件　(2021 年度)</td></tr>
<tr><td>膵切除手術　116 件
うち膵頭十二指腸切除術　85 件
うちロボット支援下膵切除術　20 件
うち血管合併切除術　45 件</td><td>肝切除手術　46 件
直腸・大腸がん手術　90 ～ 110 件</td></tr>
<tr><td colspan="2">特に膵がん手術においては、他院で「手術が難しい」といわれた患者さんも手術を安全に行っております。また治療の待機時間も短く、初診時から 2 週間以内にはすべての検査を完全に終えて治療を開始できています。</td></tr>
<tr><td colspan="2"></td></tr>
<tr><td>業績等</td><td colspan="2">英文論文　約 300 編、第 117 回日本外科学会優秀ビデオなど含め国際学会での受賞多数、北日本放送などのテレビ出演、週刊新潮・週刊現代・北日本新聞などのメディア掲載多数</td></tr>
</table>

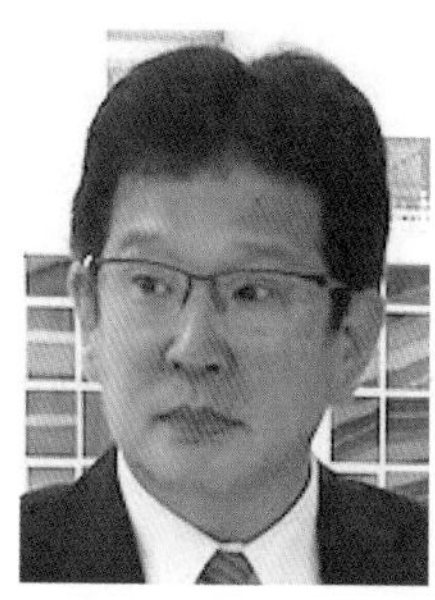

波多野 悦朗　はたの えつろう

京都大学医学部附属病院　肝胆膵・移植外科
（電話）075-751-3111　京都府京都市左京区聖護院川原町 54

肝細胞がん・転移性肝がん・胆管がん・胆嚢がん・十二指腸乳頭部がん・膵がん・膵管内乳頭状粘液性腫瘍・膵内分泌腫瘍・肝移植適応疾患（末期肝硬変・胆道閉鎖症など）

●消化器外科専門医、消化器病専門医、肝臓内科専門医

得意分野・診療案内

肝移植は日本一の経験を有し、末期肝疾患に対する最後の砦として機能しています。他施設では適応とならないような肝がんに対しても一定の基準を満たせば肝移植を実施しています。更に、根治切除が不可能な肝門部胆管がんに対する肝移植を臨床研究として行っており、さらに大腸がん肝転移に対する肝移植の臨床研究を推進しています。肝がんや胆道がんにおいて、高度進行がんに対して集学的治療により切除不能を切除可能とする多数例の経験があると同時に、標準手術においては腹腔鏡下手術が 60% を超えます。
膵がんの治療については、強度変調放射線化学療法を用いた術前治療に取り組み、局所再発率が減少するとともに、積極的に腹腔鏡下膵切除術を行っています。
神経内分泌腫瘍は豊富な経験と「他科との連携により、縮小手術から集学的治療まで、バランスのとれた診療を行っています。
他院で切除不能と診断された進行がんに対しても高度な技術による最善の治療を提供します。

診療ポリシー・患者さんへのメッセージ

「患者さんの希望を支える知識と技術とハート」を信条に、「できるものを簡単にあきらめていないか？」「勝手に限界を作っていないか？」と自問自答しながら限界に挑戦しています。
最終的に患者さんが満足していただける最高の医療を提供したいと思います。

	科全体 治療実績			
治療実績・コメント	手術	529 件	膵島移植	2 例
	肝胆膵高難度手術	228 件	肝切除	115 例
	肝移植 (肝小腸同時 1 例を含む)	52 例	膵切除（腹腔鏡下 43 例）	95 例
	膵移植 (膵腎同時 1 例を含む)	2 例		
	計 25 名の肝胆膵・移植外科医、小児外科医が、低侵襲手術から移植まで、手術のみならず薬物療法を含めた集学的治療で、患者を治癒に導くことを目標にしています。さらに、他科と連携して最先端の治験や先端医療を提供します。			
業績等	2015 年度 第 27 回日本肝胆膵外科学会学術集会 理事長賞／ 2015 年度 日本肝胆膵外科学会 学会賞 1 位／ 2015 年度 日本肝胆膵外科学会 高田賞／アメリカ ドイツ フランス エジプト　韓国　中国　台湾にて招聘講演会			

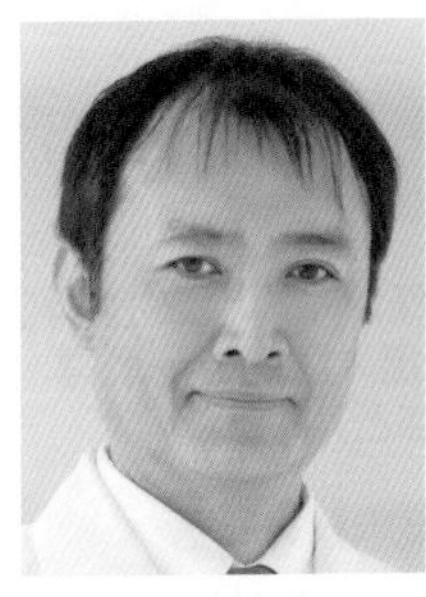

後藤田 直人　ごとうだ なおと

国立がん研究センター 東病院　肝胆膵外科
（電話）04-7133-1111　千葉県柏市柏の葉 6-5-1

肝細胞がん、肝内胆管がん、転移性肝がん、肝門部胆管がん、胆嚢がん、遠位胆管がん、乳頭部がん、膵臓がん、その他の膵腫瘍、十二指腸がん、十二指腸 GIST

●外科専門医、消化器外科専門医

得意分野・診療案内

肝臓がん、胆道がん（胆嚢がん、胆管がん）、膵臓がんはいずれの手術も消化器外科の中では難易度が高い上、様々な種類があります。私はこの領域における肝臓を大きく切除し胆管を再建する肝門部胆管がん手術から膵臓を切除する膵頭十二指腸切除、膵体尾部切除まであらゆる高難度手術をこれまで数多く経験しています。大きく切除する高難度手術だけでなく、脾臓を温存する膵体尾部切除や膵臓を温存する十二指腸切除など難易度の高い臓器温存縮小手術も適応を考慮し積極的に行っています。また腹腔鏡手術も早くから導入し、腹腔鏡下肝切除、膵切除といった低侵襲手術も数多く経験しています。2022 年からはロボット支援下手術も行っています。がんだけでなく低悪性度の腫瘍、良性腫瘍に対して多くの場合は低侵襲手術が適応となりますが、このような疾患も診療しています。

診療ポリシー・患者さんへのメッセージ

まずは病気の進み具合を詳細な画像検査によって診断し「腫瘍を正確に切除する」、いわゆる根治性を最優先に手術方法を検討しています。そこで根治性が同等であればより体への負担を減らすことはできないか、腹腔鏡下やロボット支援下といった低侵襲手術や臓器を温存する縮小手術を考慮しながら日々の診療を行っています。

	個人 年間総治療数：135 件（2022 年）		個人 過去 10 年間の総治療数：1,400 件	
手術・治療実績・コメント	膵頭十二指腸切除	30 件	膵頭十二指腸切除	240 件
	肝門部胆管がん手術	7 件	肝門部胆管がん手術	60 件
	肝切除（開腹、腹腔鏡下）	60 件	肝切除（開腹、腹腔鏡下）	750 件
	腹腔鏡下（ロボット支援下）肝切除	50 件	腹腔鏡下（ロボット支援下）肝切除	600 件
	膵体尾部切除（開腹、腹腔鏡下）	21 件	膵体尾部切除（開腹、腹腔鏡下）	150 件
	腹腔鏡下（ロボット支援下）膵体尾部切除	13 件	腹腔鏡下（ロボット支援下）膵体尾部切除	100 件
	肝臓から胆道、膵臓と肝胆膵領域全般にわたって開腹手術による拡大切除から腹腔鏡、ロボット支援下の低侵襲手術まで行っています。最近は腹腔鏡手術が多くなっていますが、腹腔鏡手術は適応を重視し慎重に行っていてこれまで手術関連死亡はありません。			
業績等	他院から多数の手術依頼を受けて技術指導をしています。また国内外、学会やセミナーで手術の技術面や病気に対する治療などについて講演も数多く行っています。			

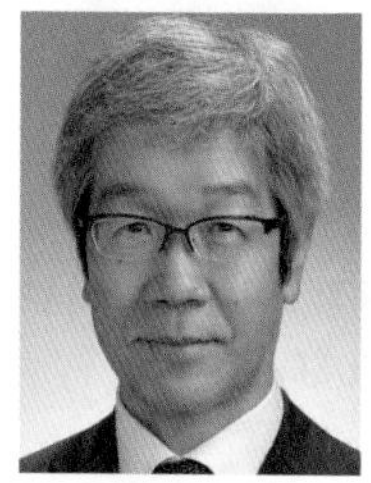

遠藤 格　えんどう いたる

横浜市立大学附属病院　消化器外科
（電話）045-787-2800　神奈川県横浜市金沢区福浦 3-9

良性胆道疾患、肝胆膵領域の悪性腫瘍、生体肝移植、食道・胃・大腸の良性・悪性疾患、その他小腸・後腹膜原発腫瘍など

●外科専門医、消化器外科専門医、消化器病専門医

診療内容・患者さんへのメッセージ

当科の専門分野は食道、胃、肝臓、胆道、膵臓、大腸などの全ての消化器疾患の外科的治療です。消化器外科のいずれの分野でも日本でトップクラスの治療成績を目指しており、特に悪性疾患については拡大郭清から機能温存、そしてロボット手術などの低侵襲手術まで高度な手術を安全に行い、患者さんの病気の状態や希望に応じた治療を提供しています。他院で切除不能と言われた進行がんであっても手術前に化学療法や放射線療法を併用して腫瘍を縮小させたのちに切除することができたケースもあります。しかし、疾患やその進行度によっては手術だけでは治療が困難な場合も多くあります。そのため最近進歩の著しい遺伝子の研究も積極的に行っており、がんや種々の病態の発生機序を解明してより効果的で効率的、そして画期的な医療を開発しようと日々研究に取り組むとともに、がんゲノム診療科と協力して切除検体を用いた遺伝子解析を行い、新しい治療法などの可能性を追求しています。また生体肝移植は、1997 年に開始し、2022 年 3 月までに 70 名の患者さんに実施しております。

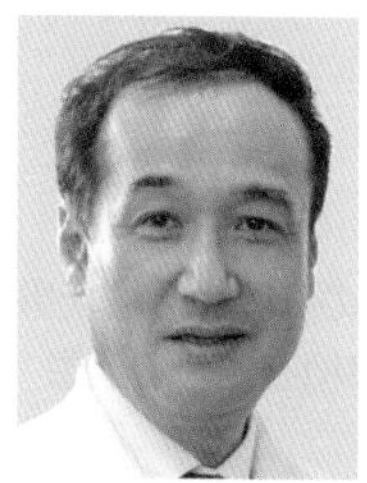

江口 晋　えぐち すすむ

長崎大学病院　肝胆膵・肝移植外科
（電話）095-819-7200　長崎県長崎市坂本 1-7-1

腹痛、黄疸、腹水、消化器がん、食道がん、胃がん、大腸がん、肝がん、胆管がん、膵がん、肝硬変　など

●外科専門医、消化器外科専門医、消化器病専門医、肝臓専門医

診療内容・患者さんへのメッセージ

長崎大学病院　移植・消化器外科（第二外科）診療責任者（主任教授）の江口晋です。当科では消化器外科全般（食道、胃、腸、肛門、肝、胆嚢、胆管、膵臓など）、内分泌外科（乳腺、甲状腺、副甲状腺など）、小児外科を担当しております。われわれは、特に、患者さんに優しい鏡視下外科手術（胸腔鏡や腹腔鏡を用いた傷の小さい手術）と先進的な移植外科手術（脳死あるいは生体肝移植、膵島細胞移植など）を深く、手掛けております。一方、いわゆる一般外科（腹膜炎、腸閉塞、虫垂炎、ヘルニア、脱腸、痔などなど）も日頃から丁寧に診療しています。教室員には　1．安全性、2．根治性、3．先進性　の順番での診療を心がけてもらっています。

患者さんの笑顔のために、日々、手術室、病棟でがんばります。大きな診療科ですので、総合力が強いのはもちろんですが、教室内の連携も抜群です。教室には、元気で親切な医師が多くおりますので、まずはお気軽にご相談下さい。

症例数：消化器外科　年間約 1,000 例／肝移植　年間約 20 例（総数 300 例超）

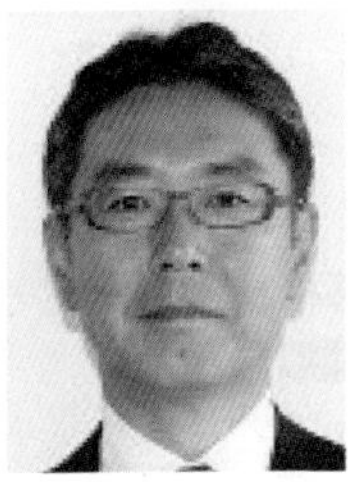

里井 壮平　さとい そうへい

関西医科大学附属病院　胆膵外科
（電話）072-804-0101　大阪府枚方市新町 2-3-1

胆石症や胆のう炎、膵臓の良性または良悪境界病変、慢性膵炎や膵仮性嚢胞、肝外胆道がん、十二指腸がん、膵がんなど

●外科専門医、消化器外科専門医

診療内容・患者さんへのメッセージ

胆膵外科は良性から悪性、炎症から腫瘍まで多種多様な疾患を扱います。解剖の複雑さから手術には高度な技術が要求されます。さらには診断が困難であるがゆえ、進行がんで診断されることが多いことも特徴です。他施設にて切除不能と診断された場合でも精査にて切除可能と判断できる場合や、強力な化学療法、さらには精密な放射線照射の後に切除可能となることがあるため、積極的に進行がんの集学的治療に取り組んでいます。
このように本領域の治療は施設によって差が生じることも多く、当科では適切な治療について専門的な立場から患者さんとそのご家族のライフプランに合わせた治療方法を提示するようにしています。また良性疾患では、患者さんに優しい単孔式手術を含む腹腔鏡手術を積極的に導入しています。胆膵外科手術は術後合併症や死亡率が比較的高率であり、周術期管理に難渋することもありますが、当科は本邦において手術数が多く、合併症や死亡率が低く、在院日数も短いのが特徴です。退院後も地域全体で患者さんを支えるよう心掛けています。

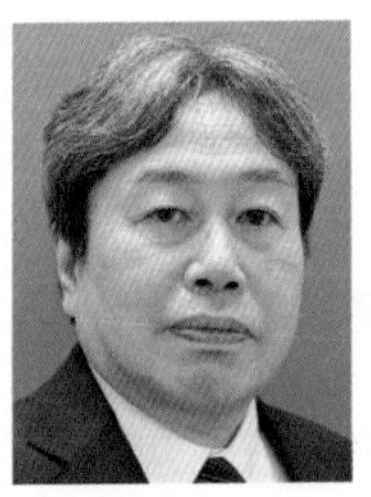

大塚 将之　おおつか まさゆき

千葉大学医学部附属病院　肝胆膵外科
（電話）043-222-7171　千葉県千葉市中央区亥鼻 1-8-1

肝がん、胆管がん、胆嚢がん、乳頭部がん、膵がんなどの肝胆膵領域疾患および肝硬変、劇症肝炎、原発性胆汁性胆管炎など肝移植を要する疾患

●外科専門医、消化器外科専門医、肝臓専門医

診療内容・患者さんへのメッセージ

肝・胆管・胆嚢・膵臓のがん治療を中心に、末期肝不全の肝移植まで手掛け、外科治療はもちろん個々の患者さんの意向を尊重しつつ最適な医療を提案し、実行することをポリシーとしています。そのために多職種連携を重視し、真の専門家チームを構築して診療にあたっています。自分自身は、全国有数のハイボリュームセンターの肝胆膵外科科長として、年間約 400 例の治療実績があり、約 350 例の手術を管理し、特に高難度な手術約 65 例を自身で直接執刀しています。肝胆膵、特に胆管・胆嚢・膵がんは早期発見が難しく、難治性であることが知られており、その手術も難易度が高いですが、他院で切除困難・不能例といわれた症例でも、薬物療法を積極的に導入し、切除を行うなど、決して“あきらめない診療”を実践しています。また、手術前後の患者管理についても豊富な経験に基づいて、きめ細やかに目配りし、安全安心な診療を提供できるように常に心がけています。
病気の診断から手術を中心とした治療、そして術後経過観察通院と、患者さんとの関係は長く続きます。お互いに信頼関係を築きつつ診療を行うことが重要と考えています。

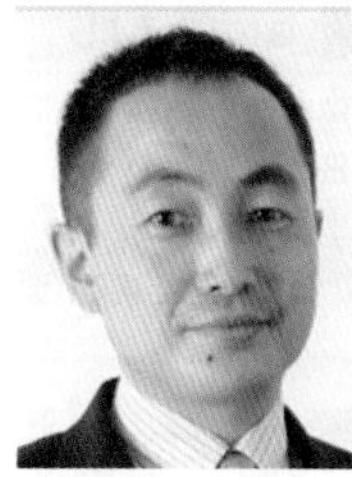

岸 庸二　きし ようじ

防衛医科大学校病院　肝・胆・膵外科
（電話）04-2995-1511　埼玉県所沢市並木 3-2

肝腫瘍（肝細胞がん、肝内胆管がん、転移性肝がん）、胆管がん、胆嚢がん、膵腫瘍（膵がん、膵管内乳頭粘液性腫瘍）など

●外科専門医、消化器外科専門医

診療内容・患者さんへのメッセージ

肝がん、胆管がん、胆嚢がん、膵臓がんを主な対象疾患とし、消化器内科、放射線科と共同し、手術、化学療法を主体とした治療を行っています。各部門も大所帯でない分、風通しもよく、毎週1回の合同カンファレンスを中心に、診断、処置、治療と、それぞれの専門知識、技術を最大限に活かし、患者さん一人一人に最適な治療を提供することを心がけています。防衛医大病院肝胆膵外科として、年間150件程度の手術を行っており、決して多いとは言えませんが、地域の中核病院としてスタッフ一同誇りを持って診療にあたっています。2022年は146件の手術のうち、105件が肝胆膵腫瘍の切除術でした。このうち、腹腔鏡手術は18件で行いました。肝胆膵がんは、予後が良い疾患とは言えず、大きな手術を必要とすることもしばしばあります。一方、手術手技、薬物治療と、特にこの10年の進歩は目覚ましいものがあり、治療の選択肢は増え、治療成績も、ゆっくりではありますが、着実に向上しています。多くの患者さんは、突然の診断に戸惑う中、当院を受診されます。少しでもその気持ちに寄り添えるよう、サポートしてまいります。

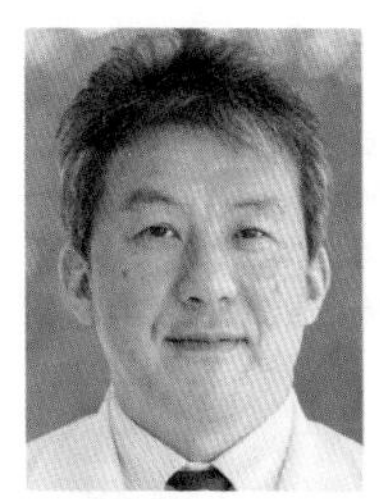

阪本 良弘　さかもと よしひろ

杏林大学医学部付属病院　肝胆膵外科
（電話）0422-47-5511　東京都三鷹市新川 6-20-2

肝臓がん、胆道がん、膵臓がん、胆石症

●外科専門医、消化器外科専門医

診療内容・患者さんへのメッセージ

国立がん研究センター中央病院、東京大学医学部付属病院から2018年に赴任した阪本を筆頭に、肝がん、胆道がん、膵がんあるいは胆石症などの治療を積極的に行っています。阪本の個人執刀件数は肝切除1,000件、膵切除700件です。進行がんに対する集学的治療を得意としていますが、最近は低侵襲手術の割合が増加してきました。スタッフ5名、レジデント4名のこぢんまりととした診療科ですが、それゆえに強く結束し、患者さんやご家族の力になれるように1年365日尽力を続けています。2022年の年間総手術件数は242件、肝切除70件、膵切除50件、腹腔鏡下肝切除割合は13%、腹腔鏡下膵体尾部切除割合は33%、在院死亡率は0%でした。阪本の外来は毎週水曜になります。紹介状があれば予約なしで受診することができます。独立した腫瘍内科（化学療法担当）、胆膵を専門とし内視鏡検査などを担当する消化器内科、診断のみならず血管内カテーテル手技(IVR)を担当する放射線科、層の厚い麻酔科、豊富な経験のある病理部、心優しい看護部やパラメディカルスタッフに恵まれ、肝胆膵外科治療を行うのに適した環境にあります。

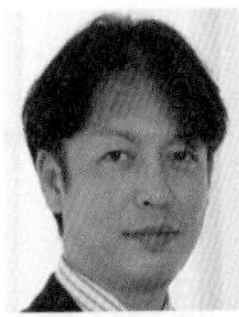

進藤 潤一 しんどう じゅんいち

虎の門病院 消化器外科（肝・胆・膵）
（電話）03-3588-1111
東京都港区虎ノ門 2-2-2
●消化器外科、消化器病、肝臓専門医

診療内容

肝細胞がん、肝内胆管がん、転移性肝がん（大腸がん・神経内分泌腫瘍）、肝門部胆管がん、胆嚢がん、胆管がん、膵がん、肝血管腫、胆石症、膵管内乳粘液腫瘍ほか

肝がん、胆道がん、膵がんの外科治療を専門とし、特に脈管侵襲を伴う進行がんや多発肝転移に対する高難度手術、鏡視下低侵襲手術を専門に扱っております。施設の年間手術症例数は肝切除約200件、膵切除約100件、胆道手術約300件と豊富な症例数を誇り、近年では腹腔鏡の利点を生かした安全かつ確実な低侵襲手術を追求しています。個人の執刀総数は肝切除1,500例。膵切除200例。年間200〜250例の肝胆膵外科手術を責任術者として執刀しております。当院は高度進行がん、再発肝がん症例、心臓・呼吸器などの重篤な合併症や高度肝障害をもった高リスク症例の割合が高いという特徴がありますが、関連各科が横断的な診療チームを形成し、個々の症例に対して迅速かつベストな治療を提供しています。

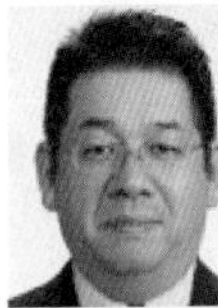

長谷川 潔 はせがわ きよし

東京大学医学部附属病院
（電話）03-3815-5411
東京都文京区本郷 7-3-1
●消化器外科専門医、消化器病専門医

診療内容

肝がん、膵がん、胆管がん、胆嚢がん、膵腫瘍、肝膿瘍、肝内結石、胆管結石、胆石胆嚢炎、胆道拡張症、膵・胆管合流異常症、膵炎、門脈圧亢進症など

当肝・胆・膵外科は、肝がん、膵がん、胆管がん、胆嚢がんに対する手術、肝移植などを得意分野としています。また、腹腔鏡下の肝切除・膵切除も行っています。特に当科の肝切除安全性は世界的に知られ、手術死亡率0.2%という低率となっています。当科の安全で正確な肝切除を見学するため、世界各地から医師が訪問して来ます。肝切除3Dシミュレーション技術もいち早く取り入れ2007年にわが国初の先進医療指定をうけ、保険適応取得に貢献しました。現在ではこれをさらに肝切除ナビゲーション技術に発展させ、新しい器機の開発を行っています。また2007年からICG蛍光イメージング法を世界に先駆けて開発し、肝がんの術中診断や腹腔鏡下胆摘の術中胆道造影に応用しています。

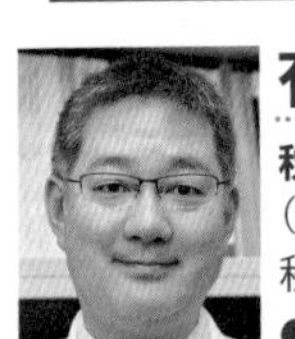

有田 淳一 ありた じゅんいち

秋田大学医学部附属病院
（電話）018-834-1111
秋田県秋田市広面字蓮沼 44-2
●外科専門医、消化器外科専門医

診療内容

胃がん、大腸がん、原発性・転移性肝がん、胆道がん、膵がんなど

特に消化器がん（胃、大腸、肝臓、胆道、膵臓がん）に対する治療に力を注いでいます。当院は東北地方では15施設しかない日本肝胆膵外科学会高度技能医修練施設に認定されており、診断、治療が困難な肝胆膵領域の悪性腫瘍に対して根治性の高い手術を行うのみならず、標準治療では対応できない症例に対しても、血行再建など高度技能を駆使し、がんの取り残しのない手術を安全に行うよう努めています。これらの外科治療だけでは不十分な患者さんにあっても手術治療と抗がん剤治療や放射線治療などを有効に組み合わせる集学的治療やがんの臨床研究を基盤とした先進的な治療も行っています。常に個々の患者さんに最も適した治療法を提供するため、外科医師のみならず内科、放射線科の専門医師と意見交換を行い、症例検討を行っています。

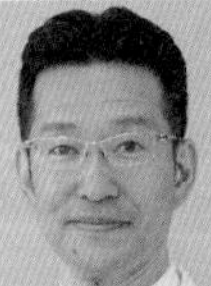

川井 学 かわい まなぶ

和歌山県立医科大学附属病院
（電話）073-447-2300
和歌山県和歌山市紀三井寺 811-1
●消化器内視鏡専門医、消化器外科専門医

診療内容

食道・胃・大腸・直腸・肛門・肝臓・胆嚢・胆道・膵臓・脾臓などの消化器疾患・消化器がん、胆石症などの良性疾患

消化器・内分泌・小児外科（第2外科・肝胆膵グループ）に所属しています。
肝胆膵手術は腹部手術の中で最も難易度が高い手術領域です。膵臓手術症例数が年30例の一定数以上の手術を行っている施設では合併症や術死率が低い傾向にあると言われています。当科では年間80〜100例の膵臓手術を実施しており、また肝臓手術に関しては年間約100例の手術を実施しており、和歌山県下では日本肝胆膵外科学会が定める唯一の修練施設A（肝胆膵高難度手術が50例／年以上実施）の認定施設です。現在教室に5名の高度技能専門医が在籍しており、高難度肝胆膵手術を安全かつ迅速に行っております。また、症例に応じて、体の負担の少ない低侵襲手術を実施しています。

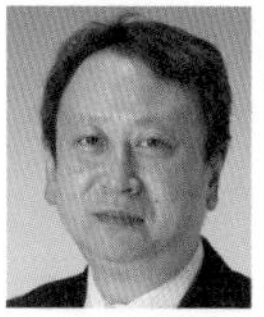

青木 琢 あおき たく

獨協医科大学病院 肝・胆・膵外科
（電話）0282-86-1111
栃木県下都賀郡壬生町大字北小林 880
●消化器外科専門医、肝臓専門医

診療内容

原発性肝がん、転移性肝がん、胆道がん、膵がん、胆石症、神経内分泌腫瘍、末期肝不全に対する肝移植、1 型糖尿病に対する膵腎移植

獨協医科大学病院肝・胆・膵外科は、前身の第二外科時代より、北関東有数の肝切除・膵切除手術件数を誇っておりました。2022 年は肝切除約 80 件、膵切除約 80 件を実施しました。私は教授・診療部長としてほぼすべての高難度手術を執刀・指導しております。肝胆膵外科手術は高難度でかつ術後合併症も多いと考えられておりますが、さいわい 2022 年これらの切除患者さんに手術関連死亡はありませんでした。低侵襲治療にも取り組み、2022 年 4 月に栃木県初のロボット支援下膵体尾部切除を開始し、これまで 18 例を実施しております。高難度治療から低侵襲治療、薬物療法も加えた集学的治療、また最後の砦ともいえる移植医療まで、幅広いニーズに応えるべく取り組んでおります。

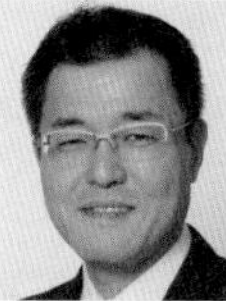

吉住 朋晴 よしずみ ともはる

九州大学病院 胆道・膵臓・膵臓移植・腎臓移植外科
（電話）092-641-1151
福岡県福岡市東区馬出 3-1-1
●消化器外科専門医、肝臓内科専門医

診療内容

肝臓がん（肝細胞がん、肝内胆管がん、転移性肝がん）、胆管がん、十二指腸乳頭部がん、膵臓がん、肝硬変、急性肝不全、慢性肝不全、多発肝嚢胞、食道胃静脈瘤など

肝臓・脾臓・門脈圧亢進症・胆道膵臓疾患に対する外科治療を行っています。肝臓がん（肝細胞がん、肝内胆管がん、転移性肝がん）に対する肝切除は年間 100 例以上を執刀し、可能な限り低侵襲（腹腔鏡下、ロボット支援下）で行っています。最新の薬物治療も組み合わせ、肝臓がんの治癒を目指しています。肝移植に関しては国内有数の施設で、これまでに施設として 994 例（生体肝移植 925 例、脳死肝移植 69 例）を施行しました。最近の症例数は 2021 年が 54 例、2022 年が 50 例、最新の肝移植後 1 年生存率は 94.3%、10 年生存率 79.5% と国内の他の施設と比較しましても良好な成績です。西日本における肝疾患治療の最後の砦として、他の施設でお断りされた患者さんでも対応いたします。

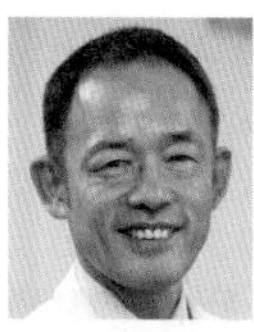

髙橋 祐 たかはし ゆう

がん研有明病院 肝・胆・膵外科
（電話）03-3520-0111
東京都江東区有明 3-8-31
●消化器外科専門医、消化器病専門医

診療内容

肝胆膵悪性腫瘍（肝細胞がん、転移性肝がん、胆管がん、胆嚢がん、膵がん、十二指腸乳頭部がん、十二指腸がん）、肝胆膵良性疾患（膵嚢胞性疾患、胆石症、胆嚢腫瘍、肝腫瘍など）、後腹膜腫瘍（肉腫）

がん研有明病院・肝胆膵外科はスタッフ 6 名、若手医師 9 名の 15 名体制です。年間 600 例ほどの手術を行っており、わたくしは部長としてすべての手術の状況を把握・管理する立場にあります。個人的には肝胆膵どの疾患でも担当し、年間約 150 例の手術を執刀しますが、中でも肝門部胆管がんが専門になります。肝臓半分と胆管を切除・再建する大きな手術で肝胆膵の中でもより専門性が必要な分野です。また現在当科はロボットを含め鏡視下手術も積極的に取り入れ、低侵襲から拡大手術まで患者さんの病状に応じた手術が可能になりました。科をあげて『待たせない』『あきらめない』スピード感のある粘り強い診療を心がけております。

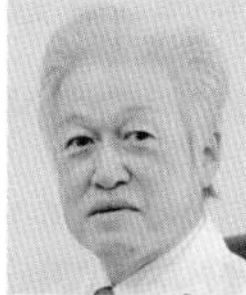

永野 浩昭 ながの ひろあき

山口大学医学部附属病院
（電話）0836-22-2111
山口県宇部市南小串 1-1-1
●消化器外科専門医、肝臓内科専門医

診療内容

肝細胞がん、転移性肝がん、胆管がん、胆のうがん、十二指腸乳頭部がん、膵がん、肝硬変

当院肝胆膵・移植外科は、山口県で唯一の日本肝胆膵外科学会・高度技能専門医修練施設（A）として、肝胆膵領域がんに対する拡大切除を基軸とした集学的治療に取り組んでいます。また、肝不全治療として生体部分肝移植も施行しています。さらに、教室では 6 人の内視鏡外科技術認定医が在籍し、肝がん、転移性肝がん、一部の膵がんには鏡視下手術を積極的におこない肝胆膵外科の低侵襲化にも努めています。なお肝がんにおいては、ロボット支援下手術が施行できる県内唯一の施設でもあります。また、令和 2 年からは、山口県では初めての消化器がんを専門とする腫瘍内科医がメンバーに加わり、すべての肝胆膵領域がんの抗がん剤治療を行い、術後再発や手術不能の患者さんにも治療を行い、その質の向上に努めています。

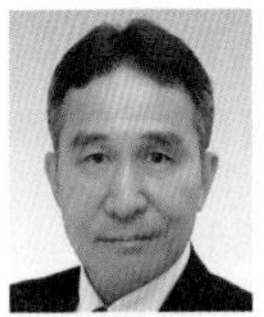

江口 英利 えぐち ひでとし

大阪大学医学部附属病院 消化器外科
（電話）06-6879-5111
大阪府吹田市山田丘 2-15
●消化器外科、消化器病、肝臓専門医

診療内容

膵がん、肝臓がん、胆嚢がん、胆管がん、転移性肝がん、膵嚢胞性腫瘍、膵内分泌腫瘍、十二指腸腫瘍

当院は全国の消化器外科の中でも最大規模の医師数を誇り、消化器がんの切除術、とりわけ高難度手術を中心として年に約 1,000 件行っています。それらの手術のうち、特に難治性と言われる膵臓、肝臓、胆嚢、胆管のがんの手術（年に約 200 件）を私が診療科長（教授）として担当しています。これらのがんはもともと難治性であることに加えて、進行がんの状態で来院される方もしばしばおられますが、抗がん剤や放射線治療などを組み合わせ、諦めずに手術のチャンスを生み出すためのあらゆる努力を行っています。一方、早期がんならば腹腔鏡手術やロボット手術といった体に優しい（低侵襲）手術も積極的に行っています。また、がんの手術のみならず、1 型糖尿病に対する膵臓移植や肝硬変に対する肝臓移植も行っています。

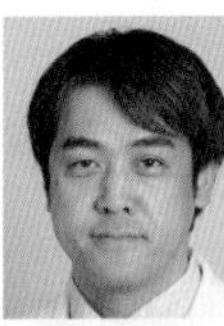

伴 大輔 ばん だいすけ

国立がん研究センター 中央病院
（電話）03-3542-2511
東京都中央区築地 5-1-1
●外科専門医、消化器外科専門医

診療内容

膵がん、肝臓がん、胆管がん、膵 IPMN、膵神経内分泌腫瘍など

肝胆膵外科で、肝臓がん、膵臓がん、胆道がんの外科切除を専門に行っています。我々は年間約 400 例の肝胆膵がんの切除を行っており国内でも有数の症例経験があります。また、患者さんへの負担を軽減する腹腔鏡手術を積極的に行っています（2022 年 130 例）。私は、膵がんに対する外科手術と、低侵襲手術（腹腔鏡手術／ロボット支援手術）に力をいれて診療しています。肝胆膵がんは難治性腫瘍が多いですが、根治性を追求するために高侵襲な術式が必要となったとしても、患者さんのメリットと安全性のバランスが担保できるのであれば積極的に行っています。一方で低侵襲に行える術式には、できるだけ低侵襲手術を導入しています。定型的な肝切除であれば、ほとんどの症例で腹腔鏡下肝切除術を行う事が可能です。

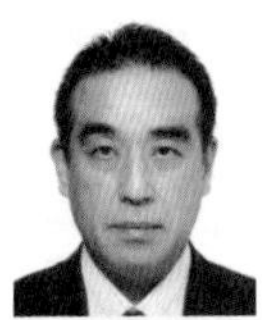

加藤 悠太郎 かとう ゆうたろう

藤田医科大学ばんたね病院 総合消化器外科
（電話）052-321-8171
愛知県名古屋市中川区尾頭橋 3-6-10
●外科専門医、消化器外科専門医

診療内容

肝臓がん、胆道がん、膵臓がん、肝胆膵疾患全般（良性腫瘍、肝・胆道・膵機能障害、炎症性疾患、外傷なども含む）

肝臓・胆道がんに対する手術治療を専門としています。肝切除・肝移植の執刀数は約 800 例（年間 30 ～ 70 例）と豊富です。なかでも腹腔鏡やロボットを用いた、身体への負担が少なく、しかも開腹手術に劣らない正確で安全な低侵襲肝切除を得意とし、約 450 例の執刀経験は国内有数です。ロボット肝切除では、国内で唯一 120 例以上（昨年 28 例）の執刀経験を持ち、指導的立場にあります。一方で血管や胆管の切除・再建を伴う難度の高い開腹肝切除も約 200 例と経験豊富です。身体的負担や合併症の少ない安全な肝臓手術を軸として、薬物・放射線治療、がんの遺伝情報に基づく治療も組み合せ、あらゆる手段で治療に臨みます。患者さんの思いや希望を丁寧に聞き、医学的にも最善の治療を行うことを理念としています。

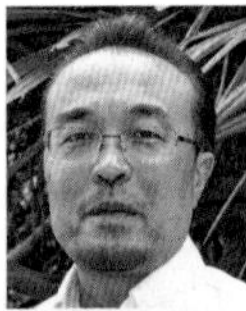

高槻 光寿 たかつき みつひさ

琉球大学病院 第一外科
（電話）098-895-3331
沖縄県中頭郡西原町字上原 207
●消化器外科専門医、肝臓内科専門医

診療内容

食道がん、胃がん、大腸がん、肝臓がん、肝硬変、劇症肝炎、膵臓がん、慢性膵炎、胆嚢がん、胆道がん、胆嚢結石など

消化器の手術、特に肝胆膵外科を専門としています。肝臓がんを切り取る肝切除術や、肝硬変に対する生体肝移植を得意としており、沖縄でも安定した成績を維持しています。特に生体肝移植は、それまで県外に依頼して手術を受けることが大半で患者さんの負担が大きかったところですが、2020 年から県内で治療を受けることができるようになっており、年間 10 例程度の手術を行っています。それ以外でも沖縄県唯一の特定機能病院として、膵臓がん、大腸がんの多発肝転移や肝門部胆管がんなどの高難度手術を年間 50 例以上行い、沖縄で治療を完結できる体制を整えています。高度進行がんの血管合併切除・再建術、また創の小さい低侵襲の腹腔鏡手術にも積極的に取り組み、病気の状態に応じて最善の手術を行うようにしています。

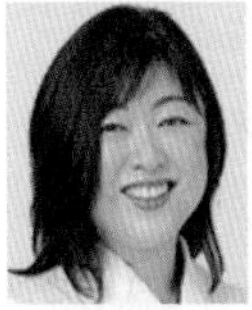

廣野 誠子 ひろのせいこ

兵庫医科大学病院 肝・胆・膵外科
（電話）0798-45-6111
兵庫県西宮市武庫川町 1-1
●消化器外科専門医、消化器病専門医

診療内容

肝細胞がん、転移性肝がん、膵臓がん、膵嚢胞性腫瘍、胆道がん、肝内胆管がん、肝嚢胞性疾患など

肝臓、膵臓、胆道領域の腫瘍など高難度手術から、胆石や鼠径ヘルニアなどの鏡視下低侵襲手術まで幅広く診療しています。肝・胆・膵外科は開院以来、第 1 外科時代を経て 45 年の歴史を有し、肝胆膵高難度手術や内視鏡外科などの低侵襲手術を駆使して、最新かつ安全な外科的治療を迅速に提供しております。当院は、国内でも有数の肝胆膵領域の手術数を誇る施設であり、肝胆膵外科学会の高度技能医修練 A 施設に認定されています。肝胆膵外科高度技能指導医や専門医、その他外科学会指導医や消化器外科学会指導医、日本内視鏡外科学会技術認定医など、多くの専門スタッフが手術・診療にあたっています。2021 年の診療実績は、肝臓疾患 115 例、胆道疾患 91 例、膵臓疾患 44 例、鼠径ヘルニア手術 18 例でした。

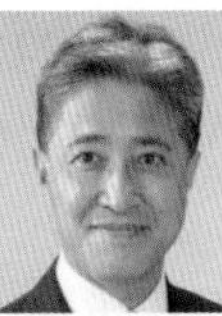

吉富 秀幸 よしとみひでゆき

独協医科大学 埼玉医療センター 外科
（電話）048-965-1111
埼玉県越谷市南越谷 2-1-50
●消化器外科専門医、消化器病専門医

診療内容

膵臓がん、胆嚢がん、胆管がん、肝臓がん、神経内分泌腫瘍、慢性膵炎、急性膵炎、膵嚢胞性腫瘍、など

当科は、消化器疾患全般を担当し、年間 1,000 件超の手術を行っています。私は、診療部長としてその統括を行うとともに、肝胆膵領域のチーフとして診療に当たっています。当科は、切除困難な肝胆膵進行がんに対しても、化学療法との組み合わせや血管合併切除等の高度な技術を駆使し、積極的に外科手術適応を広げることを目指しています。最近では、重粒子線治療と外科切除との組合せにも取り組んでいます。また、ロボット支援下手術による手術の低侵襲化にも取り組んでいます。埼玉県下でも有数の手術数を誇り、日本肝胆膵外科学会が定める高難度肝胆膵外科手術を年 90 例施行し、私はそのほぼすべてを術者、指導的助手として担当しています。患者さんに寄り添った診療を行っていますので、お気軽にご相談ください。

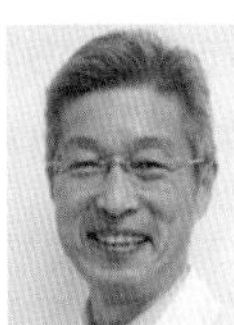

岡野 圭一 おかのけいいち

香川大学医学部付属病院
（電話）087-898-5111
香川県木田郡三木町池戸 1750-1
●消化器外科専門医、消化器病専門医

診療内容

消化器外科、肝胆膵外科、内視鏡外科、移植外科、Acute Care Surgery（急性期外科）

私たち消化器外科は、多岐にわたる消化器の良性・悪性疾患を対象として、手術を柱とした高度で最新の治療を推進しています。手術の主な対象臓器は、上は食道・胃・小腸から、下は大腸・肛門までの消化管、および、肝臓・胆道・膵臓・脾臓までの極めて広い範囲になります。当科にはそれぞれの臓器の専門外科医がそろっており、患者様には安全かつ高度な医療が提供できていると自負しております。また当院は肝胆膵の高難度手術を安全に施行できる病院として、日本肝胆膵外科学会の高度技能専門医修練施設に指定されています。一般病院では難しい肝胆膵の高難度手術を積極的に行い、極めて良好な成績を上げてきました。当院は高難度手術を直近の 5 年間で 300 件以上行っている修練施設（A）であり、香川県内では当施設のみです。

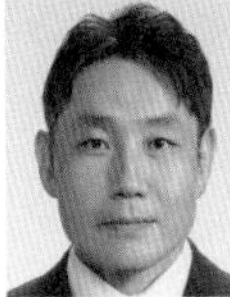

石沢 武彰 いしざわたけあき

大阪公立大学医学部附属病院
（電話）06-6645-2121
大阪府大阪市阿倍野区旭町 1-5-7
●外科専門医、消化器外科専門医

診療内容

肝疾患（原発性／転移性肝がんや良性腫瘍、肝嚢胞）、胆道疾患（胆管がん、胆嚢ポリープ、胆石症）、膵疾患（膵がん、IPMN などの嚢胞性疾患、神経内分泌腫瘍）

当院肝胆膵外科は、ロボット支援技術による低侵襲手術から大規模な根治手術まで、ほぼ全ての治療手段を揃えています。その中から、患者さんの年齢や体力、生活に応じて「最善の一手」を提供することがポリシーです。内視鏡外科学会技術認定医、肝胆膵外科学会高度技能医、ロボット支援下肝・膵切除の指導資格を取得しています。2022 年は診療部長として約 120 件の肝切除、100 件の膵切除、50 件の胆道手術を執刀 / 監督しました。手術関連死亡は「ゼロ」、低侵襲手術の割合（ロボット手術件数）は肝臓 54%（17 件）、膵臓 34%（12 件）です。「術中蛍光イメージング」を積極的に活用しています。最新情報は HP（https://www.omu.ac.jp/med/omu-hbps/）をご覧ください。

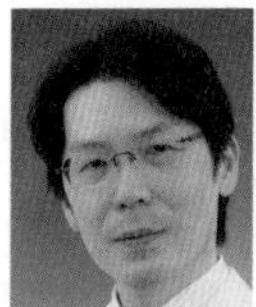

髙橋 秀典 たかはしひでのり

大阪大学医学部附属病院 消化器外科
（電話）06-6879-5111
大阪府吹田市山田丘 2-15
●外科専門医、消化器外科専門医

診療内容

膵臓がん、膵腫瘍

膵臓がんは最も予後不良ながん腫です。根治のためには外科切除を中心として化学療法（抗がん剤治療）や放射線治療を組み合わせた集学的治療が必須とされています。私は化学療法や放射線治療を手術前に施行し、その後に根治切除を行う「術前治療」による集学的治療の経験が特に豊富です。前任地（大阪国際がんセンター）から 15 年に亘って膵臓がん治療に専念し、これまでに 1,500 人以上の膵臓がん患者さんの治療を行い、それらの患者さんの膵切除術を術者や指導的助手として施行してきました。
個々の患者さんの病状に合わせて抗がん剤や放射線治療を選択し、安全確実な手術で膵臓がんの根治を目指すことを基本方針としています。現在は大阪大学医学部附属病院にて、より先進的な治療法・手術法の開発、臨床応用に携わっております。

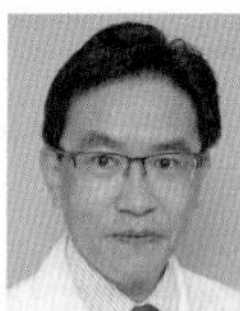

江崎 稔 えさきみのる

国立がん研究センター 中央病院
（電話）03-3542-2511
東京都中央区築地 5-1-1
●消化器外科専門医、消化器病専門医

診療内容

肝臓がん、胆嚢がん、胆管がん、膵がんなどの外科治療

肝胆膵がんの外科治療は、患者さんの状況にあわせて手術の方法を選択することが大切です。私たちは、培われた高い技術力と豊富な経験をもとに、最善の治療を行うよう心がけています。2021 年度は 415 例の手術を行いました（肝胆膵外科における外科切除を行った症例数）。
肝胆膵外科のみならず他科、多職種のスタッフがチーム一丸となって、限られたチャンスに対し、全力で治療にあたる、できる限り低侵襲で、患者さんの QOL を維持できる治療を選択する、ということを基本方針としています。
「病気が治る」「少しでも長生きする」ことはもちろん、「もとどおりの生活に戻る」「仕事を続ける」ことを目標に、患者さんと共に闘ってまいります。あきらめずに是非、相談にお越しください。

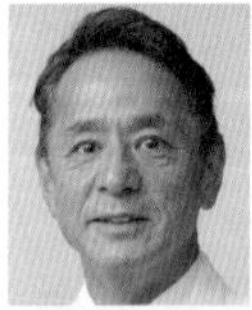

中村 雅史 なかむらまさふみ

九州大学病院
（電話）092-641-1151
福岡県福岡市東区馬出 3-1-1
●外科専門医、消化器外科専門医

診療内容

膵臓の腫瘍、胆管結石、胆管炎、その他の良性疾患、慢性腎不全、1 型糖尿病など

胆道・膵臓・膵臓移植・腎臓移植外科では、がんを中心とした胆道・膵臓領域の悪性疾患や胆石症などの良性疾患の手術だけではなく、内視鏡を用いた診断と治療も行っています。手術術式は、身体への負担が少ない腹腔鏡手術から血管合併切除を伴うような高難度手術まで高い根治性と安全性を両立した診療を目指しています。また、腎不全に対する腎臓移植、1 型糖尿病に対する膵臓移植を数多く行っています。胆石症、膵臓腫瘍、先天性胆道拡張症などに対する腹腔鏡手術を積極的に行っています。肝内結石症や総胆管結石症などに対する内視鏡的治療も行っています。生体腎移植ドナー手術（腎臓摘出術）は全例で、生体膵臓移植ドナー手術（膵臓半分（体尾部）の摘出手術）にも腹腔鏡手術を適用し患者さんの負担の軽減を目指しています。

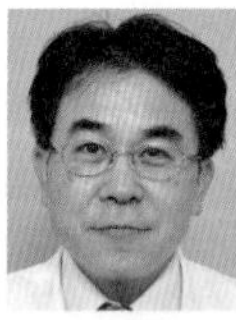

杉浦 禎一 すぎうらていいち

静岡がんセンター 肝・胆・膵外科
（電話）055-989-5222
静岡県駿東郡長泉町下長窪 1007
●外科専門医、消化器外科専門医

診療内容

肝臓、胆道、膵臓の腫瘍（悪性、良性）

当科では肝胆膵領域疾患の外科治療を専門としており、手術数は国内トップクラスです。手術内容も腹腔鏡手術やロボット手術などの低侵襲手術から超高難度手術（肝膵同時切除や血管合併切除を伴う肝切除、ボーダーライン膵がんや局所進行膵がんに対する膵切除など）まで広く対応しています。当初切除不能と判断された患者さんでも化学（放射線）療法の後に根治切除でき長期に生存されている患者さんも多くいます。当院は内科、放射線科との連携も緊密で、治療方針も専門チームのカンファレンスで検討しています。肝胆膵がんの外科治療には経験豊富な専門病院を受診されることをお勧めします。
診療実績は 2022 年で年間手術数：420 件（個人 106 件）、肝切除：172 件（43 件）、膵切除：174 件（57 件）でした。私のこれまでの執刀数は肝切除：約 800 例、膵切除：約 850 例です。

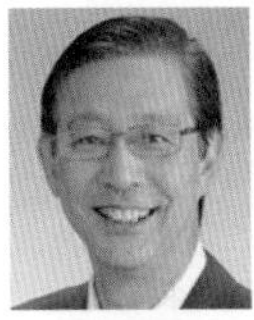

七島 篤志 ななしま あつし

宮崎大学医学部附属病院
(電話) 0985-85-1510
宮崎県宮崎市清武町木原 5200
●消化器外科専門医、消化器病専門医

診療内容

肝臓がん、胆道がん、膵臓がんなど

肝胆膵外科では、主に肝臓がんや胆道がん、膵臓がんといった疾患に対する手術を行っています。これらの疾患に対する手術は高難度肝胆膵外科手術と言われ、当科では年間 50 ～ 60 件行っています。負担の大きな手術も多いため、安全かつ最良の治療ができるよう、標準的な治療法及び最新の知見を基に、患者さんに情報を提供し、十分相談した上で治療方針を検討しています。このために毎週消化器内科医や病理医を交えて多角的に意見を交換するカンファレンスを行っています。胆道がんや膵臓がんは進行した状態で発見されることも多く、そのような時には当院の「臨床腫瘍科」と協力して抗がん剤治療を行った後に腫瘍の縮小を図ってから切除するといったことも行っています。近年は腹腔鏡での手術が増えてきており、その適応があれば積極的に行っています。

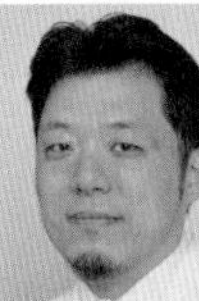

井上 陽介 いのうえ ようすけ

がん研有明病院 肝・胆・膵外科
(電話) 03-3520-0111
東京都江東区有明 3-8-31
●消化器外科専門医、肝臓専門医

診療内容

肝がん、胆道がん、膵臓がん

肝胆膵外科領域は手術の難易度が高く予後も厳しい、いわゆる難治がんが多くを占める領域ですが、豊富な症例数（肝切除：年間約 220 例、膵切除：年間約 200 例）と、診療科を越えた院内の緊密な横断的連携を生かしたチーム医療をすべての患者さんに提供しています。
従来から行ってきました高度進行がんに対する血行再建や他臓器合併切除を伴う根治を目指した拡大手術と並行して、積極的に低侵襲手術（腹腔鏡手術）を取り入れており、ロボット手術も増えてきました。
当科の特徴は、①領域横断的な周術期治療、②根治性と安全性を両立した外科治療、そして③徹底した術後管理です。
がん研肝胆膵外科は、患者さんの最後の砦として「あきらめない外科」をモットーに診療を行っています。

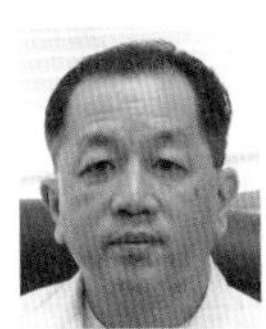

元井 冬彦 もとい ふゆひこ

山形大学医学部附属病院 第一外科
(電話) 023-633-1122
山形県山形市飯田西 2-2-2
●外科専門医、消化器外科専門医

診療内容

膵臓がん、胆道がん、肝臓がんなど肝胆膵領域の悪性腫瘍、慢性膵炎の手術

特に膵臓がんや胆管がんの手術に重点を置きながら､膵臓がんでは手術前後の抗がん剤治療（化学療法）や放射線を組み合わせた集学的外科治療に、診療科長として取り組んでいます。膵臓がんは最も生存率が低い最凶のがんです。しかし、化学療法と当院でも導入された重粒子線治療を行った上で、コンバージョン手術を計画できるようになりました。他院で切除不能と判断されても、諦めずに治療を受けて頂く事で、患者さんに道が開ける可能性があります。肝胆膵内科・腫瘍内科の先生と協力して、年間 50 例ほどの膵臓がん症例を診断・治療し、年間 30 例ほどの膵臓がん手術を執刀しております。特に診断された時に、切除不能・困難と判断された膵臓がんのコンバージョン手術を 2022 年には 7 件行っております。

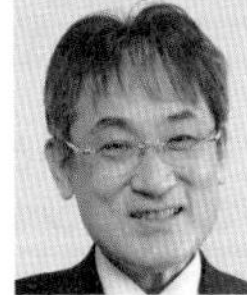

大塚 隆生 おおつか たかお

鹿児島大学病院 消化器外科
(電話) 099-275-5111
鹿児島県鹿児島市桜ヶ丘 8-35-1
●外科専門医、消化器外科専門医

診療内容

膵がん、胆管がん、胆嚢がん、十二指腸乳頭部がん、膵管内乳頭粘液性腫瘍 (IPMN)、嚢胞性膵腫瘍など

鹿児島大学病院消化器外科科長として診療科を統括するとともに、肝胆膵外科高度技能専門医 / 内視鏡外科技術認定医として肝胆膵疾患の外科治療に対応しています。肝胆膵がんの診療では消化器内科や放射線科とも連携し、術前術後補助化学（放射線）療法も積極的に導入した集学的治療を行い、治療成績向上に努めています。また病気の進行度に応じた血管合併切除を伴う高難度手術から臓器温存手術、ロボット支援下手術まで、移植以外の全ての疾患に最適かつ最新の治療法で対応します。2022 年に鹿児島大学消化器外科で行った肝胆膵外科高難度手術 171 件、うち膵頭十二指腸切除術 104 件は国内有数の手術数です。離島や僻地も多い地方の大学病院ですが、地域に密着した患者さんやご家族に優しい医療提供を心掛けています。

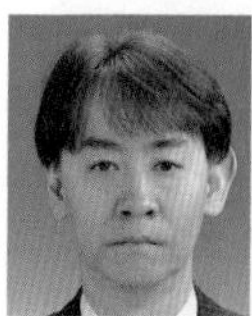

今井 克憲 いまいかつのり

済生会熊本病院 外科
（電話）096-351-8000
熊本県熊本市南区近見 5-3-1
●消化器外科、消化器病、肝臓専門医

診療内容

肝胆膵領域の良性・悪性腫瘍（肝臓がん、転移性肝がん、胆管がん、胆嚢がん、膵臓がん）、消化管がん、腹部救急疾患

肝臓、胆道、膵臓の良性・悪性腫瘍に対する集学的治療の一環として、外科的治療を中心に診療を行っております。体への負担の少ない腹腔鏡下手術やラジオ波凝固療法などの低侵襲治療から、高度進行・再発がんに対する高難度拡大手術まで､安全性と根治性を担保した治療を行っております。肝胆膵外科学会高度技能医、内視鏡外科学会技術認定医（肝臓領域）として専門的な治療を提供し、術者もしくは指導的助手として、年間約 100 例の肝胆膵手術に従事してまいりました。肝胆膵領域のがんは難治性であることが多く、薬物療法、放射線療法、血管内治療などを組み合わせた､「集学的治療の一環としての外科治療」をモットーに、バランスの取れた最適な治療を提供できるよう努めております。

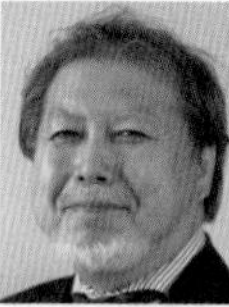

平野 聡 ひらのさとし

北海道大学病院 消化器外科 II
（電話）011-716-1161
北海道札幌市北区北 14 条西 5
●外科専門医、消化器外科専門医

診療内容

膵臓疾患（膵がん、膵嚢胞、慢性膵炎、膵の奇形）、胆道疾患（胆石症、肝内結石症、胆管がん、胆嚢がん、十二指腸乳頭部がん）、膵・胆管合流異常など

膵がんや胆道がん（特に胆管がんや胆嚢がん）は、診断された時に既に他の臓器に転移をきたしていたり、転移がなくても高度に進行していることがしばしばあり、その場合は切除不能と診断され、抗がん剤治療等の非手術療法が行われます。しかしながら、他施設で切除不能と診断されるような高度進行がんであっても切除可能なこともあります。また最近は、一旦、手術不能として抗がん剤治療を始めた場合でも、長い間がんが進行しない患者さんがみられるようになりました。そのような場合には積極的に手術を行うことで、長期間の生存が得られることがわかってきました。手術が困難と言われても、あきらめずに多くの治療法を駆使して根治的な手術が可能になるように最大限の努力をするのがポリシーです。

有益情報

ランキング医師の病院は遠くて行けないという患者さんのための、北海道、東北、四国、九州を中心とする準名医情報です。ランキングとは別です。ご参考になさってください。

東北	**袴田 健一** はかまだ けんいち （電話）0172-33-5111	**弘前大学医学部附属病院** 青森県弘前市本町 53	●消化器外科専門医
東北	**丸橋 繁** まるばし しげる （電話）024-547-1111	**福島県立医科大学附属病院** 福島県福島市光が丘 1	●消化器外科専門医
東北	**海野 倫明** うんのみちあき （電話）022-717-7000	**東北大学病院 総合外科** 宮城県仙台市青葉区星陵町 1-1	●消化器外科専門医
四国	**高田 泰次** たかだ やすつぐ （電話）089-964-5111	**愛媛大学医学部附属病院** 愛媛県東温市志津川 454	●消化器外科専門医
九州	**酒井 久宗** さかいひさむね （電話）0942-35-3311	**久留米大学病院 肝がんセンター** 福岡県久留米市旭町 67	●消化器外科専門医
その他	**副島 雄二** そえじま ゆうじ （電話）0263-35-4600	**信州大学医学部附属病院 消化器外科** 長野県松本市旭 3-1-1	●消化器外科専門医
その他	**上村 健一郎** うえむら けんいちろう （電話）082-257-5555	**広島大学病院 消化器外科** 広島県広島市南区霞 1-2-3	●消化器外科専門医

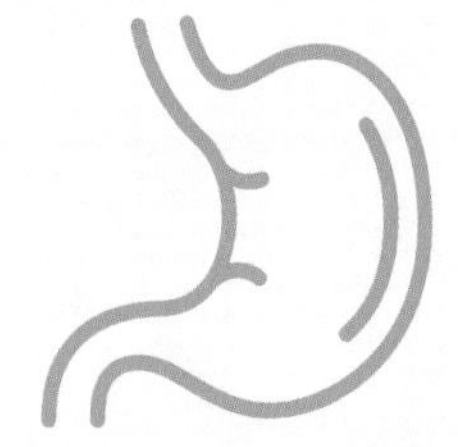

消化器

優れた診断力を要する消化器系

消化器疾患には、がんだけではなく、以下のような様々な病気があります。食道アカラシア、食道がん、胃・食道静脈瘤、逆流性食道炎、胃炎（急性・慢性）、胃潰瘍、胃がん、胃粘膜下腫瘍、ヘリコバクター・ピロリ感染症、十二指腸潰瘍、十二指腸腫瘍、小腸炎、小腸出血、クローン病、潰瘍性大腸炎、大腸がん、大腸ポリープ、家族性ポリポーシス、ウイルス性肝炎（急性・慢性）、自己免疫性肝炎、原発性胆汁性胆管炎、肝硬変、肝がん、胆石症、胆嚢ポリープ、胆嚢腺筋腫、胆嚢がん、胆管がん、急性膵炎、慢性膵炎、自己免疫性膵炎、膵嚢胞、膵腫瘍、膵がん、機能性ディスペプシアほか。

消化器に不快な症状がある場合、以上のような様々な病気がありますので、まずは消化器病専門医を受診して、治療の方向性を探ってもらいましょう。

本書では、消化器系を以下のように分けて掲載しています。

・肝胆膵内科／肝胆膵外科（別の章）

・消化器内科／内視鏡検査・治療／消化器外科

消化器内科と内視鏡は対象とする患者さんがオーバーラップしていますが、本書では分けています。

消化器内科

消化管は食物を消化、運搬吸収し、最後には排泄する働きを持つため、がん、潰瘍、炎症などの器質的疾患だけではなく、便秘や逆流性食道炎などの消化管運動不全に伴う機能的疾患も多いのが特徴です。

最近増えている疾患は、以下の通りです。

・胃食道逆流症(GERD)…主に胃酸が食道に逆流し、胸やけや呑酸(どんさん)など不快症状が出る。患者数は成人の10～20%と推測。

・消化性潰瘍…胃粘膜がヘリコバクター・ピロリ菌に感染することが主な原因で、非ステロイド性抗炎症薬による潰瘍も増えている。

・炎症性腸疾患(IBD)…主に潰瘍性大腸炎とクローン病をいう。原因不明だが、免疫異常から発症する。若い人に発症することが多い。

・機能性ディスペプシア(FD)…原因となる明らかな異常がないのに、みぞおちの痛みや胃もたれなど(ディスペプシア症状)がある。

・過敏性腸症候群(IBS)…お腹の痛みや不快感、便秘や下痢などが数カ月以上続く。原因不明だが、感染性腸炎後になりやすい。

・大腸ポリープ…大腸がんは、正常な粘膜から腺腫(良性腫瘍)を経て悪化する場合と、腺腫を経ずに一気にがんになる場合がある。

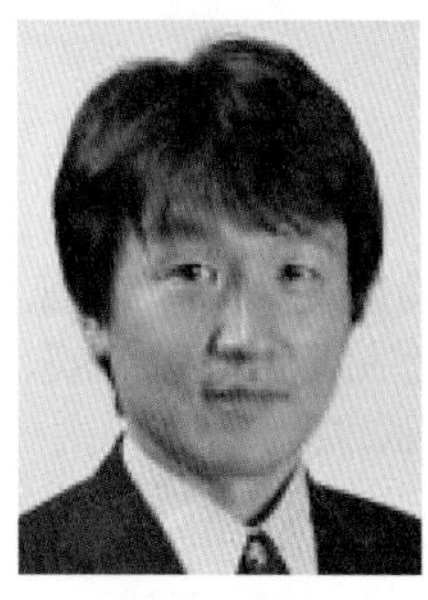

山本 博徳　やまもと ひろのり

自治医科大学附属病院　消化器センター内科部門
（電話）0285-44-2111　栃木県下野市薬師寺 3311-1

小腸・大腸疾患の治療内視鏡、消化管（食道、胃、十二指腸、小腸、大腸）、肝臓、胆道（胆嚢、胆管）、膵臓など、消化器全般

●総合内科専門医、消化器病専門医、消化器内視鏡専門医

得意分野・診療案内

当科では、症状や病態に応じて内視鏡検査、腹部超音波検査、ＣＴやＭＲなどの画像診断を組み合わせ、各種消化器疾患に適切な治療を行えるよう対応しています。早期胃がん・早期大腸がんに対する内視鏡的治療、ダブルバルーン内視鏡による小腸疾患の診断治療、肝臓がんに対する腹腔鏡下治療など先進的な医療にも取り組んでいます。外来診療は初診担当医が症状や病態に応じた検査を計画し、疾患に応じて各臓器専門医に再診していただいています。入院診療はチームで対応し、各臓器専門医グループとカンファランスを行い診療方針を決めています。

診療ポリシー・患者さんへのメッセージ

消化器内科が扱う疾患は幅広く、地域医療の実践においても最も要望されることの多い科の一つだと言えます。自治医科大学消化器内科学教室はこのように common disease を的確に診断し、治療していく第一線で役立つ臨床的能力から、究極の低侵襲手術とも言える高度技術を要する内視鏡治療に至るまで幅広くの消化器内科的知識、技術を提供できる教室を目指しております。また、現在の医学では解決されていない疾病の病態解明、治療法の開発など医学の進歩に貢献する研究においても基礎医学、臨床医学の両面に力を入れて推進していこうと考えています。

	科全体 新入院患者数：1,924（2020 年）		主な検査、処置、治療件数（2020 年内科施行分）	
手術・治療実績・コメント	肝細胞がん	228	上部消化管内視鏡検査	6,168 件
	胃がん	115	大腸内視鏡検査	2,846 件
	クローン病	130	ダブルバルーン小腸内視鏡	379 件
	食道がん	76	カプセル内視鏡　小腸	66 件
	膵がん	64	ERCP	531 件
	急性胆管炎	63	肝がん：ラジオ波治療	91 件
	胆嚢・総胆管結石	56	肝動脈化学塞栓術	146 件
	結腸がん	54	肝がん：分子標的薬による全身化学療法	49 件
業績等	ESD や DBE など、最先端の内視鏡検査および治療では世界をリードする立場であり、国内外からの多くの研修・見学の受け入れを行っています。			

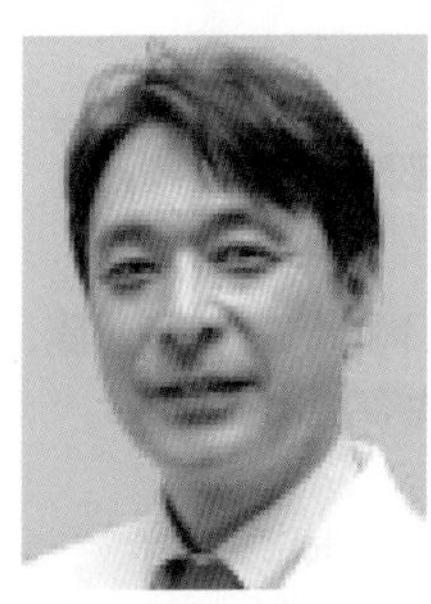

藤城 光弘　ふじしろ みつひろ

東京大学医学部附属病院　消化器内科
（電話）03-3815-5411　東京都文京区本郷 7-3-1

肝炎、肝硬変、肝がん、食道炎、食道がん、食道静脈瘤、胃潰瘍、胃がん、十二指腸潰瘍、大腸ポリープ、大腸がん、潰瘍性大腸炎、クローン病、胆のうがん、胆管がん、膵がん、など

●総合内科専門医、消化器病専門医、消化器内視鏡専門医

得意分野・診療案内

消化器内科は、消化管（食道、胃、小腸、大腸）、肝臓、胆道、膵臓という幅広い臓器に発生する様々な疾患を取り扱っております。主な対象疾患としては、食道炎、食道がん、食道･胃静脈瘤、胃炎、胃がん、胃･十二指腸潰瘍、十二指腸がん、小腸腫瘍･出血、大腸ポリープ、大腸がん、炎症性腸疾患（潰瘍性大腸炎、クローン病）、機能性消化管疾患、ウイルス肝炎、自己免疫性肝疾患、肝硬変、肝細胞がん、転移性肝がん、脂肪肝、肝不全、胆石症、胆管炎、胆のう炎、硬化性胆管炎、胆管がん、胆のうがん、膵石症、急性・慢性膵炎、自己免疫性膵炎、膵がんなどが挙げられます。
当科における得意分野には、ヘリコバクター・ピロリ菌感染症の治療、食道・胃・十二指腸・大腸がんの内視鏡的切除（ESD/EMR）、小腸の内視鏡的診断・治療、B 型肝炎・C 型肝炎の抗ウイルス治療、非アルコール性脂肪性肝炎（NASH）／代謝関連脂肪肝疾患（MAFLD）の治療と予防、肝がんのラジオ波焼灼療法（RFA）および薬物療法、膵・胆道がんのステント治療および抗がん剤治療、胆管結石および膵石の内視鏡的治療、膵石の体外衝撃波結石破砕などがあります。

診療ポリシー・患者さんへのメッセージ

病気だけを見るのではなく、技術を持った内科医として、全人的に患者さんと向き合うことを大切にして、難病や難治がんに一丸となって取り組むチーム医療を行っております。

	科全体 主疾患入院患者数（2021 年度）		科全体 主な手術や処置の件数（2021 年度）	
手術・治療実績	肝細胞がん	452 人	ラジオ波焼灼術／マイクロ波アブレーション	229 件
	転移性肝がん	82 人	内視鏡的粘膜下層剥離術 ESD（胃）	164 件
	大腸がん・大腸腺腫	330 人	内視鏡的粘膜下層剥離術 ESD（食道）	83 件
	膵がん	290 人	内視鏡的粘膜下層剥離術 ESD（大腸）	248 件
	胃がん・胃腺腫	197 人	内視鏡的乳頭括約筋切開術（EST）	92 件
	胆管がん・胆嚢がん	177 人	膵管・胆管に対するドレナージ術	643 件
	食道がん	126 人	化学療法（膵がん／胆道がん）	118 件／43 件
	胆道結石・胆管炎・胆嚢炎	235 人	化学療法（肝がん）	65 件
業績等	日本消化器病学会：指導医 21 人／専門医 76 人、日本消化器内視鏡学会：指導医 12 人／専門医 55 人、日本肝臓学会：指導医 9 人、専門医 31 人（2022 年 7 月 1 日現在）			

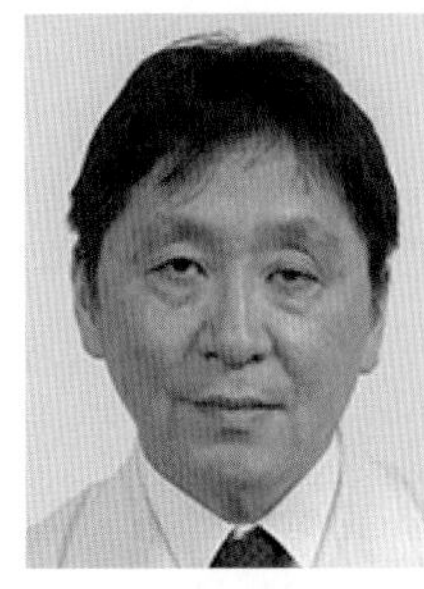

松本 主之　まつもと たかゆき

岩手医科大学附属病院　消化管内科
（電話）019-613-7111　岩手県紫波郡矢巾町医大通 2-1-1

食道がん、胃がん、潰瘍性大腸炎、クローン病、胆石症、胆嚢ポリープ、胆管がん、膵臓がん、膵管内乳頭粘液性腫瘍、など

●総合内科専門医、消化器病専門医、消化器内視鏡専門医

得意分野・診療案内

消化管内科では消化管・胆膵疾患に対する最先端の診断・治療に取り組んでいます。当科ではひとりの患者様に対し、主治医を中心とする56名の医師で担当するチーム制をとっています。2つのチームで、消化管疾患と胆膵疾患の入院診療に対応しています。教授回診は水曜日午後に行われ、スタッフ全員でカンファレンスを行っています。当科と外科、放射線科、病理診断学講座のスタッフで消化管疾患（上部、下部）、胆膵疾患についてそれぞれ月に一回カンファレンスを行っています。

診療ポリシー・患者さんへのメッセージ

消化管・胆膵の腫瘍や炎症性疾患を対象として、X線検査や内視鏡を用いた診療、および炎症性疾患の病態解明に関する研究に力を入れています。
我が国では胃がんの有病率が高く、早期胃がんの診断法と治療法が世界に先駆けて発展しました。また、近年では大腸がんの増加も大きな問題となっています。消化管がんや胆膵腫瘍の診断・治療において内視鏡を使用する光学医療は必須であり、この領域の技術革新には目覚ましいものがあります。消化管内科の責務は、消化管・胆膵疾患患者に最新の機器を用いた精密な診断と最良の治療を提供することにあると考えます。我々は病理診断学講座と一緒に画像検討会（所見会）を毎月行っており、内視鏡診断のレベル向上に努めています。X線検査や内視鏡検査で見えたものが病理学的にどのように見えているかを確認することで、その病変の成り立ちを考え、次からの診断に役立てています。実際に内視鏡治療は食道、胃のESDを年間200例程度、大腸のESDを年間100例程度を行っています。

	小腸内視鏡を用いた小腸疾患の診断と治療（下部消化管グループ）				
診断・治療実績	診療実績	2014	2015	2016	2017
	下部消化管内視鏡検査数	2,024件	2,419件	2,432件	2,625件
	内視鏡的粘膜切除術（EMR）	192件	249件	265件	305件
	内視鏡的粘膜下層剥離術（ESD）	55件	64件	83件	84件
	バルーン小腸内視鏡検査	64件	47件	66件	53件
	カプセル小腸内視鏡検査	80件	102件	107件	110件
業績等	【著書】『下部消化管内視鏡診断アトラス』、『これだけは読んでおきたい！消化器医のための重要論文240篇＜炎症性腸疾患編＞』（共著）、ほか				

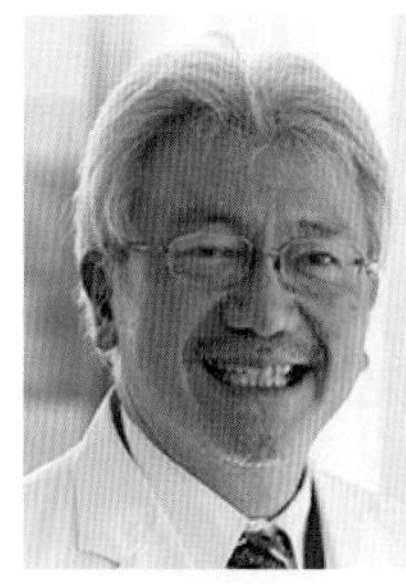

仲瀬 裕志　なかせ ひろし

札幌医科大学附属病院　消化器内科
（電話）011-611-2111　北海道札幌市中央区南 1 条西 16-291

消化器病・消化器内視鏡・炎症性腸疾患

●総合内科専門医、消化器病専門医、消化器内視鏡専門医

得意分野・診療案内

急性・慢性および良性・悪性問わず消化器に関するすべての疾患を扱っています。また地域医療においては消化器病のみならず、内科疾患全般に幅広く対応することが求められるため、primary care 能力を有する内科医であり、かつ専門性の高い知識・技術を有した消化器内科医の育成に努めています。
消化管領域では、炎症性腸疾患の研究や内視鏡の治療・診断、遺伝性のがんについての研究に特に力を入れています。臨床研究として、最先端の治療や研究を行っていることも一つの特徴です。肝胆膵領域では、まず肝臓分野で肝炎や肝臓がんの治療に力を入れています。静脈瘤治療を熱心に行っている先生も居ます。胆膵領域では、近年医師の数も増え、留学から戻って教室を盛り上げようとする医師もおり、これからさらなる活躍が期待されているところです。

診療ポリシー・患者さんへのメッセージ

私たちは患者さんが笑顔になれるような治療を目指し、常に全力投球で患者さんに向き合っています。私たちが思う「患者さんが笑顔になれるような治療」とは、もちろん治療効果は重要ですが、それだけではなく患者さんが納得して受けることができる治療のことです。患者さんの笑顔は、私たちのモチベーションの源泉でもあります。そのような治療を実現するために、私たちは患者さんの声にしっかり耳を傾け、患者さんと２人４脚で治療に励みたいと思っています。消化器のことでお悩みのことがあればぜひご相談ください。
当院初診の場合は原則、新患外来で診察し、専門的診療が必要な場合は専門外来を予約し後日受診となります。特定の臓器や疾患について専門の医師が直接診療にあたる専門外来日を別途設けております。

コメント	札幌医科大学附属病院 消化器内科の主な検査・医療設備
	上部消化管 (食道・胃・十二指腸) 内視鏡検査、小腸内視鏡検査 (カプセル型小腸内視鏡、ダブルバルーン小腸内視鏡)、大腸内視鏡検査、消化管 X 線検査 (バリウム検査)、腹部超音波検査、関節超音波検査、甲状腺超音波検査、CT 検査、3D-CT 検査、PET-CT 検査、腹部血管造影検査、MRI 検査、MR 胆管膵管造影検査 (MRCP)、内視鏡的逆行性胆道膵管造影検査 (ERCP)、超音波内視鏡検査 (EUS)、超音波内視鏡下穿刺吸引細胞診 (EUS-FNA)、経皮的肝生検、遺伝子・染色体検査
業績等	【著作】『最適治療を極める！潰瘍性大腸炎』、『最適治療を極める！クローン病』

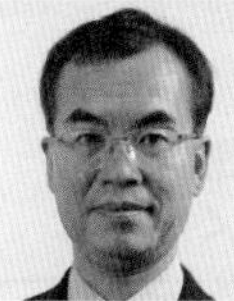

大宮 直木 おおみや なおき

藤田医科大学病院 消化器内科
（電話）0562-93-2111
愛知県豊明市沓掛町田楽ケ窪 1-98
●消化器内視鏡専門医

診療内容

大腸がん、大腸ポリープ、潰瘍性大腸炎、大腸腫瘍、小腸疾患、など

消化器内科は、上部消化管・下部消化管・肝胆膵と３つのグループに分かれ、それぞれの専門グループに所属する経験豊富な消化器病・消化器内視鏡・肝臓・化学療法の専門医を中心に、専門性の高い診断・治療を行うとともに、医局員全員が "One Team" として機能していることが特色です。
消化器疾患全領域の正確な診断と適切な治療を行います。丁寧な説明と同意に基づく、安心かつ信頼される医療を提供します。最新の高度な専門的医療を提供するとともに、新たな診断・治療に関する研究を行い社会に貢献します。良質・最新の医療を提供し、日々の成長を怠らず、高い見識を持った医療人を育成します。患者さんの QOL を最優先に考え、心のこもった安心・安全で質の高い医療を提供します。

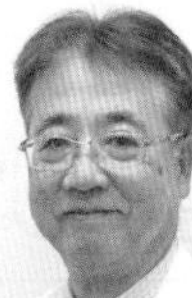

三輪 洋人 みわ ひろと

川西市立総合医療センター
（電話）0570-01-8199
兵庫県川西市火打 1-4-1
●消化器内視鏡専門医

診療内容

食道がん、食道腫瘍、胃がん、胃・十二指腸腫瘍、大腸がん、大腸腫瘍、消化管粘膜下腫瘍、など

消化器内科は吐血や下血、急な腹痛など救急処置を必要とする疾患を含めて消化器疾患全体に対応して診療を行っています。中でも消化管（食道・胃・大腸）の早期がんの内視鏡治療（内視鏡的粘膜下層剥離術など）、消化器がんの抗がん剤治療、胆嚢・膵臓疾患の診断・治療、機能性消化管疾患の診断・治療などの疾患には複数の消化器内科専門医、消化器内視鏡専門医が高いレベルで対応しています。また近年増加傾向にある炎症性腸疾患は炎症性腸疾患外来で診療しており、肝疾患も肝臓専門外来で診療しています。特にがんの治療に関しては消化器外科と緊密に連携して、手術を含めてがんの患者さんにベストな治療を行っています。精度の高い内視鏡診断と低侵襲な治療を提供し専門性を活かしたサポートをしていきたいと考えております。

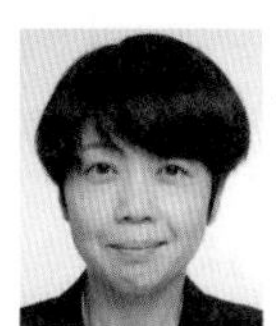

草野 央 くさの ちか

北里大学病院 消化器内科
（電話）042-778-8111
神奈川県相模原市南区北里 1-15-1
●消化器内視鏡専門医

診療内容

胃がん、食道がん、早期大腸がん、大腸ポリープ、急性肝炎、胆嚢炎、胆管炎、閉塞性黄疸、など

消化器内科は、上部消化管、下部消化管、肝がん、胆膵の４グループで構成されており、専門的かつ高度な診療を行っています。食道、胃、大腸がんに対する内視鏡切除、難治症例も含めた炎症性腸疾患に対する最適な治療選択、肝がんに対するラジオ波熱凝固療法・動脈塞栓術、良・悪性を問わない胆道・膵臓疾患に対する内視鏡治療、進行した悪性腫瘍に対する化学療法など、消化器領域疾患の全てに対応しています。また、消化器外科を始めとする他の診療科、看護部など他職種との緊密な連携により、患者さんにとって納得がいく医療を提供しております。
【診療実績（2022 年度）】食道 ESD：69、胃・十二指腸 ESD：191、PDT（光線力学的療法）：15、腹腔鏡内視鏡合同胃局所切除術：42、下部消化管 ESD：144、など

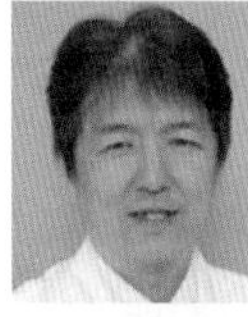

加藤 健 かとう けん

国立がん研究センター中央病院
（電話）03-3542-2511
東京都中央区築地 5-1-1
●総合内科専門医

診療内容

胃がん、大腸がん、消化管間葉系腫瘍、小腸がん、消化管原発神経内分泌新生物、肛門管がん、など

消化管内科では、消化管がんの化学療法（抗がん剤治療）を担当しています。胃がん、大腸がん、その他消化管がんについて多くの患者さんに外来での治療を行っています。これは患者さんの QOL（生活の質）を考慮しているためです。また、現在おかれている病状や、治療法の選択肢について時間をかけて納得がいくまでお話をします。そのうえで、患者さんにとってベストな治療法を一緒に考えていきます。外科診療科との連携は非常にスムーズです。また、放射線診断科や放射線治療科とも緊密に連携を行い、個々の患者さんに適した治療計画を作成しています。当院における治療を希望される方は、国立がん研究センター中央病院ホームページの「初診の方」を参考に、インターネットまたはファクスによる初診予約をお願いします。

有益情報

ランキング医師の病院は遠くて行けないという患者さんのための、北海道、東北、四国、九州を中心とする準名医情報です。ランキングとは別です。ご参考になさってください。

地域	医師	病院・住所	資格
北海道	**近藤 仁** こんどう ひとし （電話）011-231-2121	**斗南病院 消化器内科** 北海道札幌市中央区北４条西 7-3-8	●消化器病専門医
北海道	**南 伸弥** みなみ しんや （電話）0144-32-8111	**王子総合病院 消化器内科** 北海道苫小牧市若草町 3-4-8	●消化器病専門医
東北	**八田 和久** はった わく （電話）022-717-7000	**東北大学病院 消化器内科** 宮城県仙台市青葉区星陵町 1-1	●消化器病専門医
四国	**北村 晋志** きたむら しんじ （電話）087-813-7171	**高松市立みんなの病院 消化器内科** 香川県高松市仏生山町甲 847-1	●消化器病専門医
九州	**村上 和成** むらかみ かずなり （電話）097-549-4411	**大分大学医学部附属病院 消化器内科** 大分県由布市挾間町医大ヶ丘 1-1	●消化器病専門医
その他	**金城 徹** きんじょう てつ （電話）098-895-3331	**琉球大学病院 第一内科** 沖縄県中頭郡西原町字上原 207	●消化器病専門医

進歩する内視鏡―ESD（内視鏡的粘膜下層剥離術）

がんの内視鏡的切除は、体に負担の少ない治療として 1980 年代より内視鏡的粘膜切除術（EMR）が行われてきました。スネアという金属の輪を病変部に引っ掛けて絞り、電流を流してがん患部を焼き切ります。EMR は大きなサイズのがんや難しい部位に発生したがんは切除できず、またがんが残ったり、外科的手術を必要としていました。この EMR の弱点を克服した治療法が内視鏡的粘膜下層剥離術（ESD）です。

特別に開発されたナイフで粘膜を薄く剥いでいく技術が研究され、より広範囲にがんの患部を切除できるようになりました。

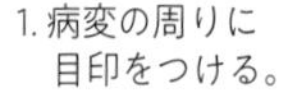

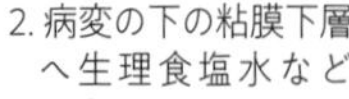

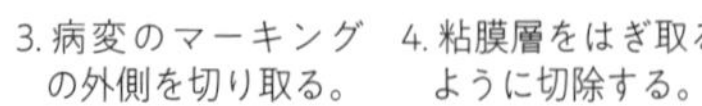

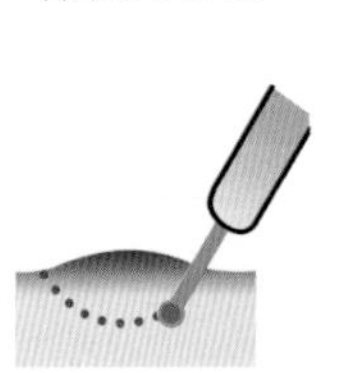

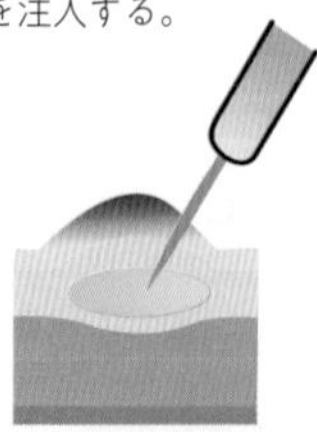

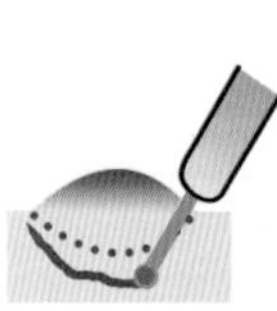

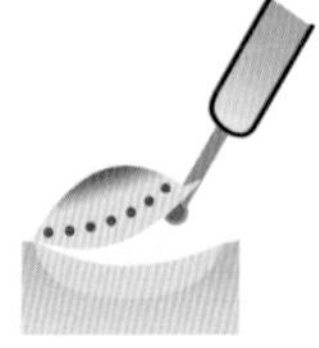

内視鏡検査・治療

内視鏡治療機器や手技の進化で、体にできるだけ負担をかけない低侵襲治療への流れが、ますます加速しています。

本書では、分かりやすさを重視し、「内視鏡検査・治療」を独立して掲載していますが、ほとんどの病院では消化器内科（消化器外科の場合もあり）で内視鏡治療を行っています。

消化器内科でご紹介した医師の中にも、内視鏡治療でも卓越した実績がある医師がいるので、「消化器内科」もご参照ください。

略語が使われることの多い内視鏡手技を簡単に説明します。

◇内視鏡的粘膜切除術 EMR
(Endoscopic Mucosal Resection)
：スネアをポリープ にかけて、ワイヤーを絞めて高周波電流を流してポリープを焼いて切り取る内視鏡治療です。

◇内視鏡的粘膜下層剥離術 ESD
(Endoscopic Submucosal Dissection)
：電気メスを用いて病変周囲の粘膜を切開し、さらに粘膜下層をはく離して切除する方法です。

◇内視鏡的逆行性胆管膵管造影 ERCP
(Endoscopic Retrograde Cholangiopancreatography)
：内視鏡を使って胆管・膵管を造影する検査です。

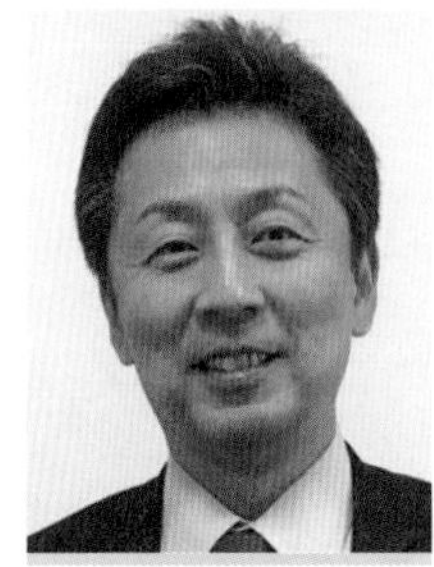

後藤田 卓志　ごとうだ たくじ

がん研究会有明病院　上部消化管内科
（電話）03-3520-0111　東京都江東区有明 3-8-31

食道がん・胃がん・大腸がん・ピロリ感染胃炎・胃十二指腸潰瘍・逆流性食道炎・機能性ディスペプシア・慢性便秘症・潰瘍性大腸炎・過敏性大腸炎・腹痛症

●消化器病専門医、消化器内視鏡専門医

得意分野・診療案内

国立がん研究センターでESD開発に携わり、日本大学病院消化器内科では消化器病センター長として消化器内科・消化器外科を統括する役割を果たしました。2023年秋より、がん研究会有明病院 上部消化管内科に赴任しました。
上部消化管内科は主に、食道がん、胃がん、十二指腸がんの内視鏡診断と治療を行っております。
・外科、放射線治療部、消化器化学療法科と密な連携を取り、問題症例は臓器別合同カンファレンスで相談して、適切な治療を検討しています。
・世界でもトップレベルの内視鏡治療を行っています。
・国内外で学会および論文発表を行い、世界の内視鏡医療に貢献しています。
・主治医だけでなく、グループで情報を共有しチーム医療を行っています。

診療ポリシー・患者さんへのメッセージ

対応している各疾患のガイドラインを遵守した治療を第一としています。その一方で、実臨床においてはガイドラインを遵守出来ない場合にもしばしば遭遇します。そのような場合には、患者さん個々の全身状態や意思・希望、ご家族の希望をじっくり伺った上で、治療選択におけるメリット・デメリットを一緒に考えていく（shared decision making；共有意思決定）を心がけています。

	個人 年間総治療数：約 400 件（2022 年）	個人 累積総治療数：14,000 件（28 年間）
手術・治療実績	胃がん内視鏡的粘膜下層剥離術 約 100 件	胃がん内視鏡的粘膜下層剥離術 約 3,500 件
	食道がん内視鏡的粘膜下層剥離術約 10 件	食道がん内視鏡的粘膜下層剥離術 約 300 件
	大腸がん内視鏡的粘膜下層剥離術約 10 件	大腸がん内視鏡的粘膜下層剥離術 約 100 件
	大腸ポリペクトミー 約 300 件	大腸ポリペクトミー 約 1,000 件
	国立がんセンター中央病院で世界初の胃内視鏡的粘膜下層剥離術の開発に携わる。	
業績等	英文原著論文は 270 編を超え、それらの引用回数も 22,000 回を超えています。論文の内容は、内視鏡的粘膜下層剥離術のみならずピロリ除菌や腸内細菌に関するものまで消化器疾患関連の幅広い分野に及んでいます。受賞歴は、日本胃癌学会 Nishi Memorial Award（平成 13、平成 27 年）、日本癌学会奨励賞（平成 15 年）、米国内視鏡学会 ASGE Annual Audiovisual Award（平成 17 年、平成 22 年）、第 111 回日本内科学会総会・講演会・指導教官賞（平成 26 年）	

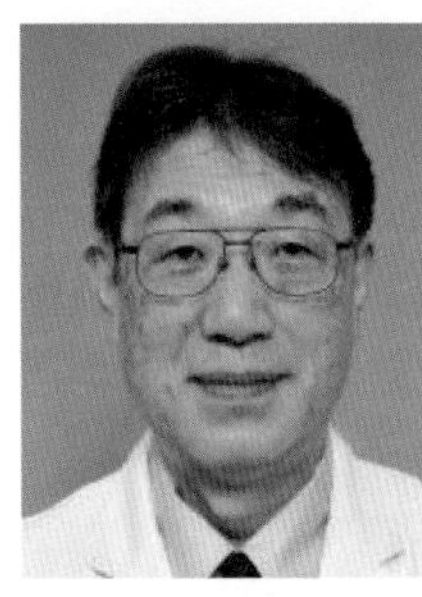

小野 裕之　おの ひろゆき

静岡がんセンター　内視鏡科
（電話）055-989-5222　静岡県駿東郡長泉町下長窪 1007

消化管の早期がんおよび粘膜下腫瘍の内視鏡的治療（ESD、PDT など）、膵がん・胆管がんなどによる閉塞性黄疸に対する内視鏡的治療、消化管の悪性リンパ腫の診断・治療、など

●総合内科専門医、消化器病専門医、消化器内視鏡専門医

得意分野・診療案内

内視鏡による検査は、「がんか、がんではないのか」の判定だけでなく、がんだった場合、その深さやひろがりを診断し、治療方針を決めるのに役立ちます。
一方、内視鏡を用いた治療としては、消化管では、ポリープや早期がんの切除、胆膵領域では、胆管狭窄時の胆汁排泄や胆石除去などをしています。外科手術とくらべて、患者さんのからだへの負担が非常に軽く、なおかつ根治を目指す治療を行うこともできます。
当科は内視鏡による数多くのがんの診断と治療の実績があります。胃がんの内視鏡切除件数は常に国内トップ３以内であり、食道や大腸の内視鏡切除、胆膵内視鏡も国内有数の症例数です。豊富な経験に基づいて適切な診断と治療方針の決定が行われ、安全かつ確実な内視鏡治療で優れた治療成績を積み重ねています。これからの日本の医療を向上させるため、未だコンセンサスが得られていない診断や治療法を確実なものにすべく、積極的に臨床試験にとりくんでいます。当院単独での臨床試験だけでなく、日本臨床腫瘍研究グループ（ＪＣＯＧ）の研究をはじめとする国内の他施設と共同の臨床試験にも参加しています。

診療ポリシー・患者さんへのメッセージ

これから受けられる治療、検査についてご質問があれば、遠慮なく医師、看護師におっしゃってください。

	ESD(内視鏡的粘膜下層剥離術) 症例数 当院の ESD は食道、胃、十二指腸、大腸のいずれの臓器においても国内トップクラスの症例数です。					
治療実績		2017	2018	2019	2020	2021
	食道	152	157	130	130	136
	胃	439	423	460	370	402
	大腸	169	153	132	104	117
業績等	毎年 10 数本の英語論文が採用、海外・国内の学会にて数多くの発表を行っています。					

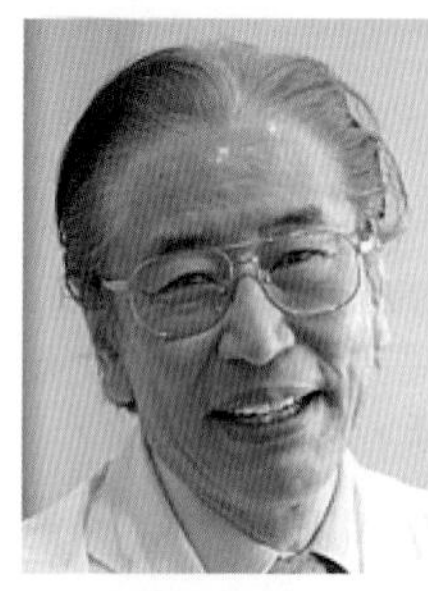

井上 晴洋　いのうえ はるひろ

昭和大学江東豊洲病院　消化器センター
（電話）03-6204-6000　東京都江東区豊洲 5-1-38

食道疾患（食道がん、食道胃接合部がん、食道アカラシア、逆流性食道炎）、胃・十二指腸疾患（胃がん、GIST、萎縮性胃炎、出血性胃・十二指腸潰瘍）、小腸・大腸疾患、肝疾患、胆膵疾患など

●外科専門医、消化器病専門医、消化器内視鏡専門医

得意分野・診療案内

消化器センターでは、食道、胃、小腸、大腸の消化管と肝臓、胆道、膵臓、脾臓の実質臓器における、あらゆる疾患に対する診療を行っています。消化器がんから良性・機能性疾患に至るまで、迅速に診断から治療を進めていき、根治的かつ低侵襲な治療をめざしています。早期がんの検索を目的とした内視鏡検査だけでなく、機能性疾患（消化管運動機能障害）に対する内視鏡検査も“専門医”がおこなっています。特に、他院で検査を行ったが異常がなかった患者さんや薬を服用しても改善しない患者さんに対しては、“専門医“が対応します。井上晴洋センター長（米国、ドイツ、ロシア内視鏡学会名誉会員）を筆頭として、優秀なスタッフが揃っています。「苦しくない内視鏡」を超えて、「快適な内視鏡検査」とするために、安全性の高い鎮静剤（プロポフォールなど）を使用して内視鏡検査（胃カメラ）を行っています。今後も、さらに安全で快適な内視鏡を提供して参ります。

診療ポリシー・患者さんへのメッセージ

内科医、外科医合同で診療チームを形成しているため、つねに内科的見地と外科的見地から、検査・治療方針についてディスカッションが行われます。がんの治療においては、根知性を確保しつつ、可能な限り低侵襲の治療を選択するようにしています。また、高度進行がんにおいては、腫瘍内科、放射線科と連携し、集学的治療を行っています。土､日､祝日 も平日同様に診療（外来､検査､予定手術）をおこなっています。初診受付も随時おこなっています。「最高品質の医療コンビニ」でありたいと思っています。女性の患者さんは 大腸内視鏡検査で女性医師を指名できます。ご希望の方は遠慮なくご指定ください。

	昭和大学江東豊洲病院 消化器センターの検査件数（2017～2021）					
治療実績		2017	2018	2019	2020	2021
	上部内視鏡	6,772	7,359	7,500	6,995	7,677
	大腸内視鏡処置	3,491	3,735	3,918	3,560	4,247
	胆膵内視鏡検査	409	430	447	504	608
業績等	井上晴洋教授（江東豊洲病院消化器センター長）が、米国内視鏡外科学会（SAGES: Society of American Gastrointestinal and Endoscopic Surgeons）の最高賞“SAGES George Berci Lifetime Achievement Award”を受賞（アジアからは初めての受賞）					

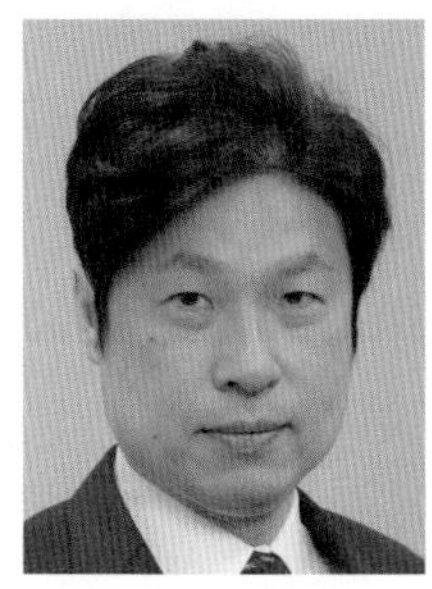

浦岡 俊夫　うらおか としお

群馬大学医学部附属病院　消化器・肝臓内科
（電話）027-220-7111　群馬県前橋市昭和町 3-39-15

消化管がん（食道、胃、十二指腸、大腸がん）の内視鏡診断・治療（特に早期がんに対する内視鏡的粘膜下層剥離術（ESD）や内視鏡的粘膜切除術（EMR）、低侵襲内視鏡治療）、炎症性腸疾患（潰瘍性大腸炎、クローン病）

●消化器病専門医、消化器内視鏡専門医

得意分野・診療案内

当科は消化器疾患を専門とする内科であり、北関東を中心とする病院や医院で診断や治療で困っている患者さんが数多く紹介されて来ます。
消化管（食道・胃・十二指腸・大腸）の早期がんや良性腫瘍に対して画像強調内視鏡や人工知能などの新しい内視鏡機器を積極的に用いて、正確な内視鏡診断に基づいた最適な治療方針を提示するように心掛けています。また、内視鏡的治療の適応症例に対しては、最先端の技術およびデバイスを駆使し、最善の低侵襲治療を提供させていただきます。
また、炎症性腸疾患患者さん個別の状態に合わせた診療、消化管機能性運動障害への詳細な診断による適切な治療、ウイルス性・自己免疫性肝炎などの慢性肝疾患への薬物療法および肝細胞がんに対するラジオ波焼灼療法、肝動脈化学塞栓療法などの内科的治療、各種内視鏡手技を適応させた良悪性の胆道・膵臓疾患の診断および治療など幅広い分野においてしっかりと対応しております。

診療ポリシー・患者さんへのメッセージ

私たちの診療チームには、プロフェショナリズムで真摯に患者さんと向き合うよう声掛けしております。
消化管疾患においては、患者さんにとって安心できる内視鏡検査にて早期発見、確実な診断および適切な治療を目指しています。消化管がんは、早期がんで発見されれば、内視鏡にて切除治療できます。一般の施設では行い得ないような大きな病変に対しては、根治と臓器温存が期待される ESD（内視鏡的粘膜下層剥離術）にて切除しております。

	個人 年間総治療数：困難症例を主に ESD120 件程度（2022 年）	個人 累積総治療数：大腸 ESD 1,000 件以上
コメント	各疾患における専門性の高いスタッフが対応します。治療方針は、常に患者さんとの十分な相談の上で決定しております。	
業績等	【賞与】Best Reviewers Award for 2017, 2015, 2012 - Digestive Endoscopy, 日本消化器内視鏡学会学会賞 , Best of UEG ほか【論文】英文論文 多数【海外招待講演・ライブデモンストレーション】欧州、東アジア、中南米など多数【研究資金・助成】研究代表者として、科学研究費助成事業・基盤研究 , 国立病院機構共同臨床研究・NHO ネットワーク共同研究ほか多数【特許関連】国内約 10 件（国際特許もあり）	

消化器／内視鏡検査・治療

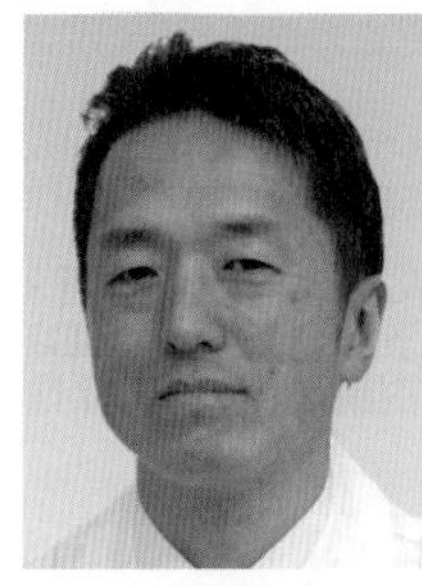

斎藤 豊　さいとう ゆたか

国立がん研究センター中央病院　内視鏡科
（電話）03-3542-2511　東京都中央区築地 5-1-1

消化管早期がんの拡大内視鏡診断と EMR/ESD、食道がん、胃がん、大腸がん、十二指腸腫瘍

●消化器病専門医、消化器内視鏡専門医

得意分野・診療案内

早期消化管がんの拡大内視鏡診断と治療、特に EMR/ESD を専門としています。
内視鏡で切除困難な病変に対しても適切な治療方針を提示し、低侵襲性治療を目指します。

診療ポリシー・患者さんへのメッセージ

ガイドラインに沿った診療を基本としますが、患者様一人一人の希望に応じた最適な診断・治療をモットーとしております。
当院は内科・外科・放射線治療科がチームとして低侵襲性治療をひとりひとりの患者様に提供できる体制を整備しています。
特に消化管腫瘍や早期がんの内視鏡治療に特化しておりますので他院で内視鏡治療不可能と言われた場合でも、当施設は治療困難症例を多数扱っております。諦めずに来院いただければ最善を尽くします。

	科全体 年間総治療数（2022 年）	個人 総治療数
治療実績	大腸内視鏡検査　4,092 件	大腸内視鏡検査　約 500 件
	大腸内視鏡治療件数　4,731 病変 （ESD 264 病変　EMR 他 4,095 病変）	大腸内視鏡治療件数　約 500 病変 （ESD 150 病変　EMR 他 1,000 病変）
	大腸がん内視鏡治療件数　330 病変	大腸がん内視鏡治療件数　330 病変
業績等	【著書】『失敗しない大腸 ESD 治療困難例のスキル & テクニック』（編纂）、『消化器内視鏡の登竜門：内視鏡診断のすべてがわかる虎の巻』（編集）、『新しい診断基準・分類に基づいた NBI/BLI/LCI 内視鏡アトラス』（編集） 大腸内視鏡スクリーニングとサーベイランスガイドライン：委員長　大腸癌治療ガイドライン：内視鏡グループ委員長　大腸ＥＭＲ・ＥＳＤガイドライン：委員	

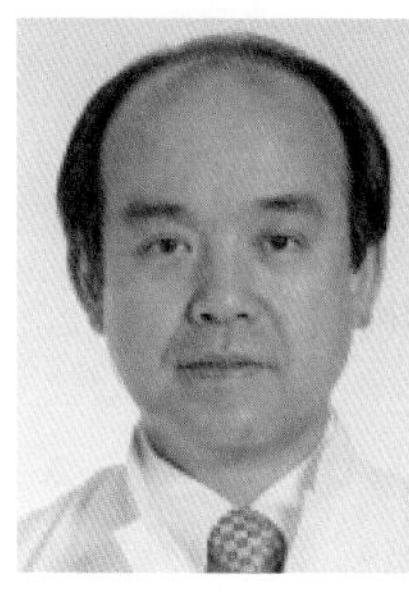

矢作 直久　やはぎ なおひさ

慶應義塾大学病院　腫瘍センター
（電話）03-3353-1211　東京都新宿区信濃町 35

消化管腫瘍の低侵襲治療

●総合内科専門医、消化器病専門医、消化器内視鏡専門医

得意分野・診療案内

腫瘍センターは、包括先進医療センターを母体に、外来化学療法部門、放射線治療門、緩和医療部門、低侵襲療法研究開発部門の４部門からなる新しい診療部門として設立されました。がん治療の枢軸をなす部門に加えて、従来より各診療科が連携して多角的に取り組んできた低侵襲がん治療における、新しい治療技術、機器の研究開発を推進することを目指して、低侵襲療法研究開発部門が加わり、より充実した組織として腫瘍センターは活動しております。

診療ポリシー・患者さんへのメッセージ

腫瘍センターは、患者さん中心のチーム医療を実践するための、診療科の枠を超えた、横断的かつ包括的ながん医療を提供する組織です。様々な領域のがん専門医、専門看護師、専門薬剤師、理学療法士、歯科衛生士、ソーシャルワーカーなどが、ワンフロアに集まることにより、がん治療のみではなく、がんに伴うあらゆる問題に対応します。腫瘍センターでは、がんの迅速かつ正確な診断、最適な治療計画の策定、診療科の枠を超えた包括的ながん医療を提供することを目指し、「がん専門初診外来」を行っています。低侵襲療法研究開発部門では、内視鏡と腹腔鏡を用いた低侵襲手術の研究開発を行い、積極的に臨床導入しております。さらに、内視鏡による非穿孔式局所全層切除と腹腔鏡によるセンチネルリンパ節ナビゲーション手術を融合させた、より低侵襲となる手術を開発し、先進医療の一つとして患者様に提供しております。

	慶應義塾大学病院 腫瘍センター全体実績		
治療実績・コメント	名称	2021 年度	2022 年度
	皮下注射	3,581 件	3,582 件
	ゾメタ	89 件	69 件
	輸血	674 件	795 件
	化学療法	12,009 件	12,993 件
	抗がん剤治療を受けていただく外来化学療法室に加え、各種がん専門外来、緩和ケア外来、がんリハビリテーション外来、がん遺伝子外来などが併設され、総合的がん治療拠点として新たなステージに臨んでいます。		
業績等	【著書】『消化器内視鏡治療における高周波発生装置の使い方と注意点』、『十二指腸腫瘍の内視鏡治療とマネジメント』（共著）、『消化器内視鏡治療における高周波発生装置の使い方と注意点』（編集）		

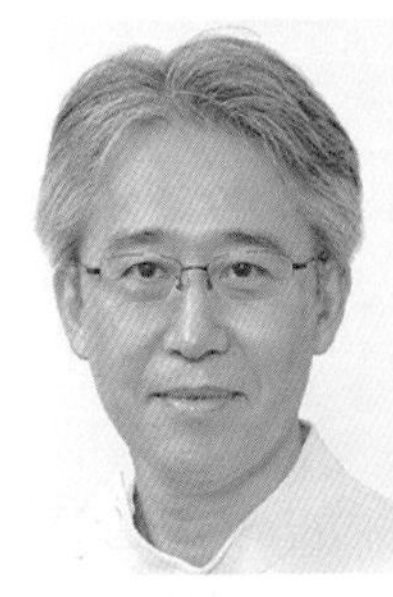

豊永 高史　とよなが たかし

神戸大学医学部附属病院　消化器内科
（電話）078-382-5111　兵庫県神戸市中央区楠町 7-5-2

内視鏡診断治療、特に内視鏡的粘膜下層剥離術（ESD）

●消化器病専門医、消化器内視鏡専門医

得意分野・診療案内

消化器内科は非常に頻度の多い疾患を扱う診療科で、食道から直腸までの消化管から肝臓胆道膵臓に至る実質臓器にわたるまで幅広い領域を担当しています。
内視鏡診断・治療グループでは、主に食道、胃、大腸、十二指腸における消化管腫瘍の内視鏡的診断・治療を行っています。最新の内視鏡機器を用いて、白色光観察に加え、特殊光観察、拡大内視鏡観察を駆使しながら、早期発見と正確な質的診断に努めています。また国内・世界屈指の内視鏡的粘膜下層剥離術（ESD；Endoscopic Submucosal Dissection）の専門施設として、他施設より治療難易度の高い症例を多数ご紹介いただいています。

診療ポリシー・患者さんへのメッセージ

消化管がんの内視鏡診断は拡大内視鏡や特殊光内視鏡を用いて、早期発見と正確な病変診断を行っています。早期がんの場合は内視鏡を用いた治療を行い、進行がんに関しては外科的手術に加えて、抗がん剤治療、放射線治療を積極的に行っています。特に、内視鏡的治療ではESD（内視鏡的粘膜下層剥離術）を中心とした治療を胃は勿論、食道・大腸までも数多く行っており、関西一円から患者様の紹介を受けています。初診で受診される際には、普段から通っているかかりつけの先生がある場合には、まずご相談され、紹介状を作成していただくようにお願いします。かかりつけ医より直接、当院地域連携部門へ紹介状をFAXしていただければ、初診の外来予約ができます。

	科全体診療実績			
手術・治療実績・コメント	手術名	2019年	2018年	2017年
	上部消化管内視鏡検査（胃カメラ）	5,383	5,615	7,242
	下部消化管内視鏡検査（大腸カメラ）	2,828	2,535	2,490
	ダブルバルーン小腸内視鏡検査	31	27	27
	内視鏡的粘膜下層剥離術　ESD 食道	98	87	94
	ESD 胃	168	174	205
	ESD 大腸	141	129	136
	内視鏡的粘膜切除術　EMR 大腸	786	747	774
	経口内視鏡的筋層切除術　POEM	91	100	123
業績等	【著書】『ESDアトラス―処置具の選択と部位別攻略法』（著）、『近畿 Live Endoscopy 2015-2016』（責任編集）			

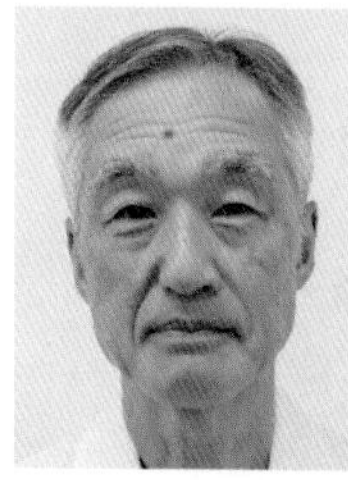

小山 恒男　おやま つねお

佐久医療センター　内視鏡内科
（電話）0267-62-8181　長野県佐久市中込 3400-28

食道がん・胃がん・十二指腸がんの診断、内視鏡診断、内視鏡治療

●消化器病専門医、消化器内視鏡専門医

診療内容・患者さんへのメッセージ

内視鏡内科は咽頭から食道、胃、十二指腸、大腸、直腸まで内視鏡を用いた診断と治療に特化した診療科です。早期食道、胃、大腸がんの診断には内視鏡検査および生検が必須ですが、異型の弱いがんは生検診断も困難なことが多々あります。消化管専門の病理医は全国的に不足しており、検査センターなどで施行された生検診断では不十分な場合もあります。佐久医療センター内視鏡内科では国内外の内視鏡専門医、消化管病理専門医とタイアップし、より精度の高い診断を目指しています。佐久医療センター内視鏡室は最先端の拡大内視鏡を全室に備え、内視鏡本体のみならず、モニターや高周波装置などすべての機材を天井から吊り下げる方式にしました。また、室内を明るく保ちながらも、モニター画像をより鮮明に観察できる青色光による可変照明システムを導入しました。また、検査中の安全性を保つために、全室に心電図、SpO2、自動血圧計を備え、酸素、二酸化炭素、吸引配管も配備しました。このような施設のもとで、拡大内視鏡、Image Enhanced endoscopy を駆使した、より高度の内視鏡診断を行っています。

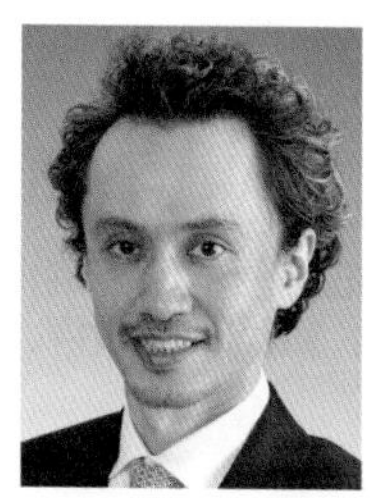

大圃 研　おおはた けん

NTT 東日本関東病院　消化管内科
（電話）03-3448-6111　東京都品川区東五反田 5-9-22

早期の消化管がん（食道、胃、十二指腸、大腸（結腸・直腸））

●消化器内視鏡専門医

診療内容・患者さんへのメッセージ

内視鏡を用いた検査、治療を専門にしております。特に早期がんに対する内視鏡治療（特に内視鏡的粘膜切除術：ＥＳＤ）を得意としております。他院で内視鏡治療が難しい、難易度が高いので外科手術を勧められた等の患者様も、技術的な事が理由であれば当院で切除できる場合が多くあります。全臓器の治療を行う事で、多くの症例経験を有する事ができ、臓器ごとの技術を相互に応用する事で治療成績を高める事ができています。
当院の臓器別の内視鏡的粘膜切除術の数は非常に多く、2022 年は食道 152、胃 338、十二指腸 97、大腸 413 例の内視鏡的粘膜下層剥離術を行っております。一つのチームで年間 1,000 例以上の内視鏡的粘膜下層剥離術を行っている事になります。全例を私が直接管理し一緒に施術、その内 700 名の患者様は私が入院の主治医も務めさせていただいております。施術中の麻酔管理は重要であり、術者が施術に集中し安全に正確に治療する為に、内視鏡治療に専属の麻酔科医を配置しております。海外では一般的ですが、本邦でその体制を敷いている施設はほとんどありません。

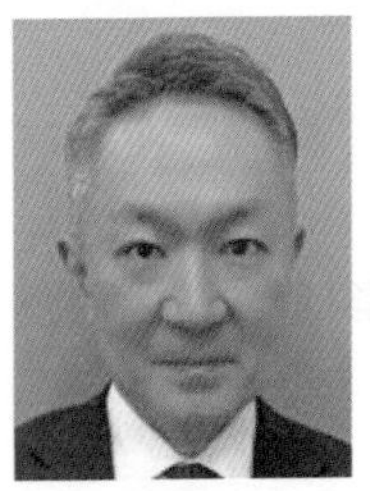

松田 尚久　まつだ たかひさ

東邦大学医療センター大森病院　消化器センター内科
（電話）03-3762-4151　東京都大田区大森西 6-11-1

下部消化管腫瘍の診断・治療、消化管の内視鏡診断・治療

●消化器内視鏡専門医

診療内容・患者さんへのメッセージ

消化器領域全般の診療に携わる当科ですが、一口に言っても消化管から肝臓、胆道系と多岐にわたるフィールドの疾患と向き合う診療科で、科内は消化管、肝臓、胆膵の３グループに分けられています。症例の種類も豊富で、がんだけでなく良性疾患や機能性疾患も扱うので、かなり幅の広い診療科だと言えるでしょう。私自身は消化管、特に大腸がんの内視鏡治療が専門です。院内および関連病院にそれぞれ 40 名程度、合わせて約 80 名が籍を置く大きな医局ですから、経験豊富な先輩医師からアドバイスをもらえるだけでなく、年の近い医師同士でも切磋琢磨できる環境が整っています。これだけ人数がいるにも関わらず、いがみ合うことがなく和気あいあいと働いていますので、いい雰囲気の中で仕事や勉強に励むことができます。また、消化器外科や腫瘍内科、放射線科などを中心に他科との連携も緊密で、カンファレンスなどを通じて協力しながら診療を進めています。「患者さんにとって一番いい治療」をするために、他領域の力を借りること、また力を貸すことの大切さを実感できる現場です。

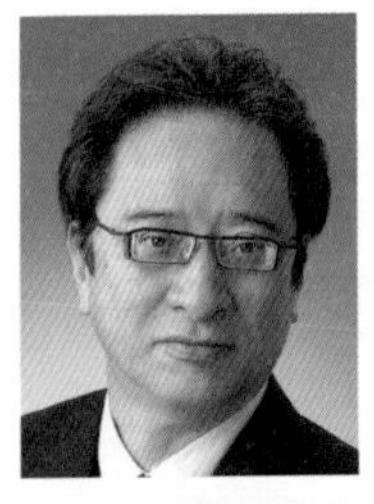

藤井 隆広　ふじい たかひろ

藤井隆広クリニック
（電話）03-3544-6266　東京都中央区銀座 4-13-11-7F

大腸ポリープ、便潜血テスト陽性、大腸がん、下血、便秘、下痢、大腸炎、腹痛、胃がん、食道がん、逆流性食道炎、胃炎、胃潰瘍、十二指腸潰瘍

●消化器内視鏡専門医　消化器病専門医

診療内容・患者さんへのメッセージ

身体への負担の少ない新たな前処置法により大量の下剤を飲まずに「食道、胃、大腸」の内視鏡検査を１日で受けられます。最新機器の NBI 特殊光及び病変を 100 倍まで観察できる拡大内視鏡で発見困難な陥凹型大腸がんなど正確に診断し、適切な治療を行います。他施設では入院適応となる巨大ポリープの切除手術も院長考案の特許取得器具を駆使して治療が行えるため全て日帰り手術が可能となります。大腸内視鏡検査当日に診断から手術、治療までが終わり、入院せず帰宅できます。自由診療、完全予約制度のため事前の診察から内視鏡検査後の説明まで時間をかけ詳しく丁寧に行い、内視鏡検査前から手術、治療後も院長が 24 時間サポートを行います。大腸がんは自覚症状も無く、気づいた時には手遅れとなる怖い病気ですが、早期で発見されれば内視鏡治療でほとんどが完治します。40 歳を過ぎたら無症状でも一度は大腸内視鏡検査を受けて下さい。大腸がんは決して怖い病気ではなく早期発見、早期治療が一番大事なことです。年間大腸内視鏡検査総数384件（2022年）年間大腸ポリープ内視鏡切除数（2022 年）ポリペクトミー 592 件、EMR 37 件（偶発症なし）

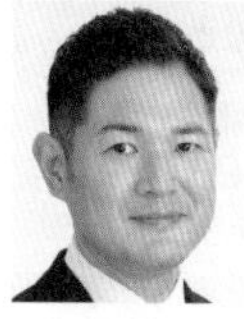

阿部 清一郎 あべ せいいちろう

国立がん研究センター中央病院
（電話）03-3542-2511
東京都中央区築地 5-1-1
●消化器内視鏡専門医、消化器病専門医

診療内容

食道がん、食道粘膜下腫瘍、胃がん、胃粘膜下腫瘍、胃神経内分泌腫瘍、十二指腸腺腫、十二指腸がん、大腸ポリープ、大腸腺腫、大腸がん

内視鏡科で早期の消化管がん（食道がん、胃がん、十二指腸がん、大腸がん）の内視鏡診断・治療を専門としております。患者さんの状態や必要に応じて鎮静剤を適切に使用し、苦痛が少ない内視鏡検査を行っております。また最先端の内視鏡機器と技術を駆使して患者さんの体に優しい治療を提供できるように心がけております。特に内視鏡的粘膜下層剥離術（ESD）は年間 800 例を超える実績があります。診療実績は国際的にも高く評価され世界有数の消化器内視鏡の基幹施設として認定されており、国内外で多くの教育、指導を行っているのみならず、研修、見学を受け入れております。患者さんが十分な説明によってご自身の病気をよく理解された上で、最適な治療を受けられることを念頭においております。

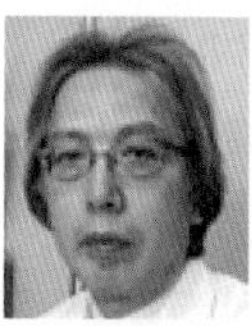

山野 泰穂 やまの ひろお

札幌医科大学附属病院　消化器内科
（電話）011-611-2111
北海道札幌市中央区南 1 条西 16-291
●消化器内視鏡専門医　消化器病専門医

診療内容

消化器疾患：消化管（食道・胃・小腸・大腸）、肝臓、胆道・膵臓

消化器内科では消化器疾患を中心に、診療しております。消化器領域においては良性・悪性を問わず消化器に関わるすべての疾患を対象としており、消化管（食道・胃・小腸・大腸）、肝臓、胆道・膵臓の診療チームに分かれ、専門外来を設けております。専門外来においては道内外での専門施設で研鑽を積んだ臨床経験豊富な担当医が診療にあたっております。消化器領域では各種内視鏡検査（上部消化管内視鏡検査、小腸内視鏡検査、大腸内視鏡検査、カプセル型内視鏡検査、超音波内視鏡検査）、超音波検査、CT、MRI、血管造影検査などを用いて病気の早期診断・精密診断に努めております。他の診療科とも連携しながら、確実な診断に努めるとともに、患者さん一人一人に応じた最適・最善の治療を行うよう日々の診療に取り組んでおります。

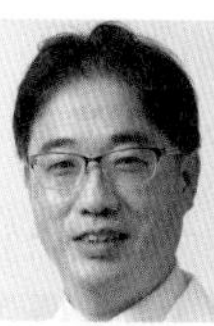

岡 志郎 おか しろう

広島大学病院 消化器内科
（電話）082-257-5555
広島県広島市南区霞 1-2-3
●消化器病専門医、消化器内視鏡専門医

診療内容

消化管がんの内視鏡診断と治療、小腸疾患、炎症性腸疾患、など

肝・胆・膵・食道・胃・小腸・大腸における急性・慢性炎症性疾患、機能性疾患、代謝性疾患やがんなどの腫瘍性疾患の診断を行い、薬物療法や内視鏡・超音波・血管造影・穿刺術などを用いた最先端の治療を行います。当科では消化器疾患全般を取り扱っていますが、特に消化管疾患（消化管がんおよび炎症性腸疾患）の内視鏡診断と治療、急性・慢性肝疾患および肝がんの診断と治療、胆膵系疾患の診断と治療に力を入れて診療を行っています。
最新のエビデンスに基づく高度な診療を提供できるよう努めるとともに、現在進行中の臨床および基礎研究を世界に発信し消化器内科学の発展に貢献することで、最終的に地域の皆様に還元できるように教室員一丸となって全力で取り組んでいきたいと考えております。

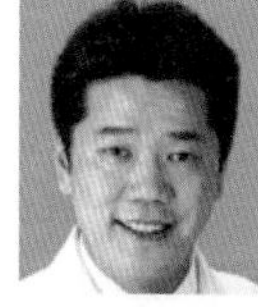

池松 弘朗 いけまつ ひろあき

国立がん研究センター東病院
（電話）04-7133-1111
千葉県柏市柏の葉 6-5-1
●総合内科専門医、消化器内視鏡専門医

診療内容

頭頸部がん、食道がん、胃がん、胃粘膜下腫瘍、大腸腺腫、大腸がん、十二指腸がん、肛門管がん、など

消化管内視鏡科は、食道、頭頸部（主に咽頭・喉頭）、胃、大腸がんに対する内視鏡を用いた診療を担当しています。がんの進行の程度によって臨床病期（ステージ）で分類され、早期に発見された患者さんほど治りやすいことが分かっています。我々は、内視鏡を用いてがんを早期に診断すること、より体への負担を少なくがんを治すこと、がんやがん治療に伴う辛い症状を緩和することを目標に診療を行っています。我々は、患者さんを中心に、消化管内科、外科グループ、頭頸部内科等と連携して、体への負担が最も少なく、より良い内視鏡診療を提供することを日々心がけています。全ての治療前に、十分な説明（インフォームド・コンセント）によって、患者さんご自身がご自分の病気をよく理解されたうえで治療を開始することを念頭に置いています。

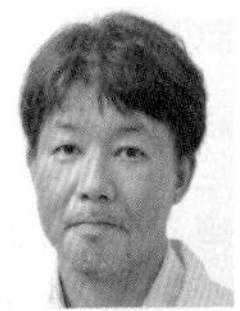

森田 圭紀 もりたよしのり

国際がん医療・研究センター
（電話）078-302-7147
兵庫県神戸市中央区港島南町 1-5-1
●消化器病専門医、消化器内視鏡専門医

診療内容

早期消化管がん（食道、胃、十二指腸、大腸）、大腸ポリープ、消化管粘膜下腫瘍（食道、胃、十二指腸、大腸）

得意分野：早期消化管がんの内視鏡診断と治療(ESD/EMR)、腹腔鏡内視鏡合同手術（LECS)、医療機器開発／2019年4月からICCRCに消化器内科を開設し、麻酔科の協力のもと全身麻酔下に安全かつ苦痛なく内視鏡治療を受けて頂ける環境を整えました。また食道胃腸外科と協同でLECSにも積極的に取り組んでいます。2023年からは子宮頸がん内視鏡検診も開始します。「一期一会」の精神でお一人お一人に最良の結果が出ますように全力で診療させて頂きます。早期消化管がんに対する最先端の治療法であるESDを2001年より導入し良好な治療成績をおさめてきました。現在では専門施設として国内外から多くの内視鏡医が研修や見学に来られています。過去21年間の総治療数4,000件個人年間総治療数：ESD150件、LECS 10件

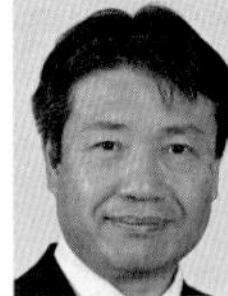

矢野 智則 やのとものり

自治医科大学附属病院
（電話）0285-44-2111
栃木県下野市薬師寺 3311-1
●消化器病専門医、消化器内視鏡専門医

診療内容

小腸出血、小腸潰瘍、小腸狭窄・閉塞、小腸腫瘍・ポリープ、小腸血管性病変、クローン病、ポイツジェガース症候群

消化器肝臓内科に所属しダブルバルーン内視鏡を用いた検査・治療を得意としています。小腸は通常の内視鏡では到達すら困難ですが、当施設で開発したダブルバルーン内視鏡であれば診断して治療も可能です。私は臨床応用の初期から約20年、5,000件以上に携わり、新たな治療法や器具を開発してきました。施設として2021年の小腸内視鏡件数は386件298人で、そのうちクローン病小腸狭窄のバルーン拡張術が86件/64人、ポイツジェガース症候群の小腸ポリープ治療は35件/17人、小腸での止血術は8件/7人でした。小児も300件以上の経験があり、2021年は14件/6人に行いました。現在は主に指導する立場ですが、必要に応じて術者を交代し、安全な検査・治療を提供できるよう心がけています。

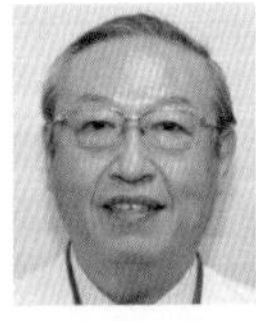

田邉 聡 たなべさとし

北里大学病院 消化器センター
（電話）042-778-8111
神奈川県相模原市南区北里 1-15-1
●消化器内視鏡専門医、消化器病専門医

診療内容

胃がん、食道がん、消化管腫瘍、大腸がん、炎症性腸疾患、肝がん、胆道がん、など

当センターは消化器内科、消化器外科、および内視鏡科が一体となり、消化器疾患すべての領域において診断・治療を行っています。各種消化器がんに対しては、キャンサーボード（症例検討会）が臓器毎に設置され、様々な基礎疾患を併存する状況に患者さんに適した安全な医療を提供すべく機能しています。消化器内科、外科のみならず放射線科、薬剤部、看護部、栄養部など多職種によるチーム医療が実践されております。さらに、集学的がん診療センターとも協力し、外来化学療法を積極的に行っています。消化器内科、消化器外科いずれも低侵襲治療の提供を推進しております。消化器内科、消化器外科のいずれの診療科を受診されましても、診療科を超えて、患者さんの納得がいく治療を提供できるように心がけております。

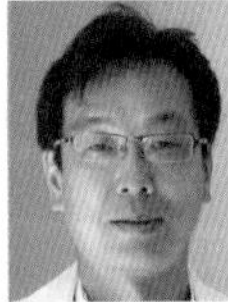

小田 一郎 おだいちろう

総合川崎臨港病院 内科
（電話）044-233-9336
神奈川県川崎市川崎区中島 3-13-1
●消化器病専門医、消化器内視鏡専門医

診療内容

消化器疾患を中心に内科疾患全般

高血圧、糖尿病、高脂血症などの生活習慣病から、消化管（食道、胃、大腸など）、肝臓、胆嚢、膵臓などの消化器疾患まで幅広く診療しております。前職の国立がん研究センター中央病院での23年間の経験をいかし、特に胃や大腸などの内視鏡検査や内視鏡治療には力を入れています。胃や大腸などの腫瘍(がん)は、内視鏡によって早期発見し、内視鏡によって早期治療することが大切です。早期発見・早期治療により、根治が得られるとともに臓器を温存することができ健康寿命の向上につながります。内視鏡は苦しくて不安ですという患者さんも多いと思いますが、鎮静剤を用いるなどできるだけ苦しさや不安のない内視鏡検査や治療を実践しており、年間の内視鏡検査は約3,000件、内視鏡治療は約300件（うちESD約40件）となっております。

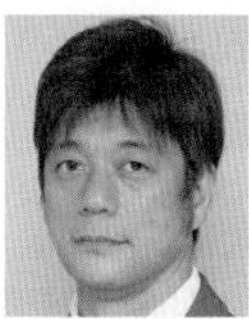

坂本 琢 さかもと たく

筑波大学附属病院 消化器内科
（電話）029-853-7668
茨城県つくば市天久保 2-1-1
●消化器内視鏡専門医、消化器病専門医

診療内容

食道がん、胃がん、十二指腸腫瘍、大腸腫瘍、下咽頭腫瘍、小腸出血

消化管内視鏡検査および腫瘍性病変に対する内視鏡治療を主として行っています。主に大腸内視鏡検査および腫瘍性病変の治療を専門分野としていますが、食道、胃、十二指腸などの上部消化管や下咽頭の病変にも対応しています。早期消化管がんの内視鏡治療は代表的な低侵襲治療法として普及しており、近年は消化器外科や耳鼻咽喉科との合同治療により低侵襲治療の適応がさらに広がっています。当院では良好な診療科同士の連携により、患者さんの全身状態等に応じた治療選択について柔軟かつ広く対応できると自負しております。疾患の状態は患者さんに可能なかぎり正確に理解していただき、納得して治療を受けていただけるように常に心がけており、必要に応じて各診療科の担当医からも説明していただくようにしております。

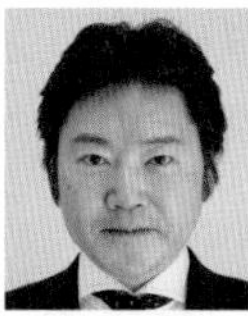

池原 久朝 いけはら ひさとも

北里大学病院 消化器内科
（電話）042-778-8111
神奈川県相模原市南区北里 1-15-1
●消化器内視鏡専門医、消化器病専門医

診療内容

消化管内視鏡領域、特に、早期大腸がん

私は主に早期胃がんと早期大腸がんの内視鏡診断・治療を専門にしています。現在の施設においては特に大腸内視鏡を専門に診療に従事にしています。大腸内視鏡検査は受ける患者さんにとってはなかなか大変な検査ですが、私はできるだけ苦痛なく受けていただけるように丁寧な検査を心がけています。そして正確な内視鏡診断に基づいて患者さんの病変を確実に治すために拡大内視鏡を用いて内視鏡治療もしくは外科的治療が適切なのかを判断するようにしています。他の施設では内視鏡切除が難しいと判断されても正確な診断を行うと私の専門である内視鏡的粘膜下層剥離術（ESD）の適応であったこともあります。2022 年の 1 年間で当施設では年間約 130 件の大腸 ESD を施行しており、私自身で約 35 件の ESD を担当しています。また国内外でライブデモを行い技術の伝達に努めています。

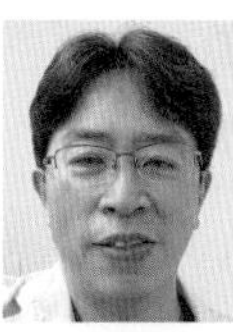

住吉 徹哉 すみよし てつや

斗南病院 消化器内科
（電話）011-231-2121
北海道札幌市中央区北 4 条西 7-3-8
●消化器内視鏡専門医、消化器病専門医

診療内容

主に食道、胃、大腸における腫瘍性病変、なかでも腺腫などの前がん病変や早期がんの内視鏡治療

従来の内視鏡切除方法では切除困難な病変に対しても内視鏡的粘膜下層剥離術（ESD）を導入し道内屈指の実績を積み重ねてきました。現在、拡大内視鏡観察による精密な診断のもとに内視鏡治療を行っており、2022 年は食道 70 病変、胃 200 病変、大腸 120 病変に対し ESD を施行し、一括切除率 100% と良好な治療成績を収めています。耳鼻咽喉科の協力下に咽頭表在がんに対しても積極的に ESD を行っております。また、GIST（消化管間質腫瘍）をはじめとする胃粘膜下腫瘍においては可能な限り低侵襲かつ機能温存を目的に外科の協力のもと ESD の応用型である腹腔鏡内視鏡合同切除術（LECS）を行っています。咽頭から大腸に至る消化管の腫瘍性病変に対して低侵襲な治療を患者さんに提供すべく診療科の垣根を超えた診療を行っています。

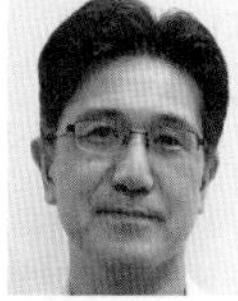

竹内 学 たけうち まなぶ

長岡赤十字病院 消化器内科
（電話）0258-28-3600
新潟県長岡市千秋 2-297-1
●消化器内視鏡専門医、消化器病専門医

診療内容

咽頭がん、食道がん、胃がん、十二指腸がん、大腸がん、などの消化管がん

早期消化管がん（咽頭がん・食道がん（扁平上皮がん／バレット食道腺がん）・胃がん・十二指腸がん・大腸がんなど）の内視鏡切除（ESD）を主に行っており、可能な限り低侵襲治療で根治できるような方針で治療を目指しております。入院期間に関しては他施設に比べ短く設定してあり、基本 4 日間の入院で行っております。また食道がんに対する放射線治療後の局所遺残・再発病変に対しては PDT（光線力学療法）も積極的に行っております。紹介患者様の診療は毎日各担当医が診察しておりますので、病診連携を介していつでも受診可能です。コロナ禍の状況において治療件数は例年に比べ少ない現状でしたが 2022 年 1 月から 12 月まで ESD 全体の件数は 297 件であり、内訳は咽頭 16、食道 58、胃 153、十二指腸 10、大腸 60 でした。

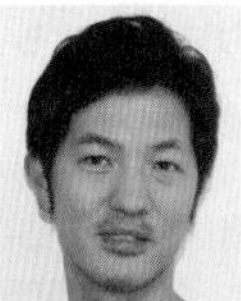

千葉 秀幸 ちばひでゆき

大森赤十字病院 消化器内科
（電話）03-3775-3111
東京都大田区中央 4-30-1
●消化器内視鏡専門医、消化器病専門医

診療内容

早期消化管がん、消化管粘膜下腫瘍に対する内視鏡診断と低侵襲治療

内視鏡的粘膜下層剥離術（ESD）に約 15 年程度従事し、咽頭、食道、胃、十二指腸、大腸病変に対し 3,000 件以上の経験と指導実績があります。国内・海外での内視鏡治療のライブデモンストレーションも多く施行しています。当院は内視鏡診療に精通した専門グループで診療をしており、安全で高度な内視鏡診療がいつでも提供できるように心がけ、腫瘍サイズや部位の点で治療難易度が高い病変でも、ESD の適応となり得る病変に関しては責任をもって治療を行い良好な成績を残しています。実績は海外の雑誌にも多く報告し、ESD の専門書も複数執筆しています。最近では ESD 手技を応用して粘膜下腫瘍に対する内視鏡的全層切除法も導入しており、全国有数の施設と臨床研究を行い、更なる内視鏡診療の発展と普及に寄与したいと思っています。

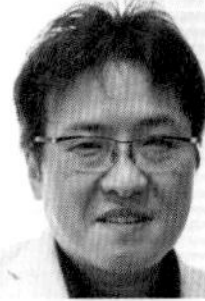

平井 郁仁 ひらいふみひと

福岡大学病院 消化器内科
（電話）092-801-1011
福岡県福岡市城南区七隈 7-45-1
●消化器内視鏡専門医、消化器病専門医

診療内容

食道がん、胃がん、大腸がん、炎症性腸疾患（潰瘍性大腸炎・クローン病）、機能性疾患、小腸疾患、大腸良性疾患

大学病院としての高度先進医療の提供だけでなく、地域の基幹病院として各種の救急疾患にも対応しております。消化管、胆膵、肝臓の 3 つのグループに分かれていますが、一体感をもって診療・研究・教育にあたっています。私の専門は消化管で、内視鏡検査・治療および炎症性腸疾患（IBD）の診療を主に担当しています。2022 年の治療内視鏡の全体実績は、上部 ESD：95 件、大腸 EMR・ESD：464 件となっており、担当症例以外にもカンファレンスを通じて適応や手技に関する指導を行っております。2019 年の着任以降、IBD 患者数は倍増しており、現在、潰瘍性大腸炎：505 名、クローン病：268 名と多数の症例を診療しています。IBD 先進治療センターを設置し、多職種を活かしたチーム医療で他にはない“あたたかい医療”を実践しています。

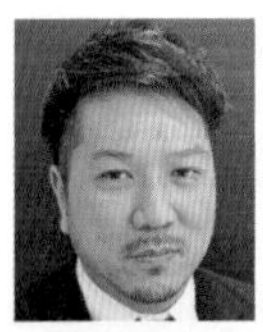

豊嶋 直也 とよしまなおや

国立がん研究センター中央病院
（電話）03-3542-2511
東京都中央区築地 5-1-1
●消化器内視鏡専門医、消化器病専門医

診療内容

内視鏡による消化管腫瘍に対する低侵襲治療

工藤進英先生のもと 16 年間、大腸内視鏡治療に従事し、現在、内視鏡科で斎藤豊先生のもと大腸内視鏡治療を専門に診療しています。最新の内視鏡機器を用いたがんの早期発見、診断を行い、身体に負担の少ない内視鏡治療を心がけております。大きな病変や再発病変など内視鏡治療困難とされる病変に対しても、積極的に内視鏡治療（ESD）を行っております。また、便潜血検査陽性で大腸内視鏡検査を希望される方に対しても診療しております。毎週水曜日に外来をしていますが、病気が見つかり不安で受診したい方などのために外来時間内に紹介状を持参いただければ予約がなくても当日受診いただくことが可能です。過去に大腸内視鏡検査でつらい思いをされた方や検査に不安がある方にもまた受けたいと思える内視鏡検査を心がけております。

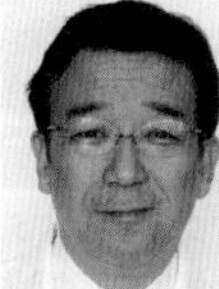

木庭 郁朗 こばいくろう

山鹿中央病院 消化器内科
（電話）0968-43-6611
熊本県山鹿市山鹿 1000
●消化器内視鏡専門医、消化器病専門医

診療内容

上部消化管（食道・胃・十二指腸など）、下部消化管（直腸・結腸・盲腸など）、肝臓、胆嚢・胆管、膵臓など消化器全般の診療

食道、胃、小腸、大腸などの消化管疾患の診断・治療を行います。常勤医として、消化器病専門医、消化器内視鏡専門医が 2 名、超音波専門医、肝臓専門医が 1 名在籍。最新型の電子スコープを導入し、より精密な検査が可能となっております。また日本消化器内視鏡学会専門医による専門的な検査と治療を行っています。内視鏡センターでは鎮痛剤や鎮静剤を使用して検査をすることがありますが、患者様のご希望や年齢、基礎疾患次第では使用しないで検査を受けることも可能です。患者様にできるだけ楽に安全な検査が受けられるように努めております。当院では、『内視鏡洗浄消毒装置』を導入しています。検査の都度、洗浄・消毒を行い安心して検査を受けていただけるよう努めています。

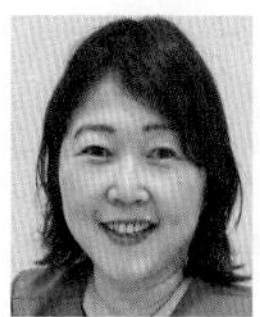

工藤 由比 くどう ゆい

工藤胃腸内科クリニック
（電話）018-825-9100
秋田県秋田市中通 1-3-5 2F
●消化器病専門医、消化器内視鏡専門医

診療内容

胃がん、大腸がん、大腸ポリープ、過敏性腸症候群、慢性便秘症、機能性ディスペプシア、逆流性食道炎

国立がん研究センターがん情報サービス「がん統計」によると2021年臓器別大腸がん死亡率は男女計第２位であり女性は第１位です。大腸内視鏡検査は痛い、恥ずかしいなどの話をよく耳にしますが、当院では鎮静などを使用したり多種のスコープを取り揃え、細型スコープを必要に応じて使用したりすることで苦痛緩和を努めております。また恥ずかしいとお話しされる方の多くは女性であり、同性が対応することで検査を行ってみようという第一歩になればと思っております。検便検査も重要ですが一度は内視鏡検査を行うことをおすすめします。便秘や過敏性腸症候群の方は内視鏡的に異常がなかった場合に患者様にあった薬を出せるよう努めております。本クリニックは、患者様の為に笑顔をモットーに診療を心がけております。10年間の下部内視鏡検査総数35,144件です。

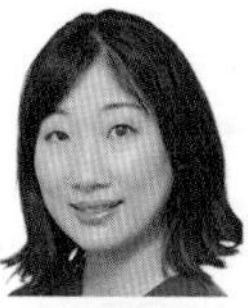

木村 ジェニファー由衣 きむら ゆい

東京内視鏡クリニック
（電話）03-5937-0007
東京都新宿区西新宿 7-10-1 4F
●消化器内視鏡専門医、消化器病専門医

診療内容

大腸がんを中心とした消化管がんの早期発見・治療

2024年３月まで東京内視鏡クリニックで診察し、４月から「川越駅前ゆい消化器内科・内視鏡クリニック」で診察します。大腸内視鏡検査は苦痛を伴うようなイメージがありますが、工藤進英先生のもと昭和大学横浜市北部病院で軸保持短縮法を学び、痛みのないスムーズな内視鏡検査を行っております。また、大腸がんは早期に発見すれば治る病気であり、「大腸がんで死なせない」のモットーを引き継ぎ、早期発見に努めております。大腸がんがあれば拡大内視鏡による精密な深達度診断を行い、内視鏡治療か手術による治療かを判断しております。女性の方は、デリケートな部分から内視鏡を挿入することで検査自体を躊躇することもあると思います。しかし、女性のがん死亡数の１位は大腸がんであり、定期的な検査をお勧めしております。不安な事があればお気軽にご相談ください。

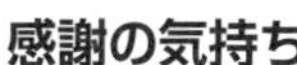

感謝の気持ち

名医といわれるようになるには、信じられないような努力の積み重ねがあることを、取材を通じていつも実感しています。医療技術が進歩すればするほど、短時間で治療について説明する医師の方も大変です。医療は、医師と患者との二人三脚です。名医の努力に対し、患者側も自らの間違った生活習慣（食生活や運動不足、睡眠不足など）を改め、自助努力も行いましょう。
そして、不眠不休で１人でも多くの人を救おうと努力している名医には、感謝の思いを言葉で伝えたいものです。

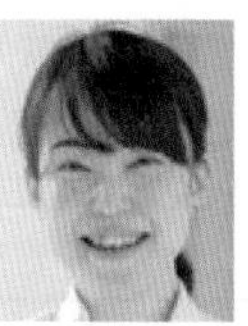

大野 亜希子 おおの あきこ

杏林大学医学部付属病院
（電話）0422-47-5511
東京都三鷹市新川 6-20-2
●消化器病専門医、消化器内視鏡専門医

診療内容

消化器疾患全般、食道・胃・大腸早期がんの内視鏡的粘膜下層剥離術（ESD）、など

消化器内科は消化器内科全般（消化管疾患、肝疾患、胆嚢、胆道、膵疾患）の診療を行っています。日本消化器病学会、日本消化器内視鏡学会、日本肝臓学会、日本超音波医学会、日本膵臓学会、日本胆道学会などの認定指導医、認定専門医を中心に先進医療を含めた専門性の高い治療を行っています。患者さんを中心としたチーム医療を大切にし、他診療科との連携も積極的に取り組んでいます。緊急治療が必要な消化管出血や急性胆管炎、胆嚢炎例に対しては24時間体制で対応が可能であり東京都西部の救急医療を支えています。【当科の基本方針】1）患者さんを中心とした医師、看護師、コメディカルの強い信頼と協力体制の確立、2）消化器病に関する安全かつ最新、最良の医療の提供、3）患者さん中心の地域医療機関との密接な連繫の確立

長年活躍し多大な功績がある名医

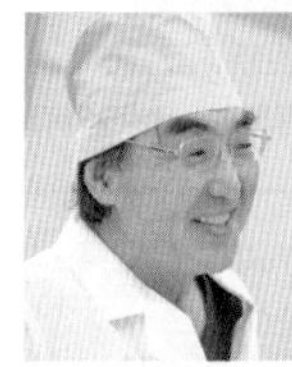

工藤 進英 くどう しんえい **昭和大学横浜市北部病院 消化器内科**

●消化器内視鏡専門医（電話）045-949-7000　横浜市都筑区茅ヶ崎中央 35-1

「幻の癌」と呼ばれていた陥凹型の早期癌を発見、大腸癌の内視鏡検査・治療の世界的権威として知られている。現在、北部病院消化器センター長。

有益情報

ランキング医師の病院は遠くて行けないという患者さんのための、北海道、東北、四国、九州を中心とする準名医情報です。ランキングとは別です。ご参考になさってください。

北海道	**勝木 伸一** かつき しんいち （電話）0134-24-0325	**小樽掖済会病院 消化器内科** 北海道小樽市稲穂 1-4-1	●消化器内視鏡専門医
北海道	**藤田 朋紀** ふじた ともき （電話）0133-27-7591	**さいわい内科消化器クリニック** 北海道石狩郡当別町幸町 51-32	●消化器内視鏡専門医
北海道	**三井 慎也** みつい しんや （電話）011-200-7140	**さっぽろ大通り内視鏡クリニック** 北海道札幌市中央区大通西 4-6-1 5F	●消化器病専門医
東北	**引地 拓人** ひきち たくと （電話）024-547-1111	**福島県立医科大学附属病院 消化器内科** 福島県福島市光が丘 1	●消化器内視鏡専門医
東北	**遠藤 昌樹** えんどう まさき （電話）019-613-3336	**開運橋消化器内科クリニック** 岩手県盛岡市大通 3-9-3 2F	●消化器内視鏡専門医
東北	**松田 知己** まつだ ともき （電話）022-222-6181	**仙台厚生病院 消化器内科** 宮城県仙台市青葉区広瀬町 4-15	●消化器内視鏡専門医
四国	**稲葉 知己** いなば ともき （電話）087-811-3333	**香川県立中央病院 消化器内科** 香川県高松市朝日町 1-2-1	●消化器内視鏡専門医
四国	**森 宏仁** もり ひろひと （電話）0897-33-6191	**愛媛労災病院 消化器病センター** 愛媛県新居浜市南小松原町 13-27	●消化器内視鏡専門医
四国	**内多 訓久** うちた くにひさ （電話）088-822-1201	**高知赤十字病院 消化器内科** 高知県高知市秦南町 1-4-63-11	●消化器内視鏡専門医
九州	**山口 直之** やまぐち なおゆき （電話）095-819-7200	**長崎大学病院 消化器内科** 長崎県長崎市坂本 1-7-1	●消化器内視鏡専門医
九州	**江崎 幹宏** えさき もとひろ （電話）0952-31-6511	**佐賀大学医学部附属病院 消化器内科** 佐賀県佐賀市鍋島 5-1-1	●消化器内視鏡専門医
九州	**下田 良** しもだ りょう （電話）0952-31-6511	**佐賀大学医学部附属病院 消化器内科** 佐賀県佐賀市鍋島 5-1-1	●消化器内視鏡専門医

消化器外科

内視鏡、ダビンチといった新技術の進化による低侵襲治療の流れは、各分野で進んでいます。

腹腔鏡下手術では、開腹せずに腹部に５～１２mm 程度の小さな穴を３から５カ所程度あけて腹腔鏡を用います。腹腔鏡は内視鏡の一種で、術者は、先端で撮影した画像をモニターで見ながら、他の穴から挿入した手術道具（鉗子やハサミ）により手術を行います。

ロボット支援手術「ダビンチ手術」は、これまでの腹腔鏡手術にロボットの機能を組み合わせた術式です。従来不可能とされていた角度からの視野の確保と、鉗子の自在で細密な動きを可能としました。

新技術を導入しても、術者の技量が問われることに変わりはありません。あくまでも治療の優先順位は、１「治す」、２「機能温存」、３「小さな傷」です。がんの再発率が高くなるのであれば、いくら手術の傷を小さくしても意味がありません。自分にとってどの治療法が最適なのかは医師と十分に話合って決めるようにしましょう。

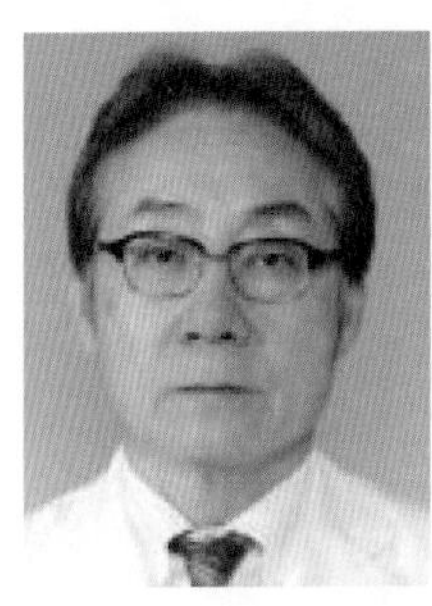

宇山 一朗　うやま いちろう

藤田医科大学病院　総合消化器外科
（電話）0562-93-2111　愛知県豊明市沓掛町田楽ヶ窪 1-98

胃がん、食道がん

●外科専門医、消化器外科専門医

得意分野・診療案内

診療科の特色：胃がん、大腸がん、食道がん、肝がん、膵がんなどの消化器がんのみならず、鼠径ヘルニ ア、虫垂炎、胆石・胆嚢炎、腸閉塞、食道裂孔ヘルニア、肛門機能疾患などの良性疾患、肝移植を要する病態など、外科治療を要するすべての消化器疾患を対象として診療を行っています。特に、難易度の高い手術を得意とし、消化管、肝胆膵各領域のエキスパートがチームを組み、豊富な経験と高度な技術に裏打ちされたロボット手術、系統的肝切除、肝移植、膵手術などを日常的に行っています。がん治療では、他診療科との連携に基づく集学的治療により予後向上を目指すとともに、過不足のない切除と丁寧な消化管再建を行い、合併症が少なく機能温存に優れた手術を行うよう心掛けています。看護師、薬剤師、栄養士とのチーム医療による診療体制を確立し、地域医療機関との病診連携、医療安全にも力を入れています。
低侵襲手術については、1994 年に腹腔鏡下大腸切除術、1997 年に腹腔鏡下胃切除術、2005 年に腹腔鏡下肝切除術、2006 年に腹臥位胸腔鏡下食道亜全摘術を導入しました。2009 年 1 月にはロボット手術を開始し、順次胃、食道、大腸、肝、膵領域に適応を広げて参りました。

診療ポリシー・患者さんへのメッセージ

外科治療を要するすべての消化器疾患を対象に、充分なインフォームドコンセントのもと、高度で安全な外科治療を実践します。がん治療では、最新のエビデンスに基づいた集学的治療を標準として根治性向上を追求するのは勿論のこと、腹腔鏡下手術やロボット手術などの低侵襲手術を積極的に活用し、合併症が少なく機能温存に優れた手術を提供すべくスタッフ一同切磋琢磨しています。

	藤田医科大学病院　総合消化器外科の診療実績（2022 年度）			
手術・治療実績	食道がん	18 件	肝切除	122 件
	胃がん	128 件	小児生体肝移植	3 件
	胃空腸吻合	13 件	成人生体肝移植	7 件
	胃 GIST	15 件	膵頭十二指腸切除	62 件
	結腸がん	209 件	膵体尾部切除	34 件
	直腸がん	123 件	胆嚢摘出	135 件
	大腸・小腸良性	41 件	肝胆膵高難度手術	161 件

消化器／消化器外科

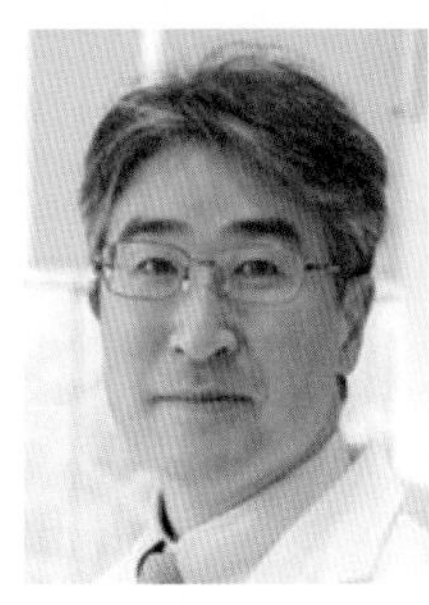

絹笠 祐介　きぬがさ ゆうすけ

東京医科歯科大学病院　大腸・肛門外科
(電話) 03-3813-6111　東京都文京区湯島 1-5-45

大腸がんの手術治療、大腸がんに対するロボット手術、再発がんや骨盤腫瘍に対する手術治療、大腸がんに対する腹腔鏡手術

●外科専門医、消化器外科専門医

得意分野・診療案内

取り扱う主な疾患：大腸がん（結腸がん、直腸がん）、大腸ポリープ、再発大腸がん、大腸がんの肝転移、肺転移（手術、抗がん剤治療）、炎症性腸疾患（潰瘍性大腸炎、クローン病）、家族性大腸腺腫症、肛門疾患（痔核、痔ろうなど）
大腸がんを中心に、大腸ポリープや炎症性腸疾患、痔核・痔ろうなどの大腸・肛門疾患の外科治療を行っています。また、痛みが軽く、回復の早い腹腔鏡手術も積極的に行い、大腸がんに対するロボット手術を国内最多の実績を持つ指導医を中心に行っています。当科では 2022 年 4 月以降大腸がんは全て健康保険でロボット手術を行っています。進行した大腸がんに対しても、臨床腫瘍科や放射線科と協力して、専門のスタッフががんの進行度やそれぞれの患者さんの病状に応じて、手術、化学療法（抗がん剤治療）、放射線治療を組み合わせた先進的な治療を行っています。

診療ポリシー・患者さんへのメッセージ

当科では、大腸がんに対して、積極的に低侵襲手術（ロボット手術や腹腔鏡手術）を取り入れており、一方で、切除困難な進行がんや再発がんに対しての拡大手術も積極的に行っています。直腸がんにおいては肛門温存手術や機能温存手術を始め、ロボット手術を施行しており、多くの治療実績に基づき、全国の病院に対して指導を行っております。進行した大腸がんに対しても、臨床腫瘍科や放射線科と協力して、専門スタッフがそれぞれの患者さんに応じて、手術、化学療法（抗がん剤治療）、放射線治療を組み合わせて、治療効果が高く、また、負担が少ない最適の治療法を選んで行っています。大腸がんと診断されても、安心して当科を受診してください。

実績	日本一の実績をもつ医師が中心となり、多くロボット手術を行っており、2021 年は年間 95 例のロボット手術を施行しています。
コメント	大腸がん治療に関する多くの全国規模の臨床試験を主導し、また、参加しています。臨床試験は新しい治療法や標準治療法を安全かつ確実に行う方法を開発する研究です。患者さんにご同意いただければ積極的に臨床試験へのご参加をお勧めしております。
業績等	日本の大腸がん治療を世界に発信する講演を海外より招聘され多数行い、根治性の高いリンパ節郭清手技を、海外でのデモンストレーション手術などを通じて指導しています。絹笠科長は、ロボット直腸がん手術指導医認定を米国のインチューティブ・サージカル社から国内で最初に認定されており、国内最多の実績と共に、多くの国内 / 外の外科医や大学病院・センター病院に対して、ロボット手術の指導を行っています。

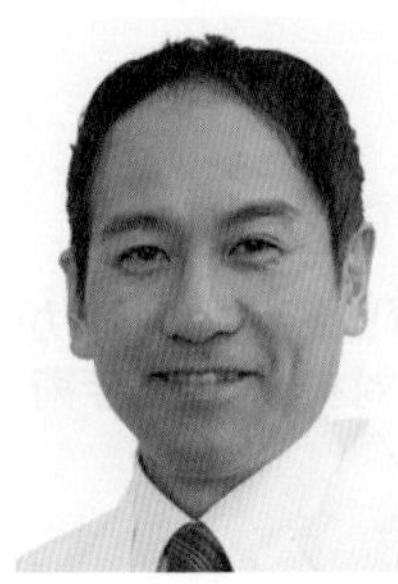

大森 健　おおもり たけし

大阪国際がんセンター　消化器外科
（電話）06-6945-1181　大阪府大阪市中央区大手前 3-1-69

胃がん

●外科専門医、消化器外科専門医

得意分野・診療案内

各臓器のがんの専門家が、患者さんにとって最良の治療を提供します。食道、胃、小腸、結腸、直腸、膵、肝、胆道などの消化器系の悪性腫瘍が対象です。各疾患とも臓器別診療体制をとっており、それぞれの専門家が最新の診断法と治療法を駆使しながら、個々の症例の病期に適した手術および併用療法（抗がん剤治療、分子標的治療など）を行っています。食道がんに対しては胸腔鏡下手術、嚥下機能温存手術、チームによる周術期管理、術前化学療法や術前化学放射線療法を行い、治療成績を向上させています。胃がんにおいては、術前化学療法や免疫療法を行い、低侵襲な腹腔鏡下手術やロボット支援手術を積極的に導入しています。大腸がんでは腹腔鏡下手術、直腸がんに対する肛門温存手術、また局所再発や肝転移、肺転移も積極的に切除し治療成績を上げています。膵がんに対しては術前化学放射線療法・術後肝灌流化学療法を用いて治療成績を向上させ、膵液分割細胞診を用いた至適切除範囲の決定を行っています。肝がんに対する根治的切除範囲の同定、腹腔鏡下肝切除、高度進行肝がんに対する 3 次元原体放射線照射 + 動注化学療法、ICG 蛍光法を用いた術中微小肝がんの診断、進行胆道がんに対する術前化学放射線療法など多数の新しい治療法を開発しており国際的にも高い評価を得ています。

診療ポリシー・患者さんへのメッセージ

がんの進行度と患者さまの耐術能力をトータルに評価し、また他診療科とも連携することで、患者さまにとって最良の治療を提供します。積極的に高度医療を開発し、日常の診療に取り入れていきます。

	大阪国際がんセンター 消化器外科の手術件数、() 内に内視鏡手術件数					
手術・治療実績		2015 年	2016 年	2017 年	2018 年	2019 年
	食道がん切除	86 (27)	86 (31)	100 (50)	109 (55)	110 (72)
	胃がん切除	209(177)	221(199)	243(202)	303(275)	305(279)
	結腸がん切除	113(49)	121(77)	156(110)	152(116)	179(171)
	直腸がん切除	121(46)	118(55)	146(90)	144(94)	171(158)
	肝切除	101(21)	104(34)	109(35)	93(36)	108(40)
	膵切除	90	124(2)	124(10)	135(6)	133(5)

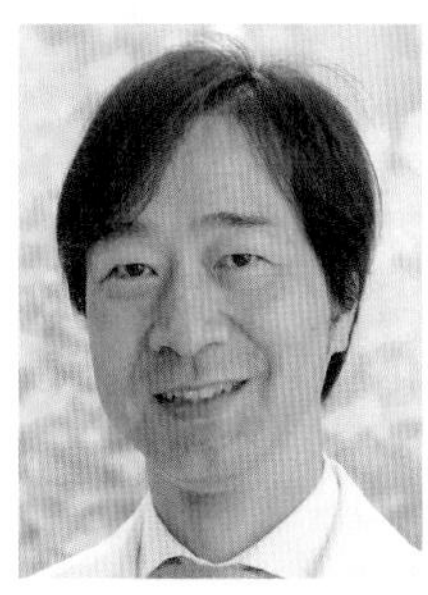

木下 敬弘　きのした たかひろ

国立がん研究センター東病院　胃外科
（電話）04-7133-1111　千葉県柏市柏の葉 6-5-1

胃がん（早期胃がんからステージⅣの進行胃がんまで）、食道胃接合部がん（噴門がん）、胃粘膜下腫瘍（GIST など）

●外科専門医、消化器外科専門医、消化器内視鏡専門医

得意分野・診療案内

ステージの進んだ患者さんに対しても消化管内科と連携しながら、根治（再発なく病気を治す）を目指した治療を目指します。近年は従来からの抗がん剤に加え、分子標的薬、免疫チェックポイント阻害剤などの薬物治療を、患者さん個々に合わせて選択できるようになりました。発見時に切除不能（ステージⅣ）と診断された患者さんでも、薬物治療で腫瘍の範囲を小さくしてから手術を行い（コンバージョン手術）、根治に持ち込んだ経験も多くあります。手術はロボット支援手術・腹腔鏡手術から開腹手術まで、25 年以上のキャリアから多くの経験を積んできました。現在は 90％以上の患者さんに対して傷が小さく体に優しい低侵襲手術を高いクオリティで施行できるようになっています。傷の大きさだけでなく術後に食事が十分に摂れて通常の生活が送れるような術式を選択するとともに、術後生活に関してもサポートいたします。関東近辺のみならず、遠方の患者さんの受け入れにも対応できるシステムも確立されています。低侵襲手術の分野に関しては、国内外のオピニオンリーダーとして長年活動してきました。胃がんに対する腹腔鏡手術は 2003 年から開始し 2022 年までに約 1,900 例、ロボット支援手術は 2014 年に開始し約 400 例と多くの経験を積んできました。

診療ポリシー・患者さんへのメッセージ

患者さん個々の背景、腫瘍の進行度や特徴に合わせて、最適な治療法を選択することを信条としています。患者さんにとって大切なことは「再発なく病気が治ること」「食生活を含めて生活の質をなるべく維持すること」だと思います。手術は知識や技術のみならず、これまでの経験が活かされます。常に「自分の家族であったらどうするか」という視点で治療方針を考えることをポリシーとしています。

	科全体 年間総治療数：242 件（2022 年）		科全体 過去 10 年間の総治療数：2,400 件	
治療実績・コメント	ロボット支援胃がん手術 胃全摘 22 例、幽門側胃切除 52 例、噴門側胃切除 20 例	94 件	ロボット胃がん手術約	400 件
	腹腔鏡胃がん手術	128 件	腹腔鏡胃がん手術	約 1,600 件
	開腹胃がん手術	20 件	開腹胃がん手術	約 400 件
	手術は全ての術式で定型化され安定した成績を残しています。手術関連死亡はこの 10 年間に 0％です。他の併存疾患を持った患者さん、高齢な患者さんであっても他科と連携し周術期管理を行います。合併症が発生した場合も適切に対応･管理が行える体制が整っています。			
業績等	米国、欧州、南米、アジア、中東の 15 か国で胃がん低侵襲手術の招聘講演・手術講習会を数多く行い、国内外からの多くの見学者を受け入れ、中国、ロシア、ベトナム、インドの病院で計 25 回のライブ手術成功。国内でも手術指導を行い、英語論文は計 108 編。			

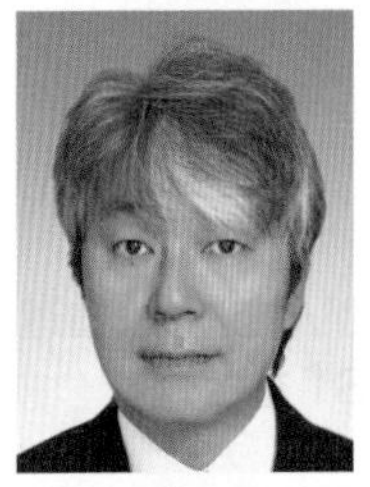

竹政 伊知朗　たけまさ いちろう

札幌医科大学附属病院　消化器・総合、乳腺・内分泌外科
（電話）011-611-2111　北海道札幌市中央区南 1 条西 16-291

大腸がんを主とした悪性下部消化管（がん検診発見による無症状、血便、貧血、腸閉塞などの有症状）、良性下部消化管疾患、肛門疾患

●消化器外科専門医、消化器病専門医、消化器内視鏡専門医

診療内容・患者さんへのメッセージ

『最新かつ安全確実な医療』をモットーに、それぞれの患者さまの背景やご希望にきめ細やかに対応しています。特に大腸がん治療では、高い根治性･安全性に加えて、排便･排尿･性機能の温存、できる限りの人工肛門の回避、さらには低侵襲で整容性に優れた最先端医療を提供しています。当科では年間約 1,000 件の手術件数のうち、大腸がんは約 250 例で、その 98%が低侵襲手術、70% 以上がロボット支援手術を施行する全国でも有数のハイボリュームセンターです。2022 年にはほぼ全ての消化器がん領域で保険適用が認められ、世界最新の手術支援ロボットを順次導入し、現在 4 台体制で診療にあたっています。また直腸腫瘍に対してお腹を切らずに経肛門的に腫瘍を摘出することができる TAMIS の実施は全国最多です。私は学会のロボット支援手術検討委員会の委員長として国際的な手術指導･ロボット手術支援に携わり、その手術クオリティーの高さから国内外から多数の手術見学を受け入れています。最新機器を用いた精密な診断のもと、手術に加えて薬物療法、放射線療法を組み合わせて、患者さまの病状に応じた高度な医療を提供しています。

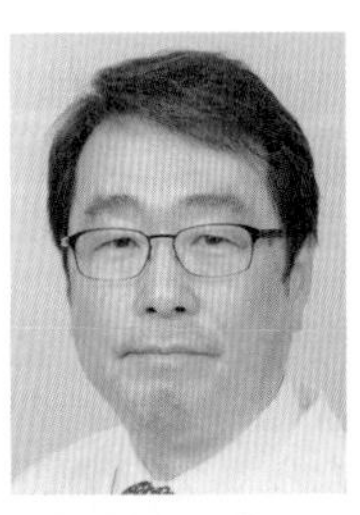

金谷 誠一郎　かなや せいいちろう

大阪赤十字病院　消化器外科
（電話）06-6774-5111　大阪府大阪市天王寺区筆ヶ崎町 5-30

上部消化管（食道・胃）の外科治療、特に腹腔鏡下手術・ロボット支援手術

●消化器外科専門医、消化器病専門医、消化器内視鏡専門医

診療内容・患者さんへのメッセージ

当院は、日本外科学会、日本消化器外科学会、日本食道学会食道外科、日本肝胆膵外科学会高度技能（A）認定施設です。地域がん診療連携拠点病院の役割を担うべく、消化器（食道、胃、小腸、大腸、肝臓、膵臓、胆道 ）のがんの手術を中心に行っています。「手術支援ロボット　da Vinci（ダヴィンチ）の最新鋭機 Xi を用いた手術（食道がん・胃がん・直腸がん)」を保険診療で受けられます。
消化器外科では、2022 年 6 月現在で 411 件のロボット支援下根治手術（食道 59、胃 79、膵臓 9、鼠径ヘルニア 18、結腸 10、直腸 236）を行ってまいりました。食道・胃・直腸・結腸の 4 領域ともに指導者（プロクター）がおり執刀ライセンスを発行できる数少ない病院のひとつです。2022 年 6 月時点で、食道がん、胃がん、結腸がん、直腸がん、膵腫瘍（膵体尾部切除）に対して、保険適応下でのロボット支援下手術が可能です。2021 年 3 月より鼠経ヘルニアに対しても、ロボット支援下手術を自由診療で行っています。また、2022 年からロボット支援下肝切除術が保険適用になり、当院も導入予定となっています。

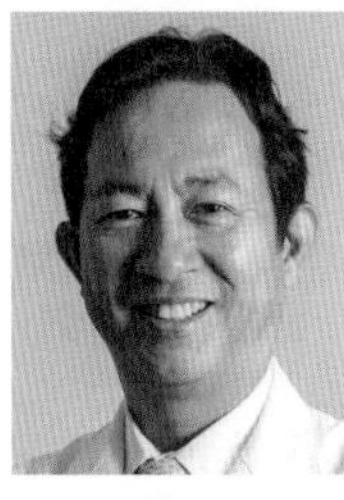

福長 洋介　ふくなが ようすけ

がん研有明病院　大腸外科
（電話）03-3520-0111　東京都江東区有明 3-8-31

結腸がん・直腸がん・直腸カルチノイド・大腸 GIST・小腸がん・虫垂がん

●外科専門医、消化器内視鏡専門医、消化器外科専門医

診療内容・患者さんへのメッセージ

大腸がんに対する腹腔鏡下手術を専門にしており、ロボット支援下直腸手術も実践しプロクター資格も得ております。近年では、術前放射線療法や全身化学療法により、がんが完全に消えてしまうこともあり、その場合には手術せずにその後の経過をみる（ウォッチアンドウェイト療法）方針も取り入れています。初診で来られてからできるだけ早く（できれば 1 週間以内に）検査を済ませて治療方針を決定し、2 週間以内には手術や術前治療を行います。治療の選択には専門的な見方から最善の方法を提示しますが、患者さん個々の状況に合わせ、ご希望も聞きながら決めています。手術は患者さんにとっては一生一度きりの勝負の場です。私自身もその 1 回でがんを治しきるという気持ちで臨みます。病院では年間大腸がん手術を1,000 例以上行い、私自身では年間 200 例以上の手術を行います。また、大腸外科の部長として、すべての症例に術前かかわるようにし、自分を含めて 6 人の Staff と相談してアドバイスをしながらチーム医療を行っております。上述した放射線科や化学療法科、また内視鏡を主とした下部消化器内科と連携しながら、最善の治療法を追求します。

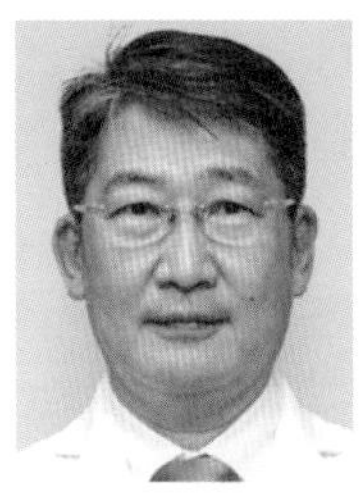

能城 浩和　のしろ ひろかず

佐賀大学医学部附属病院　一般・消化器外科
（電話）0952-31-6511　佐賀県佐賀市鍋島 5-1-1

消化器悪性腫瘍、肝胆膵悪性腫瘍、消化器良性疾患、肝胆膵良性疾患、乳腺疾患、一般外科疾患

●外科専門医、消化器内視鏡専門医、消化器外科専門医

診療内容・患者さんへのメッセージ

一般・消化器外科はがんを中心とした消化器疾患、肝胆膵疾患、乳腺疾患、一般外科疾患と幅広い領域の診療を行っています。診断から手術、悪性腫瘍に対する抗がん剤治療や緩和ケアまで、さまざまな病状の患者さんを対象としています。外来診療の年間受診人数は新規患者 760 人、再来患者約 1 万 2,000 人と数多くの患者さんを診察しています。当科で診療する疾患の多くが悪性腫瘍（がん）であり、外来では診断から、抗がん剤を用いた化学療法までさまざまな診療を行っています。入院診療では悪性腫瘍（がん）に対する手術治療を中心に行っています。年間の手術件数は約 700 例で、上部消化管手術 100 例、下部消化管手術 200 例、肝胆膵手術 180 例、乳腺手術 40 例、その他です。
対象のほとんどを占める悪性腫瘍に対して、専門医が外科治療を中心として拡大、標準、縮小手術と過不足のない手術を目指し、化学療法やその他の集学的治療においても各専門医ががんの個性に応じた治療を選択しています。内科的治療や放射線治療、緩和ケアが必要な場合には他科の専門医と連携をとり、包括的な治療も可能です。

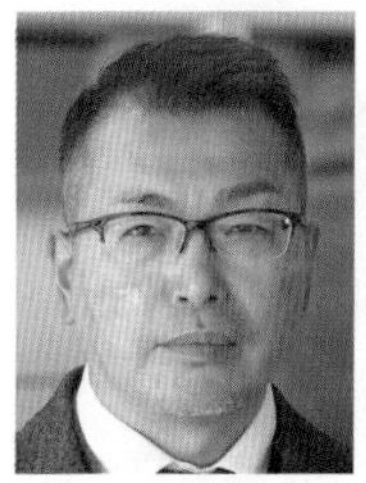

福永 哲　ふくなが てつ

順天堂大学医学部附属順天堂医院　食道・胃外科
（電話）03-3813-3111　東京都文京区本郷 3-1-3

胃がん、食道がん、胃粘膜下腫瘍、食道粘膜下腫瘍、消化管間葉系腫瘍（GIST）、胃食道逆流症、食道裂孔ヘルニア、鼠経ヘルニア、腹壁瘢痕ヘルニア、胆石症

●外科専門医、消化器外科専門医

診療内容・患者さんへのメッセージ

胃がん、食道胃接合部がん、食道がんなどの悪性腫瘍や胃粘膜下腫瘍など上部消化管に対する外科治療（特にロボット支援手術、腹腔鏡、胸腔鏡、縦郭鏡などの低侵襲手術）
1994 年から上部消化管の低侵襲手術とがんの集学的治療に取り組んでおり、この領域のパイオニアです。年間治療数 200 件以上、これまで多くの術式を開発、国内外で広く普及している術式もあります。順天堂大学、聖マリアンナ医科大学、徳島大学、東京医科大学の教授を併任で若手外科医の教育にも注力、国内外での招聘手術多数。
日本人の二人に一人ががんになる時代で、がん治療は著しく進歩しています。最新の低侵襲治療を導入することで、高齢や体力の低下などを理由に治療をあきらめていた患者さんが治療を受けられることもあります。また近年の著しい抗がん剤や免疫治療の進歩によって、これまで手術ができなかった患者さんが手術ができるようになった症例もあります。手術や治療ができないと言われても、あきらめずにセカンドオピニオンなどを活用して最良の治療法を見つけてください。

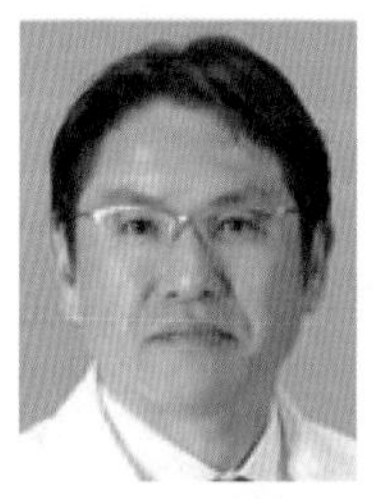

大幸 宏幸　だいこう ひろゆき

国立がん研究センター中央病院　食道外科
（電話）03-3542-2511　東京都中央区築地 5-1-1

食道がん

●外科専門医、消化器外科専門医

診療内容・患者さんへのメッセージ

食道外科グループでは、消化管内科、放射線治療科、放射線診断科との密な医療連携のもと、食道から発生する悪性腫瘍に対して、進行度と患者さんの状態に応じたからだへの負担が少ない外科治療を行っています。
2021 年度は 194 例の食道がん手術（胸部食道切除）を行っており、約 97% の患者さんが低侵襲手術（からだへの負担が少ない手術＝ロボット、胸腔鏡、縦隔鏡、2 期分割手術）を受けられました。特に、ロボット手術の症例数は増加傾向であり、今後もさらなる低侵襲手術の開発に尽力致します。
からだへの負担が少ない食道がん手術＝集学的低侵襲性外科治療とは、手術前に抗がん剤や放射線治療でがんを小さくして（NEO）、胸腔鏡によるがん切除と腹腔鏡による再建術を行い（OPE）、術前から専門性が高い医療スタッフによる支援（CARE）を受け社会復帰を目指す、新しい治療体系のことを言います。胸部食道がんだけではなく、頸部食道がん・食道胃接合部がんにも対応させていただきます。

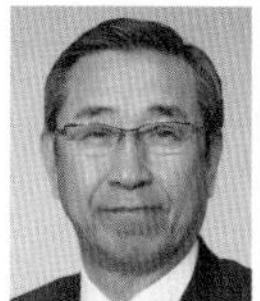

寺島 雅典 てらしま まさのり

静岡県立静岡がんセンター胃外科
（電話）055-989-5222
静岡県駿東郡長泉町下長窪 1007
●外科専門医、消化器外科専門医

診療内容

胃がん、胃 GIST

現在、胃がんの治療は内視鏡的切除、手術、化学療法と多岐に亘っています。当院では、適切な診断の基に患者さんに最も適した治療法をお勧めしています。

外科手術に関しては、以前は開腹による胃全摘、幽門側胃切除のみでしたが、最近はより侵襲の少ない手術として腹腔鏡手術、ロボット支援手術も行われており、切除範囲も縮小されています。ロボット支援手術は 2012 年 1 月から導入しており、施設としては 500 例以上、個人としても 250 例以上の経験があります。ロボット手術指導の資格であるプロクターは勿論のこと、数少ない手術見学認定施設（術者限定）にも指定されています。

このように選択肢の多い胃がん治療でありますので、患者さんに解りやすい説明をするように心がけております。

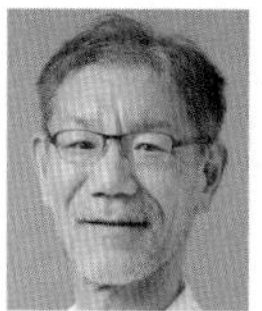

黒柳 洋弥 くろやなぎ ひろや

虎の門病院 消化器外科（下部消化管）
（電話）03-3588-1111
東京都港区虎ノ門 2-2-2
●外科専門医、消化器外科専門医

診療内容

結腸がん・直腸がんの手術（特に腹腔鏡手術、ロボット支援手術）、大腸憩室症、虫垂炎、鼠径ヘルニア

虎の門病院下部消化管外科では大腸がんに対する腹腔鏡手術を専門に行っており（私を含め 6 名が日本内視鏡外科学会技術認定医）、大腸がん手術のほとんどを腹腔鏡またはロボット支援手術で行います。直腸がん手術では、進行がんの場合でも術前放射線治療、化学療法を組み合わせることで局所再発を抑制しつつ可能な限り肛門温存、機能温存を目指します。ポリシーとして「あきらめないがん治療」を掲げ、総合病院の強みを生かして、高齢者、重症合併症をお持ちの方に対しても積極的に手術を行います。2022 年大腸がん手術数は 447 例（うち分院 95 例）、その 98％を腹腔鏡手術で行いました（開腹移行はゼロ）。私は大腸がんの手術のみならず、がん総合診療部担当副院長として病院全体のがん診療についても携わっています。

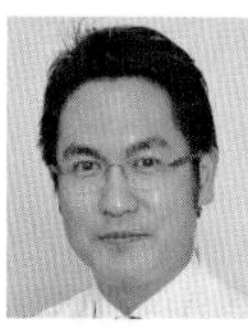

布部 創也 ぬのべ そうや

がん研有明病院 胃外科
（電話）03-3520-0111
東京都江東区有明 3-8-31
●外科専門医、消化器外科専門医

診療内容

胃がん

診療科の特徴：①残せる胃は残す。② 大きなリンパ節転移を伴う胃がんや、切除不能な胃がんの治療もあきらめない。

当科では可能な限り「胃全摘を避ける」ことを一つの大きな目標として診療に当たっており、通常胃全摘が必要と判断されるような症例でも、胃亜全摘術や噴門側胃切除術にて胃を温存することが可能となっています。胃の温存のためには、外科医の手術手技だけでなく、消化器内科医による的確な術前診断や手術中の内視鏡検査などもきわめて重要であり、外科・内科・放射線科などによるカンファレンスを毎週行い、胃がんチームとして力を合わせ取り組んでいます。術前化学療法も積極的に行っています。外科と化学療法科が力を合わせて、治癒が困難とされてきた胃がんに対しても積極的に治療に取り組んでいます。

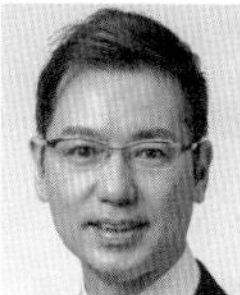

稲木 紀幸 いなき のりゆき

金沢大学附属病院 消化管外科
（電話）076-265-2000
石川県金沢市宝町 13-1
●消化器外科専門医、消化器内視鏡専門医

診療内容

胃がん、食道がん、胃粘膜下腫瘍、GIST、十二指腸腫瘍、高度肥満症手術

胃がん、食道がんに対する低侵襲手術を得意としています。腹腔鏡、胸腔鏡はもとより、近年急速に発展しているロボット支援手術を早期から導入し、体の負担が少ないのみならず、精密な手術で、合併症の軽減や根治性の向上を目指しています。これまで経験してきた低侵襲手術は累計で 1,500 例を超えます。特に、進行がんに対しても低侵襲手術は安全で根治的に行えることを実証し、国内外で手術指導も行ってきました。高齢化が進む中、臓器や機能を温存した手術を取り入れ、個々の患者さんに適切な治療を提供しています。高度に進行したがん、切除不能ながんに対しても積極的な集学的治療を行うことで根治切除に導き、生存率の向上を目指しています。患者さんに心から信頼され、喜ばれる治療を提供したいと思っています。

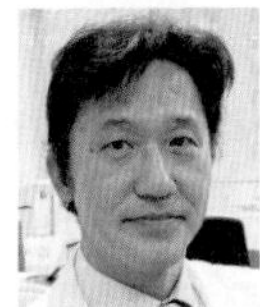

金光 幸秀 かねみつ ゆきひで

国立がん研究センター中央病院
（電話）03-3542-2511
東京都中央区築地 5-1-1
●外科専門医、消化器外科専門医

診療内容

小腸がん、大腸がん（結腸がん、直腸がん）、肛門管がん、肛門がん、消化管カルチノイド、消化管GIST、腹腔内肉腫、骨盤内肉腫

大腸外科に所属。得意分野；大腸がんに対する手術治療／診療案内；月・火曜日―外来診療、水・木・金曜日―手術／診療ポリシー；世界最高のがん医療の提供、「患者目線」での診療
腹腔鏡・ロボット支援下手術などの低侵襲手術から隣接・転移臓器合併切除などの拡大手術まで、がんの進行度に応じて最適な手術方法が提供でき、穴がありません。また、直腸がんの際の肛門機能温存手術に高いレベルで対応しています。更に、他院で切除困難と診断された難しい症例の手術も積極的に行っています。
年間手術数：大腸がん手術 100 件以上（個人）
治療の内訳：手術数のうち 90% が腹腔鏡・ロボット支援下手術、10% が開腹手術による高難度手術

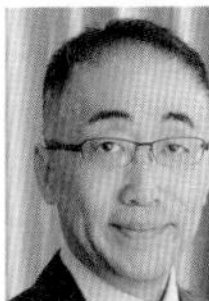

比企 直樹 ひき なおき

北里大学病院 一般・消化器外科
（電話）042-778-8111
神奈川県相模原市南区北里 1-15-1
●外科専門医、消化器外科専門医

診療内容

胃がん、食道がん、GIST、逆流性食道炎、食道裂孔ヘルニア、アカラシア、など

当科には、上部消化管外科、下部消化管外科、肝胆膵外科の３部門があります。各部門の領域専門性を重視し、低侵襲治療である内視鏡外科手術を積極的に導入し、安全で確実な治療をモットーに手術成績の向上に日々努めております。また看護師や薬剤師、栄養士、臨床検査技師等、他職種との連携によりチーム医療を実践し、診察・検査を行った上で、患者さんが納得のいく医療を提供しております。
上部消化管外科では食道、胃そして十二指腸の一部を扱っています。取れないといわれている腫瘍でも、我々はあきらめません。食道がんでは、ロボット手術により、反回神経（息や飲み込みに関係する神経）麻痺を目覚ましく減少させました。患者さんに優しい手術により、手術のためにかかる入院日数は著しく減りました。

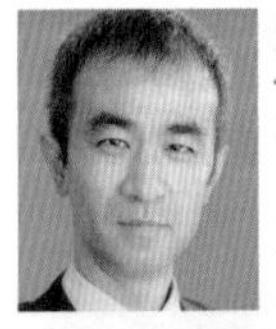

秋吉 高志 あきよし たかし

がん研有明病院 大腸外科
（電話）03-3520-0111
東京都江東区有明 3-8-31
●外科専門医、消化器外科専門医

診療内容

大腸がん（結腸がん、直腸がん）、大腸悪性腫瘍、小腸悪性腫瘍

大腸がんの低侵襲手術（腹腔鏡下手術やロボット支援下手術）を得意としており、個人で年間 200 件近い手術を担当しています。直腸がん術後の局所再発に対する拡大手術（骨盤内臓全摘や仙骨合併切除など）も得意としています。また、肛門近傍の直腸がんに対する集学的治療（術前化学放射線療法など）を積極的に行っており、施設としての治療数は日本最多です。治療効果がよい（完全奏効）患者さんには手術せずに治癒を狙うWatch and Wait 療法も積極的に行っており、その経験数は日本最多です。外科医が手術をしない治療を進めることは不思議と思われるかもしれませんが、患者さんにとって最もメリットのある治療を提供したいという思いから、患者さんの希望を最大限尊重しつつ、医学的に妥当な範囲でベストの治療を提供できるよう心掛けています。

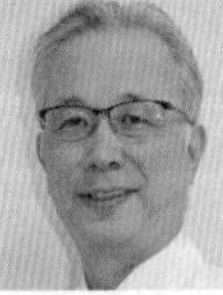

永井 英司 ながい えいし

福岡赤十字病院 消化管外科
（電話）0570-03-1211
福岡県福岡市南区大楠 3-1-1
●外科専門医、消化器外科専門医

診療内容

食道がん、食道粘膜下腫瘍、食道裂孔ヘルニア、食道胃接合部がん、胃がん、胃粘膜下腫瘍、肥満代謝手術など

食道がん、食道胃接合部がん、胃がんに対する内視鏡下手術あるいはロボット支援下手術に加えて必要に応じて抗がん剤治療・免疫治療を併用する根治性と低侵襲性を追求する治療を行っています。高齢の方や様々な病気、特に重度の糖尿病や腎臓病を伴った患者さんの手術が多いのが当院の特徴です。そういった方々の病状に合わせて適切な治療が選択できるように患者さんと共に考えて治療を行っています。また糖尿病等を伴う肥満症の患者さんには腹腔鏡下スリーブ状胃切除術を行い、QOL 改善を目指しています。がんと告げられることは多くの方にとって“青天の霹靂”ですが、決して慌てず、諦めず、前に向かって新たな一歩を踏み出しましょう。治療後にも自分らしい人生が送られるように主治医と治療についてよく相談して下さい。

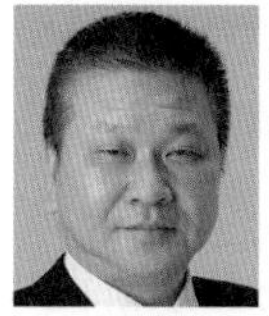

小嶋 一幸 こじま かずゆき

獨協医科大学病院 上部消化管外科
（電話）0282-86-1111
栃木県下都賀郡壬生町大字北小林 880
●外科専門医、消化器外科専門医

診療内容

早期胃がん、進行胃がん、胃粘膜下腫瘍、GIST、病的肥満症に対する腹腔鏡下スリーブ状胃切除術

胃疾患、特に胃がんに関して治療を行っています。また、切除不能進行がんや再発胃がんに対する集学的な治療も行っています。低侵襲手術に特に力を入れており、早期がんから進行がんまでほぼ全ての胃がんに対し適応しています。2022 年当科における胃がんに対する手術は 90 例（ロボット支援下手術 41 例、腹腔鏡手術 49 例)、胃粘膜下腫瘍に対して 16 例 (腹腔鏡手術 15 例) でした。病的肥満症に対する腹腔鏡下スリーブ状胃切除術も保険診療で行っております。内視鏡外科学会の技術認定資格と県内で数名のロボット手術のプロクター資格（指導医資格)、ロボット外科学会国内Ａ級資格を有し、術者あるいは指導的助手として携わっています。患者さん一人一人に、根治性、安全性、低侵襲性を兼ね備えた最適な治療を提供しています。

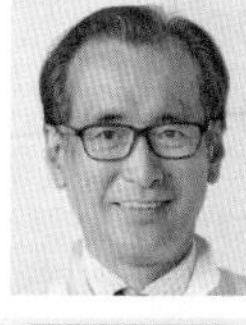

北川 雄光 きたがわ ゆうこう

慶應義塾大学病院 一般・消化器外科
（電話）03-3353-1211
東京都新宿区信濃町 35
●消化器外科専門医、消化器内視鏡専門医

診療内容

大腸がん、食道がん、胃がん、膵がん、胆道がん、乳がん、胆道がん、炎症性腸疾患、膵臓腫瘍、など

当科では、食道、胃、大腸、肝臓、胆道、膵臓、乳腺、血管に対する外科治療を中心に行います。腹腔鏡や胸腔鏡を用いた低侵襲治療やセンチネルナビゲーションサージャリーなどの先進技術を用いた治療を積極的に取り入れています。同じ教室内にそれぞれの臓器のスペシャリストがいるため、多臓器に関わる疾患に対しても疾患ごとにチームを組んで患者様に合わせた偏りのないオールラウンドな対応が可能な組織であることが特徴です。私たちが 1990 年代より取り組んできた先進技術を導入した低侵襲がん治療から、ほかのどの施設でも対応できない多臓器、血管に及ぶ治療困難高度進行悪性腫瘍に対する治療まで、一般・消化器外科領域の全ての疾患に対し、それぞれの領域のスペシャリストがチームを組んで質の高い医療を提供しています。

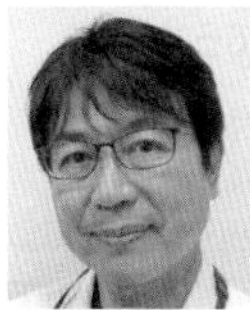

山口 茂樹 やまぐち しげき

東京女子医科大学病院
（電話）03-3353-8111
東京都新宿区河田町 8-1
●消化器外科専門医、消化器内視鏡専門医

診療内容

大腸がん、炎症性腸疾患、大腸憩室症、など下部消化管疾患全般

長年、静岡県、埼玉県のハイボリュームのがんセンターで診療を行ってきましたが、2021 年に女子医大に着任しました。大腸がんの治療は、手術治療、薬物治療、放射線治療が柱になりますが､これらの治療を組み合わせて計画的に行っていくことがますます求められています。当院では関連各科と連携して患者さんの治療を行っていきます。また炎症性腸疾患や大腸憩室症が増加しておりますが、これらの治療も以前から多数行っています。2022 年の個人執刀数は 64 症例で大部分が腹腔鏡による大腸がん切除ですが、ロボット手術そして大腸がん以外も含まれます。あらゆる手術においてその技術は大変重要です。これまで 2,000 例以上の大腸がん切除を執刀してきた経験から、肛門温存、困難症例への対応、等、質の高い治療を提供します。

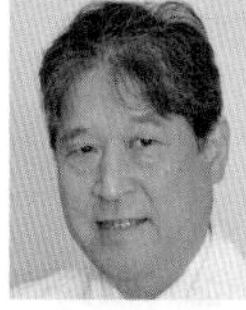

渡邉 雅之 わたなべ まさゆき

がん研有明病院 食道外科
（電話）03-3520-0111
東京都江東区有明 3-8-31
●外科専門医、消化器外科専門医

診療内容

食道がん

がん研には毎年 200 名を超える食道がんの患者さんが初診されますが、その全例を、食道外科、上部消化管内科、消化器化学療法科、放射線治療部で構成される食道カンファレンスで検討し、個々の症例に適した治療戦略を検討します。治療方針については、内科治療と外科治療の双方の立場から治療選択肢をご説明し、患者さんと一緒に治療方針を決定します。

近年、食道がん手術の侵襲を軽減する方法として、胸腔鏡や腹腔鏡を用いた低侵襲食道切除が注目されています。がん研では食道がん手術の低侵襲化のために体腔鏡下手術を積極的に行っており、2021 年には手術症例全例に胸腔鏡または腹腔鏡を用いた低侵襲食道切除を選択しています。また、ロボット支援胸腔鏡下食道切除術を導入し、2021 年には 15 例の手術をロボット支援下に施行しました。

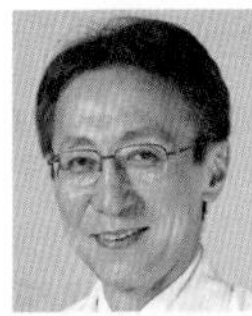

安田 卓司 やすだ たくし

近畿大学病院 上部消化管外科
(電話) 072-366-0221
大阪府大阪狭山市大野東 377-2
●外科専門医、消化器外科専門医

診療内容

頸部食道がん、胸部食道がん、食道胃接合部がん、胃がん、特発性食道破裂、胃潰瘍穿孔、十二指腸潰瘍穿孔、など

食道がん治療経験は 30 年以上で食道がん手術経験数は 1,500 例を超えます。得意分野は頸部食道がんに対する喉頭温存術（声を残す手術)、気管・大動脈浸潤高度進行食道がんや化学放射線療法後の遺残 / 再発食道がんに対する手術で、可能性を追及し、諦めない治療を目指しています。通常の食道がん手術は全例私が指導医として入り、胸腔鏡下に切除しています。治療方針は外科 / 消化器内科 / 腫瘍内科 / 放射線科によるキャンサーボードで検討され、検討症例は年間 150 例前後、手術例は 70 例前後です。ただ、病気を治すのは患者さん自身で、私たちはベストの治療を提供して最大限サポートに努めます。診察は月～金のいずれでも対応できますが、私の担当の金曜日であればたっぷりと時間をとって納得いくまで説明させて頂きます。

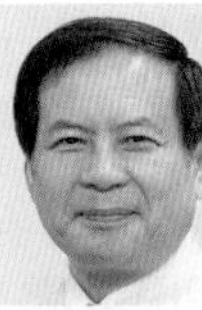

松原 久裕 まつばら ひさひろ

千葉大学医学部附属病院
(電話) 043-222-7171
千葉県千葉市中央区亥鼻 1-8-1
●外科専門医、消化器外科専門医

診療内容

食道がん、胃がん、大腸がん、食道アカラシア、胃良性腫瘍、潰瘍性大腸炎、クローン病、など

食道・胃腸外科では、食道・胃・小腸・大腸・肛門のがんの手術・抗がん剤・放射線治療、さらに食道アカラシア、逆流性食道炎、胃・大腸のポリープなどの良性疾患の治療を行っています。安全に治療すること、患者さんの治療による苦痛を軽減することを心がけて、積極的に内視鏡治療、腹腔鏡手術を取り入れています。食道がんは、古くから積極的に治療を行っている施設です。次世代の標準治療確立を目指し、臨床研究・先端医療にも積極的に取り組んでいます。腹腔鏡を用いた身体にやさしい手術。合併症の少ない、早期退院可能な手術をそれぞれの専門チームが専属で治療を担当します。早期がんに対しては、積極的に内視鏡手術を採用して患者さんの負担を軽減しています。
初診時には必ず紹介状をご持参ください。

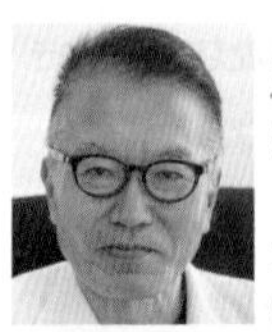

奥田 準二 おくだ じゅんじ

豊中敬仁会病院
(電話) 06-6853-1700
大阪府豊中市少路 1-8-12
●消化器外科専門医、消化器内視鏡専門医

診療内容

大腸がん（とくに直腸がんの肛門温存手術)、大腸憩室炎、炎症性腸疾患（潰瘍性大腸炎、クローン病など)

私の専門は、大腸がんに対する精密で心身に優しい内視鏡ロボット手術です。手術件数は 8,000 件を越えており、とくに直腸がんに対する肛門温存手術を求めての受診やご紹介が急増しています。直腸がん手術では肛門温存と一時的人工肛門も極力避けることに加えて性機能や排尿機能の神経温存も重要で、高度な技術、豊富な経験と確かな実績に基づいた的確な判断と柔軟な対応力が必須となるからです。私は、最新のダヴィンチ Xi を用いたロボット大腸手術をメインに、全ての大腸手術の専門医、指導医の資格も得ています。現在は豊中敬仁会病院内視鏡ロボット手術センターにて個別化医療から個々の患者さんの思いの一歩先を想いやる創造化医療へアップグレードして患者さんやご家族に安心、喜びと感動をもたらす医療を実践しています。

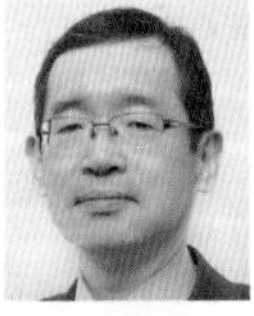

小寺 泰弘 こでら やすひろ

名古屋大学医学部附属病院
(電話) 052-741-2111
愛知県名古屋市昭和区鶴舞町 65
●消化器外科専門医、消化器病専門医

診療内容

食道がん、胃がん、大腸がん、膵がん、肝がん、胆道がんなど消化器がん全般、潰瘍性大腸炎、クローン病、など

消化器外科二では、消化器がん全般にわたり患者さんの状態に応じた外科治療を行っています。外来は食道、胃、大腸、肝胆膵、内視鏡外科、肥満外科それぞれに精通する専門のスタッフが月、火、水、木、金曜日の診療日を担当しています。入院診療は教員、医員がチームを組み、チーム医療を行っています。食道、胃、大腸など消化管のがんに対しては根治性の追求とともに内視鏡手術・ロボット支援下手術を積極的に用いることにより低侵襲手術を目指しています。膵がん手術における門脈カテーテルバイパス法を用いた門脈合併切除は世界でも有数の症例数を持ち、安全な術式として確立しています。当科では、大学外の関連病院も含めた多施設において、多くの化学療法臨床研究を胃がん、大腸がん、膵がん分野で積極的に行っています。

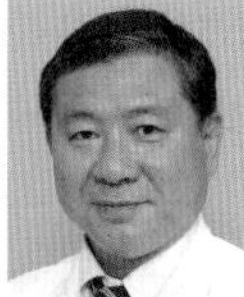

片井 均 かたいひとし

立川病院 消化器外科
（電話）042-523-3131
東京都立川市錦町 4-2-22
●消化器外科専門医、消化器内視鏡専門医

診療内容

胃がん、食道・胃接合部がん

国立がん研究センター中央病院で胃がん外科治療を 30 年行ってきた経験を活かし診療しています。胃がんは、進行度により治療法や治癒率が大きく変わります。適切な治療方針決定のため、複数科の医師と相談し、診療しています。「治す」、「機能温存」、「低侵襲」を重視し、術前化学療法・拡大手術から低侵襲機能温存手術まで年間約 30 件の胃がん手術を施行しています。患者さんに大切なことは納得のいく治療方針の説明と考え、初診時には 1 時間程度の説明時間をとっています。
東京都がん診療連携拠点病院に指定された総合病院として、がん専門病院では対応困難な併存疾患を有する患者さん、地域間の移動が困難な高齢のがん患者さんにも早期発見から緩和医療まで包括的に対応し最良の医療を提供することを心がけています。

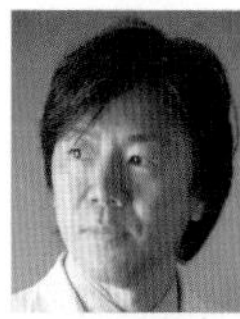

衛藤 剛 えとうつよし

大分大学医学部附属病院
（電話）097-549-4411
大分県由布市挾間町医大ヶ丘 1-1
●消化器外科専門医、消化器内視鏡専門医

診療内容

食道がん、胃がん、大腸がん、肝臓がん、膵がん、胆道がん、など

消化器外科では、消化器に発生したがんから急性腹症に対する緊急手術、生活習慣病の温床と考えられる高度肥満症（BMI35 以上）に至るまで、腹部疾患の幅広い領域に対応しています。診療科の特徴は低侵襲治療です。当科では腹腔鏡手術を全国に先駆けて導入し、患者さんに優しい（傷の小さい）手術を実践してきました。本術式は低侵襲であると同時に安全性と根治性も認められており、胃・大腸領域における腹腔鏡手術の実施率は 8 割を超えています。また手術難易度の高い直腸がんに対してロボット支援手術を導入致しました。高難度手術と呼ばれる肝切除・膵切除にも症例を選択して腹腔鏡下手術を行っており、高度肥満患者に対する減量手術（腹腔鏡下スリーブ状胃切除術）もわが国におけるパイオニアとして行っています。

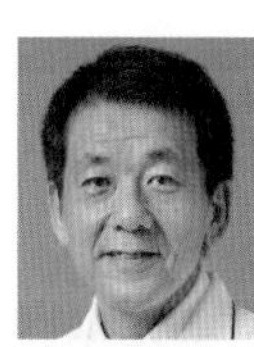

上野 正紀 うえのまさき

虎の門病院 消化器外科
（電話）03-3588-1111
東京都港区虎ノ門 2-2-2
●消化器外科専門医、消化器内視鏡専門医

診療内容

食道がん、食道良性疾患（粘膜下腫瘍、ヘルニア、逆流性食道炎）、胃悪性腫瘍（胃がん、GIST）、肥満症手術、急性腹症、鼠径ヘルニア、胃瘻造設

上部消化器外科では、主に食道がん、胃がん、肥満症・代謝改善の手術を行っています。がんに対しては手術を中心に化学療法・放射線治療を含めた集学的治療を行います。がんだけではなく、GIST を含む粘膜下腫瘍の手術も行っています。特にがんの患者さんに対しては、1 日でも早く検査をすすめ、治療方針を決めます。治療方針を決めるためには、消化器内科・消化器外科・臨床腫瘍科（化学療法）・放射線治療科によるカンファレンス（キャンサーボード）を行います。手術が必要な場合は、待ち時間少なく手術が行えるようにします。当院は総合病院であり、各内科との連携もよいため、ご高齢の方・合併症をお持ちの方に対しても、内科外科が一丸となって治療に当たります。

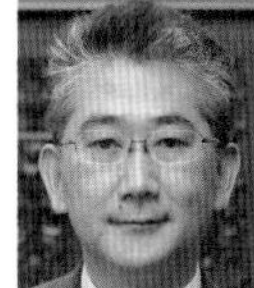

石原 聡一郎 いしはらそういちろう

東京大学医学部附属病院
（電話）03-3815-5411
東京都文京区本郷 7-3-1
●外科専門医、消化器外科専門医

診療内容

直腸がん、結腸がん、潰瘍性大腸炎、クローン病

私が診療科長を務める東京大学大腸・肛門外科では大腸がん、炎症性腸疾患（潰瘍性大腸炎、クローン病）の外科治療を中心に診療を行っています。大腸がんでは病気をしっかり直すこと（根治性）が重要ですが、生活の質（QOL）を保つことも大切な目標に掲げております。
最新の手術技術や手術以外の治療法（薬物療法や放射線療法など）の併用によって術後の排便、排尿、性機能などを温存し、また直腸がんではなるべく人工肛門にならない治療を行っております。年間 500 例近い手術治療を行っており、大腸がん手術の 90% 以上は腹腔鏡手術やロボット手術などの低侵襲手術によって行っています。
私たちのポリシーは、治療方針を患者さんと相談して決定するということであり、患者さん中心の医療を実践していくことです。

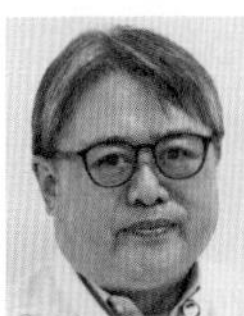

西田 靖仙 にしだやすのり

恵佑会札幌病院 消化器外科
（電話）011-863-2101
札幌市白石区本通9丁目南1-1
●外科専門医、消化器外科専門医

診療内容

胃がん治療（手術治療）

当院では、「胃癌治療ガイドライン」に則った胃がん治療をおこなっています。
患者さんにとって治療の機会はワンチャンスですので、最も信頼性が高い治療をおこないたいと考えています。私は胃がん治療グループのリーダーとして、年間150件の手術を担当しています。
手術は開腹手術・腹腔鏡下手術・ロボット支援下手術、いずれの方法でも可能ですが、病状にあった方法を提案しています。
進行した胃がんでは適切な化学療法（抗がん剤治療）と手術を組み合わせた集学的治療が重要です。当院では薬物治療の専門医（腫瘍内科医）と外科医が密接に連携して集学的治療をおこない、治療成績の向上に努めています。また、院内には北日本胃がん集学的治療研究の事務局がおかれ、私が代表世話人を務めています。

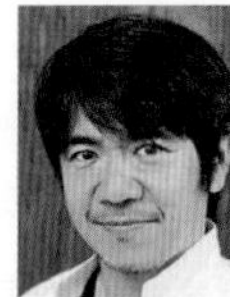

大塚 耕司 おおつかこうじ

昭和大学病院 食道がんセンター
（電話）03-3784-8000
東京都品川区旗の台1-5-8
●消化器外科専門医、消化器内視鏡専門医

診療内容

食道がん、食道粘膜下腫瘍、食道アカラシア、食道裂孔ヘルニア、食道炎、食道憩室、など

目の前の患者さんに対してベストを尽くすことを目標とし、消化器内視鏡治療（ESD）から胸腔鏡・ロボット手術に至るまで、そして、抗がん剤・放射線治療においては他科との密な連携を元に、ベストな治療を模索し遂行しております。初診患者さんを毎日受け入れ、最短で治療開始を行うという他の大学病院には無いスピード感も大事にしておりますが、そのような治療体制が可能となったのも、信頼できる若手食道外科医の成長、そしてなによりも消化器・一般外科学教室の支えのもと、チーム医療が実現できたからであると思います。
これからも、患者さん・ご家族に安心・満足できる治療を受けて頂けるように日々切磋琢磨してまいりますので、お気軽にご連絡頂ければと思います。

治療法の選択

治療法の選択は、年齢、合併症の有無など個人差があり大変難しいのですが、優先基準を以下のように考えます。
1、病気が治ることが、全てにおいて優先される。
2、手術が必要と判断されたら、なるべく臓器は温存されるべき。
3、臓器の温存ができるなら、なるべく傷は小さい方がいい（低侵襲）。
できるだけ手術したくない、切りたくないという気持ちは当然ですが、そうした気持ちの前に、この前提を見失うことがあるので、気を付けましょう。

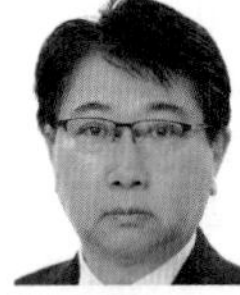

民上 真也 みかみしんや

聖マリアンナ医科大学病院
（電話）044-977-8111
神奈川県川崎市宮前区菅生2-16-1
●消化器外科専門医、消化器内視鏡専門医

診療内容

消化器系（食道、胃、小腸、大腸、肝臓、胆道、膵臓）の良性および悪性疾患、成人の各種ヘルニアなど体表外科、内・外痔核、痔ろうなどの肛門疾患

消化器・一般外科では、上部消化管、下部消化管、肝胆膵、の３つのグループ別に診療体制を取り、消化器がんに対する内視鏡下手術や開腹手術、肝胆膵領域の高難易度手術など、最新の外科治療を各臓器の専門医が中心となり治療に当たります。さらに急性腹症や腹部外傷などの腹部救急疾患においても救命救急センターと連携し24時間体制で診断および手術を迅速に対応しております。消化器・一般外科では近隣の医療機関と密接な連携を保ちつつ地域の中核病院として社会へ貢献することを通して、患者さんが安心して治療が受けられるよう、スタッフ一丸となって診療に当たっております。他の医療機関にセカンドオピニオンとしての意見を聞くことも、もちろん可能です。

有益情報

ランキング医師の病院は遠くて行けないという患者さんのための、北海道、東北、四国、九州を中心とする準名医情報です。ランキングとは別です。ご参考になさってください。

北海道	**髙金 明典** たかがね あきのり （電話）0138-51-2295	**函館五稜郭病院 外科** 北海道函館市五稜郭町 38-3	●消化器外科専門医
	川村 秀樹 かわむら ひでき （電話）011-611-8111	**北海道医療センター 外科・消化器外科** 北海道札幌市西区山の手 5 条 7-1-1	●消化器外科専門医
	七戸 俊明 しちのへ としあき （電話）011-716-1161	**北海道大学病院 消化器外科Ⅱ** 北海道札幌市北区北 14 条西 5	●消化器外科専門医
東北	**肥田 圭介** こえだ けいすけ （電話）019-613-7111	**岩手医科大学附属病院 外科** 岩手県紫波郡矢巾町医大通 2-1-1	●消化器外科専門医
	本多 通孝 ほんだ みちたか （電話）024-934-5322	**総合南東北病院 消化器センター** 福島県郡山市八山田 7-115	●消化器外科専門医
	手島 伸 てしま しん （電話）022-293-1111	**仙台医療センター 外科** 宮城県仙台市宮城野区宮城野 2-11-12	●消化器外科専門医
	絹田 俊爾 きぬた しゅんじ （電話）0242-27-5511	**竹田綜合病院 外科・小児外科・肛門科** 福島県会津若松市山鹿町 3-27	●消化器外科専門医
	花山 寛之 はなやま ひろゆき （電話）024-547-1111	**福島県立医科大学附属病院 消化管外科** 福島県福島市光が丘 1	●消化器外科専門医
四国	**渡部 祐司** わたなべ ゆうじ （電話）0897-56-0300	**西条中央病院 消化器外科** 愛媛県西条市朔日市 804	●消化器外科専門医
	羽藤 慎二 はとう しんじ （電話）089-999-1111	**四国がんセンター 消化器外科** 愛媛県松山市南梅本町甲 160	●消化器外科専門医
	吉川 幸造 よしかわ こうぞう （電話）088-631-3111	**徳島大学病院 消化器・移植外科** 徳島県徳島市蔵本町 2-50-1	●消化器外科専門医
	山井 礼道 やまい ひろみち （電話）088-822-1201	**高知赤十字病院 消化器外科** 高知県高知市秦南町 1-4-63-11	●消化器外科専門医
	湯浅 康弘 ゆあさ やすひろ （電話）0885-32-2555	**徳島赤十字病院 消化器外科** 徳島県小松島市小松島町字井利ノ口 103	●消化器外科専門医

有益情報

ランキング医師の病院は遠くて行けないという患者さんのための、北海道、東北、四国、九州を中心とする準名医情報です。ランキングとは別です。ご参考になさってください。

地域	医師	病院・住所	資格
九州	**長谷川 傑** はせがわ すぐる （電話）092-801-1011	**福岡大学病院 消化器外科** 福岡県福岡市城南区七隈 7-45-1	●消化器外科専門医
	馬場 秀夫 ばば ひでお （電話）096-344-2111	**熊本大学病院 消化器外科** 熊本県熊本市中央区本荘 1-1-1	●消化器外科専門医
	藤田 文彦 ふじた ふみひこ （電話）0942-35-3311	**久留米大学病院 消化器病センター** 福岡県久留米市旭町 67	●消化器外科専門医
	池田 貯 いけだ おさむ （電話）0952-24-2171	**佐賀県医療センター 好生館** 佐賀県佐賀市嘉瀬町大字中原 400	●消化器外科専門医
その他	**大塚 幸喜** おおつか こうき （電話）0562-93-2111	**藤田医科大学病院 総合消化器外科** 愛知県豊明市沓掛町田楽ヶ窪 1-98	●消化器外科専門医
	藤原 斉 ふじわら ひとし （電話）075-251-5111	**京都府立医科大学附属病院 消化器外科** 京都府京都市上京区河原町通広小路上る梶井町 465	●消化器外科専門医
	恵木 浩之 えぎ ひろゆき （電話）048-593-1212	**北里大学メディカルセンター 外科** 埼玉県北本市荒井 6-100	●消化器外科専門医

各科連携して患者さんをサポート

病院全体で患者さんを診ていくというキャンサーボード（がん治療の検討会議）がある病院も増えてきました。がん治療において、外科医、内科医、放射線科医、病理医、看護師、薬剤師などが情報交換し、検討を行います。

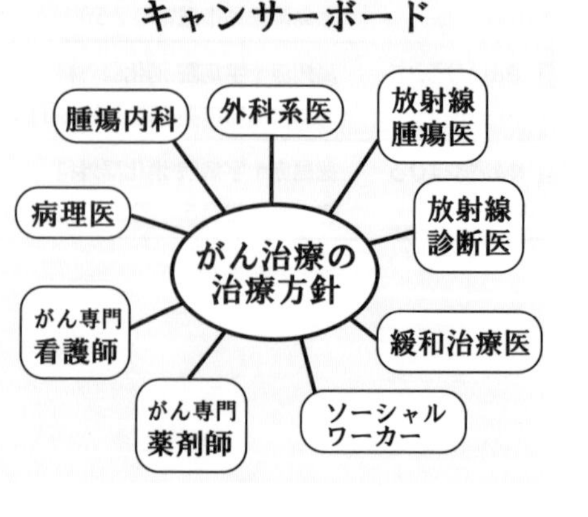

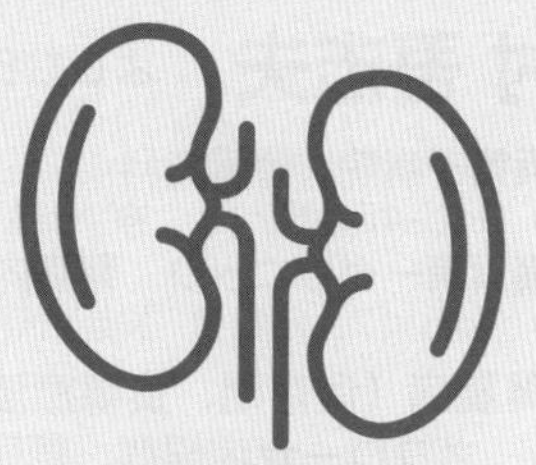

腎臓

健診での腎臓の検査異常を放置しない

慢性腎臓病は近年増え続けています。日本では成人の８人に１人といわれ、国民病ともいえます。その中で、透析が必要となる方が、毎年４万人以上、合計で約32万人の方が透析患者さんです。

腎臓の機能が低下すると、様々な症状や他の病気となるリスクが出てきます。慢性腎臓病は、脳卒中、心筋梗塞などの心血管疾患発症の危険を増やし、その原因として、糖尿病、高血圧、動脈硬化症といった生活習慣病と深く関わっています。

慢性腎臓病は進行して透析直前になるまで自覚症状に乏しいため、自覚症状に頼ると発見が遅れてしまいます。

早期発見には、最低でも年１回は尿検査と、血清クレアチニン測定によるeGFR算出が必要です。早期発見のためには、検査（健診）を受けましょう。そして、検査結果が正常値を外れたら、必ず腎臓専門医に受診しましょう。

腎臓は、尿の生成に関連し、血圧のコントロールも行っています。病院によっては、腎臓・内分泌内科として、高血圧、甲状腺も一緒に診ている場合もありますが、本書では、高血圧や甲状腺は、別の章で掲載しています。

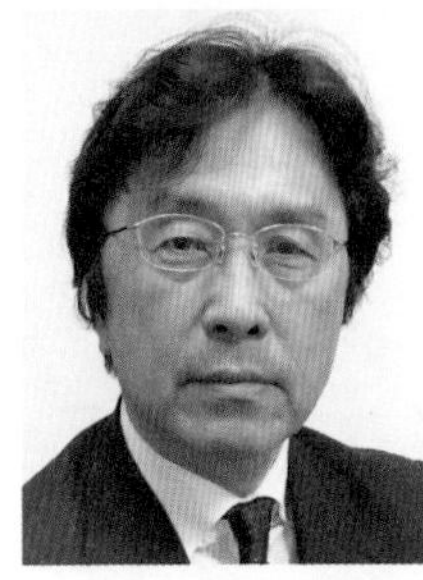

吉村 吾志夫　よしむら あしお

①横浜第一病院　腎臓内科
（電話）045-453-6711　神奈川県横浜市西区高嶋 5-15
②新横浜第一クリニック　腎臓内科
（電話）045-477-3412　神奈川県横浜市港北区新横浜 3-6-4-8F

慢性腎臓病（保存期、食事療法）、慢性糸球体腎炎（IgA 腎症など）、ネフローゼ症候群、糖尿病性腎症、高血圧症など

●腎臓専門医

得意分野・診療案内

・慢性腎臓病に対する食事療法：なぜ腎臓が悪くなったか、その原疾患と進行度をみて、管理栄養士とともに、病気の進行を抑制し、透析導入の回避ないし延期を可能とする病態に即した食事療法の実践を行います。食事療法は多くの腎疾患に効果を呈しています。

・代表的な慢性糸球体腎炎である IgA 腎症に対しては扁桃腺摘出＋ステロイドパルス療法により高い寛解率を、また難治性、再発性ネフローゼ症候群においても高い寛解率を維持しています。

・腎臓病があるというだけで、あきらめていた妊娠・出産についても適切な血圧管理と食事指導によって、多くの患者さんの出産を可能としています。

＊南大和病院でも受診可能です（要予約、046-269-2411）。

診療ポリシー・患者さんへのメッセージ

腎臓病は、かなり悪化するまで、明らかな症状が出にくく、気づいたときは腎不全だったということも珍しくありません。早期に適切な治療を開始すべきです。内服さえすれば一定の効果が得られる薬と異なり、食事療法は患者さんがご自身で考え実行する治療です。食事は生活の一部ですから、おいしく継続できねばなりません。患者さんの生活や希望に沿い、治療効果が高まる食事指導のご提供を心がけています。

	個人 年間総治療数：2,500 件（2022 年）過去 2 年間の総治療数：5,000 件			
治療実績・コメント	慢性腎臓病（食事療法）	120 件	ネフローゼ症候群	15 件
	糖尿病性腎症	40 件	高血圧・脂質異常症	80 件
	慢性糸球体腎炎（IgA 腎症など）	20 件	妊娠高血圧症候群	4 件
	腎機能低下の進行抑制や透析導入回避を目指す生活管理、特に食事療法の適用を施行しています。ご自宅での 24 時間蓄尿と食事記録から患者さんの適切な食事療法を指導し、多くの患者さんが現在の腎機能の維持の達成を可能としています。			
業績等	【著書】「慢性腎臓病の楽しい食事」、「管理栄養士のための慢性腎臓病栄養指導ノート」、「管理栄養士のための腎臓病学ノート」、「おいしく楽しく実践できる低たんぱく食」他			

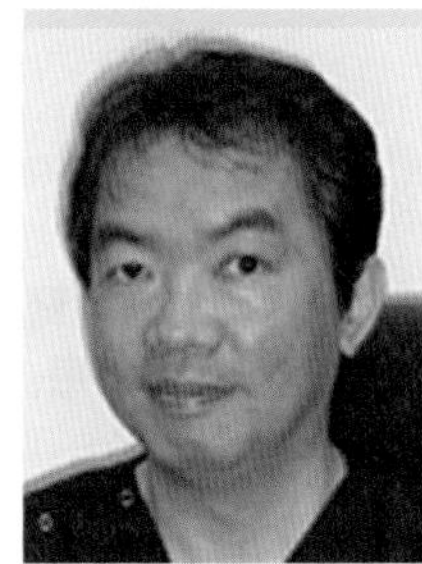

堀田 修　ほった おさむ

堀田修クリニック
（電話）022-390-6033　宮城県仙台市若林区六丁の目南町 2-39

内科疾患全般、糖尿病・高血圧・高脂血症・肥満などの生活習慣病、腎疾患、膠原病、機能性身体症候群

得意分野・診療案内

当クリニックでは広く内科一般の診療を行います。中でも、慢性腎臓病と生活習慣病（糖尿病、高血圧、高脂血症）の治療が主体になります。また、膠原病などの免疫疾患や喘息、アトピー、花粉症などのアレルギー疾患、そして、慢性疲労症候群、自律神経失調症､頭痛めまいなどの機能性身体症候群なども当クリニックの理念である「木を見て森も見る医療の実践」により､対症治療を併用しながら根本治療を目指します。

診療ポリシー・患者さんへのメッセージ

腎疾患は根本的治療により､「寛解・治癒」を目指すことを原則としています。根本的治療のない遺伝性の腎臓病や、治癒を目指すにはすでに手遅れの患者さんには、食事療法、薬物療法を中心にあらゆる治療を実施することで、腎機能低下（透析）防止を目的として全力を尽くします。
はからずも透析が必要となった方もできるだけ QOL（人生の質・生活の質）を落とさずに、元気で長生きしていただくよう通常の血液透析の他に無酢酸透析（AFD)、間歇補液型血液透析濾過（I-HDF)、オンライン血液透析濾過（On-line HDF）療法等の質の高い安全で快適な透析療法を提供いたします。

業績	1988 年 IgA 腎症の根治治療として扁摘パルス療法を考案。 2001 年、2002 年扁摘パルスにより、早期の段階に治療介入を行えば IgA 腎症が治りうる疾患であることを米国医学雑誌（AJKD）に報告。 その後は同治療の普及活動と臨床データの集積を続ける。 扁桃、上咽頭、歯などの病巣感染（炎症）が引き起こす様々な疾患の臨床と研究を行う。

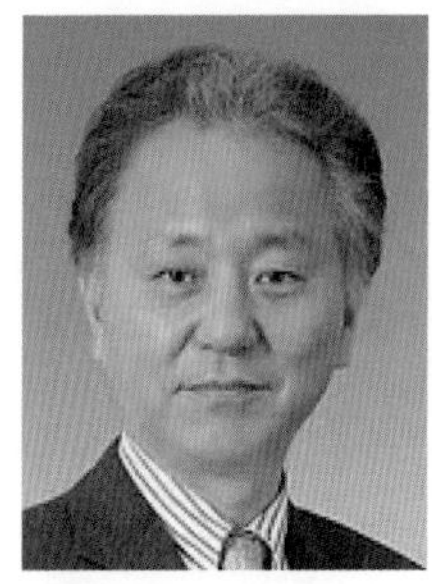

山縣 邦弘　やまがた くにひろ

筑波大学附属病院　腎臓内科
（電話）029-853-7668　茨城県つくば市天久保 2-1-1

原発性糸球体腎炎、糖尿病・高血圧・膠原病等による二次性腎疾患、ネフローゼ症候群、多発性嚢胞腎を含めた遺伝性腎疾患、間質性腎炎、急性腎不全、慢性腎不全血液浄化療法など

●腎臓専門医

得意分野・診療案内

筑波大学附属病院開院以来、腎臓内科は糸球体腎炎の病態解明と治療をはじめとする腎臓疾患の診療と研究を行っております。当科では腎臓内科疾患全般、腎臓病の早期発見としての検尿異常者の対処方法から、腎炎、ネフローゼ症候群の診断と治療、保存期慢性腎不全から透析導入、長期透析患者の合併症対策、腎臓移植後の治療管理まで、腎臓内科疾患の予防、診断、治療のすべての診療を行っております。さらに、腎疾患以外の肝疾患、自己免疫疾患や神経筋疾患などの疾患に対しても積極的に血液浄化療法などの治療を行っております。

診療ポリシー・患者さんへのメッセージ

外来では、全ての内科的腎疾患ならびに腎不全に対して、薬剤師、管理栄養士、看護師、臨床検査技師、理学療法士、臨床工学技士等のメディカルスタッフとも協力し、患者さん･家族を対象とした腎臓病教室の開催や、個別指導により、薬物療法、食事療法、生活指導を含めた総合的な治療を実践しています。また、腎移植、難治性腎疾患、腹膜透析、多発性嚢胞腎に関してはそれぞれ専門外来を設置いたしております。心血管病をはじめとする多様な合併症についても、他診療科と協同して診療にあたります。

	筑波大学附属病院　腎臓内科
業績等	筑波大学腎臓内科学では、厚生労働省進行性腎障害調査研究班の急速進行性腎炎症候群分科会を代表して、本症の予後改善、診療指針の作成に中心的な役割を担っています。また様々な腎難病の診断～治療法の検討を行い、難病医療センターとともに茨城県内の腎難病患者を積極的に受け入れております。さらには、平成 19 年度に開始した厚生労働省「腎疾患重症化予防のための戦略研究（FROM-J）」の研究リーダー、平成 22 年度からは研究代表者として、かかりつけ医と腎臓専門医の協力体制による透析導入患者の減少を目指してまいりました。この戦略研究での知見をもとに慢性腎臓病の医療連携の構築と均てん化、及び医療施策への反映を検証してまいりました。さらに平成 27 年度からは日本医療研究開発機構から「慢性腎臓病進行例の実態把握と透析導入回避のための指針の作成に関する研究」として、新規の透析導入患者減少に向け、理想の腎専門医の診療方法を検討してまいりました。
	NPO 法人 筑波腎臓内科医療育成支援機構　さまざまな普及啓発活動を通して、腎臓疾患医療のより一層の充実を目指します。・腎臓内科専門医の教育・研究に対する支援事業・腎臓疾患に関する研究会や学会の開催支援・腎臓内科医療の育成の推進

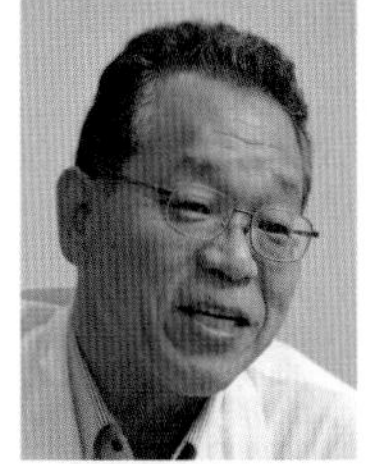

乳原 善文　うばら よしふみ

虎の門病院分院　腎センター内科
（電話）044-877-5111　神奈川県川崎市高津区梶ヶ谷 1-3-1

腎炎の診断、慢性腎臓病（CKD）、多発性嚢胞腎、嚢胞肝、嚢胞感染、糖尿病性腎臓病、膠原病の腎疾患、遺伝性腎疾患など

●腎臓専門医

診療内容・患者さんへのメッセージ

当院は慢性腎臓病（CKD）の原因の診断から治療、そして残念ながら透析に至った場合でもオンライン HDF、腹膜透析そして腎移植まであらゆる腎不全治療をチーム医療で行っております。常染色体優性多発性嚢胞腎（ADPKD)）は、最も多い遺伝性腎疾患で、両側の腎臓に多数の嚢胞が出現し、徐々に大きくなり、腎臓全体も大きくなる病気です。私達はこの ADPKD の腫大腎に対して、1997 年より腎動脈塞栓術を行い、2017 年までに 1,000 例以上の手術を行って参りました。腎動脈塞栓術により、腎臓の大きさは 1 年で平均約 55%に縮小し、腹部膨満症状は大きく改善します。一般に糖尿病性腎臓病は自覚症状がなく進行することが多いため、症状が出た時には透析が必要となることがあります。しかしながら、早期に診断し、適切に治療を行っていけば、糖尿病性腎臓病の進行を抑えることができることを我々は見てきております。当センターでは、糖尿病性腎臓病の患者さん一人一人にトータルケアを施し、糖尿病性腎臓病の進行抑制、最終的には克服を目指します。
横浜第一病院腎臓内科（045-453-6711）でも受診できます。

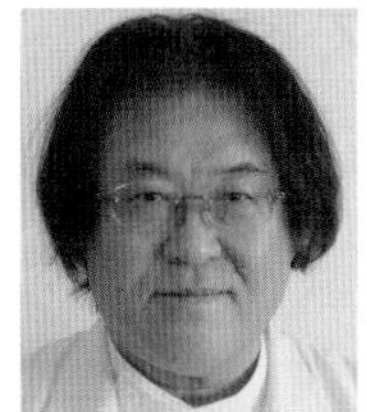

鈴木 亨　すずき さとる

鈴木クリニック　内科・人工透析
（電話）0776-66-2624　福井県坂井市丸岡町吉政 7-7-1

蛋白尿・血尿、IgA 腎症、糖尿病性腎症、慢性腎炎、慢性腎不全（含透析）、腎硬化症、高血圧症、糖尿病、高脂血症、ネフローゼ症候群

●腎臓専門医

診療内容・患者さんへのメッセージ

診療内容は内科と人工透析です。内科は、慢性腎臓病と生活習慣病（糖尿病・高血圧・高脂血症）治療が主体になります。特に腎臓病は、蛋白尿・血尿から慢性腎炎、ネフローゼ症候群、慢性腎不全および透析の診療を行っています。得意分野は、高頻度に透析療法に導入される IgA 腎症の治療です。長年ヘモフィルス・パラインフルエンザ菌と扁桃に関する研究を行っており、その成果は、扁桃摘出療法とステロイド・パルス療法の根拠の一つになっています。慢性腎臓病は、患者さん自身の理解がないと良好な治療が進まない病気です。そのため、患者さんの食事・日常生活に応じた指導を、わかりやすく懇切丁寧にすることを心がけています。人工透析は、64 台の透析装置による血液透析を行っており、年間総透析患者診療数は 21,213 名（2021 年）です。当たり前ですが、透析ごとに回診をして、体調の変化を見落とさないように心掛けています。検査成績を患者さんにわかりやすく説明して、合併症を予防するために患者さんの生活習慣に適した食事・生活指導を行って、前向きで明るい日々を重ねることができるようになっていただきたいと思います。

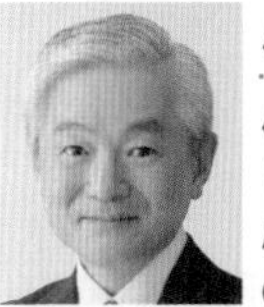

小田 弘明 おだ ひろあき

小田内科クリニック
（電話）082-568-0700
広島県広島市東区曙 5-3-26
●腎臓専門医

診療内容

慢性腎臓病、糸球体腎炎、保存期腎不全、血液透析、腹膜透析、腎代替療法、糖尿病性腎臓病

学校や職場、または地域行政が行う定期健康診断では必ず尿検査を行います。尿に異常がある場合には腎臓の病気が潜んでいる可能性があります。慢性腎臓病は自覚症状なく進行し、重症化するまで気付かれないことが多く、腎臓機能が低下すると治療を行っても元に戻らないことが多いため、早期発見、早期治療が肝要です。慢性腎臓病の進行を遅らせるためには禁煙や体重適正化など生活習慣改善とともに減塩食やたんぱく質調整食、そして適切なエネルギー量摂取を柱とする食事療法が重要な鍵を握ります。当院では従来、1 年間に外来栄養指導（保存期腎不全：700 症例、透析：360 症例）および調理実習（保存期腎不全：120 回、透析：12 回、糖尿病：12 回）を行っていました。新型コロナが終息したら是非一緒に頑張りましょう。

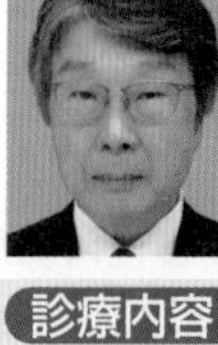

小林 正貴 こばやし まさき

大場内科クリニック
（電話）029-304-0111
茨城県水戸市酒門町 275-3
●腎臓専門医

診療内容

慢性腎臓病、ネフローゼ症候群、糖尿病性腎臓病、高血圧症、慢性腎不全（透析を含む）、腎臓系の健診異常

腎臓系の健診異常、慢性腎臓病、糖尿病性腎臓病、保存期慢性腎不全、高血圧症を主体とした外来診療をしております。当クリニックある水戸市は腎疾患に関して医療連携体制が構築され、病診連携、診診連携が盛んに行われております。当クリニックは診診連携の腎専門施設として対応し、着実に腎疾患紹介患者が増えています。私の診療のモットーは腎臓病の早期から末期までを包括的に診療することで、特に早期腎疾患の発見と診療に力を入れています。このために健診を推奨し、腎疾患を早期発見し、集学的な治療を提案することにより腎疾患の進行を阻止または改善させることを考えています。当クリニックでは腎生検は行っておりませんが、腎生検適応と考えられる症例は速やかに病診連携先の施設を紹介しております。

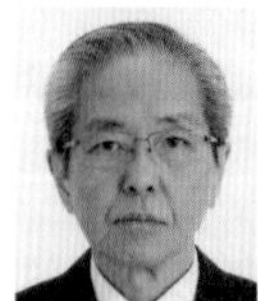

雑賀 保至 さいか やすし

藤井病院 腎・透析センター
（電話）072-436-2201
大阪府岸和田市西之内町 3-1
●腎臓専門医

診療内容

慢性腎炎、糖尿病性腎症、保存期腎不全、血液透析、移植後腎不全

保存期腎不全の低たんぱく食療法が専門です。私は保存期腎不全患者さんの「透析をしたくない！」という気持ちを大事にしており、そのためには徹底した食事療法が大事であると考えます。しかし現在低たんぱく食療法ができる医療機関がほとんどありません。たんぱく質が元気の源という世間の大きな誤解のもと、低たんぱく食療法は透析導入を確実に遅らせることができるにもかかわらず広がりません。正しい食事療法は精神的苦痛をも軽減してくれます。今後はより積極的に食事療法の実践と啓蒙に携わりたいと思います。病院では保存期腎不全患者 200 人を管理栄養士 5 名とともに食事指導し、血液透析患者は 310 人のうち 100 人を担当。管理栄養士の年間指導件数は保存期 1,500 件、透析 3,000 件です。

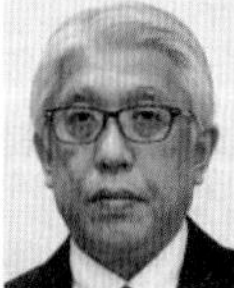

大谷 晴久 おおたに はるひさ

紀泉 KD クリニック
（電話）073-454-5515
和歌山県和歌山市善明寺 358-1
●腎臓専門医

診療内容

慢性腎臓病（CKD）、慢性腎不全、IgA 腎症、糖尿病性腎症、ネフローゼ症候群、多発性嚢胞腎

当院は、慢性腎臓病（CKD）の専門施設です。通院 CKD 患者さんは年間約 1,000 名、非透析慢性腎不全患者（CRF：GFR<30）さんは約 300 名であり、和歌山市の非透析 CRF 患者さんの約 1/3 が当院に通院していると推測されます。当院の診療ポリシーは、徹底して透析導入を予防することで、治療の中心は適切な薬物療法に加えての食事療法であり、2022 年の非透析 CKD 患者さんの栄養指導件数は約 900 件です。食事療法は患者さんやご家族が自分たちで実施する治療であり、取り組むのは難しく継続も大変です。当院では、教育入院や腎臓病教室を通じて、患者さん自らが腎臓病、食事療法を学び理解し、管理栄養士が懇切丁寧に指導を繰り返すことにより、多くの患者さんが実践できるようになっています。

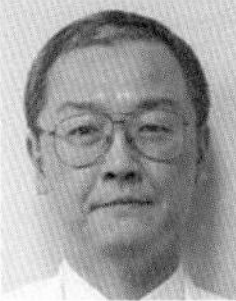

岡田 浩一 おかだ ひろかず

埼玉医科大学病院 腎臓内科
（電話）049-276-1111
埼玉県入間郡毛呂山町毛呂本郷 38
●腎臓専門医

診療内容

腎臓疾患、透析関連疾患、高血圧ほか

腎機能障害の患者さんには、薬物療法のみならず、食事療法や生活習慣の改善にも重点をおき、最大限の進行防止対策を行います。難治性ネフローゼ症候群、急速進行性腎炎症候群（顕微鏡的多発血管炎）は、国の難病に指定されており、当科が最も力を入れている診療分野です。末期腎不全になるだけではなく、病気自体や治療によって生命も脅かされる疾患ですので、既に確立された治療法から最新の治療法まで、あらゆる可能性を積極的に取り入れ、経験豊かなスタッフが幅広い選択肢の中から、患者さんの年齢や既往を考慮して最適な治療方針を御提案させて頂きます。
また、腎代替療法の中でも移植医療に関しては、埼玉医大国際医療センターと密に連携して診療を行っています。

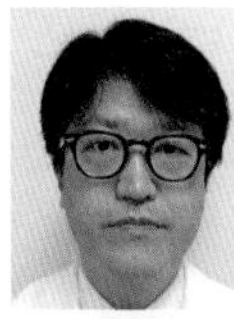

井上 嘉彦 いのうえ よしひこ

昭和大学藤が丘病院 内科系診療センター
（電話）045-971-1151
神奈川県横浜市青葉区藤が丘 1-30
●腎臓専門医、リウマチ専門医

診療内容

腎臓病（腎炎・ネフローゼ症候群・慢性腎不全など）、膠原病（関節リウマチ・全身性エリテマトーデスなど）

各種糸球体疾患を含めた慢性腎臓病の進行阻止のための薬物・食事療法、IgA 腎症に対する扁桃腺摘出＋ステロイド治療などを行ってきています。現在、リウマチ・膠原病の診療責任者になり、膠原病診療を中心として診療を行い、ご紹介して頂く腎臓病患者さんも随時診療しております。どの病気も早期発見、早期治療が大切です。慢性腎臓病に対する食事療法では特殊食品使用の経験豊富な腎臓専門医と管理栄養士による継続的な指導が重要です。工夫をして自分にあった食事の仕方をみつけましょう。リウマチ・膠原病疾患では、近年治療は飛躍的に進歩しています。十分にお話をお聞きし、科学的根拠（エビデンス）に基づいて個々の患者さんの症状、合併症、社会的背景に応じて最善と思われる治療を提供するよう心がけています。

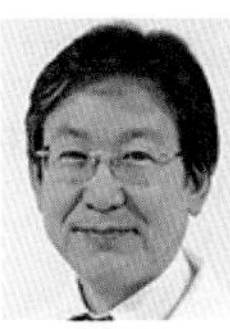

中山 昌明 なかやま まさあき

聖路加国際病院 腎臓内科
（電話）03-3541-5151
東京都中央区明石町 9-1
●腎臓専門医

診療内容

腎臓病、急性腎障害、高血圧、電解質異常、腹膜透析、血液透析、腎移植

腎臓内科では、各種糸球体疾患を含めた「慢性腎臓病」、全身疾患と関わる腎臓病、急性腎障害、高血圧、電解質異常、腹膜透析、血液透析、腎移植などを対象に診療を行っています。
また、「慢性腎臓病クリニック」では、医師・看護師・栄養士・薬剤師が協働で診療や患者教育にあたるチーム医療を行っております。この専門科の集団であるチーム医療によって、保存期腎不全から腹膜透析、血液透析、腎移植までを一連の流れで診療いたします。
透析部門も充実しており、血液透析、腹膜透析、血漿交換、急性血液浄化療法などほぼすべての血液浄化療法を行っています。特に残存腎機能を保護する体にやさしい腹膜透析に積極的に取り組んでいます。

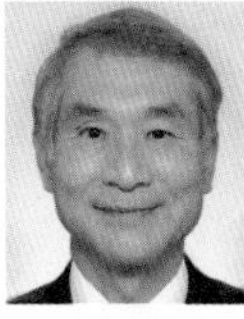

西 愼一 にし しんいち

服部病院 腎臓内科 / 透析センター
（電話）0794-82-2550
兵庫県三木市大塚 218-3
●腎臓専門医

診療内容

腎臓病

平成 22 年 5 月から令和 5 年 3 月までは、神戸大学医学部附属病院にて腎臓内科ならびに血液浄化センターに勤務しておりました。
当院は、昭和 53 年に透析医療を開始した、長年の経験を生かした歴史ある透析センターです。療養病床や回復期リハビリテーション病棟を有し、他院では受け入れ困難な透析患者様や手術後のリハビリテーションが必要な透析患者様の受け入れが可能です。経験豊富な医師とスタッフにより、最新の透析技術を提供し、安心・安全な透析治療を受けていただけるようきめ細かな医療提供を心掛けています。
第 1 透析室：30 床（うち感染対応ベッド 1 床）
第 2 透析室：27 床（うち感染対応半個室ベッド 1 床）
8：00 ～ 22：30 日曜・祝日を除く（24 時間救急医療体制あり）

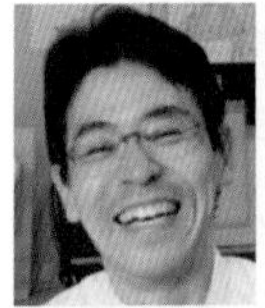

松永 智仁 まつなが ともひと

永仁会病院 腎センター
（電話）0229-22-0063
宮城県大崎市古川旭 2-5-1
●腎臓専門医

診療内容

慢性腎臓病、食事療法、透析療法

慢性腎臓病は今や新たな国民病といわれるほど、透析にいたる患者数が増加しています。当院では、腎臓の保存的治療として食事療法を取り入れ、腎機能悪化の進行抑制、および透析導入遅延に努めています。また、透析療法では血液透析と腹膜透析を行っています。それぞれの患者様に至適な透析療法を行えるよう努めています。
当院透析室は 60 床のベット数を有し、専門医、看護師、臨床工学技士、管理栄養士がチームとなって、安全で安心な透析医療を提供できるよう努めています。
また、お仕事をされている患者様を対象に、火曜日・木曜日・土曜日には夜間透析を実施しています。
【著書】『おいしい低たんぱく食 東北編―慢性腎臓病の方のためのレシピ集』（共著）

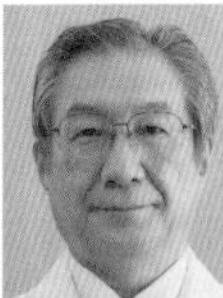

岩崎 滋樹 いわさき しげき

横浜市立市民病院 腎臓内科
（電話）045-316-4580
神奈川県横浜市神奈川区三ツ沢西町 1-1
●腎臓専門医

診療内容

慢性腎臓病、慢性糸球体腎炎、ネフローゼ症候群、糖尿病性腎症、腎硬化症、間質性腎炎など各種腎炎、腎性貧血、高血圧（二次性を含む）急性腎不全など

慢性腎炎症候群やネフローゼ症候群などの腎炎、高血圧、糖尿病、膠原病、そして急性腎障害などの結果として慢性腎臓病になるわけですが、放っておけば悪化する慢性腎臓病をしっかりとした降圧療法と理解した上での食事療法を含む治療などで末期腎不全から透析に至らないように導いて行くことを主眼として診療をしております。
また疾患理解が重要ですので患者さんへの教育として、腎臓病教室、市民公開講座を実践しているばかりでなく、各種メディアにて腎臓病の指導を掲載したり、著書を発刊することなどから啓蒙活動を実践しています。そのため外来管理には定評があり、当院 200 名以上の医師の中で最大の外来枠を有しております。

池田 謙三 いけだ けんぞう

泉が丘内科クリニック
（電話）0766-27-0211
富山県高岡市佐野 892-1
●腎臓専門医

診療内容

泉が丘クリニックは、一般内科診療と合わせ、慢性腎不全専門治療を手がける内科クリニックです。腎不全に対する適切な知識があれば、おのずとその対処法が身に付きます。その結果、腎不全の進行を遅らせる、あるいは、ほとんど進行せず横バイ状態になることもあります。
当院は、かかるニーズに応えるための内科専門クリニックを目指して開設いたしました。
医師、看護師、栄養士による“親身な診療”を実践しながら腎不全専門治療を行うことが当院の願いです。

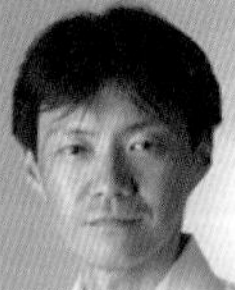

石橋 由孝 いしばし よしたか

日本赤十字社医療センター 腎臓内科
（電話）03-3400-1311
東京都渋谷区広尾 4-1-22
●腎臓専門医

診療内容

内科、腎臓内科、腎不全、腹膜透析、腎移植

当センターの腎臓内科では、腎疾患患者さんの急性期から慢性期まで幅広く診療を行っており、院内の他診療科との連携も緊密に行い、全ての疾患に対応可能です。また、腎疾患は慢性疾患であることが多いことから、病院外の生活支援も重要となってきます。このため、医師のみならず、多職種協同でのチーム医療と地域医療連携を重視し、地域一体型での腎疾患ライフの支援を行っております。
腎臓内科の方針は、全人的総合的腎臓病・腎不全医療の実践です。腎不全保存期の段階においては腎臓病の進展阻止を、末期腎不全の患者さんに対して、「個々の患者さんに最適な腎不全医療」を提供していくことを目標としております。患者さんの身体面は当然のこと、ご家族を含めた精神心理面・社会生活面を包括的に支援してまいります。

有益情報

ランキング医師の病院は遠くて行けないという患者さんのための、北海道、東北、四国、九州を中心とする準名医情報です。ランキングとは別です。ご参考になさってください。

北海道	**西尾 妙織** にしお さおり （電話）011-716-1161	**北海道大学病院 リウマチ・腎臓内科** ●腎臓専門医 北海道札幌市北区北 14 条西 5
東北	**宮崎 真理子** みやざき まりこ （電話）022-717-7000	**東北大学病院 腎臓・高血圧内科** ●腎臓専門医 宮城県仙台市青葉区星陵町 1-1
九州	**海津 嘉蔵** かいづ かぞう （電話）093-474-7200	**新北九州腎臓クリニック** ●腎臓専門医 福岡県北九州市小倉南区曽根北町 4-11
	有薗 健二 ありぞの けんじ （電話）096-334-6655	**中央仁クリニック** ●腎臓専門医 熊本県熊本市東区下江津 3-7-15
	池田 直子 いけだ なおこ （電話）0985-24-4181	**宮崎県立宮崎病院 腎臓内科** ●腎臓専門医 宮崎県宮崎市北高松町 5-30
その他	**今井 圓裕** いまい えんゆう （電話）0797-86-2600	**中山寺いまいクリニック** ●腎臓専門医 兵庫県宝塚市中山寺 2-8-18
	丸山 彰一 まるやま しょういち （電話）052-741-2111	**名古屋大学医学部附属病院 腎臓内科** ●腎臓専門医 愛知県名古屋市昭和区鶴舞町 65
	横山 仁 よこやま ひとし （電話）076-286-3511	**金沢医科大学病院 腎臓内科** ●腎臓専門医 石川県河北郡内灘町大学 1-1
	柴垣 有吾 しばがき ゆうご （電話）044-977-8111	**聖マリアンナ医科大学病院 腎臓・高血圧内科** ●腎臓専門医 神奈川県川崎市宮前区菅生 2-16-1
	伊藤 恭彦 いとう やすひこ （電話）0561-62-3311	**愛知医科大学病院 腎臓・リウマチ膠原病内科** ●腎臓専門医 愛知県長久手市岩作雁又 1-1
	細島 康宏 ほそじま みちひろ （電話）025-223-6161	**新潟大学医歯学総合病院 腎・膠原病内科** 新潟県新潟市中央区旭町通一番町 754

自己流の食事療法は厳禁、主治医に相談

慢性腎不全には確実な治療法はありませんが、進行を遅くしたり停止したりすることは可能です。食事療法は非常に重要です。しかし、自己流にやったり中途半端にやっても効果がないばかりか、栄養状態が低下し病気そのものも悪化させてしまいます。食事療法は、よく主治医と相談して開始するべきです。また、その評価を明確にし、実際の治療に反映させる必要があります。　詳しくは、桜の花出版『慢性腎臓病の楽しい食事』をご参照ください。

コラム

あなたの主治医は何専門医？

I. 基本領域（19 領域）
内科
小児科
皮膚科
精神科
外科
整形外科
産婦人科
眼科
耳鼻咽喉科
泌尿器科
脳神経外科
放射線科
麻酔科
病理
臨床検査
救急科
形成外科
リハビリテーション科
総合診療

II. サブスペシャルティ領域（24 領域）	令和4年4月現在
連動研修を行い得る領域（連動研修方式または通常研修方式）	消化器内科
	循環器内科
	呼吸器内科
	血液内科
	内分泌代謝・糖尿病内科
	脳神経内科
	腎臓内科
	膠原病・リウマチ内科
	消化器外科
	呼吸器外科
	心臓血管外科
	小児外科
	乳腺外科
	放射線診断
	放射線治療
連動研修を行わない領域（通常研修方式）	アレルギー
	感染症
	老年科
	腫瘍内科
	内分泌外科
少なくとも1つのサブスペ領域を修了した後に研修を行い得る領域（補完研修方式）	肝臓内科
	消化器内視鏡
	内分泌代謝内科
	糖尿病内科

以前は各学会が独自で制度設計をして専門医を認定してきましたが学会専門医制度が乱立し、専門医の質の低下への懸念が生じました。そこで 2014 年、一般社団法人日本専門医機構が発足し専門医分野を認定しました。2022 年 4 月より、基本領域（19 領域）とサブスペシャルティ領域（24 領域）の 2 段階制です。専門医の名称は、各学会によって制度の過渡期で新旧名を併用している分野もあります。医師の専門性を見る指針の一つとなります。

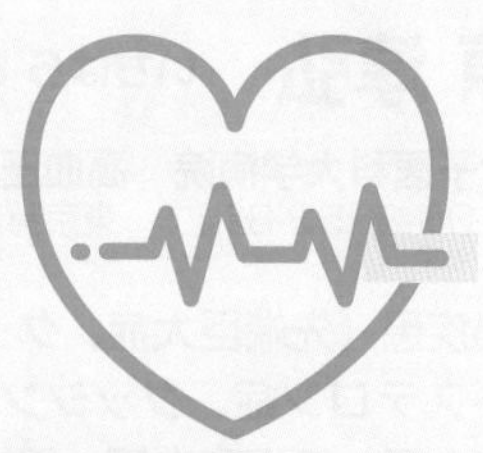

高血圧

ホルモン異常や動脈硬化をチェック

高血圧治療に、いきなり降圧剤を服用していませんか。

高血圧治療を始める前には、ホルモン検査を受けるとよいでしょう。高血圧の患者さんの10人に1人くらいは、高血圧の原因がホルモン異常によるもので、これは治る可能性があるということです。

近年、ガイドラインでの血圧目標値は厳しくなる傾向ですが、皆が同じ値まで下げた方が良いのではなく、動脈硬化の度合いで個別治療を行う必要があります。

動脈硬化の検査には、CAVI（心臓足首血管指数）、FMD（血流介在血管拡張反応）、AI（中心血圧）、頸動脈エコーなどがあります。年1回動脈硬化の度合いを測り治療の指針とすると、運動、食事などの生活習慣改善にも励みになります。

高血圧治療は原因からいうと「腎臓・内分泌科」ですが、「循環器内科」が対応している病院もあります。

高血圧は、動脈硬化を進行させる要因の一つです。薬を定期的に服用するのが嫌で、受診されない患者さんもいることでしょう。しかし、高血圧を放置すると、後に脳卒中や心筋梗塞のリスクが高まります。受診しながら生活習慣を見直し、高血圧対策をしましょう。

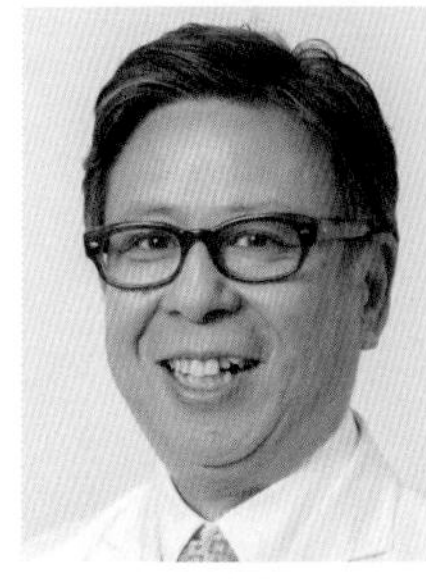

市原 淳弘　いちはら あつひろ

東京女子医科大学病院　高血圧・内分泌内科
（電話）03-3353-8111　東京都新宿区河田町 8-1

内分泌疾患（先端巨大症、クッシング病、バセドウ病、橋本病、アルドステロン症、クッシング症候群、褐色細胞腫等）、内分泌性高血圧、妊娠高血圧、男性更年期等

●内分泌代謝科専門医

得意分野・診療案内

高血圧症をホルモン異常の観点から捉えて、「管理する」から「治療する」ことを目標に、世界を先導する攻めの医療を展開しています。高血圧症の裏に隠された内分泌疾患やホルモン異常を発見し、それを治療対象とする医療を目指しています。また、挙児希望女性におけるプレコンセプション血圧管理、妊娠中・分娩後・授乳中の高血圧おいても、ホルモン異常の観点から母児に安全・安心な適切な医療を提供しています。

診療ポリシー・患者さんへのメッセージ

高血圧治療の目的は、血圧を下げることではなく、動脈硬化を抑え将来の脳梗塞や心筋梗塞を防ぐことです。放置すると時限爆弾のように、将来の脳梗塞や心筋梗塞のリスクが徐々に高まっていくので、大事に至らないうちの対応が必要です。先ず治療を始める前に、ホルモン検査を受けるべきです。患者の約 1 割はホルモン異常が原因で、治る可能性があります。ガイドラインの目標血圧値は厳格ですが、画一的ではなく、動脈硬化の度合いによる個別治療を行います。動脈硬化検査には、CAVI、FMD、AI、頸動脈エコーなどがあります。年 1 回の頻度で動脈硬化の度合いを測り治療の評価指針にすると、運動・食事などの生活習慣改善努力の成果を知ることができて励みになります。

高血圧

	個人 年間総治療数：5,000 件（2022 年）	個人 過去 5 年間の総治療数：25,000 件
手術・治療実績・コメント	原発性アルドステロン症　約 200 件	甲状腺疾患　約 5,700 件
	褐色細胞腫・パラガングリオーマ　約 30 件	副腎疾患　約 2,500 件
	クッシング症候群　約 20 件	下垂体疾患　約 1,900 件
	その他の内分泌性血圧　約 500 件	内分泌性高血圧 約 3,000 件
		妊娠高血圧症候群　約 50 件
		男性更年期障害　約 50 件
	内分泌性高血圧では、原因疾患を治療することによって、薬物不要の正常血圧を目指すことができます。例えば、原発性アルドステロン症に対して、超選択的副腎静脈サンプリング検査を基盤にした副腎手術を施すという高度専門化医療を提供しています。	
業績等	【著書】「血圧リセット術（世界文化社）」「治せる高血圧を見逃すな！（学研プラス）」「薬に頼らず 7 日で血管を変えて血圧は下げられる（KADOKAWA）」	

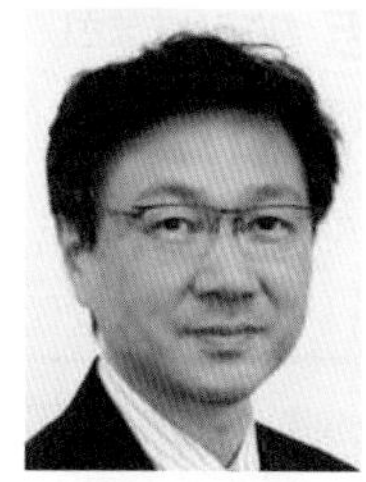

樂木 宏実　らくぎ ひろみ

大阪大学医学部附属病院　老年・高血圧内科
（電話）06-6879-5111　大阪府吹田市山田丘 2-15

老年病全般ならびに高血圧、ふらつき、もの忘れ、不明熱

●老年科専門医

診療内容・患者さんへのメッセージ

老年病全般ならびに高血圧を専門としています。ふらつき、もの忘れ、不明熱といった臓器別の診療では対応できない疾患や、どの科を受診したら良いかわからない時、年をとって何となく体調不良を感じる時は老年・高血圧内科を受診して下さい。病気を治すだけではなく、生活の質をサポートしていきます。介護・寝たきりの相談や短期入院検査もしています。特殊外来として「難治性高血圧専門外来」（水曜 14：30 ～、その他月～木まで随時対応可能）「もの忘れ外来」（月曜日午後・隔週、木曜日午後、金曜日午後）を開設しておりますのでご利用ください。またパス入院として「1 泊 2 日もの忘れパス入院」「1 週間高血圧教室入院」も開始しました。積極的にご利用ください。人は「血管から老いる」と言われます。高血圧はその代表的な原因で、最新のガイドラインに沿った治療を提供しています。なかなか血圧が下がらない難治性高血圧の治療に特に力を入れております。難治性高血圧の二次性高血圧（各種の内分泌性高血圧や腎性高血圧）も専門にしています。動脈硬化が進んで歩くと足が痛くなるほどになった方には、最新の治療を提供しています。

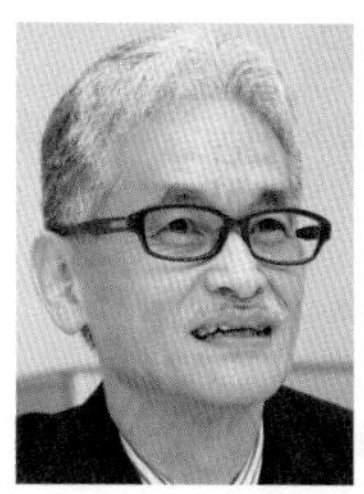

東 幸仁　ひがし ゆきひと

広島大学病院　循環器内科（血管機能再生）・未来医療センター
（電話）082-257-5555　広島県広島市南区霞 1-2-3

高血圧、脂質異常症、末梢血管の血管再生（閉塞性動脈硬化症、ビュルーガー病、膠原病等に伴う末梢血管障害）

●循環器内科専門医

診療内容・患者さんへのメッセージ

高血圧専門外来にて、高血圧症の一般的な診療に加え、難治性高血圧の治療や二次性高血圧の診断､治療を行っています。加えて高血圧臓器障害の一つとして血管機能の評価を様々な方法で行っています。特に血管内皮機能測定は、世界的にも有数の実績です。減塩・運動・減量指導をはじめとした生活習慣改善の指導も行っています。また、難治性脂質異常症の治療や、日本動脈硬化学会認定施設として家族性高コレステロール血症の遺伝子診断並びに治療を行っています。さらに、血管機能・再生専門外来にて、末梢血管障害の治療、鑑別診断を行っています。当院では、細胞あるいは細胞関連製剤を用いた再生医療実施に必要な細胞療法室を有しており、未来医療センター長として、自家骨骨髄単核球細胞や低周波超音波機器を用いた血管再生療法を行っています。未来医療センターでは、血管再生療法を始めとして、骨軟骨再生療法、肝移植の術後免疫療法、肝臓癌術後の NK 細胞療法、放射線による組織障害に対する再生療法等の細胞治療に取り組んでいます。血管専門医として、血管関連疾患の発症予防・治療に、真摯に取り組んで参ります。

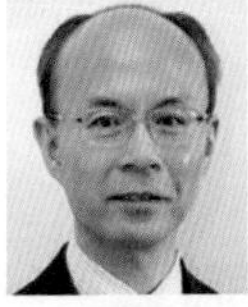

柴田 洋孝 しばたひろたか

大分大学医学部附属病院 内分泌・糖尿病内科
(電話) 097-549-4411
大分県由布市挾間町医大ヶ丘 1-1
●内分泌代謝専門医

診療内容

内分泌疾患、副腎疾患、二次性高血圧症、糖尿病、慢性腎臓病、肥満症

内分泌糖尿病内科では、肥満、糖尿病、高血圧症、代謝性疾患といった生活習慣病と内分泌疾患などの診療を担当しています。
私たちは、大分大学認定研究チームとして、外来で内分泌検査を実施し、見逃されやすい内分泌疾患のスクリーニングを積極的に行い、治癒可能な原発性アルドステロン症などの二次性高血圧を早期に発見して治療を行っています。日本および米国の原発性アルドステロン症診療ガイドライン作成にも関わり、高血圧診療では高い評価を得ています。また、肥満症治療においてもオリジナリティの高い行動療法を実践しており、この分野では日本をリードしています。さらに高度肥満症の治療では、肥満外科と管理栄養士とのチーム医療により、よい成績をおさめています。

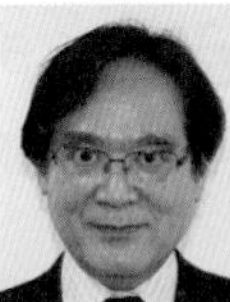

向山 政志 むこうやままさし

熊本大学病院 腎臓内科
(電話) 096-344-2111
熊本県熊本市中央区本荘 1-1-1
●腎臓専門医

診療内容

腎炎、腎不全、高血圧、内分泌疾患、電解質異常

腎臓内科では腎炎·ネフローゼ、腎不全、高血圧、電解質異常など、腎疾患全般の専門総合診療を担当しています。血尿・蛋白尿や腎機能低下がある場合には、疾患の経過、腎機能、尿蛋白量を評価し、腎生検による確定診断と治療方針の決定を行っています。
高血圧のコントロールは、まず食事の塩分制限と、肥満のある症例では適切な運動療法で生活習慣の是正をはかります。尿蛋白が陽性の場合は尿蛋白減少および腎保護効果を有するアンジオテンシン変換酵素阻害薬やアンジオテンシンII 受容体措抗薬を使用します。定期的に 1 日蓄尿検査を実施し、治療効果の判定を行っています。高血圧は、腎臓だけではなく、心臓や脳などの様々な臓器に障害を来す重要な疾患です。当科では日本高血圧学会専門医が的確な診断および治療を行っています。

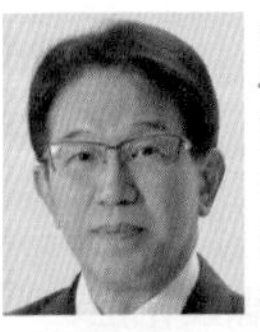

大蔵 隆文 おおくらたかふみ

市立八幡浜総合病院 内科
(電話) 0894-22-3211
愛媛県八幡浜市大平 1 番耕地 638
●循環器、腎臓、老年科専門医

診療内容

動脈硬化、血圧異常、本態性高血圧、二次性高血圧、低血圧、慢性腎臓病、急性腎障害ほか

愛媛大学医学部附属病院で約 25 年間、高血圧外来を担当し、現在も高血圧を中心に循環器・腎臓病の診療を行っています。風邪は万病の元と言いますが、高血圧も動脈硬化を基として様々な病気の原因となり、さらにその病気を悪化させることから、高血圧も万病の元と言えるでしょう。高血圧は、脳では脳出血、心臓では心肥大・心不全、腎臓では腎不全、血管には大動脈解離などの合併症を起こします。年齢とともに、ほとんどの方の血圧が上昇します。したがって、大病を患わず長生きできるかは、如何に高血圧を治療するかにかかっています。多くの有効な薬剤があるため、高血圧の治療は専門医でなくとも可能ですが、患者様一人一人に最も適した治療が重要です。血圧を厳格にコントロールすることで、健康寿命を伸ばしましょう。

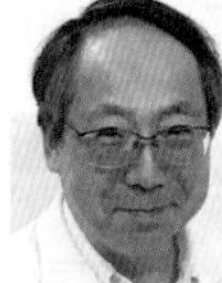

甲斐 久史 かいひさし

久留米大学医療センター 循環器内科
(電話) 0942-22-6111
福岡県久留米市国分町 155-1
●循環器専門医、老年科専門医

診療内容

冠動脈疾患、高血圧症、生活習慣病、心不全、老年疾患、動脈硬化症

受診される皆さんへ：狭心症・心筋梗塞（胸の痛み）、心不全（息切れ、呼吸困難、むくみ）、不整脈（脈の乱れ、動悸など）、失神、心電図の異常など心臓の病気や、高血圧、脂質異常症（コレステロール、中性脂肪高値）を専門にしています。禁煙外来、心臓病定期検査外来、睡眠時無呼吸外来、脂質異常症外来を開設し、冠動脈疾患や脳卒中の原因になる動脈硬化の予防医療にも力を入れています。
クリニカル・パスを利用した医療：生活習慣病（高血圧・高脂血症・糖尿病）に対する食事・運動療法を中心とした教育入院、睡眠時無呼吸症候群の短期検査入院、心臓・大血管術後のリハビリテーション入院に対しては、積極的にクリニカル・パスを利用した医療を行っています。

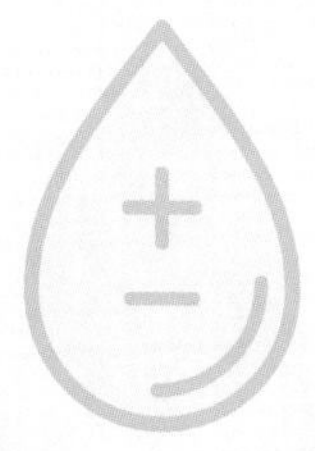

糖尿病・甲状腺

画期的なインクレチン関連薬の登場

食事をとると小腸から分泌され、インスリンの分泌を促進する働きをもつホルモンを「インクレチン」といい、GIP（グルコース依存性インスリン分泌刺激ポリペプチド）とGLP-1（グルカゴン様ペプチド-1）があります。

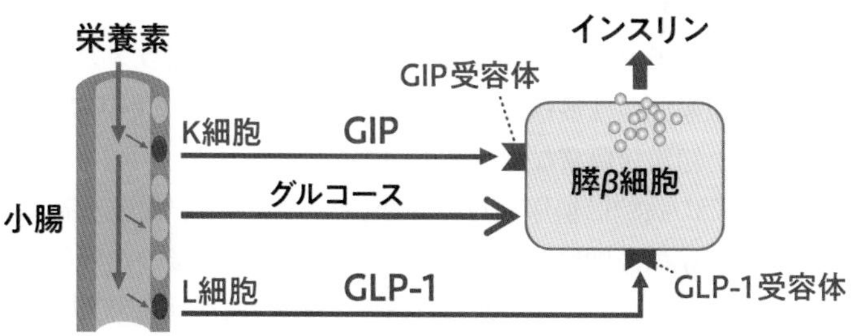

GLP-1は、血糖値が上がると小腸にあるL細胞から分泌され、膵臓のβ細胞表面にあるGLP-1受容体にくっつき、β細胞内からインスリンを分泌させます。(GIPはK細胞から分泌)

世界初の持続性GIP/GLP-1受容体作動薬「チルゼパチド(商品名:マンジャロ)」(注射剤) が、2023年4月発売されました。これは、GIPとGLP-1の2つの受容体に単一分子として作用する薬で強い効果があるだけに、適正使用が望まれます。

糖尿病

血糖値が高い状態が長く続くと、眼、腎臓、神経などに障害が起こる他、心筋梗塞や脳梗塞、全てのがんのリスクが上昇します。しかし、重症化する前は自覚症状を感じにくいためか、糖尿病専門医にかからず他の疾患の受診の際に〝ついでに〟薬を処方してもらうようなケースも多くみられ、厚労省でも問題視しています。

糖尿病症状の改善には、食事療法や運動療法をチーム医療で対応する必要があります。また治療には、違うメカニズムの内服薬が多種多様あり、新薬も続々発売されていますので、経験と知識が豊富な糖尿病専門医を受診しましょう。

近くの病院に糖尿病専門医がいない場合は、重要な初期対応に糖尿病専門医を受診し、症状が安定した後の定期受診はかかりつけ医に任せるというローテーションも可能です。

インスリンの効果を高めて血糖値を下げるには運動が有効ですが、次のことに注意しましょう。

・低血糖を予防しましょう。

・運動をする前には準備体操をしましょう。

・運動をはじめる前に主治医に相談しましょう。

合併症をお持ちの方や、血糖のコントロールが不十分な方では、運動を控えた方がよい時があります。

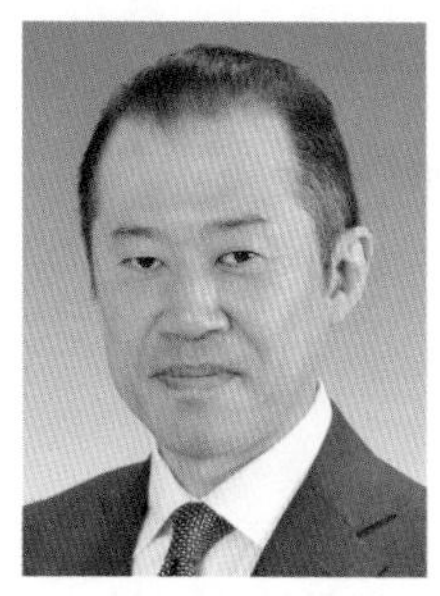

西村 理明　にしむら りめい

東京慈恵会医科大学附属病院　糖尿病・代謝・内分泌内科
（電話）0570-03-2222　東京都港区西新橋 3-19-18

糖尿病・脂質異常症などの代謝疾患、甲状腺、下垂体・副腎系を中心とした内分泌疾患

●糖尿病専門医

得意分野・診療案内

特に、インスリン療法を中心とした薬物療法、患者教育、合併症の管理に力を入れており、関連診療科の眼科、循環器内科、腎臓・高血圧内科、産科との密接な連携のもとに、質の高い診療を実践しています。また、インスリンポンプ、持続血糖モニター等の先進医療に関しては、我が国をリードしてまいりました。当診療科より、多くの優秀な実地医家を輩出しており、このネットワークを生かして、有機的な病診連携を行っています。

診療ポリシー・患者さんへのメッセージ

・インスリン製剤や経口薬など新薬の臨床治験ならびに医療技術の開発には、治験管理専門のスタッフによる環境のもと、積極的に取り組み、最先端の糖尿病診療に貢献しています。

・動脈硬化症に対して、超音波、CT、MRI 検査や、必要に応じて循環器内科との連携によりカテーテル検査を行い、その発症予防ならびに治療を行っております。

・糖尿病患者会「愛宕会」は、会員相互の交流のみならず、東京都糖尿病協会の中心的存在として、糖尿病の社会的啓蒙活動にも積極的に参加しています。1 型糖尿病の管理には、社会医学的見地からのケアーを重視し、これを支援する体制として患者会「愛宕会」の傘下に、1 型ならびに若年発症糖尿病患者のための「ブルーサークル」を組織し、スタッフ全員で指導にあたっています。 さらに、院外にも開放した糖尿病学習会や公開講座を開催しています。

・糖尿病教育入院の対象は、血糖コントロールに悩んでいる方、もっと勉強されたい方、糖尿病や合併症の検査をうけたい方です。月曜日入院 、金曜日退院の 5 日間コースでは、医師による講義や、食事をしながら栄養士さんの指導を受ける等、実際に体験していただく内容になっています。金曜日入院月曜日退院の 4 日コースは、短期間で血糖コントロールの評価をする入院です。24 時間持続血糖モニターをすることも可能です。

	東京慈恵会医科大学附属病院　糖尿病・代謝・内分泌内科の糖尿病治療
治療実績	現在定期的に通院中の糖尿病患者は、約 5,000 人、うち 1 型糖尿病は約 1 割。 通院圏は、東日本ほぼ全域に及んでいます。
	外来管理では食事療法のみ 30%、経口血糖降下薬での治療 40%、 インスリン療法 30%。

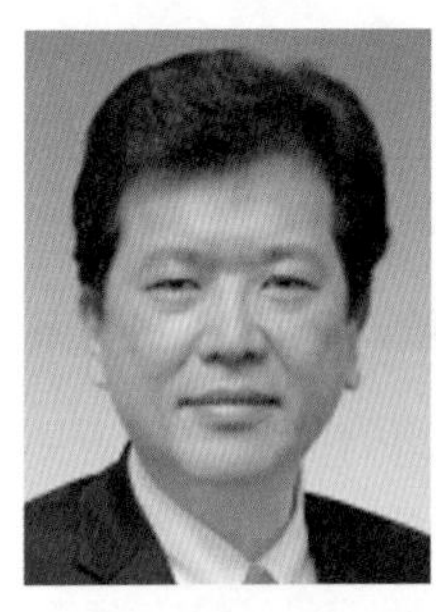

植木 浩二郎　うえき こうじろう

国立国際医療研究センター病院　糖尿病内分泌代謝科
（電話）03-3202-7181　東京都新宿区戸山 1-21-1

糖尿病、内分泌代謝疾患

●糖尿病専門医、内分泌代謝科専門医

得意分野・診療案内

【糖尿病】
当科では10名の糖尿病専門医のもとに、糖尿病を診療する外来が平日の毎日開かれています。
糖尿病には網膜症・腎症・神経障害という特徴的な合併症があります。また糖尿病は動脈硬化が進みやすく、それに伴って心筋梗塞・脳卒中が起りやすい病気でもあります。糖尿病の合併症等の診断、治療の過程で腎臓内科、眼科、神経内科、循環器科、心臓血管外科などと密に連絡をとって、的確な医療を目指しています。
また小児期に糖尿病を発症した方が成人になられたことを期に小児科から内科へ診療をバトンタッチしたり、妊娠時の糖代謝の異常（糖尿病の方の妊娠・妊娠糖尿病）を産婦人科との連携のなかで診療しています。

【甲状腺など内分泌の病気】
当科には3名の内分泌専門医のもとに、甲状腺（バセドウ病や橋本病）･副甲状腺･副腎･下垂体などの内分泌の病気を診療する外来が平日の毎日開かれています。内分泌の病気については、必要な場合には当科と同様にこれを専門とする小児科・耳鼻科・産婦人科・泌尿器科・脳外科各科と協力して診察しています。例えば妊娠中・出産後の甲状腺の病気は産婦人科と、副腎の腫瘍は泌尿器科と、脳下垂体の腫瘍は脳外科と連携しています。

診療ポリシー・患者さんへのメッセージ

個々の患者さんの嗜好やライフスタイルを尊重する治療を行います。そして、糖尿病が治る日を目指して研究も行っています。

	国立国際医療研究センター病院　糖尿病内分泌代謝科
	【膵島移植プロジェクト ―移植医療―】 1 型糖尿病や膵臓手術後でインスリン治療を頑張って行っていても血糖値が不安定な方、低血糖を起こしてしまう方、膵島移植という新しい治療法があります。国立国際医療研究センターは日本膵・膵島移植学会の膵島移植認定施設です。2020 年から 1 型糖尿病患者さんに対する同種膵島移植は施設基準を満たせば保険診療として実施できるようになりました。

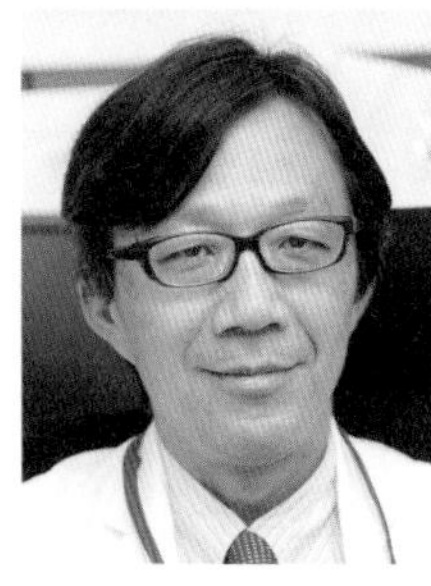

弘世 貴久　ひろせ たかひさ

東邦大学医療センター大森病院　糖尿病・代謝・内分泌センター
（電話）03-3762-4151　東京都大田区大森西 6-11-1

糖尿病、脂質代謝異常、内分泌疾患（視床下部下垂体、甲状腺、副腎、副甲状腺、性腺）

●糖尿病専門医、内分泌代謝科専門医

得意分野・診療案内

糖尿病・代謝・内分泌疾患の診断と治療を幅広く行っています。その中でも糖尿病は患者さんの数が極めて多い疾患ですが、一人ひとりの顔が違うのと同じぐらい糖尿病の治療法は異なるということを肝に銘じて診療を行っています。特にその患者さんの体質、遺伝、生活習慣（食事や運動）に留まらず、ストレス状況、経済状況などにも配慮しオーダーメイドの治療を実践しています。インスリン療法を始めとする糖尿病の薬物療法については我が国のオピニオンリーダーを自負しており、全国の若手医師などのお手本となるべく糖尿病診療の指南書を数多く執筆・発刊し、それを実践してきました。著書：『糖尿病薬物療法の裏ワザ、豆知識』（南江堂）など多数

診療ポリシー・患者さんへのメッセージ

糖尿病内科を受診すると「食べるな」「動け」と言われ、その上「注射まで打たされる」と考えて、受診を敬遠される方が少なくないと思います。私は極力「禁止すること」を避け、患者さんの価値観、要望や想いをまずは傾聴し、豊かな人生を損なわずに現在の生活のどこが改善可能なのかを一緒に相談して治療を決定、進めていくことを信条としています。この数年で著しく進化した薬物療法はそんな治療を実現可能としてくれると考えます。

	個人 年間総治療数：600 件（2022 年）	個人 累積総治療数：3,000 件（過去、東邦大学での 10 年間）
治療実績・コメント	インスリン治療を含む注射療　200 件	1 型糖尿病　25 件
	甲状腺疾患（バセドウ病、橋本病、妊娠中の甲状腺機能管理、甲状腺腫瘍など）150 件	2 型糖尿病　350 件
	肥満 2 型糖尿病患者への積極的な GLP1 受容体作動薬の導入　50 件	甲状腺疾患　150 件
	多剤治療でもコントロール不十分な患者のブラインド型持続血糖モニターの実施　30 件	視床下部下垂体疾患　20 件
	インスリン治療中患者の持続血糖モニター導入 20 件	副腎疾患　20 件
	血糖値反応型持続皮下インスリンポンプ療法 30 件（SAP 外来）	副甲状腺疾患　10 件
	【治療に関してコメント等】糖尿病の治療の中では特に敷居が高いと言われているインスリンを含む注射療法。この効果的な治療を外来で早期に開始して一生涯インスリン治療をしなくても済むように治療を計画、実行します。また最も難しいと考えがちな食事療法をうまく薬剤を取り入れて無理なく行うことも可能です。	
業績等	日本糖尿病学会学術総会において 2011 年以降常にインスリン関連の教育講演、シンポジウムを担当。糖尿病治療の指南書を計 10 編発刊、全国の医療従者、医学生のバイブル「病気がみえる」の糖尿病部分の多くを担当。英文原著（臨床）過去 5 年で 43 編。	

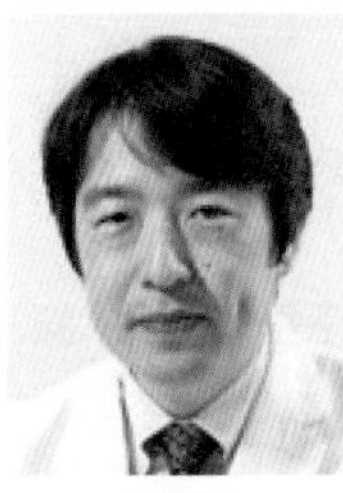

鈴木 亮　すずき りょう

東京医科大学病院　糖尿病・代謝・内分泌内科
（電話）03-3342-6111　東京都新宿区西新宿 6-7-1

糖尿病、糖尿病合併症、代謝疾患

●糖尿病内科専門医、総合内科専門医

診療内容・患者さんへのメッセージ

診療科として、糖代謝異常全般の精査加療を中心に、脂質異常症や痛風等の代謝疾患、バセドウ病や橋本病その他の甲状腺・副甲状腺疾患、副腎疾患、間脳・下垂体疾患等の内分泌疾患を幅広く対象とする専門診療を行っています。具体的には血糖管理に難渋する糖尿病患者さんの治療の最適化、糖尿病性ケトアシドーシスなど緊急性の高い病態の対応、診断後早期からの多職種チームによる生活指導、1 型糖尿病に対するインスリンポンプ導入やカーボカウント指導、妊娠時や周術期の緻密な血糖管理、バセドウ病に対する内服・RI 治療・外科的治療の選択判断、二次性高血圧の内分泌学的精査などが代表例です。頻度の高い疾患から希少な疾患までカバーする丁寧な診療を通じて、患者さん一人ひとりの状況に配慮した、最善であたたかい治療を科全体で心がけています。増え続ける高齢者糖尿病の診療の質の向上、糖尿病の血管合併症および認知症やがんなど併存症の予防克服は、現在のわが国における糖尿病診療の重要課題であり、目下私の取り組んでいる活動テーマです。全ての世代の患者さんが幸福に過ごせる未来が、私たちの診療と研究の目指す目標です。

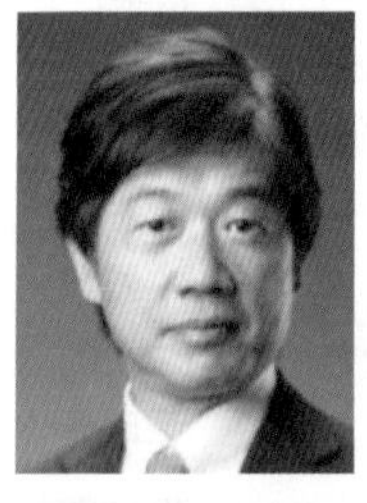

福井 道明　ふくい みちあき

京都府立医科大学附属病院　内分泌・糖尿病・代謝内科
（電話）075-251-5111　京都市上京区河原町通広小路上る梶井町 465

糖尿病、肥満症、高尿酸血症・脂質異常症を含めた代謝疾患、甲状腺・副腎・脳下垂体・視床下部・副甲状腺などに由来する内分泌疾患

●糖尿病専門医

診療内容・患者さんへのメッセージ

当科では、糖尿病を中心に肥満症、高尿酸血症・脂質異常症を含めた代謝疾患、甲状腺・副腎・脳下垂体・視床下部・副甲状腺などに由来する内分泌疾患（いわゆるホルモンの異常による病気）を診療しています。各分野とも、最新の研究成果を踏まえた臨床応用を行い、最善の医療を供することを目標にしています。

糖尿病は、血糖コントロール不良状態で長期間経過すると慢性合併症（網膜症、腎症、末梢神経障害、狭心症、心筋梗塞、脳梗塞、足壊疽など）が発症し、生活の質の著しい低下を引き起こします。糖尿病治療の目的は、血糖のコントロールを良好に保ち、合併症の発症を抑え、健康な人と同じ快適な社会生活を送っていただくことです。

現在、甲状腺疾患が当科で最も多いですが、他の下垂体・副腎疾患などまれな内分泌疾患も扱い、各種負荷試験、画像診断を駆使し正確な診断を行っています。病態に応じた薬物・ホルモン補償療法を行い、放射線療法・手術療法については外科・脳神経外科・泌尿器科・耳鼻咽喉科・放射線科と連携して根治的治療を目指しています。

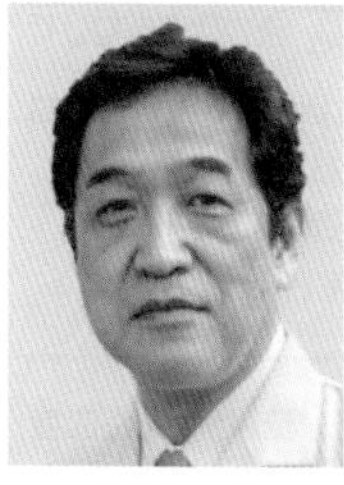

岡田 洋右　おかだ ようすけ

産業医科大学病院　内分泌代謝糖尿病内科
（電話）093-603-1611　福岡県北九州市八幡西区医生ヶ丘 1-1

糖尿病、高血圧症、脂質異常症、高尿酸血症、肥満症、骨粗鬆症、各種内分泌疾患（下垂体、甲状腺、副腎、性腺など）

●内分泌代謝内科専門医、糖尿病内科専門医

診療内容・患者さんへのメッセージ

糖尿病専門外来への受診患者さんは 2,000 名以上で、患者さん個々の病態にあった適切な治療を提供するとともに、重症の慢性合併症を持つ患者さんも他科との協力体制の元にきめ細かい診療を行っています。また、本邦で 2009 年に血糖推移を視覚化出来る持続血糖モニタリングが承認されてから、延べ 3,000 症例以上のデータを蓄積しており、患者さんの生活習慣も含めた背景因子を考慮した治療を心掛けています。糖尿病・内分泌代謝疾患は全身性疾患であり、医学的根拠と問題点に立脚した系統的な思考過程を介して患者さんの全体像を捉え、患者さんの意向も考慮した継続可能な治療計画を立て、患者さんから信頼を持っていただける診療を常に提供しています。糖尿病を専門としていますが、「全身を捉える診療」が本来の内科医のあるべき姿ではないかと考え、高度先進医療技術を持った医師としてだけでなく、全身を診ることのできる一般内科医も目指して来ました。
誘惑の多い現代社会を元気で生き抜いていくためにも、毎日のちょっとした努力は必要です。もしも糖尿病について心配や疑問等があれば遠慮なく相談してください！

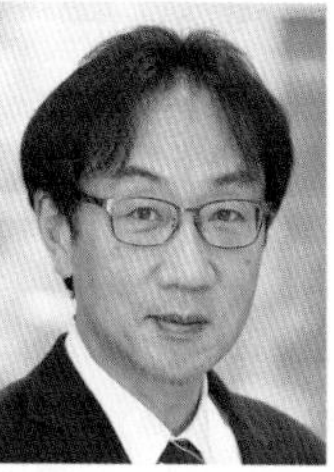

綿田 裕孝　わただ ひろたか

順天堂大学医学部附属順天堂医院　糖尿病・内分泌内科
（電話）03-3813-3111　東京都文京区本郷 3-1-3

糖尿病、甲状腺、内分泌疾患

●糖尿病内科専門医、内分泌代謝内科専門医、総合内科専門医

診療内容・患者さんへのメッセージ

私が科長を務める順天堂大学糖尿病内分泌内科では、2021 年に約 12,000 人の患者さんが受診し、そのうちの約半数が糖尿病患者さんでした。その他の疾患は低血糖症、甲状腺疾患、脳下垂体疾患、副腎疾患、副甲状腺疾患、尿酸代謝異常、脂質代謝異常等であり、さまざまな病気の患者さんが来院します。最近では、当院の外科とチームを組んで、肥満症の方を対象に減量代謝改善手術治療を考慮した治療も行っております。私は、糖尿病を中心にあらゆる糖尿病内分泌疾患の診療にあたっています。糖尿病治療においては食事療法、運動療法、薬物療法が重要ですが、療養継続が最も重要ですので、患者さんの病気の状態のみならず、社会的背景、嗜好なども考慮しながら、実行可能な継続可能な治療法を提供します。すなわち、個別医療を重視しております。したがって、受診されたときにはどういう要望があるのかをしっかり聞きながら、必要に応じて当院が誇る糖尿病教育入院なども取り入れながら、最善の治療法を提供することを目指しておりますので、必要がありましたらぜひ相談してください。

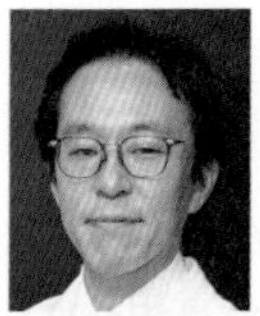

入江 潤一郎 いりえ じゅんいちろう

慶應義塾大学病院 腎臓・内分泌・代謝内科
（電話）03-3353-1211
東京都新宿区信濃町 35
●内分泌代謝内科、糖尿病内科専門医

診療内容

肥満症、2 型糖尿病、脂質異常症

過剰に体脂肪が蓄積することで、糖尿病、脂質異常症、関節障害などの合併症が生じる病態を肥満症と呼びます。これは体脂肪を減らすことで改善することから、それぞれの疾病に対する治療だけでは無く、体脂肪を減らす取り組みが大変重要になります。
しかし、人は、大勢の人間から成る社会の中で活動しながら、様々な食品を摂取して生活しており、活動量や食べる食事の量・質は、周囲の環境に大きな影響を受けています。従って、診療に際しては、患者さんが置かれた環境を十分踏まえて、共に治療を構築できるように心がけており、また多職種からなるチームによる医療で治療を支えております。さらに肥満症における腸管や腸内細菌の機能に注目しており、食品の質の視点からの見直しを含め、様々な治療を展開しております。

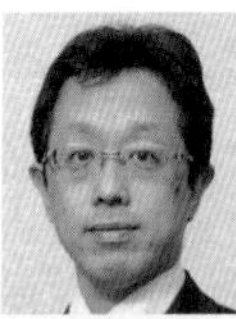

松久 宗英 まつひさ むねひで

徳島大学病院 内分泌・代謝内科
（電話）088-631-3111
徳島県徳島市蔵本町 2-50-1
●糖尿病専門医

診療内容

内分泌疾患および肥満、高血圧、糖尿病・高脂血症・痛風・骨粗鬆症などの代謝性疾患など

内分泌・代謝内科では、内科、内分泌、糖尿病、肥満、高血圧、動脈硬化の専門医資格を有するスタッフが視床下部・下垂体、甲状腺、副甲状腺、副腎、性腺などの内分泌機能異常症及び尿酸・糖代謝・脂質などの代謝異常症の診療を行っており、メタボリックシンドローム、肥満、高血圧、糖尿病、痛風、骨粗鬆症などの生活習慣病の診療から先天性疾患の遺伝子診断などの高度先進医療に至るまで、幅広い分野にわたる良質の医療を皆様に提供できるよう努めております。
【先進糖尿病治療実績 2022 年度】
持続グルコースモニタリング
　FreeStyle リブレ　318 名
　Dexcom G6　48 名
インスリンポンプ療法
　総数　37 名　SAP 療法　30 名

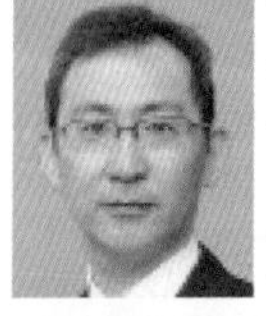

西尾 善彦 にしお よしひこ

鹿児島大学病院 糖尿病・内分泌内科
（電話）099-275-5111
鹿児島県鹿児島市桜ヶ丘 8-35-1
●内分泌代謝、糖尿病内科専門医

診療内容

糖尿病、糖尿病合併症（動脈硬化）、内分泌疾患

【糖尿病・内分泌内科について】
糖尿病や脂質異常症などの代謝異常による疾患とその合併症、下垂体・甲状腺・副腎などのホルモンの異常で起こる内分泌疾患を診療しています。また、CT スキャンや MRI で偶然発見された下垂体・副腎腫瘍の評価を行っています。
患者さんの外来診療は月から金曜日まで毎日受け付けています。
外来での糖尿病患者さんに対する栄養指導は随時行っています。
甲状腺疾患に対しては、頚部エコー・細胞診検査を外来で行っています。
また、糖尿病患者さんの教育入院は積極的に行っており、糖尿病教室を毎週金曜日午後に開催し、医師・看護師および栄養士が協力して情報提供・意見交換を行っています。

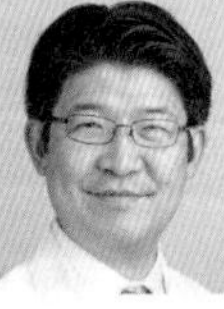

矢部 大介 やべ だいすけ

岐阜大学医学部附属病院 糖尿病代謝内科
（電話）058-230-6000
岐阜県岐阜市柳戸 1-1
●糖尿病専門医

診療内容

糖尿病、肥満症、内分泌代謝疾患

40 歳以上の 3 人に 1 人が糖尿病あるいは予備軍であり、大きな社会問題となっています。膵臓から分泌されるインスリンの作用不足によって高血糖が持続すると、からだのはたらきは正常に保てなくなります。急激な血糖上昇の場合は昏睡などの意識障害を生じ、直ぐに輸液とインスリン治療を行わないと死に至ることがあります。一方、慢性的な高血糖の持続は、病気に特徴的である細い血管障害の合併症（網膜症、腎症、神経症）を生じます。失明、血液透析、足の壊疽を生じる原因の第一位は糖尿病です。腎不全や感染症では死に至ることもあります。太い血管障害も重篤であり、動脈硬化による脳心血管障害が生じます。当診療科では、日本糖尿病学会が認定した専門資格を持ったスタッフによる生活指導（食事療法と運動療法）と薬物による治療を行っています。

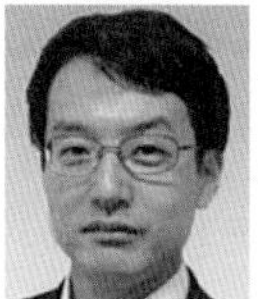

山内 敏正 やまうちとしまさ

東京大学医学部付属病院 糖尿病・代謝内科
（電話）03-3815-5411
東京都文京区本郷 7-3-1
●糖尿病専門医

診療内容

糖尿病、脂質異常症（高脂血症）、肥満症、メタボリックシンドローム

ライフスタイルの欧米化が進行し、高脂肪食・運動不足などの生活習慣により、糖尿病・脂質異常症・肥満症・メタボリックシンドロームなどのいわゆる「生活習慣病」が急増しています。当科では、これらの疾患の予防・治療を外来、及び病棟で行っています。２型糖尿病のきめ細かい生活指導、１型糖尿病の血糖管理、メタボリックシンドロームの診断・治療を得意分野としています。その他の遺伝子異常による糖尿病·脂質異常症・肥満症が疑われる場合の遺伝子検索もいたします。
2006 年４月に、肥満症外来を新たに設けました。肥満症でお悩みの患者さんがいらっしゃいましたら、是非一度御相談ください。当科は、日本糖尿病学会 認定教育施設および日本肥満学会 認定肥満症専門病院に認定されています。

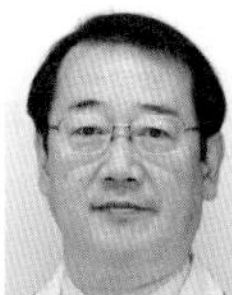

森 保道 もりやすみち

虎の門病院 内分泌代謝科
（電話）03-3588-1111
東京都港区虎ノ門 2-2-2
●糖尿病専門医

診療内容

糖尿病、脂質異常症（高脂血症）、高尿酸血症など代謝疾患

糖尿病やその他の代謝疾患の多くは、痛みや体の不調を自覚することがなく、見過ごされがちな疾患です。しかし、放置すると、数年後には全身の臓器にその影響が現れ、多くの場合は重大な合併症に進展することがあります。健康診断やドックなどで異常な所見を指摘された際にはなるべく早く受診されるのが最も理想的です。食事療法などに関するアドバイスも外来で行っておりますのでお気軽にお越し下さい。
代謝部門が担当する病気には糖尿病、脂質異常症（高コレステロール血症、高中性脂肪血症）、高尿酸血症（痛風）、ホルモン異常による疾患（低血糖症、その他）などがあります。

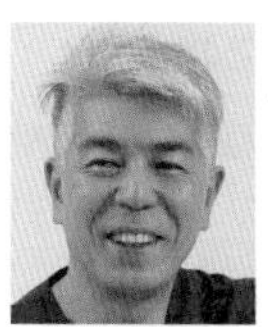

篁 俊成 たかむらとしなり

金沢大学附属病院 内分泌・代謝内科
（電話）076-265-2000
石川県金沢市宝町 13-1
●糖尿病専門医

診療内容

代謝疾患（糖尿病、肥満症、脂質異常症など）、内分泌疾患（下垂体、甲状腺、副腎、骨、性腺など）

内分泌・代謝内科では、代謝疾患（糖尿病、肥満症、脂質異常症など）と内分泌疾患（下垂体、甲状腺、副腎、骨、性腺など）の診療を担っています。
糖尿病センターでは、人工膵臓、持続血糖測定、間接カロリー計などを用いて、病態を詳細に把握しながら、多職種からなるチーム医療で個々の患者さんにとって最適で全人的な医療、および肥満外科手術を推進しています。
内分泌センターでは、放射線科・泌尿器科（副腎疾患）、頭頸部外科・核医学診療科（甲状腺疾患）、脳神経外科（下垂体疾患）、等との合同カンファランスで、適切な診断・治療を選択します。北陸における原発性アルドステロン症診療の拠点を担っています。

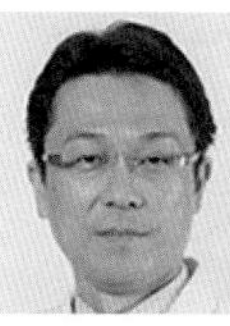

石垣 泰 いしがきやすし

岩手医科大学附属病院
（電話）019-613-7111
岩手県紫波郡矢巾町医大通 2-1-1
●糖尿病専門医

診療内容

糖尿病、脂質異常症、肥満症

糖尿病・代謝・内分泌内科では、糖尿病をはじめとする生活習慣病と内分泌疾患の入院診療を行っています。糖尿病は症状がないため軽く見られがちですが、管理・治療の目的は合併症の予防にあります。糖尿病の期間と血糖値の高さに比例して、網膜症や腎症、さらに心筋梗塞や脳梗塞の危険が上昇します。しかし、こうした血管の合併症が出現しなければ、糖尿病があったとしても健康な日常生活をおくることが可能です。このためには総合的に合併症検査を行い、早期発見・早期治療につなげることが大切です。このために入院していただいた期間中に集中的に合併症を検査し、異常が見つかった場合には専門の診療科に相談します。また入院中は、糖尿病の食事療法を実体験していただき、また糖尿病教室を受けることで病気に関する知識を身に着けていただきます。

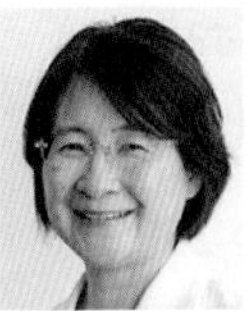

荒田 尚子 あらた なおこ

国立成育医療研究センター 母性内科
(電話) 03-3416-0181
東京都世田谷区大蔵 2-10-1
●糖尿病専門医、内分泌代謝内科

診療内容

内分泌・代謝学（特に妊娠に関連した糖尿病、甲状腺領域）、母性内科学

母性内科は、子どもの将来の健やかな成長を見据えたお母さんの健康作りをサポートします。
【妊娠前に】より良い妊娠・出産を目指したい方への健診・相談、内科の病気をもつ方への妊娠前からの管理、不妊症・不育症の方やこれまでの妊娠中に何らかの妊娠合併症を経験された方に対する内科的管理。
【妊娠中に】妊娠合併症を発症された方への内科的管理（産科と連携）、内科の病気をもつ方の管理。
【出産後に】妊娠合併症を発症したお母さんの、長期的な健康を見据えたフォローアップ、内科合併症妊婦から出生した児のフォローアップ（新生児科・小児科と連携）、産後体調不良の管理。
2022 年の母性内科外来の管理目的別初診総数は、妊娠前の管理 133、妊娠中の管理 600、産褥期 27 でした。

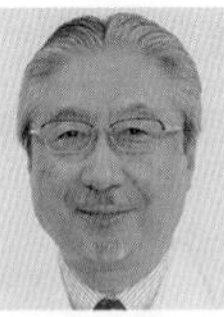

吉岡 成人 よしおか なりひと

NTT 東日本札幌病院 糖尿病内分泌内科
(電話) 011-623-7000
北海道札幌市中央区南 1 条西 15
●糖尿病専門医

診療内容

糖尿病、内分泌・代謝

糖尿病診療は、糖尿病専門医を中心に多職種によるチーム医療を行っております。とくに「患者中心 (patient-centered) の診療」を心がけております。入院治療においては、糖尿病における救急医療（高血糖・低血糖）、感染症など併存症への対応の他、教育入院・減量入院へも対応しております。内分泌診療は、内分泌専門医を中心に内分泌疾患全般対応しております。内分泌疾患には、甲状腺、下垂体、副腎疾患などの他、骨粗鬆症やカルシウム代謝疾患、ミネラル代謝異常などの診断と治療も行っています
健診や人間ドックで指摘された生活習慣病（高血圧、脂質異常症など）の診療も積極的に行っております。
2021 年の入院患者数は 77 人（糖尿病）、77 人（内分泌）でした。また、2021 年の外来糖尿病療養指導は 1,695 人でした。

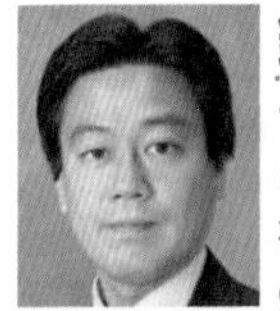

鈴木 大輔 すずき だいすけ

すずき糖尿病内科クリニック
(電話) 046-281-8885
神奈川県厚木市愛甲 1-3-24 2F
●糖尿病専門医

診療内容

糖尿病

クリニックの近くにある東海大学医学部附属病院で 24 年間、糖尿病と腎臓病の診療に携わってきました。糖尿病は自覚症状に乏しく、放っておくと様々な合併症が進行する病気です。だからこそ、定期的な通院が必要であり、医師、看護師、管理栄養士、臨床検査技師、理学療法士など多くの職種一丸となったチーム医療によるサポートが重要です。当クリニックでは、「治療に生活を合わせる」のではなく、「患者さんひとりひとりの生活に合わせた治療」を基本理念として、患者さんの生活スタイルに合わせた治療を医療チーム全員で考えていきます。
そのために 6 名の看護師以外にも、2 名の管理栄養士や臨床検査技師も常勤させ（8 名が日本糖尿病療養指導士 CDE-J の資格を有する）、病気のみを診るのではなく、患者さんの生活を尊重する治療を目指します。

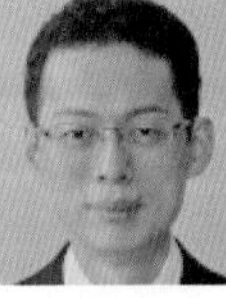

脇 裕典 わき ひろのり

秋田大学医学部付属病院 糖尿病・内分泌内科
(電話) 018-834-1111
秋田県秋田市広面字蓮沼 44-2
●糖尿病専門医

診療内容

糖尿病・代謝・内分泌疾患と老年病

当科の診療の中心である糖尿病は、生活習慣の変化や高齢化を背景に患者数が増加し続けています。糖尿病は初期には症状がありませんが、病状が進行すると眼・腎臓・末梢神経・脳梗塞・心筋梗塞・歯周病・がん・サルコペニアなど全身の臓器の合併症や併存症の発症に深く関わります。
糖尿病治療の目標はこれらの合併症や併存症の発症や進展を防ぎ、健康な人と変わらない生活を確保することです。そのためには、血糖、血圧、脂質代謝、体重、禁煙などを適切にコントロールすることが重要です。
すべての患者さんがその人に適した治療を実践していけるように、看護師、管理栄養士、薬剤師、ソーシャルワーカーなど多くの職種や他の診療科と連携しながら、最新の治療法やエビデンスに基づいて、全人的な医療を実践しています。

長年活躍し多大な功績がある名医

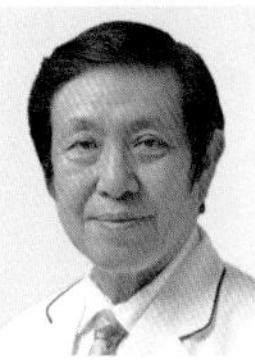

門脇 孝 かどわき たかし **虎の門病院 内分泌代謝科**

●糖尿病専門医（電話）03-3588-1111　東京都港区虎ノ門 2-2-2

東京大学医学部代謝内科教授として、長年、2 型糖尿病の臨床と研究の両面にわたり同分野を牽引。ガイドラインの策定にも関与。

有益情報

ランキング医師の病院は遠くて行けないという患者さんのための、北海道、東北、四国、九州を中心とする準名医情報です。ランキングとは別です。ご参考になさってください。

北海道	**横山 宏樹** よこやま ひろき （電話）0155-20-5011	**横山内科クリニック** 北海道帯広市西 6 条南 6-4-3	●糖尿病専門医
四国	**宮岡 弘明** みやおか ひろあき （電話）089-951-6111	**済生会松山病院 甲状腺糖尿病センター** 愛媛県松山市山西町 880-2	●糖尿病専門医
九州	**荒木 栄一** あらき えいいち （電話）0968-25-2191	**菊池郡市医師会立病院** 熊本県菊池市大琳寺 75-3	●糖尿病専門医
	松本 一成 まつもと かずなり （電話）0956-25-2255	**京町病院 糖尿病専門外来** 長崎県佐世保市常盤町 4-15	●糖尿病専門医
	土屋 晶子 つちや あきこ （電話）0997-52-6565	**奄美中央病院 糖尿病内科** 鹿児島県奄美市名瀬長浜町 16-5	●糖尿病専門医
その他	**小川 渉** おがわ わたる （電話）078-382-5111	**神戸大学医学部附属病院 糖尿病・内分泌内科** 兵庫県神戸市中央区楠町 7-5-2	●糖尿病専門医

糖尿病患者さんの災害への備え

日本糖尿病協会 HP で、「糖尿病連携手帳挟み込み型防災リーフレット」を A4 で公開しています。非常時携行品リスト、使用している薬剤の名称や避難所情報、地域の災害拠点病院の記入欄、アドバイスなどを掲載しています。

◇持ち出し用リスト／インスリン自己注射セット、経口薬、糖尿病連携手帳、保険証（コピーでも可）・血糖自己測定器・お薬手帳

◇災害時の心得 1）食事と水分はしっかりとりましょう。2）飲み薬やインスリン注射は状況に応じて調整しましょう。3）できるだけ体を動かし、同じ姿勢を長時間続けないようにしましょう。4）感染症を防ぎましょう。他

甲状腺

甲状腺はのどぼとけの下にある臓器で、甲状腺ホルモンを分泌します。このホルモンは、心臓、肝臓、腎臓、脳など全身の臓器で新陳代謝を盛んにし、妊娠や子供の成長や発達に関与する重要なホルモンです。

甲状腺の疾患に、血中の甲状腺ホルモン量が必要よりも低下した疾患や過剰な疾患、甲状腺腫瘍（甲状腺がんなど）などがあります。

甲状腺機能低下症では、無気力、疲労感、むくみ、寒がり、体重増加、動作緩慢、記憶力低下、便秘などがみられますが、軽度では無自覚な場合もあります。橋本病（慢性甲状腺炎）は、甲状腺機能低下症の代表的な疾患です。

甲状腺機能亢進症では、動悸、体重減少、指の震え、暑がり、汗かきなどの症状が起きます。その他、疲れやすい、軟便・下痢、筋力低下や女性では生理が止まることがあります。バセドウ病は、甲状腺機能亢進症の代表的な疾患で、20～30代の若い女性に多い病気です。

甲状腺腫瘍には良性と悪性があります。検査はまず超音波検査を行い、精密検査として穿刺吸引細胞診を行って良性か悪性かの判定をします。

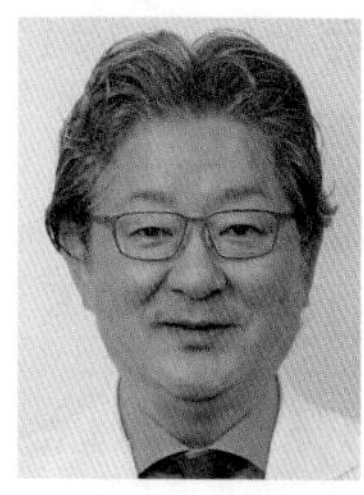

伊藤 公一　いとう こういち

伊藤病院
（電話）03-3402-7411　東京都渋谷区神宮前4-3-6

バセドウ病、橋本病、亜急性甲状腺炎、甲状腺良性腫瘍、甲状腺悪性腫瘍（乳頭がん、濾胞がん、髄様がん、未分化がんなど）

●外科専門医、内分泌外科専門医

診療内容・患者さんへのメッセージ

甲状腺疾患の多くは血液検査・超音波検査で発見可能ですが、中にはアイソトープ検査や、細胞診技術が求められる場合があります。また、甲状腺の周囲には血管・神経が集中しており、手術の際には専門的な解剖知識と熟練した手技が必要です。そこで殆どの患者様は手術のみで完全治癒に導いておりますが、重症例には放射性ヨウ素内用療法、リニアックによる外照射治療を行います。さらに最近は、それらの甲状腺治療が効果に乏しい例には分子標的薬治療を導入しております。当院は1937年の開院以来、甲状腺疾患診療に専心しております。そして、これまでの診療経験・臨床研究を活かし、常に最新の設備を整えつつ良質な医療を提供しています。甲状腺疾患は圧倒的に女性に多く、ホルモンが関係する不妊についても、他施設と連携して治療にあたっています。甲状腺の病気は決して珍しい病気ではなく、見落とされていることが多々あります。しかしながら、殆どの甲状腺疾患は血液検査と超音波検査で簡単に診断できますので、気になる方は専門医療機関受診をお勧めします。

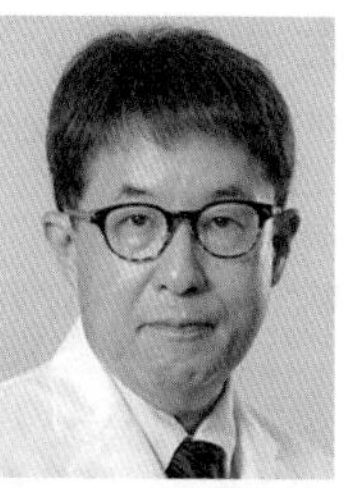

伊藤 充　いとう みつる

隈病院　内科
（電話）078-371-3721　兵庫県神戸市中央区下山手通8-2-35

甲状腺疾患

●内分泌代謝科専門医

診療内容・患者さんへのメッセージ

甲状腺疾患は、身体だけではなく心理的な負担も伴う病気です。だからこそ隈病院では外科・内科のみならず、精神科医、臨床心理士によるカウンセリングまで、その人に起きている現象のすべてを疾患と捉えた全人的なケアを行っています。数多くの患者の皆様と向き合う中で確立された、甲状腺疾患専門病院だからこその診断アプローチです。
隈病院が取り組む新しい甲状腺医療は、1）低リスクの甲状腺微小がんは手術よりも『経過観察』を推奨しています。2）甲状腺手術では声帯に指令を伝える反回神経の切除・損傷が避けられない場合があります。隈病院では反回神経の再建手術を行い、正常に近い声の回復に努めています。3）甲状腺の手術では声の変調をきたすことがあります。 隈病院ではこのような障害をさけるため『神経モニタリング』を積極的に実施しています。
当病院の年間外来患者数は181,405人（初診患者数13,219人、入院患者数2,028名）、年間手術数は計1,937件（甲状腺悪性腫瘍1,053件、甲状腺良性腫瘍503件、バセドウ病143件、副甲状腺128件、その他110件）、学会発表回数182件（国内155件、海外27件）です。

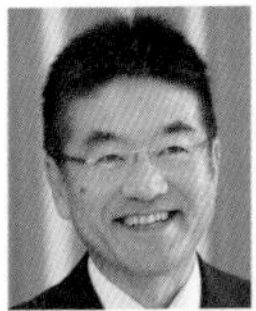

高橋 裕 たかはしゆたか

奈良県立医科大学附属病院
（電話）0744-22-3051
奈良県橿原市四条町 840
●内分泌代謝科専門医、糖尿病専門医

診療内容

糖尿病、脂質異常症、高血圧症、肥満症、視床下部・下垂体・甲状腺・副甲状腺・副腎・性腺疾患など

下垂体疾患の診療・研究では世界的権威。日本内分泌学会筆頭理事、日本間脳下垂体腫瘍学会理事、日本神経内分泌学会常務理事、日本糖尿病学会学術評議員であるとともに世界のエキスパートの学会である The Pituitary Society の理事として活動。世界的な内分泌学の教科書である Williams Textbook of Endocrinology 第 15 版の分担執筆者でもあります。内分泌疾患は診断・治療に難渋することも多く、多くの施設からコンサルトを受けアドバイスを行ってきました。また、これまで診断されていなかった患者さんから新たな疾患概念を樹立して適切な診断・治療に結びつけてきました。奈良県立医科大学では下垂体疾患はもとより診断・治療に難渋する内分泌疾患を広く受け入れ、高度な専門性を持って適切な診断、治療方針決定に取り組んでおります。

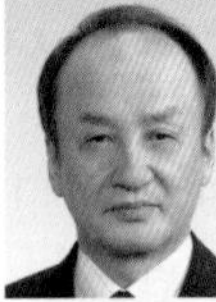

山下 弘幸 やましたひろゆき

やました甲状腺病院 外科
（電話）092-281-1300
福岡県福岡市博多区下呉服町 1-8
●外科専門医、内分泌外科専門医

診療内容

甲状腺がん、甲状腺良性腫瘍、バセドウ病、原発性・腎性副甲状腺機能亢進症、副甲状腺機能低下症

当院は甲状腺・副甲状腺疾患に特化した専門病院です。外科系 5 名の内分泌外科専門医と内科 2 名の甲状腺専門医で上記領域の診療を行っています。2022 年の手術症例数は 802 例で、5 名の外科医が術者となり主治医執刀制です（私は助手を含む 230 症例の手術を担当）。手術の内訳は、悪性腫瘍 50%、良性腫瘍 25% ほどです。悪性腫瘍については縦隔郭清、ルビエール郭清、喉頭気管神経の合併切除再建などの進行例まで、バセドウ病も巨大甲状腺腫のものまで対応しています。その他、術後の補助療法として放射性ヨード治療を行っています。2 床の治療病床で年間約 100 症例です。以上、すべての甲状腺・副甲状腺疾患に対応できる体制をとっており、患者様に適切で最良の医療を提供することを病院のモットーとしています。

日本人は慢性睡眠不足

睡眠中に細胞、筋肉の修復、記憶の定着が行われるので、睡眠時間が短いと、身体が常時、緊張状態（血管が収縮し心拍数が増加、血圧が上がる）となり、高血圧、脳卒中、心筋梗塞、うつ病、糖尿病などの発症の危険性が高まります。食欲増進のホルモンが活発になって空腹を感じ、肥満につながることもあります。また免疫力も低下し、感染症リスクも増大します。日本は、先進国の中で睡眠不足が最も深刻な国です。詳しくは、桜の花出版『眠るだけで病気は治る！』をご参照ください。

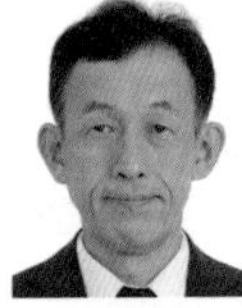

橋本 貢士 はしもとこうし

獨協医科大学 埼玉医療センター 糖尿病内分泌・血液内科
（電話）048-965-1111
埼玉県越谷市南越谷 2-1-50
●内分泌内科専門医、糖尿病専門医

診療内容

糖尿病、内分泌代謝疾患全般、特に 1 型糖尿病、妊娠糖尿病、糖尿病合併妊娠、甲状腺疾患、間脳下垂体疾患、副腎疾患

内分泌代謝疾患では、年間の糖尿病の外来患者さんの延べ数は 6,000 名を超え、常時 20 名程度の糖尿病の患者さんが入院されています。血液疾患では、毎月 60 ～ 70 名の新患の患者さんが訪れ、年間の患者さんは延べ約 5,000 名に昇り、埼玉県東部の血液疾患診療の一大拠点となっています。甲状腺疾患の外来患者さんの実数（カルテベース）は約 5,600 名で、主な疾患はバセドウ病と橋本病（慢性甲状腺炎）です。当科で行うバセドウ病の治療法は主に薬物療法ですが、患者さんの病態に応じて、放射性ヨウ素内用療法を行ったり外科手術をお勧めしています。その他、視床下部・下垂体疾患、副甲状腺疾患、副腎疾患や性腺疾患など幅広く内分泌疾患の診療を行っています。

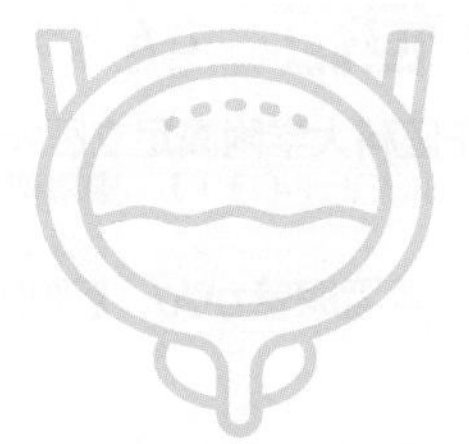

泌尿器

腎臓がんの早期発見には超音波検査

泌尿器科では、腎がん、腎盂がん、尿管がん、膀胱がん、前立腺がん、精巣がん、副腎腫瘍、腎結石、尿管結石、前立腺肥大症、過活動膀胱、間質性膀胱炎、尿失禁、骨盤臓器脱、腎不全（腎移植、シャント、腹膜透析）、尿路感染症などの治療を行います。

泌尿器科は、内科的治療と外科的治療の両方を診断から治療まで一貫して全て行います。前立腺がんと腎がんの治療の比重は病院によって違います。どちらかというと、腎がんは前立腺がんよりも進行してから見つかることが多く、血流も多い、腎がんの手術の方が難しい傾向にあります。

腎がんの早期発見には、健康診断での「超音波検査」が必要です。症状がない段階で見つかった方は、手術によって治る可能性がはるかに高くなります。腎がんでは、必要な場合、リンパ節も切除しますが、切除には時間がかかり、腹腔鏡（ダビンチ手術）ではなく開腹手術になります。腹腔鏡が良いか、開腹手術が良いかの見極めも大きなポイントです。

腎がんの高リスク要因はあまりよく分かっていませんが、人工透析の患者さんでは通常の 10 倍発生しやすいといわれています。

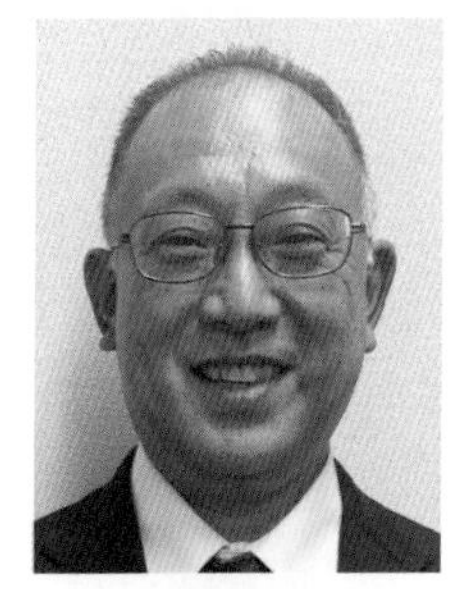

近藤 恒徳　こんどう つねのり

東京女子医科大学附属足立医療センター　泌尿器科
（電話）03-3857-0111　東京都足立区江北 4-33-1

腎がん、腎盂尿管がん、膀胱がん、前立腺がん、一般泌尿器

●泌尿器科専門医

得意分野・診療案内

一般泌尿器科疾患全般の治療に当たっておりますが、その中でも腎がん、腎盂尿管がん、膀胱がん、前立腺がんといった泌尿器科がんの診断･治療に当たる機会が多いです。その中でも腎がんの診断、治療についてはより専門的に行ってきております。ロボット手術による腎部分切除はこれまでも 1,000 例近く行ってきております。また、腎がんの特徴として大きな血管に入り込んだり、周囲の臓器へ広がるなど、進行がんとなることがあります。手術合併症も多いため避けられることがありますが、われわれは日本でもトップの手術経験を持っています。また薬物治療と手術治療を組み合わせることでより効果的な治療を行うようにしております。一方で、高度進行例に対してはやはり薬物療法が選択されますが、分子標的治療薬や新しい免疫チェックポイント阻害剤の使用についても有数の治療経験があり、臨床治験も数多く参加しております。このように腎がんに対しては、小さい腫瘍に対するロボットによる腎温存手術、進行例に対する手術療法、薬物治療と全ての領域に対して、多くの経験をもとに最適な治療を提供する事ができております。

診療ポリシー・患者さんへのメッセージ

その時点で最善の結果が得られる可能性が高い治療を選択するようにしています。しかし､これが本当に正しいのかを振り返る必要があります。これまでの自分たちで行ってきた治療がベストなのかを常に振り返り、新しい治療に活かすように心がけています。また手術では合併症の可能性もありますので、生命に関わる可能性などについてもお話ししています。その中で患者さんの希望する生き方にできるだけ寄り添うような治療選択を行うようにしています。

	個人 年間総治療数：約 300 件(2022 年)		個人 過去 10 年間総治療数：約 3,000 件	
手術・治療実績・コメント	ロボット腎部分切除	77 件	ロボット腎部分切除	約 700 件
	腎がん手術	140 件	腎がん手術	約 1,500 件
	ロボット膀胱全摘	13 件	ロボット膀胱全摘	約 50 件
	ロボット前立腺全摘	30 件	ロボット前立腺全摘	約 100 件
	【治療に関してコメント等】できるだけ腎臓を残す手術が慢性腎臓病の予防に繋がります。可能なかぎり腎部分切除を行っています。ステージ 1 であればロボット手術で行いますが、ステージ2ではロボットで行えないため開腹手術で行っております。また下大静脈に塞栓が入り込むような手術は死亡率も高い難しい手術ですが、再手術はなく、合併症率も一般的な割合よりも低く行っております。			
業績	Best Poster：2010 American Urological Association annual meeting: Urothelial cancer: Upper urinary tract ほか			

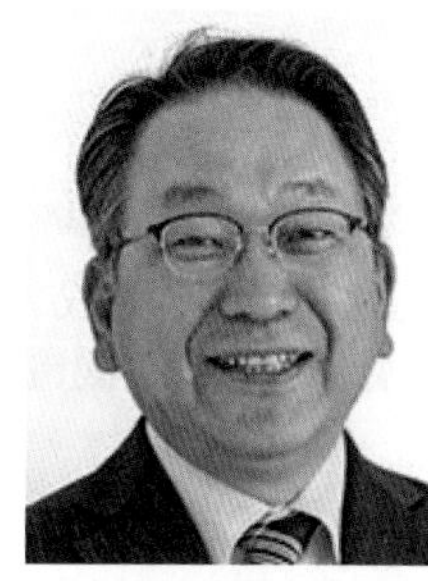

武中 篤　たけなか あつし

鳥取大学医学部附属病院　泌尿器科
（電話）0859-33-1111　鳥取県米子市西町 36-1

尿路生殖器悪性腫瘍（腎がん、腎盂尿管がん、膀胱がん、前立腺がん、精巣腫瘍、副腎腫瘍等）

●泌尿器科専門医

得意分野・診療案内

悪性腫瘍に対しては、がんの根治性と手術の低侵襲化を目指し、腎がんに対する腹腔鏡下腎摘除術あるいはロボット支援腹腔鏡下腎部分切除術、腎盂尿管がんに対する腹腔鏡下腎尿管全摘術などの腹腔鏡手術や、前立腺がんに対するロボット支援腹腔鏡下前立腺全摘除術を施行しています。 膀胱がんに対するロボット支援膀胱全摘除術は全国に先がけて実施し、良好な成績を得ています。また、良性疾患に対しても副腎腫瘍に対する腹腔鏡下副腎摘除術、腎盂尿管移行部狭窄症に対するロボット支援腹腔鏡下腎盂形成術、小児停留精巣に対する腹腔鏡下精巣固定術などを行っています。
手術支援ロボットのダビンチ X、Xi の 2 台に加え、2022 年 4 月から国産手術支援ロボット hinotori、2023 年 3 月からは Hugo を導入し、この 4 台を駆使し、ロボット手術を推進してきました。この 4 機種を保有するのは国内初になります。当科での症例数は 1,100 例を越えています。

泌尿器

診療ポリシー・患者さんへのメッセージ

従来の抗がん剤に抵抗性を示す尿路上皮がん（腎盂尿管がん、膀胱がん）に対する化学療法、ホルモン抵抗性前立腺がんに対するドセタキセル、カバジタキセルを使用した化学療法、難治性精巣腫瘍に対する多剤併用化学療法、各種分子標的治療剤よる進行性腎細胞がんの治療に積極的に取り組んでいます。又、膀胱がん、腎がんに対する免疫チェックポイント阻害剤を用いた治療も積極的に行っています。又、2020 年からは、遺伝子診療科と協力し、がん遺伝子に関する治療も行っています。

	鳥取大学医学部附属病院　泌尿器科　主な手術件数（抜粋）				
手術・治療実績			2020 年	2021 年	2022 年
	ロボット支援手術	前立腺全摘除術	72	66	75
		腎部分切除術	14	18	26
		腎摘除術	1		6
		腎尿管全摘除術	2	4	11
		副腎摘除術	3		7
		仙骨膣固定術		5	11
	腹腔鏡手術	腎摘除術	13	25	11
		腎尿管全摘除術	19	20	8
		副腎摘除術	6	12	9
	内視鏡手術	TURBT（経尿道的膀胱腫瘍切除術）	141	129	165
	その他	尿管ステント留置術	185	34	209

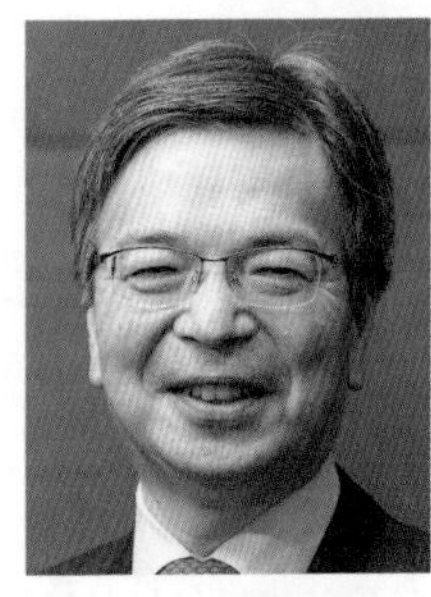

髙橋 悟　たかはし さとる

日本大学医学部附属板橋病院　泌尿器科
（電話）03-3972-8111　東京都板橋区大谷口上町 30-1

前立腺がん、前立腺肥大症、腎がん、腎盂尿管がん、膀胱がん、尿失禁、過活動膀胱、排尿障害、夜間頻尿、骨盤臓器脱、間質性膀胱炎、膀胱痛症候群、尿路結石症

●泌尿器科専門医

得意分野・診療案内

1）前立腺がん治療全般（ロボット手術、放射線治療、内分泌療法）
2）腎がん、尿路上皮がん治療全般（ロボット･腹腔鏡手術、分子標的薬、免疫チェックポイント阻害薬治療など）
3）前立腺肥大症治療全般（薬物療法、低侵襲治療；Urolift, Rezume、レーザー前立腺蒸散術）
4）尿失禁・過活動膀胱治療全般（尿道スリング手術、人工尿道括約筋埋め込み術、ボトックス膀胱壁内注入術、埋め込み型仙骨神経刺激療法など）
5）骨盤臓器脱治療全般（腹腔鏡下 / ロボット仙骨腟固定術など）

診療ポリシー・患者さんへのメッセージ

前立腺がんをはじめ、泌尿器がんの治療を専門としています。最新のエビデンスに基づいた治療を基本として、患者さん個人にとって最適な治療法を対話を通して提案します。患者さんが納得の出来る治療法を行います。
前立腺肥大症、過活動膀胱、尿失禁、夜間頻尿、骨盤臓器脱、間質性膀胱炎、尿路結石などの泌尿器良性疾患の治療目的は患者さんのQOL（生活の質）を改善することです。患者さんの訴えに耳を傾けて最善な治療法を提案し、一緒に治療を行います。

	個人 年間総治療数：300 件（2022 年）	個人 累積総治療数：10,000 件
コメント	泌尿器がんの治療は、とにかく最善の生命予後をめざします。そのための治療方針・計画を分かり易く説明すると同時に、患者さんの希望を大切にして最終決定をします。治療方針が決まったら、生活の質を最大限維持するようにあらゆる面で配慮します。	
業績等	日本泌尿器科学会　女性泌尿器科領域部会長 (2013.4 ～ 2017.3) 日本泌尿器科学会　老年泌尿器科・前立腺肥大症領域部会長 (2021.6 ～) 女性下部尿路症状診療ガイドライン作成委員長 (2013) 前立腺癌診療ガイドライン作成委員 (2016) 男性下部尿路症状・前立腺肥大症診療ガイドライン作成委員 (2017) 女性下部尿路症状診療ガイドライン第二版作成委員長 (2019) 夜間頻尿診療ガイドライン第二版作成副委員長 (2020) 他	

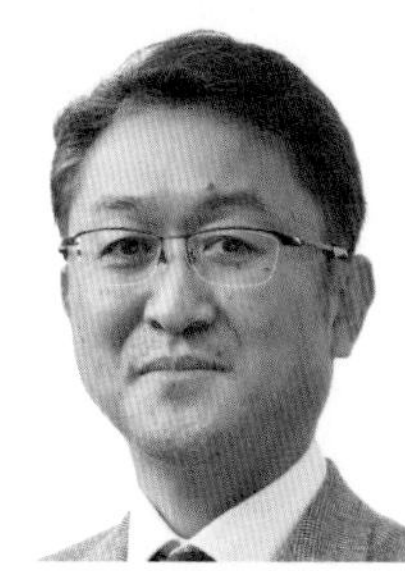

高木 敏男　たかぎ としお

東京女子医科大学病院　泌尿器科
（電話）03-3353-8111　東京都新宿区河田町 8-1

泌尿器腫瘍（腎がん、腎盂がん、尿管がん、膀胱がん、前立腺がん、副腎腫瘍）、その他良性疾患（成人腎盂尿管移行部狭窄症など）

●泌尿器科専門医

得意分野・診療案内

泌尿器悪性疾患に対する治療を主に行っています。手術治療におきましては、ロボット支援手術を積極的に行っており、通算執刀数は1,500例を超えております。対象手術として、腎がんに対するロボット支援腎部分切除術・根治的腎摘除術、副腎腫瘍に対するロボット支援副腎摘除術、腎盂尿管がんに対するロボット支援腎尿管全摘除術、前立腺がんに対するロボット支援前立腺摘除術、膀胱がんに対するロボット支援膀胱全摘除術。特に経験数が多いものは、ロボット支援腎部分切除術で1,000例を超える経験数があります。良性疾患としては、腎盂尿管移行部狭窄症に対するロボット支援腎盂形成術（成人に限定）を積極的に行っています。
泌尿器がんに対する薬物治療として、主に腎細胞がんに対する免疫チェックポイント薬治療を多く行っています。多くは治験から参加しており、多くの患者様に対する治療経験があります。

診療ポリシー・患者さんへのメッセージ

泌尿器がんに対する手術治療の到達目標は完治です。その上で、患者さんの負担が少ない低侵襲手術があります。個人的にはロボット支援手術を数多く行っていますが、あくまでも根治性が担保されなければならないので、適応については患者さんと相談した上でベストな治療方法選択するように心がけております。

	個人 年間治療数（2022年）	個人 累積
手術・治療実績・コメント	① ロボット支援腎部分切除術　約180件	① ロボット支援腎部分切除術 約1,200件
	② ロボット支援根治的腎摘除術 約15件	② 腎がん治療件数（手術、薬物）約2,000件
	③ ロボット支援腎盂尿管全摘除術 約10件	
	④ ロボット支援副腎摘除術　約10件	
	⑤ ロボット支援腎盂形成術　約10件	
	【治療に関してコメント等】腎がん手術治療としては国内最多経験と考えます。	
業績等	患者さんの治療体験をもとに以下のごとく多くの論文を公表することで、社会貢献することを心がけております。 英語原著論文（自著）58編 英語原著論文（共著）149編	

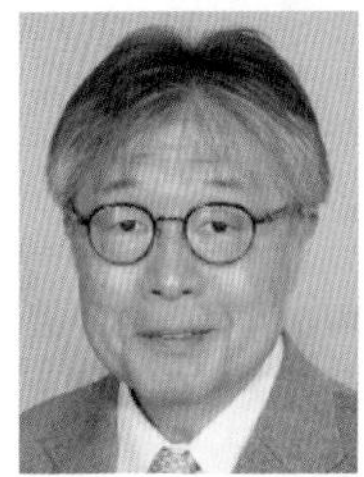

舛森 直哉　ますもり なおや

札幌医科大学附属病院　泌尿器科
（電話）011-611-2111　北海道札幌市中央区南1条西16-291

泌尿器科腫瘍、前立腺肥大症、性同一性障害

●泌尿器科専門医

診療内容・患者さんへのメッセージ

当科では前立腺がんの根治手術の低侵襲化を目指して、2013年6月よりダヴィンチSiを使用したロボット支援腹腔鏡下根治的前立腺摘除術（ダヴィンチ手術）を開始しております。現在は、ダヴィンチＸｉを使用しロボット支援手術を根治的前立腺摘除のみならず、腎がんに対する腎部分切除、膀胱がんに対する根治的膀胱摘除などほかの疾患の治療も低侵襲手術を拡げております。内視鏡下での手術になりますが、通常よりも拡大視野で3D画像下での手術となること、およびロボット操作による繊細な動きも可能となることから、通常の開放手術と比較してより繊細な手術が可能となります。これまで当科では2020年9月まで500例を超すダヴィンチ手術を施行しております。
当科では前立腺がんに対するダヴィンチ手術を施行する際に、がんの根治性とともに術後勃起機能温存なども考慮し、適応を決めて勃起神経温存の手術も行っております。
また、ハイリスクな前立腺がんに対しては拡大リンパ節郭清術も同時に施行しております。

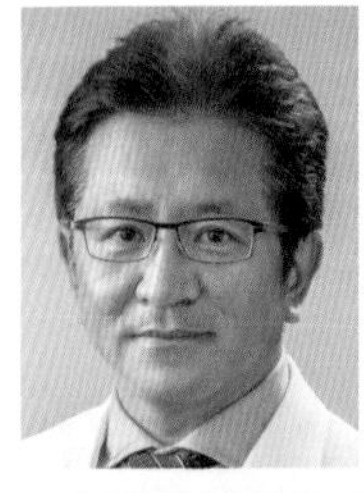

杉元 幹史　すぎもと みきお

香川大学医学部附属病院　泌尿器・副腎・腎移植外科
（電話）087-898-5111　香川県木田郡三木町池戸1750-1

腎臓がん、膀胱がん、前立腺がんなどの泌尿器科がん（なかでも前立腺がんを主な専門分野としている）

●泌尿器科専門医

診療内容・患者さんへのメッセージ

香川大学泌尿器科の科長・教授として、診療のとりまとめ役を担っています。
近年のロボット時代では過剰治療が問題視されております。特に前立腺がんはPSA検査の普及によって非常に多く発見されるようになってきました。中には、あえてすぐに治療を行わなくても命に関わらないものが多く含まれています。そのようなおとなしい前立腺がんに対してわれわれは以前より「監視療法」を行っています。2010年から発足した全国42施設からなる監視療法研究グループの代表として、今までに約1,200名の患者さんに登録いただいております。安全性もほぼ確立しています。過剰治療を回避するため、欧米ではごく一般的なこの治療選択肢をわが国でも広く活用していただくよう、日々努力を重ねております。また一方､反対に過小治療も大きな問題です。常に最新知識をアップデートし、人生100年時代において、個々の併存疾患や期待余命、家族構成や価値観、人生観までも考慮して過不足のない治療選択肢を提示出来ることこそが医師に求められている能力だと考えます。是非とも躊躇せずセカンド、サードオピニオンを求めてください。

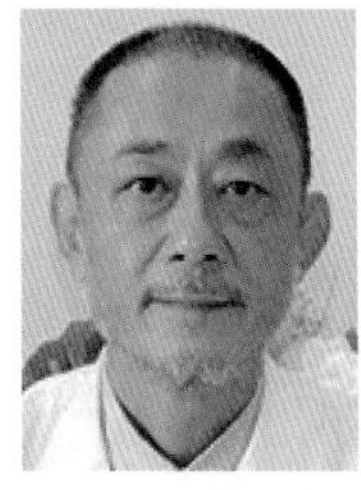

吉岡 邦彦　よしおか くにひこ

板橋中央総合病院　泌尿器科
（電話）03-3967-1181　東京都板橋区小豆沢 2-12-7

前立腺がん、膀胱がん、腎がん、腎盂尿管がん、精巣がん、尿路結石、前立腺肥大症、頻尿症、女性骨盤臓器脱、尿失禁、男性性腺機能低下症

●泌尿器科専門医

診療内容・患者さんへのメッセージ

泌尿器科悪性腫瘍を中心に診療を行っています。手術療法、放射線療法や化学療法などそれぞれの患者様に最適な治療を提案し施行しています。特に手術治療では、より低侵襲な手術治療を患者様に提供するため、2019 年 4 月に最新型の手術用ロボット（ダビンチ Xi）を用いたロボット支援手術を導入し、現在まで 500 例以上の手術実績を有しています。
個人的には 2006 年にロボット支援手術を開始してからすでに 2,000 例を超えるロボット支援手術の経験を有しています。当院ではその経験を生かし、より安全性の高い効果的な手術治療を目指しています。日本では 2022 年の保険改定により、ほとんど全ての泌尿器科がんの手術でロボット支援手術が保険収載されましたが、当科ではその全てのロボット支援手術を施行しています。2022 年の当科全体のロボット支援手術実績は下記のとおりです。前立腺がん：150 例、膀胱がん：3 例、腎がん：12 例、腎盂尿管がん：12 例、腎盂尿管移行部狭窄症：2 例、女性骨盤臓器脱：2 例。
セカンドオピニオンでの受診も受け付けています。

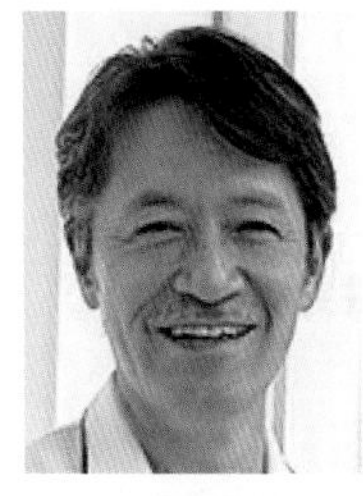

田邉 一成　たなべ かずなり

湘南鎌倉総合病院　泌尿器科
（電話）0467-46-1717　神奈川県鎌倉市岡本 1370-1

腎不全、腎移植、泌尿器ロボット手術、腎がん、膀胱がんなど

●泌尿器専門医、腎臓専門医

診療内容・患者さんへのメッセージ

腎移植の豊富な経験をもとにハイリスクの腎移植、小児腎移植にも取り組んでいます。無輸血腎移植、高齢者への腎移植など困難な移植にもチームとして取り組んでいます。
腎内科、外科との連携はもちろん、ICU の集中治療専門医とも密接な連携をとっています。
ロボット手術も多数の泌尿器科ロボット手術をもとに安全なロボット手術を行います。
腎がん、膀胱がん、尿管がんなど、多岐にわたるロボット手術が施行可能です。
私は 1984 年からほぼ 40 年にわたり東京女子医科大学にて腎移植の臨床と基礎研究に邁進してまいりました。これまでに経験あるいはコンサルトされた腎移植症例は 2,000 例近くになります。通常の腎移植はもちろん、外科的困難症例、膀胱などの尿路異常を有する症例の腎移植、血管吻合困難例、血液型不適合症例、抗ドナー抗体陽性症例、低体重の小児腎移植、2 回目・3 回目・4 回目といった多次腎移植など多くの困難症例を経験してまいりました。

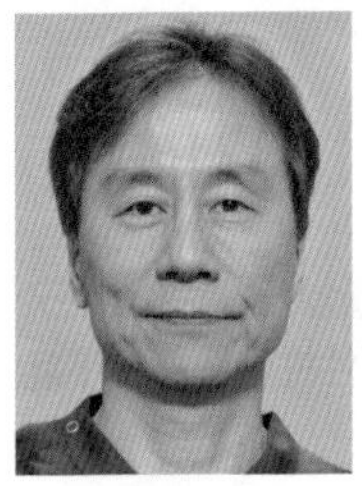

川喜田 睦司　かわきた むつし

神戸市立医療センター中央市民病院　泌尿器科
（電話）078-302-4321　兵庫県神戸市中央区港島南町2-1-1

腹腔鏡手術、精巣がん、前立腺がん、尿路変向術

●泌尿器科専門医

診療内容・患者さんへのメッセージ

ロボット手術センターのセンター長を併任しています。
当院泌尿器科ではこれまで400例を超える腹腔鏡下根治的前立腺全摘除術を行ってきました。この経験を生かして平成26年1月のダヴィンチ手術1例目の導入は、全く問題なく順調でした。令和2年4月にロボット支援根治的前立腺全摘除術650例に達し、引き続き制がんと機能温存の向上を目指したいと思っております。また腎がんの部分切除術も保険適用前の平成27年2月に開始し、令和2年3月までに220例施行しました。三次元の視野に加え、繊細な動きのできるハサミでの切開と縫合操作の容易さから、腹腔鏡に比べ腎動脈を阻血する時間は短縮され、術後の腎機能温存も有意に向上しています。保険適用開始前から始めた膀胱全摘除術も40例に施行しております。令和2年4月より腎盂形成術と仙骨膣固定術も開始しました。
対象手術は、前立腺がん（全摘除術）、腎がん（腎部分切除術）、膀胱がん（膀胱全摘除術）、腎盂尿管移行部狭窄症（腎盂形成術）、骨盤臓器脱（仙骨膣固定術）です。

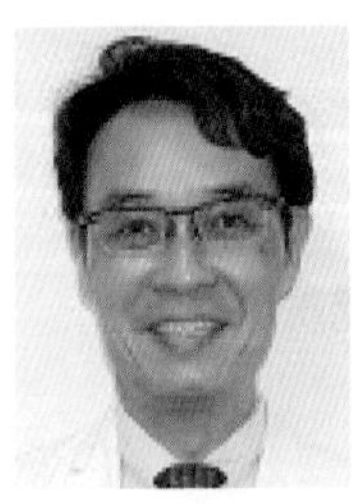

辻村 晃　つじむら あきら

順天堂大学医学部附属浦安病院　泌尿器科
（電話）047-353-3111　千葉県浦安市富岡2-1-1

泌尿器がん、男性不妊症、排尿障害、腎移植、男性更年期

●泌尿器科専門医

診療内容・患者さんへのメッセージ

当科では、前立腺がんに対して2017年2月より手術支援ロボット「ダヴィンチ」を導入し、2018年10月までに120例を超える前立腺全摘除術を施行しております。低侵襲で繊細な手術が可能であり、患者さんの経過も良好です。手術を希望なさらない方には、放射線科に依頼し、IMRTによる根治を目指しております。腎がんや尿管がんに対しては腹腔鏡下手術など低侵襲で先端的な治療を行うと同時に、膀胱がんに対しては化学療法、膀胱全摘除術を含めた集学的治療を積極的に行っております。院内外の関連施設・部署からのご支援をいただき、生体腎移植術を開始し、すでに30例以上の方に施行しております。今後も定期的に生体腎移植術を継続していく予定です。産婦人科と連携した生殖医療については、リプロダクションセンターを開設し、無精子症に対する顕微鏡下精巣内精子採取術など、最先端治療を担当しております。さらに、2015年10月からは女性の腹圧性尿失禁、過活動膀胱、骨盤臓器脱を女性医師が担当する女性泌尿器科外来を開設いたしました。今後、増加が見込まれる、これらの疾患に対する治療も積極的に行いたいと考えております。

河合 弘二 かわいこうじ

国際医療福祉大学成田病院 腎泌尿器外科
（電話）0476-35-5600
千葉県成田市畑ケ田 852
●泌尿器科専門医

診療内容

泌尿器がん（特に精巣腫瘍）、化学療法、免疫療法

当科は、泌尿生殖器系悪性腫瘍、泌尿器系良性腫瘍、神経因性膀胱、尿失禁、男性不妊とアンドロロジー、男性性機能障害、副腎疾患、尿路結石症、尿路感染症など広範囲の疾患に対応します。泌尿器悪性腫瘍を主として、それぞれのサブスペシャリティ（尿路結石、感染症、排尿障害、男性機能障害、腎移植など）を有する医師が在籍しています。
私は、泌尿器がんに対する化学療法、免疫治療などの薬物療法を専門としています。特に青壮年に多い精巣腫瘍に関しては、わが国有数の治療経験を持ちます。
また、難治性精巣腫瘍の治療やセカンドオピニオンにも積極的に取り組んでいます。疾患に関する正確な情報を患者様にわかりやすくご説明し、そのうえで最新・最善の治療をご提供するよう努めています。

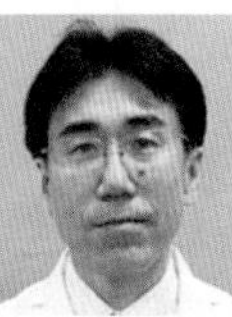

土谷 順彦 つちやのりひこ

山形大学医学部附属病院 泌尿器科
（電話）023-633-1122
山形県山形市飯田西 2-2-2
●泌尿器科専門医

診療内容

泌尿器がん、低侵襲手術、ロボット支援手術

当科では、早期の膀胱がんに対しては内視鏡手術（経尿道手術）を行っています（2020 年 63 件）。転移のない進行した膀胱がんに対して、手術用ロボットを用いた膀胱全摘除術（膀胱を全部摘出する手術）を行っています。患者さんの状態に合わせた様々な尿路変向術（体外に尿を排出するための新たな経路の作製）が可能で、新膀胱（腸を使った膀胱）の作製も行っています（2020 年 3 件）。前立腺がんには、がんの診断のために MRI 画像検査を行い、前立腺生検（前立腺に針を刺入し組織を採取する検査）でのがんの見逃しを極めて少なくしています（2020 年 77 件）。前立腺に留まるがんに対して、手術用ロボットを用いた根治的前立腺摘除術を行っています（2020 年 48 件）。当科では既に 550 例以上の患者さんにこの手術を行っています（2020 年 12 月現在）。

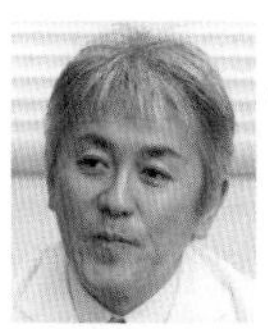

古家 琢也 こいえたくや

岐阜大学医学部附属病院 泌尿器科
（電話）058-230-6000
岐阜県岐阜市柳戸 1-1
●泌尿器科専門医

診療内容

膀胱がん、前立腺がん、腎細胞がん、腎盂・尿管がん、排尿障害、ロボット支援手術、腹腔鏡手術

膀胱がん、中でも筋層浸潤膀胱がんに対する治療を行っています。術前に抗がん剤治療を併用し、腫瘍を小さくしてから、ロボットによる膀胱全摘除術を、および、その後尿路変向術を行っていますが、尿管皮膚瘻造設術、回腸導管造設術、新膀胱造設術のいずれの術式においても、すべてロボットで施行しています。当科では年間 35 例程度（症例数は第 2 位）行っていますが、基本的に、全例の手術にかかわっています。
前立腺がんに関しては、主に高リスク前立腺がん、少量の転移を有する前立腺がんの手術を担当しています。当科では、術前に内分泌療法と経口抗がん剤による治療を行い、ロボット支援手術を行っています。年間 400 例程度の執刀を行っています。どのようながんに対しても、様々な治療法を駆使して治療を行います。

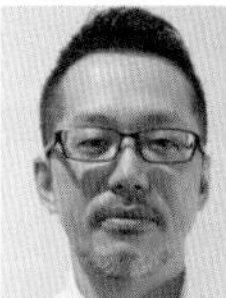

山﨑 健史 やまさきたけし

大阪公立大学医学部附属病院 泌尿器科
（電話）06-6645-2121
大阪府大阪市阿倍野区旭町 1-5-7
●泌尿器科専門医

診療内容

腎がん、前立腺がん、膀胱がん、腎盂尿管がん、後腹膜腫瘍、副腎腫瘍、精巣腫瘍

泌尿器腫瘍および後腹膜腫瘍に対する低侵襲手術（腹腔鏡、ロボット支援手術）および拡大手術を専門とし、機能温存と根治性の両立を目指した手術を心がけています。腎がんに対しては可能な限り腎温存を目指したロボット支援腎部分切除を行い、下大静脈腫瘍塞栓症例のような進行がんに対しても低侵襲手術を積極的に行っています。また前立腺がん、膀胱がんといった骨盤臓器に対するロボット手術も行っており進行がんに対しても拡大切除および骨盤内リンパ節廓清を行っております。
2022 年執刀手術数：ロボット支援腎部分切除術 66 例／腹腔鏡、ロボット支援腎摘除（腎尿管全摘除術含む）17 例／ロボット支援前立腺全摘術 43 例／ロボット支援膀胱全摘術 25 例／腹腔鏡、ロボット支援副腎摘除 12 例

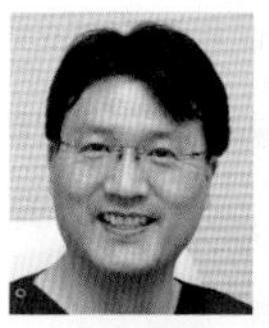

永尾 光一 ながお こういち

東邦大学医療センター大森病院
（電話）03-3762-4151
東京都大田区大森西 6-11-1
●形成外科、泌尿器科専門医

診療内容

精索静脈瘤、陰茎弯曲、難治性勃起障害、尿道狭窄、尿道下裂、パイプカット再建

リプロダクションセンターに所属。形成外科学と泌尿器科学の専門医を取得。得意な分野はマイクロサージャリーをはじめとする生殖医学領域（主に陰茎・陰嚢）の形成外科的手術です。
永尾の外来は、月曜午前（男性不妊・ED）、木曜午前（男性不妊・ED）、土曜午前（精索静脈瘤初診） リプロダクションセンター受付に転送予約時に症状や受診目的を伝えてください。
診療ポリシー：患者様の QOL 改善を目標にしています。手術はより丁寧な方法を心がけています。
年間手術数：当院と連携クリニック含めて約 1,200 例
治療の内訳：全身麻酔精索静脈瘤手術 200 例・日帰り精索静脈瘤手術 500 例、尿道再建術 20 例、日帰り陰茎形成術 50 例

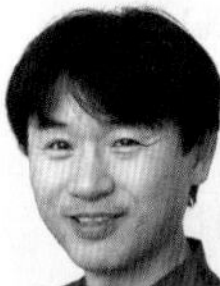

工藤 大輔 くどう だいすけ

八戸平和病院 泌尿器科
（電話）0178-31-2222
青森県八戸市湊高台 2-4-6
●泌尿器科専門医

診療内容

尿路結石症（腎結石・尿管結石）、前立腺肥大症（レーザ内視鏡治療）、泌尿器科腹腔鏡手術、男性更年期

尿路結石症に対する内視鏡的破砕術、前立腺肥大症レーザ治療が治療の中心です。その他、腹腔鏡手術、前立腺がん（開腹手術）を行っています。2007 年より当施設での治療にかかわり、熟練したスタッフのサポートがこれを支えています。疼痛がある尿路結石症や薬物治療の効果が期待できなくなった前立腺肥大症に対しては積極的に手術治療をお勧めしています。尿路結石破砕には最新のレーザ破砕装置を導入し、国内外を問わず、他施設との交流を積極的に行った経験を治療に生かすことを心がけています。
個人年間手術数 2021 年（2007-2016 年）：
TUL（経尿道的レーザ尿路結石除去術）88 件（932 件）、ECIRS（経皮・経尿道同時内視鏡手術）18 件（75 件）、HoLEP（経尿道的レーザ前立腺核出術）12 件（157 件）

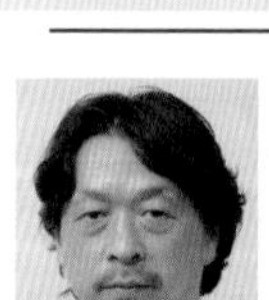

三木 淳 みき じゅん

東京慈恵会医科大学附属柏病院 泌尿器科
（電話）04-7164-1111
千葉県柏市柏下 163-1
●泌尿器科専門医

診療内容

泌尿器悪性腫瘍、腹腔鏡手術、ロボット手術

当科は、尿路、副腎、および前立腺、精巣などの男性生殖器の疾患に対し、主に手術を担当する科であります。対象は小児から高齢にわたり、男女も問いません。疾患も、尿路感染症、尿路結石、排尿障害、内分泌・代謝疾患から、がんなどの悪性腫瘍にいたるまで多岐にわたります。私自身はがん治療と腹腔鏡手術を専門としており、当院の特徴としても腎がん、膀胱がんの手術件数は国内トップクラスの実績を誇っております。また、進行・再発性の泌尿器がんの薬物療法も、ここ数年で革新的な進歩を認め、ますます我々が貢献できると考えています。国内有数の泌尿器がん専門チームとして、安全で確実、常に最高の治療を目指します。患者さんの笑顔を大切に、誠心誠意尽くした診療を行っていきたいと思っておりますので、どうぞよろしくお願いいたします。

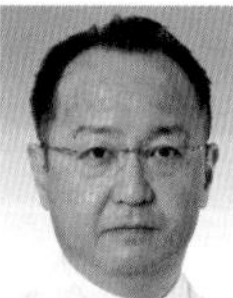

木村 高弘 きむら たかひろ

東京慈恵会医科大学附属病院 泌尿器科
（電話）0570-03-2222
東京都港区西新橋 3-19-18
●泌尿器科専門医

診療内容

前立腺がん、腎がん、腎盂尿管がん、膀胱がん

泌尿器悪性腫瘍、特に前立腺がんを専門としています。
特に前立腺がん、腎がん、腎盂尿管がん、膀胱がんに関しては、ロボット支援手術をはじめとした手術療法や進行がんに対する薬物療法に関して、豊富な治療経験があります。
それぞれの疾患に対して、複数かつ最新の治療選択を提示することで、患者さんひとりひとりのニーズに合った治療を相談し、提供できるよう心がけています。
また高齢者や合併症のある患者さんに対しては、専門の診療科と協力して、高いレベルの全身管理につとめています。
個人年間総治療件数（2022 年）：
ロボット支援前立腺全摘術 54 件
ロボット支援腎部分切除術 24 件
転移性前立腺がん患者数（2022 年）79 名

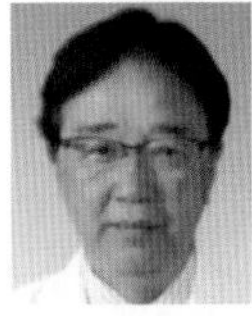

白木 良一 しろき りょういち

藤田医科大学病院 泌尿器科
（電話）0562-93-2111
愛知県豊明市沓掛町田楽ケ窪 1-98
●泌尿器科専門医

診療内容

悪性腫瘍

当科では悪性腫瘍、良性疾患を含め尿路疾患全般に渡り、多くのロボット支援手術において国内初例を含め取り組んで参りました。これらは低侵襲であり手術に纏わる QOL の低下を最低限に抑える事に繋がっております。その他にも、前立腺肥大症、尿路結石に対する最先端の内視鏡治療や腎臓移植にも取り組んでおります。
これらにより、愛知県のみならず隣接県にも渡る中核として治療困難例を御紹介頂き積極的に集学的治療を行っています。
診療実績（2022 年度）
腎移植術（献腎）：3 件
ロボット支援腹腔鏡下前立腺全摘術：189 件
ロボット支援腹腔鏡下腎部分切除術：56 件
ロボット支援腹腔鏡下膀胱全摘術：37 件
腹腔鏡下腎摘除術：29 件
腹腔鏡下腎尿管膀胱部分切除術：21 件

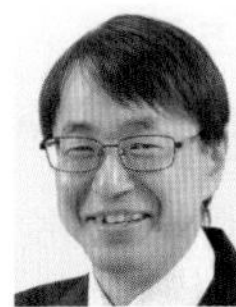

寺田 直樹 てらだ なおき

福井大学医学部附属病院 泌尿器科
（電話）0776-61-3111
福井県吉田郡永平寺町松岡下合月 23-3
●泌尿器科専門医

診療内容

腎尿路悪性腫瘍、小児泌尿器疾患、腹腔鏡手術、ロボット支援手術、がんゲノム医療

尿路性器がんに関しては、PET/3T-MRI などの先端画像診断技術を用い、前立腺がんや腎がんの早期発見に貢献しています。2013 年 12 月にロボット支援手術を福井県で初めて導入し、2022 年 3 月現在 570 例の手術を行っています。前立腺がんに対する手術では、手術時間が短く出血量が少ないだけでなく、術後の尿失禁も軽度で、QOL も良好です。腎がんに対する手術では、従来の腹腔鏡では腎摘除をせざるを得なかった患者においても、腎部分切除による腎温存が可能となっています。また、膀胱がんに対する手術も低侵襲に行うことができ、術後の入院期間の短縮につながっています。また、各治療に抵抗性となったがん患者において、遺伝子パネル検査を用いて新たな治療薬の探索を行う、がんゲノム医療も導入しています。

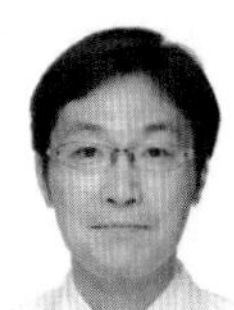

錦見 俊徳 にしきみ としのり

日本赤十字社愛知医療センター 名古屋第二病院
（電話）052-832-1121
愛知県名古屋市昭和区妙見町 2-9
●泌尿器科専門医

診療内容

腹腔鏡手術（副腎、腎・尿管など）、ロボット手術（膀胱、前立腺、腎・尿管、副腎など）、泌尿器科悪性腫瘍（腎がん、腎盂がん、尿管がん、膀胱がん、前立腺がんなど）

得意分野は腹腔鏡やロボット手術といった鏡視下手術で、現在までに 1,000 例以上行ってきました。2022 年個人実績は、当院の腹腔鏡およびロボット手術：164 例のうち、104 例（前立腺がん：41 例、腎がん：32 例、腎盂尿管がん：10 例、膀胱がん：9 例、その他：12 例）に術者または指導医として携わっています。後進の指導にも力を入れており、自施設ではこれまでに 3 名の腹腔鏡認定医を輩出し、他施設（県内 6、県外 3 施設）でも手術指導を行ってきました。手術という治療の性質上、100%成功する保証はありません。術後の合併症や組織学的に取り切れていると思われた症例でも再発することがあります。私が最も大切にしていることは、患者さんの状況に応じて、最善を尽くすことです。

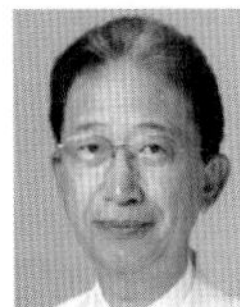

植村 天受 うえむら ひろつぐ

近畿大学病院 泌尿器科
（電話）072-366-0221
大阪府大阪狭山市大野東 377-2
●泌尿器科、腎臓内科専門医

診療内容

尿路悪性腫瘍

当科の特色は、1. 尿路性器悪性腫瘍…根治が期待できる症例は手術療法が主体ですが、化学療法、放射線療法なども組み合わせた集学的治療計画を立てます。2. 前立腺がんは最近増加傾向にあり、触診、腫瘍マーカー、経直腸エコーで疑わしい所見があれば積極的に針生検を行い早期発見に努めています。前立腺がん小線源治療（Brachytherapy）や強度変調放射線治療法（IMRT）も行っています。3. 悪性腫瘍に対する手術療法は腎がん、腎盂がん、前立腺がん、膀胱がんを中心に体腔鏡やダヴィンチ手術支援ロボットによる治療も積極的に行っています。4. 進行した難治性尿路性器腫瘍に対しては、独自に開発されたペプチドがんワクチンによる最前線の免疫療法を施行しております。5. 前立腺肥大症…最近では薬物療法も発達し第一選択になります。

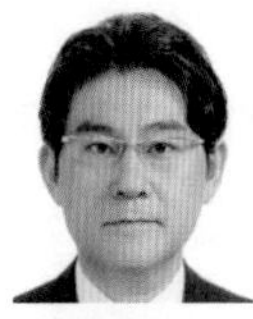

菊地 栄次 きくちえいじ

聖マリアンナ医科大学病院 腎泌尿器外科
(電話) 044-977-8111
神奈川県川崎市宮前区菅生 2-16-1
●泌尿器科専門医

診療内容

膀胱がん、腎盂・尿管がん、前立腺がん、前立腺肥大症、副腎腫瘍、男性性機能障害

膀胱がん診療は、私のライフワークといっても過言ではありません。ガイドライン作成や多くの研究に携わって参りましたが、私が最も大切にしているのは日常臨床です。全国的にも膀胱がんに力を入れている病院が極めて少ない現状の中、当診療科は専門外来を開設し非常にレベルの高い医療を提供しているものと自負しております。年間20例をこえる膀胱全摘手術を行っておりますが、中には他院で手術困難と言われた高齢や進行がんの方もおり、当施設だからこそ提供できる手術もあります。また、科の垣根を超えたチーム医療で副作用のマネージメントにあたるなど、新しい薬剤に関しては効果だけではなく安心して使用できる環境づくりにも力を入れております。20 年間の経験と最新のエビデンスに基づいた医療を提供いたします。

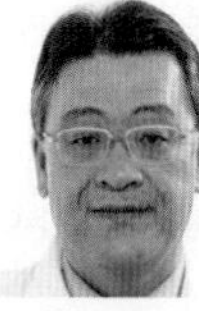

石田 英樹 いしだひでき

東京女子医科大学病院 泌尿器科
(電話) 03-3353-8111
東京都新宿区河田町 8-1
●泌尿器科専門医

診療内容

腎臓移植、移植免疫、腎不全外科、移植外科学

末期腎不全の代替療法として腎移植を選択される患者さんの中には、既に維持透析をされている方、透析は行わず先行的に腎移植を希望される方がいらっしゃいます。さらに当院では、内科的合併症・外科的合併症・免疫学的ハイリスクなどの理由で、他施設で腎移植が困難として受診される患者さんも多くいらっしゃいます。腎移植を行う適切な時期を評価し、他科との連携を取り、レシピエント・ドナー共に安全・確実な腎移植を行えるように術前評価・治療を進めていきます。術前の患者さんの情報は原則的に全てカンファレンスで検討され、外来から腎移植入院へと円滑に移行ができるように情報共有しています。また、当院では腎移植レシピエントコーディネーターが 2 名常勤していますので、術前の不安や質問などにも細かく対応させていただきます。

夜間頻尿はタイプ別に治療

夜間頻尿は、3つのタイプがあります。
「夜間多尿」: 夜間の排尿が一日の総尿量の 33% を超える。
「畜尿障害」: 昼間も頻尿。1回の排尿量が 200 m l 以下。前立腺肥大や過活動膀胱などが原因。
「睡眠障害」: 夜間多尿ではなく、昼間の頻尿もない。睡眠が浅く軽い尿意で目覚めてしまう。
まずどのタイプなのか診断を付けてもらうために、日中や夜間の排尿時間や量など、3日間排尿日誌をつけてみましょう。それを持って泌尿器科を受診すれば治療を早く開始できます。

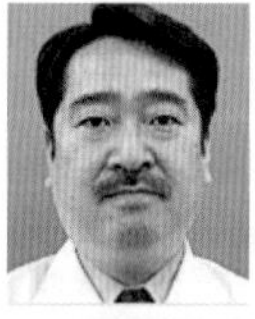

赤倉 功一郎 あかくらこういちろう

東京新宿メディカルセンター 泌尿器科
(電話) 03-3269-8111
東京都新宿区津久戸町 5-1
●泌尿器科専門医

診療内容

前立腺がん(前立腺がんに対する間欠的ホルモン療法)、前立腺肥大症、尿路結石症、泌尿器科全般

治療面では、泌尿器科がんの治療を積極的に行っています。前立腺がんに対してダヴィンチ手術のほかトモセラピーを有し最先端治療を提供するばかりでなく、診断結果をカンファレンスにて検討し症例によっては監視療法をお勧めすることもあります。進行がんに対する、薬物療法や放射線治療に関しても最新の知見に基づいた治療を提供しています。前立腺がんばかりでなく、泌尿器科悪性腫瘍の治療全般において、積極的に低侵襲な治療を提供出来るよう努めており、腎がんを対象としたダヴィンチを用いた腎部分切除術、腎盂・尿管がん、膀胱がんに対する腹腔鏡手術を行っています。当院のがん治療の特色として院内に、緩和ケア内科、緩和病棟を有している点が挙げられ、緩和ケア治療に関しても手厚いサポートが可能です。

有益情報

ランキング医師の病院は遠くて行けないという患者さんのための、北海道、東北、四国、九州を中心とする準名医情報です。ランキングとは別です。ご参考になさってください。

地域	医師	病院・住所	資格
北海道	**安部 崇重** あべ たかしげ （電話）011-716-1161	**北海道大学病院 泌尿器科** 北海道札幌市北区北 14 条西 5	●泌尿器科専門医
	橋本 浩平 はしもと こうへい （電話）011-611-2111	**札幌医科大学附属病院 泌尿器科** 北海道札幌市中央区南 1 条西 16-291	●泌尿器科専門医
	橘田 岳也 きった たけや （電話）0166-65-2111	**旭川医科大学病院 泌尿器科** 北海道旭川市緑が丘東 2 条 1-1-1	●泌尿器科専門医
東北	**海法 康裕** かいほう やすひろ （電話）022-259-1221	**東北医科薬科大学病院 泌尿器科** 宮城県仙台市宮城野区福室 1-12-1	●泌尿器科専門医
	畠山 真吾 はたけやま しんご （電話）0172-33-5111	**弘前大学医学部附属病院 泌尿器科** 青森県弘前市本町 53	●泌尿器科専門医
	成田 伸太郎 なりた しんたろう （電話）018-834-1111	**秋田大学医学部附属病院 泌尿器科** 秋田県秋田市広面字蓮沼 44-2	●泌尿器科専門医
四国	**雑賀 隆史** さいか たかし （電話）089-964-5111	**愛媛大学医学部附属病院 泌尿器科** 愛媛県東温市志津川 454	●泌尿器科専門医
九州	**神波 大己** かんば ともみ （電話）096-344-2111	**熊本大学病院 泌尿器科** 熊本県熊本市中央区本荘 1 - 1 - 1	●泌尿器科専門医
	横溝 晃 よこみぞ あきら （電話）092-291-3434	**原三信病院 泌尿器科** 福岡県福岡市博多区大博町 1-8	●泌尿器科専門医
	塩田 真己 しおた まさき （電話）092-641-1151	**九州大学病院 泌尿器・前立腺・腎臓・副腎外科** 福岡県福岡市東区馬出 3-1-1	●泌尿器科専門医
その他	**井上 貴博** いのうえ たかひろ （電話）059-232-1111	**三重大学医学部附属病院 腎泌尿器外科** 三重県津市江戸橋 2-174	●泌尿器科専門医
	三井 貴彦 みつい たかひこ （電話）055-273-1111	**山梨大学医学部附属病院 泌尿器科** 山梨県中央市下河東 1110	●泌尿器科専門医

夜間頻尿に運動効果

夜間に頻尿が起こる要因として、日中に下半身にたまった水分によって、夜間に横になることで尿が大量に作られるケースがあります。
その場合、就寝４～５時間前の夕方にウォーキングすると、全身に水分が回り起きている間に尿として排出することができ、症状が改善することがあります。また、夕食後の水分摂取を抑制することも、助けになります。

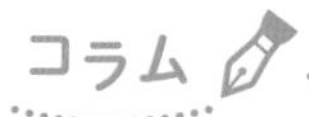

難治性頻尿障害の最新治療

前立腺肥大や過活動膀胱では、まず薬による治療が行われますが、十分な治療効果が上がらない場合、手術が検討されます。

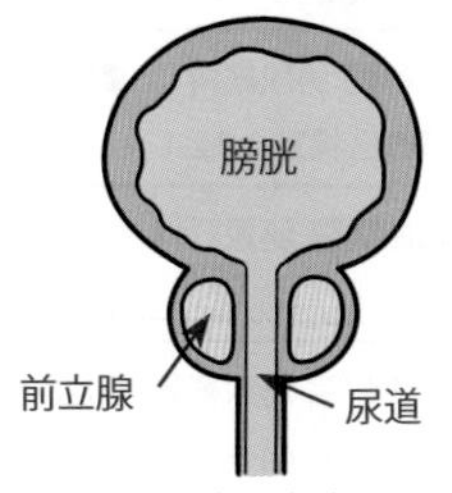

正常な状態

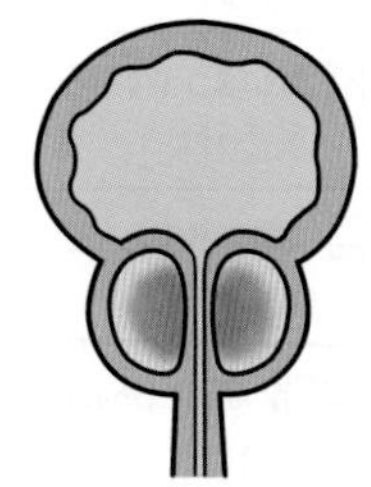

前立腺肥大で尿道が狭まる

２つの新しい手術方法が2022年から保険適用になりました。

①経尿道的前立腺つり上げ術：金属を前立腺に埋め込み圧迫し、前立腺を小さくして、尿道を広げる手術。全国で100施設以上。

②経尿道的水蒸気治療：尿道から前立腺に細い針を刺し、高温の水蒸気を出して前立腺の組織を壊死させて前立腺を小さくする手術。肥大させた部分のみ壊死させるので安全。

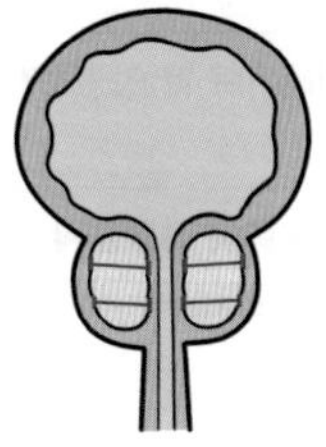

経尿道的前立腺つり上げ術

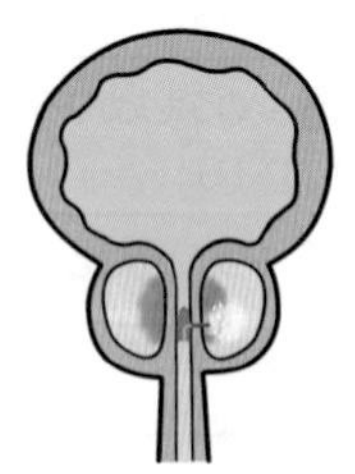

経尿道的水蒸気治療

上記は、両方とも、薬物治療で効果がない場合や、高齢や心臓病などの持病で従来の手術が受けられない場合が対象で、前立腺が肥大しすぎている場合は受けられません。

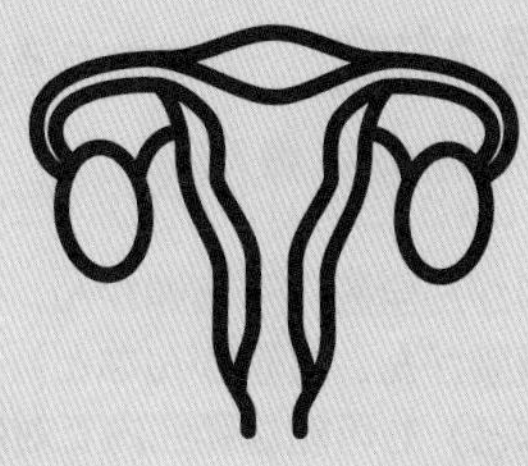

婦人・不妊

婦人科がんは個別対応が重要

・子宮頸がん…他のがんと比べると、患者さんが比較的若い年齢層で早期で見つけることができるがんです。HPV 感染症を防ぐワクチン（HPV ワクチン）は、小学校６年〜高校１年相当の女子を対象に、定期接種が行われています。接種率が高いオーストラリアでは、子宮頸がんはほぼ発生しないレベルまで抑えられているということです。日本は接種が遅れています。

・子宮体がん…50 〜 60 歳の閉経前後の世代が多く、不正出血しても何でもないだろうと病院に行かない人が多いため、手遅れになるケースが多いということです。子宮自身は分厚い筋肉に覆われているので、不正出血してからでも大抵間に合うので、症状があったらすぐ受診しましょう。

・卵巣がん…体内の奥の方にあり早期発見は難しいがんです。乳がんのように遺伝子変異があり発がんリスクが高いという人は、別途リスク管理する方法もあります。

・婦人科のトピックスは「子宮移植」。お祖母さんの子宮などを移植します。移植する人が閉経した後でも、移植される方の女性ホルモンが正常ならば、子宮移植によって子供を産める可能性があります。

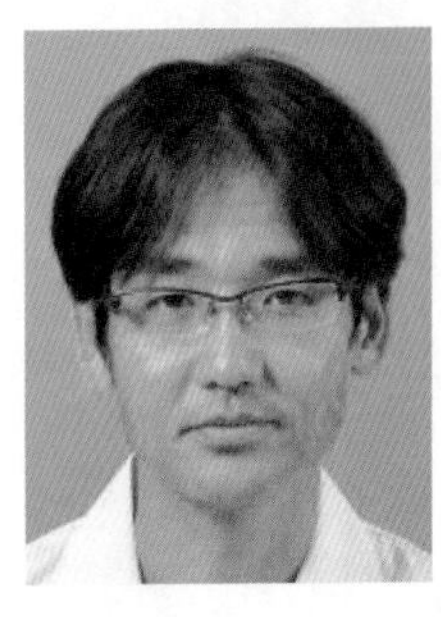

金尾 祐之　かなお ひろゆき

がん研有明病院　婦人科
(電話) 03-3520-0111　東京都江東区有明 3-8-31

婦人科がん全般（子宮頸がん、子宮体がん、卵巣がん / 卵管がん / 腹膜がん、外陰がんなど)、良性疾患（(子宮筋腫や子宮内膜症など）も可能な範囲内で対応します）

●産婦人科専門医

得意分野・診療案内

婦人科がんに対する低侵襲手術（腹腔鏡ないしはロボット手術）を積極的に行う一方で、がんの根治性を徹底的に追求した多臓器合併切除を同時に行う拡大手術も多く行っております。
主に子宮頸がん、子宮体がんに施行される低侵襲手術は傷が小さい、痛みが少ない、社会復帰が早いといった利点ばかりが強調されますが、がんに対して行う場合は最も重要な点はがんの根治性となります。我々はがんの根治性を犠牲にしない低侵襲手術を開発、その結果を検証することで、日々手術手技を改善する努力を行っております。
我々の手術方法は海外でも高く評価され、様々な施設で取り入れられております。
また他の施設で治療不可能とされた再発、進行がんに対しても積極的に切除手術を中心とした治療を行っております。特に治療が困難とされる放射線治療後に再発した再発がんや腹腔内に広く広がった卵巣がんなどに対しても様々な工夫、合併切除を施行することで、高い完全切除率を達成し、予後の改善を報告しております。

診療ポリシー・患者さんへのメッセージ

婦人科がん治療の最後の砦となるべく「覚悟をもって、あきらめない」をモットーに日夜診療を行っております。

	科全体 年間総治療数：1,189 件（2022 年）	★当科の子宮・卵巣がん診療の特徴 1. 個別化治療ー個々の患者さんのがんの特徴、身体的精神的状況、要望に合わせた治療。 2. 細胞診断、組織診断に立脚したがん治療。 3. 治療後の検診ー再発の早期発見。 4. がん治療に伴う後遺症・合併症による QOL 低下を予防 (内分泌・骨外来、リンパ浮腫予防外来、また脱毛などに対応する帽子クラブなど)。
手術・治療実績・コメント	腹腔鏡下広汎子宮全摘術　35 例	
	開腹広汎子宮全摘術　55 例	
	卵巣がん手術　150 例	
	子宮体がんに対するロボット手術　145 例	
	再発がんに対する切除術　30 例	
	【治療に関してコメント等】婦人科再発がんの治療特に放射線治療後の再発子宮頸がんに対する切除術（骨盤内蔵全摘術）は全国でもほとんど施行されておりません。当院は累計 70 例に近い手術を行っており、良好な治療成績を認めております。	
業績等	年 10 回程度の海外招請講演、コロナのパンデミック前は年 5 回程度の他施設（海外を含む）での招聘手術を行っております。また最近ではメディアで我々のがん治療を取り上げて頂く機会も増えております。	

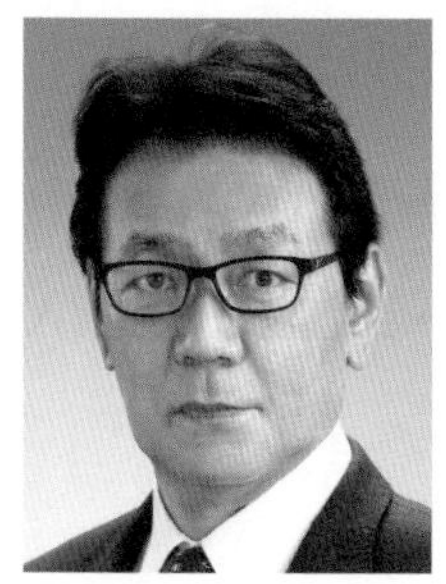

岡本 愛光　おかもと あいこう

東京慈恵会医科大学附属病院　産婦人科
（電話）0570-03-2222　東京都港区西新橋 3-19-18

各種臨床試験や新規薬剤の治験、悪性腫瘍に対する腹腔鏡手術、若年がん患者に対する妊孕性温存治療、家族性腫瘍に対する遺伝カウンセリング

●産婦人科専門医

得意分野・診療案内

当科は「病気を診ずして病人を診よ」という建学の精神と、初代主任教授 樋口繁治教授の「慈心妙手」の精神のもと、産婦人科医療の四本柱である腫瘍、周産期、生殖、女性医学について、それぞれの専門医が高度な知識と技術をもって診療を担当しております。また、当科では大学病院ならではの各種専門外来も設置しております。
2020 年 1 月に開設された新病院では、総合周産期母子医療センターとして 24 時間体制で分娩や緊急手術に対応しております。また、腹腔鏡やロボット支援の低侵襲手術にも対応しているほか、国内外の臨床試験や治験に参加し、新たな治療法の開発にも取り組んでいます。また、若年がん患者さんへがん生殖医療を提供しています。
子宮筋腫や卵巣嚢腫などの良性腫瘍では腹腔鏡手術・ロボット手術といった低侵襲手術を積極的に導入しています。婦人科悪性腫瘍（子宮頸がん、子宮体がん、卵巣がんなど）の治療方針は、ガイドラインに基づいた標準治療を基本としておりますが、新規治療法を安全かつ有効に開発、提供するために臨床試験への参加も積極的にお勧めしています。また、症例によっては妊孕性温存（妊娠の可能性を残す）治療も行っています。

診療ポリシー・患者さんへのメッセージ

頻度が高い子宮筋腫や卵巣嚢腫といった良性腫瘍だけでなく悪性腫瘍にも力を入れており、悪性腫瘍症例数は、附属 4 病院を合わせて 600 症例におよび、国内でも有数の症例数を誇っています。

手術・治療実績・コメント	婦人科部門 悪性腫瘍症例数　(2018 ～ 2021 年)　※抜粋				
		2018	2019	2020	2021
	卵巣がん	54	38	28	46
	上皮内がん	8	29	28	9
	子宮頸がん	36	6	10	45
	子宮体がん	59	62	59	60
	悪性腫瘍総数	189	179	161	198
	【治療に関してコメント等】特に進行卵巣がんの予後は完全手術（手術終了時に腫瘍がまったくなくなる手術）ができるか否かによって決まります。常に完全手術を実践し、国際臨床試験の最新の薬物治療を組み合わせ、卵巣がんの克服を目指しております。				
業績等	日本産科婦人科学会常務理事、日本婦人科腫瘍学会副理事長、婦人科悪性腫瘍研究機構(JGOG) 副理事長。『婦人科腫瘍治療アップデート』岡本愛光編集（2020）				

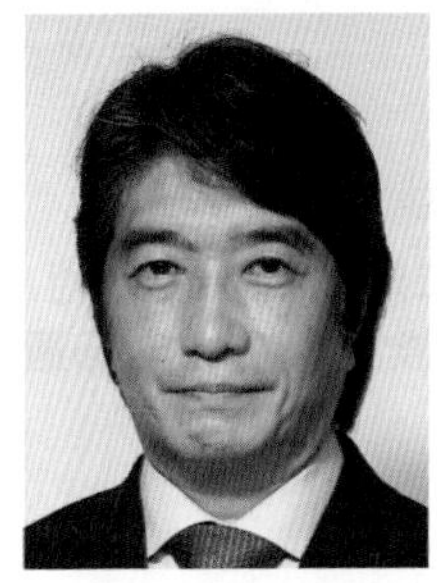

鈴木 直　すずき なお

聖マリアンナ医科大学病院　産科・婦人科
（電話）044-977-8111　神奈川県川崎市宮前区菅生 2-16-1

婦人科腫瘍、絨毛性疾患、緩和医療、がん・生殖医療、産婦人科全般

●産婦人科専門医

得意分野・診療案内

産婦人科は女性のライフサイクルに沿った様々なトラブルや悩み事を解決していくための診療科です。女性の一生には、女性特有の問題が山積されています。思春期の月経異常、不妊症や不育症の悩み、妊娠中や出産前後の問題、子宮内膜症や子宮筋腫などの良性疾患や婦人がんに対する心配、更年期や老年期の体調の変化に関する悩みなどその範囲は多くの領域にわたります。
これらの病気に悩まれている多くの女性の悩みを解決するため、先進的な ART（補助的生殖技術）を駆使した生殖医療ならびに思春期や更年期、老年期の体調の変化に伴う苦痛軽減を専門とする生殖内分泌部門、安心して出産ができるよう地域の周産期医療を守る周産期部門、婦人科全般に関する手術療法（内視鏡手術や婦人科がん手術など）を施行し、また抗がん剤による化学療法や放射線療法を併せた集学的治療を行い緩和医療も提供する婦人科部門を有しています。

診療ポリシー・患者さんへのメッセージ

他の病気で悩まれている将来の妊娠･出産を希望されている一部の若年の患者さん（乳がん、SLE、精巣腫瘍など）に対して、治療開始前に卵子や精子、受精卵、そして卵巣組織を凍結保存し、病気が完全に治ってからARTによって妊娠成立を目指す新たな先進医療「がん・生殖医療」を行っています。また、適切な治療法が存在していない早期に閉経が発来した患者さんに対して当院独自の治療法を開発し、世界初の先進的な医療も行っています。

	聖マリアンナ医科大学病院 産科・婦人科　主な手術および検査件数（2021 年度実績）
手術・治療実績・コメント	・婦人科手術症例 開腹手術：腹式単純子宮全摘術 23、付属器摘出術 16、他 腟式手術：TCR 77、D&C 40、腹腔鏡下手術 227、他 悪性腫瘍手術：広汎子宮全摘術 16、準広汎子宮全摘術 12、 単純子宮全摘術 117、子宮頸部円錐切除術 54、他 ・周産期症例 分娩様式：自然分娩：381、帝王切開術 216、無痛分娩 207、他 生殖医療症例：採卵件数 283、新鮮胚移植件数 2、凍結融解胚移植 202、 卵巣凍結件数（がん・膠原病）20、IUI（人工授精）203、 卵管鏡下卵管形成術（FT）8
業績等	【専門外来】がん・生殖医療外来：毎週火曜日 がん治療と生殖医療の両立を目指して両方の専門医により診療する専門外来です。 がん治療前の妊孕性温存療法の他、がん治療後の不妊に関する相談も承っております。

婦人・不妊／婦人

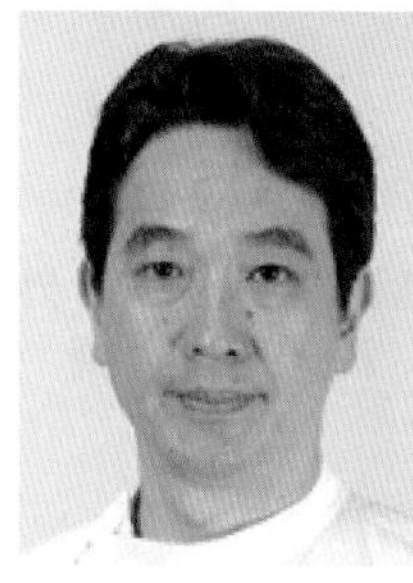

松村 謙臣　まつむら のりおみ

近畿大学病院　産婦人科
（電話）072-366-0221　大阪府大阪狭山市大野東 377-2

卵巣がん、子宮頸がん、子宮体がん、外陰がん、子宮肉腫、子宮筋腫、子宮腺筋症、卵巣嚢腫、子宮内膜症、骨盤臓器脱、子宮内膜ポリープ、合併症妊娠

●産婦人科専門医

得意分野・診療案内

私の専門は婦人科がんの診断と治療です。当院では婦人科がん患者さんの治療前に、全例、放射線診断専門医と合同で画像カンファレンスを行っています。そして術前の組織検査や手術摘出標本について、全例、病理専門医と合同で病理カンファレンスを行っています。治療方針として、早期の子宮がんに対しては腹腔鏡やロボット支援下の低侵襲手術を行います。一方、卵巣がんや進行した子宮がんに対しては、近畿大学病院の放射線治療科、外科、泌尿器科、麻酔科、腫瘍内科の協力を得ながら、粘り強く治癒を目指した治療を行います。

診療ポリシー・患者さんへのメッセージ

婦人科がん患者さん一人一人に合った最適な治療は、画像および病理組織像の両面から正確に病状を把握することによって、はじめて行うことができます。そのために画像と病理のカンファレンスはきわめて重要ですが、それらを行っている病院は非常に限られています。婦人科がんはたとえ進行していても、手術による完全摘出や放射線治療と薬物療法をうまく組み合わせることで、治癒を目指せることが多くあります。当院では納得いくまで丁寧に治療内容をご説明するようにしておりますので、わからないことがあれば遠慮なくおっしゃってください。

	科全体 年間総治療数：418 件（2022 年）	科全体 累積総治療数：2,316 件（過去 5 年間）
手術・治療実績・コメント	卵巣がん（境界悪性腫瘍を含む）　45 例	卵巣がん（境界悪性腫瘍を含む）　221 例
	子宮頸がん（CIN3、AIS を含む）　67 例	子宮頸がん（CIN3、AIS を含む）　407 例
	子宮体がん（AEH を含む）　40 例	子宮体がん（AEH を含む）　274 例
	骨盤臓器脱；腹腔鏡あるいはロボット支援下仙骨腟固定術　32 例	骨盤臓器脱；腹腔鏡あるいはロボット支援下仙骨腟固定術　173 例
	婦人科良性腫瘍（子宮筋腫、子宮腺筋症、卵巣嚢腫等）：腹腔鏡／ロボット支援下手術　130 例	婦人科良性腫瘍（子宮筋腫、子宮腺筋症、卵巣嚢腫等）：腹腔鏡／ロボット支援下手術　749 例
	※産科救急疾患；母体搬送受け入れ　104 例	※産科救急疾患；母体搬送受け入れ　499 例
	【治療に関してコメント等】南大阪でもっとも婦人科がんの診療実績が多い施設です。また、婦人科良性腫瘍や骨盤臓器脱への腹腔鏡やロボット支援下手術も数多く行っております。産科領域では、最重症妊産婦の救急搬送を受け入れています。	
業績等	婦人科がんの診断や治療に関して、産婦人科医師を対象とした招待特別講演を年間 30 件以上行ってきました。そして英文論文は 2022 年 12 月末までに 197 本発表しました。（https://researchmap.jp/7000008715）	

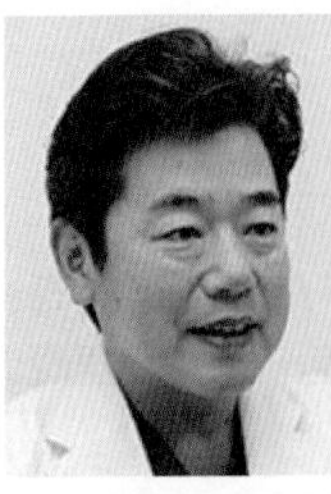

小林 裕明　こばやし ひろあき

鹿児島大学病院　産科・婦人科
（電話）099-275-5111　鹿児島県鹿児島市桜ヶ丘 8-35-1

子宮頸 / 子宮体 / 卵巣 / 外陰がん、子宮脱など骨盤臓器脱、子宮 / 外陰 / 膣奇形、子宮筋腫、子宮腺筋症、子宮内膜症、高難度産科手術

●産婦人科専門医

診療内容・患者さんへのメッセージ

婦人科がんに対する高難度 / 低侵襲 / 先進的手術を得意としています。将来の挙児を可能とする子宮頸がん患者さんに対する妊孕性温存手術、子宮頸がんに対する排尿関連神経の温存術、リンパ節郭清術後の下肢リンパ浮腫を回避するセンチネルリンパ節ナビゲーションサージャリー、人工メッシュを使わないため感染を起こしにくい子宮脱に対する仙骨膣固定術などに以前より取り組んできました。特に専門のロボット手術に関しては、2013 年、九州で初の婦人科ロボット手術を“ダヴィンチ”で行い、現在は、前記のすべての術式をロボットで提供しています。また 2022 年には国産初のロボット“ヒノトリ”の世界第 1 号の婦人科認定術者となり、現在はこの 2 機種を駆使して、傷も小さく体に優しいロボット手術を提供しています。産科婦人科の責任者（教授）として、がん以外でも、性器奇形に対する造膣術や産科領域の高度癒着胎盤に対する帝王切開術など、産婦人科全域にわたる高難度手術を多く執刀しています。詳しくは病院 HP の https://www.hosp.kagoshima-u.ac.jp/newskadai/20230120/ や大学 HP の https://www.obgy-kagoshima.jp/ をご覧ください。

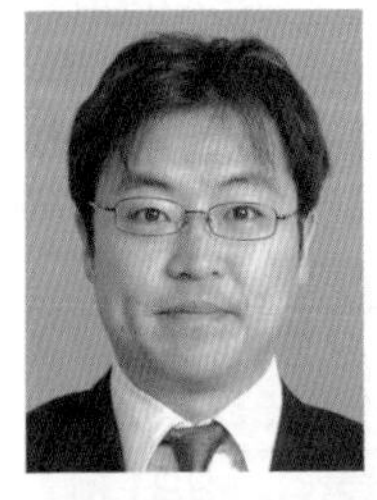

近澤 研郎　ちかざわ けんろう

自治医科大学附属さいたま医療センター　産婦人科
（電話）048-647-2111　埼玉県さいたま市大宮区天沼町 1-847

子宮頸がん、子宮体がん、外陰がん、膣がん、絨毛性疾患、子宮筋腫、子宮腺筋症、子宮内膜症、良性卵巣腫瘍、子宮脱、膀胱脱、直腸脱

●産婦人科専門医

診療内容・患者さんへのメッセージ

婦人科がんを専門とし、特に内視鏡手術を得意としています。婦人科腫瘍専門医、内視鏡の技術認定医資格を持ち、2,500 例以上の手術経験、内 1,000 例以上の内視鏡手術の経験を有します。婦人科で最も難しいと言われる広汎子宮全摘術は 90 例以上、腹腔鏡での経験は 30 例以上あり、国内でも実施施設が限られる子宮頸がんに対する腹腔鏡手術の臨床試験の術者基準も満たしています。これまでに他の大学病院やがんセンター等、4 施設の腹腔鏡の導入に指導として携わった経験があります。国内外の学会から最新の医学情報を収集し、ガイドラインのみならず、最新の知見からエビデンスに基づいた最適の診療を行う、をモットーにしています。研究として解剖学、臨床疫学を主として行っており、臨床疫学専門家資格を有しています。初期がんなら進歩した解剖の知見に基づいた安全でがんに必要十分な手術を行うこと、特に根治の難しい進行がんでは、疫学・統計知識に基づいた効果的な化学療法選択をしております。新薬採用も積極的です。施設内では年間 350 件の手術を指導者・婦人科の責任者として統括し、中でも難易度の高い手術の執刀に関わっています。

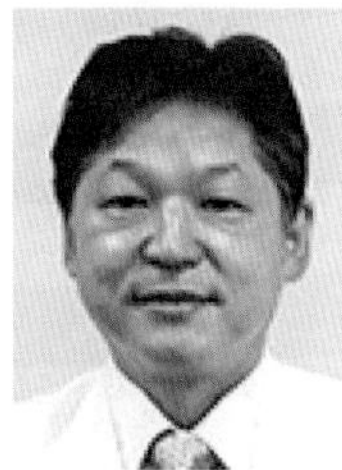

近藤 英司　こんどう えいじ

三重大学医学部附属病院　産科婦人科
（電話）059-232-1111　三重県津市江戸橋 2-174

婦人科腫瘍、内視鏡治療

●婦人科専門医

診療内容・患者さんへのメッセージ

子宮頸がん、子宮体がん、卵巣がんを中心に診断から治療を一貫して行っています。婦人科悪性腫瘍に対しては、放射線科・病理部・外科の協力を得て、集学的治療（手術・化学療法・放射線療法）を行っています。当科では、インフォームド・コンセントの精神にのっとり、治療を受けられるすべての悪性腫瘍患者さんについて、患者さん本人にがん告知を行っております。がんの治療・予後についてできるだけ多くの情報を患者さんおよび家族の方に提供し、納得して頂いたうえで、治療方法を決めております。
婦人科疾患（良性卵巣腫瘍・子宮内膜症・子宮筋腫・子宮頸がん・子宮体がんなど）や異所性妊娠に対して積極的に腹腔鏡下手術を行っており、入院期間の短縮・美容面・手術後の社会早期復帰に大きな効果をもたらしています。
当院の腹腔鏡下手術は、良性卵巣腫瘍・子宮内膜症・子宮筋腫は年間約 420 例の手術件数で、うち 280 例（約 65%）はロボット・腹腔鏡手術を行っています。婦人科悪性腫瘍は年間約 240 例の手術件数で、90 例（約 37%）がロボット・腹腔鏡手術を行っています。

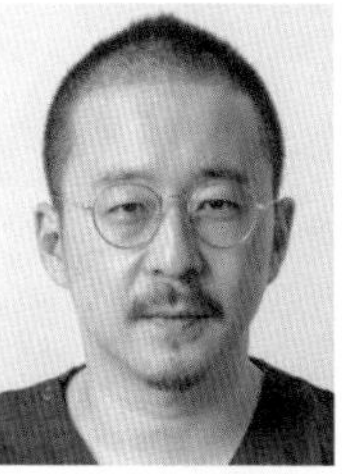

松浦 基樹　まつうら もとき

札幌医科大学附属病院　婦人科
（電話）011-611-2111　北海道札幌市中央区南 1 条西 16-291

子宮頸がん、子宮体がん、卵巣がん、腟がん、外陰がん、子宮頸部異型上皮、子宮内膜増殖症、子宮内膜症、子宮筋腫、子宮腺筋症、卵巣腫瘍

●産婦人科専門医

診療内容・患者さんへのメッセージ

日本一の症例数を誇る、がん研有明病院で婦人科がん手術の修業を行い、2017 年からは札幌医科大学附属病院で、子宮頸がんや子宮体がんに対する低侵襲手術（腹腔鏡下手術やロボット支援下手術）や進行卵巣がんに対する拡大手術（腸管合併切除や横隔膜切除など）を積極的に行っております。ロボット支援下手術はこれまで 100 件以上の執刀経験があり、北海道で唯一の見学施設に認定され、多くの医師が私の手術を見学に訪れます。また北海道でプロクター（学会が認定する指導者）として認定されているのも私一人のみであり（2023 年 1 月時点）、北海道だけではなく全国の多くの医師にロボット支援下手術を指導しております。腹腔鏡下手術はどのような術式でも対応が可能ですが、特に婦人科において最も難しい手術の一つである子宮頸がんに対する腹腔鏡下広汎子宮全摘術も多くの執刀経験があり、得意な手術の一つとしております。患者さんが北海道にいながらも最先端の手術を受けられるように、日々努力しております。婦人科がんで手術が必要な患者様がいらっしゃいましたら、ぜひご相談ください。

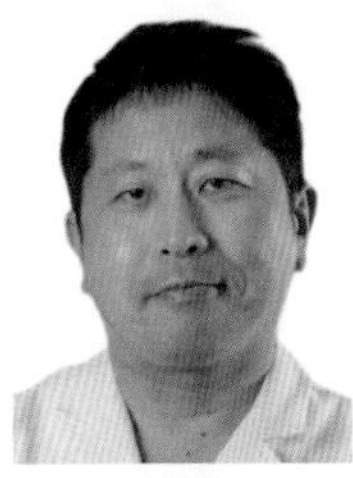

西尾 真　にしお しん

久留米大学病院　婦人科
（電話）0942-35-3311　福岡県久留米市旭町 67

婦人科腫瘍

●産婦人科専門医

診療内容・患者さんへのメッセージ

当科は、子宮がんをはじめとする悪性腫瘍の検診、診断と治療、治療後の経過観察、各種試験治療、子宮筋腫や卵巣嚢腫などの良性腫瘍の診断と治療、性感染症などの性器感染症の診断と治療、女性ホルモン欠乏症状（更年期障害、骨粗鬆症、高コレステロール）の予防と治療、子宮脱や尿漏れの診断治療が対象となります。婦人科医療は女性の一生（ライフステージ）が健やかであるためのサポートを行うことを主たる目的としています。
婦人科のがんは、子宮がん、卵巣がんがその代表的なものですが、治療としては手術、放射線治療、抗がん剤治療が３本柱です。当科の婦人科がん治療の専門家がこれらの治療法を組み合わせて治療を行います。さらに新しい治療が従来の治療と比べて良いかどうかを評価する臨床試験も行っており、患者さんはその臨床試験に参加して新しい治療を受けられるチャンスがあります。現在行われている臨床試験では、子宮頸がんに対する術前化学療法や、再発子宮頸がんに対する免疫療法、卵巣がんに対する術後化学療法などを行っています。

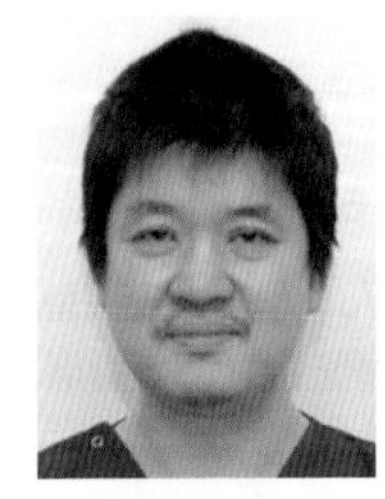

長谷川 幸清　はせがわ こうせい

埼玉医科大学国際医療センター　婦人科腫瘍科
（電話）042-984-4177　埼玉県日高市山根 1397-1

婦人科腫瘍学、がん免疫療法、医薬品開発

●産婦人科専門医

診療内容・患者さんへのメッセージ

当科の特徴は 1.最新医療の提供　2.新規治療法の開発　3.地域連携の三つに集約されます。
1.最新医療の提供：子宮の悪性腫瘍（子宮頚がん、子宮体がん、子宮肉腫など）、卵巣の悪性腫瘍（卵巣がん）、膣がんや外陰がんなどを対象に診療を行っています。悪性の疑いのある方、または悪性と診断された方が診療の対象です。
2. 新規治療法の開発：日常診療においても既存の診療ガイドラインでは対応が困難な状況に直面することはめずらしくありません。こういった場合には新しい薬剤や治療法の開発を目的として臨床試験がその選択肢の一つになることがあります。当科では常に複数の臨床試験のプロトコールが進行中であり、患者さまの状況に応じて候補となるような臨床試験の説明をさせていただいています。
3. 地域連携：患者さまの利便性も考え、治療中の支持療法や治療後のフォローアップを一部の診療連携病院にて現在週１回程度サテライト外来を行っております。
詳細は当科あるいは連携病院に直接お問い合わせください。

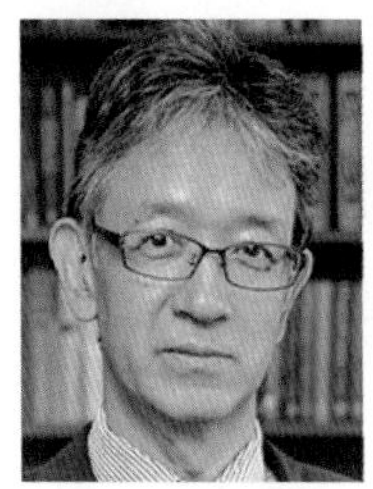

万代 昌紀　まんだい まさき

京都大学医学部附属病院　産科婦人科
（電話）075-751-3111　京都府京都市左京区聖護院川原町 54

婦人科腫瘍

●産婦人科専門医

診療内容・患者さんへのメッセージ

婦人科腫瘍に対しては、ロボット支援下手術や腹腔鏡手術など患者さんの負担を軽減する低侵襲手術を積極的に行い、特に悪性腫瘍に対しては広汎的な手術療法に加えて放射線治療や新規の分子標的薬などを組み合わせた集学的治療を行うことでベストな治療を目指しています。周産期医療、生殖補助医療、女性ヘルスケアも専門外来を併設し、患者さんの立場に立ったプロフェッショナルな診療を行っています。◯主な対象疾患：（良性疾患）子宮筋腫・子宮内膜症・子宮腺筋症・子宮脱・子宮内膜炎・腟脱・卵巣嚢腫・卵管炎・骨盤腹膜炎・腟炎・外陰炎など　（悪性疾患）子宮頸がん・子宮体がん・卵巣がん（卵管がん・腹膜がん：いずれも遺伝性含む）、膣がん・外陰がん・子宮肉腫・絨毛性疾患など
◯診療体制：外来診療は、婦人科腫瘍、周産期、生殖、女性ヘルスケアの部門をそれぞれ設け、各専門分野を専門とする医師（婦人科腫瘍専門医 11 人、同指導医 2 人、周産期専門医 8 人、生殖医療専門医 1 人、内視鏡技術認定医 7 人、ヘルスケア専門医 2：重複あり）が、1 日 100 ～ 130 人の患者さんの診療をしています。

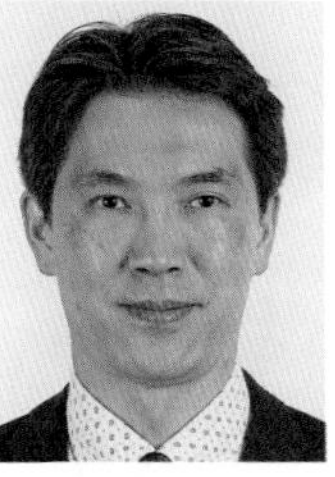

馬場 長　ばば つかさ

岩手医科大学附属病院　産婦人科
（電話）019-613-7111　岩手県紫波郡矢巾町医大通 2-1-1

子宮頸がん、子宮体がん、卵巣がん等悪性腫瘍、子宮筋腫、子宮腺筋症、子宮内膜症による月経困難や過多月経、子宮脱、更年期障害

●産婦人科専門医

診療内容・患者さんへのメッセージ

婦人科腫瘍専門医および腹腔鏡技術認定医として、婦人科がんに対する治療・研究と、腹腔鏡や手術支援ロボットを使った内視鏡手術・指導を専門にしています。当院でも過去 4 年間に 200 件以上の鏡視下婦人科がん手術を行いました。女性の健康な生活をおびやかす子宮筋腫や子宮腺筋症、子宮内膜症に対する内視鏡手術と指導にも力を入れ、子宮筋腫に対する手術の 9 割が内視鏡で行われるようになりました。2023 年には Hinotori™ も導入し、ロボット手術後の痛みはさらに軽減しました。多くの女性に安全な内視鏡手術を受けてもらえるように、アジアオセアニア産婦人科学会（AOFOG）低侵襲手術委員長および国際産婦人科連合（FIGO）鏡視下手術委員として、日本から世界へ内視鏡手術の普及活動を行うと共に、国内外の新治療の導入に努めています。当科は女性の健康な一生を多面的に支えます。手術だけでなく、一人ひとりの患者さんの病状に合わせて放射線治療や抗がん剤治療、抗腫瘍免疫治療から最適な治療を選択します。また、妊娠を目指すカップルには高度生殖補助医療を、妊娠経過に不安のある母児には重点的周産期医療を提供しています。

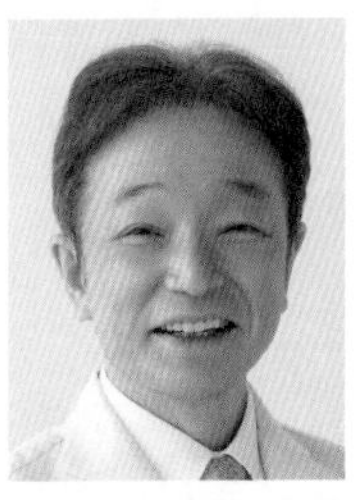

田畑 務　たばた つとむ

東京女子医科大学病院　婦人科
（電話）03-3353-8111　東京都新宿区河田町 8-1

婦人科悪性腫瘍（子宮頸がん、子宮体がん、卵巣がん、卵管がん、悪性腫瘍合併妊娠）、婦人科良性腫瘍（子宮筋腫、卵巣腫瘍）

●産婦人科専門医

診療内容・患者さんへのメッセージ

【得意分野・診療案内】婦人科良性腫瘍につきましては腹腔鏡下手術 / ロボット手術などの低侵襲手術を積極的に取り入れています。特に、後の妊孕能温存を考慮した手術を行っています。婦人科悪性腫瘍につきましては、手術、化学療法、放射線療法などを組み合わせた集学的治療によって治癒を目指します。また、妊娠中または若年者の悪性腫瘍の患者さんには妊娠機能を維持した治療を積極的に取り入れています。これまで、子宮頸がん・子宮体がん・卵巣がん・外陰がんすべての治療ガイドラインの作成に携わっており、標準治療をベースにその患者さんに最適な治療法を選択していきます。
【診療ポリシー】悪性腫瘍の患者さんには、治癒を目指した最善の治療を行います。残念ながら、治癒が困難な場合には、その人に最適なケアは何かを考え治療にあたります。患者さんと共に考えその人にあった最適の治療方法を一緒に探していきます。
【2022 年度・婦人科治療成績】2022 年の婦人科良性手術は 406 件、うち腹腔鏡 230 件、ロボット手術 63 件。悪性腫瘍手術は 135 件、うち腹腔鏡 / ロボット手術 45 件。

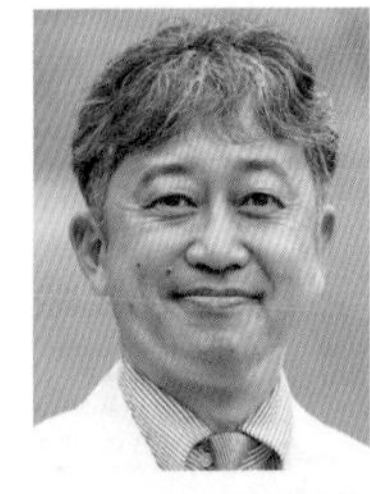

田部 宏　たなべ ひろし

国立がん研究センター東病院　婦人科
（電話）04-7133-1111　千葉県柏市柏の葉 6-5-1

婦人科腫瘍

●産婦人科専門医

診療内容・患者さんへのメッセージ

当科では患者数の多いがんである、子宮頸がん・子宮体がん・卵巣がん だけでなく、稀な疾患である腹膜がん・卵管がん・子宮がん肉腫・子宮肉腫についても診療を行っております。また子宮頸部高度異形成、子宮内膜異型増殖症といった「前がん病変（がんの一歩手前の段階）」とされる疾患への診療も行っております。
外科治療に関しては、前がん病変や早期の子宮体がんに対してはロボット手術、腹腔鏡手術による、体への負担が少ない手術を積極的に行っております。
子宮頸がんに対する広汎子宮全摘術では排尿障害が極力軽くなるよう、神経温存術式を取り入れています。卵巣がんに対しては一般的には摘出が困難とされる広範囲に転移した腫瘍に対しても積極的に手術を行い、腫瘍を極力取り切ることにより良好な治療成績を残しています。医療相談（セカンドオピニオン）にも対応しておりますので、お問い合わせください。治験や臨床試験など新しい治療を含め、患者さん一人ひとりにあった治療法について専門医がご説明します。一緒にがんを治しましょう。丁寧に説明いたします。

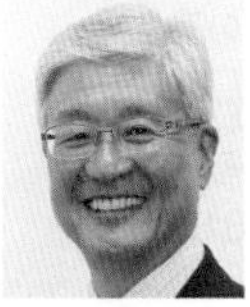

平嶋 泰之 ひらしま やすゆき

静岡がんセンター 婦人科
（電話）055-989-5222
静岡県駿東郡長泉町下長窪 1007
●産婦人科専門医

診療内容

子宮頸がん、子宮体がん、卵巣がん、外陰がん

婦人科浸潤がんを年 300 件治療しており、同手術も年 270 件行い、国内有数の例数です。子宮体がんに対する低侵襲なロボット手術は年 60 例行っています。

基本的な治療方針は現在最も治療効果が高いと考えられる「標準治療」となりますが、我々はチーム医療を重視しており、婦人科医、他科医師、看護師などの多職種でカンファランスを十分に行い方針を決定します。また、患者さんの気持ちに寄り添い"納得のいくがん治療"を選択できるように説明を重視しています。治療に伴う苦痛を和らげる支持療法にも積極的に取り組んでいます。また、当院はがんゲノム医療中核拠点病院でもあり、がんゲノム医療を積極的に推進し、さらに、新しい治療法の開発を目指して、臨床試験や新薬の治験に積極的に参加しています。

上田 豊 うえだ ゆたか

大阪大学医学部附属病院 産科婦人科
（電話）06-6879-5111
大阪府吹田市山田丘 2-15
●産婦人科専門医

診療内容

子宮頸がんワクチンの有効性

当院は特に難易度の高い婦人科がん手術における内視鏡手術や子宮頸がんなどの再発症例手術では多くの症例数を治療し、優れた成績をあげております。しかし、常に手術ありきではなく、子宮頸がんの初回治療や婦人科がんが不幸にして再発された方には放射線治療も含む集学的治療も積極的に取り入れています。各々の患者さんにとって最善の治療法を患者さんと共に考えて行きますのでぜひともご相談ください。良性疾患に対しては、症状（何に困っているか）をよくお聞きしたうえで、内視鏡下手術も積極的にとりいれつつ、薬物療法や、IVR（カテーテルを用いた治療）も取り入れております。むしろ経過観察をお勧めすることもあります。現在当科で行っております子宮頸がんに対する臨床研究として：HPV ワクチンの浸潤がん予防効果検証のための調査（研究代表者：上田豊）他。

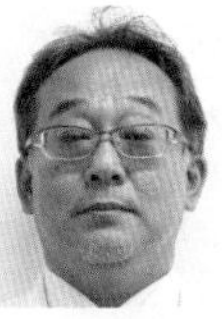

島田 宗昭 しまだ むねあき

東北大学病院 婦人科
（電話）022-717-7000
宮城県仙台市青葉区星陵町 1-1
●産婦人科専門医

診療内容

婦人科腫瘍

婦人科腫瘍に関しては年間 200 例以上の新規のがん症例を取り扱っています。低侵襲手術にも積極的に取り組んでおり、センチネルリンパ節生検の婦人科悪性腫瘍への適用、広汎性子宮頸部切除術による妊孕能温存の有効性などを検討しています。腹腔鏡下子宮悪性腫瘍手術、ロボット支援手術による子宮頸がんに対する広汎子宮全摘出術など、更なる低侵襲化を目指しています。がんゲノム医療中核拠点病院に認定された当院では、患者さん一人一人に応じた個別化医療の実現を目指した診療・研究の推進に努めています。

生殖内分泌の領域では高度生殖補助技術 (体外受精、顕微授精など) に加え、不妊症例における鏡視下手術 (腹腔鏡下手術、子宮鏡下手術) や、卵管鏡下卵管形成術などの高度医療に取り組んでいます。

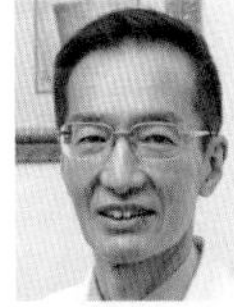

伊藤 公彦 いとう きみひこ

関西ろうさい病院 産婦人科
（電話）06-6416-1221
兵庫県尼崎市稲葉荘 3-1-69
●産婦人科専門医

診療内容

卵巣がん、子宮頸がん、子宮体がん、外陰がん、腟がん、子宮筋腫、卵巣嚢腫、子宮内膜症、子宮腺筋症、性器脱

婦人科悪性腫瘍（主に卵巣がん、子宮頸がん、子宮体がん）を中心に診断と治療を行っています。豊富な経験と最新の医学知識をもとに最適の個別化医療を提供できるようチームで取り組んでいます。手術、放射線、抗がん剤、分子標的治療薬、免疫チェックポイント阻害薬、がん遺伝子パネル検査などを駆使して治療に当たります。2022 年は、術者または指導医として 69 件の手術を行いました。うち悪性腫瘍 51 件（子宮頸がん 8 件、子宮体がん 22 件、卵巣がん 21 件）。ロボット支援下手術は 12 件（悪性 10 件、良性 2 件）。NPO 法人関西臨床腫瘍研究会 (KCOG) の会長も務めており、本当に患者さんのためになる、より良い医療を提供するため臨床研究や治験も積極的に行っています。

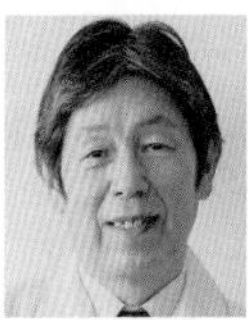

若槻 明彦 わかつき あきひこ

愛知医科大学病院 産科・婦人科
（電話）0561-62-3311
愛知県長久手市岩作雁又 1-1
●産婦人科専門医

診療内容

一般産科（妊婦健診・分娩）、ハイリスク産科、婦人科良性腫瘍、婦人科悪性腫瘍、異所性妊娠

当院には婦人科内視鏡技術認定医が複数名在籍しています。良性卵巣腫瘍、子宮筋腫など、積極的に腹腔鏡手術を行っています。2014 年に子宮体がんに対する腹腔鏡手術が、さらに子宮頸がんに対する腹腔鏡手術が 2018 年から保険診療の適応に認可されました。腹腔鏡での手術適応の可否や、詳細に関しては外来でご相談ください。子宮鏡技術認定医も在籍しており、子宮鏡も積極的に導入しています。近年、再発あるいは転移した悪性腫瘍に対する薬物療法は、分子標的薬など新たな抗がん剤の登場により治療成績が格段に向上しつつあります。当科においても診療ガイドラインに従って、一人ひとりに最善と考えられる標準治療を提案させていただきます。また、外来化学療法についても、可能なかぎり対応させていただいております。

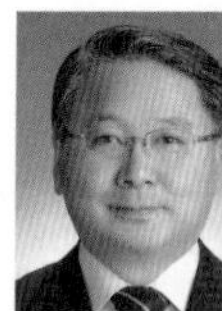

進 伸幸 すすむ のぶゆき

国際医療福祉大学成田病院
（電話）0476-35-5600
千葉県成田市畑ケ田 852
●産婦人科専門医

診療内容

婦人科腫瘍、子宮内膜増殖症、子宮頸部異形成、子宮筋腫、子宮内膜症、卵巣嚢腫、更年期障害など

内視鏡下手術技術認定医と婦人科腫瘍専門医のダブルライセンスを有し、腹腔鏡下手術（子宮体がん、子宮頸部上皮内がん、子宮筋腫、卵巣嚢腫）、子宮鏡下手術（APAM、内膜ポリープなど）、開腹手術も含め直近 10 年の前職慶應義塾大学病院産婦人科時代で 2,200 例以上の手術を執刀。当院では年間 130 例（ロボット手術 25 例を含む）の手術を担当。子宮体がん、子宮頸がんの妊孕性温存治療に積極的に従事し、前職時代含め若年体がんの黄体ホルモン療法では約 280 名の治療と約 90 名の妊娠例を有する。子宮頸部異型腺細胞 AGC の診断治療の多数の経験があり、細胞診専門医資格、婦人科病理診断の経験から、的確な診断、多数のセカンドオピニオンを行う。外来は他に、国際医療福祉大学三田病院（東京）、荻窪病院（東京）。

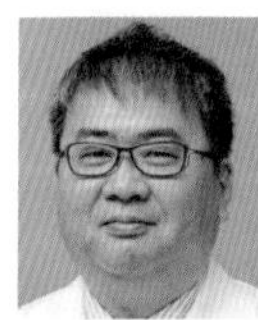

髙倉 聡 たかくら さとし

獨協医科大学 埼玉医療センター
（電話）048-965-1111
埼玉県越谷市南越谷 2-1-50
●産婦人科専門医

診療内容

卵巣・卵管・腹膜がん、卵巣胚細胞腫瘍、卵巣境界悪性腫瘍、子宮体がん、子宮肉腫、子宮頸がん、他

産科婦人科では年間で、婦人科悪性腫瘍の手術を 170 件、良性・境界悪性腫瘍の手術を 500 件実施しており、主任教授・診療部長として診療科全体を統括・指導しています。進行卵巣がんでは、腹膜、横隔膜、消化管等を合併切除する debulking surgery を行い、術後は病理診断や遺伝子診断などにより適切な薬物療法を選択しています。また、子宮体がん・子宮良性腫瘍のロボット支援下手術を実施しています。進行卵巣がん手術は主に私が実施、ロボット支援下手術は、私が実施もしくは指導しています。初期がんには「可能な限り低侵襲ながん治療」、進行･再発がんには「諦めないがん治療」を行っています。得意分野：①卵巣がんの手術・薬物療法（年間 50 例）、②子宮体がん・子宮良性腫瘍のロボット支援下手術（年間 40-50 例）

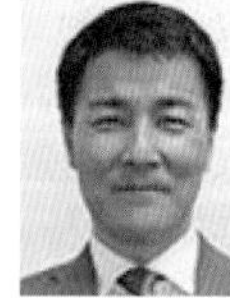

梅村 康太 うめむら こうた

豊橋市民病院 女性内視鏡外科
（電話）0532-33-6111
愛知県豊橋市青竹町字八間西 50
●産婦人科専門医

診療内容

産婦人科領域の良性から悪性疾患

内服薬による治療や手術療法、化学療法、放射線療法、分子標的薬治療などすべての治療を行うことが可能です。子宮筋腫や子宮内膜症などの良性疾患に対しては、内服薬による治療を行います。改善しない場合には手術による治療を行います。通常、腹腔鏡下手術やロボット支援下手術による治療を行います。骨盤臓器脱（子宮脱・膀胱瘤・直腸瘤）の治療は、ペッサリーによる保存的治療やロボット支援下手術や経腟手術にて治療を行います。早期子宮頸がんや子宮体がんに対しては、基本的には腹腔鏡下手術やロボット支援下手術で治療を行います。病状が進行している場合には開腹術による治療を行い、術後放射線治療や化学療法など治療を追加します。卵巣がんに対しては、基本的には開腹術による手術を行い、術後必要に応じて化学療法を追加します。

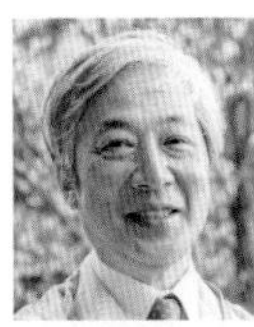

齋藤 豪 さいとう つよし

札幌医科大学附属病院 婦人科
（電話）011-611-2111
北海道札幌市中央区南 1 条西 16-291
●産婦人科専門医

診療内容

婦人科腫瘍（子宮頸がん、子宮体がん、卵巣がん）、骨盤臓器脱（子宮脱）

婦人科腫瘍全体を診療しておりますが、とくに膣式手術や腹腔鏡手術などの低侵襲手術に取り組んでおります。子宮頸がんの妊孕性温存療法である膣式トラケレクトミーではこれまで 100 例以上の手術実績があり、本手術症例から 40 人以上の赤ちゃんを誕生させております。トラケレクトミーの症例では全国でも有数であり、膣式で行う施設は当施設のみで、腹式と比べて妊娠率が高いのが大きな利点です。札幌医科大学附属病院婦人科は子宮頸がん 60 例、体がん 100 例、卵巣がん 60 例以上のいわゆるハイボリュームセンターで北海道全域から多くの患者さんを受け入れております。年間手術は 80 例程度、その中でとくに高難度手術を中心に手術を行っております。一人一人の患者さんを大切にする医療がモットーです。

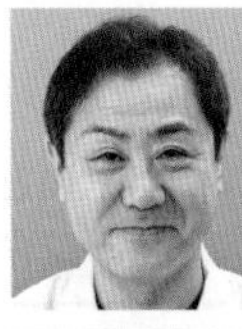

新倉 仁 にいくら ひとし

仙台医療センター 産婦人科
（電話）022-293-1111
宮城県仙台市宮城野区宮城野 2-11-12
●産婦人科専門医

診療内容

卵巣がん、卵管がん、腹膜がん、子宮頸がん、子宮体がん、外陰がん、膣がんなどの婦人科領域の悪性腫瘍、前がん病変、子宮筋腫、子宮腺筋症、良性卵巣腫瘍などの婦人科領域の良性腫瘍

エビデンスに基づく最新治療、患者さんの立場に立って優しい治療を提供するよう心掛けています。婦人科領域全体で年間 600 例超の手術があり、的確な診断と治療がなされるよう責任を持って把握、対応しています。婦人科腫瘍専門医、ロボット外科学会専門医などの専門性生かして毎年、新規の子宮頸がん：約 20 例、子宮体がん：約 60 例、卵巣がん：約 40 例の手術を手掛けています。婦人科悪性腫瘍に対するロボット手術は年間約 40 例あり、精度が高く出血量も少ない低侵襲手術により、患者さんの QOL 向上を目指すとともに薬物療法を含めた集学的な治療により、患者さんに寄り添って病気を一緒に直していきたいと思っています。

骨粗鬆症の回避

骨粗鬆症の避けられる危険因子には、以下のようなものがあります。女性は、ホルモンの関係で男性よりリスクが高いので注意しましょう。

- カルシウム不足
- ビタミン D 不足
- ビタミン K 不足
- リンの過剰摂取
- 食塩の過剰摂取
- 極端な食事制限（ダイエット）
- 運動不足
- 日光浴不足
- 喫煙
- 過度の飲酒
- コーヒーを多量に飲む

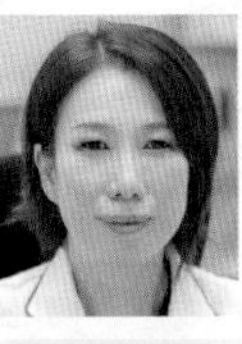

坂本 育子 さかもと いくこ

山梨県立中央病院 婦人科
（電話）055-253-7111
山梨県甲府市富士見 1-1-1
●産婦人科専門医

診療内容

婦人科良性・悪性腫瘍、ロボット支援下手術、ゲノム医療

当院は山梨県の都道府県がん拠点病院であり、2023 年 4 月からはがんゲノム医療拠点病院にも指定されました。
婦人科では、良性腫瘍や早期がんの手術に対して、傷の小さな低侵襲手術を積極的に行い、「早く綺麗に治す」を心がけています。中でもロボット支援下手術の件数は国内トップクラスであり、個人として 800 例以上のロボット支援下手術の経験があります。進行がんについては、ゲノム解析センターと協力してがんゲノムの研究を行っています。研究結果と保険診療であるがん遺伝子パネル検査を用いることで、タイムラグなく個人に合わせた適切な情報や治療を提供することを可能にしています。患者さんに最大限寄り添い、安心して受けられる医療を提供できるよう日々精進しております。

有益情報

ランキング医師の病院は遠くて行けないという患者さんのための、北海道、東北、四国、九州を中心とする準名医情報です。ランキングとは別です。ご参考になさってください。

地域	医師	病院	資格
北海道	**加藤 秀則** かとう ひでのり （電話）011-811-9111	**北海道がんセンター 婦人科** 北海道札幌市白石区菊水 4 条 2-3-54	●産婦人科専門医
	金内 優典 かねうち まさのり （電話）0134-25-1211	**小樽市立病院 婦人科** 北海道小樽市若松 1-1-1	●産婦人科専門医
	寒河江 悟 さがえ さとる （電話）011-251-1221	**時計台記念病院 女性診療科** 北海道札幌市中央区北 1 条東 1-2-3	●産婦人科専門医
	和田 真一郎 わだ しんいちろう （電話）011-681-8111	**手稲渓仁会病院 産科・婦人科** 北海道札幌市手稲区前田 1 条 12-1-40	●産婦人科専門医
	藤堂 幸治 とうどう ゆきはる （電話）011-700-0505	**リズミック産婦人科クリニック** 北海道札幌市北区北 22 条西 5-1-32 2F	●産婦人科専門医
四国	**杉山 隆** すぎやま たかし （電話）089-964-5111	**愛媛大学医学部附属病院 産婦人科** 愛媛県東温市志津川 454	●産婦人科専門医
	桑原 章 くわはら あきら （電話）088-861-6700	**レディスクリニックコスモス** 高知県高知市杉井流 6-27	●産婦人科専門医
九州	**加藤 聖子** かとう きよこ （電話）092-641-1151	**九州大学病院 産科婦人科** 福岡県福岡市東区馬出 3-1-1	●産婦人科専門医
その他	**羽田 智則** はだ とものり （電話）03-3261-0430	**四谷メディカルキューブ 婦人科** 東京都千代田区二番町 7-7	●産婦人科専門医
	太田 啓明 おおた よしあき （電話）086-462-1111	**川崎医科大学附属病院 産婦人科** 岡山県倉敷市松島 577	●産婦人科専門医

マンモグラフィ検査

マンモグラフィ検査は、乳房を片方ずつプラスチックの板で挟んで撮影し、小さいしこりや石灰化を見つける検査です。乳房が圧迫されるため痛みを感じることがありますが、短い時間、数十秒ほどです。また放射線被ばくによる健康被害は、ほとんどありません。40 歳以上の症状のない女性で、2 年に 1 度定期的に受診することが推奨されています。
乳がんのリスクは、体内のエストロゲンレベルが高いこと、経口避妊薬の使用、閉経後のホルモン補充療法などによって高くなる可能性があります。また、閉経後の肥満、飲酒、喫煙によりリスクが高くなることはほぼ確実とされています。

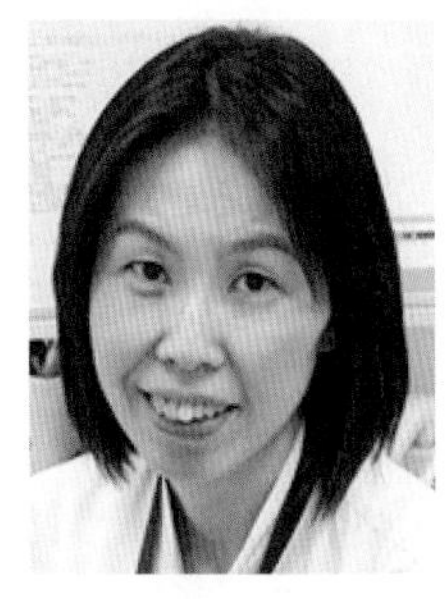

甲賀 かをり　こうが かをり

千葉大学医学部附属病院　婦人科
（電話）043-222-7171　千葉県千葉市中央区亥鼻 1-8-1

生殖内分泌、不妊、子宮内膜症、腹腔鏡・子宮鏡手術

●産婦人科専門医

得意分野・診療案内

当科では、婦人科がん、子宮筋腫や内膜症、月経異常、不妊などさまざまな疾患の診療を行っています。【子宮頸がん】細胞診専門医による厳格な診断を行い、病期にあった適切な治療を行っています。上皮内がん、初期浸潤がんに対して子宮温存治療（ループ式電気円錐切除）を日帰り治療で施行しています。進行がんに対しては手術療法、放射線治療（放射線科と共同）、化学療法を行っています。【子宮体がん】早期がんに対して腹腔鏡や、ロボット支援下の低侵襲手術を取り入れています。手術療法のほか、若年性体がんに対して妊孕性温存療法（ホルモン治療）を積極的に行っています。【卵巣がん・卵管がん・腹膜がん】2008 年より進行卵巣がんの治療を専門とする手術治療チームを立ち上げました。卵巣がんの広がりに合わせて適切な切除範囲を決め、複数の手術を合理的に組み合わせて切除することで副作用などの低減をはかりつつ、治療成績を向上させてきました。人工肛門や術後合併症の発生率は低くなっています。

診療ポリシー・患者さんへのメッセージ

私たちは、常に患者さん・ご家族の立場に立って最善を尽くすことを心がけています。ご安心ください。エビデンス・ガイドラインに則った効果的で安全な医療を提供することはもちろんですが、一人ひとりの患者さんに最適な治療法を相談しながら一緒に決定していきます。どうぞみなさんのご要望を遠慮なくお知らせください。

	科全体 年間総治療数（2018 年）		「卵巣がん治療チーム」（チーム・オバリー）の治療実績が認められ、現在千葉県内だけでなく全国から多くの紹介をお受けするようになりました。「お腹の中のがん」を完全に切除することで、最も卵巣がんが再発しやすい腹腔内の再発が少なくなり、患者さんの Quality of life（生活の質）は向上しています。
手術・治療実績・コメント	子宮悪性腫瘍手術	117 例	
	円錐切除	49 例	
	外陰悪性腫瘍手術	5 例	
	卵巣がん手術	85 例	
	その他悪性腫瘍手術	3 例	
	絨毛性疾患外来（新患）	46 例	
	【治療に関してコメント等】私自身は、これまで生殖内分泌学・女性医学を中心に、臨床では腹腔鏡・ロボットなどの低侵襲性手術やホルモン治療、研究では子宮内膜症の病因病態に関する研究をはじめ、がん化や妊娠合併症に関する研究を通して、婦人科腫瘍学や周産期医学に関する仕事も行ってきました。		
業績等	受賞歴：日本産科婦人科学会：優秀演題賞（2014）、東京大学医学部ベストティーチャーズアワード（2020）、日本女性医学学会 学会奨励賞（2020）		

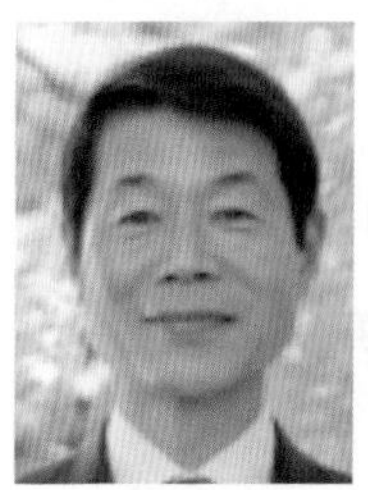

杉野 法広　すぎの のりひろ

山口大学医学部附属病院　産科婦人科
（電話）0836-22-2111　山口県宇部市南小串 1-1-1

生殖生物学、生殖内分泌学、不妊症、婦人科腫瘍学、婦人科悪性腫瘍治療

●産婦人科専門医

診療内容・患者さんへのメッセージ

当科は、産婦人科全般のあらゆる疾患を対象としています。
腫瘍分野：婦人科悪性腫瘍に対して、診断から治療まで包括的な医療を提供します。各々の患者さんの状態に応じて、手術療法、化学療法、放射線療法などの治療法を適切に組み合わせた集学的治療を過不足のないように行うことをモットーとしています。子宮頚がんの根治的放射線治療や早期子宮体がんに対する腹腔鏡下手術やロボット手術も行っています。
周産期分野：ハイリスク妊娠、合併症妊娠、胎児疾患に対して、先端の周産期集中医療を行っています。搬送も MFICU（母体･胎児集中管理室）と NICU（新生児集中治療管理室）と合わせて、24 時間体制で受け入れています。双胎間輸血症候群に対する胎児鏡下胎盤吻合血管レーザー凝固術も行っています。
生殖内分泌分野：不妊症をはじめ、ホルモン異常、月経異常、子宮内膜症、子宮の先天奇形といった生殖領域の広範な問題に対応しています。若年者の月経異常に関しては、DNA レベルでの高度な診断を独自に行っています。

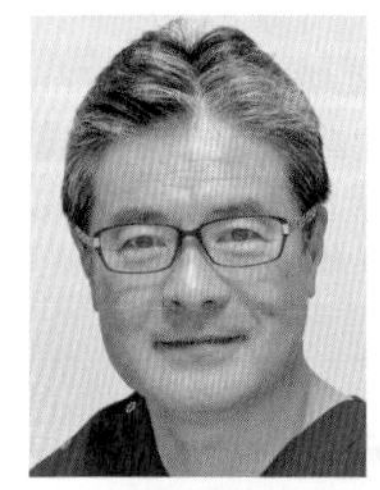

明樂 重夫　あきら しげお

明理会東京大和病院　婦人科
（電話）03-5943-2411　東京都板橋区本町 36-3

子宮・卵巣の良性疾患（子宮内膜症、子宮筋腫、子宮腺筋症、卵巣嚢腫）、骨盤臓器脱、月経関連疾患（月経困難症、卵巣機能不全など）

●産婦人科専門医

診療内容・患者さんへのメッセージ

女性の生涯にわたるヘルスケアサポートを診察理念とし、子宮内膜症、子宮筋腫、卵巣嚢腫などの良性子宮・卵巣疾患、月経困難症、卵巣機能不全などの月経関連疾患、骨盤臓器脱などの女性骨盤底疾患を、手術療法と薬物療法を駆使して治療をしています。手術は当院に数多く在籍する腹腔鏡 / 子宮鏡技術認定医とチームを組んで安全性と完遂度、体への優しさを徹底させた内視鏡手術（腹腔鏡手術、ロボット手術、子宮鏡手術）を施行しています。特に卵巣チョコレート嚢胞や深部病変などの子宮内膜症に対する系統的手術や、骨盤臓器脱に対する仙骨腟固定術などを開発し、これまで多くの症例に対して取り組んでまいりました。また、月経困難症や子宮内膜症に対するホルモン療法では、数多い選択肢の中からエビデンスやガイドライに基づいた治療を展開しています。これらの婦人科良性疾患は患者さんの症状、年齢や挙児希望の有無、ライフステージなどに応じてベストの治療法は異なります。患者さんとじっくり向き合って話合い、オーダーメイド的に最適な治療法を長い期間にわたってその都度選択していくことが何より大切であると考えています。

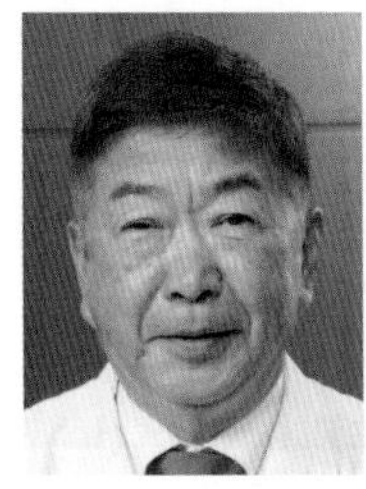

堤 治　つつみ おさむ

山王病院　リプロダクション・婦人科内視鏡治療部門
(電話) 03-3402-3151　東京都港区赤坂 8-10-16

産婦人科診療一般、不妊症、子宮筋腫、子宮内膜症、性分化異常症、高齢出産、難治性不妊、がん生殖医療（卵子凍結）

●産婦人科専門医

診療内容・患者さんへのメッセージ

不妊症に対する生殖医療をリプロダクション部門で実施しています。当部門は平成８年から全国に先駆けて体外受精治療に取り組んでまいりました。卵巣機能の低下した方や高齢の方にも治療法を工夫して良好な成績をあげています。妊娠後は産科施設も充実しており、シームレスなケアが可能です。婦人科内視鏡部門では、良性疾患である子宮筋腫や子宮内膜症、卵巣嚢胞の手術を内視鏡を使用して実施しています。不妊症の診断治療にも内視鏡を使用します。開腹による術後の疼痛はなくなり、入院期間も短縮されます。不妊診療は、基本的な検査から、必要な場合腹腔鏡検査、さらに生殖補助医療（体外受精等）を患者さんの理解の上でステップアップしていきます。患者さんは、医師とコミュニケーションをとり、自分の病気をよく理解した上で、最善の治療法を選択されることが大事だと思います。
年間治療数・年間手術数【個人】…オペ / 産科婦人科一般診療併せて 1.000 件以上【部門全体 2022 年】ART（体外受精）272 件、(顕微授精) 322 件／オペ　腹腔鏡下子宮全摘 57 件、腹腔鏡下子宮筋腫摘出（核出）術 67 件、腹腔鏡下卵巣嚢腫摘出術・付属器切除術 136 件

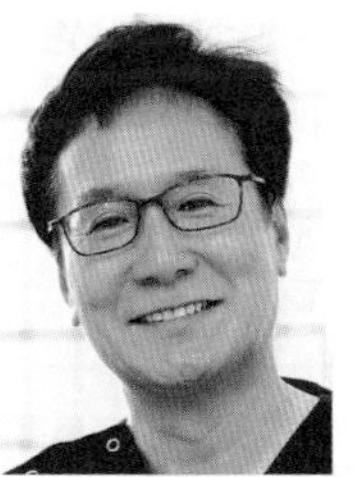

塩谷 雅英　しおたに まさひで

英(はなぶさ)ウィメンズクリニック
(電話) 078-392-8723　兵庫県神戸市中央区三宮町 1-1-2　2･7･8F

一般不妊治療、高度生殖補助医療、男性不妊、不妊治療全般

●産婦人科専門医

診療内容・患者さんへのメッセージ

2021 年度成績…採卵：約 4,200 件、体外受精：約 1,000 件、顕微授精：約 2,300 件、胚移植：4,400 件、卵管鏡下卵管形成手術：約 500 件、精巣内精子回収術：約 60 件
当院では、なるべく、短期間、最小限の治療、自然に近い形、での妊娠を目指していきます。そのために、まずは妊娠できなかった原因を調べる検査を丁寧に実施します。原因がよく分からないまま治療を開始すると、遠回りとなることがあるからです。原因が見つかれば、それに対して適切な治療を行うことで妊娠を目指します。検査で原因がはっきりと分からない方も 10％ほどいますが、この場合でも経験的に原因を推測しつつ適切な治療をご提案します。体外受精・顕微授精の際の卵巣刺激においても、患者様お一人お一人の卵巣機能や過去の治療歴、またご希望を加味しつつ、適切な刺激方法を提案しています。
当院では、厚労省より公示されたほぼ全ての先進医療が実施でき、日本産科婦人科学会認定の受精卵着床前診断実施施設でもあります。原因を究明し適切な治療を提案するために、不妊治療の様々な検査、治療を実施できる体制を整えています。

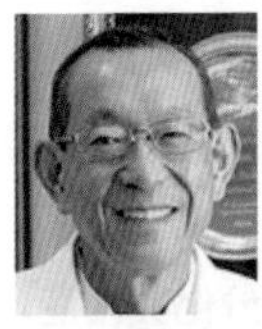

福田 愛作 ふくだ あいさく

ＩＶＦ大阪クリニック
（電話）06-4308-8824
大阪府東大阪市長田東 1-1-14
●産婦人科専門医

診療内容

不妊症、体外受精反復不成功、不育症、妊孕性確認

妊娠を希望しているが妊娠できない（不妊症）、既に他の施設で高度な不妊治療を受けているが妊娠に至っていない（体外受精反復不成功）、妊娠はするのだが流産に終わってしまい出産にまで至らない（不育症）、あるいは結婚や妊娠を考えているが、自分の身体が妊娠可能かどうか心配されている方（妊孕性確認）、当クリニックはこのようなことでお悩みの方々を対象とし、不妊症、不育症の検査を系統的に行い原因に則した治療をおこなう不妊治療専門の施設です。検査については、一般に痛いといわれる卵管造影検査も、当クリニックではできるだけ痛みの少ない方法を工夫しています。卵管に問題のある方では、すぐに体外受精には進まず、まず卵管の治療を行い、可能な限り自然妊娠を目指します。また、心の負担が最小限になるよう患者様に寄り添う医療を心掛けています。

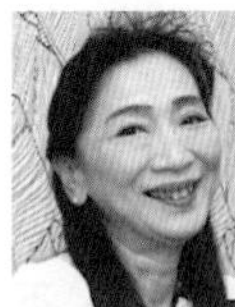

夫 律子 ぷぅ りつこ

クリフム出生前診断クリニック
（電話）06-6775-8111
大阪府大阪市天王寺区上本町 7-1-24 3F
●産婦人科専門医

診療内容

胎児脳診断、周産期医学、出生前診断、胎児超音波医学、胎児神経医学

2006 年、日本で初めての胎児診断専門クリニックを立ち上げました。「胎児診ずして胎児診断あらず」と毎年バージョンアップした超音波機器を導入して診断する一方、出生前診断は診断することがゴールではなく、診断したところからが患者様に寄り添うスタート地点だというポリシーのもと、だれからも理解しやすい医療を展開。2012 年にはさらに遺伝カウンセリング部門を新設。全国から正確な診断を求める患者が数多く訪れています。また、海外のドクターたちからも画像コンサルテーションとして数多くの相談を受けています。気さくでユーモアあふれる性格の 3 児の母です。赤ちゃんを超音波で診断していく間も、ママと気さくにお話しして、リラックスしていただけるよう、また子育ての相談などにも乗ったりしています。

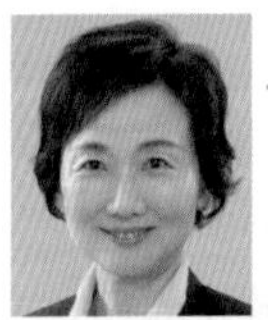

野見山 真理 のみやま まり

高木病院 産婦人科（不妊センター）
（電話）0944-87-0001
福岡県大川市酒見 141-11
●産婦人科専門医

診療内容

不妊症、子宮内膜ポリープ、子宮粘膜下筋腫、子宮腔癒着症、子宮中隔、帝王切開瘢痕症候群、妊娠産物遺残

体外受精、顕微授精などの生殖補助医療および子宮鏡手術を専門としています。中でも、細径硬性鏡やシェーバーを用いた無麻酔の外来子宮鏡手術を得意としています。年間総治療数は、採卵 579 件、体外受精 372 件、顕微授精 207 件、胚移植 759 件、グループ診療体制です。子宮鏡検査は 195 件、子宮鏡手術は外来 148 件、入院 53 件。内訳は子宮内膜ポリープ切除術 146 件、子宮粘膜下筋腫核出術 24 件、子宮腔癒着剥離術 23 件、妊娠産物遺残摘出術 10 件、子宮頸管ポリープ切除術 4 件（重複あり）です。術者または指導医として子宮鏡手術に携わっています。患者の皆様の緊張を和らげ治療に満足していただけるよう、丁寧な説明を心掛けています。不安なこと、疑問点などありましたら、どうぞお気軽にお尋ねください。

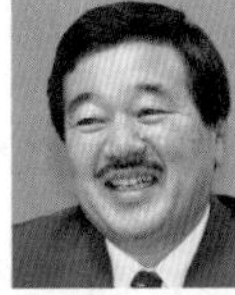

辰巳 賢一 たつみ けんいち

梅ヶ丘産婦人科
（電話）03-3429-6036
東京都世田谷区梅丘 1-33-3
●産婦人科専門医

診療内容

不妊症・排卵障害・多嚢胞性卵巣症候群・卵管障害・男性不妊・子宮内膜症・性交障害・原因不明不妊

一般不妊治療から体外受精まで、不妊治療のすべての分野でハイレベルな治療を行っています。不妊検査の後、タイミング指導→人工授精→体外受精とステップアップしていきます。長年蓄積した当院の臨床統計に基づいてステップアップのタイミングを適切に判断し、それぞれのカップルにとっての必要最小限の治療で妊娠できるように心がけています。人工授精では私が開発したミグリス法という精子調整法で精子の選別を行い良好な妊娠率をあげています。体外受精では、日本生殖補助医療標準化機構の厳しい基準をクリアし、高い妊娠率と安全安心な治療を行っています。2022 年は 1,007 人の方に妊娠して頂きました。一般不妊治療による妊娠が 307 名、人工授精による妊娠が 188 名、体外受精など生殖補助医療による妊娠が 512 名でした。

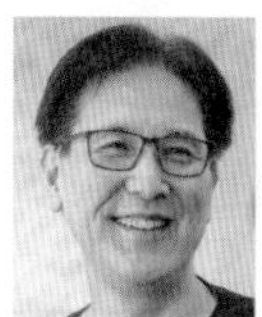

吉田 仁秋 よしだ ひろあき

仙台 ART クリニック
（電話）022-791-8851
宮城県仙台市宮城野区名掛丁 206-13
●産婦人科専門医

診療内容

一般不妊治療、高度生殖補助医療、男性不妊外来、統合医療（鍼灸、ヨガセラピー、レーザー治療など）

生殖補助医療（ART）を必要とされる患者さまに最適な医療を提供するためには、最新の医療環境を整えることは言うまでもなく、心と体のバランスに配慮し、ご本人の妊活力を高めることが大切だと考えます。私たちは西洋医学と伝統医学（代替療法）を組み合わせた「統合医療」という新しい試みを取り入れました。 当院では年間 600 名程の患者さまが訪れるようになり、そのうち半数の方が自然妊娠し、残り半数の方が手術や生殖補助医療を必要とします。2020 年年齢別体外受精妊娠率（新鮮胚移植＋凍結胚移植）※胚移植あたりの臨床的妊娠率（胎のう確認）は、29 歳以下（50 名中 56.0%）、30 ～ 34 歳（321 名中 47.0 %）、35 ～ 39 歳（416 名中 42.3 %）、40 ～ 42 歳（210 名中 26.7%）、43 歳以上（96 名中 17.7%）

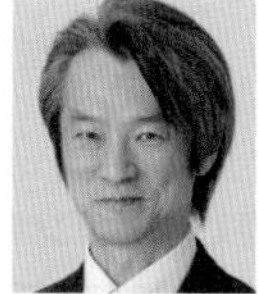

河村 和弘 かわむら かずひろ

順天堂大学医学部附属順天堂医院
（電話）03-3813-3111
東京都文京区本郷 3-1-3
●産婦人科専門医

診療内容

不妊症、排卵障害、受精障害、多嚢胞性卵巣症候群、卵巣機能不全、早発閉経、性腺分化異常症、無月経、子宮内膜症、子宮筋腫、がん生殖、反復着床不全他

産科・婦人科で生殖医療に関する治療、研究を幅広く行っており、特に難治性の高齢不妊、卵巣機能不全、早発閉経に対する最先端の治療を行っています。閉経した女性が自己の卵子で妊娠可能な卵胞活性化療法を開発し、世界初の本法による妊娠・分娩に成功。諸外国でも技術指導を行い、多くの成功例が得られています。多血小板血漿の卵巣注入による卵巣機能不全の治療も日本に初めて導入。更に高齢不妊女性の卵子の質を改善可能な様々な研究開発を行っており、近く実用化される予定です。当院では個別化診療を行っており、卵巣機能や年齢に応じた最適な治療法を提供しています。難治性不妊の患者様は多くの悩みを抱えていますので、患者様の心に寄り添った最適な治療を行っております。

東洋医学の基本

東洋医学では、体を構成しているのは気・血・津液で、これらが様々な要因で損傷されたり、正常な働きが阻害されたりすると、体の全体のバランスが崩れ、病気になると考えます。まだ発症までには至っていないが、正常な状態ではない状態を『未病』といい、崩れた体のバランスを整えず、さらに状態が悪化すると『病気』が発症すると考えます。
「不定愁訴」（自覚症状を訴えるが病気が見つからない状態）も、未病の段階で正常な状態に戻すためのシグナルとして重要視します。

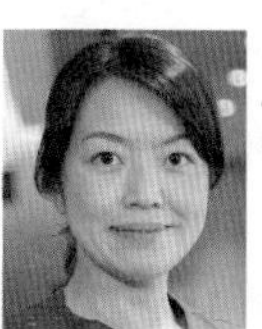

俵 史子 たわら ふみこ

俵 IVF クリニック
（電話）054-288-2882
静岡県静岡市駿河区泉町 2-20
●産婦人科専門医

診療内容

女性不妊症（全般）、男性不妊症（性機能障害、無精子症、精索静脈瘤）、不育症、がん患者への妊孕性温存治療、将来妊娠を希望する方への健康管理

当院は不妊治療を専門とし、毎年 600 ～ 700 人の方が不妊治療を経て出産されています。当院の治療の特徴は「納得・理解して進む治療」と、個々に応じた治療を選択する「テーラーメイド治療」です。ART（生殖補助医療技術）妊娠後、出産までの詳細な調査を地域の産科施設の協力を得ながら、開院以来 18 年にわたり継続し、得られたデータから、より安全な妊娠・出産が可能な不妊治療を目指しています。当院での ART 妊娠患者さんの癒着胎盤合併率、妊娠高血圧症候群発症率、帝王切開率は全国平均よりも低く推移しています。調査データの精度の高さは評価され、新たな知見は他施設も参考いただけるよう論文、学会発表、毎年発行される周産期統計により、情報発信をしております。

有益情報

ランキング医師の病院は遠くて行けないという患者さんのための、北海道、東北、四国、九州を中心とする準名医情報です。ランキングとは別です。ご参考になさってください。

地域	医師	病院	資格
東北	**京野 廣一** きょうのこういち （電話）022-722-8841	**京野アートクリニック仙台** 宮城県仙台市青葉区本町 1-1-1 3F	●産婦人科専門医
九州	**詠田 由美** ながたゆみ （電話）092-735-6655	**アイブイエフ詠田クリニック** 福岡県福岡市中央区天神 1-12-1 6F	●産婦人科専門医
	竹内 一浩 たけうちかずひろ （電話）0995-65-2296	**竹内レディースクリニック** 鹿児島県姶良市東餅田 502-2	●産婦人科専門医
その他	**高橋 敬一** たかはしけいいち （電話）043-243-8024	**高橋ウイメンズクリニック** 千葉県千葉市中央区新町 18-14 6F	●産婦人科専門医

がんになっても子どもを持ちたい

AYA（あや）世代（15歳から39歳）は、妊娠・出産期に重なるため、がん治療に際して切実な問題の1つが、子どもを持てる可能性をどう残すかです。医療の進歩により、治療を受けながら妊娠が可能になってきています。これを「がん・生殖医療」といい、治療前から準備します。がん治療の中には、生殖機能に影響を及ぼすものがあるためです。
卵子や精子、胚（受精卵）を凍結保存する「妊孕性温存」という選択肢も加わってきました。まずはがんの治療を受けることが大前提ですので、必ずしも希望通りにならない場合もありますが、将来子どもを持つことを望むのか、治療前に考えてみることも大切です。

若い女性には、がん治療後の出産準備について、主治医の先生が治療を開始する前に、以下のような話をする場合があります。

・治療の開始をどのくらい待つことができるか
・その間に出産の可能性を残すため卵子を採るか
・治療とその後の生活のバランスをどうするか

もし医師から話がないようなら、患者さんご自身が知識を持ち、医療者に確認することも必要です。
がん治療と充実した人生をどうやって送るかの両立を見極めてくれ、一緒に考えてくれる先生を探しましょう。

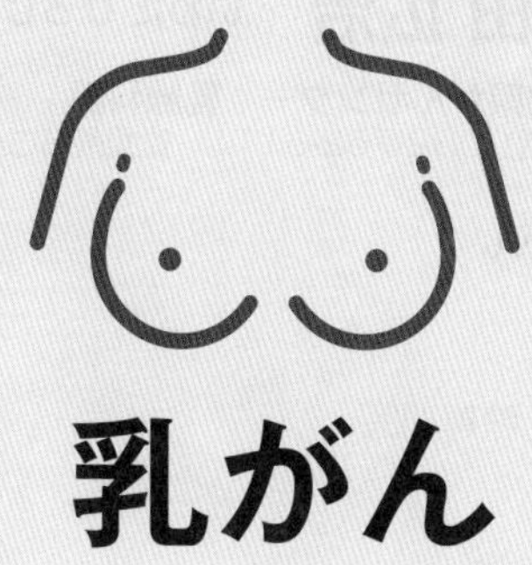

乳がん

遺伝性腫瘍に遺伝学的検査を

女優のアンジェリーナ・ジョリーさんが、遺伝子検査を行い、2013 年乳がん予防のため、両乳房切除・再建手術を受けていたことを公表し、世界に衝撃を与えました。

人のからだには 2 万種類以上の遺伝子があり、その中にはがんの発症に関わっている遺伝子もあります。

遺伝性腫瘍の一例「遺伝性乳がん卵巣がん HBOC」では、遺伝子「BRCA1、BRCA2」があり、乳がん、卵巣がん、前立腺がん、膵臓がんなどの発症リスクが一般リスクと比較して、高いことがわかっています。遺伝学的検査によって、がんの発症に関連する特定の遺伝子に生まれつきの変化を持っているか調べることができ、遺伝性腫瘍と診断された場合にはその体質に合わせた対策（より細やかな検診や予防的な治療）を実施していくことで、がんの予防や早期発見につながります。

BRCA1/2 遺伝学的検査は、特定の治療薬の適応を判断する目的で行う場合に加えて、2020 年 4 月より、HBOC の診断目的として行う場合も一部、保険診療として実施されるようになりました。

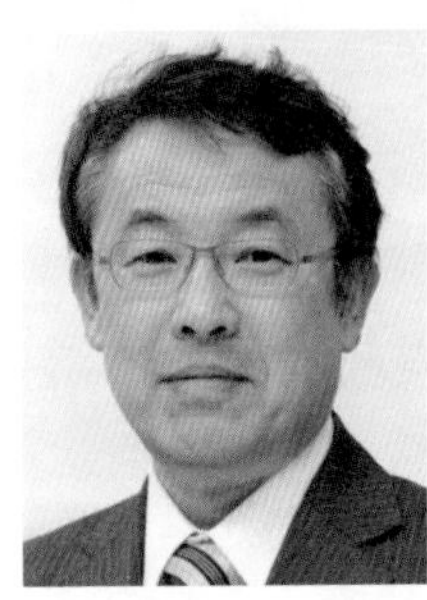

岩田 広治　いわた ひろじ

愛知県がんセンター　乳腺科部
（電話）052-762-6111　愛知県名古屋市千種区鹿子殿 1-1

乳がん

●乳腺専門医

得意分野・診療案内

手術：手術は病状に応じて、主に下記の手術方式で行います。手術の病理組織結果は術後約３週間でわかります。乳房の再建手術のご希望があるかたは形成外科にも受診して頂き、手術方法を決定していきます。
（1）乳房温存手術、（2）乳房切除術、（3）センチネルリンパ節生検、（4）腋窩郭清術、（5）乳房再建手術
薬物療法：乳がんの薬物療法にはホルモン治療、化学療法、分子標的治療薬などの多くの種類があります。その中から個々の患者さんの乳がんの性質、病状に応じて手術前・手術後の補助療法や転移巣に対する治療として行います。
放射線治療：術後や転移巣への放射線治療が必要な際には放射線治療医が担当します。

診療ポリシー・患者さんへのメッセージ

乳がんの診断から初期治療（手術、薬物療法）、再発治療から緩和医療まで、幅広く一貫した治療を心掛けています。今では標準治療になったセンチネルリンパ節生検を日本でもいち早く取り入れて実践し、患者さんにより負担の少ない手術を日々心がけています。また、薬物療法では、標準治療（現在の最先端の治療）を目の前の患者さんに提供することを第一に、世界規模の臨床試験にも数多く参加して、いち早く新規薬剤を日本の患者さんに届ける使命を痛感しながら診療を行っています。再発治療から緩和医療では、患者さんの個々の事情に合わせて、院内の乳がんチームが多方面のサポートをさせていただいています。乳腺科の部長として、東海地区の乳がん治療の要として、日本のオピニオンリーダーとして、世界の乳がん治療を動かす一人として、『患者さんによりよい医療を提供するためには、我々医療者が心身ともに健康であれ』を部のスローガンにして、常にチームの柱として診療を行っています。

入院手術実績年度推移	愛知県がんセンター　乳腺科部　原発性乳がんの手術および予防的手術				
	手術	2018年	2019年	2020年	2021年
	乳房部分切除術	127	127	128	109
	乳房切除術（再建なし）	166	234	226	207
	乳房切除術＋同時再建	121	94	78	107
	合計	414	455	432	423
	予防的乳房切除術	2	0	5	24

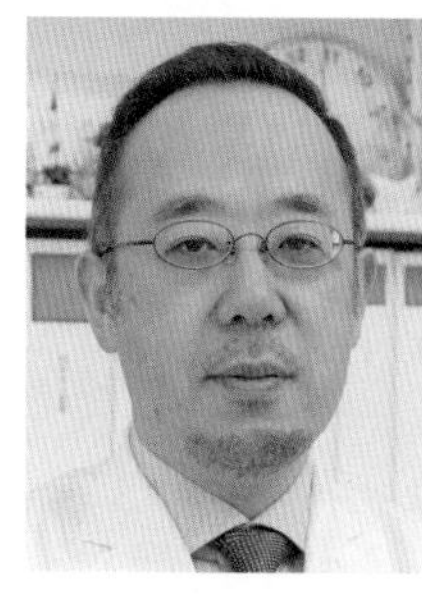

佐治 重衡　さじ しげひら

福島県立医科大学附属病院　腫瘍内科
（電話）024-547-1111　福島県福島市光が丘 1

乳がんの診療
固形がんの薬物療法に関するコンサルテーション

●がん薬物療法専門医、乳腺専門医

得意分野・診療案内

乳がんに対する、抗がん剤治療、分子標的治療、ホルモン療法などの治療の実施と、その選択や必要性に関しての治療相談（セカンドオピニオン含め）を行っています。大学病院では、まだ世の中に出ていない新薬の治験（臨床試験）も常に多数行っており、たくさんの患者さんに参加していただいています。星総合病院（郡山市）、北福島医療センター（福島市）、竹田総合病院（会津若松市）、東北公済病院（仙台市）といった、地域のいくつかの病院で化学療法外来をしており、他にどんな治療の選択があるのか、副作用をどうコントロールしたらよいか、新薬を使用できる可能性はないかなどの御相談を受けています。

診療ポリシー・患者さんへのメッセージ

私も 15 年前までは乳腺外科医として診断から手術、抗がん剤治療の全般に関わってきました。しかし、がん診療における診断・治療技術や、選択と決定に必要な知識はどんどん高度かつ複雑になってきており、1 人の先生がすべてを高いレベルで理解し実施していくことは難しくなってきました。
現在は、乳がんを専門とする腫瘍内科医として、より適切な薬物治療を患者さんに受けていただけるように診療活動を行うとともに、外科、放射線治療科、緩和ケア科、がんゲノム医療診療部、遺伝診療部といった治療に関わる各診療チームと、また看護師、薬剤師、がん相談員、ソーシャルワーカー、ピアサポーターさんなどの様々な立場のかたと協働して、がんになっても普通に仕事をして、普通に暮らして、普通に遊びにいったり趣味を楽しめる、そんな医療を目指しています。

治療実績	個人　年間総治療数　＝新規受診・治療開始患者数として約 30 名 / 年
	2022 年に開始した新規企業治験件数 4 件 2021 年に開始した新規企業治験件数 4 件 2020 年に開始した新規企業治験件数 4 件
業績	「乳癌診療ガイドライン ①治療編、②疫学・診断編　2022 年版」と、「患者さんのための乳がん診療ガイドライン 2023 年版」を日本乳癌学会の診療ガイドライン委員会委員長として出版しました。英文原著論文 150 報。

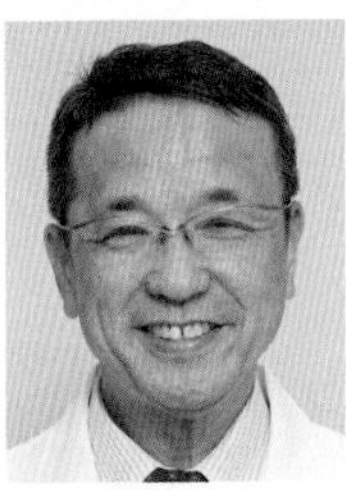

高橋 將人　たかはし まさと

北海道大学病院　乳腺外科
(電話) 011-716-1161　北海道札幌市北区北 14 条西 5

乳腺疾患、乳がん

●外科専門医、乳腺専門医

診療内容・患者さんへのメッセージ

北海道大学病院乳腺外科は、全道の医師から治療に難渋する患者さんのご相談を受け推薦する治療法などを提示しています。私は北海道がんセンターから異動し、2022 年 1 月より教授として就任いたしました。2021 年までは年間 70 例ほどの乳がん手術症例数でしたが、私が着任した 2022 年は 120 例となり 1.5 倍以上手術症例が増加しました。私個人的には、これまで 1,500 例以上の手術実績があります。化学療法や分子標的療法をふくめた薬物療法については、術後および転移再発とも北海道がんセンターおよび北海道大学病院では乳腺外科が主体として行っており、私は国際共同試験をふくめて 20 以上の治験に責任医師として携わってきました。大学病院というと若手医師にモルモット的に扱われるとご心配する声を聞きますが、実際には教授または上級医がすべて目が届く治療をしています。倫理的にも厳しく対応しており、患者さんが明らかに不利益を受けるような扱いをうけることは決してありません。北海道大学病院乳腺外科は、標準的かつ最先端の治療選択がある施設であると自負しています。

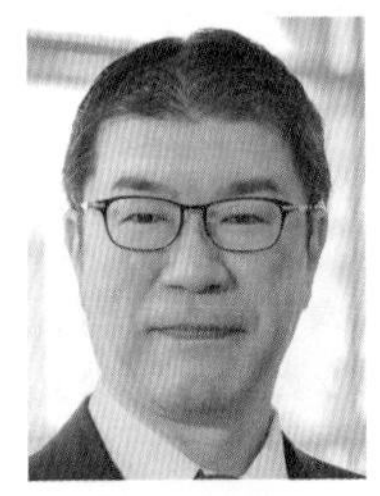

増田 慎三　ますだ のりかず

名古屋大学医学部附属病院　乳腺・内分泌外科
(電話) 052-741-2111　愛知県名古屋市昭和区鶴舞町 65

乳がん（診断、外科治療、薬物療法、開発治験・臨床試験）、乳腺良性疾患

●乳腺専門医、外科専門医

診療内容・患者さんへのメッセージ

「乳がん 100% 治癒をめざした診療と研究」をスローガンに、精密検査(早期発見)から、手術・薬物療法などの治療、再発乳がんのケアなど幅広い各分野の専門性の統合をリードします。名大病院では、初発乳がんの年間症例数は約 250 例、チーム医療体制の元、その全症例の診断・治療カンファレンスを統括しています。約 25 年間、乳腺診療一筋で 4,000 人超の患者さんとの出会い、専門診療の多くの経験の学びを基盤に、最新かつ質の高い一人一人に適した“個別化診療”の実践に心がけています。標準治療はもとより、さらにより良い、有望な治療をいち早く患者さんに還元したいとの願いで、新規治療開発治験や臨床試験の推進にも力を入れています。手術では、個々の乳房形態、がんの進展、希望を総合的に判断し、きれいな乳房を残す部分切除術から、形成外科との協働により乳房再建も含め最適な術式を提案します。腋窩リンパ節郭清や放射線治療についても、一律なガイドラインの適応ではなく、がんの個性をミクロレベルで見極め、患者さんと一緒に考えながら個々がもつ治癒力を最大限に引き出せるような支援をめざしています。

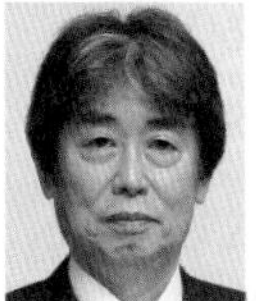

石田 孝宣 いしだ たかのり

東北大学病院 乳腺・内分泌グループ
(電話) 022-717-7000
宮城県仙台市青葉区星陵町 1-1
●外科専門医、乳腺専門医

診療内容

乳腺悪性疾患 (乳がん、悪性葉状腫瘍、肉腫、悪性リンパ腫など)、乳腺良性疾患 (乳腺良性腫瘍〔線維腺腫、乳頭腫など〕、乳腺炎、乳腺膿瘍など)

当科は乳腺診療を専門とし、乳腺専門医8名が高度な医療にあたっており、日本専門医機構基幹施設、日本乳癌学会認定施設に認定されています。診療は、3次元マンモグラフィやMRIガイド下生検等を導入し、精密な診断に努めています。年間の乳がん手術数は 200 例を超え、乳房温存手術では整容性と根治性を追求した手術法を開発し、実施総数は 1,800 例以上です。乳房や卵巣の予防切除を始めとする遺伝医療や人工物・自家組織を用いた乳房再建にも積極的に取り組んでいます。薬物療法では、ガイドラインに沿った標準治療を基本とし、市販される前の新規治療薬の臨床試験にも多数参加しています。私は当院でのこれらの医療を統括し、質の高い医療の提供に全力を挙げています。

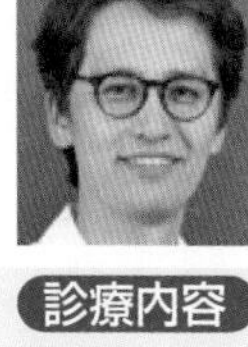

相良 安昭 さがら やすあき

相良病院 乳腺診療
(電話) 099-224-1800
鹿児島県鹿児島市松原町 3-31
●乳腺専門医

診療内容

乳がん

当院の2021年の乳がん手術症例数は727例。乳がんの標準手術とされる乳房温存術は、当院の手術の約6割を占め高い温存率を保っています。乳房全摘術が必要な方は、乳腺外科医と形成外科医の連携による乳房再建が可能で、多職種がチームとなり、患者さんの心と身体の負担軽減に努めています。
また、放射線診断専門医が手術前の正確な画像診断を、病理専門医がセンチネルリンパ節生検や断端検索などの術中迅速検査を正確に行うことで、乳腺外科医ははじめて患者さんに最善の手術を行うことが出来ます。この結果、切除部位を最小限に抑え、乳房の整容性を保つことが可能となり、リンパ浮腫などの合併症も軽減できます。
こころとからだに負担の少ない手術を目指しています。

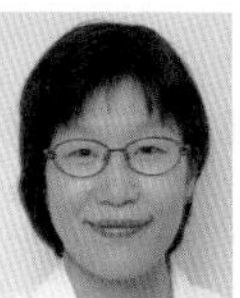

明石 定子 あかし さだこ

東京女子医科大学病院　乳腺外科
(電話) 03-3353-8111
東京都新宿区河田町 8-1
●外科専門医、乳腺外科専門医

診療内容

乳がん

患者さんに寄り添う治療に定評をいただき、これまで 3,000 人以上の乳がん患者さんの治療を行ってきました。乳がんの手術治療を中心に、薬物治療、放射線治療含めた、集学的治療を行っています。抗がん剤投与時の頭皮冷却装置による脱毛予防、自家組織再建を含めた乳房再建などの対応も可能です。また、遺伝性乳がんのマネージメント、挙児のご希望のある若い患者さんに対しての妊孕性温存、などにも力を入れています。乳がん看護認定看護師とも連携を取りながら、ブレストセンターによるチーム医療で全人的な医療の提供を目指しています。日本人女性の9人に1人が罹患するため、とても身近な疾患となっています。早期発見すれば9割以上治癒する疾患ですし、治療法は日々進化していますので、進行していたり、再発してしまっても、日常生活を継続することも可能です。

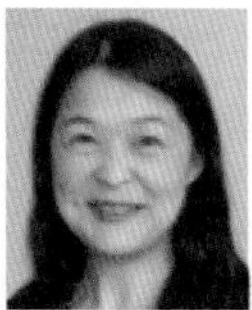

坂東 裕子 ばんどう ひろこ

筑波大学附属病院 乳腺・甲状腺・内分泌外科
(電話) 029-853-7668
茨城県つくば市天久保 2-1-1
●外科専門医、乳腺外科専門医

診療内容

乳腺疾患 (良性、悪性)、外科療法、薬物療法

私たちは、乳がんをはじめ、乳腺の良性腫瘍、乳腺症、乳腺炎など、乳腺に関する疾患全般について診療を行っています。乳腺良性疾患に対しては、治療をしたほうがよいもの、しなくてもよいもの、経過観察が必要なもの、必要ないものを、しっかりと鑑別し、適切な対処を行います。乳がんは日本人女性では 10 人に 1 人がなると言われています。乳がんと診断された場合、ご本人はもとより、ご家族の方々は大変なおどろき、悲しみや不安を感じられることでしょう。乳がんは早期発見によって 90% 以上が治せる病気です。また、早期ではなくても外科治療、薬物療法、放射線治療などの集学的治療によって治る、あるいは長期生存を期待できるがんです。私たちは乳がん診療の専門家として検査や治療方法についてさまざまな技術を磨き、一人一人に応じた診療を行ってまいります。

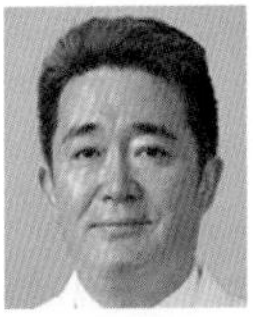

福間 英祐 ふくま えいすけ

亀田総合病院 乳腺科
(電話) 04-7092-2211
千葉県鴨川市東町 929
●乳腺専門医

診療内容

乳がん治療、乳腺内視鏡下手術、乳腺画像診断、凍結療法

当院では、がんの根治を第一に可能な限り創を最小限にする治療（検査・手術・再建）を行っています。当院の全乳がん治療の8割以上が内視鏡手術（温存療法・全摘出術）です。小乳がんに対する切らない治療（非切除凍結療法）を世界に先駆け開始し、16年間で500例の経験から乳房温存術と同等の結果を得ています。非切除凍結療法は局所麻酔下の日帰り手術で対応するため体への負担は最小限で、整容性も良好です。当科では2022年4月に日本で初めての乳房に対するロボット手術を行いました。下着で隠れる脇のやや下の3.5-4cmの創部1つから、乳腺の全摘と、インプラントによる同時再建を行うものです。2021年度実績は、乳腺科手術件数804件（病院：759件／クリニック45件）でした。

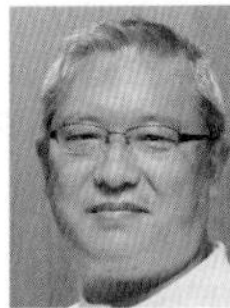

有賀 智之 あるが ともゆき

東京都立駒込病院 外科（乳腺）
(電話) 03-3823-2101
東京都文京区本駒込 3-18-22
●外科専門医、乳腺外科専門医

診療内容

乳がん、乳房腫瘍（葉状腫瘍・乳管内乳頭腫等）、遺伝性乳がん卵巣がん症候群（HBOC）

乳がんの診療にかかわる診断、手術、薬物療法、遺伝子診断を行っています。治療において必要となるオプションを必要な時にタイムリーに提供できるよう心掛けています。診療科の10人のスタッフはいずれも乳腺専門医であり、更にすべての症例をカンファレンスで検討することにより診療の質の維持を図っています。遺伝子診療科も併任し遺伝性乳がん卵巣がん症候群やゲノム医療も積極的に提供しています。新規薬剤の治験や様々な臨床試験、患者申し出療養制度に基づいた乳がんラジオ波焼灼治療にも取り組んでいます。2022年は年間480例の乳がん手術、100件を超える遺伝子検査も行いました。乳がんには次々と新しい検査や治療が開発されています。最新の科学の力と私たちの経験で乳がんに立ち向かいましょう。

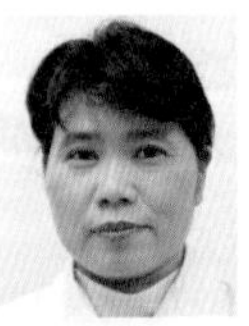

徳永 えり子 とくなが えりこ

九州がんセンター 乳腺科
(電話) 092-541-3231
福岡県福岡市南区野多目 3-1-1
●外科専門医、乳腺専門医

診療内容

乳腺疾患全般

当科の原発性乳がんの手術症例数は年間約350例です。乳がんの手術は乳房全切除と乳房部分切除術の大きく2つに分けられます。進行度や大きさなど、がんの状況と、患者さんの希望とを十分に考慮して決定しています。乳がんの治療はがん医療の中でも最も個別化治療（一人ひとりの患者さんの状況に応じて最善と思われる治療を行うこと）が進んでいる分野です。進行度や乳がんの性質に応じて適切に治療することで、再発率は低下し、生存率は向上してきています。また、再発・転移乳がんに対しても、これまでの多くのエビデンスに基づき、また、患者さんの希望やおかれた状況も十分に吟味しながら、最善の治療を実践するよう心掛けております。診療実績（2021年）：原発乳がん切除術376、乳腺良性腫瘍摘出手術12、再発乳がん切除術16、乳房再建術9ほか

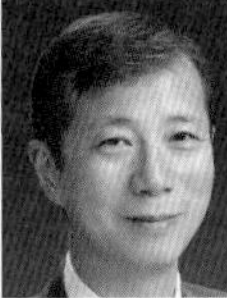

千島 隆司 ちしま たかし

昭和大学横浜市北部病院 乳腺外科
(電話) 045-949-7000
神奈川県横浜市都筑区茅ヶ崎中央 35-1
●外科専門医、乳腺専門医

診療内容

乳がん（早期および進行・再発乳がんの手術・薬物療法）、良性疾患（乳腺症、線維腺腫、葉状腫瘍、乳腺炎、女性化乳房症など）、乳がん検診

私がめざす乳がん診療は、辛い治療の中でも患者さんとその家族がいつも笑顔でいられるような、安心と信頼を感じてもらえる医療です。①エビデンスやガイドラインに基づいた良質な医療、②重大な副作用や事故を予防するための安全対策、③今の生活を守りながら安心して治療を受けてもらうための患者支援を三本柱として日々の診療に取り組んでいます。現在、85%の乳がん患者さんは病気を克服して「もとの人生」へ戻ることができるようになりました。これからは「がんが治った後の生活」も視野に、患者さんと医療者が一緒に治療計画を立てていく必要があります。当院では医師、看護師、薬剤師をはじめ、各分野の専門家が緊密に連携しながら「患者中心の医療」を実現しています。

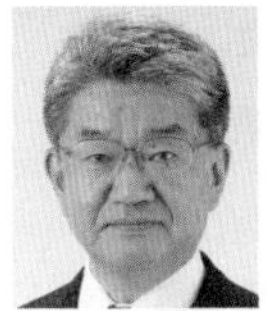

井本 滋 いもと しげる

杏林大学医学部付属病院 乳腺外科
（電話）0422-47-5511
東京都三鷹市新川 6-20-2
●外科専門医、乳腺専門医

診療内容

乳がん、乳腺良性疾患

乳がんの病期とその特性に応じた治療の個別化を進め、多摩地区における乳がん診療の中核病院を目指しています。入院診療の実績（2021年度）：初発乳がん 184 例内、温存術 33、全摘術 135、乳房再建 49、センチネルリンパ節生検 167 ほか。乳がんが疑われた場合は、マンモグラフィ、超音波、MRI などの画像診断を行います。針生検などの病理組織診断に基づいて乳房再建を含む手術療法や薬物療法が選択されます。画像診断でリンパ節転移を認めない場合はセンチネルリンパ節生検によって腋窩リンパ節郭清の有無を決定。手術後は最終的な病理組織診断に基づいて補助的な薬物療法や放射線療法を行います。進行再発乳がんでは、病状に応じた治療を進めていく一方で症状緩和のための対症療法と精神的なケアを行い、なるべく長く質の高い生活が保たれるように努めていきます。

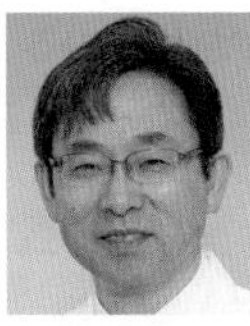

中山 貴寛 なかやま たかひろ

大阪国際がんセンター 乳腺・内分泌外科
（電話）06-6945-1181
大阪府大阪市中央区大手前 3-1-69
●外科専門医、乳腺専門医

診療内容

乳がん

当院の乳がん手術件数は 2014 年より急速に増加しており、初発乳がん手術は 2021 年から 500 件を超え、2022 年には総手術件数は 600 件を超えました。当院では、根治性はもちろんのこと、整容性にも配慮し、積極的に乳房温存療法や乳房再建術を実施しています。その結果、およそ 6 割の患者さんが乳房の形状を残すことができています。手術の創もできるだけ小さく目立たないように工夫をしています。また、より創が目立たないように、小さな創で行う内視鏡を用いた手術も実施しています。乳房再建ではシリコンインプラント、背中の筋肉と脂肪（広背筋皮弁）、下腹部の脂肪（下腹壁動脈穿通枝皮弁）など、患者さんのライフスタイルや希望に合わせていろいろな方法で再建を行っています。症例数（2022 年）：乳房切除 187、乳房部分切除 284 他

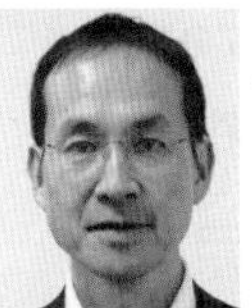

上野 貴之 うえの たかゆき

がん研有明病院 乳腺センター
（電話）03-3520-0111
東京都江東区有明 3-8-31
●外科専門医、乳腺専門医

診療内容

乳がん・葉状腫瘍・血管肉腫などの乳腺疾患

年間 1,200 例以上の乳がんの患者さんを指導管理しながら手術・治療を行っています。乳がんの特徴のみでなく、患者さんの体質や生活スタイルをよく確認し、患者さんやご家族の考えをよく聞いたうえで手術や薬物療法を個々人に合わせて使用し治療します。乳腺センターの他、画像診断センターや放射線治療部、形成外科、臨床遺伝医療部、婦人科、病理部、リンパケア室と連携をとりチーム医療を実践しています。治療後もできるだけ早く、より良い生活に戻れるように、本人らしい生活ができることを目指した治療を行っています。ゲノム診療も積極的に取り入れ、最先端の医療を届けられるよう、ゲノム診療部や臨床遺伝医療部と定期的なミーティングを行いながら連携して診察しています。乳がんや乳房疾患についてのセカンドオピニオン外来を年間 150 例程度施行しています。

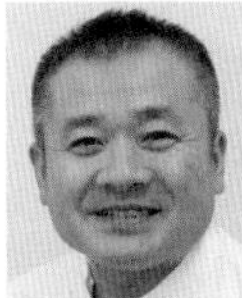

大谷 彰一郎 おおたに しょういちろう

大谷しょういちろう乳腺クリニック
（電話）082-211-0222
広島県広島市中区八丁堀 4-18 1F
●外科、乳腺外科、腫瘍内科専門医

診療内容

原発性乳がん、転移性・再発性乳がん、良性乳腺疾患（乳腺症、線維腺腫、乳腺炎、嚢胞、乳管内乳頭腫など）

当クリニックの vison「どんな不安も解決し、にっこり笑顔になれる　あたたかいクリニックを目指します」を目標に患者さんに最適な治療と正確な診断を心がけています。世界一のがんセンターである MD アンダーソンがんセンター留学経験と乳がん診療ガイドライン作成委員長の経験を基にエビデンスに沿った治療、病状に最適な治療を提供しています。YouTube による乳腺炎から乳がんまでの分かりやすい院長の動画解説とオンライン診療を用いたセカンドオピニオンも行っています。乳腺外科医では全国で数名しかいない、がん薬物療法専門医・指導医も有しており、漢方なども駆使した乳がん治療の副作用マネージメントにも力を注いで患者さんの QOL 向上に寄与しています。

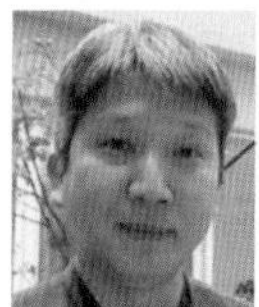

及川 将弘　おいかわ まさひろ

及川病院 乳腺外科
（電話）092-522-5411
福岡県福岡市中央区平尾 2-21-16
●乳腺外科専門医

診療内容

乳がんに関する検診から診断、初期治療及び再発治療、緩和ケアまでのトータル医療

腫瘍内科を含む多職種のチームで会議を行い、最新のエビデンスに基づいたベストな治療法をお勧めします。患者さんの価値観、ライフスタイルを大切にし、よく話し合いながら治療方針を一緒に決めていく様に心がけています。遺伝性乳がんのカウンセリング・検査、治療前の妊孕性温存、術後のリンパ浮腫外来などの、サバイバーシップにも積極的に取り組んでいます。また、薬物療法の決定には多遺伝子アッセイなどの最新の技術も活用しています。乳がん患者さんが、以前と変わらない日常生活を送れること、転移再発してしまったとしても、なるべく長くその人らしい生活が送れることが、私の乳腺外科医としての喜びです。
原発性乳がん手術件数（個人）115 例 /114 例 /128 例 (2020 年 /2021 年 /2022 年）

笠原 善郎　かさはら よしお

福井県済生会病院 乳腺外科
（電話）0776-23-1111
福井県福井市和田中町舟橋 7-1
●外科専門医、乳腺専門医

診療内容

乳がんの外科治療、画像診断

現在の乳がんの治療は手術治療と予防治療の 2 本立てからなり、その人に応じた治療法を選んでいく必要があります。乳がんの手術には大きく 2 種類あります。乳房全摘術：がんの大きさが 3 ～ 4cm を超える進行した乳がんにのみ行われています。乳房温存手術：がんの大きさが 3cm 程度以下の比較的早期の乳がんに施行され、現在はこの手術が半数以上を占めています。乳がんでは術後 5 年以降の再発もちらほら見られ、発育ののんびりしたがん、長く付き合わねばならないがんともいえます。
乳がん術後の再発予防の治療は、[1] 抗がん剤による治療と、[2] ホルモン剤による治療に大きく分けられ、切除したがんの性格やリンパ節転移の程度などを参考に、これらを組み合わせてやっていきます。乳がんに対する再発予防は、確実に効果を示します。

乳がんは早期に見つければ…

がんにはさまざまな種類があり、治りやすいがんも治りにくいがんもあります。多くの乳がんは、治りやすいがんの部類に入ります。かかる人の率に比べて、死亡率が低いのです。ステージⅠでは５年生存率は 98％以上あり、10 年生存率も 90％以上あります。命を救うだけではなく、乳房温存術が普及し、乳房の再建もがんの切除とセットで計画されます。
セルフチェックで「もしかしたら…」と思ったら、すぐに受診しましょう。リンパ節が近いため、転移しやすいがんでもあります。

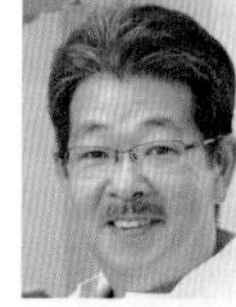

谷野 裕一　たにの ひろかず

公立那賀病院 乳腺外科
（電話）0736-77-2019
和歌山県紀の川市打田 1282
●乳腺専門医

診療内容

乳がん、特にトリプルネガティブ乳がん

2023 年 4 月から公立那賀病院乳腺外科　非常勤医師（週 1 日、午前診察、午後手術）をしています。がんは手術で治る人が多いので、外科医として手術で直せる患者さんを救うために必死で努力しました。しかし、それだけでは防ぎきれないがんもあります。がんを治すために、教授になって創薬の研究のラボを自分でも持ちたいと思い、努力しました。今も、製薬メーカーと神戸大学乳腺外科の研究室との共同研究で創薬の研究を続けています。一方で、患者さんが楽しく暮らせるようにしたいと思っています。和歌山では 2010 年に NPO 法人いきいき和歌山がんサポートを設立し、がん患者さんががん患者さんを助ける仕組みを作ってきました。2023 年からは YouTube、オンラインセカンドオピニオンを開始。これからもがん患者さんのために貢献できたらと思っています。

長年活躍し多大な功績がある名医

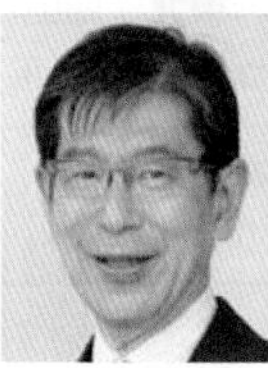

大野 真司 おおの しんじ **相良病院 乳腺診療**

●乳腺専門医（電話）099-224-1800　鹿児島県鹿児島市松原町 3-31

国内トップの乳がん症例数で、多職種とのチーム医療によるケア・全人的医療にも力を注ぐ。転移再発乳がん治療のスペシャリスト。

長年活躍し多大な功績がある名医

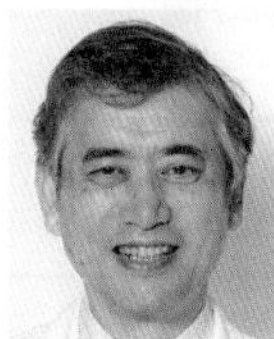

中村 清吾 なかむら せいご **昭和大学病院 乳腺外科 ブレストセンター**

●乳腺専門医（電話）03-3784-8000　東京都品川区旗の台 1-5-8

乳がん治療におけるチーム医療の重要性を日本に導入し、乳がんゲノム医療の指導的立場。セカンドオピニオンを受診できる。完全予約制。要紹介状。

乳がんのセルフチェックに最適なタイミング

乳がんは唯一、「自分でも見つけられるがん」です。
乳がんのセルフチェックは、生理がある方の場合、月に一度、出血が 終わって４～７日後に行います。習慣的に自分のお乳の触り心地を覚えておき、何か変わったら、迷わず専門医の診察を受けましょう。

①まずは鏡の前で腕を上げ下げして、ひきつりなどの異常がないかを目でチェックします。
②次に仰向けに寝て、指でつまむのではなく４本の指をそろえ、指の腹で軽く圧すようにして、しこり（硬い部分）がないかどうか、まんべんなく触れます。
③最後に乳首をつまみ、分泌液がないかチェック。

乳がんの危険因子は、以下の通りです。

1. 40 歳以上　2. 未婚の人　3. 高齢出産の人（出産をしていない人）
4. 初潮が早く、閉経が遅い人　5. 肥満の人（閉経後）
6. 血縁者に乳がんになった人がいる
7. 良性の乳腺疾患になったことがある　8. 一度乳がんになったことがある
9. 閉経後ホルモン補充療法・経口避妊薬使用の経験がある

有益情報

ランキング医師の病院は遠くて行けないという患者さんのための、北海道、東北、四国、九州を中心とする準名医情報です。ランキングとは別です。ご参考になさってください。

東北	**鈴木 真彦** すずき まさひこ （電話）0237-42-2111	**北村山公立病院 乳腺外科** 山形県東根市温泉町 2-15-1	●乳腺専門医
東北	**長谷川 善枝** はせがわ よしえ （電話）0178-72-5111	**八戸市立市民病院 乳腺外科** 青森県八戸市田向 3-1-1	●乳腺専門医
四国	**川口 英俊** かわぐち ひでとし （電話）089-924-1111	**松山赤十字病院 乳腺外科** 愛媛県松山市文京町 1	●乳腺専門医
四国	**青儀 健二郎** あおぎ けんじろう （電話）089-999-1111	**四国がんセンター 乳腺外科** 愛媛県松山市南梅本町甲 160	●乳腺専門医
九州	**渡邉 良二** わたなべ りょうじ （電話）092-322-3631	**糸島医師会病院 乳腺センター** 福岡県糸島市浦志 532-1	●乳腺専門医
九州	**山本 豊** やまもと ゆたか （電話）096-344-2111	**熊本大学病院 乳腺・内分泌外科** 熊本県熊本市中央区本荘 1-1-1	●乳腺専門医
九州	**田中 眞紀** たなか まき （電話）0942-33-1211	**久留米総合病院 乳腺外科** 福岡県久留米市櫛原町 21	●乳腺専門医
九州	**久芳 さやか** くば さやか （電話）095-819-7200	**長崎大学病院 乳腺・内分泌外科** 長崎県長崎市坂本 1-7-1	●乳腺専門医
その他	**齊藤 光江** さいとう みつえ （電話）03-3813-3111	**順天堂大学医学部附属順天堂医院 乳腺科** 東京都文京区本郷 3-1-3	●乳腺専門医
その他	**髙田 正泰** たかだ まさひろ （電話）075-751-3111	**京都大学医学部附属病院 乳腺外科** 京都府京都市左京区聖護院川原町 54	●乳腺専門医
その他	**水谷 三浩** みずたに みつひろ （電話）0566-77-5211	**三河乳がんクリニック** 愛知県安城市篠目町肥田 39-6	●乳腺専門医
その他	**三好 康雄** みよし やすお （電話）0798-45-6111	**兵庫医科大学病院 乳腺・内分泌外科** 兵庫県西宮市武庫川町 1-1	●乳腺専門医

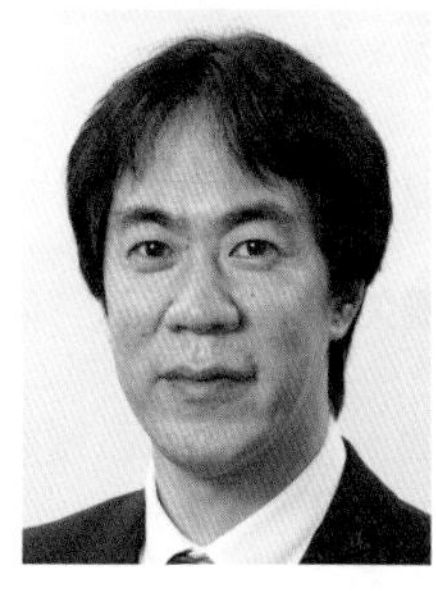

佐武 利彦　さたけ としひこ

①富山大学附属病院　形成再建外科・美容外科
（電話）076-434-2281　富山県富山市杉谷 2630
②ララ・ブレスト・リコンストラクション・クリニック横浜
（電話）045-228-8172　神奈川県横浜市中区尾上町 3-28 9F

乳がん、乳がん術後、外傷、熱傷、乳房低形成、乳房欠損、漏斗胸、鳩胸などの先天性胸郭異常、性別不和（性同一性障害）

●形成外科専門医、外科専門医

得意分野・診療案内

乳房再建では、乳がんの根治性と整容性の両立をめざして、乳がん先端治療・乳房再建センターでチーム医療を行います。乳房再建は、術後の二次再建だけでなく、乳がん手術と同時に行う一次再建、遺伝性乳がん卵巣がん症候群（HBOC）の患者さんでは、リスク低減乳房切除術も同時に行い、両側乳房の一期的再建も選択することができます。自家組織再建では、リンパ浮腫例ではリンパ節移植、乳房切除後疼痛症候群では神経再生誘導術を併設して、機能的再建も行います。

診療ポリシー・患者さんへのメッセージ

乳がん術後の乳房再建では、自家の組織移植（穿通枝皮弁、脂肪注入）を専門に行っています。脂肪を用いて「温かく柔らかく自然な大きさと形を有する乳房」の再建、また皮弁採取部では筋体を温存し術前と変わらない運動機能を維持し、脂肪注入時の脂肪吸引では痩身効果やボディーラインの見た目の美しさ、痩身効果が得られるようにします。穿通枝皮弁では、患者さんのご希望、乳房の大きさと形、体型により下腹部、大腿部、殿部、腰部、鼡径部、季肋部、側胸部、健側乳房からの組織移植を行います。脂肪注入では、傷痕が目立たず、柔らかく、対称性、安全な乳房再建をめざして、純脂肪、コンデンスリッチ脂肪での注入を行います。また最近では、移植脂肪の生着率の向上を目指して、培養脂肪幹細胞を付加した脂肪注入も多く行っています。

	当科 年間総治療数：241 件	当科 過去 3 年間総治療数：552 件
手術・治療実績・コメント	自家組織（遊離穿通枝皮弁）による乳房再建　90 件	同左　220 件
	脂肪注入による乳房再建（培養脂肪幹細胞を含む）　69 件	同左　148 件
	人工物（組織拡張術・シリコンインプラント）による乳房再建　27 件	同左　64 件
	乳頭乳輪再建術　55 件	同左　120 件
	一人一人の患者さんのご希望、疾患治療、身体状況、基礎疾患などを配慮し、問題の解決につながる治療の提供を心がけています。ご自身のご希望、お悩みなどを遠慮せずお伝えください。一生懸命、対応させていただきます。	
業績	著書（英文 1 編、和文 35 編）、原著論文（英文 35 編、和文 42 編）、総説（和文 21 編） 学会（国際 56 回、シンポジウム・パネル 120 回）、招聘講演 65 回	

乳がん／乳房再建

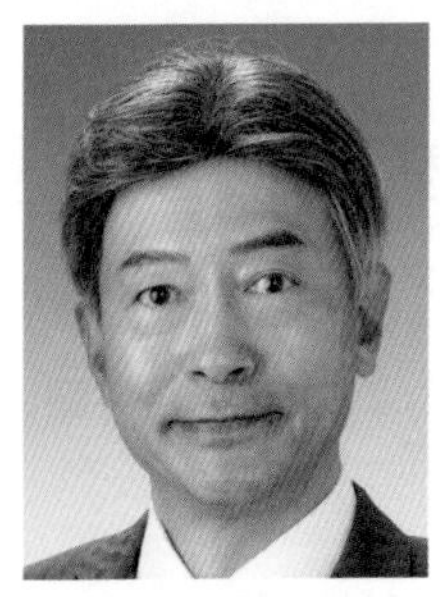

矢野 健二　やの けんじ

大阪ブレストクリニック　乳腺形成外科
（電話）06-6465-4108　大阪府大阪市福島区大開 1-13-8

乳がん術後の乳房欠損や乳房変形、乳頭乳輪欠損

●形成外科専門医

得意分野・診療案内

乳がん術後の乳房再建を得意分野として日々診療を行っています。私は過去 19 年間（1994-2022 年）で 3,026 件の乳房再建手術を行いました。当院は乳がん専門病院ですが、2021 年乳がん手術症例数は 779 例で全国 4 位でした。乳房全摘手術を受けた患者さんの約半数が乳房再建を希望しています。乳がん手術と同時にエキスパンダーを大胸筋下に挿入して前胸部の組織を伸展させます。そして、半年後にエキスパンダーをインプラントと入れ替えて乳房を再建します。乳がん手術と同時に再建を行う一次再建を主に行っていますが、乳がん手術後 1 年以上期間を空けて行う二次再建も希望があれば行っています。

診療ポリシー・患者さんへのメッセージ

一次再建は乳がん手術に引き続いて同時に行うため乳腺外科医との連携が大変重要となります。そのため私はベストな乳房再建を行うために乳腺外科医と密に連絡を取りながら手術を行っています。乳がん切除術は大きく分けて乳房全摘術、皮下乳腺全摘術、乳房部分切除術があり、患者さんの乳房の大きさや形も様々です。そこで、それぞれの患者さんの乳がん術式や乳房形態に応じたオーダーメイド再建が必要になってきます。私はできるだけ患者さんの要望に沿った再建を目指し、必要に応じて健側の乳房も改善するような手術を提案していきたいと考えています。

	個人 年間総治療数：208 件（2022 年）		個人 累計再建手術数：3,026 件（1994-2022 年） 過去 5 年間の総治療数：882 件	
手術・治療実績・コメント	当院乳がん手術症例数	778 件	当院乳がん手術症例数	3,579 件
	一次二期エキスパンダー挿入	99 件	一次二期エキスパンダー挿入	413 件
	一次二期インプラント挿入	96 件	一次二期インプラント挿入	373 件
	二次二期エキスパンダー挿入	6 件	二次二期エキスパンダー挿入	46 件
	二次二期インプラント挿入	6 件	二次二期インプラント挿入	48 件
	二次一期インプラント挿入	1 件	二次一期インプラント挿入	2 件
	乳がん治療が最優先であり、乳房再建は根治性を損なってまで行う手術ではありません。乳腺外科医の治療方針を遵守しながら、最善の乳房再建法を提供したいと考えています。特に従来困難とされた下垂乳房の再建も新しい方法を開発し実践しています。			
業績等	招聘講演会は韓国や台湾など海外や国内で多数行いました。英語原著論文は約 100 編あります。著書は、乳がん術後一期的乳房再建術（単著）など多数あります。			

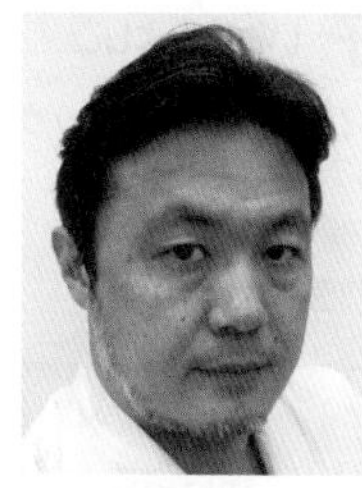

寺尾 保信　てらお やすのぶ

東京都立駒込病院　形成再建外科
（電話）03-3823-2101　東京都文京区本駒込 3-18-22

乳房再建、頭頸部再建、四肢再建、皮膚および皮下組織の良性腫瘍、ケロイド、顔面骨折

●形成外科専門医

診療内容・患者さんへのメッセージ

【乳房再建】患者さんのニーズや乳房の状態に合わせて、人工物（シリコンインプラント）と自家組織移植（腹部、背部 160 件（人工物 70 件、自家組織 90 件）です。最近では遺伝性乳がん卵巣がん症候群の患者さんに対する予防切除後の再建も増えつつあります。乳房を再建する理由や乳房に求めるものは患者さんそれぞれです。ご希望や生活背景、ご事情などを伺いながら、最適な再建を一緒に考えていきます。術後は長期的に経過を観察し、メンテナンス手術も行っています。

【頭頚部再建】頭頚部がんの切除手術では、食事や会話に障害が生じ、顔貌に変形を残す場合もあります。頭頚部再建は嚥下機能や構音機能、顔貌を再建することで、術後もその人らしく生活していただくための治療です。手術件数は年間約 50 件（舌、上顎、下顎、咽頭、鼻、顔面神経など）で、皮膚や脂肪、骨、筋肉などの移植によって再建を行っています。その他、体幹や四肢の再建、再建後の修正術、良性腫瘍の切除など、科の年間総手術件数は全身麻酔約 450 件、局所麻酔約 400 件になります。

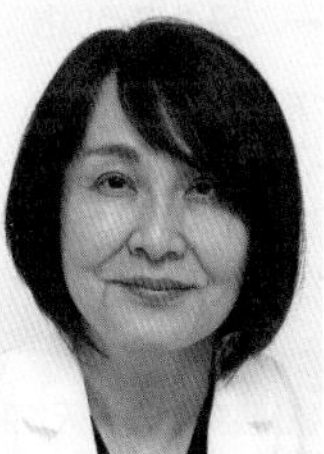

矢永 博子　やなが ひろこ

Yanaga CLinic（矢永クリニック）形成外科
（電話）092-737-1177　福岡県福岡市中央区天神 1-2-12 3F

乳がん術後の乳房 / 乳輪乳頭再建、乳房に関する手術、陥没乳頭、眼瞼下垂、再生医療（皮膚、軟骨、脂肪等）、形成外科一般の診療

●形成外科専門医

診療内容・患者さんへのメッセージ

2022 年の年間総外来患者数は約 5,921 件で、うち治療件数は 928 例になります。手術件数は 436 例でうち全身麻酔は 334 例で、局所麻酔 102 例です。

専門的に行っているのは乳房再建と再生医療（皮膚、軟骨、脂肪、線維芽細胞、PRP 療法）です。乳房乳頭乳輪再建は開院後 2001 年 7 月から 2022 年 7 月の間に 5,188 例の再建を行って来ました。2022 年は 205 例行いました。新しい乳房再建法として 2009 年から再生医療である自家培養脂肪細胞移植を 105 例行い、良好な結果を得ています。乳房温存、放射線照射後症例にも適応しています。再生医療は 2015 年から厚労省の再生医療提供施設として承認を受け、859 例の治療を行ってきました。2022 年の実績は 57 例です。これまで治療ができなかった術後の傷あと、白斑、重度にきびあとへの培養表皮移植、乳房再建への培養脂肪移植、鼻、小耳症への培養軟骨移植、抗加齢治療として培養線維芽細胞注入や PRP 注入を行っています。 その他、顔の外傷、傷あと、生まれつきの体の変形、口唇裂術後変形、アザ、ホクロ、眼瞼下垂、陥没乳頭などを診療しています。

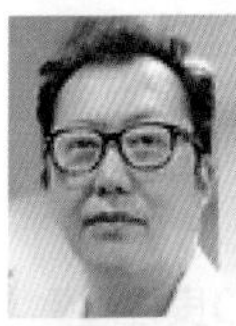

矢島 和宜 やじまかずよし

蘇春堂形成外科
(電話) 011-222-7681
北海道札幌市中央区南 1 条西 4-2F
●形成外科専門医

診療内容

乳房再建

対称性や曲面の美しさがアイデンティティそのものの再現とも言える乳房再建は、形成外科の中でも極めて特殊なジャンルの一つであり、常に高い精度で形態を再現することは決して容易なことではありません。私は、DIEP flap(深下腹壁動脈穿通枝皮弁)を世界で初めて乳房再建に応用したGENT大学のBlondeel教授のもとで乳房再建の真髄を学び、その後、がん研有明病院で非常に数多くの乳房再建にたずさわる機会を得ることができました。これらの数多くの経験をもとに、現在では、確実に結果を約束できる最も合理的な再建コンセプトを私自身が立案できた自負があります。『乳がんを克服し、『かたち』を通じて自分自身のこころを日常に戻すこと』これが乳房再建の真の目的・意義であり、その歩みに共に全力を尽くすことを約束いたします。

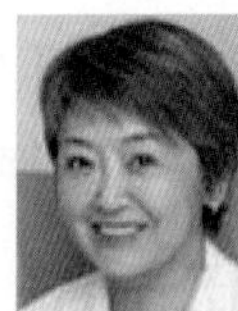

岩平 佳子 いわひらよしこ

ブレストサージャリークリニック
(電話) 03-5793-5070
東京都港区高輪 2-21-43 2F・3F
●形成外科専門医

診療内容

乳房再建

乳房の再建、美容外科が専門で、特に乳房再建では聖路加国際病院、菊名記念病院、東邦大学大森病院などとも連携して、数多くの治療を行っています。開業以来 10,000 件に及ぶ乳房再建を行ってきました。乳房再建により、あなたが病気から解放されて日常生活に復帰することが容易になることもあります。乳房再建には時期によって①一期再建:乳がん手術と同時にエキスパンダーを入れる、②二期再建:乳がん手術後しばらくたってからエキスパンダーを入れる、に大別できます。また、使用する素材により①人工物を使用する、②自家組織(体の他の部分から皮膚や脂肪、筋肉)を移植する、③人工物と自家組織の併用、があります。乳がんの種類、乳がん手術の種類、残存する皮膚や皮下組織の量、放射線照射の有無などが、いつ、どの方法を用いるかの目安になります。

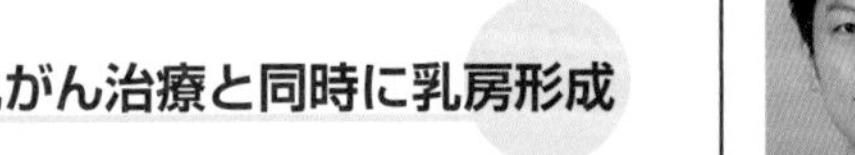

乳がん治療と同時に乳房形成

乳がん治療と乳房再建の流れは、概ね以下の通りです。
手術でがんを全部取った後に、膨らませていくブーブークッションのようなものを胸の筋肉の裏側に入れます。それから半年から1年後に、そのクッションをシリコンに入れ替えます。乳がんを取る処置は乳腺外科医で、クッションを入れるところで、形成外科医とバトンタッチします。つまり一つの手術で医師が入れ替わります。乳がん手術の半年から1年後に、シリコンを入れ替える、乳首を作るというところは、形成外科医だけで行います。

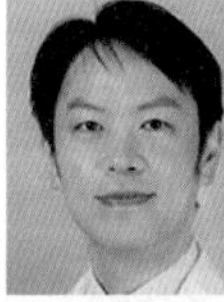

冨田 興一 とみたこういち

近畿大学病院 形成外科
(電話) 072-366-0221
大阪府大阪狭山市大野東 377-2
●形成外科専門医

診療内容

乳がん、乳腺腫瘍切除後の乳房形態変形、先天性乳房形態異常(ポーランド症候群等)、陥没乳頭

乳がん切除後を始めとする、あらゆる乳房形態変形の再建を専門分野としています。特徴として、自家組織再建と人工物のいずれも得意としていることが挙げられます。さらに、採取部犠牲の少ない脂肪注入法を補助療法として積極的に導入し、他の再建法と組み合わせることで、さらに質の高い乳房再建を目指しています。それぞれの方法には利点と欠点がありますので、患者さんの希望や状況に応じてとことん話し合った上で選択するよう心がけています。どんな状況であっても再建することは可能です。相談だけでも大歓迎ですので、どうか気軽に受診ください。2022 年の年間総治療(手術)数は約 140 例です。内訳は、乳がん手術と同時に行う 1 次再建手術が 90 例、乳がん手術後に行う 2 次再建手術が約 50 例でした。

有益情報

ランキング医師の病院は遠くて行けないという患者さんのための、北海道、東北、四国、九州を中心とする準名医情報です。ランキングとは別です。ご参考になさってください。

東北	**武田 睦** たけだ あつし （電話）022-227-2211	**東北公済病院 形成外科** 宮城県仙台市青葉区国分町 2-3-11	**●形成外科専門医**
その他	**淺野 裕子** あさの ゆうこ （電話）04-7092-2211	**亀田京橋クリニック 乳腺科** 東京都中央区京橋 3-1-1-4F・6F	**●形成外科専門医**

乳がんの診断のための精密検査

乳がんは遺伝する病気ではありませんが、乳がんに関連する遺伝子を持つ人はかかりやすくなります。
以下のどれかに当てはまる人は、特に注意が必要です。

1　家族（祖母、母、姉妹）内で乳がんにかかった人がいる
2　初潮が早く（11 歳以下）、閉経が遅い（55 歳以上）
3　初産年齢が遅い（30 歳以上）、または出産経験がない

もし、マンモグラフィや超音波検査で悪性が疑われる場合には、以下のさらに詳しい検査が行われることがあります。

【細胞診検査】
「穿刺吸引細胞診」：がんと疑われるところに細い注射針を刺して注射器で細胞を吸い取り、顕微鏡で観察する。
「分泌液細胞診」：乳頭からの分泌液を採取して顕微鏡で調べる。

【組織診検査（生検）】
「針生検」：超音波などで採取部位を確認しながら細胞診の場合より太い針で、組織の一部を取る。
「マンモトーム生検」：針生検よりもさらに太い針を使う。
「外科的生検」：皮膚を切開して組織を取る。
いずれの場合も採取した組織は顕微鏡で検査します。細胞診検査に比べて採取できる組織や細胞の量が多いので詳しい検査ができます。

【センチネルリンパ節生検】
乳がん細胞が乳房から他に転移するとき、最初にわきの下にあるリンパ節に行きます。このリンパ節にがん細胞がなければ、その先には転移がないと判断します。

公益財団法人 日本対がん協会リーフレット「もっと知りたい乳がん」参照

コラム

医療行政への提言

日本は、世界でも珍しい「国民皆保険」です。国民全体がその恩恵にあずかっています。しかし、超高齢化が進む中で、GDP（国内総生産、国の経済活動状況を示す）の成長率に比して医療費が上がり続けており、今後立ち行かなくなるのは明白です。

【高度医療施設のセンター化】

日本では、高度な医療を受けられる病院が分散しています。病院の選択肢が広がる一方で、患者が分散するために、各病院の治療レベルの向上が課題になっています。

諸外国では、高度な先端技術が必要とされる治療や重症患者を受け入れる施設をセンター化しています。難しい症例をたくさん受け入れることによって、医師の技術が格段に向上します。

【診療時間も保険適応へ】

病気の早期発見・早期治療が重要ですが、そのためには、初診での丁寧な診療が不可欠です。それを国民自身も望んでいます。それが進まない要因として、保険制度の保険点数の配分があります。治療を行わないと点数がつかない、例えばどんなに丁寧に問診をしたとしても、それが診療点数に反映されなければ、なかなか続くものではありません。医師も、したくて「３分診療」をしているわけではなく、せざるを得ない背景があるのです。

【混合診療の認可】

今、保険制度では、保険診療と自由診療の混合は認められていません。自費を払っても、もっと違う治療を試してみたい人にとって、自由診療を行うと、すべての治療費を自費で賄わなければならないことになり、現実不可能な場合が多々あります。混合診療を認めることで、医療技術の進歩を国民自身も後押しすることができます。

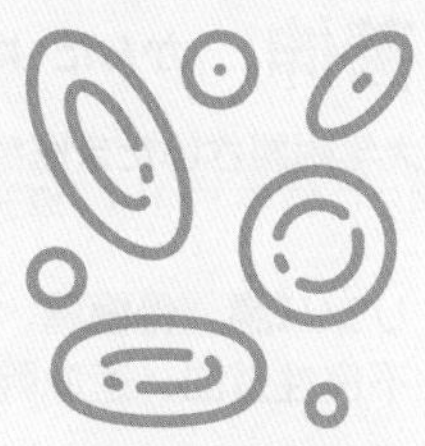

血液

注目の免疫療法「CAR-T 細胞療法」

血液腫瘍で一番多いのは、リンパ腫で次に白血病です。普通の健康診断で見つかるのは慢性骨髄性白血病、慢性リンパ性白血病です。一方、急性はリンパ節の腫れ、動悸、息切れ、出血などの自覚症状から専門病院に来るという流れが多いです。

血液腫瘍のリスクはほぼ遺伝性はありません。生活習慣も基本的には関係ありません。あえて挙げると年齢が高くなると発症リスクは高くなります。現状では予防よりも早期発見です。

最新治療として、この 10 年免疫を使った治療が増えてきました。例えば話題になっている「CAR-T 細胞療法」があります。患者さん自身の T 細胞を取り出し、遺伝子医療の技術を用いて CAR（キメラ抗原受容体）と呼ばれる特殊なたんぱく質を作り出すことができるよう T 細胞を改変し、体内に戻す治療法です。

また分子標的薬も有効になりました。慢性骨髄性白血病は、以前は骨髄移植しかありませんでしたが、今は飲み薬を飲んだだけでほとんど治ったような状態になります。しかし、それだけでは良くならない患者さんもいますので、その際は造血幹細胞移植を行います。

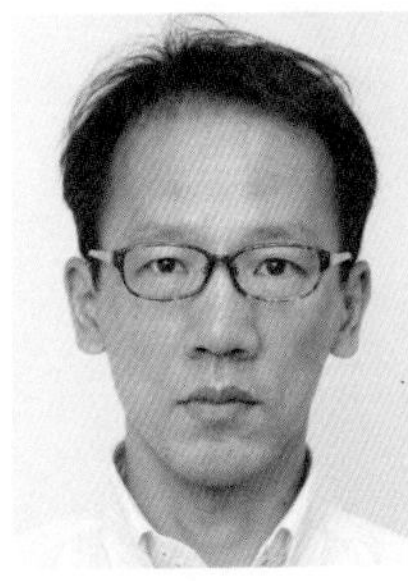

神田 善伸　かんだ よしのぶ

自治医科大学附属さいたま医療センター　血液科
(電話) 048-647-2111　埼玉県さいたま市大宮区天沼町 1-847

白血病、リンパ腫、骨髄腫、骨髄異形成症候群、骨髄増殖性腫瘍、再生不良性貧血、造血幹細胞移植

●血液専門医、総合内科専門医

得意分野・診療案内

白血病、リンパ腫、骨髄腫を中心とした造血器腫瘍や、その他の再生不良性貧血などの血液疾患に対して、化学療法、免疫抑制療法、造血幹細胞移植などの治療を行っています。HLA 不適合 (ハプロ) 移植やキメラ抗原受容体 T 細胞 (CAR-T) 療法などの先端的治療も行っています。また､若年患者さんの妊孕性の温存など､QOL(生活の質)についても配慮した治療を心がけています。

診療ポリシー・患者さんへのメッセージ

治療の選択においては、まずは客観的な情報、すなわち有効率、生存率、副作用の発生率などの数値が必要です。しかし、これらの客観的な情報で優れていると判断される治療が、すべての患者さんにおいてベストの選択というわけではありません。客観的情報に加えて、患者さんご本人あるいはご家族の人生観、家族構成なども加味して、ひとりひとりに適した治療法を考えていくことが重要です。情報の中の数値を、無機的で冷たい数値として扱うのではなく、人間性をともなう暖かい数値に置き換えて考えていくのです。そして、医療者と患者さん、ご家族をまじえてじっくりと考えて、後悔することのない選択ができるようにしましょう。

手術・治療実績・コメント	血液科 年間総治療数（2021 年）: 造血幹細胞移植 158 件　(同種移植 97 件　自家移植 61 件)
	造血幹細胞とは、三種類の大事な血液細胞（白血球、赤血球、血小板のすべての源になる細胞）の細胞。造血幹細胞移植には骨髄移植 (BMT) と末梢血幹細胞移植 (PBSCT) と臍帯血移植 (CBT) の三種類があります。副作用の強い治療法です。マイナス面よりも、病気を根治する確率が高くなるというプラスの面の方が上回ると考えられる状態の患者さんだけに行います。
	【治療に関してコメント等】白血病、リンパ腫、骨髄腫を中心とした造血器腫瘍や、その他の再生不良性貧血などの血液疾患に対して、化学療法、免疫抑制療法、造血幹細胞移植、CAR-T 療法などの治療を行っています。若年患者さんの妊孕性の温存など、QOL(生活の質) についても配慮した治療を心がけています。客観的な情報に加えて、患者さんご本人あるいはご家族の人生観、家族構成なども加味して、ご本人にもっとも適した治療法を考えていきましょう。
業績等	造血幹細胞移植における HLA 不適合の影響の解析や、さまざまな治療関連合併症の解析などについて、若手医師とともに取り組み、研究成果を国際専門誌に発表。

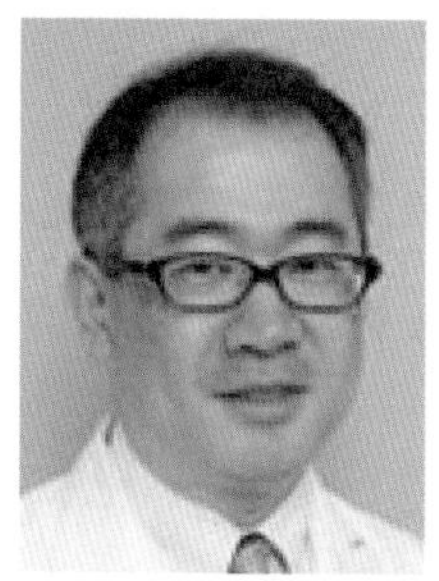

伊豆津 宏二　いづつ こうじ

国立がん研究センター中央病院　血液腫瘍科
（電話）03-3542-2511　東京都中央区築地 5-1-1

リンパ腫、白血病、骨髄腫に代表される血液がん（造血器腫瘍）

●血液専門医、総合内科専門医

得意分野・診療案内

年間約 250 名から 300 名の悪性リンパ腫の新患数は国内最多の施設の一つで、世界でも屈指の数です。血液腫瘍科内では統一した診療方針が貫かれています。入院中の患者さんだけではなく、外来通院中の患者さんについても診療科としての治療方針を決定するために、毎週、カンファレンスが開かれ、スタッフ全員の目が通されます。さらに悪性リンパ腫では初診の患者さんの病理診断および治療方針決定を目的に毎週カンファレンスが開かれ、病理医、放射線診断医、放射線治療医の参加のもとで統一的な治療方針が決定されます。造血幹細胞移植科とは週 1 回カンファレンスを行い、造血幹細胞移植の適応などに関してさまざまな角度から共同で検討しています。
血液腫瘍科は血液検査も担当しており、骨髄血、末梢血液の細胞形態を顕微鏡で検査するだけでなく、治療方針の決定に重要な細胞表面マーカー検索やがん細胞の遺伝子検索も担当しています。これらの検査も、最終的には検査技師を含む複数のスタッフの目で確認されるシステムを採用しています。

診療ポリシー・患者さんへのメッセージ

当科ではリンパ腫、白血病、骨髄腫に代表される血液がん（造血器腫瘍）の診断・治療を行っています。血液の病気の診断やその状態、併存症など患者さんそれぞれの状態にあわせた治療選択肢を患者さんと一緒に考えていきたいと思います。

血液腫瘍科　年次別疾患別新患患者数

		2017	2018	2019	2020	2021	2022
治療実績	急性骨髄性白血病	(7-9)	(1-3)	(4-6)	(4-6)	(4-6)	(1-3)
	急性リンパ性白血病	(4-6)	(1-3)	(1-3)	11	(4-6)	(7-9)
	慢性骨髄性白血病	(7-9)	(7-9)	(4-6)	(1-3)	(4-6)	(1-3)
	慢性リンパ性白血病	(7-9)	(1-3)	(1-3)	0	(1-3)	(4-6)
	その他の白血病	(1-3)	(1-3)	(1-3)	(1-3)	(1-3)	(1-3)
	骨髄異形成症候群	11	(7-9)	11	(7-9)	(4-6)	11
	非ホジキンリンパ腫	237	224	211	201	215	248
	ホジキンリンパ腫	17	27	17	(7-9)	16	20
	成人Ｔ細胞白血病／リンパ腫	(4-6)	(4-6)	(1-3)	(4-6)	(1-3)	(1-3)
	多発性骨髄腫	14	11	14	(4-6)	(7-9)	(4-6)
	原発性マクログロブリン血症	(1-3)	(1-3)	(1-3)	(1-3)	(7-9)	(1-3)
	合計	315	295	278	254	272	311
	セカンドオピニオン	216	273	329	203	227	232

注：診療実績について、１月から 12 月までの１年間で集計しています。

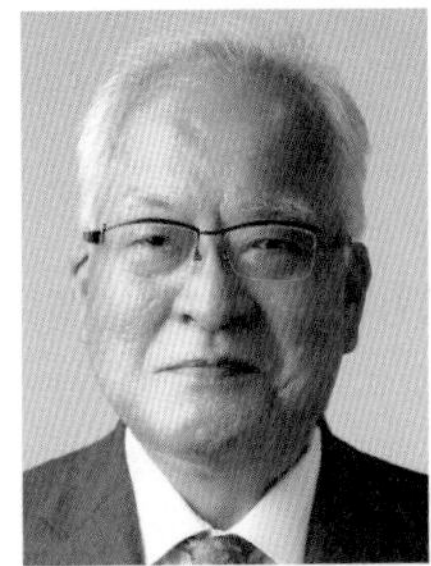

谷口 修一　たにぐち しゅういち

浜の町病院　血液内科
（電話）092-721-0831　福岡県福岡市中央区長浜 3-3-1

造血細胞移植、全ての白血病、悪性リンパ腫、骨髄異形成症候群

●血液専門医

得意分野・診療案内

血液内科は、病院開院とともに始まった福岡市でも最も伝統ある血液専門科です。新薬を使った薬物療法と造血幹細胞移植療法を駆使し、白血病・リンパ腫・骨髄腫などの血液悪性疾患の治癒を目指して診療しています。対象疾患は悪性腫瘍ばかりでなく、各種貧血、再生不良性貧血、多血症、血小板減少性紫斑病、血小板増多症、血友病など広く血液良性疾患も診療しています。無菌病棟（41 床）、一般血液病棟（29 床）からなる、合計 70 床の血液病棟を病院最上階に構え、快適な治療環境を提供します。外来化学療法室とも連携をとり、入院から外来治療へのシームレスな体制を整えています。造血幹細胞移植は 1990 年より開始し、2021 年末までに 1267 例を実施（自家移植 258 例、同種移植 1009 例）。日本有数の移植センターであり、日本造血細胞移植学会認定の非血縁者間造血幹細胞移植施設です（日本骨髄バンクや臍帯血バンクを介しての非血縁ドナーからの移植）。高齢者や臓器障害をかかえた患者さんには移植前の治療を軽くした同種移植（ミニ移植）を行っています。また、HLA 合致ドナーの見つからない患者さんに対しては HLA 半合致移植（ハプロ移植）も行っています。

診療ポリシー・患者さんへのメッセージ

血液専門外来を平日毎日開設。新患、再来を分けることにより、できるだけ患者さんをお待たせしないように努めています。外来処置室では輸血療法も行えます。

血液内科診療実績

		2018	2019	2020
外来患者	新患	569	572	508
	再来	10,245	10,202	10,282
	計	10,814	10,774	10,790
入院患者		2018	2019	2020
	入院	774	711	794
	延べ患者数	22,880	20,526	21,427
	平均在院日数	27.2	26.6	24.8
移植件数		2018	2019	2020
	自家末梢血幹細胞移植	7	3	5
	同種骨髄移植	10	9	1
	同種末梢血幹細胞移植	21	20	28
	臍帯血移植	10	5	14

入院患者の内訳（2020 年）…悪性リンパ腫（330）、骨髄異形成症候群（147）、急性白血病（116）、多発性骨髄腫・免疫系悪性新生物（56）、肺炎等（23）、慢性白血病・骨髄増殖性疾患（22）他

血液

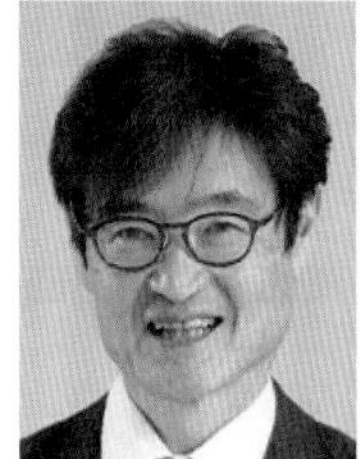

豊嶋 崇徳　てしま たかのり

北海道大学病院　血液内科
（電話）011-716-1161　北海道札幌市北区北 14 条西 5 丁目

白血病、悪性リンパ腫、多発性骨髄腫などの血液疾患全般、造血幹細胞移植

●血液専門医、総合内科専門医専門医

診療内容・患者さんへのメッセージ

急性白血病、骨髄異形成症候群、悪性リンパ腫等の造血器腫瘍を有する患者さんに対する「根治」を目的とした造血細胞移植療法や化学療法を中心に、特発性血小板減少性紫斑病、再生不良性貧血、血友病を含む血液凝固異常症等の血液疾患全般の他、ヒト免疫不全ウイルス（HIV）感染症の診療も行っております。主に悪性疾患を対象として、現在 40 床の病床（内、クラス 10000 無菌室 23 床）で入院治療を行っています。特に全国有数の造血幹細胞移植施設として、骨髄移植／末梢血幹細胞移植／臍帯血移植を、高度無菌治療部における 4 室（クラス 100 無菌室）を中心に積極的に行っています。また新規免疫細胞療法であるキメラ抗原受容体 T 細胞（CAR-T）療法も施行可能な施設です。当科では 1988 年から同種造血幹細胞移植（以下、同種移植）治療を行ってきました。同種移植が適応となる患者さんには積極的に移植医療を提供しており、1988 年から 2022 年末までの期間に計 964 名の患者さんに同種移植を行いました。急性白血病（急性骨髄性白血病、急性リンパ性白血病）が半数以上と最多、次いで悪性リンパ腫、骨髄異形性症候群の順に行っています。

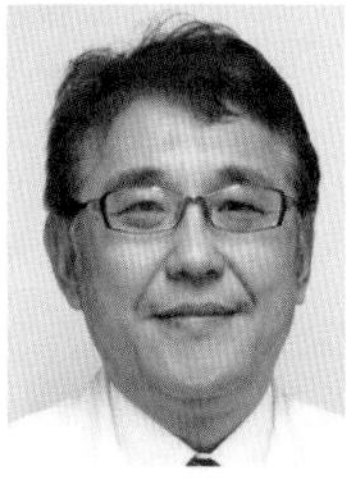

木村 晋也　きむら しんや

佐賀大学医学部附属病院　血液・腫瘍内科
（電話）0952-31-6511　佐賀県佐賀市鍋島 5-1-1

白血病、骨髄異形成症候群、悪性リンパ腫、多発性骨髄腫、骨髄増殖性腫瘍、貧血

●血液内科専門医

診療内容・患者さんへのメッセージ

血液・腫瘍内科の診療科長として、白血病や悪性リンパ腫などの血液疾患を広く診療しています。また胃がん、食道がん、大腸がんなどの消化管のがんや原発不明がんの抗がん剤治療を診療科内の腫瘍内科グループが行っており、これを統括しています。血液疾患では、特に慢性骨髄性白血病を専門とし、現在 100 名以上の同疾患患者さんを診ています。慢性骨髄性白血病では、多くの臨床試験の研究代表者を務め、結果を Lancet Haematology など欧米の一流紙で報告しています。これらの結果は多くの国のガイドラインで引用され、世界中の患者さんの治療に利用されています。また臨床と並行し基礎研究も行っており、製薬会社と共同で新規の経口メチル化阻害剤 OR-2100 を開発し、骨髄異形成症候群に対する治験も行っています。基礎研究の結果に基づき、骨髄異形成症候群だけでなく、本薬剤を急性骨髄性白血病や成人 T 細胞白血病の治療にも役立てていきたいと考えています。このように最先端の情報を吸収するだけなく、自ら世界に発信もしつつ、患者さんの治療に役立てることを心がけております。

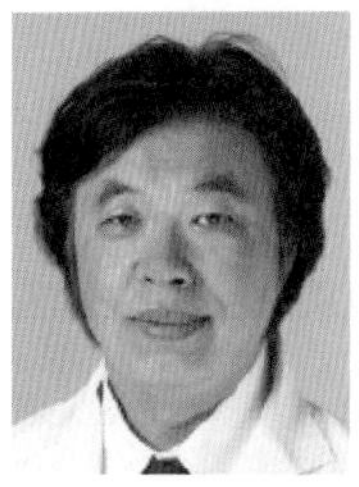

松村 到　まつむら いたる

近畿大学病院　血液・膠原病内科
（電話）072-366-0221　大阪府大阪狭山市大野東 377-2

造血器腫瘍、造血幹細胞疾患、造血幹細胞移植、貧血疾患、白血球系疾患、出血性疾患

●血液専門医、総合内科専門医

診療内容・患者さんへのメッセージ

血液疾患や膠原病の多くは、これまでは難治性疾患とされてきました。しかし、近年、原因となる遺伝子異常や分子病態が明らかにされ、分子標的薬や生物学的製剤などの新規治療薬が数多く開発されてきました。その結果、難治性疾患の治療成績は大きく改善し、一部の造血器腫瘍では治癒も期待されております。当科は血液グループと膠原病グループに分かれ、それぞれが独立して専門診療を行うとともに、研究や学生教育などについては、1つの講座として共働しています。血液グループは、主に造血器悪性疾患の診療にあたり、エビデンスに基いて分子標的薬、治療用細胞製剤などの新規薬剤を用いた治療を行うとともに、自己末梢血幹細胞や同種造血幹細胞を用いた移植術も積極的に行っています。白血病、骨髄異形成症候群などの難治性造血器疾患は、数々の研究グループに所属し、臨床・分子レベルでの解析をもとに最新の化学療法・免疫療法に加え造血幹細胞移植も行っています。悪性リンパ腫は、入院症例が年間 100 例を超え、単一施設としては国内有数です。造血幹細胞移植には、新たな移植法であるミニ移植や臍帯血移植を積極的に行っています。

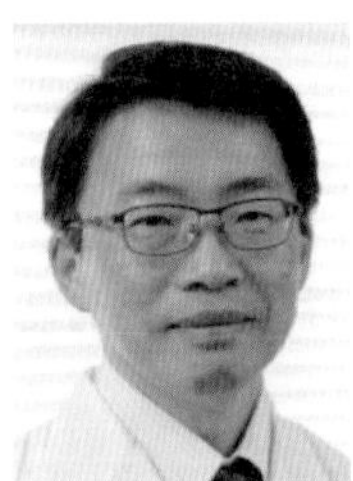

安倍 正博　あべ まさひろ

川島病院　内科・血液内科
（電話）088-631-0110　徳島県徳島市北佐古一番町 6-1

悪性リンパ腫、骨髄腫、白血病などの造血器腫瘍

●血液専門医

診療内容・患者さんへのメッセージ

川島病院は社会医療法人川島会の中核となる病院であり、腎・泌尿器、循環器、糖尿病を軸に診療してまいりましたが、血液内科を新設し、消化器内科、整形外科を充実拡充いたしました。各サテライトクリニックは透析医療を中心とした診療活動を行っております。どの部門も初期診療から高度医療まで、連続した医療を提供できるよう努力しております。内科・血液内科は、院内外の専門各科と連携しながら、「患者さんに最適な医療」を受けていただけるよう、日々努めております。

【科の特色と対応疾患】

・診療科が特定できない患者さんを拝診し、総合的に診断・治療を行い、必要に応じて院内外の専門診療科にトリアージします。　・健診などで精密検査を勧められた患者さんに該当する検査を受けていただき、以後の診療予定について提案いたします。　・血液内科では、悪性リンパ腫、骨髄腫、白血病などの造血器腫瘍の診断・治療を、基幹病院と連携しながら実施します。

血液

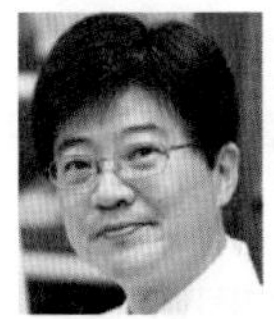

飯田 真介 いいだ しんすけ

名古屋市立大学病院 血液・腫瘍内科
(電話) 052-851-5511
愛知県名古屋市瑞穂区瑞穂町字川澄 1
●血液専門医、総合内科専門医

診療内容

血液腫瘍一般、特に悪性リンパ腫、多発性骨髄腫

当科は、まず疾患名とその病型診断を正確に行わせていただきます。それに基づく治療のエビデンスを提示させていただいた上で患者さんのご希望を十分にお聞きして最終的な治療方針を決定させていただきます。また私たちはチーム医療の実践を重要視するとともに、常に問題意識を持ちながら診療を行う姿勢や最新・最良の治療法の選択・開発に日夜取り組んでいます。「血液のがん」に対する全身化学療法や造血細胞移植療法および分子標的療法のエキスパートです。いずれの疾患の治療においても、世界的にエビデンス(治療選択における臨床試験から導き出された科学的根拠)の得られた標準的治療から最新の治療法までを説明し、患者さんおよびそのご家族とよく相談のうえ、同意(インフォームド・コンセント)をいただいてから治療をおこなうようにしています。

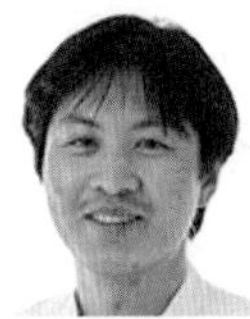

加藤 光次 かとう こうじ

九州大学病院 血液・腫瘍・心血管内科
(電話) 092-641-1151
福岡県福岡市東区馬出 3-1-1
●血液専門医、総合内科専門医

診療内容

急性白血病(急性骨髄性白血病、急性リンパ性白血病)、悪性リンパ腫、多発性骨髄腫、骨髄不全症(骨髄異形成症候群、再生不良性貧血、骨髄増殖性腫瘍)

当科では、造血器疾患、固形腫瘍、心血管疾患に対して最新の医学的知見に基づいた医療をすすめています。総合内科としての特色を活かして、さまざまな分野の専門知識や技術を駆使して診療を行っています。白血病など造血器悪性腫瘍の診療では、抗がん剤・分子標的治療、難治症例に対しては、免疫細胞療法、造血細胞移植を実施しています。造血器と固形悪性腫瘍に対し、診断時の詳細な検査でその進行度、悪性度などを評価し、最適の治療法を選択します。治療方針決定に際して、各分野の専門医資格を有する医師が、患者さんにつねに正確な情報を提供すると同時に、精神的・社会的な背景を考慮した治療を選択します。臨床試験の実施を通じて、医学の進歩に貢献したいと考えています。

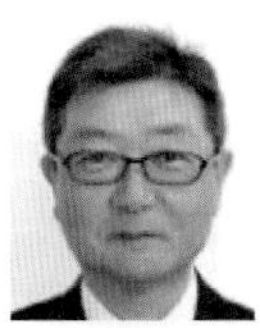

髙橋 直人 たかはし なおと

秋田大学医学部附属病院
(電話) 018-834-1111
秋田県秋田市広面字蓮沼 44-2
●血液専門医、総合内科専門医

診療内容

白血病、リンパ腫、多発性骨髄腫、骨髄異形性症候群、特発性血小板減少性紫斑病、再生不良性貧血、赤芽球癆、血球貪食症候群など

当院の血液内科 / 腎臓内科 / リウマチ科は血液、腎臓、膠原病内科の緊密な連携を特徴としています。多くの医師が総合内科専門医資格を取得し、広範な内科学の知識と経験をもとにした専門診療が可能です。血液内科は東北地域最初の移植施設として 1983 年から造血幹細胞移植を行い、これまで 599 例以上に上ります。移植細胞別には自家移植、同種移植、臍帯血移植、移植法別には非骨髄破壊的移植などを駆使して造血幹細胞移植を実施しています。分子標的療法を用いた造血器腫瘍の治療では遺伝子多型や薬剤血中濃度を測定することできめ細かな治療を行っています。非腫瘍性血液疾患の診断と治療にも力を入れており、特に貧血の診断治療学に関しては内外から高い評価を受けています。

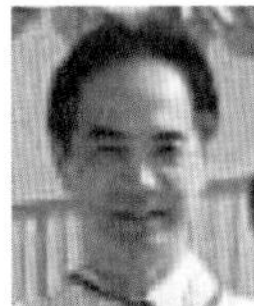

澤 正史 さわ まさし

安城更生病院 血液・腫瘍内科
(電話) 0566-75-2111
愛知県安城市安城町東広畔 28
●血液専門医、総合内科専門医

診療内容

造血幹細胞移植、悪性リンパ腫、白血病

多数の専門スタッフにより、白血病、悪性リンパ腫、多発性骨髄腫等の造血器悪性疾患をはじめ、造血障害、各種貧血、凝固異常等の血液疾患全般にわたり、東海地区の中核施設の一つとして診療を行っています。血液領域では白血病のみならず、各種造血器悪性疾患あるいは造血障害においても自家あるいは血縁者間末梢血幹細胞移植、血縁者間あるいは非血縁者間骨髄移植の適応症例数も近年増えつつあり、当科も血液疾患全般を幅広くカバーしながら、これらの高度な専門性を要求される治療法にも十分対応できる体制を備えています。2020 年に当院で新規に診断がついた血液の病気の患者さんは 643 名で、大学病院を含む全国 839 施設中 3 年連続で全国有数、同年に当院で造血幹細胞移植を行った患者さんは 90 名で、全国 300 施設中 10 年連続で全国有数となりました。

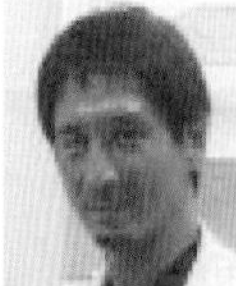

塚田 信弘 つかだ のぶひろ

日本赤十字社医療センター 血液内科
（電話）03-3400-1311
東京都渋谷区広尾 4-1-22
●血液専門医、総合内科専門医

診療内容

多発性骨髄腫、急性白血病、悪性リンパ腫などの血液がん、骨髄異形成症候群、AL アミロイドーシス・再生不良性貧血・特発性血小板減少性紫斑病

当センターの専門領域である多発性骨髄腫とALアミロイドーシスについては全国から患者さんが訪れており、多発性骨髄腫の患者数は約200人、ALアミロイドーシスは約110人（2014年）で全国有数の基幹病院です。多くの治療実績があり、多発性骨髄腫では2006～2020年に10種類の新薬が使用可能になり、生存期間も2倍以上に延びました。自家末梢血幹細胞移植の件数は、2014年：37件、2015年:37件、2016年:32件、2017年:50件と4年間全国1位の実績があり、2018年：49件、2019年：48件、2020年：55件の移植を行いました。医師・看護師・薬剤師などのスタッフ一同が協力し、最新の治療を患者さんに提供できるよう努力しています。

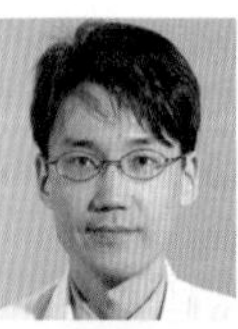

半田 寛 はんだ ひろし

群馬大学医学部附属病院 血液内科
（電話）027-220-7111
群馬県前橋市昭和町 3-39-15
●血液専門医、総合内科専門医

診療内容

血液内科一般、特に血液がん

血液病学における診断、治療の進歩はめざましく、当科でも、免疫学、遺伝子工学的手技等を駆使し、質の高い診療を提供しています。対象は再生不良性貧血、骨髄異形成症候群、溶血性貧血、特発性血小板減少性紫斑病などの特発性造血障害、白血病、悪性リンパ腫、多発性骨髄腫といった造血器腫瘍、先天性凝固障害、DICなどの凝固異常症、HIV感染症など免疫異常と多岐にわたります。造血幹細胞移植や新薬の治験を行い治療成績の改善を目指しています。最新の治療データと個々の患者さんの状態に基づいて治療方針を検討し、患者さんに納得いただける医療の提供を目指して診療をしています。治療成績の向上とともに紹介患者が増加し、これに対処すべく県内の関連病院とネットワークを形成し密に連絡をとり、群馬県の血液疾患診療および研究の中心的役割を担っていきます。

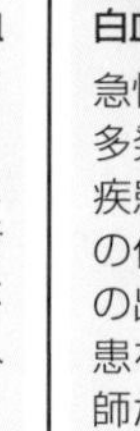

竹中 克斗 たけなか かつと

愛媛大学医学部附属病院 血液内科
（電話）089-964-5111
愛媛県東温市志津川 454
●血液専門医、総合内科専門医

診療内容

白血病、悪性リンパ腫、骨髄腫、造血幹細胞移植

急性白血病、骨髄異形成症候群、悪性リンパ腫、多発性骨髄腫、骨髄増殖性腫瘍などの血液腫瘍疾患をはじめ、様々な原因の貧血や免疫不全症の他、血小板減少症、血友病、凝固異常症などの出血性・血栓性疾患までほぼすべての血液疾患を診療します。当科では各疾患別に専門の医師が診療に当たります。血液腫瘍疾患を担当する医師は、最新の治療に精通しており全国レベルでの臨床研究を進めています。自己末梢血幹細胞移植のほか、同種造血幹細胞移植も数多く行っており、骨髄細胞、末梢血幹細胞、臍帯血を用いた移植のいずれにも対応しています。血友病や特発性血小板減少性紫斑病などの出血性疾患を専門とする血液内科医は四国では数少ないのですが、当科では専門の医師が担当します。「血友病外来」では小児科、整形外科や歯科などと連携して包括的医療を展開しています。

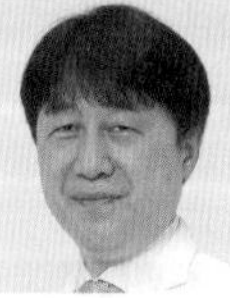

山口 博樹 やまぐち ひろき

日本医科大学付属病院 血液内科
（電話）03-3822-2131
東京都文京区千駄木 1-1-5
●血液専門医、総合内科専門医

診療内容

貧血症、白血球系疾患、リンパ系疾患、慢性骨髄増殖性疾患、出血性疾患など

急性白血病、悪性リンパ腫等の造血器悪性腫瘍に対する化学療法では治療症例数はきわめて多く、良好な治療成績をあげています。また治療適応を見極めて造血幹細胞移植を積極的に行っています。重症再生不良性貧血に対しては最も強力な免疫抑制療法を施行しており、良好な成績を上げており、その他にも各種貧血症の治療、血小板減少症をはじめとする出血性疾患の治療を行っています。特殊外来として、骨髄移植外来、多発性骨髄腫外来を行っています。造血幹細胞移植は血縁・非血縁者間移植を中心に年間約30症例実施しています。血液疾患は、どんなに絶望的な状況にあっても、時としてミラクルが起こりえます。私たちはそのことを経験的に知っており、それがとことん患者さんに寄り添いたいという強い思いにつながっています。

桐戸 敬太 きりと けいた

山梨大学医学部附属病院 血液・腫瘍内科
（電話）055-273-1111
山梨県中央市下河東 1110
●血液専門医

診療内容

骨髄不全症、急性白血病、骨髄増殖性腫瘍、悪性リンパ腫、多発性骨髄腫、自己免疫性血液疾患

血液の病気というと、稀な病気あるいは怖い病域というイメージがあるかもしれません。でも、そんなことはありません。山梨県において、血液のがんに罹られる方は年間で 400 ～ 500 人くらいいらっしゃいます。一方、血液がんは抗がん剤などの治療が有効なことが多く、適切に治療を行えば十分完治も期待できます。さらに、血液の病気は新薬や新しい治療法の開発が特に進んでいる領域でもあります。ここ、数年をみても多くの薬剤が登場し、実際の患者さんの治療成績の向上につながっています。当科は、山梨県の血液疾患の治療拠点として、これらの新しい治療を含め多くの患者さんの治療にあたっております。患者さんの病状は多岐にわたるため、他の診療科や医療チームと連携し治療に当たっています。

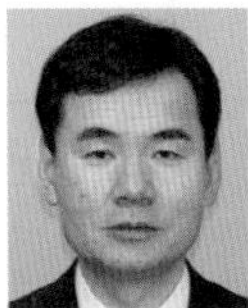

小林 光 こばやし ひかる

長野赤十字病院 血液内科
（電話）026-226-4131
長野県長野市若里 5-22-1
●血液内科専門医、総合内科専門医

診療内容

血液悪性腫瘍、貧血、血小板減少

患者さんにわかり易い説明を心がけています。血液内科全般について診療していますが、主に造血器腫瘍分野、中でも造血幹細胞移植領域に力を入れて診療してきました。特に同種移植はリスクが高く、また重篤な副作用により生命に関わる合併症を起こすこともありますので、移植の決定にあたっては十分なインフォームドコンセントを行うよう心掛けています。たとえガイドラインで移植することが標準的としても、最終的にはリスクを負って治療を受けるのは患者さんですので、患者さんが十分な理解ができるように説明し、決断していただくように心がけています。その決断に沿って、当院では多職種で患者さんをサポートするように努力しています。地方の施設ではありますが、東京等の施設にわざわざ行かなくても同じ質の医療を提供できることを目標に診療しています。

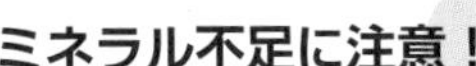

ミネラル不足に注意！

日本人の慢性的なカルシウムや鉄不足が知られています。ミネラルは食品から取り入れる必要があり、「○○が無性に食べたい！」という時はミネラル不足かもしれません。亜鉛不足による味覚異常に気が付かないまま、塩分を過剰に摂取してしまうケースも。体内で各ミネラルはバランスを取っているため、必要だからと過剰に摂取すれば弊害もあります。詳しくは、桜の花出版『〝細胞美人〟になるコツ集めました』をご参照ください。

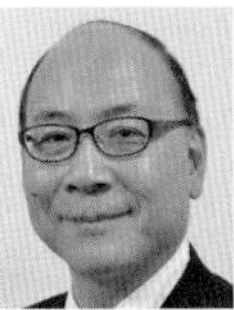

後藤 明彦 ごとう あきひこ

東京医科大学病院 血液内科
（電話）03-3342-6111
東京都新宿区西新宿 6-7-1
●血液専門医

診療内容

骨髄不全（発作性夜間血色素尿症、再生不良性貧血、骨髄異形成症候群）、骨髄増殖性腫瘍（真性多血症、本態性血小板血症、原発性骨髄線維症）

血液疾患全般の診療に対応しますが、特に発作性夜間血色素尿症、再生不良性貧血、真性多血症、本態性血小板血症、原発性骨髄線維症などの希少血液疾患の患者さんを多く診療しています。血液疾患は理解の難しいものが多く、患者さんとご家族に丁寧に説明し理解を深めていただきながら治療の必要性（診断が確定してもすぐに治療が必要でないものもあります）や選択しうる治療法について相談しています。患者さんにメリットがあると判断できれば、治験中の最先端の薬剤・治療法をご紹介できるケースも少なくありません。健診や定期的なかかりつけの先生による血液検査異常（血球数の増加や低下など）に対する精密検査や上記疾患を中心としたセカンドオピニオンにも対応しています。

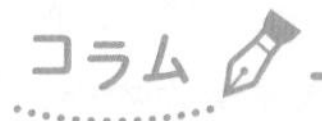

白血病など血液のがん

血液腫瘍で一番多いのはリンパ腫で、次に白血病です。普通の健康診断で見つかるのは「慢性骨髄性白血病」「慢性リンパ性白血病」です。一方、急性はリンパ節の腫れ、動悸、息切れ、出血などの自覚症状から専門病院を受診するという流れが多いとのことです。

血液腫瘍のリスクはほぼ遺伝性はありません。生活習慣も基本的には関係ありません。あえて挙げるとすると、年齢が高くなると発症リスクは高くなります。現状では予防よりも早期発見です。

九州や四国では、特殊なウイルスによって発症する、「成人T細胞白血病」が多くみられます。このウイルスを持っている人は定期的に調べる必要があります。また、このウイルスは母乳感染しますので注意が必要です。

白血病の治療は、初期の胃がんのように取れば終わりというわけにはいきませんが、全身性であるがゆえに薬物療法が効きます。血液腫瘍については、分子標的薬のグリベック（一般名：イマチニブ）の登場により、大きく治療が変化し改善しました。

血液腫瘍に対するがんゲノム医療も、現在進みつつあります。「この遺伝子異常にこの薬」というのが一部の白血病にわかってきています。一方で、この遺伝子異常があると治りにくいということがわかっているのに、それに対応する薬がないということがあります。研究の進展が待たれるところです。

血液分野のトピックスは、白血病細胞やリンパ腫細胞への攻撃力を高める免疫療法「CAR-T細胞療法」です。今は再発あるいは難治性の腫瘍に対してですが、今後の免疫療法の発展が期待されています。

放射線

「集学的治療」の進歩

放射線は自然界にも存在するものですが、医療においては人工的にある種の放射線をつくり出して、診断や治療に利用します。

現在、治療用放射線としては、X線、電子線、陽子線、重粒子線、α（アルファ）線、β（ベータ）線、γ（ガンマ）線、中性子線などが用いられます。放射線治療装置としては、高エネルギーX線を発生させるリニアックと呼ばれる装置が一般的です。

がん細胞に多くの放射線量を照射し、周りの正常組織にはできる限り少ない量の放射線を照射する方法が開発されています。

がんの治療法には、手術（外科治療）、薬物療法、放射線治療などがあります。より高い治療効果を目指して、これらの治療法を組み合わせて治療することを「集学的治療」といいます。集学的治療では、患者さんの年齢や性別、がん以外の持病、生活環境、本人の希望なども考慮して総合的に判断し、治療法を決めていきます。

手術、薬物療法、放射線治療を単独に行う場合と、患者さんの状態に合わせて、手術前や後に、薬物療法や放射線治療を行ったりします。患者さんご自身の希望は、きちんと言葉にしていきましょう。

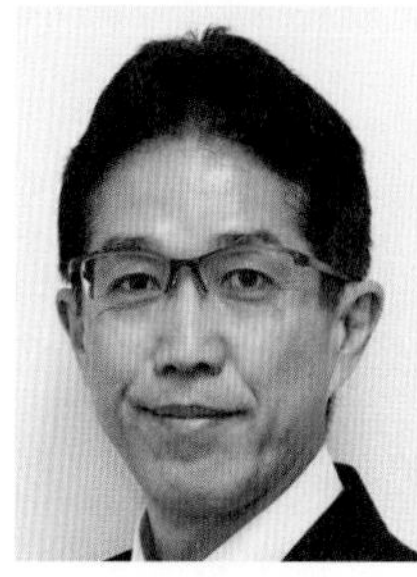

大西 洋　おおにし ひろし

山梨大学医学部附属病院　放射線科
（電話）055-273-1111　山梨県中央市下河東 1110

全身の悪性腫瘍、特に、肺がん、前立腺がん、頭頸部がん、腎がん、膵がん、肝がん、脳腫瘍、子宮頸がん、食道がん、膀胱がん、転移がん

●放射線治療専門医

得意分野・診療案内

・CT 一体型リニアック、トモセラピー、サイバーナイフ治療などを用いた高精度放射線治療全般を実施しています。主な対象疾患を下記に示します。
・定位放射線治療（早期肺がん、肝細胞がん、前立腺がん、腎がん、膵がん、オリゴ転移、脊椎転移など）　・強度変調放射線治療（IMRT, VMAT）：全身のあらゆる臓器
・呼吸停止照射法　・密封小線源治療（子宮頸がん、頭頸部がんなど）
・関連施設（相澤病院）の陽子線治療と連携した総合的放射線治療

診療ポリシー・患者さんへのメッセージ

・患者さんへの説明と相談に重点をおき、患者さんの思い（生きる上でのお考えや、治療中や治療後の生活の希望など）に沿った治療内容（いわゆる Shared Decision Making: 共同意思決定）を常に心がけています。
・心と体に優しい低侵襲放射線治療を、画像誘導技術や呼吸停止技術を用いて、高精度に実施しています。
・治療後もできるだけ経過観察させていただき、変化があれば対応しています。
・標準的な治療だけでなく、患者さんのご希望に応じて、根治から緩和まで、患者さんの思いに従った放射線治療を提供しています。

	個人 年間総治療数：300 件（2022 年）		個人 累積総治療数：10,000 件（30 年間）	
手術・治療実績・コメント	肺がん定位放射線治療	50 例	肺がん定位放射線治療	1,000 例
	前立腺定位放射線治療	30 例	前立腺定位放射線治療	200 例
	肝細胞がん定位放射線治療	20 例	肝細胞がん定位放射線治療	200 例
	膵がん定位放射線治療	10 例	膵がん定位放射線治療	50 例
	頭頸部がん強度変調放射線治療	20 例	頭頸部がん強度変調放射線治療	100 例
	オリゴ転移。脊椎転移定位放射線治療	30 例	オリゴ転移。脊椎転移定位放射線治療	100 例
	【治療に関してコメント等】あらゆる臓器がんの定位放射線治療や強度変調放射線治療（IMRT）を、CT 一体型リニアック、トモセラピー、サイバーナイフなどを用いて最も適切な高精度放射線治療を実施しています。根治から緩和まで、患者さんと相談しながら治療方針を共に考えて診療しています。			
業績等	英語論文 200 点、海外招待講演 30 回、国際的ガイドライン引用あり、日本放射線腫瘍学会や日本肺癌学会で最高賞の受賞歴あり。発明協会の山梨県知事賞受賞。			

放射線

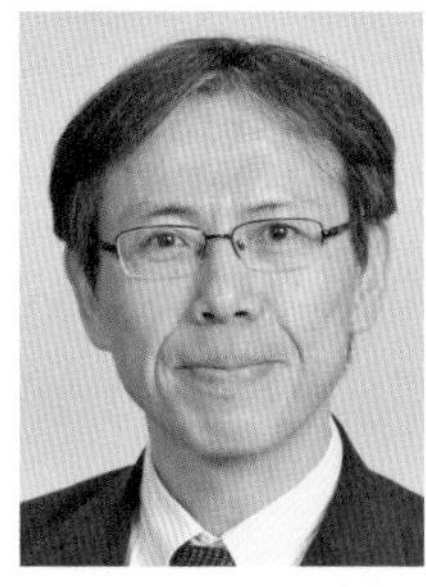

古平 毅　こだいら たけし

愛知県がんセンター　放射線治療部
（電話）052-762-6111　愛知県名古屋市千種区鹿子殿 1-1

頭頸部がん、肺がん、子宮がん、食道がん、乳がん、前立腺がん、肛門がん、軟部肉腫、悪性リンパ腫、転移性骨腫瘍、転移性脳腫瘍、オリゴ転移

●放射線治療専門医

得意分野・診療案内

得意分野は、頭頸部がん、肺がん、高精度放射線治療です。

診療ポリシー・患者さんへのメッセージ

集学的治療の中での放射線治療の役割は年々重要になりました。当院は特定機能病院として放射線治療を始め手術、化学療法を含む最先端の医療を最新のエビデンスに基づいて提供します。特に高精度放射線治療（強度変調放射線治療、定位放射線治療）を積極的に適応し安全で効果の高い医療を提供するため日々研鑽しています。
本邦ではがん全体の約 1/4 の患者さんが現在放射線治療を受けます。手術に代わりがんの完治を目指す治療、手術後の再発予防の治療、転移・再発に対する症状緩和や病変コントロールなど色々な目的で成果を上げています。
最新の医療技術や情報をもとに最善の医療を提供し患者さんにやさしい丁寧な対応を心がけています。

	治療部全体年間総治療数（2022 年）	
治療実績・コメント	外部照射新規患者	1,039 件
	IMRT 治療	282 件
	定位放射線治療	109 件
	RALS(密封小線源治療)	28 件
	小職含む 4 名のスタッフが分担しますが治療計画のダブルチエック等でほとんどの治療計画作成、運用に関与します。	
業績等	当部では JCOG,WJOG,JGOG,JROSG などの多くの臨床試験グループに所属しており、臨床研究に参加し数多くの症例登録を行うだけでなく頭頸部がんを中心とした臨床試験を実際運用する研究者としても積極的に臨床研究へ取り組んで参りました。また厚生労働省、文部科学省の班研究などの研究者として研究活動を通じて、治療技術の開発や放射線治療精度の向上に意欲的に取り組んでいます。	

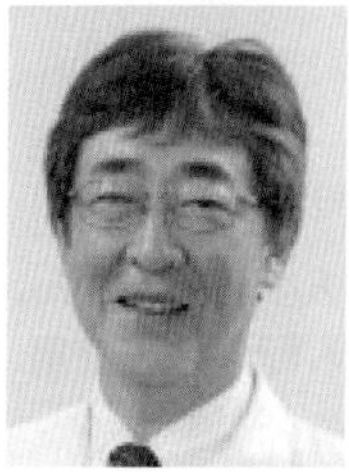

櫻井 英幸　さくらい ひでゆき

筑波大学附属病院　放射線腫瘍科
（電話）029-853-7668　茨城県つくば市天久保 2-1-1

脳腫瘍、頭頸部がん、食道がん、肺がん、乳がん、前立腺がん、子宮頸がん、ほか

●放射線治療専門医

診療内容・患者さんへのメッセージ

筑波大学放射線腫瘍科は国立大学病院の中で最も積極的に放射線治療に取り組んでいるグループで、エックス線治療、小線源治療、陽子線治療など様々な放射線治療を行 っています。放射線治療は臓器の形態と機能を残しながら治療を行え、QOL を維持しながらがん治療を行うことができることから、昨今の患者さんのニーズにマッチした治療法として注目を集めています。また、低侵襲で、体への負担が少ないことから、高齢化社会を迎えるわが国では、特に期待されるがん治療の領域です。本グループには放射線治療の基礎である医学物理学、放射線物理学工学などの専門家が４名、医学物理士が専任で２名所属しており、治療技術の向上のみならず、患者様に安全な治療を提供できるよう品質・安全管理にも力を注いでいます。また、茨城県内のがん診療拠点病院をネットワークで結ぶなど各病院の放射線治療部門とも密接に連携をとって診療を行うことが可能となり、本院の放射線治療を必要とされる県内の患者さんへのアクセスもしやすくなりました。放射線治療を通じた地域のがん医療と患者様の QOL 向上に貢献して参ります。

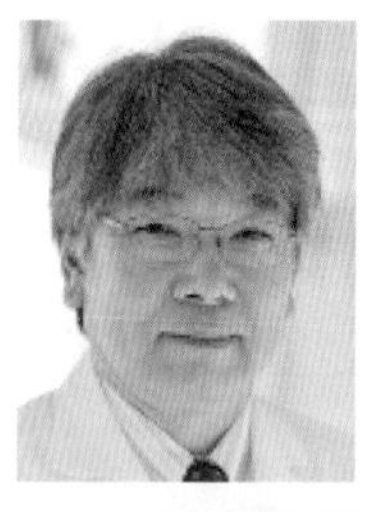

秋元 哲夫　あきもと てつお

国立がん研究センター東病院　放射線治療科
（電話）04-7133-1111　千葉県柏市柏の葉 6-5-1

血液腫瘍、子宮頸がん、前立腺がん、肝細胞がん、肺がん、膵臓がん、食道がん、直腸がん、肛門がん、乳がん、など

●放射線治療専門医

診療内容・患者さんへのメッセージ

放射線治療は悪性腫瘍の治療の根幹となる治療法のひとつであり、当科では当院の全科を受診される患者さんを対象にして、疾患の種類や状態に応じた様々な放射線治療を行っています。当科の特徴は、放射線治療医が一人の患者さんの治療にかかわる他の外科医、内科医、精神科医、緩和治療グループ、ソーシャル・ワーカーらからなる医療チームとの緊密な連携の中で治療の計画・実施・経過観察をおこなっていることです。色々な治療法の中から放射線治療を適確に選択し、患者さんに応じて他の方法（手術、化学療法、ホルモン療法など）を適切に組み合わせて治療することを目指しています。
臓器や機能の温存を目指した、放射線治療と化学療法を組み合わせた治療法を、患者さんの状態に応じて積極的に取り入れています。機能的・整容的に重要な頭頸部、食道、直腸などの骨盤臓器、乳腺などに発生した進行がんに対して、化学放射線治療を用いた臓器・機能温存治療をチーム医療の形で実施しています。当院は「原則予約制」です。医師の紹介状をご用意の上、お電話で予約をお取りください。

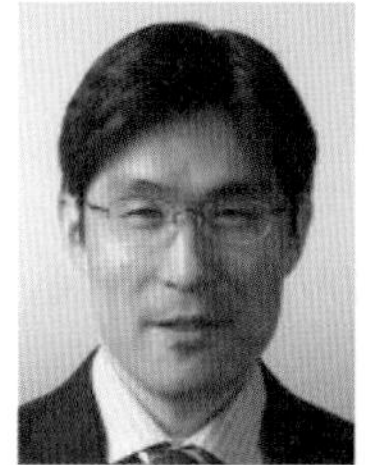

溝脇 尚志　みぞわき たかし

京都大学医学部附属病院　放射線治療科
（電話）075-751-3111　京都府京都市左京区聖護院川原町 54

中枢神経腫瘍、頭頸部がん、肺がん、乳がん、食道がん、直腸がん、肛門管がん、膵臓がん、胆道がん、前立腺がん、子宮頸がん、など

●放射線治療専門医

診療内容・患者さんへのメッセージ

放射線治療は手術や薬物療法と並ぶ、がん治療の三本柱の一つであり、臓器の形態や機能を温存しつつ、がんを根治できることを特徴とします。当科では医師だけでなく、物理工学、生物学の専門家が結集し、低侵襲でより効果が高いがん治療の実現に向けて、新たな治療装置・照射法の開発や、手術や薬物療法を併用した集学的がん治療の開発を行っています。総合外来および臓器別の専門外来を開設し、放射線治療全般から専門的な治療まで幅広く対応します。また、各種臓器別がん診療ユニットに参画し、手術や薬物療法と共に集学的がん治療の一翼を担っています。2021 年度の年間延べ外来患者数は 21,240 名（1 日平均外来患者数 83 名）でした。新患 811 人を含む年間の放射線治療件数 999 件（うち強度変調放射線治療 343 件、定位放射線治療 204 件）は、全国有数の実績です。2022 年 4 月から即時適応放射線治療装置 ETHOS を導入し、より高精度な放射線治療に対応しています。様々ながんに対する放射線治療および RI 内用療法の入院に対応します。2021 年度の年間新入院患者数は 253 名、平均在院日数は 17.0 日でした。

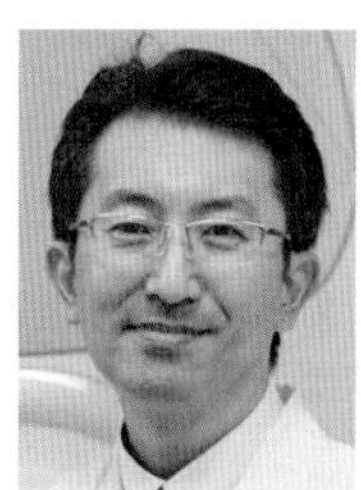

神宮 啓一　じんぐう けいいち

東北大学病院　放射線治療科
（電話）022-717-7000　宮城県仙台市青葉区星陵町 1-1

がん全般（特に頭頸部がん、食道がん、前立腺がん）

●放射線治療専門医

診療内容・患者さんへのメッセージ

食道がんや上咽頭がん、前立腺がんをはじめとして、あらゆるがんに対する放射線治療を行っています。患者さんに優しい医療と先進医療との調和を目指した治療を心掛けています。旧来の治療も良い点は残しつつ、最新の技術を取り入れています。
年間に約 1,200 名の新規患者さんの放射線治療を行っています。前立腺がんや頭頸部がんだけでなく、脳腫瘍や食道がん、肺がん、子宮頸がんにおいても強度変調放射線治療を実践しており、約半数の患者さんで強度変調放射線治療を使用しています。手術後の再発がんや遠隔転移に対しても積極的に高精度放射線治療を使用しています。
体外放射線治療だけでなく、密封小線源治療や RI 内用療法も行っています。
放射線治療科として、RI 病床も含め 22 床を担当しており、化学療法併用が必要な方や遠方の方などは入院していただき治療を行っています。外科や泌尿器科、腫瘍内科をはじめ、様々な診療科と連携してがん診療を行っています。
診療科のなかでは、責任者として管理統括しています。また、RI 内用療法も担当しています。

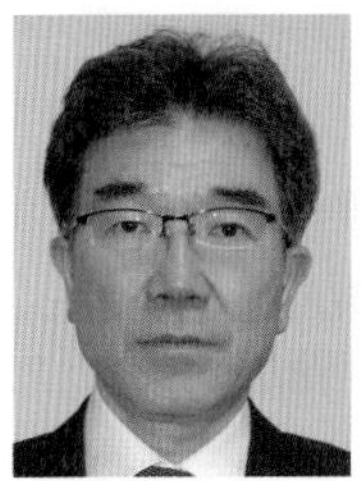

中村 和正　なかむら かつまさ

浜松医科大学医学部附属病院　放射線治療科
（電話）053-435-2111　静岡県浜松市東区半田山 1-20-1

放射線治療全般、前立腺がん放射線治療、頭頸部がん放射線治療、肺がん・肝がん等の定位放射線治療

●放射線治療専門医

診療内容・患者さんへのメッセージ

放射線治療の専門医として、放射線治療全般を担当しています。特に、前立腺がんや頭頸部がんの強度変調放射線治療、肺がんの定位放射線治療などを専門としています。放射線治療科では、外部照射、子宮腔内照射、非密封放射性同位元素内用療法等にて年間 600 名程度の治療を実施しており、科長として全症例のチェックを行い、若い先生の指導に当たっています。中部地区の大学病院やがんセンター、基幹病院、JCOG 放射線治療グループと連携して、照射技術向上に努めています。研究面では高精度放射線治療実施のためのデバイス開発を行っており、より良い放射線治療の実現に努めています。
2022 年 1 月に、浜松医科大学医学部附属病院に先端医療センターが開設されました。放射線治療部門は同センターに移転し、体表面誘導放射線治療が可能な新型リニアック、ハイパーアーク（定位放射線治療専用システム）、4 次元治療計画用 CT などの最新の装備でさらに充実した放射線治療を提供できるようになりました。治療内容を分かりやすく説明し、安心して治療を受けられるよう日々努力しています。

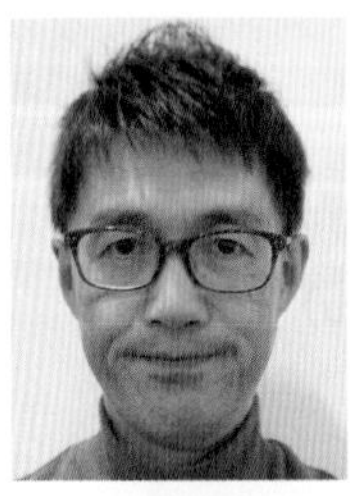

萬 篤憲　よろず あつのり

東京医療センター 放射線治療科
（電話）03-3411-0111　東京都目黒区東が丘 2-5-1

前立腺がん、泌尿器がん、子宮がん、婦人科がん、肺がん、頭頸部がん、膵がん、食道がん、消化器がん、乳がん、軟部腫瘍など

●放射線治療専門医

診療内容・患者さんへのメッセージ

全てのがんの根治から緩和に放射線治療を有効に組んでいます。
年間治療患者数は 800 名以上で、高精度外部照射 600 件（IMRT と定位照射）、小線源治療 200 件以上です。特に泌尿器科がんの患者さんは国内最大級で、前立腺がんの再発転移に対しても積極的な高精度治療を実施しています。薬物療法や手術との併用も少なくなく、近年は他科との連携をさらに強化しています。
30 年を超える経験を応用し、後遺症への対応や治療後の生活への支援にも力を入れています。患者さん一人一人の人生に対して、どのような検査や治療が本当に必要なのか、その人なりの生き方ができるように、また、その人なりの死に方ができるよう、少しでもお手伝いできるような医療を一緒に考えていければと思います。
上記の疾患のほか、骨転移、脳転移、再発転移がん、血液がん、脳腫瘍、皮膚がんの治療も行っています。

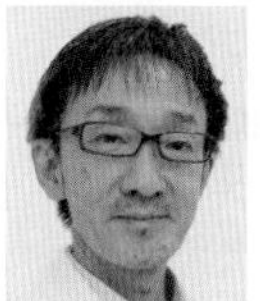

宇野 隆 うのたかし

千葉大学医学部附属病院 放射線科
（電話）043-222-7171
千葉県千葉市中央区亥鼻 1-8-1
●放射線治療専門医

診療内容

前立腺がん、肝臓がん、膵臓がん、腎がん、宮頸がん、甲状腺がん、など

放射線診療には、画像診断とその手技を利用した治療（IVR）、核医学診断と治療、そしてがん放射線治療の３つの領域があります。放射線科はこれらの領域で、各診療科と連携して大切な役割を果たします。千葉大学病院では放射線診療は新しい高度な技術を迅速かつ低侵襲な方法で患者さんに提供しています。また、MRリニアックシステムを用いた新たな高精度がん放射線治療を行っています。2021年12月～2023年４月末までに、前立腺がん、肝臓がん、膵臓がん、腎がんなど合計100例を超える治療実績があります。５日間ほどの外来通院で治療が可能な体への負担の少ない新しい放射線治療です。これまで以上にがんに正確に放射線を照射することで治療期間が短縮され、治療成績の向上、副作用の低減などが期待されます。

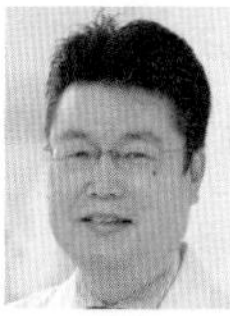

木村 智樹 きむらともき

高知大学医学部附属病院
（電話）088-866-5811
高知県南国市岡豊町小蓮 185-1
●放射線治療専門医

診療内容

前立腺がん、乳がん、肺がん、転移性骨腫瘍、転移性脳腫瘍、ケロイド、聴神経腫瘍、髄膜腫、など

放射線治療科では外部照射、小線源治療、RI治療を用いて、頭の先から足の先まで全ての臓器の悪性腫瘍（一部、良性腫瘍も含む）を対象としています。主体となる外部照射は、当科の最大の特徴である、定位放射線治療（SRT/SBRT）や強度変調放射線治療（IMRT）といった高精度放射線治療を積極的に実践しています。小線源治療（RALS）は、子宮頸がんに対する腔内照射、前立腺がんに対する組織内照射を行っています。全国的にも高齢化が10年進んでいるといわれる高知県において、「切らずに治す」放射線治療の役割はより重要性を増す一方と考えており、安全で低侵襲な治療を提供できるよう、高知県のがん診療の向上に微力ながら貢献していきたいと思います。FAX：088-880-2774で事前にご相談をお願い致します。

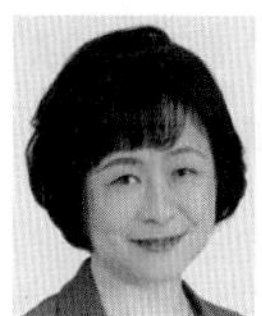

辻野 佳世子 つじのかよこ

兵庫県立がんセンター 放射線治療科
（電話）078-929-1151
兵庫県明石市北王子町 13-70
●放射線治療専門医

診療内容

肺がん、食道がん、頭頸部がん、子宮頸がん、直腸がん、肛門管がん、膵臓がん、悪性神経膠腫など

当科では年間750～800人の患者さんへ放射線治療を行っています。各臓器がんを担当する診療科との症例検討会を実施し、それぞれの患者さんに最適な放射線治療を提供します。「切らずに治す」をモットーに、臓器温存治療としての放射線治療に力を入れています。「手術と言われたのだけれど、手術せずに治らないか？」といった疑問があれば是非主治医の先生へ放射線で治療できないか尋ねてみてください。当科では院内でがんと診断された患者さん以外にも近隣の病院から放射線治療の必要な患者さんをご紹介いただいて治療しています。乳がんの術後治療や前立腺がんのIMRTなど当院での治療をご希望の方は主治医の先生に当科への紹介をご相談下さい。放射線治療について尋ねたいことがあれば遠慮なく外来に受診してください。

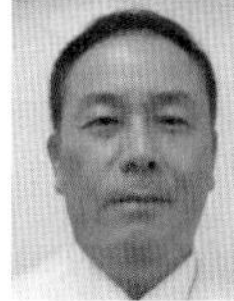

生島 仁史 いくしまひとし

徳島大学病院 放射線治療科
（電話）088-631-3111
徳島県徳島市蔵本町 2-50-1
●放射線治療専門医

診療内容

脳腫瘍、頭頸部がん、食道がん、肺がん、子宮頸がん、前立腺がん、悪性リンパ腫、など

放射線治療科では、放射線治療専門医４名、歯科医師１名、診療放射線技師９名、看護師４名が診療を担当し、最新の放射線治療を提供しています。2021年には、年間約1,000名の患者さんが当院で放射線治療を受けられています。３台の高精度外部放射線治療装置および密封小線源治療装置（リモートアフターローディングシステム）を設置しています。治療室と診察室が同じ場所にあることで患者さんとスタッフのコミュニケーションがとりやすくなっています。強度変調放射線治療、定位放射線照射、前立腺がんに対するシード永久挿入療法（ヨウ素125治療）や、子宮がん・乳がんに対する密封小線源治療、甲状腺がんなどに対する放射性同位元素治療（核医学治療）など特殊な放射線治療に関しても、豊富な治療実績があります。

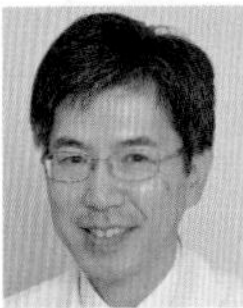

吉岡 靖生 よしおか やすお

がん研究会有明病院 放射線治療部
(電話) 03-3520-0111
東京都江東区有明 3-8-31
●放射線治療専門医

診療内容

前立腺がん、子宮がん、など

放射線治療部では、年間約 1,800 人の患者さんの放射線治療を行っています。約 10 名の放射線治療医が疾患別に患者さんを担当し、外科や内科とともにキャンサーボードに出席して個々の患者さんに最適な治療法を検討します。IMRT は年間 700 人を超え、5 台のリニアックはすべて IMRT 対応機種です。

前立腺がんでは、中等度寡分割 IMRT (28 回通院)、定位照射 (5 回通院)、永久挿入小線源治療 (3 泊 4 日入院)、高線量率組織内照射 (3 泊 4 日入院を 2 回) の 4 種類の治療法を行っており、適応がある中では患者さんの選択で決めていただいています。

子宮がんでは通常の腔内照射に加え、組織内照射やハイブリッド照射を積極的に行い、最も治療効果が高くなる方法を提供しています。

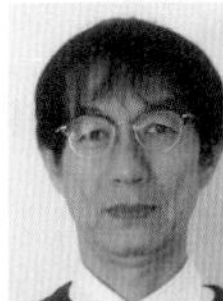

武田 篤也 たけだ あつや

大船中央病院 放射線治療センター
(電話) 0467-45-2111
神奈川県鎌倉市大船 6-2-24
●放射線治療専門医

診療内容

肺がん、肝臓がん、前立腺がん、オリゴメタスタシス、がん全般

放射線治療全般、特に体幹部定位放射線治療 (SBRT)、別名ピンポイントの放射線治療を多くの患者さんに行っています。2022 年には、肺がん / 肝臓がん / 前立腺がん / オリゴメタスタシスに対し、それぞれ 81/114/190/87 例の SBRT を行っています。国内 SBRT 総患者数における同院の割合は、肝臓がん 24%、他のがんで 4 ～ 8% を占めます。他院とも密に連携を取っており、県外からも多くの患者が紹介されています。患者さんに丁寧に説明し、リスクを納得いただければ広い適応にて治療を行うよう心がけています。放射線を格段に集中させる照射方法を開発・実践することで、早期肺がんに対し 3 年局所制御率 99%という高い治療成績と安全性を両立しています。肝癌診療ガイドライン改訂委員会の放射線科委員を務めています。

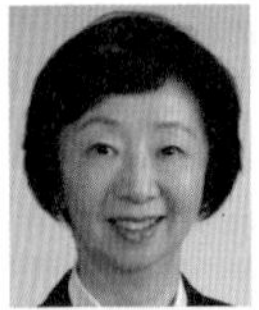

唐澤 久美子 からさわ くみこ

東京女子医科大学病院 放射線腫瘍科
(電話) 03-3353-8111
東京都新宿区河田町 8-1
●放射線治療専門医

診療内容

乳がん、肺がん、消化器がん (肝臓、胆道、膵臓、食道、直腸など)、泌尿器腫瘍 (前立腺、腎臓、膀胱など)、婦人科腫瘍 (子宮、卵巣など)、頭頸部腫瘍 (咽頭、喉頭、口腔など)、骨軟部腫瘍、造血器腫瘍 (悪性リンパ腫など)、など、がん重粒子線治療のコンサルト

当科では 4 人の放射線治療専門医が常勤しており、年間約 700 人のがん患者さんの放射線治療を最新の技術を取り入れて行っています。高精度放射線治療が可能な高エネルギー X 線治療装置 3 台、治療計画専用 CT 1 台、遠隔小線源治療装置 (高線量率イリジウム RALS) 1 台を完備し、十分なインフォームド・コンセントの上で、放射線治療を行なっています。化学療法も積極的に併用し、Evidence Based Medicine (EBM) に準拠した治療を行なっています。治療終了後も原則として外来での経過観察を放射線治療の依頼を受けた診療科とともに行っています。詳細は http://twmu-rad.info

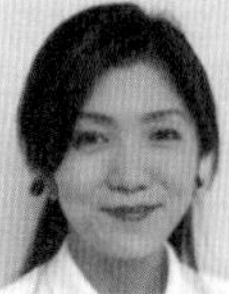

淡河 恵津世 おごう えつよ

久留米大学病院 放射線科
(電話) 0942-35-3311
福岡県久留米市旭町 67
●放射線治療専門医

診療内容

脳腫瘍、頭頸部がん、肺がん、乳がん、食道がん、膵臓がん、肝臓がん、子宮がん、前立腺がん、など

放射線科外来は、がん診療において横断的な役割を果たしており、悪性リンパ腫、脳腫瘍、頭頸部がん、肺がん、乳がん、食道がん、膵臓がん、子宮がん、前立腺がんなど、ほぼすべての領域のがんを診療しております。がんの根治だけではなく、転移や再発からくる、痛みや麻痺などの症状緩和に対しても、放射線治療はとても有効です。病巣にピンポイント照射することも可能となり、患者さんに優しい治療を提供できるよう心がけております。セカンドオピニオンも受け付けております。お気軽にご相談下さい。

久留米大学における診療科ならび地域医療の施設とともに、がん治療に向かっていきます。治療方針については放射線治療専門医師が的確に判断し、放射線治療に特化したスタッフで、高精度の治療を提供いたします。

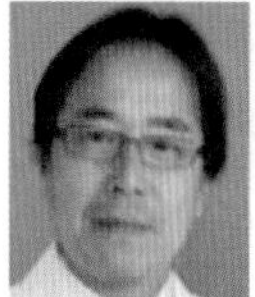

茂松 直之 しげまつ なおゆき

慶應義塾大学病院 放射線治療科
（電話）03-3353-1211
東京都新宿区信濃町 35
●放射線治療専門医

診療内容

脳腫瘍、頭頸部がん、食道がん、乳がん、肺がん、肝臓がん、胆道がん、胃がん、膵臓がん、直腸がん、など

放射線治療科は、主にがん（悪性腫瘍）に対する放射線治療を専門に行う部門です。
放射線治療は、手術・抗がん剤に並ぶがん治療の柱の一つです。根治的な治療から緩和的な治療まで、他の臨床各科との連携のもとに各種の悪性腫瘍の放射線による治療を行っています。
当科ではリニアックを用いた外部放射線治療のほかに、前立腺がん組織内照射や子宮がん腔内照射といった小線源治療、去勢抵抗性前立腺がんの骨転移に対する塩化ラジウム内用療法を実施しています。
放射線治療は全身の腫瘍を対象とするため、各診療科との連携がとても大切です。院内の各診療科と定期的にカンファレンスを行い、患者さんごとに最適な治療が提供できるよう日々知恵をしぼっています。

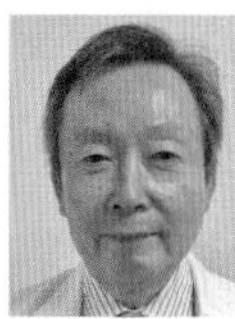

不破 信和 ふわ のぶかず

中部国際医療センター 放射線治療科
（電話）0574-66-1100
岐阜県美濃加茂市健康のまち 1-1
●放射線治療専門医

診療内容

X 線治療と化学療法：頭頸部がん、特に舌がん、肺がん、食道がんなど／陽子線治療：頭頸部がん、肺がんなど

頭頸部がん、肺がん、食道がんを主な専門分野として取り組んできました。頭頸部がんの中でも上咽頭がん、中咽頭がん、下咽頭がんでは静脈から抗がん剤を投与する方法が有効ですが、舌がんに代表される口腔がんではその効果は乏しくなります。1992 年から耳の前に位置する浅側頭動脈からカテーテルを入れて抗がん剤をがんに直接投与する動注治療に取り組んできました。2015 年に複数の動脈に抗がん剤を投与する方法を開発し、治療成績は大幅に改善。手術では大きな機能消失を伴う進行口腔がん、特に舌がんに有効な治療です。2023 年秋から当院で陽子線治療が開始されます。進行肺がんの治療に特に力を入れたいと考えています。少しでも患者さんの人生が好転できることに貢献できればと思います。年間治療数約 450 例。

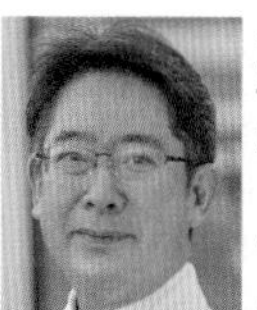

塩山 善之 しおやま よしゆき

九州国際重粒子線がん治療センター
（電話）0942-50-8812
佐賀県鳥栖市原古賀町 3049
●放射線治療専門医

診療内容

肺がん、前立腺がん、肝臓がん、頭頸部がん、膵臓がん、大腸がん術後骨盤内再発、骨軟部腫瘍、婦人科腫瘍、など

放射線治療全般、特に、高精度X線治療や粒子線治療を中心に診療・研究を行ってきました。現在は、重粒子線に特化した治療センターのセンター長として診療と後進の指導に当たっています。当センターは 2013 年 8 月から 2022 年 12 月末までに 7,700 名以上の治療実績を有し、2019 年からは年間治療患者数も 1,000 名を超えています。通院治療を基本としていますが、入院が必要な場合は、紹介元病院や周辺医療機関との連携・協力により対応しています。他の粒子線治療施設や関連学会とも協力し更なる保険適用拡大に向けた取組みも継続しています。患者さんお一人おひとりの治療にベストを尽くすことは勿論、ホスピタリティーの精神を大事にして、温もりのある全人的医療を心掛けています。

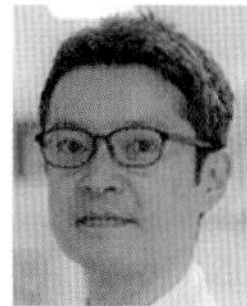

村上 直也 むらかみ なおや

順天堂大学医学部附属順天堂医院
（電話）03-3813-3111
東京都文京区本郷 3-1-3
●放射線治療専門医

診療内容

小線源治療、婦人科悪性腫瘍、頭頸部がん、など

放射線科では、さまざまな画像診断と放射線を使った治療を施行しています。私が専門としている小線源治療は放射線源を直接腫瘍の近傍や腫瘍内に届けるタイプの治療法となります。線源を留置する際に患者さんに一定のご負担をかけることがありますが、その線量集中性は一般的な X 線による外部照射よりも優れ、また、粒子線をもしのぐことが示されています。当院は質の高い小線源治療を提供できる都内でも数少ない放射線治療施設になります。がん治療の 3 大治療の一角を担う放射線治療は様々な使い方があり、専門的な知識が必要となります。我々は放射線科の中でも放射線治療に特化した専門集団です。この専門知識を駆使して、がんという命に係わる重大な病気の治療においてよりよいアウトカムを引き出せるように患者さんたちと一緒に伴走できればと思います。

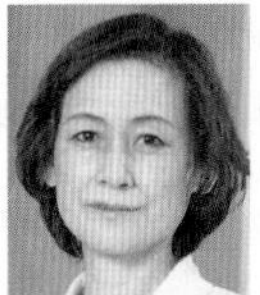

曽根 美雪 そねみゆき

国立がん研究センター中央病院
(電話) 03-3542-2511
東京都中央区築地 5-1-1
●放射線診断専門医

診療内容

肝臓がん、腎臓がん、肺がんの低侵襲治療、各種のがんの生検、がんの痛みなどの症状緩和

IVRは、体を大きく切開せずに、CT、X線透視、超音波などの画像を見ながら行うピンポイント治療です。小さな傷で、体の奥にある臓器や血管の治療ができるので、患者さんの体への負担が少ないことが大きな特徴です。IVRセンターでは、血管撮影装置とCTが一体になった「アンギオCT装置」を用いて治療を行っており、がん患者さんの様々な病態にアプローチできるのが特徴です。IVRセンターでは、すべての診療科と連携し、患者さんが安全かつ最良の医療を受けられるよう、看護師、診療放射線技師、臨床工学技士など多職種のチーム医療で診療にあたっています。IVR治療実績（2017年度：6,006件、2018年度：6,264件、2019年度：6,459件、2020年度：6,218件、2021年度：6,866件）

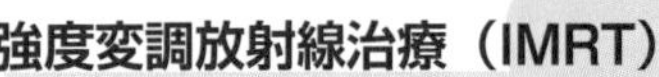

強度変調放射線治療（IMRT）

通常の放射線治療の場合、照射する領域内の放射線は強さがすべて均一なのに対し、ＩＭＲＴではコンピューターで治療に最適な線量分布（吸収具合）を計算し、そのデータをもとに放射線の強度を不均一（強度変調）に照射します。それにより、従来より正常組織に照射する線量が減り、より治療効果を高めながら、放射線による合併症のリスクを軽減します。複数の方向から当てることで、腫瘍に対しては、非常に均質でたくさんの線量が当たり、正常組織に当たる線量が少なくて済みます。

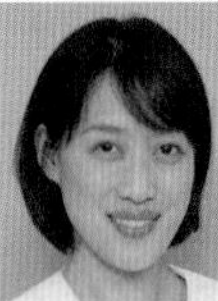

大熊 加恵 おおくまかえ

国立がん研究センター中央病院
(電話) 03-3542-2511
東京都中央区築地 5-1-1
●放射線治療専門医

診療内容

大腸がん、皮膚がん、肺がん、婦人科がん、乳がん、悪性リンパ腫、軟部腫瘍、転移性腫瘍など

当院はがん専門病院であり、各診療科と協力し放射線治療科として最良の医療を提供しています。汎用性の高い高精度リニアック4台のほか、MRI搭載リニアック装置、サイバーナイフ、小線源治療装置といった専門性の高い機器を用い、年間2,500人以上の治療を行っています（2018年：2,599人、2019年：2,824人、2020年：2,693人、2021年：2,615人、2022年：2,529人）。放射線治療専門医が多く在籍しているため、各症例を皆で十分に討議し最良の治療法を提案、実施することができます。肺がんに関しては強度変調放射線治療（IMRT）や体幹部定位放射線治療（ピンポイント照射）を積極的に使用しています。新しい治療技術開発についても熱心に取り組んでおり、日本で先駆けてMRI搭載照射装置を導入しています。

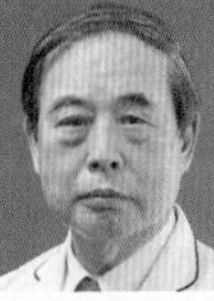

徳植 公一 とくうえこういち

湘南鎌倉総合病院 放射線腫瘍科
(電話) 0467-46-1717
神奈川県鎌倉市岡本 1370-1
●放射線治療専門医

診療内容

肝細胞がん、胆管細胞がん、膵がん、肺がん、食道がん、前立腺がん

全疾患に対応できますが、肝細胞がん、胆管細胞がん、膵がん、肺がん、前立腺がんなどを中心に診療しております。現在、多くの患者様に治療を受けていただいており、治療枠は満杯に近い状態ですので、時間指定していただくことはできませんが、できるだけ早く対応するように心がけています。陽子線治療を行うには、当科だけでなく関連する診療科にも受診していただき、陽子線治療適応判定委員会の承認を得る必要があります。適正な医療を行うためにも、陽子線治療以外の治療も考慮した上で陽子線治療を受けていただくためにも、このプロセスは重要です。原則として1週間後に再診の予約をとり、その間に判定会議を開催するように努めています。また、陽子線治療のセカンドオピニオンも受け付けております。

有益情報

ランキング医師の病院は遠くて行けないという患者さんのための、北海道、東北、四国、九州を中心とする準名医情報です。ランキングとは別です。ご参考になさってください。

北海道	**坂田 耕一** さかた こういち （電話）011-611-2111	**札幌医科大学附属病院 放射線治療科** 北海道札幌市中央区南1条西16-291	●放射線治療専門医
	永倉 久泰 ながくら ひさやす （電話）011-822-1811	**KKR 札幌医療センター 放射線科** 北海道札幌市豊平区平岸1条6-3-40	●放射線治療専門医
東北	**梅澤 玲** うめざわ れい （電話）022-717-7000	**東北大学病院 放射線治療科** 宮城県仙台市青葉区星陵町1-1	●放射線治療専門医
四国	**柴田 徹** しばた とおる （電話）087-898-5111	**香川大学医学部附属病院 放射線治療科** 香川県木田郡三木町池戸1750-1	●放射線治療専門医
九州	**林 靖之** はやし のぶゆき （電話）095-847-1511	**日本赤十字社 長崎原爆病院 放射線治療科** 長崎県長崎市茂里町3-15	●放射線治療専門医
	村木 宏一郎 むらき こういちろう （電話）0942-35-3311	**久留米大学病院 放射線科** 福岡県久留米市旭町67	●放射線治療専門医
	吉武 忠正 よしたけ ただまさ （電話）092-641-1151	**九州大学病院 放射線科** 福岡県福岡市東区馬出3-1-1	●放射線治療専門医
	大賀 才路 おおが さいじ （電話）092-852-0700	**九州医療センター 放射線科** 福岡県福岡市中央区地行浜1-8-1	●放射線治療専門医
	今田 肇 いまだ はじめ （電話）093-871-5421	**戸畑共立病院 がん治療センター** 福岡県北九州市戸畑区沢見2-5-1	●放射線治療専門医
その他	**戸板 孝文** といた たかふみ （電話）098-973-4111	**沖縄県立中部病院 放射線治療センター** 沖縄県うるま市字宮里281	●放射線治療専門医

全国の陽子線治療施設、全国19施設

放射線治療では、がん病巣への選択性をより高める治療法が研究されています。その中の一つが陽子線治療です。大規模な施設が必要で、現在は、以下の施設で受けることが可能です。

国立がん研究センター東病院／兵庫県立粒子線医療センター／静岡県立静岡がんセンター／筑波大学附属病院／南東北がん陽子線治療センター／メディポリス国際陽子線治療センター／福井県立病院／名古屋市立大学医学部附属西部医療センター／北海道大学病院／相澤病院／津山中央病院／札幌禎心会病院／大阪陽子線クリニック／兵庫県立粒子線医療センター／成田記念陽子線センター／高井病院／京都府立医科大学附属病院／札幌孝仁会記念病院／湘南鎌倉総合病院　厚労省HPより

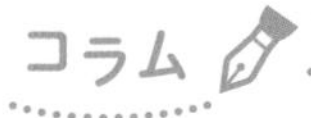

日常の放射線被ばく

我々は日常的に放射線を浴びて生きています。これを自然放射線と呼び、放射性物質を含む大地からの放射線、宇宙からの宇宙線、食品に含まれる放射線などがあります。一人あたりの世界平均年間放射線量は２．４ｍＳｖです。年間１００ｍＳｖ以下の少ない線量では、放射線が発がんにどれだけ関与しているのかはわかっていません。発がんにはいろんな原因があり、発がんに最も寄与しているのは間違いなく煙草でしょう。また、放射線量は場所によっても違います。例えば、関東より関西の方が放射線の被ばく量が多く、それは六甲山があるからだといわれています。また、地層によっても違います。土の中にいろんな物質が含まれており、放射線を出す物質もあり、そこから出たものを我々は浴びます。中国にも放射線が高い地域と低い地域があって、故・菅原努先生（京都大学名誉教授）が、そこで発がん率を調べました。結果は差がありませんでした。また、飛行機のパイロット、キャビンアテンダントは沢山の放射線を浴びています。宇宙飛行士も同様です。しかし、飛行機のフライトでパイロットにどれだけがんが増えたのかという比較は難しく、報告は様々なものがあります。

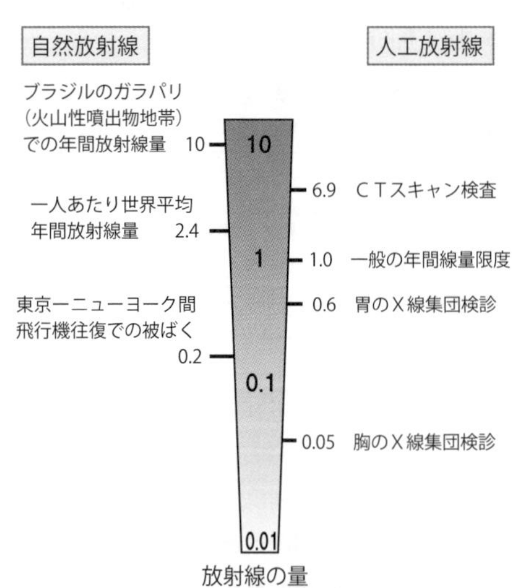

詳しくは、桜の花出版『奇跡の放射線治療』をご参照ください。

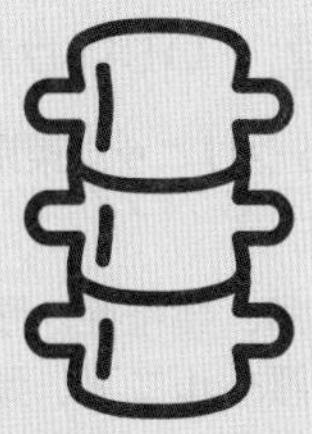

整形外科

日常の悪い癖を見直そう

整形外科は専門性の高い分野のため、本書では以下のように部位別で掲載しています。

◇首・腰　◇肩・手　◇股関節　◇膝など足（外反母趾含む）

医師によっては、複数の部位を診察している場合もありますので、詳しくは各医師の紹介ページをご参照ください。

整形外科分野の痛みの原因や症状は千差万別ですが、老化による症状は、筋肉をつけることで改善する場合があります。急性の外傷（打撲・捻挫・肉離れなど）以外は「冷やさない」のが基本です。

手術は最終手段ですので、慌てて手術をする必要はありません。まずは保存療法（理学療法、マッサージ、物理療法、温熱療法、注射療法、ブロック療法、運動療法、薬物療法など）で様子を見てみましょう。日常生活の中で、悪い要因を除くだけでも違ってきます。

・同じ姿勢を取り続ける（座り続け、立ち続け、同じ方向を見る）

・寝具や枕が合わない。

・運動不足やストレッチ不足。ただし、急に重い負荷をかけない。

また、痛み止め（湿布や内服薬）の慢性的な使用は止めましょう。胃腸障害、腎障害、頭痛などが起きることがあります。

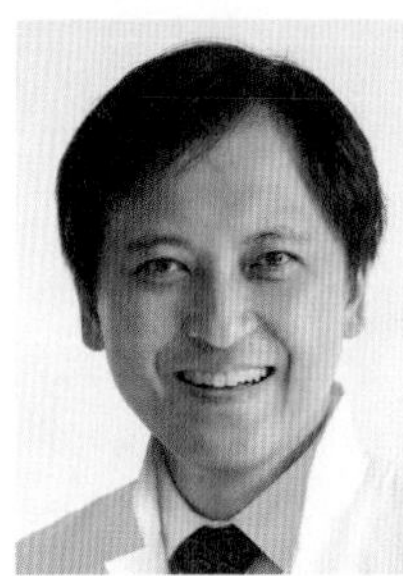

石井 賢　いしい けん

New Spine クリニック東京　整形外科・脊椎脊髄センター
（電話）03-5226-7777　東京都千代田区平河町 2-6-3 都道府県会館 B1F

頚部痛、腰痛、頚椎症、腰椎すべり症、首下がり症候群、脊柱変形、頚・腰ヘルニア、頚部・腰部脊柱管狭窄症、脊柱靭帯骨化症、脊椎脊髄腫瘍、脊椎術後後遺症など

●整形外科専門医

得意分野・診療案内

首こり、腰痛、頚椎症、ヘルニア、腰椎すべり症、難治性疾患（首下がり症候群、靭帯骨化症、脊柱変形、脊椎脊髄腫瘍、脊椎術後後遺症など）をはじめとする脊椎脊髄疾患全般を専門とし、5,000 症例を超える豊富な手術経験を持ちます。脊椎・脊髄疾患の確実な診断のもと、第一に徹底した保存療法（薬物療法、神経ブロック、リハビリなど）を行い、手術が必要な場合には最小侵襲脊椎治療（ミスト、MIST）をコンセプトに 1998 年より最小侵襲・内視鏡手術を数多く手掛けています。また、運動器のアンチエイジング・再生治療の研究にも長年従事し、積極的に診療に取り入れています。

診療ポリシー・患者さんへのメッセージ

軽度の肩こりや腰痛などから難治疾患に至るまで、一般の方からアスリートの方まで、幅広く患者さんを治療しています。脊椎・脊髄疾患を様々な手法を用いて的確に診断し、適切な治療を実施致します。自らの頚椎疾患と腰椎疾患の治療経験から、自分の受けたい治療を患者さんに提供したいと思っています。患者さんに提供する治療は、精神的かつ肉体的にも負担が最も少ない方法で、かつ最先端で安心・安全な手法であるべきと考えています。したがって、私の実施する治療は最小侵襲脊椎治療学（ミスト、MIST）に基づく、最も負担の少ない治療法といえます。お気軽にご相談下さい。

	個人 年間総治療数						個人 累積総治療数：5,000 件
	2017	2018	2019	2020	2021	2022	
	238件	242件	203件	222件	201件	222件	

手術・治療実績	件数	【治療に関してコメント】
①最小侵襲脊椎安定術（ミスト、MIST）	100 件	エビデンスも基づく、集学的治療を実践しています。手術は、主に最小侵襲脊椎治療学（ミスト、MIST）に基づく精神的・肉体的に負担の少ない治療を実施します。ミストは患者さんの回復力も早く、短期入院の治療を可能とします。
②最小侵襲椎弓形成術	30 件	
③脊椎内視鏡手術	20 件	
④頚椎人工椎間板置換術	15 件	
⑤首下がり症候群矯正術	10 件	
⑥成人脊柱変形矯正術	10 件	

業績等

日本脊椎脊髄病学会評議員、最小侵襲脊椎治療学会理事長、日本インストゥルメンテーション学会理事など多数の学会で役職を務めています。

【受賞・招聘講演会】

国際頚椎学会 AP Award、アメリカ整形外科学会 Guest Nation Award、日本整形外科学会奨励賞など計 23 件の受賞。HSS, New York, USA, 2015、Toronto Western Hospital, Toronto, Canada, 2015 など計 35 件の招聘講演会。

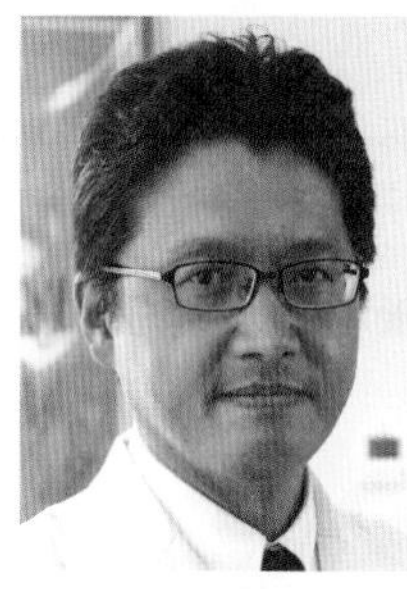

西良 浩一　さいりょう こういち

①徳島大学病院　整形外科
（電話）088-631-3111　徳島県徳島市蔵本町 2-50-1
②東京腰痛クリニック
（電話）03-5537-3885　東京都中央区銀座 5-1-15 第一御幸ビル 2・3 階

腰痛、発育期のスポーツ障害から働き盛りの腰痛症、さらに高齢者の腰痛疾患などを幅広く診療

●整形外科専門医

診療ポリシー・患者さんへのメッセージ

診療ポリシー：最も得意としているのは、非特異的腰痛および謎の腰痛です。85%の腰痛が謎と呼ばれる中、徳島には謎の腰痛は無いとのモットーで診療しております。腰痛の痛みを解明し、そこをピンポイントで内視鏡で完治に導くことをポリシーとしております。さらに、『運動は薬』という言葉の通り、リハビリテーションにはとても力を入れております。

患者さんへのメッセージ：

1）腰痛治療は８ミリ切開、内視鏡、局所麻酔の時代が来ました。局所麻酔のため、超高齢者でも安心して手術が行えますし、働き盛りの方々にも、身体に優しく早期復帰が可能となります。

2）歳を取ったら腰くらい痛くなる。痛みとつきあいましょう。ではなく、高齢者でも痛みの場所を確定し、腰痛完治の方策を見つけましょう。

3）『運動は薬』さらに、『筋肉は裏切りません』。腰痛のほとんどが運動療法で良くなります。腰痛患者こそ、運動が大切です。

	個人 年間総治療数：120 件（2022 年）	個人 累積総治療数：700 件（過去５年間）
手術・治療実績・コメント	局所麻酔・腰椎内視鏡手術　80 例	局所麻酔・腰椎内視鏡手術　400 例
	【治療に関してコメント等】 局所麻酔で腰椎椎間板ヘルニアや腰部脊柱管狭窄症の手術を行っています。そのため働きざかりでは早期社会復帰が可能です。また、全身状態の悪い超高齢者でも安心して手術が受けられます。謎の腰痛になりやすい非特異的腰痛の痛みの原因を同定し、内視鏡で治療しています。謎の腰痛にお悩みの方、ご相談に来てください。さらに、アスリートの腰痛手術では国内随一の症例数です。プロ野球では全球団から選手が来ております。手術を行った全員が早期に現場復帰を果たしています。また、私が治療に関与した５名の選手が東京五輪に出場し、うち２名が金メダルに輝きました。	
業績等	2022 年：海外招待講演 1 月 15 日：第 12 回 Didactic Course. 韓国 ／ 1 月 22 日：French Endoscopic Spine Surgery Course, フランス ／ 4 月 22 日：第 23 回 Monthly Nonoori WEB symposium . 韓国 ／ 7 月 7 日：第 7 回 ASEAN MISST . タイ ／ 9 月 25 日：第 3 回 World Congress on MIS & Endoscopic Spine Surgery. インド ／ 11 月 11 日：Himalayan Spine Symposium.　ネパール ／ 12 月 10 日：Annual Meeting of Taiwan Society for Endoscopic Spine Surgery. 台湾	

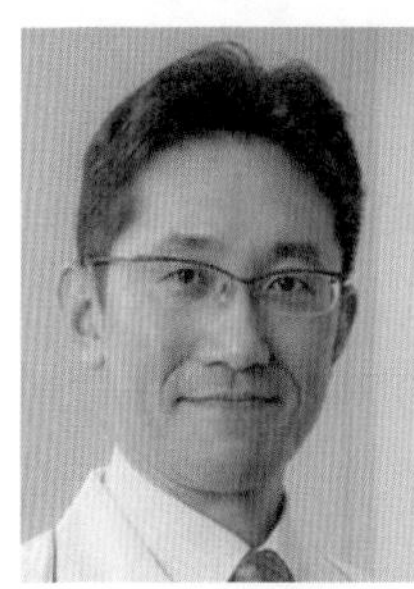

今釜 史郎　いまがま しろう

名古屋大学医学部附属病院　整形外科
（電話）052-741-2111　愛知県名古屋市昭和区鶴舞町 65

脊椎・脊髄腫瘍、脊柱変形（脊柱側弯症・後弯症）、脊柱靭帯骨化症（後縦靭帯骨化、黄色靭帯骨化）

●整形外科専門医

得意分野・診療案内

【脊椎班の診療方針】
脊柱変形（側弯症）、腫瘍（脊椎、脊髄）、靱帯骨化症（とくに胸椎）という脊椎疾患の中でも難治性といわれる疾患を主に加療しています。比較的頻度が少なく、その病態解明が十分でないこと、治療法が未確立である難病に対して臨床、基礎研究の両面から解明していくことで、最先端の医療を提供しています。

【脊椎班の特徴的な治療】
高度脊柱変形：安全に手術を行うために、術中脊髄モニタリングを行い、常に脊髄の状態を把握することで、側弯矯正の際に生じる可能性のある脊髄損傷を未然に防ぐ様にしています。また術中 CT、O-arm ナビゲーションシステムの使用により高度な変形に対する骨切り術、3 次元的矯正などの手術も、より安全かつ正確に手術を行えるようにしています。また成人期に生じる脊柱変形に対しては、側方経路椎体間固定術などの低侵襲手術を行うことで、高齢者にも安全に手術をうけて頂けるようにしています。

診療ポリシー・患者さんへのメッセージ

脊椎班では、高度脊柱変形、脊椎・脊髄腫瘍、靱帯骨化症など一般的に難治性といわれる疾患に加えて、椎間板ヘルニア、腰部脊柱管狭窄症、頚髄症といった頻度の高い脊椎疾患に対しても最先端の治療法を取り入れて治療を行っています。
毎週木曜日に専門外来を、火曜日と木曜日に手術治療を行っています。また研究面においては、難治性脊椎・脊髄疾患の病態解明、術中脊髄モニタリングなどの研究に加え、脊髄再生、骨再生など臨床応用につながる基礎研究を行っています。

手術・コメント	名古屋大学医学部附属病院 整形外科の 2022 年の主な手術実績 脊椎：131 例（原発性脊髄腫瘍：30 例）
	【脊椎班の研究概要】臨床：名古屋大学内での臨床・基礎研究に加え、30 病院以上の名古屋大学関連施設（Nagoya Spine Group）の約 8 万件の大規模手術データを解析し、患者さんにとって、より良い手術方法・手術タイミングなどについて検討を行っています。また、厚生労働省「脊柱靭帯骨化症に関する調査研究」における胸椎靭帯骨化症手術前向き研究を、当大学病院を中心に行っています。
業績等	【著書(編集)】ベーシックな脊椎除圧術のすべて（新OS NEXUS No.3）メジカルビュー社／脊椎固定術の基本手技［Web 動画付］(新OS NEXUS No.6) メジカルビュー社

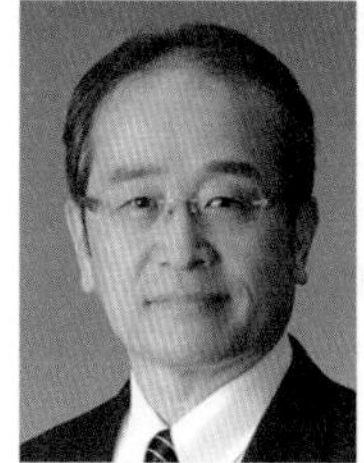

伊東 学　いとう まなぶ

北海道医療センター　整形外科
（電話）011-611-8111　北海道札幌市西区山の手５条 7-1-1

脊椎脊髄外科、脊柱側弯症、脊柱変形、脊椎低侵襲手術、脊椎・脊髄外傷

●整形外科専門医

診療内容・患者さんへのメッセージ

脊椎脊髄病外来：あらゆる年齢層の背骨や脊髄に関する専門的診断と治療を行います。頚椎、胸椎、腰椎のさまざまな疾患の診断と治療を行います。頚椎の病気では、頚椎椎間板ヘルニア、頚椎症性神経根症や脊髄症、後縦靱帯骨化症による脊髄症、腰椎では腰椎椎間板ヘルニア、腰部脊柱管狭窄症、腰椎分離すべり症や変性すべり症などが一般的な疾患ですが、中高齢者の骨粗鬆症に伴う脊椎骨折、成人の脊柱変形の診断と治療も行っています。結核性脊椎炎や化膿性脊椎炎などの、脊椎の感染症に対する最少侵襲治療も行っております。脊髄や脊髄の腫瘍、スポーツなどによる背骨の外傷ならびに脊髄損傷に対する診断と治療も行っています。

脊柱側弯症外来：小児の脊柱変形の専門的診断と治療を行います。先天性脊柱側弯症をはじめとする早期発症側弯症、学童期に多い特発性側弯症の診断と専門的治療はもちろん、さまざまな基礎疾患に伴う背骨の変形の診断と治療を行っています。治療では、装具治療や脊柱変形矯正手術を行っています。成人の脊柱変形の相談にも応じています。

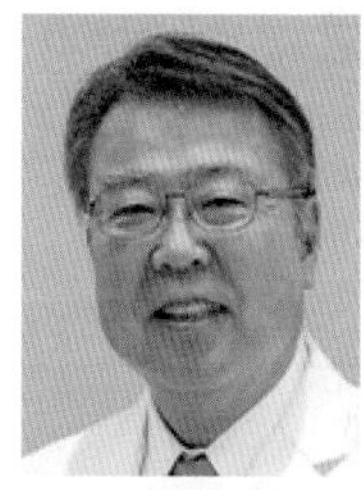

山田 宏　やまだ ひろし

和歌山県立医科大学附属病院　整形外科
（電話）073-447-2300　和歌山県和歌山市紀三井寺 811-1

脊椎脊髄外科全般、低侵襲脊椎外科

●整形外科専門医

診療内容・患者さんへのメッセージ

当科では多岐にわたる運動器疾患に対応できるよう、脊椎･脊髄外科、スポーツ･関節外科、骨・軟部腫瘍外科、手の外科、小児整形外科の各分野に専門スタッフを配置しています。特に脊椎の内視鏡手術については国内トップクラスの手術実績を有しており、和歌山県外からも多数の患者様が治療に訪れています。

当科の脊椎・脊髄診療班は現在８名の学会認定専門医（うち６名は脊椎内視鏡下手術・技術認定医資格も保有）を擁し、全国でも屈指の診療実績があります。また、手術を安全に実施するための脊髄機能モニタリング、脊椎疾患の予防や低侵襲手術化に役立てるための疫学（The Wakayama Spine Study）など、さまざまな基礎的･臨床的研究を行っております。

当科では 1998 年に吉田宗人第５代教授が日本国内で先駆けて脊椎内視鏡下椎間板摘出術（MED 法）を導入し、以来新たな技術の開発と安全性の確立に尽力して来ました。この手術技術を学ぶために、国内外から多くの医師が見学に訪れると共に、医師向けの教科書も出版されています。

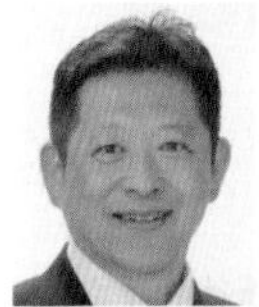

戸川 大輔 とがわ だいすけ

近畿大学奈良病院 整形外科
（電話）0743-77-0880
奈良県生駒市乙田町 1248-1
●整形外科専門医

診療内容

脊椎変性疾患、頚椎症性脊髄症、化膿性脊椎炎、脊椎外傷、硬膜内髄外腫瘍、骨粗鬆症性椎体骨折、脊柱変形、転移性脊椎腫瘍

頻度の高い脊椎変性疾患（腰部脊柱管狭窄症、腰椎椎間板ヘルニア）を中心に靭帯骨化などによる脊髄圧迫病変、脊髄腫瘍、転移性脊椎腫瘍、化膿性脊椎炎、脊椎外傷、側弯症など脊柱変形に対する診療をしています。中でも骨粗鬆症性椎体骨折に対する経皮的椎体形成術（BKP）を積極的に行っており、高齢者・超高齢者に向けた低侵襲治療を行っています。また、転移性脊椎腫瘍の患者様に対しては、がん病巣の主治医とよく相談しながら、がん治療を継続するために疼痛緩和、神経障害の改善による日常生活動作の回復を目的とした手術治療を慎重に行っています。執刀数は年間 170 件程度。副病院長として病院運営にも携わり、整形外科の臨床教授として後進の指導を行っています。

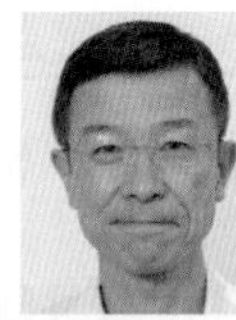

長谷川 和宏 はせがわ かずひろ

亀田第一病院 新潟脊椎外科センター
（電話）025-382-3111
新潟県新潟市江南区西町 2-5-22
●整形外科専門医

診療内容

脊椎疾患

診療体制は、“完全主治医制”とし、脊椎外科専門医である主治医が病気のしくみ、検査内容、手術方法、手術後のリハビリテーション、退院後の生活指導を含めて細かい点まで相談にお答えしつつ診療を進めてまいります。また、専門的な知識と経験を持った看護師、臨床工学士、理学・作業療法士、放射線技師、医事課スタッフが、専門診療体制を支えています。
当センターにおける脊椎手術の特徴は、一般的な内容に加えて、① 高齢化社会で激増しつつある変性疾患に対する顕微鏡および内視鏡を駆使した高精度低侵襲手術、② 若年者から高齢者までの重度脊柱変形に対する矯正・固定手術、③ 最新の脊髄モニタリング（手術中に神経機能を確認しながら操作を行う監視装置）による安全対策が挙げられます。

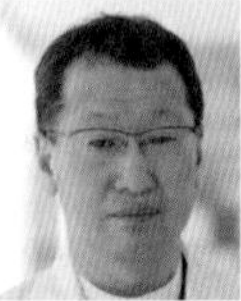

金村 徳相 かねむら とくみ

江南厚生病院 整形外科
（電話）0587-51-3333
愛知県江南市高屋町大松原 137
●整形外科専門医

診療内容

脊椎疾患

副院長、脊椎脊髄センター長、中央手術室部長、医療情報部長を兼任しています。
整形外科は、骨格や筋肉、神経などの運動器を治療する外科です。江南厚生病院では、外傷だけでなく脊椎、股関節、手、リウマチにおいて高度な専門治療を行っており、手術数は県内でも有数の施設です。
脊椎外科手術では脊髄神経や重要な内臓、大血管などが存在することから、これらの合併症を回避すべく、多くの最先端手術支援機器を導入しています。脊髄モニタリング装置、ナビゲーション、術中 3D 画像装置など、その充実は日本でも 1、2 の脊椎外科施設といえます。
認定医・専門医：日本脊椎脊髄病学会：指導医、日本専門医機構認定：整形外科専門医、プログラム責任者養成講習会修了、臨床研修指導医講習会修了、緩和ケア研修会修了

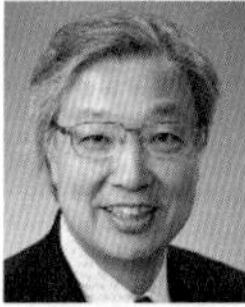

齋藤 貴徳 さいとう たかのり

関西医科大学附属病院 整形外科
（電話）072-804-0101
大阪府枚方市新町 2-3-1
●整形外科専門医

診療内容

脊椎外科、末梢神経外科

股関節疾患は通常の変形性股関節症のみならず、他施設では治療が困難な高度変形、骨欠損、感染などによる難易度の高い疾患に対しても人工股関節を用いて治療を行っています。また、変形性関節症の進行していない初期の臼蓋形成不全の症例に対しては臼蓋形成術を行っています。現在注目されている股関節唇損傷や FAI に対して、股関節鏡手術を行っています。
膝関節疾患は若年者に対する関節鏡視下半月板手術、靭帯再建手術を多数行い、高齢者に対しては人工関節や骨切り術を行い除痛と機能回復に努めています。
当院は三次救急に指定されており、高度救命救急センターに搬入された、高エネルギー外傷による四肢・骨盤骨折、椎体骨折や脊髄損傷に対して、救命救急医と共同で緊急手術などの治療対応もしております。

有益情報

ランキング医師の病院は遠くて行けないという患者さんのための、北海道、東北、四国、九州を中心とする準名医情報です。ランキングとは別です。ご参考になさってください。

地域	医師	病院・住所	資格
北海道	**高畑 雅彦** たかはた まさひこ （電話）011-716-1161	**北海道大学病院 整形外科** 北海道札幌市北区北 14 条西 5	●整形外科専門医
東北	**二階堂 琢也** にかいどう たくや （電話）024-547-1111	**福島県立医科大学附属病院 整形外科** 福島県福島市光が丘 1	●整形外科専門医
九州	**播广谷 勝三** はりまや かつみ （電話）0977-27-1600	**九州大学病院別府病院 整形外科（脊椎脊髄）** 大分県別府市大字鶴見字鶴見原 4546	●整形外科専門医
その他	**船尾 陽生** ふなお はるき （電話）03-3451-8121	**国際医療福祉大学三田病院 脊椎脊髄センター** 東京都港区三田 1-4-3	●整形外科専門医
	時岡 孝光 ときおか たかみつ （電話）086-276-3231	**岡山旭東病院 リハビリテーション科** 岡山県岡山市中区倉田 567-1	●整形外科専門医
	大森 一生 おおもり かずお （電話）044-333-5591	**日本鋼管病院 脊椎外科センター** 神奈川県川崎市川崎区鋼管通 1-2-1	●整形外科専門医

首の痛みの要因はさまざま、適正対応で劇的改善へ

一口に首の痛みといっても、いろいろな要因で起こり、対応も様々です。

◇頸椎症性神経根症：トゲ状の骨が脊髄や神経根を圧迫して、痛みやしびれが出る。手足のしびれや痛み、歩行障害、排尿障害を起こすこともある。

◇頸椎椎間板ヘルニア：首の骨と骨の間にある椎間板が、何らかの原因で痛むと、髄核が飛び出て、脊髄を圧迫して痛みやしびれがでる。ヘルニアの要因の髄核は、柔らかいので自然になくなり治ることもある。

◇不良姿勢：正しい姿勢をとるためのストレッチや筋膜ゆらし（痛い所をつまんでゆらゆら揺らす）で治ることもある。

◇首下がり症候群：70 歳以上の女性に多い。老化による筋力低下が原因。

◆手術を検討する前の保存療法として、①首を動かさない ②温める（急性期は冷やした方が良い場合もあるが痛みが長引く場合は温める）③飲み薬（消炎鎮痛薬、神経障害性疼痛治療薬、ビタミン B12）④ブロック注射：炎症を抑えて痛みを取る　⑤頸椎カラー：首の動きを制限して症状の悪化を抑えるが、短期的対応。◆手術の検討（薬や保存療法で痛みがとれない場合）

・頸椎前方除圧固定術：従来の手術

・人工椎間板を使った手術：自然に近い形で動くので、他の椎間板に負担がかからない。難易度が高く、まだ限られた医療機関でしか受けられない。

★違和感を感じたら、早めに受診しましょう。

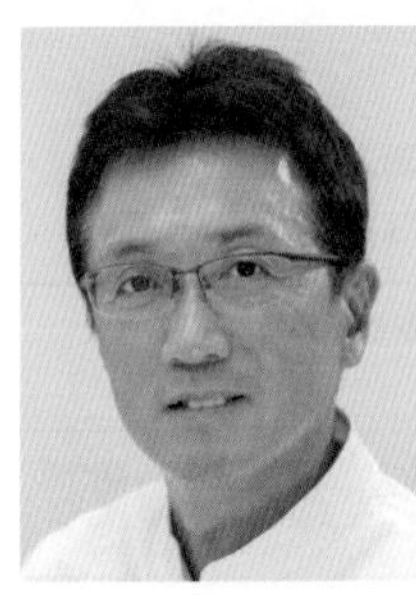

菅谷 啓之　すがや ひろゆき

東京スポーツ & 整形外科クリニック
（電話）03-5980-7227　東京都豊島区上池袋 4-29-9 2F・B1F

肩関節鏡視下手術、肘関節鏡視下手術、肩関節・肘関節外科、スポーツ整形外科

●整形外科専門医

得意分野・診療案内

【肩関節・肘関節治療】
長年の経験と実績に基づく高度な医療を提供します。肩・肘関節疾患は、殆どが注射療法や理学療法などの保存療法で軽快します。ただし、手術が必要な場合は近隣提携病院（明理会東京大和病院）にての手術を行います。

診療ポリシー・患者さんへのメッセージ

【プロフィール】長年、船橋整形外科の肩肘チームを率いてきたリーダー。国内外での学会発表、論文、講演多数あり、国内外での知名度は抜群。日本肩関節学会理事、日本整形外科スポーツ医学会理事、JOSKAS 評議員、米国肩肘学会メンバー、2017年は第 44 回日本肩関節学会学術集会会長、2019 年末には第 1 回日米ベースボールスポーツメディスンミーティングを主催し、メジャーリーグ関係ドクター・トレーナーを 12 名東京に招待し、プロ野球 12 球団の関係者を集め日英同時通訳を付けて熱いディスカッションをアレンジした。2009 年 TBS 世界のスーパードクターはじめテレビ出演多数、新聞、雑誌にも数多く取り上げられている。

業績等	【役職等】 2011 年 12 月：米国ハワイ大学医学部客員教授（現職） 2013 年 4 月：PMDA（独立行政法人医薬品医療機器総合機構）専門委員（現職） 2015 年 4 月：東京女子医科大学整形外科客員教授（現職） 2018 年 4 月：千葉大学整形外科臨床教授（現職） 【所属学会など】 ◆ International：ASES (American Shoulder and Elbow Surgeons) Corresponding member (2008 ～)　／ ISAKOS (International Society of AS, Knee Surg & Ortho Sports Med) Member ／ IAS (Indian Arthroscopy Society) Honorary member (2012～) ◆国内：日本肩関節学会／ JOSKAS (Japanese Orthopaedic Society of Knee, Arthroscopy and Sports Medicine) ／日本整形外科スポーツ医学会／日本整形外科学会／日本肘関節学会 評議員／肩関節鏡視下手術研究会：世話人／よこはまスポーツ整形外科フォーラム：幹事／関東肩を語る会：幹事／千葉上肢を語る会：世話人／スポーツメディスンフォーラム：世話人／大阪肩関節鏡フォーラム（SAFO）：世話人／東京スポーツ整形外科研修会：顧問 【著書・論文】 編者 7 編（英語 2 編、日本語 5 編）／著者 63 編（英語 11 編、日本語 52 編） 論文 著者 306 編（英語 62 編、日本語 244 編）2020 年 5 月 10 日時点

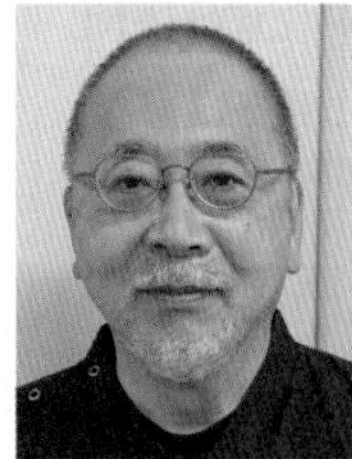

山崎 哲也　やまざき てつや

横浜南共済病院　整形外科
（電話）045-782-2101　神奈川県横浜市金沢区六浦東 1-21-1

スポーツ整形外科、関節鏡視下手術

●整形外科専門医

診療内容・患者さんへのメッセージ

当科が受け持つ疾患には、外傷による骨折・靭帯損傷・筋損傷のほか、脊椎や脊髄の疾患、加齢やスポーツによる運動器疾患、さらには骨粗鬆症やロコモティブシンドロームのような全身的な疾患などが挙げられます。この様に守備範囲が広い整形外科領域の医療においては、幅広くかつ専門的な知識と技術が必要とされます。そのため、当科では脊椎脊髄センター、スポーツ整形外科センター、人工関節センター、外傷整形外科センターの 4 分野にセクション化し、各々の領域の専門的知識と治療技術をもった医師を集め、高度の専門医療を提供するとともに若手医師の育成にも力を入れています。手術においてはより安全で正確な手術を実施できるよう、全国に先駆けて術中 CT ナビゲーションシステムやロボティックアーム支援手術なども導入しています。2019 年の診療実績は新患患者数 3,658 名で手術件数は 1,425 件に上りました。
さいとう整形クリニック（神奈川県横須賀市吉井 2-3-3 電話：046-802-5200）では第 4 週土曜日にスポーツ外来を行っています。特に野球による肘、肩の痛みを専門としています。

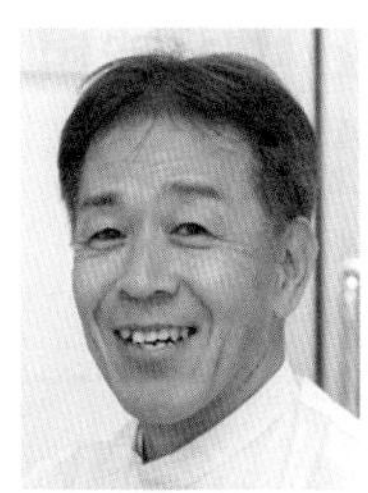

岩堀 裕介　いわほり ゆうすけ

あさひ病院　スポーツ医学・関節センター
（電話）0568-85-0077　愛知県春日井市下原町字村東 2090

肩関節・肘関節・膝関節・足関節外科・スポーツ傷害・関節リウマチ

●整形外科専門医

診療内容・患者さんへのメッセージ

スポーツ医学・関節センター センター長を務めています。当センターは、2019 年 4 月に、これまで医療法人三仁会が行ってきた、スポーツ傷害や関節疾患の専門的治療ならびにリハビリテーションをさらに発展させるべく開設いたしました。
従来から行ってきた医療サービスをセンター化し、医師だけでなく理学療法士や看護師など様々な職種がそれぞれの専門性を生かしながら連携することにより、当法人の理念の一つである『高度専門医療の提供』をトップアスリートからアマチュアスポーツ選手、すべての世代のスポーツ愛好家の方々にまで実践していく事が可能となりました。
対象者のニーズや病態に合わせた、テーラーメードの医療を提供する事を基本理念にスタッフが一丸となり、皆さまの期待に応えられるよう日々研鑽努力していく所存です。
当センターでは、保存療法（理学療法・体外衝撃波療法：ESWT・多血小板血漿療法：PRP）と手術療法（関節鏡手術・直視下手術）を対象者の方々の病態や社会的ニーズに合わせて提供しております。

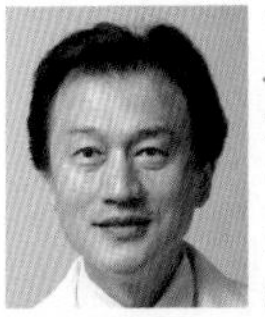

三幡 輝久 みはたてるひさ

大阪医科薬科大学病院 整形外科
（電話）072-683-1221
大阪府高槻市大学町 2-7
●整形外科専門医

診療内容

肩・肘の外科、スポーツ整形外科

【研究テーマ】
投球障害肩、野球肘、腱板断裂、肩関節脱臼、鏡視下腱板修復術、鏡視下上方関節包再建術、鏡視下関節唇修復術、Tommy John 手術 野球検診、バイオメカニクス研究（University of California, Irvine との共同研究）
【学位】医学博士
【所属学会・国内】
日本整形外科学会、日本肩関節学会、日本関節鏡・膝・スポーツ整形外科学会、日本整形外科スポーツ医学会、日本肘関節学会、中部整形外科災害外科学会、日本整形外科超音波研究会、九州山口スポーツ医科学研究
【所属学会・海外】
American Orthopaedic Society for Sports Medicine、American Shoulder and Elbow Surgeons、Orthopaedic Research Society

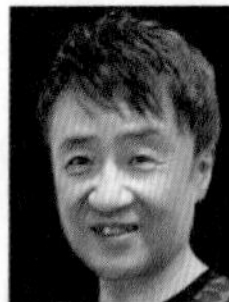

小林 尚史 こばやしたかし

八王子スポーツ整形外科
（電話）042-626-0308
東京都八王子市中町 5-1
●整形外科専門医

診療内容

肩腱板断裂、肩関節脱臼、肩関節唇損傷、投球障害肩、五十肩、変形性肩関節症、野球肘障害、離断性骨軟骨炎、肘内側側副靱帯損傷、変形性肘関節症、肘関節内遊離体

得意分野：関節鏡による低侵襲手術、身体動作の評価、ヨガ・ピラティスを用いた運動療法。痛みのある部位だけでなく、全身の身体機能を評価しており、機能不全がある部位に対しての運動療法が重要です。運動療法を担当する理学療法士やトレーナーとの連携を大切にしています。痛みのある部位の解剖学的破綻を正確に診断し、必要な場合は関節鏡による小侵襲手術を行っています。また、患者さんの要望により、短期、中期、長期の目標を設定しカスタムメイドの治療計画が重要と考えています。診療は完全予約制。年間手術件数：肩関節鏡視下手術：約 150 例、肘関節手術：約 50 例。局所の治療で改善がみられない場合は、遠隔の機能不全が関与しています。是非ご相談ください。

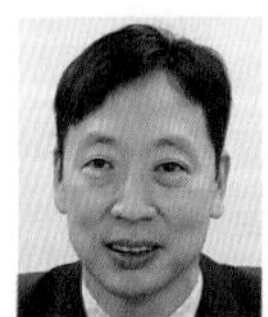

三浦 俊樹 みうらとしき

JR 東京総合病院 整形外科
（電話）03-3320-2210
東京都渋谷区代々木 2-1-3
●整形外科専門医

診療内容

手の疾患

手にトラブルを抱えているものの、どの病院にかかって良いのか分からない方は意外と多いと聞きます。まずは近隣の整形外科で診察を受け、さらに詳細な診察や治療が必要であれば手外科という分野のある病院を受診してください。
手外科は整形外科や形成外科の専門を基盤とした専門分野です。日本手外科学会のホームページから施設の確認が可能です。
当院には日本手外科学会の専門医が 2 名おり、一般外来および手外科専門外来にて外来診療を受けています。手外科手術の内容は多岐にわたり、合計年間 300-400 件行っています。頻度の多い橈骨遠位端骨折に対する観血的整復内固定術や手根管症候群に対する鏡視下手根管開放術などに加えて、対応できる施設が多くはない母指 CM 関節症に対する関節形成術・関節固定術などにも対応しています。

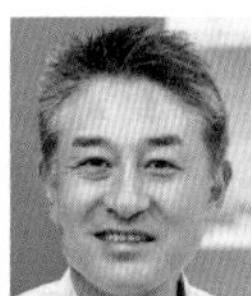

高橋 憲正 たかはしのりまさ

船橋整形外科病院
（電話）047-425-5585
千葉県船橋市飯山満町 1-833
●整形外科専門医

診療内容

肩関節・肘関節外科

副院長とスポーツ医学・関節センター長を務めます。
肩関節・肘関節外科、スポーツ医学を専門とし、野球を中心としたオーバーヘッドスポーツ、ラグビー・サッカーなどのコンタクトスポーツ、体操競技などのスポーツ選手の治療を数多く経験しています。
スポーツ医学・関節センターは、従来、船橋整形外科病院にて行ってきた一般整形外科・リハビリテーション、スポーツリハビリテーションをさらに発展させるため、肩関節を中心に関節鏡を用いた低侵襲手術による専門的医療を提供することを目的として、専門医を迎え設立されました。ここでは、スポーツ選手だけでなく肩関節・肘関節に障害をかかえるすべての人々が対象となります。

寝たきりで全身の体力低下

2001 年、米国で寝たきりに関する衝撃的な研究が発表されました。20 代の健康な男性 5 人が、3 週間寝たきりの生活を送り、最大酸素摂取量（全身の持久力を示す）がどれほど低下するかを計測。30 年後、同じ 5 人を計測したところ、加齢による変化よりも 3 週間の寝たきりの方が数値はより低下したことがわかりました。この研究よりリハビリテーション、運動療法の重要性への理解が格段に深まりました。和歌山県の那智勝浦町立温泉病院では、高齢者や半身不随の人などに対して、ハードなリハビリを行い効果を上げ、注目されています。

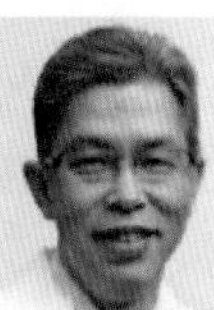

佐藤 和毅 さとう かずき

慶應義塾大学病院
（電話）03-3353-1211
東京都新宿区信濃町 35
●整形外科専門医

診療内容

肘関節、手関節、手指の痛みや外傷：野球肘、テニス肘（外側上顆炎）、内側側腹靱帯損傷、離断性骨軟骨炎、手根管症候群、TFCC 損傷、マレット指、手指血流障害など

スポーツ医学総合センターの「アスリート外来」を担当しています。当外来は、スポーツ選手や愛好家の怪我や病気に対して、常にスポーツ復帰を念頭に置いた治療を行います。
それぞれの患者さんの立場に立って、現状での最善の医療を提供するよう心掛けています。
当センターは、次のような症状を扱っています。
1）スポーツに伴う怪我や障害
2）スポーツ復帰を目的とする治療が必要な怪我や病気
3）専門的な運動療法が必要なメタボリック症候群などの内科疾患、心不全、心筋梗塞などの循環器疾患、骨粗鬆症などの運動器疾患、小児科領域の疾患など

有益情報

ランキング医師の病院は遠くて行けないという患者さんのための、北海道、東北、四国、九州を中心とする準名医情報です。ランキングとは別です。ご参考になさってください。

地域	医師	病院・住所	資格
北海道	**和田 卓郎** わだ たくろう （電話）0134-25-4321	**済生会小樽病院 整形外科** 北海道小樽市築港 10-1	●整形外科専門医
	末永 直樹 すえなが なおき （電話）011-792-1211	**整形外科 北新病院** 北海道札幌市東区北 8 条東 4-1-5	●整形外科専門医
東北	**皆川 洋至** みながわ ひろし （電話）018-832-0023	**城東整形外科** 秋田県秋田市東通 6-7-6	●整形外科専門医
	山本 宣幸 やまもと のぶゆき （電話）022-717-7000	**東北大学病院 整形外科** 宮城県仙台市青葉区星陵町 1-1	●整形外科専門医
九州	**谷口 昇** たにぐち のぼる （電話）099-275-5111	**鹿児島大学病院 整形外科・リウマチ外科** 鹿児島県鹿児島市桜ヶ丘 8-35-1	●整形外科専門医
	伊﨑 輝昌 いざき てるあき （電話）092-921-1011	**福岡大学筑紫病院 整形外科** 福岡県筑紫野市俗明院 1-1-1	●整形外科専門医
その他	**菊川 和彦** きくがわ かずひこ （電話）082-565-5000	**マツダ病院 整形外科** 広島県安芸郡府中町青崎南 2-15	●整形外科専門医

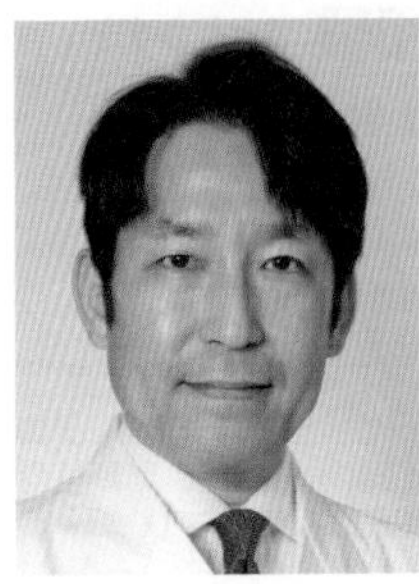

稲葉 裕　いなば ゆたか

横浜市立大学附属病院　整形外科
（電話）045-787-2800　神奈川県横浜市金沢区福浦 3-9

変形性股関節症、大腿骨頭壊死症、寛骨臼形成不全症、関節リウマチ、小児股関節疾患（先天性股関節脱臼、ペルテス病、大腿骨頭すべり症など）

●整形外科専門医

得意分野・診療案内

小児から成人まで股関節疾患の治療を中心に行っております。全ての手術にコンピュータ技術を使用しており、手術の計画では術前CTデータから得た3次元情報をコンピュータソフトウェアを用いて詳細に解析して、最適な術前計画を立案しております。そして手術の実施にあたっては、コンピュータナビゲーションシステムやロボットを用いて術前計画を再現した正確な手術を行っています。現在、人工股関節全置換術については最先端のロボットを用いて手術を行っている数少ない施設です。股関節骨切り術についてもナビゲーションシステムを使用して正確な手術を行っているので、他施設からの紹介患者さんが多いのが特徴です。ナビゲーションを使用することで低侵襲な手術が可能となり、人工股関節全置換術では7～8cmの皮膚切開で、寛骨臼回転骨切り術では約10cmの皮膚切開で大転子を切離せずに行っております。
また、感染症例の治療経験が豊富なため、多くの感染症例が紹介されており、再置換術などの高難度の症例が多いのも特徴です。

診療ポリシー・患者さんへのメッセージ

患者さんごとの病態を把握し、適切な治療計画をたてております。治療内容については患者さんに納得してもらえるまで十分に説明を行っております。分からないことがあれば何でも相談してください。

	科全体 年間総治療数：股関節手術 285件（2022年）	科全体 過去10年間の総治療数：股関節手術　約2,500件
手術・治療実績・コメント	①人工関節全置換術　156件	①人工関節全置換術　約1,500件
	②寛骨臼回転骨切り術　17件	②寛骨臼回転骨切り術　約150件
	③大腿骨骨切り術　5件	③大腿骨骨切り術　約50件
	④人工股関節再置換術　26件	④人工股関節再置換術　約250件
	⑤人工関節感染手術（抜去、洗浄など）　17件	⑤人工関節感染手術（抜去、洗浄など）　約150件
	⑥股関節骨折手術（人工骨頭、骨接合術）　31件	⑥股関節骨折手術（人工骨頭、骨接合術）約400件
	【治療に関してコメント等】人工股関節全置換術の入院日数は術後7～10日間で、全国の大学病院の中では入院期間が最も短期間の病院です。骨切り術や再置換術などの高難度手術が多いのが特徴で、感染などの難治例の紹介患者さんも多いです。	
業績等	日本整形外科学会代議員、日本股関節学会副理事長、日本小児整形外科学会理事長、日本人工関節学会理事、日本骨・関節感染症学会理事、日本リウマチ学会評議員など多数の役職を務め、日本股関節学会や日本関節病学会の優秀論文賞などの受賞も多数あります。	

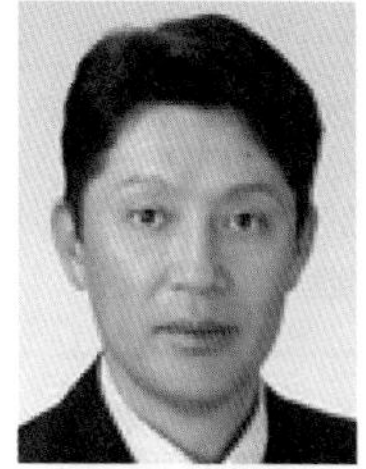

中島 康晴　なかしま やすはる

九州大学病院　整形外科
（電話）092-641-1151　福岡県福岡市東区馬出 3-1-1

股関節外科、関節リウマチ、小児整形外科

●整形外科専門医

診療内容・患者さんへのメッセージ

整形外科では変形性股関節症、軟部腫瘍（悪性・良性）、変形性膝関節症、十字靭帯断裂、半月板損傷、大腿骨頭壊死症などの治療を主に行っています。その他、変形性脊椎症、脊柱側弯症、関節リウマチ、足部疾患、肩・上肢疾患などの治療を行っています。
変形性股関節症は､いわゆる股関節の“軟骨がすり減ってしまう”病気です。その“きっかけ”はいろいろとありますが、日本では骨盤側の形態異常である寛骨臼形成不全症が原因の患者さんが多く見受けられます。関節症が進行している場合には、人工股関節全置換術の適応となります。
股関節、膝関節、骨軟部腫瘍、脊椎、上肢、足・足関節を得意とし、人工関節置換術、骨切り術、悪性骨軟部腫瘍に対する患肢温存手術、内視鏡（関節鏡）下手術、脊椎外科手術、末梢神経手術などを行っています。特に､日本をリードし続ける骨切り術から､コンピュータ技術を取り入れた人工関節置換術まで、関節疾患に対して多くの術式を用いた手術加療を行っています。

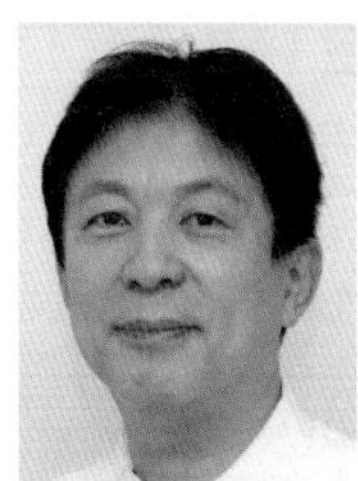

菅野 伸彦　すがの　のぶひこ

川西市立総合医療センター　整形外科
（電話）0570-01-8199　兵庫県川西市火打 1-4-1

関節外科、人工関節、バイオマテリアル、ナビゲーション手術、ロボット手術、４次元動作解析

●整形外科専門医

診療内容・患者さんへのメッセージ

川西市立総合医療センターは、救急医療に注力していく方針のため、整形外科疾患としては外傷による骨折治療が主となります。その為、整形外科は先ず骨折に対する早期手術を目指します。股関節に関しては変形性股関節症、大腿骨頭壊死症、急速破壊型股関節症などで痛みがあり、投薬や運動療法の効果がない場合人工股関節置換術を行っています。手術の後にはリハビリテーションを行い、術後約３週で自宅退院を目標としています。骨折はもちろん、腱断裂や神経断裂などの外傷、手指や手関節の変形などの変性疾患、末梢神経障害に対する治療を積極的に行っており、必要に応じて内視鏡（肘や手首用の関節鏡）を用いた手術や、神経などの微細な組織には手術用顕微鏡を用いた治療を行っています。
【所属学会・資格】医学博士（大阪大学）、日本整形外科学会専門医・代議員、日本整形外科学会リハビリテーション医、日本リハビリテーション医学認定臨床医、日本人工関節学会認定医・理事、日本股関節学会理事長、日本コンピュータ外科学会理事、厚生労働省指定難病「特発性大腿骨頭壊死症」研究班長

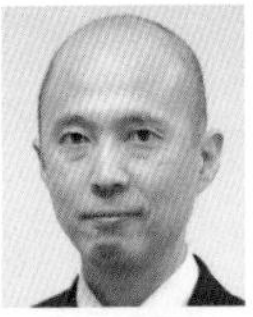

神野 哲也 じんのてつや

獨協医科大学埼玉医療センター
（電話）048-965-1111
埼玉県越谷市南越谷 2-1-50
●整形外科・リハビリテーション科専門医

診療内容

変形性股関節症、大腿骨頭壊死症、発育性股関節形成不全、ペルテス病、大腿骨頭すべり症、リウマチ性股関節症、人工股関節弛み

私が主任教授を務める当院の整形外科では、股、膝、足、脊椎、上肢、外傷、小児の各グループが専門的治療を行っています。私自身は小児～高齢者の股関節疾患を主な診療対象としており、2022 年の主な股関節手術は、人工股関節置換術 186 件、股関節周囲骨切り術 6 件などでした。患者さんの病状やニーズに合わせ、保存療法、骨切り術、人工股関節置換術などから最適な治療法をご提案します。人工股関節置換術では、低侵襲手術により術直後から動作制限不要とし、「意識しない関節」となることを目指します。同日の両側人工股関節全置換術や表面置換型人工股関節置換術、院内骨バンクの同種骨を利用した人工股関節再置換術などの専門性の高い手術も行っています。

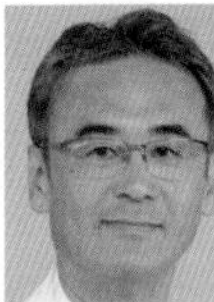

名越 智 なごやさとし

札幌孝仁会記念病院 整形外科
（電話）011-665-0020
北海道札幌市西区宮の沢 2 条 1-16-1
●整形外科専門医

診療内容

変形性股関節症、寛骨臼形成不全、大腿骨頭壊死症、人工股関節ゆるみ、金属合併症、急速破壊型股関節症

専門は股関節外科で、年間総治療数 2,660 人、総手術数 4,277 件、年間手術 200 件で、人工股関節置換術、再置換術、寛骨臼回転骨切り術を行っています。国際学会、学術講演会、シンポジスト、パネリスト、座長など 190 回以上行い、100 編以上の英文論文があり、股関節外科医を育成しています。疾患の正確な診断と治療計画を患者さんにわかりやすく説明します。人工股関節置換術では、確実な手術手技と正確な設置、筋腱温存による低侵襲手術を行い、術後合併症を軽減します。寛骨臼回転骨切り術では、巧みの技を用いた骨切りと術前３次元画像解析を基に理想的な股関節を再構築します。患者さんには、安易にインターネット情報を信じず、医師や医療関係者からも信頼される良医にかかって頂きたいと思っています。

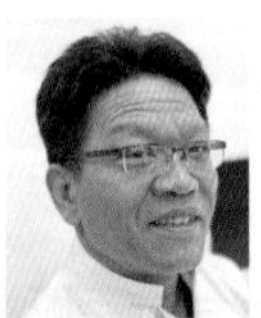

老沼 和弘 おいぬまかずひろ

船橋整形外科病院 人工関節センター
（電話）047-425-5585
千葉県船橋市飯山満町 1-833
●整形外科専門医

診療内容

股関節外科

2004 年より国内で初めて筋組織を切離せずに行う前方進入法 (Direct Anterior Approach) を人工股関節手術全症例に採用。早期リハビリ早期退院早期社会復帰を可能にしました。人工関節センターでは主に股関節と膝関節の人工関節置換術を担当します。最新の知識と豊富な経験をもとに、安全で、負担の少ない、早期社会復帰可能な治療を目指しています。

人工股関節全置換術（THA）：傷んだ股関節の臼蓋側と大腿骨頭側にそれぞれ人工関節を挿入し、関節の機能を再建する手術です。インプラントの性質は日々向上しており、耐用年数が長期化し、骨温存や骨への生着に優れたものが主流となってきています。当院では全ての患者さんに対し、筋腱組織を切離せずに行う前方進入法（Direct Anterior Approach: DAA）にて手術を行っています。

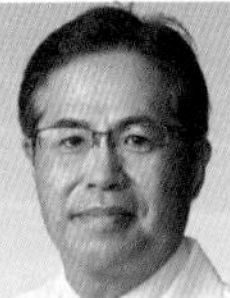

岩瀬 敏樹 いわせとしき

浜松医療センター 整形外科
（電話）053-453-7111
静岡県浜松市中区富塚町 328
●整形外科専門医

診療内容

股関節疾患（変形性股関節症、特発性大腿骨頭壊死症、関節リウマチの股関節病変、人工股関節関連など）

股関節疾患に対する人工股関節置換術、人工股関節再置換術、また、骨切り術を主として担当しています。人工股関節置換術では、世界で 50 年以上の使用実績を持ち、良好な長期成績が得られることが実証されている Polished tapered cemented stem を用いた手術を年間 100 ～ 120 件ほど実施しています。また、同種骨移植を用いた人工股関節再置換術では 20 年以上の経験を重ね良好な成果を得ています。さまざまな変形を持つ日本人の変形性股関節症などの高度な変形を呈する股関節疾患に対する人工股関節置換術では、機種の選択以上に安定した手術技術が重要です。私どもは、常に技術的及び学術的研鑽にも努めており、安定した術後成績と周術期合併症発生予防に努めています。

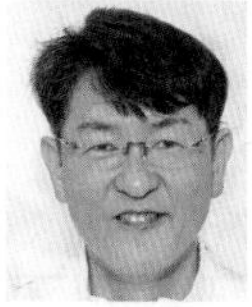

加畑 多文 かばた たもん

金沢大学附属病院 整形外科
（電話）076-265-2000
石川県金沢市宝町 13-1
●整形外科専門医

診療内容

変形性股関節症、寛骨臼形成不全症、大腿骨頭壊死症、股関節インピンジメント、人工関節の不具合、関節リウマチ

コンピュータを利用した手術が得意で、基本的には全ての手術にコンピュータナビゲーションや手術ロボットを使用。2022 年は人工股関節置換術を 141 件行いました。骨切り術にもナビゲーションを使用している数少ない施設です。高度変形例や再置換での骨欠損例においては、カスタムメイド人工関節を使用。人工股関節置換術では個々の患者さんに最も理想的となるよう綿密にコンピュータで設計図を作成しナビゲーションやロボットを用いて設計図通りに高い精度でインプラントを設置しています。術後の痛みがなるべく少なくなるよう工夫を凝らしているため、術後早期から動作制限を行わずにリハビリが可能になっています。変形が強い症例ほどナビゲーションが有効になるため、数多くの高度変形例が紹介されてきました。

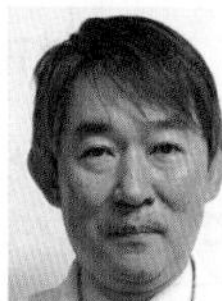

坂井 孝司 さかい たかし

山口大学医学部附属病院 整形外科
（電話）0836-22-2111
山口県宇部市南小串 1-1-1
●整形外科・リハビリテーション科専門医

診療内容

変形性股関節症、大腿骨頭壊死症、寛骨臼形成不全症、急速破壊型股関節症、寛骨臼大腿骨インピンジメント、人工股関節置換術後ゆるみ

専門は股関節疾患で、手術は骨盤骨切り術・大腿骨骨切り術・人工関節手術を行っています。手術適応の決定については、画像所見が悪いからといって決して無理強いすることなく、患者さんの症状や就業状況・家庭でのご事情（介護・養育すべき家族がいて入院困難など）を考慮して患者さんのご希望・ご期待に沿えるように行っています。手術前には CT 画像データをもとに詳細な手術計画を作成し、コンピューター支援技術（CT ベースドナビゲーション）を使用して、理想的かつ正確に手術を行っています。2022 年は人工股関節全置換術 119 件、人工股関節再置換術 9 件、骨切り術 8 件。手術後にはほぼ動作制限がなく良好な術後成績が実現でき、スポーツを嗜んでいる患者さんもいます。

変形性股関節症

股関節に痛みを感じる疾患に「変形性股関節症」があります。
初期では、痛みが股関節だけとは限りません。腰、尻、太ももの付け根、膝などに痛みを感じることがあります。
なぜなら、股関節の周辺には腰や膝につながる神経が通っているため、放散痛といって、他の部位でも痛みを感じてしまうからです。
症状が進むと、軟骨がさらにすり減り骨と骨がぶつかり合い、さらに強い痛みを感じるようになります。
サインとしては、股関節が重だるい、股関節に痛みがある、動き始めに痛みが出るといったものがあります。

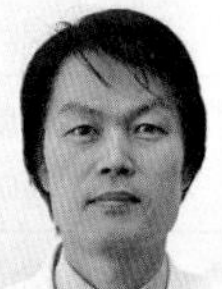

藤井 英紀 ふじい ひでき

東京慈恵会医科大学附属病院
（電話）0570-03-2222
東京都港区西新橋 3-19-18
●整形外科専門医

診療内容

股関節の疾患、外傷

【当院整形外科の得意分野・特色】
80 歳以上の内科的合併症（糖尿病、透析、心筋梗塞後、脳梗塞後など）を有する患者さんであっても、歩行する気持ちが強ければ、関連各科と連携をとり積極的に手術を行っています。特に、両側同時人工関節術は手術時間 2 時間程度であり、自分の血液も貯めることなく、また、他家輸血もすることなく年間 70 例の患者さんに施行しています。また、股関節に対しても両側同時人工関節を行っています。
脊椎疾患は幼少期の側弯症から、椎間板ヘルニア（内視鏡）、高齢者の高度の変形に対する低侵襲な手術を行っています。
「足腰しっかり、最後まで、痛くない骨・関節・背骨で楽しい人生を」合い言葉に、私共は保存療法から手術療法まで、関連各科と手を組みチームとして治療にあたります。

整形外科

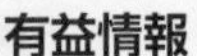

有益情報

ランキング医師の病院は遠くて行けないという患者さんのための、北海道、東北、四国、九州を中心とする準名医情報です。ランキングとは別です。ご参考になさってください。

地域	医師	病院・住所	資格
北海道	**片山 直行** かたやま なおゆき （電話）011-812-7001	**北海道整形外科記念病院 整形外科** 北海道札幌市豊平区平岸7条13-5-22	●整形外科専門医
東北	**高木 理彰** たかぎ みちあき （電話）023-633-1122	**山形大学医学部附属病院 整形外科** 山形県山形市飯田西2-2-2	●整形外科専門医
	青田 恵郎 あおた しげお （電話）024-983-5511	**星総合病院 股関節・人工股関節センター** 福島県郡山市向河原町159-1	●整形外科専門医
	佐々木 幹 ささき かん （電話）023-682-1111	**山形済生病院 整形外科** 山形県山形市沖町79-1	●整形外科専門医 ●リウマチ専門医
四国	**髙尾 正樹** たかお まさき （電話）089-964-5111	**愛媛大学医学部附属病院 整形外科** 愛媛県東温市志津川454	●整形外科専門医
	間島 直彦 ましま なおひこ （電話）089-964-5111	**愛媛大学医学部附属病院 整形外科** 愛媛県東温市志津川454	●整形外科専門医
九州	**山本 卓明** やまもと たくあき （電話）092-801-1011	**福岡大学病院 整形外科** 福岡県福岡市城南区七隈7-45-1	●整形外科専門医
	大川 孝浩 おおかわ たかひろ （電話）0942-22-6111	**久留米大学医療センター 整形外科・関節外科センター** 福岡県久留米市国分町155-1	●整形外科専門医
	原 俊彦 はら としひこ （電話）0948-22-3800	**飯塚病院 整形外科** 福岡県飯塚市芳雄町3-83	●整形外科専門医
その他	**中村 琢哉** なかむら たくや （電話）076-461-7700	**富山西総合病院 整形外科** 富山県富山市婦中町下轡田1019	●整形外科専門医
	安永 裕司 やすなが ゆうじ （電話）082-425-1455	**広島県立障害者リハビリテーションセンター 整形外科** 広島県東広島市西条町田口295-3	●整形外科専門医
	兼氏 歩 かねうじ あゆみ （電話）076-286-3511	**金沢医科大学病院 整形外科** 石川県河北郡内灘町大学1-1	●整形外科専門医
	徳永 邦彦 とくなが くにひこ （電話）025-382-3111	**亀田第一病院 新潟股関節センター** 新潟県新潟市江南区西町2-5-22	●整形外科専門医
	三浦 陽子 みうら ようこ （電話）047-425-5585	**船橋整形外科病院 人工関節センター** 千葉県船橋市飯山満町1-833	●整形外科専門医

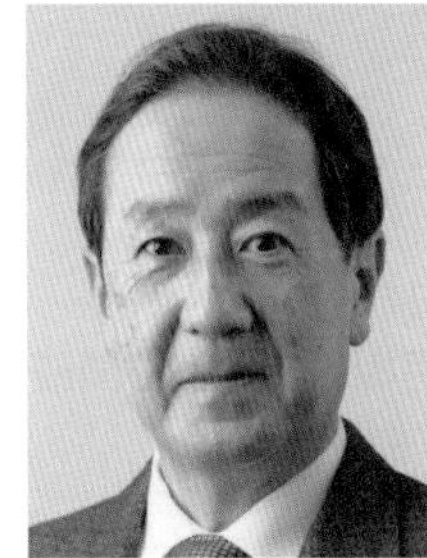

松田 秀一　まつだ しゅういち

京都大学医学部附属病院　整形外科
（電話）075 - 751-3111　京都府京都市左京区聖護院川原町 54

膝関節外科

●整形外科専門医

得意分野・診療案内

股関節や膝関節の変形性関節症に対する手術治療は、骨きり術や様々な種類の人工関節を症例ごとに最適な治療方針となるように決めており、ロボットやコンピューターシミュレーションを取り入れた手術も行っています。

膝関節グループは、膝の痛みに対する治療を専門にしています。その中で最も多くの患者さんが困っている疾患は、怪我や加齢により膝の軟骨がいたむ変形性膝関節症です。診察とレントゲンやMRIなどの画像診断により変形の程度を診断して、可能な限り運動療法・装具療法・投薬・関節内注射などの保存療法を試みます。
しかし、保存療法にも限界があり、効果が認められない場合に、手術療法をおすすめします。手術療法は、膝関節の軟骨障害や変形の程度により異なりますので、それぞれの患者さんの症状に応じて最適な方法を選択します。

診療ポリシー・患者さんへのメッセージ

整形外科は、脊椎や関節といった運動器の疾患を診断、治療する診療科です。頸椎、胸腰椎を中心とした体幹から指の先、足の先まであらゆる部位の疾患を扱っており、新生児から高齢者まで幅広い年齢層を対象としていることも特徴のひとつです。
疾患も加齢に伴う変形性関節症のような変性疾患、関節リウマチ、骨粗鬆症、外傷、スポーツ障害、骨軟部腫瘍、先天性疾患など多岐にわたっています。手術も脊椎側弯症の矯正術のような大きな手術から切断指の再接着のようなマイクロサージェリー、関節鏡手術、人工関節置換など多様のものがあり、最先端の技術を用いて治療を行っています。

業績等	【著書】 「膝関節の再建手術（新 OS NEXUS No.1）」（編集、メジカルビュー社） 「TKA・UKA 人工膝関節置換術パーフェクト～人工膝関節全置換術・人工膝関節単顆置換術の基本とコツ」（共編、羊土社） 「骨・軟部腫瘍のマネジメント（その 1）（別冊整形外科）」（編集、南江堂） 「骨・軟部腫瘍のマネジメント（その 2）（別冊整形外科）」（編集、南江堂） 「変形性膝関節症 外科的治療の要点と盲点（整形外科手術Knack & Pitfalls)」（文光堂） 「整形外科診療における最先端技術（別冊整形外科）」（編集、南江堂）

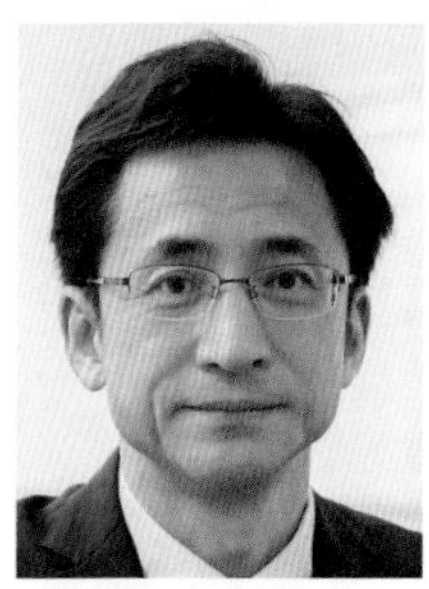

石橋 恭之　いしばし やすゆき

① 弘前大学医学部附属病院　整形外科
（電話）0172-33-5111　青森県弘前市本町 53
② 弘前記念病院　スポーツ外来
（電話）0172-28-1211　青森県弘前市境関字西田 59-1

スポーツ整形全般、膝（膝前十字靭帯、半月板、変形性膝関節症など）、肩（反復性脱臼、腱板断裂など）、肘、足関節

●整形外科専門医

得意分野・診療案内

膝関節のスポーツ外傷を中心に、靱帯再建術や半月板修復、人工膝関節置換術や骨切り術などを行っています。また自家培養軟骨移植術など再生医療も行っております。中でも特に膝の前十字靭帯損傷治療は予防が重要であるため、再発予防トレーニングにも力を入れております。また肩関節は主に鏡視下手術を中心に、腱板断裂や反復性肩関節脱臼の治療を行っております。また肘・足関節のスポーツ障害に対する鏡視下手術も行っております。担当するスポーツ外来では、手術治療に特化せず、疲労骨折、腰椎分離症（腰椎疲労骨折）、肩肘投球障害などの保存治療を、リハビリテーション科と協力し行っております。

診療ポリシー・患者さんへのメッセージ

弘前大学附属病院は地方における最後の砦です。様々な症例や疾患に対応できるよう、また地方においても最良の治療を提供できるように、教室員共々日々研鑽しております。運動器の治療は、手術はもちろん重要ですが、その後のリハビリテーションが重要です。患者さんと十分相談の上、治療方針を決定したいと思います。大学病院では手術件数が限られ、また術後リハビリテーションの枠にも制限があります。このため、近隣の弘前記念病院で火曜日の午後にスポーツ外来を開設しており、同院でも手術を行っております。

	個人 年間総治療数：約 450 件　（2022 年）	
手術・治療実績・コメント	① 前十字靭帯再建術	100 件
	② 半月板縫合	80 件
	③ 人工膝関節置換術	30 件
	④ 鏡視下腱板縫合術	100 件
	⑤ 脛骨骨切り術	30 件
	【治療に関してコメント等】 当科では関節鏡技術認定医を４名擁しており、膝関節・肩関節の鏡視下手術を中心に、低侵襲の手術治療を行っております。また人工関節置換術ではナビゲーションシステムを導入し、正確な手術を心がけております。	
業績等	臨床の傍ら教室を挙げて基礎的研究も行っております。共著を合わせ 250 以上の英語論文業績があります。また再生医療の基礎研究も行っております。	

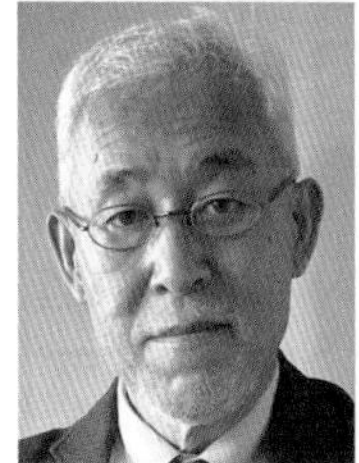

熊井 司　くまい つかさ

八王子スポーツ整形外科
（電話）042-626-0308　東京都八王子市中町 5-1-4F

足関節外側靭帯損傷、外反母趾、変形性足関節症、アキレス腱断裂・障害、足関節インピンジメント症候群、腓骨筋腱脱臼など

●整形外科専門医

診療内容・患者さんへのメッセージ

スポーツ整形外科、足の外科の中でも患者さんやアスリートの早期復帰を目指したオーダーメイド低侵襲治療を心がけています。特に患者さんや選手の希望される復帰スケジュールを最優先に考えた積極的な保存療法と内視鏡を用いた低侵襲手術に力を注いでいます。積極的保存療法では、エビデンスに基づいた運動療法・装具療法、体外衝撃波治療、超音波ガイド下治療、PRP 治療を駆使し、代表的なスポーツ障害である腱・靭帯付着部症（アキレス腱障害、足底腱膜炎、テニス肘、ジャンパー膝など）に良好な結果が得られています。可能な限り関節鏡・内視鏡を用いた低侵襲手術で対応することにより、障害された組織の血流を温存し、修復能力を最大限に引き出す治療が可能となります。早期のスポーツ・社会復帰を目指しています。治療後のリハビリテーションにおいても、理学療法士やトレーナーとの連携を重要視しており、復帰に向けた包括的なチーム医療を行っています。また、首都圏のみでなく、東海、関西エリアでの診療・手術も行っており、「JCHO 東京新宿メディカルセンター」「阪奈中央病院 スポーツ関節鏡センター」でも診療しています。

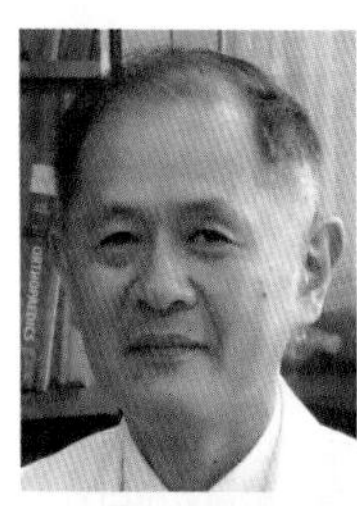

須田 康文　すだ やすのり

国際医療福祉大学塩谷病院　整形外科
（電話）0287-44-1155　栃木県矢板市富田 77

外反母趾、ハンマートウ、モートン病、強剛母趾、成人期扁平足、変形性足関節症、足関節外側靭帯損傷などの足部・足関節疾患

●整形外科専門医

診療内容・患者さんへのメッセージ

足部・足関節の慢性疾患に対する診療を主に行っています。年間約 150 例の手術を行い、そのほぼ 8 割は外反母趾及びそれに付随した他趾の変形を対象としています。外反母趾に対しては、患者様へのご負担の軽減を目指した DLMO 法という低侵襲手術を行っており、これまで約 2,800 例の実績があります。関節リウマチに伴う多数趾同時変形に対しても、できる限り MTP 関節の温存を目指した中足骨骨切り手術を行い、高評価を頂いております。その他、強剛母趾に対する関節唇切除術（カイレクトミー）、変形性足関節症に対する関節固定術、成人期扁平足に対する踵骨骨切り術、足関節外側靱帯損傷に対する靱帯修復術なども広く行っています。患者様の症状をよく伺い、その原因となる病態（症状のメカニズム）を明らかにし、病態にあった治療法を選択することをモットーにしています。たとえ手術の適応であっても、お仕事やご家族の介護等で手術治療が難しい環境にいらっしゃる場合には、症状の緩和を目的とした保存治療を提示、指導させて頂いております。診療は、月曜日午前・午後、火曜日午後、木曜日午前に完全予約制で行っております。

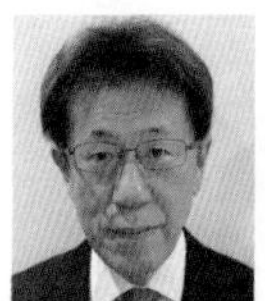

児玉 隆夫 こだま たかお

埼玉メディカルセンター 整形外科
（電話）048-832-4951
埼玉県さいたま市浦和区北浦和 4-9-3
●整形外科専門医

診療内容

変形性膝関節症・骨粗鬆症・慢性疼痛・術後疼痛管理

得意・専門分野は人工膝関節置換術、疼痛管理および骨粗鬆症治療です。膝の保存療法を行う場合でも手術治療を行う場合でも疼痛管理は重要なポイントになります。また忘れてはならないのが骨粗鬆症治療です。健康に長生きするためには痛みを取るだけでは不十分で骨を丈夫にすることがとても大切です。
診療ポリシー：独自に開発した痛みのマネージメントと MIS（最少侵襲手術）を組み合わせ、日本でも有数の痛みが少なく回復の早い人工膝関節置換術を行っています。初診日は水曜です。
患者様へのメッセージ：長期に亘り膝の痛みで困っている方の治療を行っています。人工膝関節置換術は可能な限り侵襲が少なく回復もよく、患者満足度の高い UKA を行っています。
年間手術数：人工膝関節置換術（2022 年実績）257 件（TKA158 件、UKA99 件）

堀部 秀二 ほりべ しゅうじ

正風病院 スポーツ整形外科
（電話）072-255-0051
大阪府堺市北区新金岡町 5-1-3
●整形外科専門医

診療内容

スポーツ整形外科

当科では、サッカー、ラグビー、バスケットボール等で生じる下肢スポーツ外傷に対して、競技レベルで活躍される選手からスポーツ愛好家の方まで幅広く治療しております。MRI や CT 等の画像検査を早期に撮影が可能であり、迅速で正確な診断を心がけております。手術が必要な膝前十字靱帯損傷や半月板損傷等に対しては、関節鏡を用いて低侵襲かつ正確な手術を施行し、早期かつ確実なスポーツ復帰を目指しています。足関節に対しても関節鏡手術を行っております。術後は、スポーツ活動への復帰に向けて、入院中はもちろんのこと、退院後も通院リハビリテーションを積極的に行っております。ランニング、マラソン等で生じる下肢の腱炎症等スポーツ障害についても、2019 年 3 月より体外衝撃波治療器を導入し積極的に保存治療を行っております。

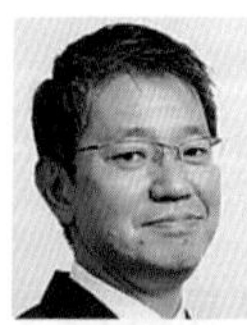

黒田 良祐 くろだ りょうすけ

神戸大学医学部附属病院 整形外科
（電話）078-382-5111
兵庫県神戸市中央区楠町 7-5-2
●整形外科専門医

診療内容

膝関節外科、スポーツ医学、再生医学

四肢の骨関節および脊椎の機能障害をきたす疾患について、正確な診断と機能の再建を目的とした治療を行っています。主としてとり扱う疾患は、靭帯損傷や半月板損傷などの下肢のスポーツ外傷、変形性膝関節症、関節リウマチなどに合併する関節疾患、良性および悪性骨腫瘍、四肢の軟部組織に発生した良性および悪性腫瘍、脊椎腫瘍、椎間板ヘルニア、脊柱管狭窄症などの脊椎変性疾患、脊椎の外傷、上肢の神経損傷、肩・肘・手関節疾患、変形性股関節症などの股関節疾患、外反母趾などの足部疾患、骨折後の偽関節・変形治癒、骨髄炎、骨盤骨折などの重度外傷です。得意とする診療内容（抜粋）：関節鏡下膝関節十字靭帯再建術、関節鏡下半月板修復術、軟骨損傷に対する種々の修復術、膝蓋骨脱臼に対する靱帯再建術、膝周囲骨切り術、人工膝関節全置換術、人工膝関節部分置換術

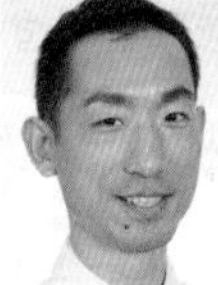

長島 正樹 ながしま まさき

国際医療福祉大学 三田病院 整形外科
（電話）03-3451-8121
東京都港区三田 1-4-3
●整形外科専門医

診療内容

変形性膝関節症、前十字靭帯損傷、後十字靭帯損傷、内側半月板損傷、外側半月板損傷、膝蓋骨脱臼

膝関節が専門です。変形性膝関節症に対する人工膝関節全置換術や、スポーツ活動で生じる事が多い前十字靭帯損傷や半月板損傷に対する関節鏡手術を多数施行しています。まずは、丁寧な診察と十分な画像所見を元に正確に診断する事が重要と考えています。手術が必要な場合、丁寧に低侵襲で行う事を心掛けています。特に関節鏡手術においては、半月板の切除を極力減らし積極的に縫合するなど関節温存を目指して参ります。治療方法は手術以外の保存療法から手術方法まで多岐にわたります。丁寧に診察した上で病状を説明し、患者様各々の希望を踏まえた低侵襲な治療法を提案させて頂きます。
【年間手術数】人工膝関節全置換術：73 件
関節鏡下前十字靭帯再建術：38 件
関節鏡下半月板縫合術：80 件

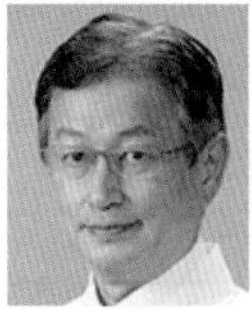

高橋 謙治 たかはし けんじ

京都府立医科大学附属病院 整形外科
（電話）075-251-5111
京都市上京区河原町通広小路上る梶井町 465 ●整形外科専門医

診療内容

関節外科

関節外科では、上肢（肩～手）と下肢（股～足）の関節の治療を行います。上肢は肩関節、手・末梢神経クリニックが、下肢は股関節、膝関節、足の外科クリニックがあり、専門的に治療しています。
股関節クリニックでは変形性股関節症、寛骨臼形成不全（臼蓋形成不全）、大腿骨頭壊死症などの股関節疾患全般を取り扱っています。膝関節クリニックは、変形性膝関節症や半月板損傷を担当します。足の外科クリニックでは外反母趾、変形性足関節症、外反扁平足などの慢性の病気だけでなく、捻挫による靱帯損傷や骨折などのけがを含めて治療しています。
2014（平成 26）年からは、全国でも少ない小児整形外科センターと、整形外科と膠原病内科が連携したリウマチセンターを開設し、よりよい医療を目指しています。

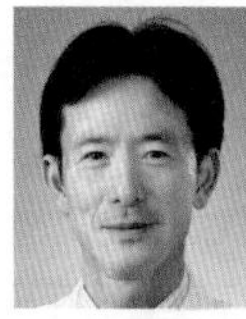

古松 毅之 ふるまつ たかゆき

岡山大学病院 整形外科
（電話）086-223-7151
岡山県岡山市北区鹿田町 2-5-1
●整形外科専門医

診療内容

内側半月板後根断裂、半月板損傷、前十字靭帯損傷、変形性膝関節症、膝関節軟骨損傷、膝蓋骨脱臼など

膝関節疾患の診療を行っています。膝関節痛やその他の症状をきたす原因をしっかりと診断し、患者さんに最も適した治療法を提案します。保存的治療で症状を軽くすることが困難な場合には、早い段階で手術の適応を見極めます。
手術療法では、身体的負担が少ない「膝関節鏡視下手術」を主体として治療しています（2022 年：287 件）。一般診療では見逃されることの多い「内側半月板後根断裂」を正確に診断し、鏡視下半月板修復術が勧められる場合には早期に手術を提供することが可能です。膝関節の病態が進行している場合には、人工膝関節置換術が必要となることもあります（2022 年：38 件）。膝スポーツ外傷の診療においても、患者さんの社会復帰・スポーツ復帰に対する要望を十分に考慮した最適な治療法を提供します。

PRP 療法

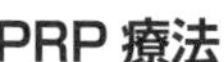

美容外科やスポーツ医学分野の再生医療の一つ。患者さん自身の血液から血小板を遠心分離機で濃縮したものを PRP と呼びます。その PRP を患部（膝、顔面、腰など）に注入することで、PRP に含まれる成長因子などの働きによって、損傷した組織の修復や疼痛の軽減を目指します。適応や効果に対するエビデンスがある程度示されているものの、今後のさらなる研究が待たれています。現在自由診療であり、高額な料金を取り、過度な効果をうたうクリニックもあるので、もしも受診希望ならば、十分自分で調べ、納得してから受診するようにしましょう。

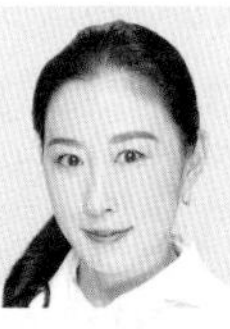

桑沢 綾乃 くわさわ あやの

埼玉協同病院 整形外科・関節治療センター
（電話）048-296-4771
埼玉県川口市木曽呂 1317
●整形外科専門医

診療内容

変形性膝関節症・変形性股関節症に対する人工関節置換術・再生医療

【得意分野】人工関節（膝・股）：低侵襲手術・ロボット手術（国内唯一 3 機種所有）・徹底した術後疼痛管理。再生医療（膝・股）：APS 療法・PRP 療法・間葉系幹細胞移植
患者様の想いやライフスタイルを尊重し最善の治療を提案できるよう再生医療から最先端のロボットを利用した人工関節手術まで幅広い治療を行ってきました。再生医療は全ての方に効果が出る治療ではありませんが、関節炎を抑制し変形の進行を遅くする可能性のある治療です。また人工関節手術も不安はあるでしょうが、新しい脚で痛みなく生活できる喜びが得られる、清水の舞台を飛び降りるだけの価値がある治療です。どうぞ悩まずにご相談下さい。
人工関節（股・膝）：計 948 件 / 年（全国 4 位）
APS 療法：2018～22 年総計 793 件（全国 1 位）

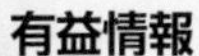

有益情報

ランキング医師の病院は遠くて行けないという患者さんのための、北海道、東北、四国、九州を中心とする準名医情報です。ランキングとは別です。ご参考になさってください。

地域	医師	病院・住所	資格
四国	**池内 昌彦** いけうちまさひこ （電話）088-866-5811	**高知大学医学部附属病院 整形外科** 高知県南国市岡豊町小蓮 185-1	●整形外科専門医
その他	**田中 康仁** たなかやすひと （電話）0744-22-3051	**奈良県立医科大学附属病院 整形外科** 奈良県橿原市四条町 840	●整形外科専門医
	新垣 晃 あらかきあきら （電話）098-850-3811	**友愛医療センター 整形外科** 沖縄県豊見城市与根 50-5	●整形外科専門医

関節の痛み…、関節リウマチの初期症状？

関節が痛む…、どこかで傷めたのかな、もう少し様子を見ようか…。こんな時、次に挙げるような症状が当てはまった場合は即受診しましょう！ 関節リウマチの初期症状に関節の痛みがあります。関節リウマチでも、早期発見・早期治療が大切です。

症状としては、

◇ 朝起きると、関節がこわばっている

◇ 起きてから 30 分～ 1 時間で普段どおりに動くようになる

◇ 左右両方の関節が動かしにくい

◇ 痛む関節が腫れている

◇ 痛む関節を触ると熱っぽい

◇ 痛む関節がやわらかくブヨブヨしている

朝のこわばりは、関節リウマチの典型的な症状です。寝ている間に炎症を引き起こす物質が関節にたまるからですが、起きて体を動かしているうちに、炎症を引き起こす物質が全身に拡散して、こわばりが治まっていきます。これらのサインを見落とさないようにしましょう。

どの年代でも起こりますが、特に 30 ～ 40 歳代の女性に多く発症します。

発症 3 カ月以内の早期から抗リウマチ薬を積極的に使用して関節炎の進行を抑制するという「ステップダウンブリッジ方式」という治療法が、提唱されています。

「そのうち痛みは治るだろう」と放置しておかず、受診しましょう。

早期なら治療の選択肢が広がります。

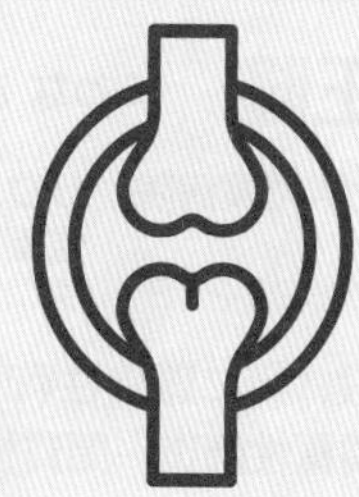

膠原病・リウマチ

関節リウマチ発症から２年間が勝負

膠原病とは、１つの病気の名前ではなく、関節リウマチ、全身性エリテマトーデス、強皮症（全身性硬化症、全身性強皮症）、多発性筋炎、皮膚筋炎、混合性結合組織病、ベーチェット病などといった複数の病気の総称です。

関節リウマチの治療薬には、1. 抗リウマチ薬、免疫抑制薬、2. 非ステロイド抗炎症薬（NSAIDs）、3. 副腎皮質ステロイド、4. 生物学的製剤があります。発症から約２年間が、治療効果を上げるチャンスです。この期間に適切な治療を行うことで、寛解の可能性が格段にアップします。

「ステップダウンブリッジ方式」という、発症３カ月以内の早期から抗リウマチ薬を積極的に使用して関節炎の進行を抑制するという治療法が提唱されています。

新しい薬である生物学的製剤は、最先端のバイオテクノロジー技術によって生み出された生体が作る物質です。現在日本で関節リウマチに使用できる生物学的製剤は８剤あります。

早期に異変を発見し、名医に的確に診断してもらい、早期に治療を始めることが必要不可欠です。

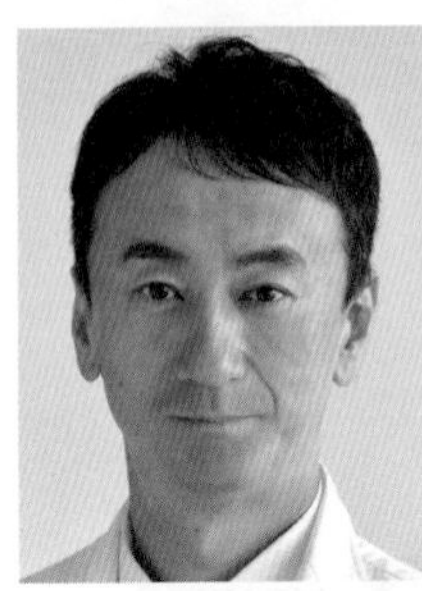

桑名 正隆　くわな まさたか

日本医科大学付属病院　リウマチ・膠原病内科
強皮症・筋炎先進医療センター
（電話）03-3822-2131　東京都文京区千駄木 1-1-5

膠原病全般、特に難治性病態（全身性強皮症、皮膚筋炎、多発性筋炎、間質性肺炎／間質性肺疾患、肺高血圧症など）

●総合内科専門医、リウマチ専門医

得意分野・診療案内

膠原病では次々と新しい治療が導入され、診療ガイドラインの普及に伴って治療成績は向上しましたが、いまだ改善が十分でない難治性病態として強皮症、多発性筋炎／皮膚筋炎、肺高血圧症、間質性肺疾患などが残されています。これら難治性病態では評価や治療法が確立されていないため、その判断は医師の裁量に任せられています。その点で、これまで国内外で3,500例を越える診療経験と、国際的な基準や指針の策定や新薬開発に携わっている立場から得られる最先端の情報に基づいて、診断はもちろんのこと、患者さんの将来の経過の予測とそれに基づいた個別化医療を提供しています。また、関連診療科の専門医と連携して、小児から大人まで個々の患者さんのニーズに合った先進治療を提供します。

診療ポリシー・患者さんへのメッセージ

膠原病、特に難治性病態は医療従事者の中でも病気に対する認知度が低く、適切な治療を受けられない患者さんが少なくありません。働き盛り世代での発病が多く、専門医療の社会的ニーズが高まっています。膠原病は経過とともに様々な臓器の機能が障害され、さらに不適切なステロイド使用による副作用のため生活の質が低下していく病気です。最善の治療効果を得るためには、病気が進行する前の早期に的確な治療を受けることが不可欠です。

	個人 年間総治療数：580 件（2022 年）		個人 累積総治療数：3,500 件	
手術・治療実績・コメント	全身性強皮症	240 件	全身性強皮症	約 3,100 件
	多発性筋炎 / 皮膚筋炎	54 件	多発性筋炎 / 皮膚筋炎	約 500 件
	膠原病に伴う間質性肺疾患	160 件		
	膠原病に伴う肺高血圧症	18 件		
	【治療に関してコメント等】個々の患者さんの経過は多彩です。そのため、画一的な治療ではなく、患者さん毎に最善の医療を選択しています。また、国際臨床試験を主導している立場から、他院で受けることのできない新薬を試す機会も提供しています。			
業績等	国際研究グループの中心メンバーとして基準策定や新薬開発などに関わり、これまでの原著論文は 454 件、海外からでの招聘講演は 58 件。			

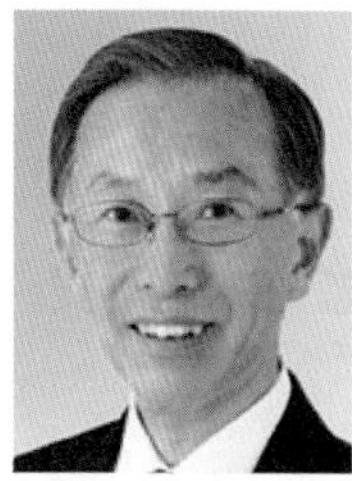

針谷 正祥　はりがい まさよし

東京女子医科大学病院　膠原病リウマチ内科
（電話）03-3353-8111　東京都新宿区河田町 8-1

関節リウマチ、全身性エリテマトーデス（SLE）、全身性強皮症、多発性筋炎・皮膚筋炎、混合性結合組織病（MCTD）、など

●総合内科専門医、リウマチ専門医

診療内容・患者さんへのメッセージ

膠原病、関節リウマチ、痛風などのリウマチ性疾患を専門とするセンターです。私たちは、何よりも患者さんのための医療を展開したいと思っており、「より良質な医療」「より先進的な研究」「より魅力的な教育」を掲げ、医局員一同、診療・研究・教育に励んでいます。病状を総合的に診断・評価し、生物学的製剤や低分子標的治療薬など最新の薬物療法を網羅した、個々の患者さんに最適な治療を行っています。全身評価が必要な患者さん、臓器障害のある患者さんは、積極的に入院して頂いています。当科で診る疾患の多くが、難病・慢性疾患のため、外来で長期継続的に診療することになりますが、病状が落ち着き、希望される患者さんは、近隣の医療機関にご紹介しています。外来へのご紹介は、当科の初診外来にお願いします（要予約）。当科病棟への入院・転院については、膠原病リウマチ内科の「ベッドコントロール医」または「救急担当医」の PHS に直接お電話・ご相談ください。できるだけ早くに受けられられるようにします。特に、発熱や臓器障害をきたしている膠原病患者さんについては、初発・再燃を問わず、できるだけ早期の転入院に努めております。

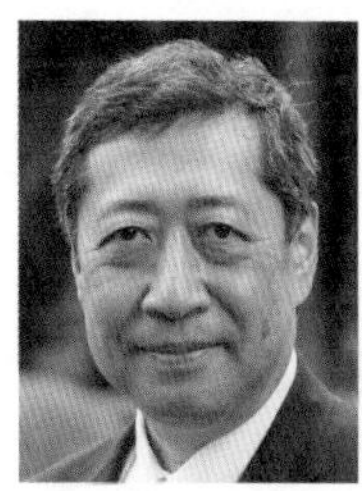

渥美 達也　あつみ たつや

北海道大学病院　リウマチ・腎臓内科
（電話）011-716-1161　北海道札幌市北区北 14 条西 5

関節リウマチ、全身性エリテマトーデス、強皮症などの膠原病と関連疾患、腎炎、腎不全、糖尿病性腎症などの腎疾患

●総合内科専門医、リウマチ専門医

診療内容・患者さんへのメッセージ

リウマチ・腎臓内科は、内科疾患のうち、リウマチ・膠原病、腎疾患の分野をそれぞれの専門グループが担当して診療しています。内科学の中でも免疫にかかわる幅広い領域を担当しておりますので、あらゆる病状に対応できるよう、他科との十分な連携をとりながら、常にベストの医療を提供できるようとりくんでいます。

免疫・代謝内科学教室は、リウマチ膠原病学、糖尿病・内分泌学、腎臓内科学の内科学 3 分野の研究と教育、診療を担当いたします。愛称は大正時代から「2内」です。診療・研究活動はグループ単位でおこなわれますが、伝統的にグループ間の垣根は非常に低く、常に連携し、それぞれの専門性を生かしながら協力しあって研究や診療がおこなわれています。難病とされる膠原病をあつかう臨床教室として、私たちに与えられた使命は「新規治療法の開発」につきますが、新規治療を生み出すためには膠原病の病態を正確に把握しなければならず、「膠原病の病態解明」が重要な目標となります。私たちはこの目標をめざして日々研究を続けております。

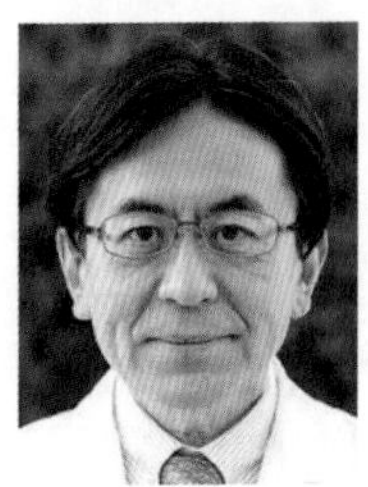

藤井 隆夫　ふじい たかお

和歌山県立医科大学附属病院　リウマチ・膠原病科
（電話）073-447-2300　和歌山県和歌山市紀三井寺 811--1

関節リウマチ、全身性エリテマトーデス、強皮症、多発性筋炎・皮膚筋炎、全身性血管炎、混合性結合組織病、など

●リウマチ専門医

診療内容・患者さんへのメッセージ

われわれが専門とする疾患は「全身性自己免疫疾患」です。病気の始まりを示すサインとしては、発熱、関節の痛み、皮膚の症状（顔に発疹が出たり、手足が紫色になったりする）が多いとされています。知ってほしいのは、同じ病名であっても患者さんによりその症状や重症度、治療法が大きく異なることです。リウマチ・膠原病科は、わかりにくい病気や治療法のことを患者さんに丁寧に説明し、適切かつ最新の治療を提供することをこころがけるようにいたします。和歌山は、リウマチ・膠原病診療の専門医が極めて少ない県とされてきました。しかし、リウマチ・膠原病科が存在しなかった状況でも、各地域でこれらの患者さんを熱心に診療されている先生がおられることも知られています。当科は、いままでリウマチ・膠原病診療に苦労されてきた先生方と顔の見える連携を行ってお互いの治療方針を共有できる体制を作り上げ、「和歌山県におけるリウマチ・膠原病の中心施設」となるよう努力いたします。また友の会や患者会にも積極的に関わって最新の情報を提供し、われわれの病気で苦しんでおられる患者さんのお役に立ちたいと思っています。

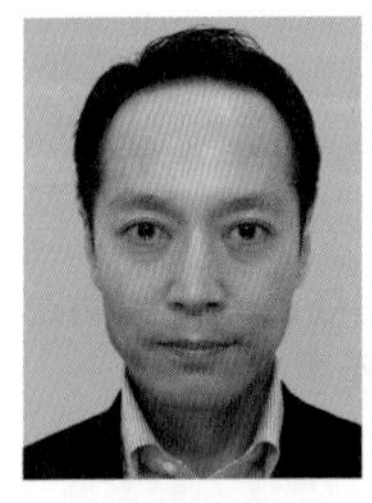

池田 啓　いけだ けい

獨協医科大学病院　リウマチ・膠原病内科
（電話）0282-86-1111　栃木県下都賀郡壬生町大字北小林 880

関節リウマチ、乾癬性関節炎、全身性エリテマトーデス、筋炎、血管炎、ベーチェット病、強皮症、IgG4 関連疾患など

●総合内科専門医、リウマチ専門医、アレルギー専門医

診療内容・患者さんへのメッセージ

免疫や炎症が関わる全身性の病気の診療をしています。特に関節リウマチの診断や治療を多く行ってきました。問診、診察、血液・画像検査を組み合わせ、丁寧で正確な診療を心掛けています。特に関節エコーによる病態評価が得意です。副腎皮質ステロイド（グルココルチコイド）の使用は必要最低限とし、長期にわたり患者さんの身体機能・満足度が保たれる診療を目指します。
私たちが専門とするリウマチ性疾患・膠原病は、本来は体の防御機構である免疫が自分の体を攻撃し、炎症を起こしてしまう病気です。様々な病気が含まれますが、私たちはその中でも伝統的に膠原病の重篤な内臓病変、特に肺病変の治療に力を入れてまいりました。治療としては積極的に免疫抑制薬・分子標的薬を用いることで、従来救命できなかった方が助かるようになり、また従来治療の中心であったグルココルチコイド(副腎皮質ステロイド薬)の使用量とその副作用を減らすことができています。
年間約 400 人の外来診療を行っています。また、入院診療の助言を行っています。

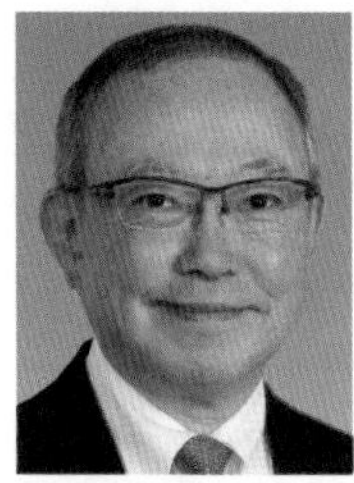

山中 寿　やまなか ひさし

山王メディカルセンター　リウマチ・痛風・膠原病センター
（電話）03-3402-5581　東京都港区赤坂 8-5-35

リウマチ性疾患全般、特に関節リウマチ、痛風

●リウマチ専門医

診療内容・患者さんへのメッセージ

東京女子医科大学にて膠原病リウマチ痛風センター所長などを歴任した後、2019 年から現職でリウマチ性疾患全般の診療を行っています。2022 年 1 年間で延べ 4,231 名の外来診療を行いましたが、80％以上が関節リウマチと痛風の患者さんです。この 2 疾患に関しては、長らく臨床研究や薬剤開発に関与し、診療ガイドライン作成委員長も務めました。現在は、臨床医として、経験とエビデンスに基づき、個々の患者さんの状態に合わせた最善の治療を行うよう努めています。関節リウマチも痛風も、治療の進歩により、不自由なく日常生活を送れるようになりましたが、治療は長期間にわたります。30 年間以上も診察している患者さんも多数おられます。長いお付き合いになりますので、治療内容などを平易に説明して、信頼関係が保てるように努めています。なお、2011 年からの 13 年間、毎月 1 日に、病気の話題に日常の雑感も交えたエッセイを病院のホームページに掲載しています。受診されておられない方々も、是非参考にされてください。
「新リウマチ歳時記」https://www.sannoclc.or.jp/mc/info-others/riumachi_saijiki/

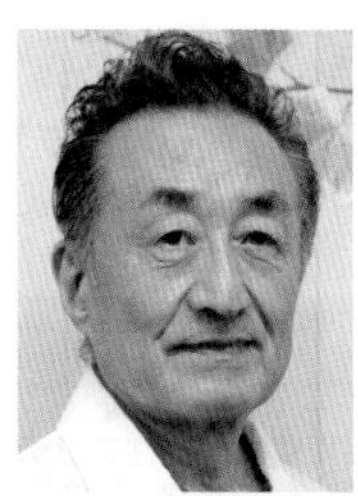

山田 秀裕　やまだ ひでひろ

①聖隷横浜病院　膠原病リウマチ内科
（電話）045-715-3111　神奈川県横浜市保土ケ谷区岩井町 215
②横浜総合病院　リウマチ科（火曜午後、金曜午前）
（電話）045-902-0001　神奈川県横浜市青葉区鉄町 2201-5

関節リウマチ、全身性エリテマトーデス、強皮症、皮膚筋炎、血管炎症候群、膠原病関連間質性肺疾患、乾癬性関節炎、その他多種

●リウマチ専門医

診療内容・患者さんへのメッセージ

患者さんの安全性を最優先にした最先端医療の提供を心がけています。そのため、過去 30 年間、「脱ステロイド」「鎮痛薬回避」「必要最低限の薬剤」をめざし、各種免疫抑制薬、免疫調節薬、分子標的抗炎症薬を積極的に使用してきました。一方、分子標的薬などが多種類開発されていますが、現在の薬物療法は、症状を押さえることは出来ても、膠原病体質やリウマチ体質を治すことは出来ません。薬物療法以外の治療が必要です。それには、口腔、気道、腸管内、皮膚などに常在する微生物叢の健全化が必須です。口腔ケア、食生活の改良、衛生管理、運動療法などそれぞれの患者さんに適したケアが必要であり、私の診療チームは多職種が連携してリウマチ包括ケアを実践しております。詳しくはホームページをご覧下さい。
2022 年に私自身が外来診療した患者さんはのべ 6,361 名、疾患内訳は関節リウマチ 604 例、SLE83 例、強皮症 62 例、全身性血管炎 51 例、筋炎 29 例、その他膠原病類縁疾患 312 例。入院患者さんは計 194 例で、膠原病関連が 48％、リウマチ性疾患が 14％でした。

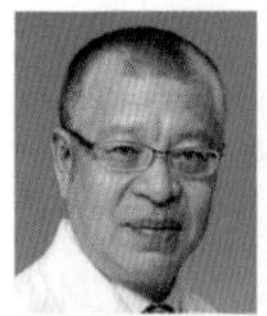

土橋 浩章 どばし ひろあき

香川大学医学部附属病院
（電話）087-898-5111
香川県木田郡三木町池戸 1750-1
●総合内科専門医、リウマチ専門医

診療内容

関節リウマチ、膠原病（全身性エリテマトーデス、皮膚筋炎・多発筋炎、強皮症、シェーグレン症候群、ベーチェット病、悪性関節リウマチなど）

膠原病・リウマチ内科では、関節リウマチ・膠原病の新規治療の開発に携わっています。新規薬剤の開発治験および臨床研究を積極的に推進し、最新の治療法を速やかに患者さんに提供できるよう努力しています。関節超音波・MRI など各種検査を有効に活用し、早期診断・治療を行っています。難治性の患者さんへの特殊な治療、新しい治療に取り組んでいます。患者さんが病気とつきあっていく上で、より質の高い生活ができるように取り組んでいます。
『地方でも中央や欧米と同様の質の高い医療を享受することができる』をポリシーとして、かつ患者さんの人生のパートナーとしての立場を十分に理解し、患者様と歩んでいく姿勢を大切に診療に臨んでいます。

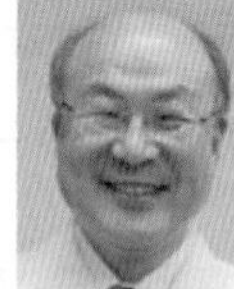

西本 憲弘 にしもと のりひろ

大阪リウマチ・膠原病クリニック
（電話）06-4708-8816
大阪市中央区南船場 4-4-10 5F
●リウマチ専門医

診療内容

関節リウマチ、全身性エリテマトーデス、など

当院は、関節リウマチや全身性エリテマトーデスなどの膠原病、アレルギー疾患を専門とするクリニックです。従来、関節リウマチや全身性エリテマトーデスは免疫難病と呼ばれ、不治の病と考えられてきましたが、現在では適切な治療を行えば、ごく普通の生活を営めるようになりました。特に関節リウマチの治療は新薬の登場により、この 10 年間で大きく変わりました。痛みや腫れが全くない状態を「寛解」と呼びますが、寛解は今や多くの患者さんが達成できるごく普通の目標です。花粉症やアトピー性皮膚炎などアレルギー疾患においても、様々な薬が開発され、症状を緩和する事が可能になりました。当院では複数の専門医が連携して患者さまをサポートしてまいります。お一人おひとりの人生を共に考え、共に歩いていくクリニックでありたいと考えております。

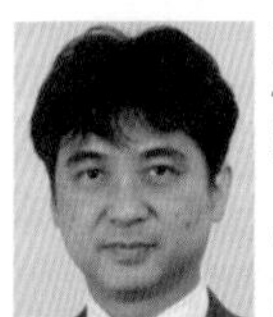

石井 智徳 いしい とものり

東北大学病院 リウマチ膠原病内科
（電話）022-717-7000
宮城県仙台市青葉区星陵町 1-1
●総合内科専門医、リウマチ専門医

診療内容

全身性エリテマトーデス、関節リウマチ、皮膚筋炎、多発性筋炎、血管炎（高安動脈炎、巨細胞性動脈炎、ANCA 関連血管炎）、全身性強皮症など

リウマチ膠原病に関してはほぼすべての疾患を診療。各種疾患に対する一般診療実績多数、科としてSLE700 例、SSc300 例、PM/DM250 例、高安動脈炎 100 例等、全国屈指です。一方で新規治療にかかわる治験数も全国有数です。SLE、SSC、血管炎等は治療手段が限られ、必ずしも満足いく治療ができていない疾患ですが、これらの新規治療開発に積極的に関与しており、総数で 20 治験以上施行中です。当科で診療している疾患は基本治癒しないため、いかにうまく病気と付き合っていくかが大事です。ただ、よい付き合い方は患者さん一人ひとり千差万別です。それぞれの患者さんの社会状況なども踏まえ、どんな付き合い方をしていくかを患者さんと一緒に相談しながら治療を選択することをポリシーにしています。

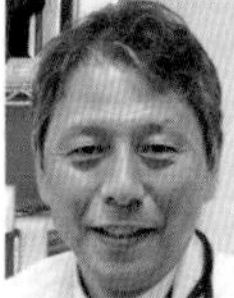

日髙 利彦 ひだか としひこ

宮崎善仁会病院 膠原病・リウマチ科
（電話）0985-26-1599
宮崎県宮崎市新別府町江口 950-1
●総合内科専門医、リウマチ専門医

診療内容

関節リウマチを主に、その他膠原病（全身性エリテマトーデス、シェーグレン症候群、強皮症など）全般

関節リウマチを中心に膠原病を診療しています。他科専門医・多職種医療スタッフと連携したチーム医療と県内外の医療機関との連携を基本に適切なリウマチ医療を提供いたします。患者さん個々の状態に応じて、最新のエビデンスと豊富な臨床経験を基に、最適な治療法を選択して早めの病状の安定化を試みます。その際、患者さんと納得のいくまで話し合い、最も適した治療を決めていくようにしています。肉親者をみるつもりで患者さんに寄り添い、訴えを聴き、一緒に語らうことを信念にしていますので、何でも気軽にお話し下さい。当センターで 1,600 人の患者さんを診療しておりますが、私自身で約 1,050 人（約 950 人は関節リウマチ）を診ております。約 33%の患者さんに生物学的製剤、JAK 阻害薬を使用しております。

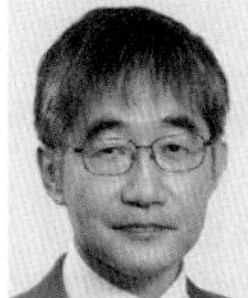

亀田 秀人 かめだ ひでと

東邦大学医療センター大橋病院
（電話）03-3468-1251
東京都目黒区大橋 2-22-36
●総合内科専門医、リウマチ専門医

診療内容

全身性自己免疫・リウマチ性疾患全般で、特に膠原病（関節リウマチ、全身性エリテマトーデスなど）と脊椎関節炎（強直性脊椎炎、乾癬性関節炎など）

外来は月・火の 9～12時半まで、関節リウマチや全身性エリテマトーデス、乾癬性関節炎など様々な全身性自己免疫・リウマチ性疾患の患者さん（外来毎に予約 30 名以内と紹介初診 2～3 名）を診療しています。特に上記 3 疾患では多くの国際共同治験に参画して従来の治療では十分な効果が得られない患者さんの治療にも積極的に取り組み、セカンドオピニオン希望にも迅速に対応しています。膠原病・関節疾患を「きれいに治す」、「二度なしにする」がモットーです。そのためステロイドはやむをえず使用する場合も期間と量を最小限とし、免疫抑制薬や生物学的製剤を最大限に活用しています。原因不明の発熱、あちこちの関節（若年では腰も）の痛みでお困りの方は、いつでも紹介状を持ってご相談ください。

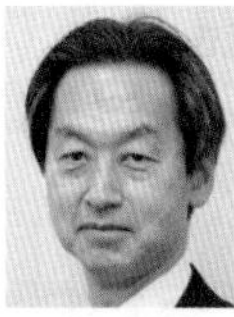

大村 浩一郎 おおむら こういちろう

神戸市立医療センター中央市民病院
（電話）078-302-4321
兵庫県神戸市中央区港島南町 2-1-1
●総合内科専門医、リウマチ専門医

診療内容

膠原病全般、特に全身性エリテマトーデス、関節リウマチ、血管炎症候群（ANCA 関連血管炎、結節性多発動脈炎、巨細胞性動脈炎など）、成人スティル病

「患者さんに優しい世界最高レベルの専門診療を提供する」ことをモットーに、いかなる膠原病・リウマチ性疾患も世界標準以上の治療を提供することは当然として、患者さんが病院に行くことを楽しみに感じるような診療を提供したいといつも思っています。長期ステロイド内服患者のつらさを多くみてきた経験から、膠原病治療では少しでも少ないステロイド量で診療することを心掛けています。特に経験の多い全身性エリテマトーデスでは最新治療を駆使して普通の生活にもどれるサポートをいたします。関節リウマチ治療では、足趾を含めた全身の関節をしっかり診察し、変形を起こさない診療を目指し、変形をきたした患者は積極的に装具や手術療法を検討します。最良の医療とサービスを提供することが我々の使命です。

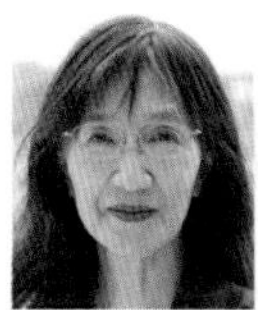

中島 亜矢子 なかじま あやこ

三重大学医学部附属病院
（電話）059-232-1111
三重県津市江戸橋 2-174
●総合内科専門医、リウマチ専門医

診療内容

全身性エリテマトーデス、多発筋炎、皮膚筋炎、強皮症、血管炎症候群、関節リウマチ、など

当リウマチ・膠原病センターでは、リウマチ膠原病性疾患を専門に診療する部門としての体制を整えております。リウマチ膠原病は複数の臓器に病変が出現する疾患です。近年、リウマチ膠原病性疾患領域では新規の治療薬の開発が進み、新しい治療戦略が提唱されるなど、その治療が非常に進歩しています。大切なことは、お一人おひとりの患者さんのご病気を早期に発見・診断し、その方にあった適切な治療が行われることです。多くの診療科の医師、看護師、薬剤師等メディカルスタッフとチーム医療に取り組み治療にあたっています。また、地域の先生方との連携を大切にしています。県内のリウマチ膠原病診療に貢献したい志を持つ医師・スタッフとともに診療内容を充実させ、皆様のお役に立ちたいと考えております。

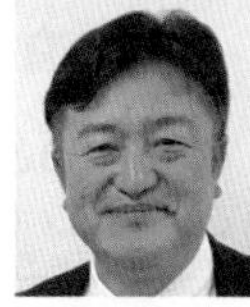

伊藤 聡 いとう さとし

新潟県立リウマチセンター
（電話）0254-23-7751
新潟県新発田市本町 1-2-8
●総合内科専門医、リウマチ専門医

診療内容

関節リウマチ、全身性エリテマトーデス、強皮症、シェーグレン症候群、強直性脊椎炎、乾癬性関節炎、リウマチ性多発筋痛症、顕微鏡的多発血管炎

関節リウマチ（RA）を中心に、リウマチ性疾患全般を診療しています。当院では医師だけでなく、看護師、薬剤師、リハビリスタッフなどがチーム医療を行い、トータルマネジメントを目指しています。RA では治療目標を定めた Treat to target（T2T）を行っています。医師と患者さんが、総合的疾患活動性指標を共有して治療を行うことが重要です。治療抵抗性の方も、生物学的製剤や、JAK 阻害薬の使用で良好な成績をおさめています。高齢の方には帯状疱疹ワクチンを使用していただき、帯状疱疹の予防に努めています。RA を発症して間もない方で疾患活動性が高い場合は、早期に生物学的製剤を使用して寛解を導入し、短期間で生物学的製剤を中止する、いわゆるバイオフリーを実践しています。

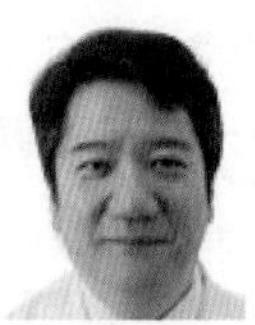

植木 幸孝 うえき ゆきたか

佐世保中央病院 リウマチ・膠原病センター
(電話) 0956-33-7151
長崎県佐世保市大和町 15
●総合内科専門医、リウマチ専門医

診療内容

関節リウマチ、全身性エリテマトーデス、強皮症、皮膚筋炎、多発性筋炎、ベーチェット病、など

リウマチ・膠原病センターは、主に関節リウマチ・膠原病・膠原病類縁疾患の患者さんを対象に、診断・内科的治療、さらにはよりよい治療法の開発に向けた研究活動を行っています。
当センターは毎月およそ 3,000 名のリウマチ・膠原病の患者さんを専門外来で診療しています。 新患は年間 500 名以上で、佐世保市、長崎県北部のみならず、島原など県南部や県外からも紹介を受けています。
近年は関節リウマチの診断・治療が急速に進み、2003 年から導入された生物学的製剤により、関節リウマチの治療は痛みを抑える時代から、進行を抑え、進行を止め、場合によっては関節破壊を修復するような時代に突入しています。
当院では、これを全関節リウマチ患者さんの約 30%に使用しています。

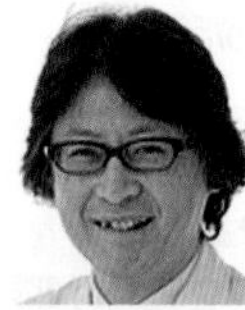

新納 宏昭 にいろ ひろあき

九州大学病院 免疫・膠原病・感染症内科
(電話) 092-641-1151
福岡県福岡市東区馬出 3-1-1
●総合内科専門医、リウマチ専門医

診療内容

関節リウマチ、全身性エリテマトーデス、全身性硬化症、血流感染症、免疫不全に伴う感染症、など

当科では難治性の自己免疫疾患、感染症、肝疾患に対して最新の医学的知見に基づいた医療をすすめています。総合内科としての特色を活かして、さまざまな分野の専門知識や技術を駆使して診療を行っています。関節リウマチ、全身性エリテマトーデス、強皮症を中心に自己免疫疾患全般に対する免疫抑制療法を行っています。免疫不全症や悪性腫瘍の患者さんなどの易感染宿主に続発する日和見感染症についても積極的に取り組んでいます。不明熱、ウイルス肝炎、自己免疫性肝疾患に関しても積極的に診療にあたっています。自己免疫疾患の治療の分野は近年の抗サイトカイン療法により大きく進歩しています。新規治療の開発や応用に取り組むために、私たちは基礎的な研究を深めながら、それを臨床に活かし発展させることに努めています。

有益情報

ランキング医師の病院は遠くて行けないという患者さんのための、北海道、東北、四国、九州を中心とする準名医情報です。ランキングとは別です。ご参考になさってください。

地域	医師	病院	資格
北海道	**高橋 裕樹** たかはし ひろき (電話) 011-611-2111	**札幌医科大学附属病院 免疫・リウマチ内科** 北海道札幌市中央区南 1 条西 16-291	●リウマチ専門医
北海道	**佐川 昭** さがわ あきら (電話) 011-271-0770	**佐川昭リウマチクリニック** 北海道札幌市中央区北 1 条西 7-5F	●リウマチ専門医
北海道	**片山 耕** かたやま こう (電話) 0166-39-1155	**片山整形外科リウマチ科クリニック** 北海道旭川市豊岡 13 条 4-5-17	●リウマチ専門医
北海道	**児玉 暁** こだま さとる (電話) 011-782-6160	**クラーク病院 内科** 北海道札幌市東区本町 2 条 4-8-20	●リウマチ専門医
東北	**駒ヶ嶺 正隆** こまがみね まさたか (電話) 019-622-1121	**駒ヶ嶺リウマチ整形外科クリニック** 岩手県盛岡市盛岡駅前通 9-10-3F	●リウマチ専門医
東北	**今田 恒夫** こんた つねお (電話) 0238-52-1500	**公立高畠病院 内科** 山形県東置賜郡高畠町大字高畠 386	●リウマチ専門医

有益情報

ランキング医師の病院は遠くて行けないという患者さんのための、北海道、東北、四国、九州を中心とする準名医情報です。ランキングとは別です。ご参考になさってください。

四国	**谷口 義典** たにぐち よしのり （電話）088-866-5811	**高知大学医学部附属病院 腎臓・膠原病内科** 高知県南国市岡豊町小蓮 185-1	●リウマチ専門医
	公文 義雄 くもん よしたか （電話）088-822-5231	**近森病院 リウマチ・膠原病内科** 高知県高知市大川筋 1-1-16	●リウマチ専門医
	大西 誠 おおにし まこと （電話）089-933-5131	**道後温泉病院 リウマチ科** 愛媛県松山市道後姫塚乙 21-21	●リウマチ専門医
	谷 憲治 たに けんじ （電話）088-632-7777	**東洋病院 リウマチ膠原病内科** 徳島県徳島市北島田町 1-160-2	●リウマチ専門医
九州	**近藤 正一** こんどう まさかず （電話）092-762-2380	**近藤リウマチ・整形外科クリニック** 福岡県福岡市中央区天神 3-10-11-2F	●リウマチ専門医
	井田 弘明 いだ ひろあき （電話）0942-35-3311	**久留米大学病院 膠原病内科** 福岡県久留米市旭町 67	●リウマチ専門医
その他	**安岡 秀剛** やすおか ひでかた （電話）0562-93-2111	**藤田医科大学病院 リウマチ・膠原病内科** 愛知県豊明市沓掛町田楽ヶ窪 1-98	●リウマチ専門医
	後藤 仁志 ごとう ひとし （電話）06-6929-1221	**大阪市立総合医療センター 総合診療科** 大阪府大阪市都島区都島本通 2-13-22	●リウマチ専門医
	森信 暁雄 もりのぶ あきお （電話）075-751-3111	**京都大学医学部附属病院 免疫・膠原病内科** 京都府京都市左京区聖護院川原町 54	●リウマチ専門医
	平田 信太郎 ひらた しんたろう （電話）082-257-5555	**広島大学病院 リウマチ・膠原病科** 広島県広島市南区霞 1-2-3	●リウマチ専門医
	村川 洋子 むらかわ ようこ （電話）0853-23-2111	**島根大学医学部附属病院 膠原病内科** 島根県出雲市塩冶町 89-1	●リウマチ専門医
	守田 吉孝 もりた よしたか （電話）086-462-1111	**川崎医科大学附属病院 リウマチ・膠原病科** 岡山県倉敷市松島 577	●リウマチ専門医
	菊池 正俊 きくち まさとし （電話）025-281-5611	**きくち内科医院** 新潟県新潟市中央区女池 4-19-2	●リウマチ専門医
	小林 大介 こばやし だいすけ （電話）025-223-6161	**新潟大学医歯学総合病院 腎・膠原病内科** 新潟県新潟市中央区旭町通一番町 754	●リウマチ専門医
	親川 知 おやかわ とも （電話）098-939-1300	**中頭病院 整形外科** 沖縄県沖縄市字登川 610	●リウマチ専門医
	東 千夏 あずま ちなつ （電話）098-895-3331	**琉球大学病院 整形外科** 沖縄県中頭郡西原町字上原 207	●リウマチ専門医

コラム

膠原病の早期発見のために

膠原病領域でも、治療成績が飛躍的に向上しています。しかし、その効果を生かすためには早期発見・早期治療が必要不可欠です。以下のような徴候や検査結果がある場合は、早く受診しましょう。

○関節の痛みやこわばりが３週間以上持続する
○寒いときに指先の色が白や紫に変色する
○両手の指が腫れて指輪が入りづらくなった
○両手全体が腫れて、手を握ることができない
○手指や顔面など離れた場所に発疹が持続して、塗り薬では改善しない
○口内炎、にきび様の発疹を繰り返す
○発熱が持続して、原因がなかなか特定できない
○血液検査でリウマトイド因子（リウマチ因子）や抗核抗体が陽性といわれた
○血液検査で炎症反応が高いが、原因がなかなか特定できない

◆膠原病とリウマチは同じ病気でしょうか？　膠原病が病理学的変化からつけられた名称で、リウマチ性疾患は関節や筋肉が痛む病気の総称です。また、膠原病や代表的リウマチ性疾患の関節リウマチは、自分の体の成分に抗体が出来る自己免疫疾患です。結合組織に病理学的に異常がある病気は結合組織病という名称が使われます。

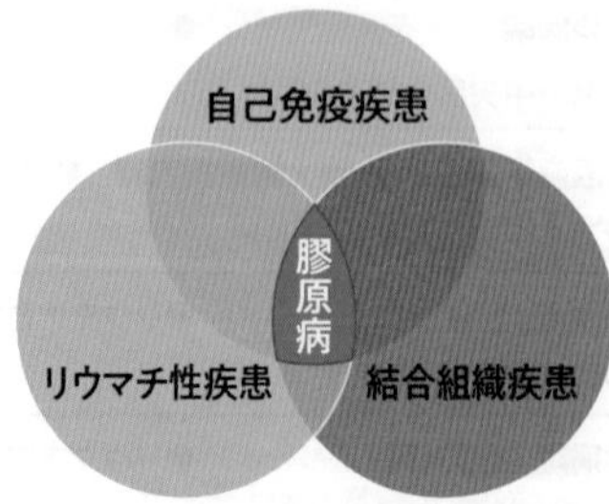

つまり、膠原病とは、病理学的には結合組織病、臨床免疫学的には自己免疫疾患、臨床的にはリウマチ性疾患をいいます。

日本皮膚科学会　ホームページより抜粋

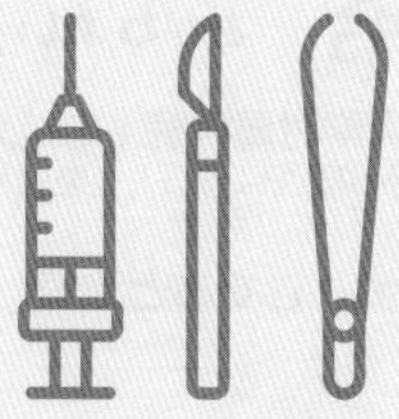

形成

QOL（生活の質）向上に直結

形成外科では、生まれつきの体表面の形態異常、外傷による変形・欠損、悪性腫瘍切除手術による欠損などを、可能なかぎり正常な状態に近づける治療を行います。形成外科での成果が、患者さんのQOL（生活の質）に直結します。

マイクロサージャリーとは、顕微鏡を覗きながら特殊な器具を用いて行う微小外科のことで、形成外科では、事故や手術などで失った体の欠損部に対して、他の部位から組織（骨、筋肉、皮膚、神経など）を切り離して移植し、血管や神経の吻合を行います。

対象疾患：火傷（ケロイド）、顔面神経麻痺、悪性腫瘍切除後の変形・神経機能障害（頭頸部、乳房など、切除から時間が経った陳旧性のものも含む）、頭蓋・顔面・手足の先天異常（口唇口蓋裂、頭蓋顔面骨異常、小耳症など）、各種しみ・あざ・血管腫（脈管奇型）、リンパ管奇形、指切断、リンパ浮腫、褥創・難治性潰瘍・骨髄炎、糖尿病性足壊死・潰瘍、各種の腫瘍（耳下腺腫瘍、皮膚がん、軟部腫瘍）、顔面骨骨折、顔面変形に対する治療（変性疾患や陳旧性顔面骨骨折後等）、眼瞼下垂、睫毛内反、外鼻変形

※本書では、乳房再建は「乳がん」の章をご覧ください。

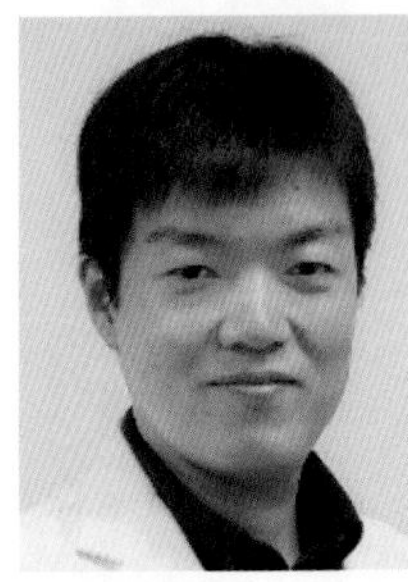

小川 令　おがわ れい

日本医科大学付属病院　形成外科・再建外科・美容外科
（電話）03-3822-2131　東京都文京区千駄木 1-1-5

やけど治療、きずあと治療、ケロイド治療

●形成外科専門医

得意分野・診療案内

形成外科は、けがややけどの治療はもとより、小耳症・口唇口蓋裂・多指症などを含む先天性疾患の手術、悪性腫瘍の切除や再建、なかなか治りにくい潰瘍やリンパ浮腫などに対するマイクロサージャリー手術や医療機器を用いたメカノセラピー、さらには脂肪吸引やレーザーを用いた美容医療など、老若男女を問わず全身の外観や機能の問題を対象として様々な治療を行います。再生医学、創傷治癒学、移植学といった最先端の基礎研究と臨床が密接に結びつく特徴的な診療科です。われわは４つの付属病院で専門外来を行っておりますので、お気軽にご相談いただけましたら幸いです。

診療ポリシー・患者さんへのメッセージ

ケロイド外来では、赤く盛り上がる「きずあと」である、ケロイドや肥厚性瘢痕を専門的に診察・治療しています。
ケロイドや肥厚性瘢痕は、赤く盛り上がって痒みや痛みを伴う、たいへん不愉快なものです。特に顔をはじめとして目立つ場所にできた場合など、ケロイドの苦しみや不安は本人にしかわからないものです。日本医科大学（日本医大）のケロイド外来はそのような患者さんの苦しみを少しでも減らすことを目的としてつくられました。ケロイドの治療は、患者さんの体質、年齢、またケロイドのできた場所によって最適な治療法が異なるため、専門の知識が必要です。この外来では、患者さん個人個人にあった最適な治療法を提案させていただいております。ケロイドの患者さんはもちろん、ケロイドかどうか分からない方、またケロイドの予防にご興味のある方（ケロイド体質であることがわかっている上で、手術を受ける予定がある方）など、少しでも心配なことがありましたら、どなたでもお気軽に御相談ください。東京は千駄木にある日本医大付属病院形成外科のケロイド外来には、毎年１年間で 2,000 人弱のケロイドの新患患者さんが日本全国からおみえになりますが、年に 1-2 回しか来れない遠方の方や海外にお住まいの方でも無理なく治療を継続できるような治療プランを提案させていただいております。現在ではケロイドは完治できる疾患となりました。

業績	【著書】『傷あと治療―患者さんのためにできること ~ 基礎知識から社会復帰支援まで』（著）、『ここまでできる ケロイド・肥厚性瘢痕の予防と治療』（著）、『エキスパートが答える Dr. 小川の傷や傷あと治療 Q&A』（著）、『瘢痕・ケロイドはここまで治せる―Less - Scar Wound Healing のための形成外科』（著）、『臨床実習で役立つ形成外科診療・救急外来処置ビギナーズマニュアル ―日医大形成外科ではこう学ぶ！』（編集）、『局所皮弁〈第１巻〉顔面・頸部・体幹』（編集）

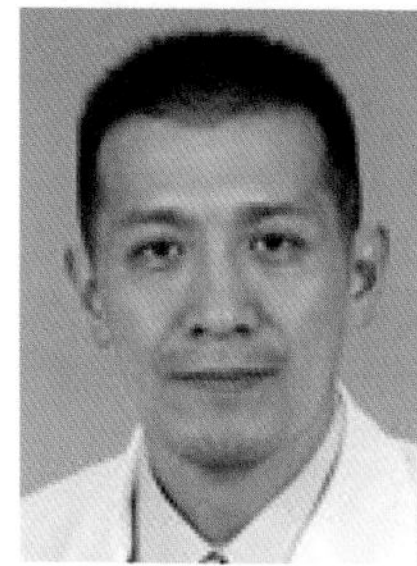

四ッ柳 高敏　よつやなぎ たかとし

札幌医科大学附属病院　形成外科
（電話）011-611-2111　北海道札幌市中央区南1条西16-291

形成外科全般、体表先天異常（唇裂・口蓋裂、小耳症など）、熱傷、顔面組織再建、マイクロサージャリー

●形成外科専門医

得意分野・診療案内

- 顔面の外傷（交通事故、裂傷、擦過傷、顔面骨の骨折など）、熱傷、およびそれらの後遺症
- 体表の先天性の変形や欠損（口唇裂、口蓋裂、小耳症、眼瞼下垂、指趾の変形、へその変形、陥没乳頭など）
- 皮膚の良性・悪性腫瘍、あざ、ケロイド、および腫瘍切除後の身体各部位の後遺症
- じょくそう（床ずれ）などの難治性の皮膚潰瘍

診療ポリシー・患者さんへのメッセージ

当科は形成外科としては歴史的に比較的古く、皮膚科内の形成外科診療班として始まり、ロシアからの熱傷患者のコンスタンチン君やニキータ君の治療で全国的に知られるようになりました。平成17年に形成外科として独立し、以降今日まで日本の形成外科の最先端の医療を担ってまいりました。
形成外科と言ってもあまり具体的な治療内容をご存じない方も多いかと思いますが、生活の質の向上に有用な多数の治療を行っております。形成外科は、体の表面の何らかの異常を、形態（見た目）や機能（働き）を正常に近付けることを目的とする科です。つまり、生まれつき（先天性）や怪我や病気（後天性）により起こった全身の表面にある異常（変形や欠損）に対して治療を行います。そのため、治療を行う範囲は全身におよび、取り扱う疾患も幅広いのです。
当科では患者サイドに寄り添った治療を行うことをモットーに、国内最高の治療を心がけております。ご心配なことがありましたら、お気軽に受診ください。

形成

	札幌医科大学附属病院　形成外科
手術・コメント	小耳症手術　　年間で120～130件位
	眼瞼下垂手術　年間100例位
	小耳症に対しては、これまでの種々の手術法から発展させた術式を開発し、本物に近い耳を再現することができるようになり、最近は四ッ柳法として知られるようになっています。（アメリカ形成外科学会誌、2015） 全国大学病院の中で小耳症の手術件数が最も多い施設です。

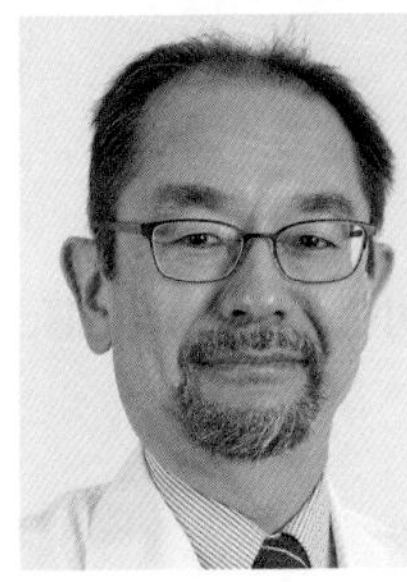

櫻庭 実　さくらば みのる

岩手医科大学附属病院　形成外科
（電話）019-613-7111　岩手県紫波郡矢巾町医大通 2-1-1

頭頸部がん、乳がん、皮膚がん、直腸腟瘻孔、尿道直腸瘻、放射線骨壊死、重度四肢外傷、切断指、手足の先天異常、血管腫、静脈奇形、AVM、リンパ管奇形、母斑症

●形成外科専門医

得意分野・診療案内

マイクロサージャリー（顕微鏡や拡大鏡を使ってする手術）を応用した治療が最も得意な分野です。具体的には頭頸部がんや乳がん、皮膚がん、骨軟部悪性腫瘍切除後の再建術、重度四肢外傷に対する組織移植による再建術、切断肢再接着などを行っています。また、この技術を応用する事で、巨大血管腫やAVMなど通常では手術を諦めてしまうような大きな病変にも対応しています。そのほかリンパ浮腫に対するリンパ管静脈吻合術も行っています。拡大鏡を使用する手術としては他に手足の先天異常があります。幼少期に手術を行う裂手症、合指症、多指症などの治療を手がけています。その他の形成外科の一般診療も幅広く扱っています。

診療ポリシー・患者さんへのメッセージ

形成外科は機能と形態を修復する事を主な仕事としています。以前はがんが治れば機能や見た目は二の次として犠牲にされてきた時代がありました。私たちはがんに限らず血管腫などの病気の根本的な治療をきちんと行ったうえで、さらに患者さんのQOLに貢献できるよう努力しています。また治療が難しい創を治す技術については、手術だけでなく陰圧閉鎖療法、再生医療など様々な技術を駆使して治療を行い、一般の外科治療では手に負えない難治性瘻孔などにも対応しています。安心して治療をお任せ下さい。

	岩手医科大学附属病院　形成外科 全身麻酔手術 約450件（2022年）	過去5年間の総治療数
手術・治療実績・コメント	頭頸部再建　44件	遊離組織移植　200件
	乳房再建　34件	その他のマイクロサージャリー　50件
	その他　悪性腫瘍手術　28件	血管腫硬化療法　40件
	先天異常（四肢、小耳症）　29件	
	母斑症、血管腫　74件	
	四肢の外傷、切断肢、血行再建　23件	
	私は1997年から2016年の19年間に国立がん研究センターの二つの病院で、2,000件を超える悪性腫瘍関連の手術を行ってきました。現在は、その実績を岩手県に持ち帰って東北地方の医療レベルの向上に尽くしています。	
業績	英語論文は主著共著含め80編以上、日本語論文は原著50編以上を出版しています。	

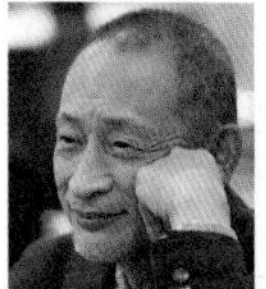

寺師 浩人 てらしひろと

神戸大学医学部附属病院
（電話）078-382-5111
兵庫県神戸市中央区楠町 7-5-2
●形成外科専門医

診療内容

皮膚・軟部組織腫瘍、創傷治癒、足病、再生医療学

形成外科・美容外科は、身体の中でも顔面、手足など、外から見える部位の組織欠損・変形・醜状に対する悩みの治療を行っています。取り扱う疾患としましては、皮膚・皮下の良性腫瘍・悪性腫瘍・母斑・血管腫・血管奇形、瘢痕・瘢痕拘縮・肥厚性瘢痕・ケロイド、顔面・体幹・手足の先天異常や外傷、顔面骨骨折、褥瘡・難治性皮膚潰瘍、顔面神経麻痺、リンパ浮腫、乳房再建、眼瞼下垂症、下肢静脈瘤、腋臭症などが挙げられます。
当科で特に力をいれている疾患・治療としましては、再建手術（悪性腫瘍切除後や乳房再建など）、褥瘡・難治性皮膚潰瘍、あざ・血管腫・血管奇形、顔面外傷・顔面骨骨折、眼瞼下垂症、顔面神経麻痺、リンパ浮腫などが挙げられます。

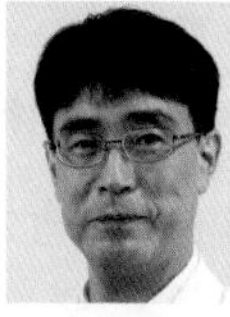

今井 啓道 いまいよしみち

東北大学病院　形成外科
（電話）022-717-7000
宮城県仙台市青葉区星陵町 1-1
●形成外科専門医

診療内容

体表先天異常、外傷とそれに関連する変形、腫瘍と腫瘍切除後の組織欠損、瘢痕・ケロイドなど

【体表先天異常】口唇裂･口蓋裂、小耳症、多指症、合趾症、漏斗胸などといった生まれつきの体表面の形態異常（いわゆる奇形）の大部分は形成外科の治療対象となります。
【外傷とそれに関連する変形】顔面や手など、外観や機能が日常生活にとって大事な部位の切創・裂創・皮膚欠損・骨折・熱傷なども形成外科の治療対象となります。
【腫瘍と腫瘍切除後の組織欠損】例えば歯肉部（歯ぐき）のがんによって顎骨（あごの骨）も切除された場合には下腿の骨の一部を移植して顎骨を再建したり、乳がんによって乳房が切除された場合に腹部の筋肉と皮膚・皮下脂肪によって乳房の再建を行ったりするのも形成外科です。
2022 年度の当科の手術数は約 700 件でした。

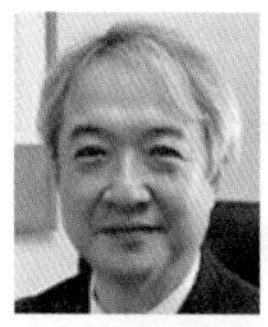

田中 克己 たなか かつみ

長崎大学病院 形成外科
（電話）095-819-7200
長崎県長崎市坂本 1-7-1
●形成外科専門医

診療内容

マイクロサージャリー、手の外科、再建外科、褥瘡、創傷治癒、熱傷

外科系診療科でも形成外科は機能回復と QOL の向上を目的とする専門外科です。形成外科の中には、組織の異常・変形・欠損を治療対象とする「再建外科」と、疾患とはいえない微妙な形状を治療対象とする「美容外科」があります。全身のあらゆる部位の異常や形態変化を治療しており、治療を受けた患者さんが笑顔で再び社会復帰してゆく姿はわれわれの最高の喜びです。
対象疾患は、
・唇裂・口蓋裂・頭蓋顎顔面外科・手足の先天異常や外傷・顔面外傷・熱傷
・母斑・血管奇形・皮膚良性・悪性腫瘍・がん切除後の再建・乳房再建
・きずあと・難治性潰瘍 など

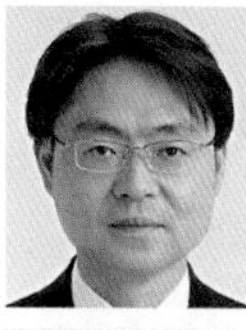

橋川 和信 はしかわ かずのぶ

名古屋大学医学部附属病院 形成外科
（電話）052-741-2111
愛知県名古屋市昭和区鶴舞町 65
●形成外科専門医

診療内容

神経再生、顔面神経、顔面神経麻痺、マイクロサージャリー、再建外科学、末梢神経再建

当科は、再建外科を主としています。また、小耳症、漏斗胸、口唇口蓋裂、多合指（趾）などの小児先天奇形や、手術創・外傷後の治癒遅延・糖尿病などの難治性潰瘍も扱っております。
チーム医療により、頭頸部腫瘍（耳鼻科、口腔外科、脳外科）、四肢悪性腫瘍（整形外科）、肝移植（移植外科）、口唇口蓋裂（口腔外科、小児科、リハビリ）、頭蓋底腫瘍（脳外科、耳鼻科）、食道腫瘍（外科）などの再建および形成手術を行っており、マイクロサージャリーによる再建手術は年間約 150 例行い 98％の成功率をあげております。
研究分野では、脂肪由来幹細胞などを用いた再生医療、大網移植、マイクロサージャリー、難治性潰瘍、ケロイド、リンパ浮腫などのテーマについて取り組んでおります。

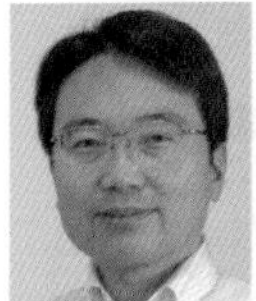

齊藤 晋 さいとう すすむ

京都大学医学部附属病院 形成外科
（電話）075-751-3111
京都府京都市左京区聖護院川原町 54
●形成外科専門医

診療内容

手や足の先天異常の初回治療と術後後遺症に対する二次治療、外傷後の変形や関節拘縮に対する治療

多指症を専門に診療を行っています（母指多指症、小指多指症、足の多趾症）。その他、合指症、合趾症の指間分離術、先天性絞扼輪症候群に対する絞扼輪形成術や横軸形成障害（短合指症）、ポーランド症候群の手に対する指骨移植術および骨延長術、裂手症に対する母指示指間を広げながら裂を閉鎖する手術、巨指症に対する減量手術、斜指症に対する骨彎曲矯正術、屈指症、母指形成不全症、橈側列形成障害に対する母指化手術や変形矯正手術、これらの疾患の術後後遺症に対する治療も行っています。先天異常疾患については年間約 80 件の手術を施行、形成外科と整形外科のキャリアを持ち、整容・運動機能の改善に主眼を置いています。特に母指多指症に関する論文著書多数。滋賀県立小児保健医療センター 077-582-6200 でも受診可能。

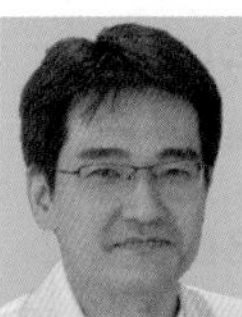

宮本 慎平 みやもと しんぺい

東京大学医学部附属病院 形成外科
（電話）03-3815-5411
東京都文京区本郷 7-3-1
●形成外科専門医

診療内容

悪性腫瘍切除後の組織欠損・変形・合併症に対する再建外科（頭頸部、乳房、腹壁・胸壁、四肢）

マイクロサージャリー（顕微鏡下血管吻合）を用いた組織移植、特に悪性腫瘍切除後の再建外科・皮弁外科を専門としております。本領域は、移植の失敗・皮弁壊死などの合併症も多い領域ですが、私は皮弁生着率 100%、術後合併症ゼロを実現する術式の確立をライフワークとしており、国立がん研究センター中央病院在籍時より、頭頸部再建、乳房再建、肉腫切除後（整形外科領域）の再建、患肢温存手術などにつき多数の再建術式を考案・報告してまいりました。他院での乳房切除後の乳房二次再建、がん治療に伴う合併症・後遺症（放射線性顎骨壊死、難治性瘻孔、変形など）にも幅広く対応しております。2022 年の手術実績は、頭頸部再建（食道再建含む）49 件、乳房再建 41 件、肉腫治療関連（整形外科領域）の再建 20 件です。

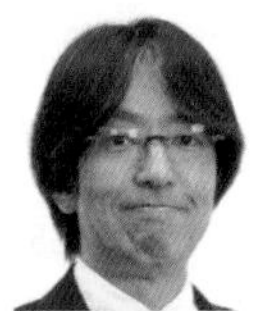

門田 英輝 かどた ひでき

九州大学病院 形成外科
（電話）092-641-1151
福岡県福岡市東区馬出 3-1-1
●形成外科専門医

診療内容

マイクロサージャリーを用いた乳房再建術、リンパ管静脈吻合術、上下肢リンパ浮腫

マイクロサージャリーとは、顕微鏡を見ながら 1-3mm 以下の非常に細い血管やリンパ管を繋ぐ手術です。高い技術が必要で、エキスパート医師しか習得することができません。当科ではマイクロサージャリーの技術を駆使し、失われた組織をもとの状態へ回復する“再建手術”を得意としています。乳がんで乳房を失った患者様では、この技術で腹部組織を移植しきれいな乳房を再建できます。乳がんや子宮がん術後の手足のリンパ浮腫にもマイクロサージャリーは有用です。リンパ浮腫はこれまで有効な治療法がありませんでしたが、1mm 以下のリンパ管を繋ぐ“リンパ管静脈吻合術”により、浮腫を改善できるようになっています。当科ではマイクロサージャリー手術を年 150 例以上行っており、西日本トップクラスの成績になります。

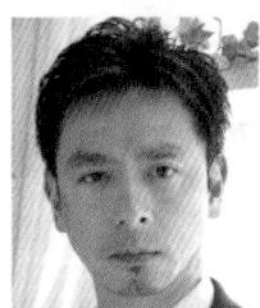

元村 尚嗣 もとむら ひさし

大阪公立大学医学部附属病院
（電話）06-6645-2121
大阪府大阪市阿倍野区旭町 1-5-7
●形成外科専門医

診療内容

皮膚悪性腫瘍の切除・再建、頭頸部悪性腫瘍切除後の再建、義眼床手術を含む眼窩再建、顔面外傷など

形成外科で診療しています。私が得意とするのは顔面再建です。皮膚腫瘍、外傷、先天異常などで生じた顔面の不具合に対して集学的治療を行っています。顔面が好発部位である皮膚悪性腫瘍に対しては腫瘍学的切除治療のみならず整容性・機能性を兼ね備えた再建手術を行っております。これまで頭頸部がん治療の中で最も QOL が悪いと言われた上顎がんの再建手術においても整容的・機能的に満足いく結果を出しております。最近力を入れている手術として義眼床手術があります。我々が行っている動く義眼床手術は“魅せる”という整容性においては他の追従を許しません。形成外科は人生をかけて完成させる医療ですので、非常に長期にわたるお付き合いになる医療です。我々の治療が必要と感じられたら、いつでもご相談下さい。

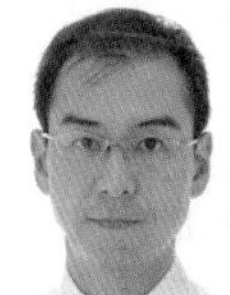

赤澤 聡 あかざわ さとし

国立がん研究センター 中央病院
(電話) 03-3542-2511
東京都中央区築地 5-1-1
●形成外科専門医

診療内容

悪性腫瘍切除後の再建(特に乳房再建、頭頸部再建、骨軟部腫瘍切除後再建)

当形成外科は、病院の特性上、がん切除後の再建を中心に診療を行っています。がん患者さんの術後の整容性や機能についての不安を軽減し、安心してがん治療を受けていただけるようにと思い診療を行っています。当院はマイクロサージャリー(顕微鏡下血管吻合)技術を用いた遊離皮弁移植術を得意としています。2022年の遊離皮弁移植数は、222例で頭頸部再建、乳房再建、骨軟部腫瘍切除後再建などを多く行っています。私は年間約90例の遊離皮弁移植術を担当し、特に乳房再建術を得意としています。乳腺外科医と協力し、切除と同時に患者さんご自身の組織で乳房を再建する1次1期深下腹壁動脈穿通枝皮弁による乳房再建を多く行い、できるだけ乳房の喪失感を感じさせない治療をモットーに治療に取り組んでいます。

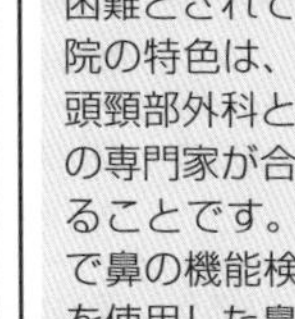

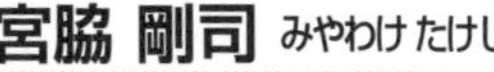

宮脇 剛司 みやわけ たけし

東京慈恵会医科大学附属病院
(電話) 0570-03-2222
東京都港区西新橋 3-19-18
●形成外科専門医

診療内容

鼻中隔の前弯や上弯の治療、外鼻変形、鼻閉の治療、鼻弁狭窄症など鼻の機能と形態の改善を目指す治療

鼻は機能と整容に関わる重要な構造です。当鼻中隔外鼻クリニックに来られる患者さんの多くが外傷や先天異常に伴う外鼻変形に起因する鼻閉、鼻弁狭窄に伴う鼻閉、鼻中隔矯正術後も残存する鼻閉など、従来の鼻中隔矯正術では治療困難とされてきた病態で悩んでおられます。当院の特色は、鼻内手術を専門とする耳鼻咽喉・頭頸部外科と、外鼻手術を得意とする形成外科の専門家が合同で行うチーム医療を提供していることです。CT・MRI検査や鼻腔通気度検査で鼻の機能検査やアンケート調査、3Dカメラを使用した鼻の形の評価とカウンセリングから治療方針を決定します。鼻の変形が原因で鼻づまりに悩む患者さんや鼻弁狭窄など従来の鼻中隔矯正術では治療が困難な患者さんの声を開設より聞き続けています。年間手術：約100件。

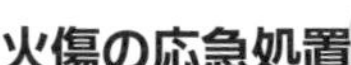

火傷の応急処置

火傷は、直ちに流水で患部を冷やすことが大切です。冷やすことで火傷が深くなるのを防ぎ痛みを和らげます。水ぶくれができている場合にはできるだけ破らないようにして病院に行きましょう。服を脱がせると、その時に水ぶくれを破いてしまう場合があるので服を着たまま水道水で冷やすのがよいでしょう。ストッキングを無理に脱ごうとすると一緒に水ぶくれがはがれてくるので注意が必要です。火傷の部位は、だんだんに腫れてきますので、可能なら指輪などのアクセサリーは早めに外しましょう。

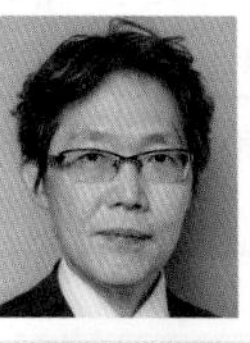

野村 正 のむら ただし

神戸大学医学部附属病院 形成外科
(電話) 078-382-5111
兵庫県神戸市中央区楠町 7-5-2
●形成外科専門医

診療内容

血管腫・血管奇形、再建外科(乳房、頭頸部)、小児形成外科、皮膚腫瘍・軟部腫瘍、顔面外傷

形成外科は「見える部分の外科」で、「きずをはやく、きれいに治す」ことを目標としています。対象は、外傷(皮膚・軟部)、顔面の骨折、ケロイド、瘢痕拘縮(ひきつれ)、皮膚腫瘍(良性、悪性)、熱傷、唇裂口蓋裂などの先天異常、母斑(あざ)、血管腫・血管奇形、眼瞼下垂、悪性腫瘍切除後の再建外科(頭頸部、乳房再建)、手の外科(外傷および先天異常)など多岐にわたります。手技としてはマイクロサージャリー(顕微鏡を用いた手術)による組織移植や指の再接着術、あざに対するレーザー治療、治りの悪いきずに対する局所陰圧閉鎖療法など様々な医療技術を駆使して治療を行っています。
2022年手術実績は、血管腫・血管奇形87件、マイクロサージャリーを用いた再建外科57件、小児形成外科60件です。

有益情報

ランキング医師の病院は遠くて行けないという患者さんのための、北海道、東北、四国、九州を中心とする準名医情報です。ランキングとは別です。ご参考になさってください。

地域	医師	病院・住所	資格
北海道	佐々木 了 ささき さとる （電話）011-231-2121	斗南病院 形成外科 北海道札幌市中央区北 4 条西 7-3-8	●形成外科専門医
東北	鳥谷部 荘八 とりやべ そうはち （電話）022-293-1111	仙台医療センター 形成外科 宮城県仙台市宮城野区宮城野 2-11-12	●形成外科専門医
	小山 明彦 おやま あきひこ （電話）024-547-1111	福島県立医科大学附属病院 形成外科 福島県福島市光が丘 1	●形成外科専門医
	太田 勝哉 おおた かつや （電話）017-726-8111	青森県立中央病院 形成・再建外科 青森県青森市東造道 2-1-1	●形成外科専門医
四国	永竿 智久 ながさお ともひさ （電話）087-898-5111	香川大学医学部附属病院 形成外科・美容外科 香川県木田郡三木町池戸 1750-1	●形成外科専門医
	橋本 一郎 はしもと いちろう （電話）088-631-3111	徳島大学病院 形成外科・美容外科 徳島県徳島市蔵本町 2-50-1	●形成外科専門医
九州	古川 雅英 ふるかわ まさひで （電話）097-522-3131	大分岡病院 創傷ケアセンター 大分県大分市西鶴崎 3-7-11	●形成外科専門医
	大安 剛裕 だいあん たけひろ （電話）0985-51-7575	宮崎江南病院 形成外科 宮崎県宮崎市大坪西 1-2-1	●形成外科専門医
その他	清水 雄介 しみず ゆうすけ （電話）098-895-3331	琉球大学病院 形成外科 沖縄県中頭郡西原町字上原 207	●形成外科専門医

健康の心得 10 カ条

① 規則正しく生活をする
② 腹八分（バランス良く栄養のあるもの。間食をしない）
③ その日のうちに寝る。たっぷり寝る（6 時間以上 8 時間以下）
④ 適度な運動、適度にストレッチ、座りっぱなしを避ける
⑤ 笑顔を絶やさない
⑥ 毎日感謝する、できるだけ許す（「できるだけ」がポイント）
⑦ その日の事は、その日に終わらせる
⑧ 部屋を適当に整頓する
⑨ 主義主張におちいらず、偏見で他人に接しない
⑩ 「まあよし」と日々をこなす

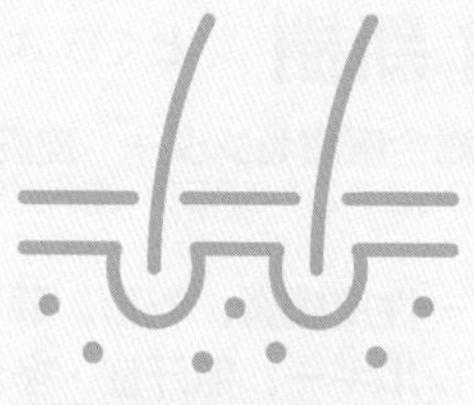

皮膚

アレルギー性皮膚炎のステロイド治療薬

アレルギー性皮膚炎の治療に、次々と新薬が発売されています。ただし、薬物療法の中心はステロイド剤が九割を占めています。症状が収まってからも、塗布を止めてリバウンドしないように「プロアクティブ療法」が推奨されています。再発の症状が出る前から予防的に、週２、３回はステロイド剤を塗り良い状態をキープします。

近所に信頼できる医師が見つからない場合は、皮膚科専門医、または「アレルギーを考える母の会」「日本アレルギー友の会」といった患者さんの団体に相談するとよいでしょう。（どちらもメールで相談できます）

ステロイド剤は医師の指導の下、適切に行う必要がありますが、過度に避けることは治療の弊害となります。これまでもステロイド剤に関して不安を煽るような誤った情報で、多くの患者さんが被害に遭いました。使用を控えたことで眼の周囲をかくなどして失明したことはあまり報道されていません。近年も脱ステロイドの情報番組に皮膚科学会が抗議して、テレビ局が謝罪し撤回したということがあります。アレルギー性皮膚炎の治療において、心から信頼できる主治医を見つけることは、非常に重要なポイントとなります。

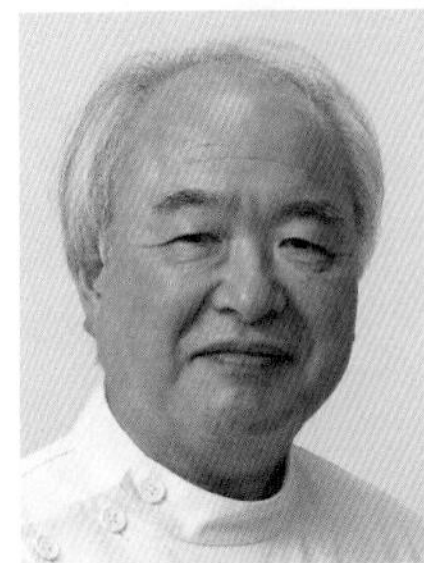

戸倉 新樹　とくら よしき

中東遠総合医療センター　皮膚科・皮膚腫瘍科
(電話) 0537-21-5555　静岡県掛川市菖蒲ヶ池 1-1

アトピー性皮膚炎、乾癬、蕁麻疹、食物アレルギー、金属アレルギー、無汗症・多汗症、光線過敏症、皮膚リンパ腫

●皮膚科専門医

得意分野・診療案内

一般皮膚科として月曜日～木曜日の終日外来診療をしています。とくに「アレルギー外来」として、アレルギー性皮膚疾患の診療を月曜日～木曜日の午後行っています。対象疾患としては、アトピー性皮膚炎、蕁麻疹、食物アレルギー、金属アレルギー、光線過敏症などです。併せて無汗症・多汗症の診断と治療にも専念しています。

乾癬の診療も木曜日の午前中に「乾癬外来」として行っており、加えて一般皮膚科の枠内でも診察しております。外用療法、光線療法に加えて、生物学的製剤など新しい治療薬も用いております。

菌状息肉症をはじめとする皮膚リンパ腫は以前より専門としており、多くの患者さまを診察してきました。この疾患はまずは診断が重要になります。

診療ポリシー・患者さんへのメッセージ

的確な診断に基づく、適切な治療を行うことはもちろんですが、個々の患者さまの状態・事情に応じて最終的な医療を選びます。

皮膚アレルギーはさまざまな原因・病態により発症します。どの患者さまにも共通した病気の起こりたちはありますが､個々の症例に特徴的なものもあります。それによって治療方針を決めていきます。とくにアトピー性皮膚炎の診療はテーラーメイドになりますので、注力しています。

乾癬の治療は近年多くの新規治療が使えるようになりました。これらは重症度、年齢、通院頻度、経済的状況に応じて選択します。

	科全体 年間総治療数 (2022年)		個人 累積総治療数：7,200件
治療実績・コメント	アトピー性皮膚炎	1,166件	アトピー性皮膚炎や乾癬の治療は近年大きく進歩しました。従来の標準治療に加え、こうした治療も積極的に取り入れて治療を行っています。高額の治療もありますので、患者さまと相談し、最良の方法を模索していきます。
	蕁麻疹	852件	
	薬疹	178件	
	アナフィラキシー	134件	
	食物依存性運動誘発アナフィラキシー	20件	
	接触皮膚炎	157件	
業績等	浜松医科大学の名誉教授でもあり、多くの国内外の講演を行い論文・著書を発表してきました。米国研究皮膚科学会、欧州研究皮膚科学会、ドイツ皮膚科学会などの名誉会員です。		

皮膚

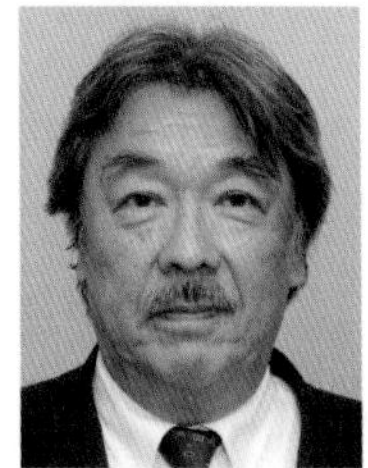

江藤 隆史　えとう たかふみ

あたご皮フ科　皮膚科
（電話）03-6402-3636　東京都港区芝大門 1-1-35

アトピー性皮膚炎、尋常性乾癬、酒さ、接触皮膚炎、光線療法

●皮膚科専門医

診療内容・患者さんへのメッセージ

東京逓信病院皮膚科勤務25年間、アトピー性皮膚炎や尋常性乾癬の治療を中心に皮膚科一般診療を患者目線で行ってきています。20年間毎週金曜日夕方などに開催してきたアトピー教室・乾癬教室の卒業生は7,000人を超える規模となっています。病院外では日本アレルギー友の会（アトピー性皮膚炎や喘息の患者会）や東京地区乾癬患者会（Ｐ－ＰＡＴ）の顧問としても15年以上の活動を続けています。ポリシーは、「明るい皮膚科、楽しい皮膚科」。最近5年間は港区のあたご皮フ科で皮膚科診療を続けています。光線療法も最新の照射装置（全身型NB照射装置やエキシマレーザーXTRAC）を駆使し、アトピー性皮膚炎や乾癬だけでなく結節性痒疹や手足の激しい皮膚炎で患者を苦しめる異汗性湿疹、さらには尋常性白斑や円形脱毛症などに対しても積極的に治療を行っています。重症乾癬では品ぞろえが12品目になった生物学的製剤や最新の内服薬（オテズラやソーティクツ）を積極的に活用し、アトピー性皮膚炎でも3品目になった生物学的製剤に加え、最新のJAK阻害内服薬を従来の治療でなかなか改善しない症例には積極的に活用しています。

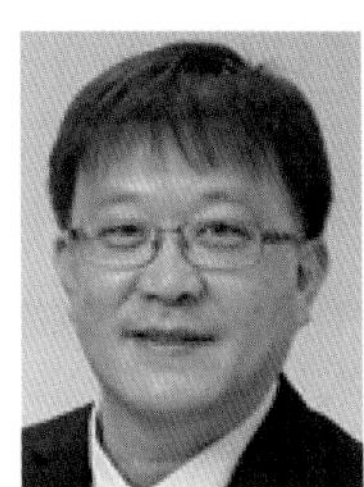

小寺 雅也　こでら まさなり

中京病院　皮膚科
（電話）052-691-7151　愛知県名古屋市南区三条 1-1-10

膠原病、関節リウマチ、アトピー性皮膚炎

●皮膚科専門医、リウマチ専門医

診療内容・患者さんへのメッセージ

1. 膠原病、関節リウマチ、乾癬に対して、エビデンスに基づいた集学的治療を提供しています。日本リウマチ学会専門医のもと、レミケード、エンブレル、ヒュミラ、シムジア、シンポニー、アクテムラ、オレンシア、ステラーラ、トレムフィア、コセンティクス、トルツ、ルミセフといった生物学的製剤や皮膚筋炎に対する大量ガンマグロブリン療法も積極的に導入しています。2. 膠原病に伴う肺高血圧症に対して、循環器科と協力して積極的な診断および治療を提供しています。3. 膠原病・リウマチ性疾患は全身性の疾患であり、多臓器に合併症を有することが多いため、関連する複数の診療科による横断的・総合的な診療を提供します。4. アトピー性皮膚炎に対してはスキンケア、外用治療を中心に日常生活指導も含めて皮膚科学会ガイドラインに準拠して治療を行っています。近年、使用可能になった生物学的製剤による治療も行っています。
2011年から膠原病リウマチセンターを設立し、整形外科とともに膠原病・リウマチ性疾患の診療を充実させています。

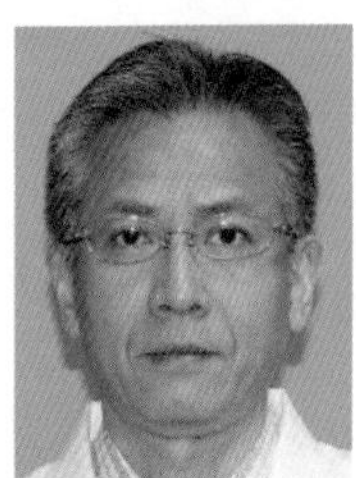

吉川 義顕　よしかわ よしあき

北野病院　皮膚科
（電話）06-6312-1221　大阪府大阪市北区扇町 2-4-20

皮膚疾患

●皮膚科専門医

診療内容・患者さんへのメッセージ

1日 100 ～ 150 人の外来患者さまに治療を行いながら、必要に応じて入院治療にも積極的に対応しています。入院対象の疾患も帯状疱疹、下腿潰瘍、紅皮症、アトピー性皮膚炎や尋常性乾癬などの炎症疾患群、膠原病、水庖症、悪性疾患など多彩です。治療においては、それぞれの疾患に対する最新の情報や技術をもとに、科学的根拠に基づいた標準的治療を基本としています。例えばアトピー性皮膚炎に対してはステロイド剤外用と抗アレルギー剤の内服、及び保湿や清潔を中心としたスキンケア指導、また増悪因子の検索など、個々の患者さまの QOL を重視した姿勢できめ細かく対応することにしています。皮膚潰瘍ではその基礎疾患に対する全身的治療や手術療法とともに、局所の皮膚の状態に応じた外用剤や創傷被服剤の適格な選択を行い、同時に近赤外線照射や炭酸浴などの理学的療法などを併用することにより、できる限り早期の治癒をめざしています。
さらに形成外科との連携により、腫瘍などの手術を要する疾患群に対しても迅速に対応できる体制を整えています。

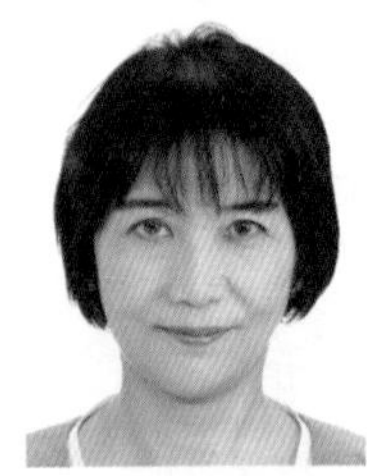

片岡 葉子　かたおか ようこ

大阪はびきの医療センター　皮膚科
（電話）072-957-2121　大阪府羽曳野市はびきの 3-7-1

アトピー性皮膚炎、接触皮膚炎、蕁麻疹、コリン性蕁麻疹、食物アレルギー、薬疹、薬物過敏症、水疱症、発汗異常、乾癬など

●皮膚科専門医、アレルギー専門医

診療内容・患者さんへのメッセージ

すべての皮膚疾患に対応していますが、成人の食物アレルギーを含むアレルギー性皮膚疾患、特に乳児を含む全年齢の重症・難治性のアトピー性皮膚炎の治療に注力しています。個々の患者の症状、病歴、合併症、経済状態や社会状況を考え、外用療法（正確なプロアクティブ療法）、紫外線治療、新規適用となった分子標的治療薬を含む全身治療薬などを組み合わせ、最終的に最小限の薬剤で長期間安定して良い状態で過ごすことを目指した治療を計画し、実行しています。アトピー性皮膚炎には誤解が多く、高額な新規治療薬を使う前に今までの治療の方法を見直すだけで大きく改善する患者さんも少なくありません。治療の成功には患者さんの正しい理解も不可欠です。集中した治療による皮膚炎症の早期改善と多職種による患者教育をかねた教育入院”アトピーカレッジ”を 2008 年から実施し成果を上げています。（2022 年の外来診療患者数 1,979 名（個人実績）、アトピー性皮膚炎に対するデュピルマブ投与患者数 166 名（個人実績）、教育入院患者 164 名（科全体数：このうち患者教育と全体の統括を担当）　初診担当火曜日（要紹介状）

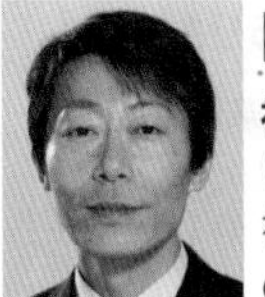

山本 俊幸 やまもと としゆき

福島県立医科大学附属病院 皮膚科
（電話）024-547-1111
福島県福島市光が丘 1
●皮膚科専門医

診療内容

膠原病、乾癬、掌蹠膿疱症

皮膚科で扱う疾患は、アトピー性皮膚炎や蕁麻疹などのアレルギー性疾患、乾癬や結節性紅斑などの炎症性疾患、蜂窩織炎や帯状疱疹などの感染性疾患、悪性黒色腫や有棘細胞がんなどの腫瘍性疾患、膠原病や天疱瘡などの自己免疫性疾患、先天性表皮水疱症や遺伝性角化症などの遺伝性疾患と多岐にわたります。当科ではこれら皮膚疾患全般に対して、幅広く診療を行っています。
皮膚科外来はきぼう棟 2 階にあり、全身型紫外線照射器やエキシマライト、V ビーム、TARNAB といった新しい医療機器を備えています。
皮膚悪性腫瘍に対しては、手術療法だけではなく化学療法や放射線療法も加えた集学的治療を、自己免疫性水疱症に対しては血漿交換療法を、必要に応じて積極的に行っています。

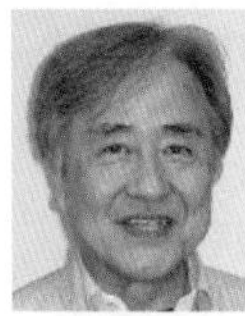

岩月 啓氏 いわつき けいじ

福島労災病院　皮膚科
（電話）0246-26-1111
福島県いわき市内郷綴町沼尻 3
●専門医

診療内容

一般皮膚科、皮膚リンパ腫、膠原病、自己免疫性水疱症（天疱瘡、類天疱瘡など）、皮膚ウイルス感染症

研究歴は自己免疫性水疱症、ウイルス潜伏感染と宿主免疫応答、EB ウイルス関連リンパ増殖症と皮膚リンパ腫などであり、さらに天疱瘡、表皮水疱症、膿疱性乾癬、魚鱗癬様紅皮症などの皮膚難病の調査研究班の代表を務め、皮膚難病に挑戦してきました。
クラーク博士の「Be ambitious!」は「大志をいだけ」と訳されているので、大きな夢や野望を連想しますが、この言葉の後には「金銭や自己の欲のためにではなく、いわゆる名声と呼ばれる空しいもののためでなく、人として為すべきすべてを成しとげるために大志を抱け」と続きます。これからの自分の生きかたとして大切にしたいとおもいます。チーム医療を大切に、いわき地区の皮膚科医療に、少しでもお役に立てば幸甚です。外来は週2回（月曜、火曜）

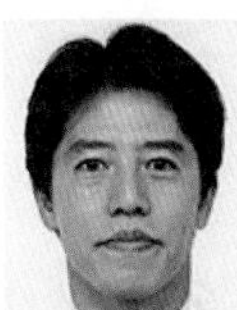

中原 剛士 なかはら たけし

九州大学病院 皮膚科
（電話）092-641-1151
福岡県福岡市東区馬出 3-1-1
●皮膚科専門医、アレルギー専門医

診療内容

皮膚科学、アレルギー、免疫学

当科では、すべての皮膚疾患を扱います。皮膚疾患には多くの種類がありますが、とくに、皮膚の炎症（アトピー性皮膚炎・乾癬など）、皮膚の感染症（足水虫・爪水虫など）、皮膚の腫瘍について重点的に治療を行っています。
アトピー性皮膚炎は、かゆみのある湿疹を主病変とする皮膚疾患です。アレルギーを起こしやすい素因があると発症しやすくなります。アトピー性皮膚炎診療ガイドライン（日本皮膚科学会）に基づいて、適切な治療を行っています。最近、使用可能となった生物学的製剤による治療も取り入れています。アトピー性皮膚炎の専門外来も設けています。アトピー性皮膚炎の治療は、医師と患者が協力し、同じ目標に向かって治療を行うことがとても重要です。診療ガイドラインに基づいた適切な治療を行えば、多くの方が治療目標を達成することが可能です。

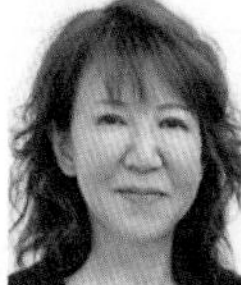

山本 有紀 やまもと ゆき

和歌山県立医科大学附属病院 皮膚科
（電話）073-447-2300
和歌山県和歌山市紀三井寺 811-1
●皮膚科専門医

診療内容

腫瘍皮膚外科、ケミカルピーリング

皮膚科は、頭の先から（髪の毛）から、足の先（爪）まで体表面の全てが、守備範囲です。
当科では、アトピー性皮膚炎、膠原病、尋常性乾癬などの全身性皮膚疾患また、皮膚腫瘍、母斑（あざ）など外科的手術を必要とする皮膚疾患を中心に、治療を行っております。
ケミカルピーリング、ボトックスとレーザー治療の一部は私費診療で予約・紹介状が必要です。フェノールによる皮膚がん治療は私費、要予約制で、まず水曜日の外来診察が必要です。（紹介状）メデイカルメイク外来（予約制）は、2022 年 9 月から奇数月第 4 週火曜日の美容皮膚科外来にて再開されます。
当科の専門分野は、アトピー性皮膚炎、膠原病、良性及び悪性腫瘍の皮膚外科、美容皮膚科（ケミカルピーリング、ボトックス）、レーザー治療、紫外線治療、乾癬、脱毛症です。

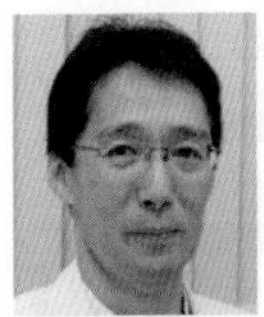

高橋 英俊 たかはしひでとし

高木皮膚科診療所
(電話) 0155-25-6733
北海道帯広市西3条南4-16
●皮膚科専門医

診療内容

乾癬

乾癬とは皮膚の表面が炎症を起こすことで生じる慢性の病変のことです。その中で、最も多いのは尋常性乾癬で、重症度に応じて外用治療、光線治療、内服治療、生物学的製剤で治療します。高木皮膚科診療所では、2014年に日本皮膚科学会の認可を受け、生物学的製剤の注射治療を始めました。さらに、全身型の紫外線照射装置も導入し、患部に直接紫外線をあて、過剰な免疫反応を抑える治療方法で症状をコントロールすることで、患者様に喜ばれています。また、現在、医療現場で大きな注目を集めている、近赤外線を高出力照射する光線治療器のスーパーライザーも導入しました。高木皮膚科診療所では帯状疱疹後の神経痛を緩和する治療に使用しています。患部を温めることで血流がよくなり、神経の興奮を抑える効果もあります。いつでもご相談ください。

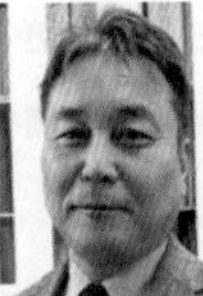

宇原 久 うはらひさし

札幌医科大学附属病院 皮膚科
(電話) 011-611-2111
北海道札幌市中央区南1条西16-291
●皮膚科専門医

診療内容

皮膚科学全般、皮膚腫瘍

皮膚科では全身を覆っている皮膚すべての病気、髪の毛、爪、汗の異常につき診療しています。皮膚の病気の中には皮膚のかゆみを起こす病気、皮膚に赤い斑点などの発疹ができる病気全般、ウイルスや細菌などで皮膚に発疹をおこすもの全般、真菌症（みずむしなど)、皮膚のできもの、皮膚温·血流の異常、皮膚の潰瘍（傷)、やけど、凍傷、しみやあざ、たこ·うおのめなど多彩なものが含まれます。皮膚科を受診される方は、これまで使っていた薬がわかる薬手帳や他の病気で病院にかかっていたらその病名と治療内容ができるだけわかるようにしてきてください。新患外来では、まず予診室にお呼びします。そこで、その日に診察を希望される部分をみせていただき、経過をお聞きします。その後、待合室でさらにお待ちいただき順番が来たら新患の診察室にお呼びします。

「アレルギーポータル」でいろいろな情報が検索できる

良い医師や病院が見つからない場合、以下のサイトから情報を得ることができます。

◇アレルギーポータルサイト：https://allergyportal.jp/
アレルギーに関する様々な情報を集めたポータルサイトです。
医師や医療機関情報として
・「中心拠点病院」
・「都道府県アレルギー疾患医療拠点病院」
・「アレルギー専門医」 などを検索できます。
アレルギー疾患の電話相談窓口がある「国立病院機構相模原病院」、「国立成育医療研究センター」の情報もあります。

◇患者さんのための団体もあります。問い合わせが可能です。
NPO法人「アレルギーを考える母の会」 HPにメールアドレスあり
NPO法人「日本アレルギー友の会」HPに電話・メールアドレスあり

長年活躍し多大な功績がある名医

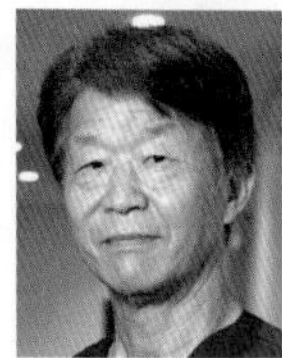

大原 國章 おおはらくにあき　**赤坂虎の門クリニック 皮膚科**

●皮膚科専門医（電話）03-3583-8080　東京都港区赤坂 1-8-1 B1

皮膚病全般および、ほくろ除去から皮膚がん治療まで局所麻酔の日帰り手術に対応。手術、ダーモスコピー、病理について数多くの学術書を執筆。

有益情報

ランキング医師の病院は遠くて行けないという患者さんのための、北海道、東北、四国、九州を中心とする準名医情報です。ランキングとは別です。ご参考になさってください。

北海道	**堀 仁子** ほりまさこ （電話）0166-24-3181	**市立旭川病院 皮膚科** 北海道旭川市金星町 1-1-65	●皮膚科専門医
東北	**菊地 克子** きくちかつこ （電話）022-307-0286	**仙台たいはく皮膚科クリニック** 宮城県仙台市太白区鈎取本町 1-21-1 2F	●皮膚科専門医
東北	**谷田 泰男** たにたやすお （電話）022-223-7666	**谷田皮膚科医院** 宮城県仙台市青葉区国分町 3-4-12	●皮膚科専門医
東北	**川上 民裕** かわかみたみひろ （電話）022-259-1221	**東北医科薬科大学病院 皮膚科** 宮城県仙台市宮城野区福室 1-12-1	●皮膚科専門医
四国	**池田 政身** いけだまさみ （電話）087-843-3666	**海部医院 皮膚科** 香川県高松市高松町 2365	●皮膚科専門医
四国	**森岡 眞治** もりおかしんじ （電話）087-834-1011	**森岡皮膚科医院** 香川県高松市天神前 8-14	●皮膚科専門医
四国	**中島 英貴** なかじまひでき （電話）0889-42-2485	**高陵病院 皮膚科** 高知県須崎市横町 1-28	●皮膚科専門医
九州	**日野 亮介** ひのりょうすけ （電話）0940-43-5521	**日野皮フ科医院** 福岡県福津市中央 1-1-9	●皮膚科専門医
その他	**久保 亮治** くぼあきはる （電話）078-382-5111	**神戸大学医学部附属病院 皮膚科** 兵庫県神戸市中央区楠町 7-5-2	●皮膚科専門医
その他	**堺 則康** さかいのりやす （電話）03-3342-6111	**東京医科大学病院 皮膚科** 東京都新宿区西新宿 6-7-1	●皮膚科専門医

コラム

マクロビオティックの食事法

バランスの良い食事の大切さはよく耳にしますが、そもそもどういう食事がバランスの良い食事なのでしょうか。

ここでは、「マクロビオティック」について、ご紹介しましょう。日本の伝統的な和食をベースとした食事法で、創始者は思想家で、食養提唱者の桜沢如一氏（1893 ～ 1966）です。

日本人には懐かしい「玄米とお味噌汁、野菜メインの副食」が基本です。海外では、ジョン・レノン、スティーブ・ジョブス、トム・クルーズ、マドンナといった人たちが実践しているということで、今は海外の方が盛んです。特に、アメリカでは、国民の健康に寄与したことを称（たた）えて、スミソニアン博物館（アメリカ国立歴史博物館）に、玄米とともに活動資料が展示されているほどです。マクロビオティックの特徴は、３つあります。

1.「陰陽調和」食べ物の特性を知り、季節や体質体調に合わせてバランスよくいただくことを東洋哲学の陰陽理論で考える。
2.「一物全体（いちぶつぜんたい）」できるだけ食物を丸ごといただく。米なら精製していない玄米が最適。
3.「身土不二（しんどふじ）」その土地の旬のものをいただく。住んでいる場所でとれた食物をいただく。国産の旬の食材を選ぶ。

できるだけ肉食や砂糖を避け、玄米や植物性食品を中心にした食事が基本です。一物全体では、根菜類ではできるだけ葉付きのものを選び、葉は茹でてお浸しやごま和えにします。

身土不二では、寒い土地では、自然に体を温める食べ物が中心になり、暑い土地では、体を冷やす食べ物が中心になりますので、その土地のものを選べば自然に体に合った食事となります。

2013 年 12 月、「和食」がユネスコの人類の無形文化遺産に登録されました。先人の知恵の結集である元来の「日本食」の良さを実践して、健康を維持していきたいものです。

小児

胎児診療科と各科の連携も

小児科が対象とする年齢は原則として０歳から15歳までです。特に小児期から成人期に診療が継続されるようなケースでは、この年齢を越えても小児科が診療を担当することもあります。

対象疾患には、以下のようなものがあります。

(1) 総合診療（総合・腎・内分泌）

(2) 小児神経：薬剤抵抗性てんかん、急性脳炎・脳症、神経免疫疾患、神経変性疾患、神経筋疾患、結節性硬化症、二分脊椎症など

(3) 血液・腫瘍：白血病、悪性リンパ腫、骨髄不全症、免疫不全症、神経芽腫、骨・軟部腫瘍など

(4) 新生児：超低出生体重児、呼吸窮迫症候群、新生児仮死など

(5) 小児循環器：先天性心疾患、不整脈、心筋疾患、川崎病など

心臓の治療は、胎児の時に異常が見つかれば専門病院に出産前から入院して、出産時に即手術という場合もあるということです。

また「胎児診療科」などの名称で独立した科を作り、胎児の異常・病気に対しては、胎児期からの精密検査を含めて出生後の治療にスムーズに移行できる体制をとっている病院もあります。

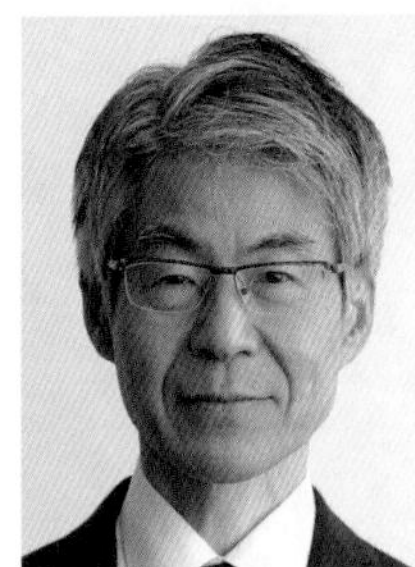

大矢 幸弘　おおや ゆきひろ

国立成育医療研究センター　アレルギーセンター
（電話）03-3416-0181　東京都世田谷区大蔵 2-10-1

アトピー性皮膚炎、食物アレルギー、気管支喘息、消化管アレルギー（食物蛋白誘発胃腸症、好酸球性食道炎、好酸球性胃腸炎）アレルギー性鼻炎結膜炎（花粉症）、薬物アレルギー

●小児科専門医、アレルギー専門医

得意分野・診療案内

重症のアトピー性皮膚炎をはじめ、重症気管支喘息や食物アレルギーなど他の専門病院で治療がうまくいかなかった難治性のアレルギー疾患の治療を得意としています。

診療ポリシー・患者さんへのメッセージ

病気が重症化してしまうのには理由があります。その理由は患者さん毎に異なるため、丁寧にこれまでの経過を分析して重症化した理由を明らかにする必要があります。それをやらないで強力な薬や高価な新薬を使うだけでは、根治に導くことはできません。例えば、重症気管支喘息の場合、不安と発作が条件付けされることがあります。これは行動療法による系統的脱感作という治療法以外では根治することができません。食物アレルギーでも、味覚嫌悪条件付けという現象があり、免疫療法に失敗して心理的なアレルギーができてしまうことがあります。
アトピー性皮膚炎でも不安と掻痒あるいは不安と掻破行動が条件付けされて悪循環に陥ることがあります。これもステロイドや強力な新薬だけでは治療できません。こうした行動医学的なアプローチと適切な薬物療法を組み合わせると難治性重症のアレルギー疾患でも嘘のように改善することがあります。特にアトピー性皮膚炎の治療には薬の使い方にもコツがあり、それを覚えることが大切です。入院治療が必要になりますが、技術を身につければ一生の宝となります。

	科全体 年間総治療数：		科全体 累積総治療数：（20 年間）	
手術・治療実績・コメント	アトピー性皮膚炎	500 件	アトピー性皮膚炎	約 10,000 件
	食物アレルギー	1,500 件	食物アレルギー	20,000 件
	気管支喘息	200 件	気管支喘息	10,000 件
	消化管アレルギー	100 件	消化管アレルギー	1,000 件
	【治療に関してコメント等】 入院治療が基本となります。時間をかけてお話を聞き、個々の患者さんの悪化因子を見つけ、患者さんに合わせた治療を行います。医学の進歩により、小児のアレルギー疾患はたとえ重症でも健常な子どもと同じような生活が送れるレベルに治療が可能になっています。また、予防に効果のある方法も次々に発見されています。			
業績等	海外からの招聘講演は過去 10 年間は毎年数回あります。原著論文は英文が 300 以上あります。			

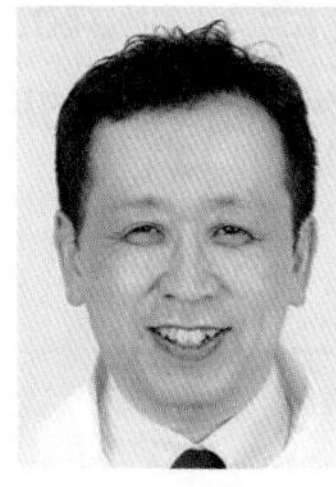

齋藤 昭彦　さいとう あきひこ

新潟大学医歯学総合病院　小児科
（電話）025-223-6161　新潟県新潟市中央区 旭町通一番町 754

小児感染症

●小児科専門医

診療内容・患者さんへのメッセージ

当科の特徴は、1）診断の難しい感染症や重症感染症の治療などに関するコンサルテーション、感染管理、抗微生物薬の適正使用に積極的に取り組んでいます。2）学校健診など精密検査対象者の対応を各科と連携しながら行っています。3）糸状体腎炎、ネフローゼ症候群の診断と治療、また、各科と協力して先天性腎尿路異常や小児腎不全の診断、透析・移植などの腎不全治療に積極的に取り組んでいます。4）小児のリウマチ性疾患、炎症性腸疾患の難治例に対し、生物学的製剤などの専門性の高い治療を行っています。5）白血病やリンパ腫などの造血器腫瘍と小児固形腫瘍の多施設共同治療研究に積極的に取り組んでいます。各科（小児外科、整形外科、脳外科、放射線科、眼科、耳鼻科、歯科口腔ケアチーム、等）と連携しつつ、小児がんに対する集学的治療の中心として治療にあたります。6）骨髄バンクや臍帯血バンクの認定施設として、小児の造血細胞移植（骨髄、臍帯血、自家末梢血、同種末梢血）に取り組んでいます。7）急性リンパ性白血病に対するCAR-T細胞療法（チサゲンレクルユーセル；キムリア®）の実施施設に認定されています（2022年4月）

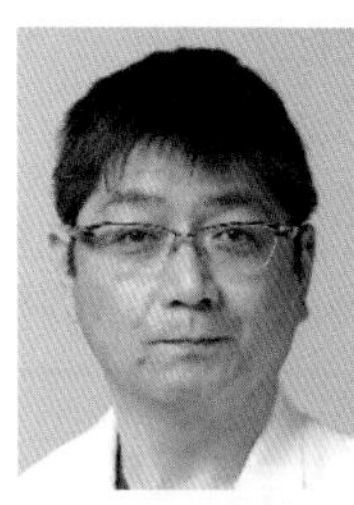

井上 徳浩　いのうえ のりひろ

大阪南医療センター　小児科
（電話）0721-53-5761　大阪府河内長野市木戸東町 2-1

小児アレルギー全般、アトピー性皮膚炎、食物アレルギー、気管支喘息、アレルギー性鼻炎、消化管アレルギー

●小児科専門医、アレルギー専門医

診療内容・患者さんへのメッセージ

当院は一般小児の診察を行っている病院小児科です。ただ、来院される方のほとんどが食物アレルギー、アトピー性皮膚炎、気管支喘息、アレルギー性鼻炎といった小児のアレルギー疾患のお子さんです。それぞれ軽症から重症の方まで、近畿圏はもとより関東地方から中国地方に至るまで幅広く来院していただいています。アトピー性皮膚炎は乳児期から思春期まで、軟膏塗布指導を含めた治療で完全寛解の維持を目指しています。重症な場合にはスキンケアスキルを身に付ける目的で教育入院もおこなっております。食物アレルギーについてはこれまで非常に困ってきたお子さんたちにも、対象物を明らかにし、今一度基本に忠実に、落ち着いていない疾患部分の治療を見直しながら丁寧にアレルギー診療を行うことにより違った結果につながってきています。最大の安全は治すこととして、「治ることをあきらめない」をモットーに、スタッフと力を合わせて取り組んでいきます。アトピー性皮膚炎に関しては年間の外来数は7,000人前後、食物アレルギーは3,000人前後の外来数で、食物アレルギー負荷試験は800件前後となっています。

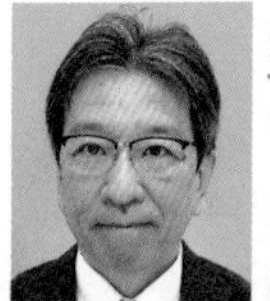

森澤 豊 もりさわ ゆたか

けら小児科アレルギー科
（電話）088-860-1350
高知県高知市介良 352-1
●小児科専門医、アレルギー専門医

診療内容

小児疾患全般、気管支喘息、食物アレルギー、アナフィラキシー、アトピー性皮膚炎、アレルギー性鼻炎、小児アレルギー疾患全般

主に乳幼児から学童・思春期のアレルギー疾患を診療しています。気管支喘息は日本小児アレルギー学会の治療・管理ガイドラインに準拠、アトピー性皮膚炎は日本皮膚科学会・日本アレルギー学会の治療ガイドラインに基づいた診療を行い、長期間の寛解維持を目指しています。食物アレルギーは正確な診断と必要最低限の食物除去を目指し血液検査の他に食物経口負荷試験を計画実施しています。アナフィラキシーなど緊急度の高い患者さんにはエピネフリン自己注射薬の使用指導を積極的に行い、近隣の基幹病院と連携をとっています。小児科専門医として感染症など小児科一般の診療、健康診断、育児相談、各種予防接種も積極的に行っています。2022 年アレルギー専門外来受診者 820 名。

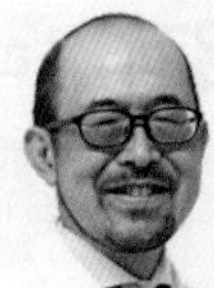

石和田 稔彦 いしわだ なるひこ

千葉大学医学部附属病院 感染症内科
（電話）043-222-7171
千葉県千葉市中央区亥鼻 1-8-1
●小児科専門医、感染症専門医

診療内容

感染症一般、小児感染症、ワクチン

総合的な感染症の診断、治療の相談を受けております。重症感染症における適切な抗菌薬の使用方法、免疫不全患者における感染症の予防や海外渡航前の予防接種の相談など幅広い診療を行っています。主な対象疾患は、
一般感染症：細菌・ウイルス・真菌・寄生虫
真菌感染症：専門外来を設置しています。
HIV 感染症：カウンセリングも含めた診療体制をとっています。
移植関連感染症：臓器移植前の感染症コンサルテーション、移植後の感染症マネジメント。
輸入感染症：旅行後の感染症、新型インフルエンザ対応など（感染症病室を有しています）。
渡航前相談：渡航前の予防接種、マラリアなどの予防内服などの相談に応じます。
セクシャルヘルス外来：HIV 感染症等の相談・予防を行っています。

医療費助成制度

子どもの慢性疾患では、治療期間が長く、医療費負担が高額となることが多くあります。厚生労働省が行う小児慢性特定疾病対策では、児童の健全育成を目的として、疾病の治療方法の確立と普及、患者家庭の医療費の負担軽減につながるよう、医療費の自己負担分を補助する医療費助成制度を運用しています。
厚生労働省ホームページ「小児慢性特定疾病情報センター」に、医療費助成制度の概要、自己負担額、手続きの流れ、各種申請書が詳しく紹介されています。

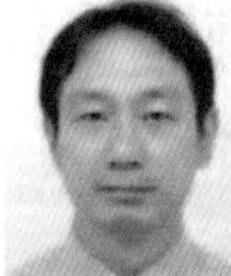

北沢 博 きたざわ ひろし

東北医科薬科大学病院 小児科
（電話）022-259-1221
宮城県仙台市宮城野区福室 1-12-1
●小児科専門医、アレルギー専門医

診療内容

アレルギー症状

アトピー性皮膚炎、蕁麻疹、気管支喘息、食物アレルギー、花粉症、薬疹などのアレルギーを持つ患者さんはとても多く、さらに複数のアレルギー疾患を患っていることも少なくありません。そうした患者さんが、どの診療科を受診したらいいのか、悩む場合がでてくるのは当然のことかと思います。
幸いにも、東北医科薬科大学病院には、呼吸器内科・皮膚科・耳鼻咽喉科・小児科の４診療科に日本アレルギー学会から承認された多数の日本アレルギー学会専門医・指導医がおります。このような背景のもと、東北医科薬科大学病院ではアレルギーセンターを設立し、多岐にわたるアレルギー疾患を総合的に横断的に管理・治療して参ります。
アレルギーセンターは当面の間、完全予約制とさせていただきます。

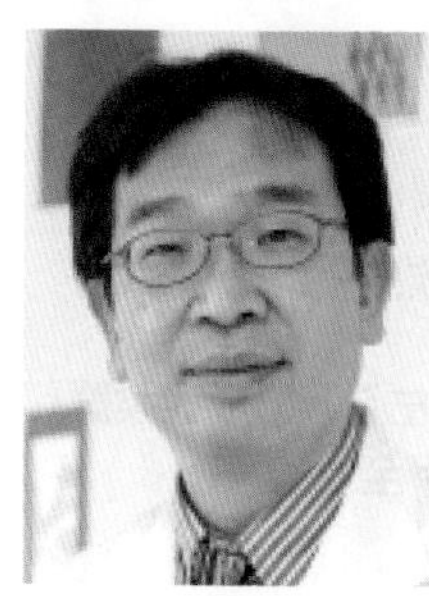

坂本 喜三郎　さかもと きさぶろう

静岡県立こども病院　循環器センター　心臓血管外科
（電話）054-247-6251　静岡県静岡市葵区漆山 860

小児心疾患

●心臓血管外科専門医

得意分野・診療案内

当院は、完全紹介予約制です。
まずはかかりつけの先生（医師）に当院への受診が必要かどうかをご相談して下さい。
［対象年齢］初めて受診することができる年齢は、原則 15 歳（中学 3 年生）までです。

診療ポリシー・患者さんへのメッセージ

2007 年 6 月、小児循環器センターがオープンしました。今度のセンターは、“専属医師を配置した小児循環器集中治療ユニット（CCU）”と“世界中と IT 連携が可能なネット会議室”を備え、広域連携を可能にする体制（ハード）を整えました。
しかし私どもは、技術革新によるハードが進む現在だからこそ、今まで以上に大切にしなければならないものがあると考えています。
人間として、医師としての基本姿勢（ソフト）です。

私どもの変わらない基本姿勢は、
1.「断らない」病気や治療についてのどんな相談も、断らない。
2.「気持ちに応える」患者・ご家族さまの、家族のように思っている子供たちを紹介してくれた先生方の、セカンド・オピニオンに送り出してくれた先生方…等々の、気持ちに応える。
3.「共有」個人情報であることの意識を忘れずに、病気の状態や治療方針は患者・ご家族さまと、共有する。
4.「公開」個人情報とならない治療成績や治療に関する情報は、公開する。
5.「連携・啓蒙・教育」より良い医療と医療環境を目指して、幅広く連携・啓蒙に邁進するとともに、次世代の小児循環器専門医を育てる努力を惜しまない。
あきらめないで、何でも相談してください。

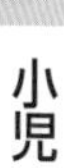

業績と取り組み	・当病院は全国で 16 施設しか選定されない国指定小児がん拠点病院の指定継続 ・外部機関等と連携して対応すべき課題：『小児救急リモート指導医相談支援事業』（静岡県より委託）、こども家庭庁の事業の柱のひとつでもある小児虐待に対する『早期発見のための医療体制整備事業』（静岡県より委託）、新興感染症対応も視野に入れた感染症指定病院（小児感染症・最後の砦）の認定 【著書】『心臓血管外科テクニック 4 先天性心疾患編 DVD 付（DVD Book CIRCULATION VISUAL BEST)』（著）

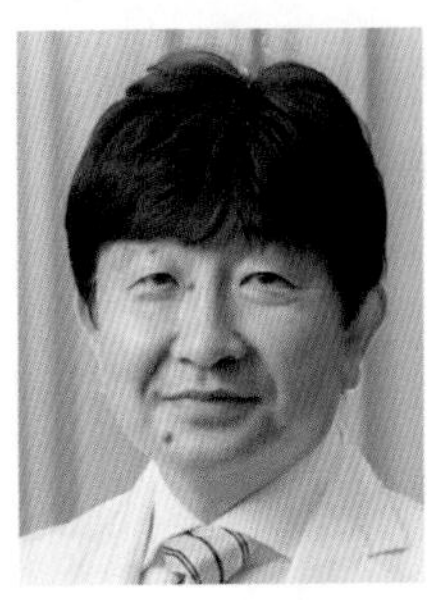

笠原 真悟　かさはら しんご

①岡山大学病院　心臓血管外科
（電話）086-223-7151　岡山県岡山市北区鹿田町 2-5-1
②昭和大学病院　小児循環器・成人先天性心疾患センター
（電話）03-3784-8000　東京都品川区旗の台 1-5-8

小児先天性心疾患（新生児複雑心奇形、特に左心低形成症候群）、成人先天性心疾患、成人心臓血管疾患、心不全治療

●心臓血管外科専門医

得意分野・診療案内

小児複雑心奇形、特に左心低形成症候群、単心室症における弁形成、房室中隔欠損症を、また成人先天性領域では大動脈疾患や、エプスタイン病を得意としております。

診療ポリシー・患者さんへのメッセージ

特に、小児心臓血管外科領域では全国有数の症例数と重症度の高い患者さんを診療させていただいてきた実績と自負があります。これらの経験は成人心臓外科領域、血管外科領域にも還元され、既存の治療法に依存しない柔軟な発想でチーム全体が常に活性化されています。各種の低侵襲治療の導入にも注力し、安全で体により負担の少ない治療を提供出来るようになっただけでなく、2021 年より、岡山県の大動脈緊急症拠点病院となり、急性大動脈疾患の入院・手術を毎日 24 時間受入れる体制となりました。2023 年からは植込型補助人工心臓実施施設としての認定をうけ、成人・小児を問わずすべての患者さんの重症心不全治療を提供できる体制を整えております。大学病院の特色である、他疾患の合併症例や重症例の経験も豊富です。また、多領域・多種職からなる、成人先天性心疾患センターを設け、近隣からはもとより、全国から患者さんを受け入れております。重症な患者さん、術後間もない患者さんは、ICU ／ CCU18 床および PICU6 床で、術前および退院前の患者さんは、2 フロアに及ぶ一般病棟で、経験豊富なスタッフが、24 時間 365 日体制で診療させていただきます。

	個人 年間総治療数：174 件（2022 年）		個人 累積総治療数：975 件（5 年間）	
手術・治療実績・コメント	総肺静脈還流異常症	9 件	総肺静脈還流異常症	26 件
	大血管転位症	8 件	大血管転位症	38 件
	左心低形成症候群	7 件	左心低形成症候群	27 件
	房室中隔欠損症	11 件	房室中隔欠損症	41 件
	エプスタイン病	6 件	エプスタイン病	21 件
	肺動脈弁置換術	8 件	肺動脈弁置換術	33 件
	岡山大学心臓血管外科では年間約 650 件の小児、成人の手術を行っております。小児領域では、心房中隔欠損症、心室中隔欠損症、部分房室中隔欠損症におきましては、審美性を考慮しほぼ全例右腋下切開で手術を行っております。			
業績等	ベトナム、インドネシアなど手術応援に行っており、ベトナムのハノイ小児病院からは医師、看護師、臨床工学士が現在まで、総勢 50 人を超える研修に来ております。			

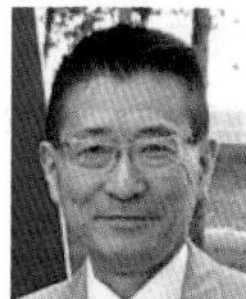

富田 英 とみたひでし

昭和大学病院
（電話）03-3784-8000
東京都品川区旗の台 1-5-8
●小児科専門医

診療内容

小児循環器病、先天性心疾患のカテーテル治療

当小児循環器・成人先天性心疾患センターでは、生まれつきの心臓病（先天性心疾患）、小児期に発症する後天性心疾患（川崎病の冠動脈瘤、心筋症、心筋炎、肺高血圧、不整脈など）を専門領域として、胎児から成人まで、年齢に関わらず診療にあたっています。小児心臓血管外科は診療科長の宮原義典、岡山大学名誉教授でカリフォルニア大学サンフランシスコ校の小児心臓血管外科教授としてアメリカの心臓血管外科医に技術指導を行い、2022 年、昭和大学に赴任した佐野俊二特任教授を中心として、あらゆる年齢層の先天性心疾患に対する外科治療を行います。小児循環器内科は富田英を診療科長として、内科治療やカテーテル治療を行います。
専門外来として、「胎児心エコー（胎児期からの心疾患管理を行っています)」、「成人先天性心疾患外来」があります。

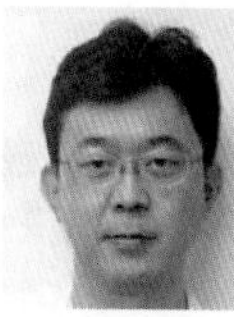

中野 俊秀 なかのとしひで

福岡市立こども病院 心臓血管外科
（電話）092-682-7000
福岡県福岡市東区香椎照葉 5-1-1
●心臓血管外科専門医

診療内容

先天性心疾患　外科治療

当科では、全ての先天性心臓病の外科治療を行っています。完全大血管転位症や大動脈縮窄および大動脈離断症、また総肺静脈還流異常症や左心低形成症候群など新生児期に手術を必要とする疾患から、ファロー四徴症、心室中隔欠損症、房室中隔欠損症など乳児期に手術を行うことが多い疾患、また心房中隔欠損症など年長児まで待てるものなど様々なものがあり、それぞれの患者さんの病態に応じた適切な手術を適切な時期に行っています。1980 年の病院開設以来の当科における心臓血管手術の総数は 13,000 例を超えるまで手術症例数が増加しています。これは小児心臓血管外科としては全国トップクラスです。また、当院は先天性心臓病治療の基幹施設であり、全国から患者さんの紹介やセカンドオピニオンの依頼、また手術の依頼が多いのも特徴の一つです。

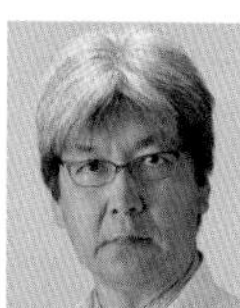

平松 祐司 ひらまつゆうじ

筑波大学付属病院 心臓血管外科
（電話）029-853-7668
茨城県つくば市天久保 2-1-1
●心臓血管外科専門医

診療内容

心臓血管外科疾患全般および先天性心疾患、特に心室中隔欠損症、ファロー四徴症、房室中隔欠損症、大動脈縮窄症、単心室症、完全大血管転位症、左心低形成症候群

県内の小児心臓外科基幹病院として、新生児から成人に至る全ての先天性心疾患に広く対応できるチーム体制と小児集中治療センターとを整備し、年間約 100 症例余の先天性心疾患手術を行っています。私は 2015 年以来主任教授として小児心臓外科および年間開心術数約 300 の心臓血管外科全体を統括し、診療の安全と質を担保する立場にあります。ファロー四徴症に対する肺動脈弁形成法や大動脈弓低形成に対する拡大大動脈弓形成変法等、オリジナルの手術方法を世界に向けて発信し学術的評価を得ています。最善の治療をベストな時期に行えるよう、小児循環器科、麻酔科、小児集中治療科等の専門医や体外循環技師らと密に連携し、〝Patient First〟の精神で診療に努めています。

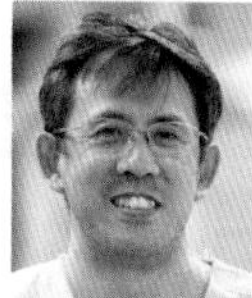

平田 康隆 ひらたやすたか

東京大学医学部附属病院 心臓外科
（電話）03-3815-5411
東京都文京区本郷 7-3-1
●心臓血管外科専門医

診療内容

新生児心臓手術、成人先天性心臓手術、小児心臓移植

生まれたばかりの新生児から成人まで先天性心疾患の幅広い手術を行っております。どんなことでもご相談ください。
先天性心疾患では、産婦人科、小児科との協力のもと、胎児期に診断され新生児期に手術を要する左心低形成症候群、単心室、総肺静脈還流異常症、完全大血管転位症等の複雑心奇形の手術が多いことが特徴で、年間 130 例ほどの手術を行っています。
ＮＩＣＵ（新生児集中治療室）、ＰＩＣＵ（小児集中治療室）との協力により適切な新生児管理、術前管理を経て、良好な治療成績を収めております。
また、当院は全国で３ヶ所の小児心臓移植施設の一つに認定されております。私は米国コロンビア大学附属病院で多くの小児心臓移植を執刀しており、移植手術の経験も豊富です。

子ども医療電話相談

全国同一の短縮番号「＃ 8000」で、お住まいの都道府県の相談窓口に自動転送され、小児科医師や看護師さんから、お子さんの症状に応じた適切な対処の仕方や受診する病院などのアドバイスが受けられます。発熱、頭をぶつけた、嘔吐、けいれんなどで判断に困ったら、電話で相談できます。

厚生労働省のホームページに、詳しく記載されています。全国都道府県の実施時間帯が記されており、夜間や休日でもつながる場合や、365 日 24 時間体制の地区もあります。

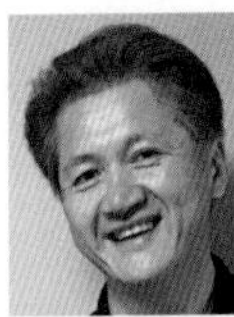

芳村 直樹 よしむら なおき

富山大学附属病院 小児循環器外科
（電話）076-434-2281
富山県富山市杉谷 2630
●心臓血管外科専門医

診療内容

新生児期から成人期にいたる先天性心疾患全般の外科治療

先天性心疾患の外科治療が専門です。2005 年 4 月に富山大学に赴任し 2022 年 12 月までの総手術件数は 2,478 例、2022 年の年間手術件数は 151 例でした。先天性心疾患全般の手術を行っていますが、多発性心室中隔欠損、総肺静脈還流異常、純型肺動脈閉鎖、無脾症候群の外科治療に関しては全国的な注目を集めています。先天性心疾患のこども達の 90%以上が成人に達する現在、新生児から成人期まで安全かつ継続的な医療を行っていくためには、小児心臓外科医のみならず多職種からなる専門診療チーム体制の構築と手術経験の集積、そして切れ目のない次世代医療者の育成が不可欠です。これらを擁する唯一の拠点施設として、富山大学は北陸地方における先天性心疾患診療を支え続けています。

長年活躍し多大な功績がある名医

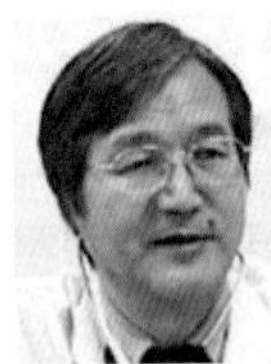

佐野 俊二 さの しゅんじ 昭和大学病院 小児心臓血管外科

●心臓血管外科専門医（電話）03-3784-8000　東京都品川区旗の台 1-5-8

岡山大学心臓血管外科教授から、カリフォルニア大学サンフランシスコ校小児胸部心臓外科教授に赴任。帰国後、これまでの臨床経験を次世代に伝えている。

長年活躍し多大な功績がある名医

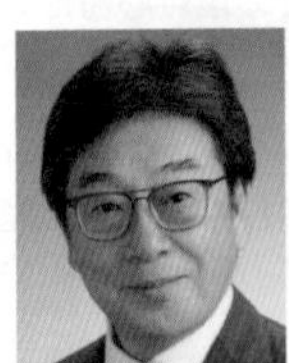

山岸 正明 やまぎし まさあき 京都府立医科大学附属病院 小児心臓血管外科

●心臓血管外科専門医（電話）075-251-5111 京都市上京区河原町通広小路上る梶井町 465

専門は、先天性心疾患の外科治療（特に大血管転位症、フォンタン手術など）、体外循環（人工心肺）。これまで数多くの手術を手掛ける。

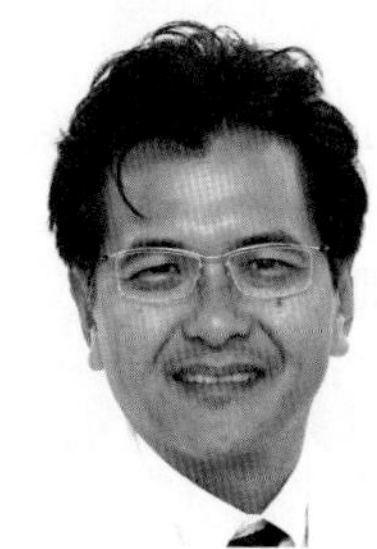

笠原 群生　かさはら むれお

国立成育医療研究センター　臓器移植センター
（電話）03-3416-0181　東京都世田谷区大蔵 2-10-1

黄疸、肝機能異常、肝臓腫瘍、肝不全、肝硬変、劇症肝炎、代謝性肝疾患、肝悪性腫瘍、肝芽腫、膵芽腫、短腸症候群、腎不全

●外科専門医

得意分野・診療案内

全国各地及び海外から移植が救命の唯一の手段である重症肝疾患・腎不全・小腸機能不全の小児患者さんが来院し、2022 年 12 月には小児臓器移植患者さんは 868 名になりました。臓器移植センターの肝移植レシピエント 10 年生存率 93%は国際的にも大変優れた生存率です。移植後、成長し妊娠・出産に至った患者さんもいらっしゃいます。当センターでは関係部門と協力体制を構築し、積極的に重症患者さんを受け入れ、十分な術前管理を行い、手術に臨んでおります。これは私達外科医だけで成果が得られるものではなく、多くの診療部門・看護部・事務部・研究所との信頼関係・理解協力・連携により具現化できた理想的なチーム医療だと思います。重篤稀少な症例に対して各部署の総力結集で得た治療実績は、国立成育医療研究センターとしても貴重な知的財産であり、他施設の追随を許さない誇れるものであると考えます。

診療ポリシー・患者さんへのメッセージ

当センターは国内最大の小児妊産婦さんの治療・研究を行う機関です。稀少疾患の小児患者さんやハイリスク妊産婦さんにとって最後の砦となり、患者さんのご家庭に希望や笑顔が増えるような医療が提供できるよう、患者さんのために謙虚に精進して参りたいと思います。

	個人 年間総治療数：72 件（2022 年）	個人 累積総治療数：863 件
手術・治療実績・コメント	生体肝移植　51 件	生体肝移植　709 件
	脳死肝移植　15 件	脳死肝移植　74 件
	脳死小腸移植　1 件	脳死小腸移植　4 件
	生体腎移植　5 件	生体腎移植　82 件
	胆道閉鎖症　40 件	肝細胞移植　4 件
	劇症肝炎　20 件	ドミノ肝移植　6 件
	【治療に関してコメント等】1996 年から 10 年間京都大学・英国で臓器移植の研鑽を積み、2005 年 6 月、国立成育医療センター特殊診療部に新しく開設された移植免疫診療科に医長として着任し、以後 17 年に渡り小児の臓器移植医療の発展寄与及び後進の育成に向けて粉骨砕身、努力して参りました。現在では豊富な症例数と優秀な移植成績から国際的な小児臓器移植施設として認知されるに至っております。	
業績等	小児医学川野賞（2021 年）、日本胆道閉鎖症研究会令和 2 年遼太郎ちゃん基金 優秀演題賞（臨床部門）（2020 年）、上原記念生命科学財団研究奨励賞（2017 年）他	

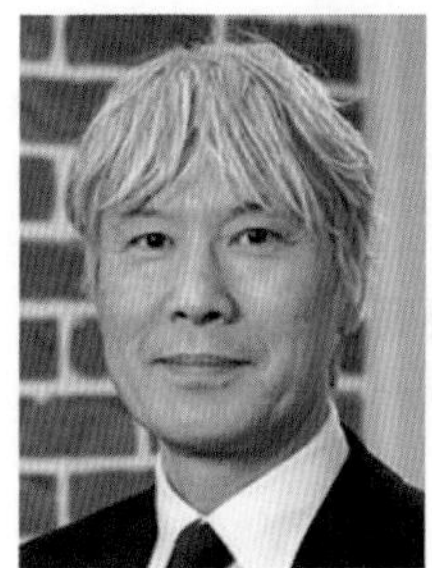

山髙 篤行　やまたか あつゆき

順天堂大学医学部附属順天堂医院　小児外科・小児泌尿生殖器外科
（電話）03-3813-3111　東京都文京区本郷 3-1-3

ヒルシュスプルング病、胆道閉鎖症・先天性胆道拡張症、新生児外科、小児泌尿生殖器外科

●小児外科専門医

得意分野・診療案内

当科は、1968 年 (昭和 43 年) 4 月、駿河敬次郎初代教授 (現名誉教授) により、日本の医療機関の中で、最初の小児外科学講座として誕生いたしました。以来、国内外で小児外科医療のリーダーシップをとり続け、現在、日本小児外科学会認定指導医・専門医 6 名を含む、合計 22 名のスタッフのもと、診療・研究・教育に大きく貢献しております。また、当科はお子さまの術後の痛みの軽減・早期回復に配慮した低侵襲手術 (腹腔鏡手術・胸腔鏡手術・ロボット支援下手術) の拠点でもあります。

診療ポリシー・患者さんへのメッセージ

この子が自分の子供なら、どのように診断し、いかなる手術を選択し、どのように術後管理を行うかを考えていく…それが私の治療方針です。
当科は、小児の腹部、呼吸器、泌尿生殖器など幅広い疾患の専門性を有することから、お子さまの主治医として包括的な治療を提供することができます。また、院内の成人診療科 (婦人科、消化器内科など) へのスムーズなトランジションができるため、長期的な経過観察が必要な疾患であっても、安心して治療を受けていただくことができます。初めて当科を受診される際には紹介状をご持参ください。紹介状が無い場合でも受診は可能ですが、初診時選定療養費として別途自費にて 8,250 円 (税込) を申し受けます。

手術・治療実績・コメント	小児外科・小児泌尿生殖器外科（2021 年）		当科症例分野（2021 年までの治療）
	手術総数	1,122 件	消化器系疾患
	新生児手術数	55 件	肝臓・胆嚢・膵臓系疾患
	鼠経ヘルニア手術	169 件	泌尿・生殖器系疾患
	虫垂炎手術	51 件	良性腫瘍・悪性腫瘍
	内視鏡手術	206 件	体表系疾患
			新生児疾患
	子どもを一人で病院に泊まらせるのが不安、ご両親ともに仕事が忙しく平日に休みを取ることができない、そのようなご家庭でも手術を受けていただけるよう、当科では週末（第 2、祝日を除く毎週土曜日）を利用した日帰り手術を行なっております。 適応疾患：鼠経ヘルニア・陰嚢水腫・移動性精巣・臍ヘルニア・その他		

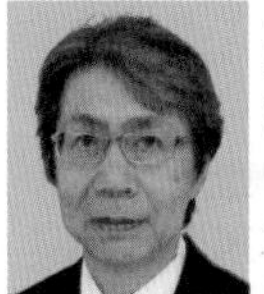

米倉 竹夫 よねくら たけお
奈良県総合医療センター 小児外科
（電話）0742-46-6001
奈良県奈良市七条西町 2-897-5
●小児外科専門医

診療内容

胎児診断、新生児外科疾患、胆道閉鎖症・総胆管拡張症、小児悪性固形腫瘍、小児内視鏡外科手術疾患、小児泌尿器科疾患（水腎症、膀胱尿管逆流）他

手術を要する新生児・乳幼児・学童に加え、必要な症例では成人期以降も継続して診療を行っています。新生児外科疾患は胎児期の異常が原因のため、県内外から多数の胎児診断症例を紹介されており、胎児期から出生後長期にいたるまで一貫した診療を行っています。小児外科疾患や心肺蘇生を要する3次小児には24時間対応できる緊急診療体制をとっています。入院件数は年間350件（うち80件は救急医療が必要な症例）、手術件数は年間250件で、2000年より小児における腹腔鏡や胸腔鏡を用いた内視鏡外科手術を行っており、新生児も含め手術の7割が内視鏡外科手術です。外科治療を要する子どもが、手術というハンディを感じることなく健やかに成長できる治療を行っています。

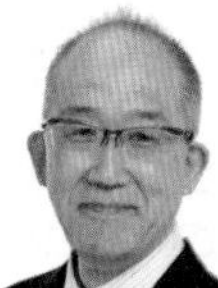

内田 広夫 うちだ ひろお
名古屋大学医学部附属病院 小児外科
（電話）052-741-2111
愛知県名古屋市昭和区鶴舞町 65
●小児外科専門医

診療内容

小児の外科的疾患に対する低侵襲手術

心臓、脳神経、整形外科を除く、子どもの頸部、胸部、腹部疾患のほぼすべて、すなわち、呼吸器疾患、消化器疾患、泌尿器疾患の手術治療を行っています。また1,000gに満たない赤ちゃんから思春期の中学生を対象としています。代表的な疾患としては、胆道閉鎖症、先天性胆道拡張症、先天性食道閉鎖症、胃食道逆流症、先天性腸閉鎖症、ヒルシュスプルング病、鎖肛、嚢胞性肺疾患、神経芽腫、肝芽腫、リンパ管奇形、鼡径ヘルニア、臍ヘルニア、停留精巣などが挙げられます。術後の著しい成長発達を妨げないように、体の負担が少なく、傷跡が目立たない内視鏡手術を積極的に行っています。胆道閉鎖症、先天性胆道拡張症などの肝・胆道系疾患をはじめとして、新生児外科疾患、肺疾患、小児悪性腫瘍、鼠径ヘルニアなども内視鏡を用いた最新の医療を積極的に行っています。

遺伝カウンセリング

現在、遺伝学的診断（遺伝情報を調べる検査など）は、多くの診療科で通常の医療として取り扱われています。例えば、出生前診断や、これから自分が病気になるかを調べる発症前診断、自分自身は病気にならないが次世代への影響を調べる保因者診断などです。これら遺伝カウンセリングに対応する医師が「臨床遺伝専門医」です。相談する場所がない場合は、全国遺伝子医療部門連絡会議のホームページにある「遺伝子医療実施施設検索システム」から調べることができます。

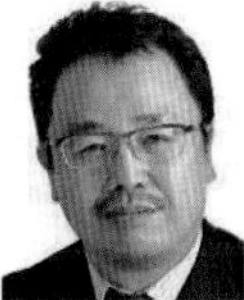

宍戸 清一郎 ししど せいいちろう
東邦大学医療センター大森病院
（電話）03-3762-4151
東京都大田区大森西 6-11-1
●泌尿器科専門医

診療内容

腎移植、小児泌尿器科、移植免疫学

小児腎センターは、2009年より腎センターの一部門として、小児腎疾患を専門に扱う小児腎グループが加わりました。診療の中心は、小児慢性腎臓病（CKD: chronic kidney disease）患児に対する治療（保存期CKD・腹膜透析・血液透析・腎移植）であり、小児腎移植数は国内最多となっております。小児末期腎不全に対する治療には、成人同様に透析療法と腎移植という2つの選択肢がありますが、身体成長や精神的発達、社会適応（学校適応）といった小児特有の問題を考慮した場合、腎移植が第1選択と考えられます。一方、小児の腎移植治療を専門とする施設 は全国的にも少ないため、当科では全国各地から多くの腎不全患者さんの紹介を受け入れております。本邦の小児腎移植 数は年間90～100例程度ですが、当院では年間15～20例の小児腎移植を行っております。

有益情報

ランキング医師の病院は遠くて行けないという患者さんのための、北海道、東北、四国、九州を中心とする準名医情報です。ランキングとは別です。ご参考になさってください。

北海道	**本多 昌平** ほんだ しょうへい （電話）011-716-1161	**北海道大学病院 消化器外科 I 小児グループ** 北海道札幌市北区北 14 条西 5	●小児外科専門医
	嶋村 剛 しまむら つよし （電話）011-716-1161	**北海道大学病院 消化器外科 I 移植グループ** 北海道札幌市北区北 14 条西 5	●消化器外科専門医
	縫 明大 ぬい あきひろ （電話）011-691-5696	**子ども総合医療・療育センター** 北海道札幌市手稲区金山 1 条 1-240-6	●小児外科専門医
東北	**田中 秀明** たなか ひであき （電話）024-547-1111	**福島県立医科大学病院 小児外科** 福島県福島市光が丘 1	●小児外科専門医
	佐々木 英之 ささき ひでゆき （電話）022-717-7000	**東北大学病院 小児外科グループ** 宮城県仙台市青葉区星陵町 1-1	●小児外科専門医
四国	**大畠 雅之** おおばたけ まさゆき （電話）088-866-5811	**高知大学医学部附属病院 小児外科** 高知県南国市岡豊町小蓮 185-1	●小児外科専門医
九州	**家入 里志** いえいり さとし （電話）099-275-5111	**鹿児島大学病院 小児外科** 鹿児島県鹿児島市桜ヶ丘 8-35-1	●小児外科専門医
	落合 由恵 おちあい よしえ （電話）093-641-5111	**九州病院 心臓血管外科** 福岡県北九州市八幡西区岸の浦 1-8-1	●心臓血管外科専門医
	吉元 和彦 よしもと かずひこ （電話）096-384-2111	**熊本赤十字病院 小児外科** 熊本県熊本市東区長嶺南 2-1-1	●小児外科専門医
その他	**菱木 知郎** ひしき ともろう （電話）043-222-7171	**千葉大学医学部附属病院 小児外科** 千葉県千葉市中央区亥鼻 1-8-1	●小児外科専門医
	小野 滋 おの しげる （電話）0285-44-2111	**京都府立医科大学附属病院 小児外科** 京都市上京区河原町通広小路上る梶井町 465	●小児外科専門医
	木下 義晶 きのした よしあき （電話）025-223-6161	**新潟大学医歯学総合病院 小児外科** 新潟県新潟市中央区旭町通一番町 754	●小児外科専門医
	山崎 雄一郎 やまざき ゆういちろう （電話）045-711-2351	**神奈川県立こども医療センター 泌尿器科** 神奈川県横浜市南区六ツ川 2-138-4	●泌尿器科専門医
	山形 崇倫 やまがた たかのり （電話）0285-44-2111	**自治医科大学とちぎ子ども医療センター 小児科** 栃木県下野市薬師寺 3311-1	●小児科専門医
	上岡 克彦 うえおか かつひこ （電話）029-864-1212	**筑波記念病院 小児外科** 茨城県つくば市要 1187-299	●泌尿器専門医
	石黒 精 いしぐろ あきら （電話）03-3416-0181	**国立成育医療研究センター 血液内科** 東京都世田谷区大蔵 2-10-1	●小児科専門医、血液専門医

参考情報

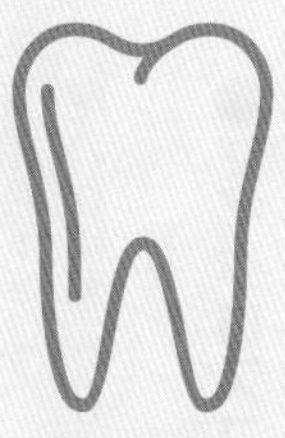

歯科

歯の健康が全身に影響する

口の中には病気の原因にならない細菌が多く存在し、その常在細菌叢（そう）が安定していることで、病気の原因となる病原菌が侵入しにくくなっています。普段は悪さをしない常在菌ですが、歯磨きを怠ったりすると増えます。このうちで、歯を溶かしてしまう酸を作りだす菌（酸生産菌）が、不溶性の多糖体（バイオフィルム）を形成し、細菌の塊を歯に強く付着させ、歯で増殖し、酸を生産するため虫歯になるのです。同じく歯周病原細菌がバイオフィルム内で増殖して、歯肉や歯の周りの骨（歯肉や歯槽骨＝歯周組織）を侵すことで歯周病になります。また、歯周病原細菌や細菌由来の内毒素が歯肉から血管内に入り込むと、サイトカイン産生などに影響を及ぼし、口腔だけでなく、心血管系疾患、誤嚥性肺炎、糖尿病、低体重児出産などへ影響を与えていることが報告されています。

虫歯、歯周病に続く第３の歯科疾患としての、トゥースウェア（歯のすり減り）も注目されています。痛いから歯科を受診するというのではなく、日ごろから定期検診に努めましょう。

なお歯科分野は情報精査中でランキングが難しいためランキングはつけておりません。あくまで参考情報としてご参照ください。

『押さえておきたい歯科治療の基本』

一般歯科の中で、基本的な事柄をご紹介します。

●拡大鏡（ルーペ）で患部を精査する

歯の形、歯の中の歯髄の形は人によって歯によって様々です。多くの歯科治療は非常に繊細な作業を要するので、歯科医師は、治療の際に「ルーペ（拡大鏡）」を使って治療します。ルーペは3倍程度の低倍率から、10倍程度の高倍率のものまで使い分ける場合もあります。

●マイクロスコープ（顕微鏡）で拡大

マイクロスコープは、患部を20倍まで拡大でき、光を当てることで視野が広がり、歯髄や汚れを正確に除去することができます。歯科用のCTを導入している医院も増えています。また、コンピューター支援による歯科治療（デジタルデンティストリー）も進んでいます。3Dスキャナー、CADデザインソフトなどが開発され、精度や生産性の向上を目指しています。

●「う蝕検知液」で虫歯の部分と健全部分を識別

「できるだけ歯は削りたくない！」というのが、多くの患者さんが希望するところです。しかし、虫歯菌に感染している部分は取らないと、病気（虫歯）は治りません。「できるだけ削らない治療」のためには、虫歯と虫歯でない部分をきちんと識別する必要があります。そのために「う蝕検知液」で、虫歯の部分を染め出して過不足なく最小限に削る部分を判定します。

●ラバーダムで治療歯以外をカバー

治療する歯に、唾液や浸出液、細菌が入らないよう、また器具の誤飲などを防ぐためのゴムシート使った治療法を「ラバーダム防湿」といいます。特に根管治療の際に使用し、根の治療を無菌処置で行うために必要な治療方法です。

●コンポジットレジンで審美性と歯の保存を

低侵襲な虫歯の治療は、虫歯のみ正確に削り、失われた部分に接着材を塗り、コンポジットレジンを元の形になるまで充てんし、青色ＬＥＤで固めます。コンポジットレジンは、高密度（高いものでは質量80％を超える）にセラミックス粒子を分散した高強度のプラスチックで、さらに歯の色調に似た審美材料です。この治療は歯がすり減った部分にも使えます。

●歯を残すための根管治療

虫歯が大きく広がると歯髄に細菌感染が起こるため、歯髄の完全除去と消毒が必要になります。その後、歯髄が入っていたスペースに、充填剤を満たす治療法です。歯根の中にある根管の歯髄は先が細く、形も個人差が大きいので難易度の高い治療法です。

●根管長測定器で根の深さを正確に測定する

根管長測定器は、個人によって大きく違う歯の根管の先端を正確に測定するための機器です。

●歯周組織再生療法で総入れ歯回避も

重度の歯周病には、歯周組織再生療法を行います。まず歯肉を切開して、歯周ポケットの深いところにたまった歯石を除去します（フラップ手術）。そして、細胞を活性化させる薬（ｂＦＧＦ）を注入します。その後半年から一年、失われた歯槽骨や歯根膜が再生するのを待つ治療法です。

他に歯周組織再生誘導法（ＧＴＲ法）という、ＧＴＲ膜（メンブレン）を装着し、歯槽骨や歯根膜を再生させる方法もあります。

どの治療法を使うかは、歯の状態によります。総入れ歯を提案された人が、自分の歯をキープできた例もあります。

●歯を失った時

歯を補う治療法は、ブリッジ、インプラント、部分入れ歯、自家歯牙移植など様々な選択肢があります。それぞれメリット・デメリットがあり、抜けた本数、残っている歯、何歳の時に抜けたか、費用、手間、本人の希望などを考え、口腔内全体の長期的な展望のもと、方針を決定する必要があります。

有益情報

自由診療では、各歯科医院で治療費が大きく異なりますので、治療前にご確認ください。
緊急でなければ、東京医科歯科大学病院 先端歯科診療センターの受診も検討できます。

虫歯治療（コンポジットレジンや歯質接着材を用いた低侵襲な治療）	**保坂 啓一** ほさか けいいち　**徳島大学病院 歯科** （電話）088-631-3111　徳島県徳島市蔵本町 2-50-1
	田上 順次 たがみ じゅんじ　**青山クオーツデンタルクリニック** （電話）03-6362-6688　東京都渋谷区渋谷 2-10-10 4F・5F
	田代 浩史 たしろ ひろふみ　**田代歯科医院** （電話）053-456-0100　静岡県浜松市中区中央 3-9-3
歯周病治療（再生療法なども含む）	**岩田 隆紀** いわた たかのり　**東京医科歯科大学病院 歯科** （電話）03-3813-6111　東京都文京区湯島 1-5-45
	二階堂 雅彦 にかいどう まさひこ　**二階堂歯科医院** （電話）03-3516-1688　東京都中央区日本橋 3-5-12 4F
	土岡 弘明 つちおか ひろあき　**土岡歯科医院** （電話）047-393-5343　千葉県市川市南八幡 4-7-3 2F
歯内治療（根管治療；歯の根っこの治療）	**澤田 則宏** さわだ のりひろ　**澤田デンタルオフィス** （電話）03-3341-4618　東京都新宿区四谷 1-18
	和達 礼子 わだち れいこ　**マンダリンデンタルオフィス** （電話）03-6233-8044　東京都新宿区新宿 5-17-6
審美治療	**六人部 慶彦** むとべ よしひこ　**むとべデンタルクリニック** （電話）06-4981-5483　大阪府大阪市北区堂島 2-3-7
精密治療	**三橋 純** みつはし じゅん　**デンタルみつはし** （電話）03-3327-8170　東京都世田谷区松原 3-28-6
	菅原 佳広 すがわら よしひろ　**月潟歯科クリニック** （電話）025-375-2685　新潟県新潟市南区月潟 457-1
インプラント治療	**小宮山 彌太郎** こみやま やたろう **ブローネマルク・オッセオインテグレイション・センター** （電話）03-5275-5766　東京都千代田区一番町 27 4F
	横山 紗和子 よこやま さわこ　**自由が丘歯科オーラルケア** （電話）03-5726-9185　東京都目黒区自由が丘 2-12-13 2F
義歯	**金澤 学** かなざわ まなぶ　**東京医科歯科大学病院 歯科** （電話）03-3813-6111　東京都文京区湯島 1-5-45
歯の保存修復	**宮崎 真至** みやざき まさし　**日本大学歯学部付属歯科病院** （電話）03-3219-8080　東京都千代田区神田駿河台 1-8-13

自家歯牙移植	**月星 光博** つきぼし みつひろ **月星歯科クリニック** （電話）0567-95-6666　愛知県海部郡蟹江町学戸 6-8
予防歯科	**熊谷 崇** くまがい たかし **日吉歯科診療所** （電話）0234-22-1837　山形県酒田市日吉町 2-1-16

全国の歯科病院情報

北海道、東北、関東、中部、近畿、中国、九州（沖縄を含む）地区ごとの情報です。

北海道	**疋田 一洋** ひきた かずひろ **北海道医療大学病院** （電話）011-778-7575　北海道札幌市北区あいの里 2 条 5
	菅谷 勉 すがや つとむ **北海道大学病院** （電話）011-716-1161　北海道札幌市北区北 14 条西 5
	松本 和久 まつもと かずひさ **松本デンタルオフィス** （電話）011-311-4866　北海道札幌市中央区宮の森 4 条 10 丁目 4-11
東北	**福島 正義** ふくしま まさよし **昭和村国民健康保険診療所** （電話）0241-57-2255　福島県大沼郡昭和村小中津川字石仏 1836
	八幡 祥生 やはた よしお **東北大学病院** （電話）022-717-7000　宮城県仙台市青葉区星陵町 1-1
関東	**大谷 一紀** おおたに かずのり **大谷歯科クリニック** （電話）03-3871-1664　東京都台東区下谷 2-3-2
	水口 俊介 みなくち しゅんすけ **東京医科歯科大学病院 歯科** （電話）03-3813-6111　東京都文京区湯島 1-5-45
	斎田 寛之 さいだ ひろゆき **斉田歯科医院** （電話）04-2948-3520　埼玉県所沢市小手指南 2-9-10
	土屋 賢司 つちや けんじ **土屋歯科クリニック& works** （電話）03-3288-0157　東京都千代田区平河町 1-4-12
	田中 譲治 たなか じょうじ **田中歯科医院** （電話）04-7164-3000　千葉県柏市千代田 3-15-1 2F
	吉岡 隆知 よしおか たかとも **吉岡デンタルオフィス** （電話）03-5577-6739　東京都千代田区神田駿河台 2-3-13
	中川 雅裕 なかがわ まさひろ **中川歯科医院** （電話）042-642-4182　東京都八王子市旭町 11-5 6F
	村岡 秀明 むらおか ひであき **むらおか歯科矯正歯科クリニック** （電話）047-372-6645　千葉県市川市宮久保 1-23-23

全国の歯科病院情報

中部	**二階堂 徹** にかいどう とおる　**朝日大学医科歯科医療センター** （電話）058-329-1112　岐阜県瑞穂市穂積 1851-1
	石川 知弘 いしかわ ともひろ　**石川歯科** （電話）053-466-6480　静岡県浜松市東区天王町 1743
	船登 彰芳 ふなと あきよし　**なぎさ歯科クリニック** （電話）076-223-5555　石川県金沢市広岡 2-10-6
	新海 航一 しんかい こういち　**日本歯科大学新潟病院** （電話）025-267-1500　新潟県新潟市中央区浜浦町 1-8
近畿	**鳥居 秀平** とりい しゅうへい　**北野坂鳥居歯科医院** （電話）078-321-0146　兵庫県神戸市中央区中山手通 1-8-17 3F
	脇 宗弘 わき むねひろ　**脇歯科医院** （電話）06-6622-4951　大阪府大阪市阿倍野区王子町 1-11-2
	米澤 大地 よねざわ だいち　**米澤歯科醫院** （電話）0798-76-1900　兵庫県西宮市新甲陽町 3-12
	泉 英之 いずみ ひでゆき　**泉歯科医院** （電話）0749-50-4052　滋賀県長浜市平方町 729-16
	松川 敏久 まつかわ としひさ　**松川歯科医院** （電話）0744-29-0880　奈良県橿原市醍醐町 502-34
	岩田 淳 いわた じゅん　**岩田歯科医院** （電話）079-434-6480　兵庫県高砂市神爪 1-6-11
	山本 浩正 やまもと ひろまさ　**山本歯科** （電話）06-6856-1666　大阪府豊中市東泉丘 4-2-10-102
	南 昌宏 みなみ まさひろ　**南歯科医院** （電話）06-6315-0111　大阪府大阪市北区西天満 2-6-8
	中田 光太郎 なかた こうたろう　**中田歯科クリニック** （電話）075-393-6655　京都府京都市西京区桂木ノ下町 1-84
中国	**吉岡 俊彦** よしおか としひこ　**吉岡デンタルキュア Endodontics** （電話）082-207-0003　広島県広島市中区大手町 1-8-17-3F
九州	**築山 鉄平** つきやま てっぺい　**つきやま歯科医院　専門医療クリニック天神** （電話）092-738-8028　福岡県福岡市中央区大名 1-14-8 2F
	松永 興昌 まつなが たつあき　**松永歯科クリニック** （電話）092-401-4618　福岡県福岡市中央区薬院 3-3-5 2F

Part 3

インタビュー 最先端医療

近年の医学は、驚異的な進歩をとげています。今日できなかったことが明日にはできるようになる、そんな最先端医療を紹介します。

免疫の世界的権威に聞く

複雑な免疫機構 制御性T細胞の発見

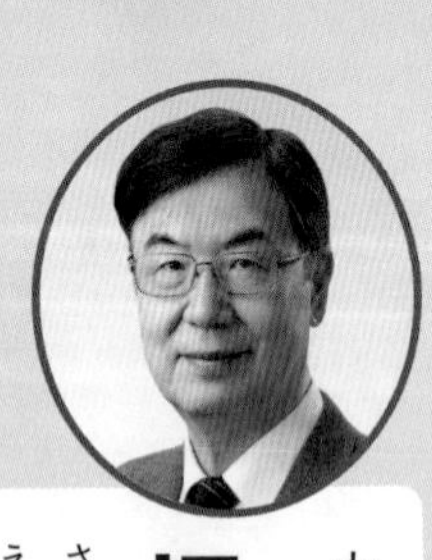

大阪大学免疫学
フロンティア研究センター特任教授

坂口 志文 医師

さかぐち・しもん　過剰な免疫反応を抑える「制御性T細胞」を発見。2019年文化勲章、コッホ賞（ノーベル賞への登竜門）ほか受賞、ノーベル賞候補の一人といわれている。

教科書を書き換えるノーベル賞級の大発見

—免疫機能は複雑で、長年治療に応用できませんでしたが、坂口先生の「制御性T細胞（免疫抑制細胞の一つ）」の発見は全世界に衝撃を与えました。複雑さの一端が解明され、この発見が後の免疫チェックポイント阻害剤の開発につながっていきました。免疫には、アクセルとブレーキがあり、アクセルが強すぎると自己免疫疾患になり、がんではブレーキが効き過ぎているという理解で宜しいでしょうか。

坂口　免疫反応というのは何でもいいから起きればいいというわけではないのです。勿論、感染症には起きて欲しいのですが、免疫反応は強ければ強いほど良いというわけでなく、変なものに向かって起きたり、あるいは強すぎたりということがあります。

変なものという意味では、アレルギーがあります。花粉症というのは、花粉そのものは毒物でも何でもないのですが、それに反応することによって、例えば鼻炎になり鼻水が出るということになるわけです。

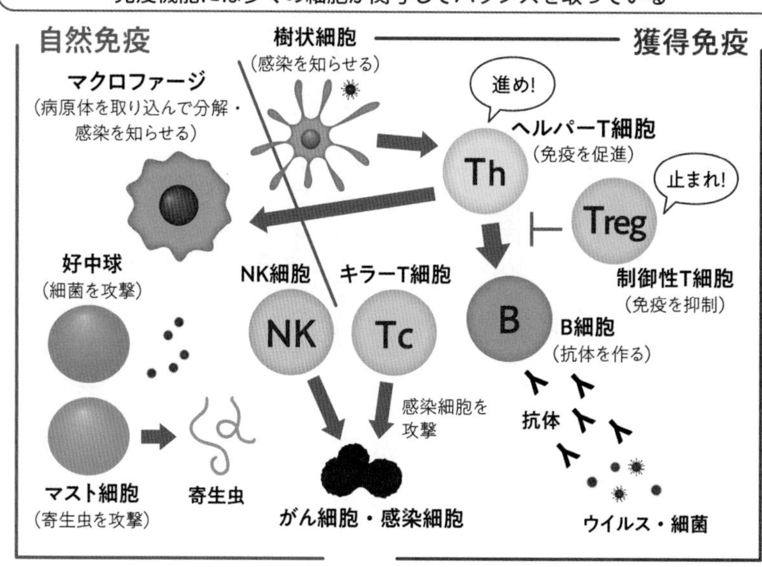

制御性Ｔ細胞は、免疫力が過度に増大しないよう、抑える方でバランスを取る

公益財団法人長寿科学振興財団 HPより作成

それと同じように、自己免疫病もそうです。自分に対しては普通反応しないのですが、反応してほしくないものに反応すると病気になるわけです。

もう一つは、今おっしゃったように、「がん」です。これも、がんを攻撃する免疫反応が起きてほしいのですが、なかなか起きないというのは、がん組織の中で免疫のブレーキが効き過ぎているのではないかと推察されるわけです。

免疫のメカニズムが少しずつ解明されて、特に抑える方のメカニズムを知ることによって、その抑えを弱くしたり、強くしたりすることで、色々な病気が治ったり、免疫反応をコントロールできたり、という時代になっています。

免疫における自己と非自己の境界

—免疫において「自己」と「非自己」をどういう仕組みで判別しているのか、大変興味深いところです。坂口先生の「何が自己と非自己をわけるのか？」という命題が、とても心に響きました。二律背反という言葉を使っておられま

す。境界はどのようになっているのか、また、その境界を「動かせる」ということですが、体の中で攻撃するものとしないものをどういう風に認識しているのでしょうか？

坂口　正常な状態、つまり自分を不必要に攻撃するリンパ球は十分抑え込めているけれども、ウイルスや細菌などの外敵が体内に侵入した際は十分に攻撃してほしいわけです。その攻撃するか攻撃しないかの境界は何かというと、一つは、免疫機能を抑制する側のリンパ球の強さをどう設定するかにあります。

そこをうまく動かせれば、免疫反応が高くなったり低くなったりするし、極端な場合は、自分にも反応してしまうわけです。

がんに対して免疫反応を起こしたいから、免疫反応がどんどん起こるように抑えを取ってしまうと、今度は本当の自分にも反応してしまうわけです。今のがん免疫療法というのは、確かに効果があるのですが、副作用の最たるものは、自己免疫病であり、腸内細菌に対する過剰な免疫反応としての炎症性腸炎がどうしても起きてしまうわけです。

免疫力が必要以上に強すぎると、アレルギーや、膠原病の関節リウマチ、全身性エリテマトーデス、甲状腺のバセドウ病、橋本病、膵臓の1型糖尿病、肝臓の自己免疫性肝炎のような自己免疫疾患となってしまい、免疫力が十分にないと、感染症やがんなどへの抵抗力が低下してしまいます。

自己と非自己というのは、極めて曖昧で線引きが難しいです。

成人病は炎症を伴う、ならば免疫の力でコントロールできるのでは

―「自己と非自己の境界」とは、哲学的ですね。医学の進歩は免疫学の進歩と密接で、人類の長い闘いを感じます。

坂口　そうですね。昔、北里柴三郎先生の時代は、病気を起こすような細菌が多くて、それを見つけて、それに対して抗毒素やワクチンを作るということでよかったのですが、もう少し免疫学が進んできますと、単に外から来る病原微生物に対する免疫反応だけではないということがわかってきました。

免疫力を高めるT細胞と制御性T細胞のバランスが重要

免疫力を高めるT細胞の力より
制御性T細胞の力が強過ぎると

免疫力を高めるT細胞の力が
制御性T細胞の力より強過ぎると

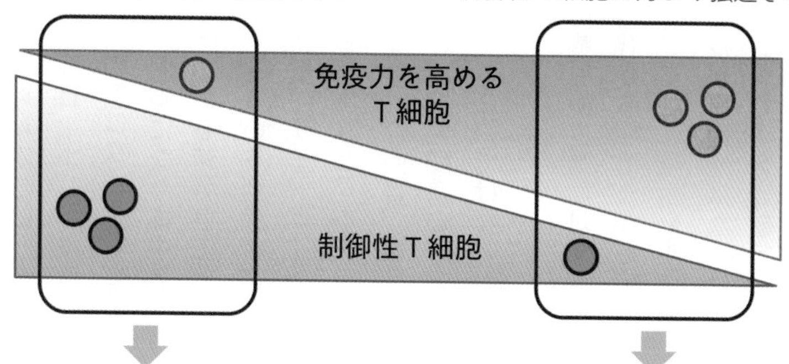

免疫力が低下して
感染症やがんへの抵抗力低下

免疫力が強すぎて、アレルギーや
自己免疫疾患となる恐れ

健全な免疫機能の状態は、絶妙にバランスが取れている

京都府ホームページ　レグセル株式会社（京都企業紹介）より作成

成人病には、肥満、血管の動脈硬化、パーキンソン病やアルツハイマー病といった神経変性疾患など、色々な病気がありますが、これらに免疫が関係していないかというと、副次的には関係しているのです。

何故かというと、そういう疾患では、必ず炎症が起きていて、炎症が起きるとそれをコントロールするために免疫系がちゃんと働くのです。

昔は動脈硬化というのは、パイプが詰まるように色々なものが沈着して固くなっていく認識だけだったのですが、それだけではなく、そこには炎症が起こっていることがわかってきました。

動脈硬化が起きかけている血管の内皮には、マクロファージ（白血球の一種。死んだ細胞やその破片、体内に生じた変性物質や侵入した細菌などの異物を捕食して消化し掃除屋の役割を果たす）が来て色々な異物を食べます。するとそれが刺激となって、そこには炎症が起き、制御性T細胞も飛んできます。つまり炎症が起きることで、マクロファージの清掃作業以外の余分な免疫反応が連鎖的に起こってしまい、それがさらに動脈硬化を進めてしまいます。

これから考えられるのは、炎症、つまり免疫系をもう少しコントロールしてやると、動脈硬化の進行を防げられるのではないかということです。

あるいは、肥満になりますと、脂肪組織では、一生懸命マクロファージが脂肪を食べて処理しようとしています。そういう刺激がマクロファージに入ると、色々な物質、サイトカインを出して、炎症が起きるわけです。すると、インシュリンに対する抵抗性が出てきます。ならば、脂肪組織での炎症をコントロールすれば、免疫系の力を使って、成人病をコントロールできるのではないかということにもなるわけです。

単に昔の病原微生物に対する免疫反応が免疫なのだという時代から、もう少し広く病態を免疫系から考察したり、また、炎症を伴うような他の疾患に対しても、免疫が原因ではないけれど、免疫系を操作することによって、病気をある程度コントロールできるのではないかという時代に我々はいるわけです。

がん治療―制御性T細胞を減らし、免疫療法の効果を上げる

―がん治療において、坂口先生は4パターンあると語っておられます。

①がん細胞を殺す

②制御性T細胞を枯渇させるか、その抑制作用を弱める

③ワクチンにより、がん抗原を強く効果的に提示する

④T細胞を活性化してがん細胞を攻撃させる

②については、各がん（抗原）に対して特異的にでしょうか？

坂口　まずは歴史的なことをお話しましょう。

がんの免疫療法において、日本でもつい最近までがんワクチンを盛んに研究していました。コロナや麻疹など病原微生物に対してワクチンが効くように、がん細胞に対してもワクチンが効けば、理想的なわけです。

しかし、現実は、がんワクチンだけではあまり効果がないです。何故効かないかというと、一つには、

がんワクチンでがんが少し壊れたとして、その次に何が起きるかというと、制御性T細胞が活性化されてしまうのです。攻撃する側の免疫力が活性化されると、今度は免疫反応を抑える力も活性化されます。体の中は極端な方にいかないよう、バランスを取るように制御されているので、たとえ相手ががん細胞であったとしても、攻撃の方だけ強化するというのは容易ではありません。

放射線などでできるだけ局所だけがん細胞だけを壊すとします。がんが壊れれば、がん抗原がそこから出てきますから、免疫系は活性化されます。しかし、最初に活性化されるのは、制御性T細胞です。では、がん細胞を壊した次に、あるいはその前に、制御性T細胞をやっつけておいたら、免疫反応は高まるはずです。

そういう意味で、がん治療では組み合わせと順番が重要です。制御性T細胞をやっつけておいて、がんワクチンを投与すれば、当然がんワクチンに対する免疫反応は上がります。また、がんを攻撃するリ

制御性T細胞の発生過程

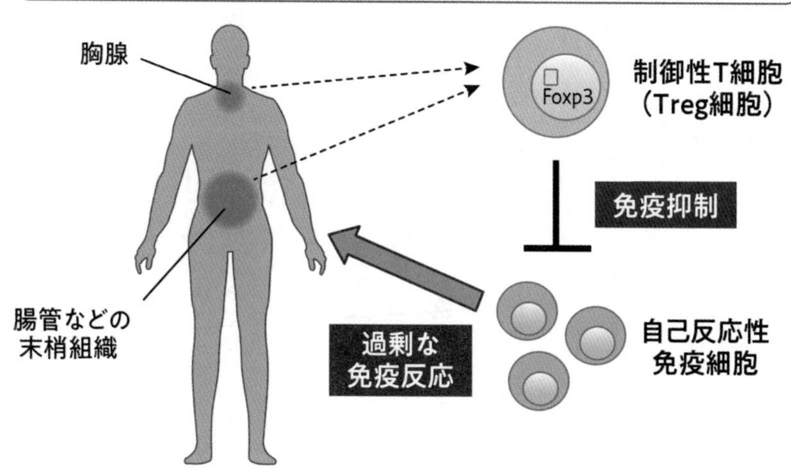

胸腺や末梢で生まれた制御性T細胞（Treg細胞）は
過剰な免疫反応にブレーキをかける

出典：大阪大学免疫学フロンティア研究センター

ンパ球も活性が上がります。

今のがんの免疫療法はいろいろありますが、基本はがんを攻撃するリンパ球のお尻をたたいてもっと働け、ということをやっています。

がん治療では、いろいろな治療法のコンビネーションと順番を考えれば、もっと効果的になるのではないかと考えています。手術、薬物療法、放射線治療、免疫療法といったものの順序や組み合わせです。

免疫療法は転移がんへの効果が期待される

―がんの放射線治療が進歩したときに、手術や化学療法とのコンビネーションが言われ始めましたが、さらに坂口先生の制御性T細胞発見によって、がん治療全体のデザインが違ってくるということですね。

坂口　そうですね。がんというのは、転移しなければ、局所にとどまっている限りは外科的な手術もできますし、勿論変なところにできて手術できない場合もありますけれど、転移を抑えられればいいわけです。

例えば、がんの原発巣は取ってしまったけれど、少しどこかに転移しているというのが進行がんの状況です。あるいは、胃がんが腹膜の中に散らばってしまって、ということになるわけです。

がんがどこかに飛んで隠れているというのを、どうやってやっつけるかということになりますと、放射線療法は、ある程度大きくなったときは使えますが、がんがどこかに飛んでどこにあるかわからない時は使えないわけです。

そういう時におそらく免疫の力というのは、転移したがんを見つけて攻撃してくれるだろうと思います。そういう目的で、がん免疫療法を使うわけです。

がんが高血圧のように治療される時代へ

―免疫療法が、希望する患者さんにもう少し広い範囲で使われるようになるといいと思います。

坂口　費用的にも非常に高価ですので、現在の使い方は、どんな人にもがんと診断されたら、次の日からこの治療法を始めましょうというわけにはいきません。効くがんと効かないがんがあるというのも、事実としてあります。
分子生物学的なことがわかってきますと、今度は口から飲めるような免疫療法の薬が作れるのではないかと考えています。
そうしたら、もっと安価に、どんな人でもがんと診断されたら、その日から「ちょっと様子見てから、ちょっと寝る前にこの薬飲んでください、ちょっと考えましょう」と、次に外科的に取るか、ちょっと考えましょう」と、まず免疫療法を行うということが将来的には可能になって、がんが普通の病気として、成人病の一つとして高血圧と同じくらいに考えられる、そういう時代がくれば良いと思います。

口から飲めるがん治療薬10年以内に可能に

—患者にとって非常に希望のあるお話です。どのくらいのスパンで考えられるのでしょうか？　10年なのか、20年なのか、その辺の見通しはどうでしょうか？

坂口　そうですね。例えば、口から飲める薬で、この免疫反応を上げるようなものは、私は10年以内には可能になると思います。現実には、我々はその方向で研究をしています。
日本がそういうものを率先して作っていければと思います。
例えば、今の抗体薬（免疫システムの担い手の一つである抗体を利用した薬）をアフリカで使えるかというとそれは無理なわけです。抗体を保存しておくのに、まず冷蔵庫がいるわけですから、まず冷蔵庫を配ってと、コロナの時のように、マイナス80度の冷凍庫をまず配ってというイメージになってしまうわけです。東南アジアでも、アフリカでも使えるようながんの免疫療法となりますと、口から飲めて、同じような効果があるというものを開発していくというのが重要なわけです。
そういう次を狙って、日本の研究の世界からでも、製薬会社からでもいいですけれども、次を考えた開発、研究というのが、私は重要だと思います。頑張れば、私は10年以内に可能になると思います。

最先端治療開発者に聞く

光免疫療法で転移がんも撲滅

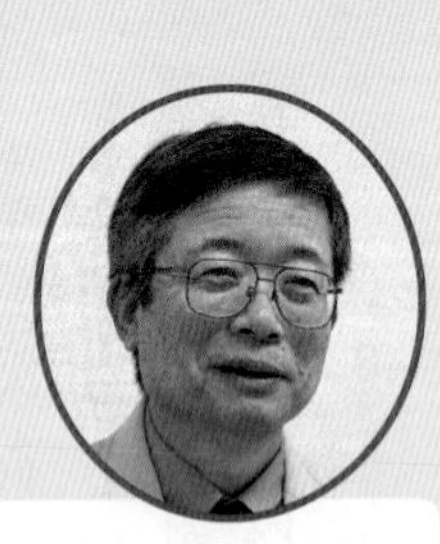

アメリカ国立がん研究所 主任研究員
関西医科大学光免疫医学研究所 所長
小林 久隆 医師
こばやし・ひさたか 光免疫療法開発者。楽天メディカルから発売された薬剤「アキャルックス」が世界で初、日本で保険適用され、治療開始。現在、一部の頭頸部がんに対し、１２０カ所以上の施設で保険治療可能となっている。

主な特徴は、二つあります。

一つは、がん細胞だけを壊しに行くということです。がん細胞だけが壊滅してくれたら、当然副作用は少ないわけです。これまではがん細胞を壊そうと思えば、周りの細胞ごと取るか、壊すのかということをやっていました。当然、身体は大きく傷つくし、他の細胞が壊れるから障害がでます。だから、患者さんが受ける治療として、できる限りダメージを与えない治療として作りたいと考えました。

近赤外光でがん細胞を破裂し壊滅させる

―世界初、「光免疫療法（アルミノックス治療）」が、頭頸部がんで保険適用が通り、脚光を浴びています。がん細胞を光で破壊するという画期的な「光免疫療法」について、できるだけ簡単に説明してください。

小林　これは、光に反応する物質を付着させた薬剤を点滴投与した後、近赤外レーザー光を照射することによりがん細胞のみを壊滅させる治療法です。

光免疫療法の原理

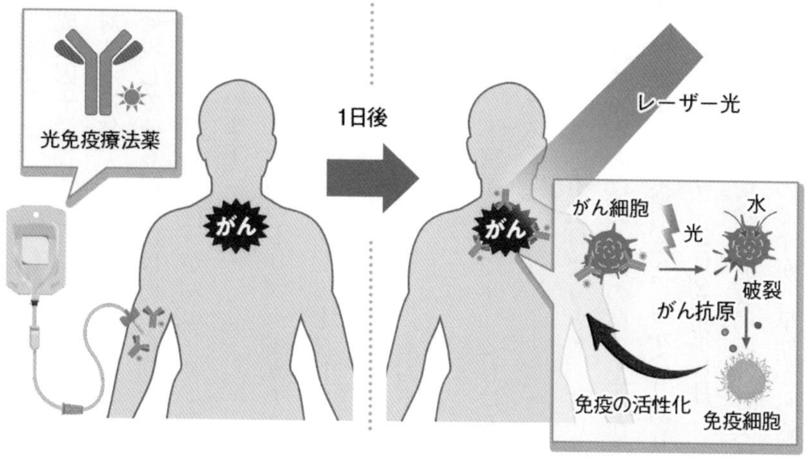

光に反応する物質を付着させた薬剤を点滴投与した後、近赤外レーザー光を照射することによりがん細胞のみを死滅させる。破裂したがん細胞は、がん抗原となり、体内の免疫システムを活性化させる。

二つ目は、がんを減らすことと免疫力を上げることを一回の治療で行うという点です。

これまでの三大治療である手術、薬物療法、放射線治療は、がんをどうやって減らすのか、また免疫療法はどうやって免疫を上げるのかという治療法でした。一つの治療ができることはこのどちらかであったということです。本当はがんを減らして、なおかつ免疫を上げることがベストです。光免疫療法は一つの治療でそれらを両方やることを目指した治療プランです。

光免疫療法はがんを直接壊して減らし、壊れたがんが、抗原となり、免疫を活性化させます。それがこれまでの治療とは一線を画す点だと思います。

最初に頭頸部がんに保険適用された

――光免疫療法を保険で受けることができる医療機関が全国で120カ所以上に増えています。しかし、現在の対象は頭頸部がんの一部に限られています。他のがんへの見通しはいかがでしょうか？

小林　認可された薬剤アキャルックス点滴静注は、上皮成長因子受容体（ＥＧＦＲ）というたんぱく抗原に対する抗体ですから、このたんぱく抗原を細胞膜に発現しているがんには何でも効きます。食道がん、胃がんに対しては、がんセンター東病院で治験が始まっています。

それから、乳がんのトリプルネガティブというタイプです。普通の乳がんに関しては結構、治療法があるのですが、トリプルネガティブではあまり有効な治療がありません。しかし、ＥＧＦＲを発現しているものが非常に多いのです。

それから、子宮頸がんです。これは8割～9割がＥＧＦＲプラスです。

肺がんへの適応も広げようと思っています。ＥＧＦＲプラスのものは肺がんの扁平上皮がんが多いのですが、腺がん、末梢がんでもかなりあります。

頭頸部がんで、今（2023年8月）、保険適用になっているのが「切除不能な局所進行又は局所再発の頭頸部がん」なのですが、早期から適応にしたいので、ＮＩＨ（米国国立衛生研究所）では初発がんに対して治験を行っています。

薬物療法や放射線治療でがんを小さくしてから手術するという「ネオ・アジュバント」という治療法を光免疫療法でやろうとしています。

うまくいけば、光免疫療法でがんに対する免疫を作ることができます。手術する前にがんの免疫を作ってから手術をする。再発を抑える可能性が上がる、という考え方です。もちろん、光免疫療法でがんがほとんど無くなる方もいるので、今後はそういう方にはもう手術をしない選択肢も出てきます。

――膵臓がんで困っている方が大変多いです。予後（病気の見通し）も非常に悪いです。

小林　膵臓がんは究極のターゲットとしてやらねばならないと考え、研究を進めています。膵臓がんの中でＥＧＦＲプラスは15％くらいです。

ですから、ＥＧＦＲ以外の抗原を対象とする抗体薬剤も開発していかないと、膵臓がんを効率的にカバーできないと思います。そこは今後の課題です。

この治療で制御性T細胞を局所的に壊せる

―治療法としては完成しているということですか。課題はありますか。

小林　がん細胞に対する治療法としては完成しています。しかし、このEGFR抗体が使えるのはがん全体の25％くらいで、あと2つ、3つの抗体を用意できないと適応可能な対象は増えていかないと思います。第二抗体、第三抗体を作る準備をしており、進んでいます。

あとは制御性T細胞（免疫抑制細胞の一つ）に対する抗体です。これは何が何でも作りたいと思っています。光免疫療法ではがん細胞を破壊することによって、がん細胞から出たたんぱく質ががん抗原となり、免疫系ががんを認識できるようになります。認識というのは、がんを壊しにくいリンパ球ができるということです。リンパ球が機能するか、しないかは、制御性T細胞の役割が大きいです。制御性T細胞をがんと一緒に壊すことができれば、一回の治

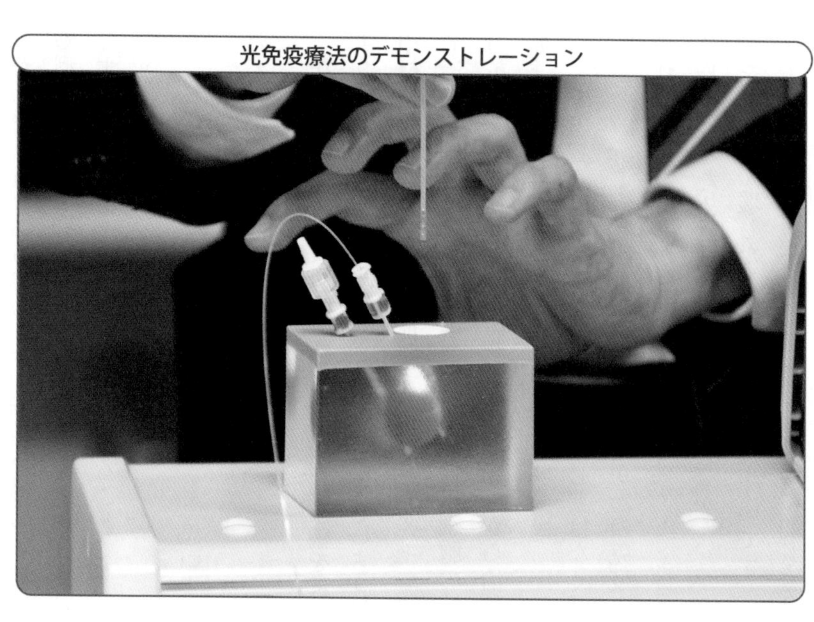

光免疫療法のデモンストレーション

療で完治する率が圧倒的に上がります。がん細胞を減らした上で、強化した免疫で残ったがんをきれいにしてしまう形で完治します。

ですから、制御性T細胞に対する抗体はどうしても必要な抗体で、これがこの治療のブレークスルーとなる第二番目の薬剤です。

―制御性T細胞を局所的に壊すということでしょうか。

小林　そうです。それがミソです。制御性T細胞は重要な機能を持つ細胞なので、全身で壊したら、全身の自己免疫疾患になります。しかし、がんの場合は、全身で壊す必要はありません。

がんは限られた場所にいますから、そのあたりの制御性T細胞を落とせば良いわけです。がんのところだけ免疫を活性化したいときに、全身で免疫を上げる必要はないし副作用を増やすだけだと思っています。免疫ががんの周辺で活性化できたら全身でも効きます。ワクチンと一緒です。それが免疫です。しかし、局所のみで制御性T細胞を壊す方法が今まではありませんでした。

がんがあるところでのみ、制御性T細胞が他の攻撃型のT細胞を抑制する力を働かなくすれば良いのです。がんとがんの周囲に光を当てることで、これを達成できます。

これにより、完治率が飛躍的に上がると思います。

がんの転移、腹膜播種にも効く

―がんの転移、播種（はしゅ）（腹腔や胸腔にがん細胞が種をまいたように広がること）に関して、見通しはどうでしょうか。

小林　転移先の治療も可能です。実際にがんセンターで治験をはじめようとしている制御性T細胞の抗体は転移を対象にして、大腸がんの肝転移から治験が始まることになっています。

光を当てる場所は原発がんである必要はなく、狙いやすい所でやれば良いわけです。がんの免疫さえ作れば、他の所のがんも叩ける可能性がでてきます。免疫を作るためには、なるべく大きながん、がん細胞をたくさん壊した方が免疫を作りやすいです。

また、この治療は播種の細かいものに関しては意外にやりやすいです。光の透光性はよくて1センチくらいで、その他には影響が出ないので治療範囲をコントロールしやすいのです。外科医の先生が一番困る腹膜播種のパターンは、ポツポツとがんが小さく無数にあって取り切れないという場合です。これは、光免疫療法は得意とするところです。

早期がんに光免疫療法を適応する未来へ

―今は頭頸部がんの切除不能、再発などに対して保険適用になっていますが、もっと早期に光免疫療法で治療することができればと思います。

小林　これまでの光免疫療法で成績が上がらないのは、受ける前に薬物療法や放射線治療で免疫が弱まってしまっていることが一因です。ひどい方はリンパ球の値がゼロという患者さんがいます。これではがんは壊れて小さくなるが、免疫を期待できずなかなか完全寛解には持ち込めません。そこが難しいところです。

今の制度では、先ほどお話ししたように、ＮＩＨの治験でも、光免疫療法でがんを小さくしてから手術をするという治験しか組めません。倫理的な問題というのが大きいですが、やっているのは初発のがんにやっていることと同じです。しかし、手術してみたらがんが残っていない、ということもあり得ます。今はデータをためて、光免疫療法でがんがなくなったら、手術はしないという方針を作っていくしかないです。それはレギュラトリー・サイエンス（行政科学）で制度的な問題です。

使いたいと患者さんに声を上げて頂きたい

―患者さんへ伝えたいことは。

小林　本当のところは「使いたい」という患者さんの声が一番の力だと思います。「使わせて」と言って頂くことが、結局使えるということにつながっていくと信じています。自分たちが受けたい治療を受けられるようにする一番強い声は患者さんの声です。それで、上手くいって「嬉しい」と言ってもらえたら、それが私にとっても何より一番嬉しいことです。

実用化が待たれる最先端医療

水素水の飲用で老化抑制

水素を燃料に使った自動車開発が進められていますが、水素を医療に活用するという研究が進められています。水素には弱い還元力があり、体内にできる猛毒ヒドロキシルラジカルのみ還元してくれるという特性があります。2007 年に東京都健康長寿医療センターの大澤郁朗博士らが『ネイチャーメディシン』に、水素分子の生体防御効果を発表して、一躍、世界的に注目を浴びました。色々な応用が考えられるのですが、慶應義塾大学病院では、「水素ガス吸入療法—心停止になった時の脳の酸素不足のダメージを水素によって軽減する」という研究を行っています。また、水素水によるパーキンソン病の抑制も研究中です。まだ動物実験の段階ですが、人でいうと一日約 200ml を一気に飲むと効果があるのではないかと期待されています。

mRNA医薬でがんワクチン作成

目的のタンパク質を標的の細胞内に発現させる mRNA（メッセンジャー RNA）医薬が、近年非常に大きな注目を集めています。
コロナワクチン遺伝子情報が 2020 年 1 月 10 日に開示され、そこから 1 週間弱で mRNA 医薬の開発（コロナワクチン）が行われました。同年 4 月には治験も開始されています。これまで蓄えられてきた mRNA 技術を転用したことにより、迅速にワクチンの生成が可能になったのです。この技術を使い、東京医科歯科大学の位高啓史教授の下で「がんワクチン」生成の研究が進められています。がん患者さんのがんのゲノムを解析し、一人一人に合わせて薬を設計します。細胞性免疫（T 細胞）を活性化し、がんへの免疫力を高めるため、mRNA（核酸）を体内に入れ、目的とするタンパク質を体内で作らせ、がんに対する免疫活動を活発化させるというものです。

Part 4

名医の選択

医療技術が高度になり、次々と新薬が登場しています。治療の選択肢が増えた一方、未だに医師個人の診断力や技量に差があることも事実です。正しい治療法を選択するために、名医を選ぶことが益々重要になっています。治療法を選ぶことは、人生を選ぶことでもあります。

名医の選択

名医を選ぶことがなぜそれほど決定的なのでしょうか。そもそも名医とはどんな医師のことでしょうか。名医を選ぶ必要性をもう一度確認しておきましょう。

自分の病気を治すのは自分

取材でお話を伺った名医の多くが、患者自身が、自分の命は自分で守るという自覚を持って、もっと積極的に名医や治療法などについて調べるべきだと指摘していました。日本の医療保険制度のもとでは、保険証1枚で、どこでも誰でも公平に医療を受ける権利があります。名医を探す手間をかければ、名医の治療を受けることもできるのですから、患者にとっては非常に有難い制度です。因(ちなみ)にアメリカでは金持ちでなければそれを受けることはできません。しかし、その一方で、日本人は、「医師にお任せ」か、何かあった場合に「全て医師のせい」か、「諦める」かで、自己責任のもと、より良い医療を選択するという意識がまだ足りません。

表に出てこない医療事故

本書『国民のための名医ランキング』の最初の版は、2015年11月に、当初の予定より1年前倒しする形で世に問うこととなりました。それは一つの大きな事件が契機でした。

２０１４年11月、新聞報道で明らかになった群馬大学医学部附属病院における腹腔鏡および開腹手術による18人の死亡は、世の中を震撼させました。翌年３月に公開された院内事故調査委員会による報告は非常に不十分で、マスコミが医療事故を大きく取り上げていました。入稿直前の２０１５年９月頃には、新たに立ち上げられた事故調査委員会による事実解明がようやく進み始め、また同年10月に医療事故報告制度がスタートし、原因究明や再発防止を徹底することが決まりました。

発足から２０２３年４月末までの８年間で、第三者機関である「日本医療安全調査機構」へ届けられた事故件数は、合計２６６１件でした。しかし、医療事故として届けるかどうかの判断は各医療機関の管理者に委ねられているといい、実態を反映しているとはとても言えません。

一方、米国で医療ミスによる死亡に注目が集まるきっかけとなったのは、１９９９年に医学研究所が発表した『To Err Is Human』（人間はミスをおこすもの）という報告書です。コロラド州とユタ州、ニューヨーク州で行われた２つの研究を取り上げ、その結果を米国の全入院患者数に外挿し、医療ミスの結果として毎年４４０００人から９８０００人のアメリカ人が死亡しているはずだと結論づけました。これは死因の第８位を上回り、さらには自動車事故死を上回りました。また、２０１６年５月にジョンズ・ホプキンス大学の研究者がイギリスの医学誌『ＢＭＪ』に２０１６年５月発表した記事で、全米での医療事故による死者は毎年25万人以上にのぼり、アメリカ人の死因のうち、１位の心臓疾患、２位のがんに次いで３位になると推計しました。

この推計値に議論はあるものの、医療ミスによる死者数に注意を促した意義は大きく、米国では医療ミスをいかに防ぐかの議論や対策が進められてきました。最近の大規模な調査は、探した限りでは見つかりませんでしたが、医療ミスから学ぼうとする関心は高まり、防ぐための手段や戦術は広く認識されているものの、依然として患者の安全性を向上させるための取り組みは進んでいないとする論文や意見が多数を占めています。

医療事故と一口に言っても、実態は様々で、モラルが問われるミスと、一定の割合で避けられないヒューマン・エラー、そして、他に選択肢がない場合に敢えてリスクの高い治療法を選択した場合に起きると予想された失敗は分けて考えられるべきですし、起きてしまった事故については情報が公表され、複数の専門家によって事実が究明され、予防のための対策が講じられなくてはなりません。

マスコミの取り上げ方にも問題があります。何もかもを医療ミスとして医師に責任を負わせるようでは、誰もリスクを冒してまで患者を救おうとしないでしょう。それは結果として患者にとって不利益となります。マスコミは、事実を世に明らかにすると同時に、より良い医療体制の構築に貢献するものでなくてはなりません。

人間である以上、ミスを完全に防ぐことは不可能です。ミスが起きることを前提として、いかにミスを防ぐシステムを確立しているか、ミスが起こった時のフォローがいかに準備されているかが重要であり、それがコンスタントにできる医師が、名医というに相応しいと言えます。また、この意味からも、複数の医療専門家が連携して患者の治療やケアにあたる「チーム医療」の重要性が益々高まっているとも言えます。

患者にとっての名医の条件

ここで、私たちの考える名医とはどのような医師なのか、述べておきたいと思います。

名医とは、優れた医師、高名な医師を指す言葉ですが、世間で、いわゆる名医と呼ばれているのは、①優れた論文を発表し世間に評価されている医師、②政治力のある医師、③実際の診療技術に優れている医師、でしょう。医学の進歩や発展のためには、医師にも様々な能力が求められます。しかし、患者にとっての名医とは、③以外にはありません。テレビに出ているからといって名医とは限りません。

名医とは、しなくてもよい手術とすべき手術の線引きがきちんとできる医師のことであり、勿論、診断ミスがなく、手術や治療の技術能力が高いことは必須条件です。

また、外科医には、年齢的に脂の乗った時期（経験を積み、心身の能力が伴う年齢）というのも、明らかにあります。勿論、個人差はありますが、ある心臓外科の名医によれば、大体50代までを目安と考えるのが良いだろうと言います。そこで本書改訂版では、どんなに名医であっても基本的に外科医は65歳以下、内科医は70歳以下を目安に掲載しています。

その他に、手術件数・症例数が多いこと。また、当たり前のようですが専門分野に関する最新情報をきちんと学んでいること。最新の治療法などはどんどん更新されるため、常に最新情報を得ておく必要があると、多くの名医が語っていました。

治療に際しては、患者へ丁寧に説明してくれること。特に、その治療法の成功率、失敗率、更には、その治療法をやった場合と、やらなかった場合の両方のリスク、それ以外の選択肢なども含め、きちんと説明してくれることも、名医の条件だと言えるでしょう。

最先端医療だからこそ求められる医師の技量

先端医療は日進月歩です。痛みの少ない治療法、切らない治療法、心身に負担の少ない治療法など、新しい技術が次々と開発され、患者の選択肢も広がっています。いずれｉＰＳ細胞などを用いた再生医療が定着すれば、さらに選択肢は広がるでしょう。

選択肢が増えれば、何が自分にとって最善の治療であるかを正しく選ぶ能力がまた問われてきます。患者の置かれた環境や、肉体的精神的条件、何を求めているか、または、何は求めていないかなどにより、答えは一様ではなく、豊富な知識を持ち、患者に寄り添い、共に最善の判断をしてくれる医師が、現代の名医と言うに相応しいでしょう。

最新技術なら安心できるというわけでもありません。最先端の技術を使いこなすには、最先端の技術や知識が必要で、高度医療であるが故のリスクが増えていることも、紛（まぎ）れもない事実です。

私たちの経験からも、体験談を寄せてくれた方々の話を聞いてもそうですが、その分野の第一人者とそれに次ぐ医師を受診したとしても、全く違う治療法を提示されることは、常にあります。特に手術においては、ある医師は全摘出といい、別の医師は一部切除で良いといい、開腹手術が良いという医師、腹腔鏡で可能という医師、合併症を覚悟してくださいという医師、大丈夫という医師…、実に様々です。

やはり医師の経験や技量、判断力、器用さ、得意不得意などにより、診断は違ってきて当然でしょう。

こうした現状を踏まえるなら、患者自身がある程度最新の情報を知り、その分野の第一人者を受診することが、これから益々大切になります。そして、納得がいかなければ、納得のいく治療法を提示してくれる医師を諦めずに探すことです。

名医、一流医、技術未熟医、ヤブ医者

独断と偏見による編集部の見立てでは、医師には4種類―名医、一流医、技術未熟医、そしてヤブ医者がいます。これは、14年間以上患者として現場を体験調査した編集部の実感です。

名医の条件は前述しましたが、一流医とは一定の技術を身に付けた医師のことです。

技術未熟医とは、技術は未熟ですが倫理観があり、自分の実力相応の治療をし、自分の技術を超えた症例については別の技術の高い医師を紹介するなどする志の正しい医師のことです。

ヤブ医者とは、一言で言えば倫理観の欠如した医師のことです。そもそも大変頻度の高い血液検査一つとっても、その数値が意味するところの解説が載っていない検査結果表を出してくる検査機関や病院は決して親切とは言えません。

外科医の名医にとって皮肉なのは、診断が的確であるが故に手術を行わないケースがあることです。患者にとってはその方が絶対に有難いのですが、その結果、必要がない手術を行うヤブ医者の方が手術件数が多いという、誤解を招く数字が世の中に出回ることにもなるのです。

本来なら、難しい手術の件数と成功例、簡単な手術の件数と成功例を分けて公開すべきです。その専門分野の人間でなければ、高難度と簡単な手術の線引きは不明瞭です。その結果、単に手術件数や成功例だけを比較しても、名医か否かの違いは分かりません。その手術が必要なものかそうでないかを見分けることは、素人には不可能です。しかし、様々な調査を総合的に見ることで、医師の評判はある程度の精度で見えてくると実感しています。調査を重ねていますが、まだ十分とは言えません。それ故、ぜひ医療関係者の皆様、また何より患者の皆様からの情報提供のご協力をお願い申し上げる次第です。

医師を選ぶ勇気を持とう

医師にあれこれ質問したり、意見したりするようなことは言いづらい、という声をよく聞きます。その気持ちも理解できます。いまだに、例えば「セカンドオピニオンを聞きに行きたいのですが…」と言うと、あからさまに嫌な顔をする医師もいます。治療に関しての説明も、専門用語の羅列で、患者にとっては理解できない難しい説明しかしてくれない医師は、もはや医療に関わる資格もない、と思います。患者がお金を払い、苦しい思いをして受けた検査の結果の説明も不十分で、検査のデータもちゃんとくれない医師たちは、患者に対してあまりに誠意がありません。

これも多くの名医から言われたことですが、その治療法に関して医師に、先生は何人治療（手術）したか、何人死んだか、生存退院率、合併症のリスクなどをしっかり聞くことが大切だといいます。はっきり答えてくれない医師や、そこで気分を害する医師は、そもそも名医とは言えないというのです。そういう医師に、自分の命を預けたいかどうかという、患者側の選択の問題です。その医師を見極めるためにも、遠慮せず、臆せず、聞くことが大事です。そして嫌な顔をした医師とは縁を切るのも重要な選択です。

因に編集部の知人で医師の選択が人生を分けた人がいます。一人は胆管がんで手術したら治ると説明されて開腹したのにインオペ（手術不能）で、本人は数カ月にわたり大変苦しんで死んでいきました。手術しなければ、また違う晩年が過ごせたのではないかと大変無念です。もう一人は、初期の肺がんで手術したところ、本人の予想以上に肺を切除され、手術後すっかり日常生活に支障が出てしまい、別人のようになってしまいました。

結論は、患者側も医師や病院に対してきちんとした判断基準を持つべきであるということです。

患者である私たちは、医療を良くしていくための義務の一部を負っているのです。例えば、病院に対して、そして行政に対して、改善案を伝えていく責任が私たちにはあります。とはいえ、決してモンスター・ペイシェントになってはいけません。理不尽な要求をする患者は、医療側にとっても患者側にとっても、害毒でしかありません。この手の患者がヤブ医者と共に全ての医療をスムースにいかなくさせているのです。

医療改革の提言

一部の名医に患者が集中することは望ましいことではありません。今後、高齢化社会における新しい医療システムの構築が不可欠です。

近い将来の医療崩壊危機

世界でも例のない速度で超高齢社会へと突き進んだ日本にとって、その変化に対応できる社会システムの改編が急務です。医療保険制度は、その最大の課題の一つです。団塊の世代が後期高齢者となる２０２５年には後期高齢者人口が約２２００万人に膨れ上がり、国民の５人に１人が75歳以上になると言われています。そのとき、いまの医療体制で国民の命を守れるのでしょうか。２０２３年８月の統計では、２０２１年度に支払われた社会保障給付費は、前年度よりおよそ６兆円増えて、１３８兆７千億円余りとなり、過去最高を更新しました。その内訳は、医療が43兆円、介護が11兆円、年金が56兆円です。新型コロナウイルス流行は、日本の医療体制の脆弱さを露呈させ、将来の医療体制のひっ迫がより現実感をもって感じられるようになりました。

急がれる認知症対策

日本とアメリカの製薬会社が共同で開発したアルツハイマー病の新薬「レカネマブ」について、厚生労働省は、

２０２３年8月専門家部会を開き、使用を認めることを承認しました。これを受けて早ければ年内にも実用化される予定です。この薬は、アルツハイマー病発症の原因物質と考えられるタンパク質「アミロイドβ（ベータ）」を取り除くものです。

認知症の症状を発現させる原因疾患は様々あります。代表的なものとして、アルツハイマー型認知症（アルツハイマー病）、脳血管性認知症、レビー小体型認知症、前頭側頭型認知症があります。

アルツハイマー病は、日本では認知症と診断された高齢者の6割以上を占めています。厚生労働省によると、日本では２０２０年の段階で６００万人と推計されていて、さらに団塊の世代が全員75歳以上となる２０２５年には、およそ７００万人にのぼると予測されています。

認知症になるきっかけは様々ですが、多くの人は定年になって仕事を辞めたこと、骨を折ったことで入院し外に出歩けなくなったことなどが原因となります。高齢者になると、骨折は命にかかわる重大事になります。介護施設に入った途端に認知症が一気に進み、そのまま死亡するケースも増えています。介護施設が〝姥捨て山〟化しているのが厳しい現実です。これには犯罪と言えるケースも多く、法規制も含めた体制的改革がなされる必要があります。

しかしながら、周囲の人々にとってはそれもやむにやまれぬ苦渋の決断です。認知症になった人を介護するのは、非常にエネルギーと時間を必要とします。愛情を注いで育ててくれた親を十分にケアしたいという一心で自身の仕事を辞めて、経済破綻を招いているケースもあります。核家族化が進んだ日本では、親の介護はその家族だけでは支えきれない問題となっています。これは、医療問題であり、政治問題です。政府にはもっと大胆な施策を望みます。

介護離職の問題

厚生労働省の雇用動向調査によると、２０２１年の一年間に約9・5万人もが介護等を理由に離職しています。「家族介護者のための支援制度」で、原則として要介護状態の家族を介護する会社員などは、育児・介護休業法に基づき、「介護休業」を取得することができます。対象家族一人につき3回を上限として、通算93日までです。手続きは、休業開始予定日と休業終了予定日を決めて原則として2週間前までに、書面等により会社側に申し出る必要があります。この休業期間は、自分が介護を行う期間というよりは、今後仕事と介護を両立するために体制を整えるための期間という位置付で仕事と介護の両立は並大抵ではありません。

絶対避けていただきたいのが、「誰にも相談せずに介護離職」してしまうことです。離職すると、経済的、精神的、肉体的により追い込まれてしまうことがあります。まずは、「地域包括支援センター」に相談するなり、周囲に助けを求めましょう。離れて暮らす親について家族が相談したい場合は、支援を必要としている親が住んでいる場所の地域包括支援センターに問い合わせてください。

予防医学が今後の最大のテーマ

アルツハイマー病の原因はまだはっきりわかっていませんが、アルツハイマー病の次に多い血管性認知症は、脳血管障害によって起こります。脳梗塞や脳卒中のように大きな脳血管障害を起こしていなくても、脳の小さな血管の動脈硬化により小さな脳梗塞や白質病変を生じることにより、認知症を発症します。

つまり生活習慣病、メタボリックシンドロームの予防が、重要です。世界でも類を見ない超高速に老齢化が進む中で、その対策の一つとして、いま国が力を入れようとしているのが、未病への対策です。未病とは、人は、健康か病気かにはっきりと分かれるわけではなく、その間に、緩やかな変化、つまり、まだ発症していない病気予備軍というべき状態があるという、東洋医学では昔からある考え方です。

人生を変える絶大な運動効果

運動不足は、糖尿病、肥満、高血圧、がん、心筋梗塞や脳卒中などの発症率を増大させ、認知症のリスクを高めることが分かっています。いわゆる運動でなくとも、日常生活の中でできるだけ身体を動かすだけで生活習慣病による死亡率を顕著に下げられることも分かっています。例えば、早歩きを30分×週5回行うと、運動しない群と比べて死亡率が19％低下、早歩き60分×週7回で24％の低下が認められています(1)。

近年、「座りっぱなし」の害が指摘されるようになりました。座っている時間が長い群は、短い群と比較して、死亡リスクが2・63倍高く、特に9・5時間以上座っている人で、死亡率が優位に高くなりました(2)。しかし、長時間座っている人でも軽く身体を動かすだけで、死亡率が顕著に低下することも報告されています。毎日の中強度の身体活動（1日約60~75分の早歩きなど）は、長時間座っていることに伴う死亡率の上昇を解消できる可能性を、報告は示しています(3)。運動は、幸福感や自己肯定感ももたらす絶大なものと言えます。

総合診療医の育成は急務

また、大病院に患者が集中することを回避するため、国は２０１８年４月から「かかりつけ医」制度を開始

(1)Article in International Journal of Epidemiology · February 2011 DOI: 10.1093/ije/dyq104
(2)BMJ 2019; 366 doi: https://doi.org/10.1136/bmj.l4570 (Published 21 August 2019)
(3)Lancet 2016 Sep 24;388(10051):1302-10

させました。高齢者にとって、日常的に相談でき、健康状態を把握してアドバイスをくれる医師は頼もしい存在です。これには、かかりつけ医のレベル向上が欠かせません。そうでなければ専門医に診てもらうまでの手間と時間がかかるだけとなり、患者は著しくストレスを感じるだけでなく、手遅れとなることもあるためです。

現代の医療は細分化しすぎ、それぞれの専門によって同じ症状に対する見解が異なり、その結果として患者が知りたいところの真の病気とその原因が見出されないということが当然のようにまかり通っていることも、また大きな問題です。患者にしてみれば、そんな馬鹿な話はありません。

それと同時に、医師側からは、患者の方が「神の手を持つ」という、細分化した分野の医師を尊ぶ風潮もあると指摘されています。最先端医療の技術が進歩すればするほど、総合的な臨床経験を積む時間を十分に割けず、専門分野の技術習得に多くの時間を割かなければならないというシステム的課題もあります。

そこで、近年期待されているのが、「総合診療医」と呼ばれる優秀な内科医の養成です。

そもそも、医療事故や治療の失敗の原因は、最初にかかった医師の誤診から始まっています。最初に正しい診断や治療をしてもらえないことが、病気を重症化させ、最終的には患者を死に至らせることは、私たち自身の体験からも、弊社に寄せられた読者の体験談からも明らかです。

こうした病気の原因に的確に辿り着く導き手としての総合診療医の養成は急務であり、大きな可能性を有している分野でもあります。

繰り返しになりますが、患者は、最初から医師にお任せという考えは捨てて、自分の身体、自分の命は自分で守るものだと発想を転換して、良い医師をまず探すことです。そして、しっかりとした診断を受け、病気が分かったら、どういう治療を望むか、治療のゴールは何か（どんな状態であれば満足できるか、そのためにどの程度の犠牲を払うか）を、ちゃんと自分でイメージしておくべきです。

がんなどでよくある例は、手術をしたり、薬物療法をしたりして、患者は非常に過酷な生活を強いられたにも拘わらず、余命をほとんど延ばすことができなかったというケースです。そうなることが初めから分かっていたならば、多少寿命が短くなっても手術を受けないまま残りの短い人生をより健全な形で生き切った方が、良い選択だったのではないか――。自分や家族にそういう思いをさせたくないなら、どういう生き方をしたいか、そのためにどういう選択をするのかを、よく考え勇気をもって医師に伝えていかなければいけません。

保険制度の弊害と自由診療拡大のメリット

日本ほど不必要に薬を与える国はないと言われています。必要のない検査や入院も、保険点数を上げ、診療報酬をできるだけ多くもらうためにあり、そこには患者本位の視点は全くありません。

それは取りも直さず日本の医療行政が治療というシステムから逸脱していることを意味しています。そのために発生する医療予算の増大は許されません。それは、世界に冠たる国民皆保険制度そのもののどこかに問題があることを意味してもいます。

私たち患者は、こうした制度の弊害から身を守ると同時に、よりよいシステムを作るためにも、自分の病気や治療についてしっかりと知り、必要のない治療や手術、薬は拒否していくことが大切だと言えるでしょう。国費としての医療負担の増大と、病院経営の不振問題を同時に解決しようとするなら、自由診療の領域をもっと広げ、より肯定的にとらえ直す時にきているのではないかと思います。

これを言い出すと、医療の平等に反するとの反対意見が出てくるのですが、現実は理想通りにはいかないということを我々は認識する必要があります。貧乏人の命は、金持ちの命よりも軽いのかと言い出す人がいますが、実はそうではなく、お金がある人が自由診療をして大金を投じてくれることで、貧しい人たちの診療までもが維持され、病院システムが成り立つのだということを理解しなければいけません。

勿論その上で、医療の構造的な改善はされてしかるべきですが、現時点においては、自由診療というものを前向きにとらえて、より多くの領域で実践されることをあえて推奨したいと思います。わが国には誤った平等主義が浸透しているために、思考に融通が利かなくなり、現実的解決策が見過ごされてしまっているように思われます。再考するに十分な理由付けはあるはずです。

日本から名医がいなくなる⁉

現在も、一部の医師は世界トップレベルにあることは確かですが、特に先端医療においては欧米・一部のアジアの国に劣るという評価がなされています。新型コロナ感染症への対応では、日本はもはや医療先進国ではない、という声も聞かれました。厚労省の役人の意識改革が求められます。

一方、現在の日本の医療システムが、優秀で使命感を持つ名医と多くの善意の医療スタッフによって支えられていることが改めて明らかになりました。私たちの知る名医の多くが、1日24時間、ほとんど休み無く、といって良いほどの激務に身を置いています。必然的に病院に寝泊まりしている医師もいました。

そうした優秀な日本の医師が、それに見合った報酬も得ず、私生活を犠牲にしてまで患者や医学の発展のために尽くしている現状を、海外の医師たちは、尊敬はするが理解できない、とよく言います。個人のクリニックを開設すればもっと楽に稼げるのに、というのです。こうした名医や良医個人の努力と犠牲に日本の医療を委ねていいわけがありません。

自分の腕に人の命がかかっているというのは、常人には想像できないほどのプレッシャーでしょう。それを日々繰り返す医師たちの重圧は大変なものです。さらに、医療事故への訴訟や個人への責任追及がもっと頻繁になれば、名医を目指そうという人は減ってしまうのではないでしょうか。

実は、医師をランク付けするという試みの背景には、名医はそれなりの報酬を得てしかるべきだという編集部の考えがあります。

現在は、腕の良い医師もそうでない医師もほぼ同じ給料というのが日本のシステムですが、これには大いに疑問を感じるところです。あらゆる分野において、技量の高い人は与えられる報酬もその分高額となるのが常識ですが、医療の世界だけはそれが行われていません。ここは、厚労省はじめ医療機関のトップにいる方々は改めて再考しなければならない問題です。現状は明らかな逆差別です。この状態が今後も続くならば、優秀な医療スタッフはますます減る方向にいくのではないかと懸念しています。

以前、有名な某大学病院の高名な外科医の月の手取りが30万円台と聞いた時には、耳を疑いました。それでは、この過酷な仕事に一生を捧げることはできないでしょう。医療関係者の滅私の精神や、人を助けたいという気高い志だけに頼ることなく、システムとして、名医を育て上げる体制が構築されるべきです。

日本人は元来手先が器用であり、高い技術力や、物事を極める力、そして自己を犠牲にしても人に奉仕するような利他の精神もまだ生きています。制度やシステムを改善すれば、日本の医療は世界に冠たるものたり得るはずです。医師たちの積極的発言と厚労省の先見の明が求められるところです。特にコロナウイルス騒動で露呈した脆弱な医療体制の見直しは、国民全員が望んでいるところでもあります。

おわりに──死を迎える人たちへ

死は自然な営みと理解すること

「テロメア」というのをご存知でしょうか？ 染色体における塩基（A・T・G・C）配列の反復構造をさし、分裂再生するたびに末端の塩基配列が失われ（老化）、DNAが短くなっていくというもので、ある一定数（分裂寿命）に達すると、それ以上の分裂は生じなくなるというものです。即ち、それが生命の「死」なのです。遺伝子が自発的に自らの再生を否定するのです。それは、生命がこの世に誕生した瞬間から、遺伝子DNAにすでに死が組み込まれていることを意味します。

本来、生老病死は人として自然の営みです。生まれれば老い、老いては病を発症し、そして何らかの病の中で死を迎える、これが自然の理（ことわり）です。徒（いたずら）に病や死を忌み嫌い、抗することは、知的な生き方とは言えません。だからといって、病にかかって苦しい時に、そこから救ってくれる医療の存在は有難いものです。これもまた真実です。要は生きるということの現実に於ける利益不利益のバランスでしかないのです。どちらかを優位にすればどちらかが不利になり、という関係性の中で、人は生きているのです。

人類が車社会を容認するのは、車による死傷者のマイナス面よりも、車による利便性というプラス面の方をより強い利益として認めているためです。同様に、医者にかかるメリット、デメリット、医者にかからないメリット、デメリット、そのバランスを人は常に思考し、自分の考えで選択すべきであるのです。病気だから医者にかからなければいけないというある種の不文律は必ずしも正しいとは言えないでしょう。

しかし、初期の段階における腫瘍の切除や諸々の改善治療、不具合の的確な内科的処方などは極めて有効で、それらは明らかに治療後の残りの人生をより豊かにしてくれることは間違いありません。このように利益と不利益は表裏一体のものとして常に我々の冷静な判断と選択とを求めているのです。

つまり、第一に常識という名の偏見に自らが縛られないこと、第二に医療を選択した時には名医を必ず選ぶこと、この二点に尽きると言って良いでしょう。

20世紀初頭にカナダの内分泌学者のセリエが言ったように、外因性のものを除いた〃あらゆる病気が心因性によるストレスが原因である〃との名言はいまだ否定できません。それ故、コロナ禍における長期のステイホームは問題でした。

人生とは心身共にのびのびと生きる、目的を見出し日々を充実して生きる、或いは楽しく生きる、そして、家族や周囲への貢献という充実感が必要です。あらゆるものに感謝をする、自分と異なる価値観を許容する、未来への希望を持ち続ける、少しばかりの自分への厳しさを持つ、それらの行為によって我々の健康が維持できることを、改めて認識する必要があります。その上で、コロナ等の感染症もそうですが重い病気になった時には内科医であれ外科医であれ、名医や優れたチーム医療との出逢いがとても重要であるのです。

しかし、名医といえども、人の子です。その時には我々は運命と諦めるほかありません。体調が優れず集中力を欠く時もきっとあるはずです。絶対にうっかりミスがないとは言えません。そこまで名医を責めてはならないとも思うのです。無責任なヤブ医者は責められなくてはなりません。しかし、名医のまさかのミスは、それはもはや自分の運命として許容すべきものだと思うのです。最後の最後は常に、自分で判断する、自分で責任を持つということも、患者側の覚悟として重要なことではないでしょうか。

本当は、人生とは皆死を覚悟しながら生きていることであるのです。

だから、徒に不安を煽るような情報に振り回されてはいけません。科学的な合理的知見に立って対処すればいいだけのことなのです。例えば、新型コロナはペストではありません。感染が広がった当初は、葬儀に身内も出られないという無知と偏見がありました。死者に触れない限り移ることは考えにくく、死に目にも会わせないいまの医療体制は明らかな無知から来ています。科学者を自認している医者たちが、実に無知迷信に陥っている様は滑稽というほかありませんでした。火葬の場には断乎として強引にでも参列し家族や世話になった魂にお礼を言って見送るべきであるのです。

「光り輝く死」の選択もある

本書の出版にあたり、多くの医療過誤の被害者からの声をいただき、改めて医療（特に手術や強い薬物治療など）を受けることは、長生きやそれ以上に重要な幸せな人生を歩むという観点から必ずしも正解とは限らないという結論に至ったことも事実です。

因（ちなみ）に北欧では寝たきり老人の治療に於いて、点滴や栄養剤の投与や、人工呼吸器の使用は施さず、自然死することを許容するという尊厳死が選択されています。それは、生物として当たり前の決断と言えるのではないでしょうか。チューブにつながれ、機器で生き延ばされたからといって、当の本人が苦しみ、延命を喜んでいないなら何の意味も有りません。近代医療は人間の死生観に於いて、明らかな思慮の不足、哲学の無さが指摘されるのです。多くの外科医が自分の技術によって患者の命を救ったと自負するのですが、それは、一つの真実であって、全ての真実ではないことを医師は理解すべきです。

即ち、人は生まれて来た以上、いずれ死ぬのです。全ての生は、死を前提として成り立つものであり、死そのものを拒絶して生きることはできません。死は、そのままで輝いているのです。死は人々の万年の歴史を紡ぎ、結実させ、次の生へと繋いでいく一つの輝きなのです。人は、その死の前に、人間としての存在というものを考え、そして受け入れ、その喜怒哀楽の全てを許容して自分の人生の終末を受け入れていくのです。

だからこそ、その終末は幸せでなくてはならないのです。年齢に関係なくその終末が幸せでないということは、死の輝きを手にすることなく肉体の死を迎え、生きた最終の姿として自分という美しさが表現できないままに生を終えることを意味するのです。誰も、そのような最期(さいご)を望んではいません。つまりそれは、終末医療の在り方が問われていることでもあります。終末医療とは単に高齢者の医療を指すのではありません。若くしてがん等の死に至る病に侵された人たちもまたその年齢に於いて終末医療と関わることになるのです。

人は、単に肉体を延命させるために生きているのではありません。生きるということは、心が充実した生き方を望むことです。幸せな日々が送れること、それが人の望みです。

もし医者の傲慢によって手術を受けさせられ、その結果として生き延びたとしても、五体が思うように機能せず、或いは痛みや何らかの苦しみに残りの人生の全てが支配されてしまったのでは、その手術は正しいとは言えません。それよりも、手術をせずに安楽の5年なり10年なりを過ごし、短いながらも納得のいく充実した濃厚な人生を生き切った方が遥かに幸せであると言えるのです。

手術は輝ける生の証(あかし)をこの時間軸の上に刻むためのものです。あと1年生きて、この生のけじめをつけるために受けるものです。だからこそ、我々は健全な死を受け入れなくてはなりません。死をいつまでも怖れていてはいけません。死は輝く生の証でもあるのです。何も怖いものではありません。

穏やかにその時は訪れ、あなたを満たして時間軸のうちにその生を刻みつけ生の証とするのです。思いもしない終焉(しゅうえん)があなたの想像もしない満足を与えてくれるでしょう。その為に手術を受けることにしたらいいのです。そうでない手術は拒絶すればいい。そして自分の死は自分の家で迎えたいものです。病院で生を終えるのは余りにも深みがなさすぎる。そこまで執着すべきではないように思われます。

我々はもうこれ以上、死を恐怖することを止めましょう。死を覚悟したその時から、あなたの生は一瞬にして輝き出すに違いありません。それこそが、あなたの輝ける時であり、輝ける死となるのです。

死の病とは、心のことではないでしょうか。人々は心こそを病んでいるのであって、もしかしたらがんに侵されている肉体よりも病んでいるのかもしれません。ほんの少しの勇気を持ちましょう。そして冷静に自分の生と死を見つめましょう。そして、「その時」の決断と勇気を持つのです。最後は素晴らしい名医に運を任せて、内なる心に決着をつけておくことです。その様なあなたには生が輝いて見せるでしょう！

そして一つ、興味深い話をしましょう。それは、最近臨床医や量子物理学者たちの間で、人間世界とは別な異次元の世界、すなわち多元宇宙や並行宇宙や、あの世があるようだ、と語られ始めたことです。あなたが、ガンコな唯物論者でないなら信じてみるに充分価値ある発見が続いているのです。

プランク定数で有名なノーベル物理学賞受賞者のマックス・プランクは、アインシュタインの師でもあり、量子物理学の生みの親ですが、その彼が興味深い講演を行っています。その一部を紹介しましょう。

「皆さま、その生涯を事物に即した学問、すなわち物質の研究に捧げた物理学者として、私は、熱狂的宗教家とみなされる疑いはないと確信しております。それ故、私は私の原子の諸研究に従って、皆さまにこのように申し上げます。

物質はそれ自体では存在しません。すべての物質は、原子粒子を振動させ、原子粒子を万物の最も小さな太陽系（原子構造のこと）にまとめているところの力によってのみ生じ、存続しています。しかし、全宇宙には知的な力も永遠の力も存在しておらず、待望の永久機関を発明することに人類は成功しなかったのです。そのため我々は、この力の背後に、意識的で知的な精神を受け入れなければならないのです。この精神があらゆる物質の根源です。目に見え、しかしながら移ろい行く物質は実在的なもの、真なるもの、現実的なものではありません。というのも、物質は精神なくしてはそもそも存続しないであろうからです。そうではなく、目に見えず不滅の精神が真なるものなのです！

しかしながら、精神もそれ自体では同様に存在することができず、どの精神も実体に属するがゆえに、我々はやむを得ず、諸精神実体を受け入れなければならないのです。しかし、諸精神実体もまた自己自身から存在しうるのではなく、造り出されなければならないがゆえに、私はこの秘密に満ちた創造者を、地球上のすべての文明民族が数千年前に名付けたのと同じように、『神』と呼ぶことに躊躇しなかったのです！　それとともに、物質に携わらなければならない物理学者は、物の領域から精神の領域に入るのです。そして、これをもって我々に課せられた仕事は終わりを告げ、我々は我々の研究を哲学の手に渡さなければならないのです。

より多くの法則が我々に顕わになればなるほど、より多くの力が我々に明らかになればなるほど、万物の背後にあるひとつの力への畏敬の念はますます大きくなります。私はきわめて深く宗教的ですが、しかし、人格神もキリスト教の神も信じておりません。」

要するに、プランクにとって量子の不確定性と波動関数における生滅するゆらぎ性を通し、物質の実在性の否定と、また波束の収縮という素粒子と人間意思の関与性を通して、物理学者の多くが信じて疑わない〝宇宙意志〟の存在について語ったものです。我々凡人にはさっぱり分からない話ですが、アインシュタインも同じ考えでした。それは仏教の刹那滅や諸法無我の哲学と通じています。何とも興味深い内容ではありませんか。

桜の花出版会長　山口春嶽　識

コラム

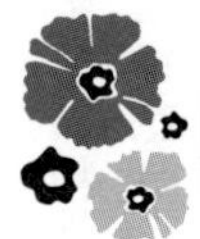

人間の尊厳とは

筋萎縮性側索硬化症難病（ALS）という病気があります。

ALSとは、身体の五感意識は正常のまま、ゆっくりと全身の筋肉が衰えていく病気です（酷似したものに脊髄小脳変性症〔SCD〕や筋ジストロフィーがあります）。

ALSの研究と患者を支援する目的でアメリカで始まった『アイス・バケツ・チャレンジ』（バケツに入った氷水を頭からかぶって募金を呼び掛けるもの）は、SNSで拡散し社会現象にもなりましたので、ご記憶の方もいらっしゃるでしょう。

ALSは、現在も有効な治療法がありません。一度この病気にかかると症状が軽くなるということはなく、やがて自発呼吸すら困難になるため、患者は、いずれ究極の選択を迫られることになります。

現行法上「気管切開して呼吸器をつければ延命できる。しかし、一度つけた呼吸器は自分の意思に反していても中止することはできない」からです。先進国では、自らが「自然な形で死にたい」という自由が法的にきちんと認められていますが、日本ではまだ法整備が進んでいないため、人工呼吸器を外す行為が犯罪に問われかねないという病院側の危惧があるためです。患者本人が希望しても、誰かの手によって外してもらわざるを得ないので、殺人幇助となりかねないわけです。このため、長期にわたる家族の介護負担を考え、人工呼吸器を付けない選択をする患者も少なくないという重い現実があります。

法律で、尊厳死が認められ、延命治療を中止しても罪に問われないということが決まらない限り、この問題は解決しません。これは、ALS患者だけでなく終末期のすべての患者に言えることでもあります。早急な現行法の改善が求められています。皆様のご理解とご協力をお願いします。

(都道府県別)

全国病院参考情報

がん診療連携拠点病院等

◆がん診療連携拠点病院等とは◆

全国どこでも質の高いがん医療を提供することができるよう、全国にがん診療連携拠点病院を456箇所［都道府県がん診療連携拠点病院51箇所（うち、2箇所が特例型）、地域がん診療連携拠点病院357箇所（うち、24箇所が特例型）、特定領域がん診療連携拠点病院1箇所、地域がん診療病院47箇所（うち、6箇所が特例型）］指定しています（令和5年4月1日現在）。

小児・AYA世代の患者についても、全人的な質の高いがん医療及び支援を受けることができるよう、全国に小児がん拠点病院を15箇所、小児がん中央機関を2箇所指定しています（令和5年4月1日現在）。

さらに、ゲノム医療を必要とするがん患者が、全国どこにいても、がんゲノム医療を受けられる体制を構築するため、全国にがんゲノム医療中核拠点病院を13箇所、がんゲノム医療拠点病院を32箇所指定し、がんゲノム医療連携病院を203箇所公表しています（令和5年7月1日現在）。

これらの医療機関においては、専門的ながん医療の提供、がん診療の地域連携協力体制の構築、がん患者・家族に対する相談支援及び情報提供等を行っています。

出典：厚生労働省ホームページ https://www.mhlw.go.jp/stf/seisakunitsuite/bunya/kenkou_iryou/kenkou/gan/gan_byoin.html ／国立がん研究センターがん情報サービス https://hospdb.ganjoho.jp/kyoten/kyotenlist

	病院の種類 医療機関名	所在地 支援センターの電話番号
北海道	地域がん診療連携拠点病院／がんゲノム医療連携病院 **市立札幌病院**	札幌市中央区北 11 条西 13-1-1 011-726-8101
	地域がん診療連携拠点病院／地域の小児がん診療を行う連携病院／がんゲノム医療拠点病院 **札幌医科大学附属病院**	札幌市中央区南 1 条西 16-291 011-611-2111
	地域がん診療連携拠点病院／がんゲノム医療連携病院 **札幌厚生病院**	北海道札幌市中央区北 3 条東 8-5 011-261-5331
	地域がん診療連携拠点病院／小児がん拠点病院／がんゲノム医療中核拠点病院 **北海道大学病院**	北海道札幌市北区北 14 条西 5 011-706-7040
	都道府県がん診療連携拠点病院／特定のがん種等についての診療を行う連携病院／がんゲノム医療連携病院 **北海道がんセンター**	札幌市白石区菊水 4 条 2-3-54 011-811-9118
	地域がん診療連携拠点病院／がんゲノム医療連携病院 **恵佑会札幌病院**	札幌市白石区本通 9 丁目南 1-1 011-863-2106
	地域がん診療連携拠点病院／がんゲノム医療連携病院 **KKR 札幌医療センター**	札幌市豊平区平岸 1 条 6-3-40 011-822-1811
	地域がん診療連携拠点病院／がんゲノム医療連携病院 **手稲渓仁会病院**	札幌市手稲区前田 1 条 12-1-40 011-681-8111
	地域がん診療連携拠点病院／小児がん患者等の長期の診療体制の強化のための連携病院 **市立函館病院**	北海道函館市港町 1-10-1 0138-43-2000
	地域がん診療連携拠点病院／がんゲノム医療連携病院 **函館五稜郭病院**	北海道函館市五稜郭町 38-3 0138-51-2295
	地域がん診療連携拠点病院 **小樽市立病院**	北海道小樽市若松 1-1-1 0134-25-1211
	地域がん診療連携拠点病院 **旭川厚生病院**	北海道旭川市 1 条通 24-111-3 0166-33-7171
	地域がん診療連携拠点病院／地域の小児がん診療を行う連携病院／がんゲノム医療連携病院 **旭川医科大学病院**	北海道旭川市緑が丘東 2 条 1-1-1 0166-69-3231
	地域がん診療連携拠点病院 **市立旭川病院**	北海道旭川市金星町 1-1-65 0166-24-3181

	病院の種類 医療機関名	所在地 支援センターの電話番号
北海道	地域がん診療連携拠点病院／小児がん患者等の長期の診療体制の強化のための連携病院 **日鋼記念病院**	北海道室蘭市新富町 1-5-13 0143-24-2555
	地域がん診療連携拠点病院／小児がん患者等の長期の診療体制の強化のための連携病院 **市立釧路総合病院**	北海道釧路市春湖台 1-12 0154-41-6121
	地域がん診療連携拠点病院 **釧路労災病院**	北海道釧路市中園町 13-23 0154-22-7191
	地域がん診療連携拠点病院 (特例型) ／小児がん患者等の長期の診療体制の強化のための連携病院 **帯広厚生病院**	北海道帯広市西 14 条南 10-1 0155-65-0101
	地域がん診療連携拠点病院／小児がん患者等の長期の診療体制の強化のための連携病院 **北見赤十字病院**	北海道北見市北 6 条東 2-1 0157-24-3115
	地域がん診療病院 **北海道中央労災病院**	北海道岩見沢市 4 条東 16-5 0126-22-1300
	地域がん診療連携拠点病院 (特例型) **王子総合病院**	北海道苫小牧市若草町 3-4-8 0144-32-8111
	地域がん診療連携拠点病院 **砂川市立病院**	北海道砂川市西 4 条北 3-1-1 0125-54-2131
青森	都道府県がん診療連携拠点病院／小児がん患者等の長期の診療体制の強化のための連携病院／がんゲノム医療連携病院 **青森県立中央病院**	青森県青森市東造道 2-1-1 017-726-8435
	地域がん診療連携拠点病院／地域の小児がん診療を行う連携病院／小児がん患者等の長期の診療体制の強化のための連携病院／がんゲノム医療拠点病院 **弘前大学医学部附属病院**	青森県弘前市本町 53 0172-39-5174
	地域がん診療連携拠点病院 **八戸市立市民病院**	青森県八戸市田向 3-1-1 0178-72-5148
	地域がん診療病院 **十和田市立中央病院**	青森県十和田市西十二番町 14-8 0176-23-5121
	地域がん診療病院 **むつ総合病院**	青森県むつ市小川町 1-2-8 0175-22-2111

	病院の種類 医療機関名	所在地 支援センターの電話番号
岩手	都道府県がん診療連携拠点病院／地域の小児がん診療を行う連携病院／小児がん患者等の長期の診療体制の強化のための連携病院／がんゲノム医療連携病院 **岩手医科大学附属病院**	岩手県紫波郡矢巾町医大通 2-1-1 019-611-8073
	地域がん診療連携拠点病院 **岩手県立中央病院**	岩手県盛岡市上田 1-4-1 019-653-1151
	地域がん診療連携拠点病院 (特例型) **岩手県立宮古病院**	岩手県宮古市崎鍬ヶ崎 1-11-26 0193-62-4011
	地域がん診療連携拠点病院 (特例型) **岩手県立大船渡病院**	大船渡市大船渡町字山馬越 10-1 0192-26-1111
	地域がん診療連携拠点病院 (特例型) ／小児がん患者等の長期の診療体制の強化のための連携病院 **岩手県立中部病院**	岩手県北上市村崎野 17-10 0197-71-1511
	地域がん診療連携拠点病院 (特例型) **岩手県立久慈病院**	岩手県久慈市旭町 10-1 0194-53-6131
	地域がん診療連携拠点病院 **岩手県立磐井病院**	岩手県一関市狐禅寺字大平 17 0191-23-3452
	地域がん診療連携拠点病院 (特例型) **岩手県立釜石病院**	釜石市甲子町第 10 地割 483-6 0193-25-2011
	地域がん診療連携拠点病院 (特例型) **岩手県立二戸病院**	岩手県二戸市堀野字大川原毛 38-2 0195-23-2191
	地域がん診療連携拠点病院 (特例型) **岩手県立胆沢病院**	岩手県奥州市水沢区字龍ケ馬場 61 0197-24-4121
宮城	地域がん診療連携拠点病院 **東北労災病院**	宮城県仙台市青葉区台原 4-3-21 022-275-1111
	都道府県がん診療連携拠点病院／小児がん拠点病院／がんゲノム医療中核拠点病院 **東北大学病院**	宮城県仙台市青葉区星陵町 1-1 022-717-7115
	地域がん診療連携拠点病院 **仙台医療センター**	仙台市宮城野区宮城野 2-11-12 022-293-1118
	地域がん診療連携拠点病院 **東北医科薬科大学病院**	宮城県仙台市宮城野区福室 1-12-1 022-259-1221

	病院の種類 医療機関名	所在地 支援センターの電話番号
宮城	地域がん診療連携拠点病院 **石巻赤十字病院**	宮城県石巻市蛇田字西道下 71 0225-21-7220
	都道府県がん診療連携拠点病院／がんゲノム医療連携病院 **宮城県立がんセンター**	名取市愛島塩手字野田山 47-1 022-384-3151
	地域がん診療連携拠点病院 **大崎市民病院**	宮城県大崎市古川穂波 3-8-1 0229-23-3311
	地域がん診療病院 **みやぎ県南中核病院**	宮城県柴田郡大河原町字西 38-1 0224-51-5500
秋田	都道府県がん診療連携拠点病院／地域の小児がん診療を行う連携病院／小児がん患者等の長期の診療体制の強化のための連携病院／がんゲノム医療連携病院 **秋田大学医学部附属病院**	秋田県秋田市広面字蓮沼 44-2 018-884-6283
	地域がん診療連携拠点病院 **秋田赤十字病院**	秋田市上北手猿田字苗代沢 222-1 018-829-5000
	地域がん診療連携拠点病院 (特例型) **秋田厚生医療センター**	秋田県秋田市飯島西袋 1-1-1 018-880-3000
	地域がん診療病院 **能代厚生医療センター**	秋田県能代市落合字上前田地内 0185-52-3111
	地域がん診療病院 (特例型) **平鹿総合病院**	秋田県横手市前郷字八ツ口 3-1 0182-32-5121
	地域がん診療病院 **大館市立総合病院**	秋田県大館市豊町 3-1 0186-42-5370
	地域がん診療病院 **雄勝中央病院**	秋田県湯沢市山田字勇ヶ岡 25 0183-73-5000
	地域がん診療病院 (特例型) **由利組合総合病院**	秋田県由利本荘市川口字家後 38 0184-27-1200
	地域がん診療病院 **大曲厚生医療センター**	秋田県大仙市大曲通町 8-65 0187-63-2111
	地域がん診療病院 **北秋田市民病院**	北秋田市下杉字上清水沢 16-29 0186-62-7001
山形	都道府県がん診療連携拠点病院 (特例型) ／がんゲノム医療連携病院 **山形県立中央病院**	山形県山形市大字青柳 1800 023-685-2757

	病院の種類 医療機関名	所在地 支援センターの電話番号
山形	地域がん診療連携拠点病院 **山形市立病院済生館**	山形県山形市七日町 1-3-26 023-625-5555
	地域がん診療連携拠点病院／地域の小児がん診療を行う連携病院／小児がん患者等の長期の診療体制の強化のための連携病院／がんゲノム医療拠点病院 **山形大学医学部附属病院**	山形県山形市飯田西 2-2-2 023-628-5159
	地域がん診療連携拠点病院／がんゲノム医療連携病院 **日本海総合病院**	山形県酒田市あきほ町 30 0234-26-2001
	地域がん診療連携拠点病院 (特例型) **山形県立新庄病院**	山形県新庄市若葉町 12-55 0233-22-5525
	地域がん診療連携拠点病院 **公立置賜総合病院**	東置賜郡川西町大字西大塚 2000 0238-46-5000
福島	都道府県がん診療連携拠点病院／地域の小児がん診療を行う連携病院／特定のがん種等についての診療を行う連携病院／小児がん患者等の長期の診療体制の強化のための連携病院／がんゲノム医療連携病院 **福島県立医科大学附属病院**	福島県福島市光が丘 1 024-547-1088
	地域がん診療連携拠点病院 **竹田綜合病院**	福島県会津若松市山鹿町 3-27 0242-29-9832
	地域がん診療連携拠点病院 **太田西ノ内病院**	福島県郡山市西ノ内 2-5-20 024-925-8833
	地域がん診療連携拠点病院 **総合南東北病院**	福島県郡山市八山田 7-115 024-934-5564
	地域がん診療連携拠点病院 **いわき市医療センター**	いわき市内郷御厩町久世原 16 0246-26-3151
	地域がん診療連携拠点病院 **白河厚生総合病院**	福島県白河市豊地上弥次郎 2-1 0248-22-2211
茨城	地域がん診療連携拠点病院 **日立総合病院・茨城県地域がんセンター**	茨城県日立市城南町 2-1-1 0294-23-1111
	地域がん診療連携拠点病院／がんゲノム医療連携病院 **総合病院土浦協同病院**	茨城県土浦市おおつ野 4-1-1 029-830-3711
	地域がん診療連携拠点病院 **友愛記念病院**	茨城県古河市東牛谷 707 0280-97-3000

	病院の種類 医療機関名	所在地 支援センターの電話番号
茨城	都道府県がん診療連携拠点病院／がんゲノム医療連携病院 **茨城県立中央病院**	茨城県笠間市鯉淵 6528 0296-78-5420
	地域がん診療連携拠点病院 **筑波メディカルセンター病院**	茨城県つくば市天久保 1-3-1 029-858-5377
	地域がん診療連携拠点病院／地域の小児がん診療を行う連携病院／がんゲノム医療連携病院 **筑波大学附属病院**	茨城県つくば市天久保 2-1-1 029-853-7970
	地域がん診療連携拠点病院 **ひたちなか総合病院**	茨城県ひたちなか市石川町 20-1 029-354-6843
	地域がん診療病院 **小山記念病院**	茨城県鹿嶋市厨五丁目 1-2 0299-85-1133
	地域がん診療連携拠点病院 **水戸医療センター**	茨城県東茨城郡茨城町桜の郷 280 029-240-7711
	地域がん診療連携拠点病院 **東京医科大学茨城医療センター**	茨城県稲敷郡阿見町中央 3-20-1 029-887-1161
栃木	都道府県がん診療連携拠点病院／がんゲノム医療連携病院 **栃木県立がんセンター**	栃木県宇都宮市陽南 4-9-13 028-658-6484
	地域がん診療連携拠点病院／がんゲノム医療連携病院 **栃木県済生会宇都宮病院**	栃木県宇都宮市竹林町 911-1 028-626-5500
	地域がん診療連携拠点病院 **足利赤十字病院**	栃木県足利市五十部町 284-1 0284-20-1307
	地域がん診療病院 **上都賀総合病院**	栃木県鹿沼市下田町 1-1033 0289-64-2161
	地域がん診療病院 **芳賀赤十字病院**	栃木県真岡市中郷 271 0285-82-2195
	地域がん診療連携拠点病院 **那須赤十字病院**	栃木県大田原市中田原 1081-4 080-7576-2655
	地域がん診療連携拠点病院／地域の小児がん診療を行う連携病院／がんゲノム医療連携病院 **自治医科大学附属病院**	栃木県下野市薬師寺 3311-1 0285-58-7107
	地域がん診療連携拠点病院／地域の小児がん診療を行う連携病院／がんゲノム医療連携病院 **獨協医科大学病院**	栃木県下都賀郡壬生町北小林 880 0282-86-1111

	病院の種類 医療機関名	所在地 支援センターの電話番号
群馬	都道府県がん診療連携拠点病院／地域の小児がん診療を行う連携病院／がんゲノム医療連携病院 **群馬大学医学部附属病院**	群馬県前橋市昭和町 3-39-15 027-220-7111
	地域がん診療連携拠点病院 **前橋赤十字病院**	群馬県前橋市朝倉町 389-1 027-265-3333
	地域がん診療連携拠点病院 **高崎総合医療センター**	群馬県高崎市高松町 36 027-322-5017
	地域がん診療連携拠点病院 **桐生厚生総合病院**	群馬県桐生市織姫町 6-3 0277-44-7165
	地域がん診療連携拠点病院 **伊勢崎市民病院**	群馬県伊勢崎市連取本町 12-1 0270-25-5022
	地域がん診療連携拠点病院／がんゲノム医療連携病院 **群馬県立がんセンター**	群馬県太田市高林西町 617-1 0276-38-0771
	地域がん診療連携拠点病院 **渋川医療センター**	群馬県渋川市白井 383 0289-24-9229
	地域がん診療連携拠点病院 (特例型) **公立藤岡総合病院**	群馬県藤岡市中栗須 813-1 0274-22-3311
	地域がん診療連携拠点病院 **公立富岡総合病院**	群馬県富岡市富岡 2073-1 0274-63-2111
埼玉	地域がん診療連携拠点病院 (特例型) ／がんゲノム医療連携病院 **自治医科大学附属さいたま医療センター**	さいたま市大宮区天沼町 1-847 048-648-5184
	地域がん診療連携拠点病院／がんゲノム医療連携病院 **さいたま赤十字病院**	さいたま市中央区新都心 1-5 048-852-2861
	地域がん診療連携拠点病院／地域の小児がん診療を行う連携病院 **さいたま市立病院**	埼玉県さいたま市緑区三室 ２４６０番地 048-873-4111
	地域がん診療連携拠点病院／がんゲノム医療連携病院 **埼玉医科大学総合医療センター**	埼玉県川越市鴨田 1981 049-228-3871
	地域がん診療連携拠点病院 **川口市立医療センター**	埼玉県川口市大字西新井宿 180 048-287-2525
	地域がん診療連携拠点病院 **済生会川口総合病院**	埼玉県川口市西川口 5-11-5 048-253-8941

	病院の種類 医療機関名	所在地 支援センターの電話番号
埼玉	地域がん診療連携拠点病院 **春日部市立医療センター**	埼玉県春日部市中央 6-7-1 **048-735-1261**
	地域がん診療連携拠点病院 (特例型) **深谷赤十字病院**	埼玉県深谷市上柴町西 5-8-1 **048-571-1511**
	地域がん診療連携拠点病院 **医療法人社団愛友会上尾中央総合病院**	埼玉県上尾市柏座 1-10-10 **048-773-1111**
	地域がん診療連携拠点病院／がんゲノム医療連携病院 **獨協医科大学埼玉医療センター**	埼玉県越谷市南越谷 2-1-50 **048-965-1111**
	地域がん診療連携拠点病院 **戸田中央総合病院**	埼玉県戸田市本町 1-19-3 **048-442-1111**
	地域がん診療連携拠点病院 **埼玉病院**	埼玉県和光市諏訪 2-1 **048-462-1101**
	地域がん診療連携拠点病院／地域の小児がん診療を行う連携病院／がんゲノム医療拠点病院 **埼玉医科大学国際医療センター**	埼玉県日高市山根 1397-1 **042-984-4329**
	都道府県がん診療連携拠点病院／がんゲノム医療拠点病院 **埼玉県立がんセンター**	北足立郡伊奈町大字小室 780 **048-722-1111**
千葉	国立がん研究センター／がんゲノム医療中核拠点病院 **国立がん研究センター東病院**	千葉県柏市柏の葉 6-5-1 **04-7134-6932**
	都道府県がん診療連携拠点病院／特定のがん種等についての診療を行う連携病院／がんゲノム医療拠点病院 **千葉県がんセンター**	千葉市中央区仁戸名町 666-2 **043-264-6801**
	地域がん診療連携拠点病院 **千葉医療センター**	千葉県千葉市中央区椿森 4-1-2 **043-251-5320**
	地域がん診療連携拠点病院／地域の小児がん診療を行う連携病院／がんゲノム医療連携病院 **千葉大学医学部附属病院**	千葉県千葉市中央区亥鼻 1-8-1 **043-226-2698**
	地域がん診療連携拠点病院 **東京歯科大学市川総合病院**	千葉県市川市菅野 5-11-13 **047-322-0151**
	地域がん診療連携拠点病院／がんゲノム医療連携病院 **船橋市立医療センター**	千葉県船橋市金杉 1-21-1 **047-438-3321**
	地域がん診療連携拠点病院／がんゲノム医療連携病院 **君津中央病院**	千葉県木更津市桜井 1010 **0438-36-1071**

	病院の種類 医療機関名	所在地 支援センターの電話番号
千葉	地域がん診療連携拠点病院 **松戸市立総合医療センター**	千葉県松戸市千駄堀 993-1 047-712-2511
	地域がん診療連携拠点病院／地域の小児がん診療を行う連携病院 **成田赤十字病院**	千葉県成田市飯田町 90-1 0476-22-2311
	地域がん診療連携拠点病院／ゲノム医療連携病院 **旭中央病院**	千葉県旭市イ -1326 0479-63-8111
	地域がん診療連携拠点病院 **東京慈恵会医科大学附属柏病院**	千葉県柏市柏下 163-1 04-7167-9739
	地域がん診療連携拠点病院 **千葉労災病院**	千葉県市原市辰巳台東 2-16 0436-74-1111
	地域がん診療連携拠点病院／がんゲノム医療連携病院 **亀田総合病院**	千葉県鴨川市東町 929 04-7092-2211
	地域がん診療連携拠点病院／がんゲノム医療連携病院 **順天堂大学医学部附属浦安病院**	千葉県浦安市富岡 2-1-1 047-382-1341
	地域がん診療連携拠点病院／地域の小児がん診療を行う連携病院 **日本医科大学千葉北総病院**	千葉県印西市鎌苅 1715 0476-99-2057
	地域がん診療病院 **さんむ医療センター**	千葉県山武市成東 167 0475-82-2521
東京	国立がん研究センター／がんゲノム医療中核拠点病院 **国立がん研究センター中央病院**	東京都中央区築地 5-1-1 03-3547-5293
	地域がん診療連携拠点病院／地域の小児がん診療を行う連携病院／がんゲノム医療連携病院 **聖路加国際病院**	東京都中央区明石町 9-1 03-5550-7098
	地域がん診療連携拠点病院／がんゲノム医療連携病院 **虎の門病院**	東京都港区虎ノ門 2-2-2 03-3588-1171
	地域がん診療連携拠点病院／地域の小児がん診療を行う連携病院／がんゲノム医療連携病院 **東京慈恵会医科大学附属病院**	東京都港区西新橋 3-19-18 03-5400-1232
	地域がん診療連携拠点病院／地域の小児がん診療を行う連携病院／がんゲノム医療中核拠点病院 **慶應義塾大学病院**	東京都新宿区信濃町 35 03-5363-3285

	病院の種類 医療機関名	所在地 支援センターの電話番号
東京	地域がん診療連携拠点病院／がんゲノム医療連携病院 **東京医科大学病院**	東京都新宿区西新宿 6-7-1 03-3342-61111
	地域がん診療連携拠点病院／地域の小児がん診療を行う連携病院／がんゲノム医療連携病院 **国立国際医療研究センター病院**	東京都新宿区戸山 1-21-1 03-3202-7181
	都道府県がん診療連携拠点病院／がんゲノム医療連携病院 **東京都立駒込病院**	東京都文京区本駒込 3-18-22 03-6311-6891
	地域がん診療連携拠点病院／地域の小児がん診療を行う連携病院／がんゲノム医療中核拠点病院 **東京大学医学部附属病院**	東京都文京区本郷 7-3-1 03-5800-9061
	地域がん診療連携拠点病院／地域の小児がん診療を行う連携病院／がんゲノム医療連携病院 **日本医科大学付属病院**	東京都文京区千駄木 1-1-5 03-3822-2131
	地域がん診療連携拠点病院／地域の小児がん診療を行う連携病院／がんゲノム医療連携病院 **順天堂大学医学部附属 順天堂医院**	東京都文京区本郷 3-1-3 03-3813-3111 ／ 03-5802-8196
	地域がん診療連携拠点病院／地域の小児がん診療を行う連携病院／がんゲノム医療拠点病院 **東京医科歯科大学病院**	東京都文京区湯島 1-5-45 03-5803-4008
	地域がん診療連携拠点病院／がんゲノム医療連携病院 **東京都立墨東病院**	東京都墨田区江東橋 4-23-15 03-4461-6272
	都道府県がん診療連携拠点病院／がんゲノム医療中核拠点病院 **がん研有明病院**	東京都江東区有明 3-8-31 03-3570-0419
	地域がん診療連携拠点病院／がんゲノム医療連携病院 **NTT 東日本関東病院**	東京都品川区東五反田 5-9-22 03-3448-6280
	地域がん診療連携拠点病院／がんゲノム医療連携病院 **昭和大学病院**	東京都品川区旗の台 1-5-8 03-3784-8775
	地域がん診療連携拠点病院／がんゲノム医療連携病院 **東京医療センター**	東京都目黒区東が丘 2-5-1 03-3411-0111
	地域がん診療連携拠点病院／地域の小児がん診療を行う連携病院／がんゲノム医療連携病院 **東邦大学医療センター大森病院**	東京都大田区大森西 6-11-1 03-3762-4151
	地域がん診療連携拠点病院／がんゲノム医療連携病院 **日本赤十字社医療センター**	東京都渋谷区広尾 4-1-22 03-3400-1311

	病院の種類 医療機関名	所在地 支援センターの電話番号
東京	地域がん診療病院がんゲノム医療連携病院 **東京女子医科大学附属足立医療センター**	東京都荒川区西尾久 2-1-10 03-3810-1111
	地域がん診療連携拠点病院／地域の小児がん診療を行う連携病院／がんゲノム医療連携病院 **日本大学医学部附属板橋病院**	東京都板橋区大谷口上町 30-1 03-3972-0011
	地域がん診療連携拠点病院／地域の小児がん診療を行う連携病院／がんゲノム医療連携病院 **帝京大学医学部附属病院**	東京都板橋区加賀 2-11-1 03-3964-3956(9:00-16:00)
	地域がん診療連携拠点病院／がんゲノム医療連携病院 **東京医科大学八王子医療センター**	東京都八王子市館町 1163 042-665-5611
	地域がん診療連携拠点病院 **東海大学医学部付属八王子病院**	東京都八王子市石川町 1838 042-639-1111
	地域がん診療連携拠点病院 **災害医療センター**	東京都立川市緑町 3256 042-526-5613
	地域がん診療連携拠点病院／がんゲノム医療連携病院 **武蔵野赤十字病院**	東京都武蔵野市境南町 1-26-1 0422-32-3111
	地域がん診療連携拠点病院／地域の小児がん診療を行う連携病院／がんゲノム医療連携病院 **杏林大学医学部付属病院**	東京都三鷹市新川 6-20-2 0422-47-5511
	地域がん診療連携拠点病院 **青梅市立総合病院**	東京都青梅市東青梅 4-16-5 0428-22-3191
	地域がん診療連携拠点病院／小児がん患者等の長期の診療体制の強化のための連携病院／がんゲノム医療連携病院 **東京都立多摩総合医療センター**	東京都府中市武蔵台 2-8-29 042-323-5263
	地域がん診療連携拠点病院 **公立昭和病院**	東京都小平市花小金井 8-1-1 042-461-0052
神奈川	地域がん診療連携拠点病院 **済生会横浜市東部病院**	神奈川県横浜市鶴見区下末吉 3-6-1 045-576-3000
	地域がん診療連携拠点病院／がんゲノム医療連携病院 **横浜市立みなと赤十字病院**	神奈川県横浜市中区新山下 3-12-1 045-628-6317
	地域がん診療連携拠点病院／がんゲノム医療連携病院 **横浜市立大学附属市民総合医療センター**	神奈川県横浜市南区浦舟町 4-57 045-261-5656

	病院の種類 医療機関名	所在地 支援センターの電話番号
神奈川	地域がん診療連携拠点病院／がんゲノム医療連携病院 **横浜市立市民病院**	横浜市神奈川区三ツ沢西町 1-1 045-316-4580
	地域がん診療連携拠点病院／地域の小児がん診療を行う連携病院／がんゲノム医療拠点病院 **横浜市立大学附属病院**	神奈川県横浜市金沢区福浦 3-9 045-787-2800
	地域がん診療連携拠点病院／がんゲノム医療連携病院 **横浜労災病院**	神奈川県横浜市港北区小机町 3211 045-474-8111
	都道府県がん診療連携拠点病院／がんゲノム医療拠点病院 **神奈川県立がんセンター**	神奈川県横浜市旭区中尾 2-3-2 045-520-2211
	地域がん診療連携拠点病院／がんゲノム医療連携病院 **昭和大学藤が丘病院**	神奈川県横浜市青葉区藤が丘 1-30 045-974-6307
	地域がん診療連携拠点病院／がんゲノム医療連携病院 **昭和大学横浜市北部病院**	横浜市都筑区茅ヶ崎中央 35-1 045-949-7000
	地域がん診療連携拠点病院 **川崎市立川崎病院**	川崎市川崎区新川通 12-1 044-233-5521
	地域がん診療連携拠点病院 **新百合ヶ丘総合病院**	川崎市麻生区古沢字都古 255 044-322-0185
	地域がん診療連携拠点病院 **川崎市立井田病院**	神奈川県川崎市中原区井田 2-27-1 044-751-8280
	地域がん診療連携拠点病院 **関東労災病院**	川崎市中原区木月住吉町 1-1 044-411-3131
	地域がん診療連携拠点病院／地域の小児がん診療を行う連携病院／がんゲノム医療拠点病院 **聖マリアンナ医科大学病院**	神奈川県川崎市宮前区菅生 2-16-1 044-977-8111
	地域がん診療連携拠点病院 **相模原協同病院**	神奈川県相模原市緑区橋本台 4-3-1 042-761-6020
	地域がん診療連携拠点病院／特定のがん種等についての診療を行う連携病院／がんゲノム医療連携病院 **北里大学病院**	神奈川県相模原市南区北里 1-15-1 042-778-8111
	地域がん診療連携拠点病院／がんゲノム医療連携病院 **横須賀共済病院**	神奈川県横須賀市米が浜通 1-16 046-822-2710
	地域がん診療連携拠点病院／がんゲノム医療連携病院 **湘南鎌倉総合病院**	神奈川県鎌倉市岡本 1370-1 0467-46-1717

	病院の種類 医療機関名	所在地 支援センターの電話番号
神奈川	地域がん診療連携拠点病院／がんゲノム医療連携病院 **藤沢市民病院**	神奈川県藤沢市藤沢 2-6-1 **0466-25-3111**
	地域がん診療連携拠点病院 **小田原市立病院**	神奈川県小田原市久野 46 **0465-34-3175**
	地域がん診療連携拠点病院 **大和市立病院**	神奈川県大和市深見西 8-3-6 **046-260-0111**
	地域がん診療連携拠点病院／地域の小児がん診療を行う連携病院／がんゲノム医療拠点病院 **東海大学医学部付属病院**	神奈川県伊勢原市下糟屋 143 **0463-93-3805**
新潟	都道府県がん診療連携拠点病院／地域の小児がん診療を行う連携病院／がんゲノム医療連携病院 **新潟県立がんセンター新潟病院**	新潟県新潟市中央川岸町 2-15-3 **025-266-5161**
	地域がん診療連携拠点病院／がんゲノム医療連携病院 **新潟市民病院**	新潟県新潟市中央区鐘木 463-7 **025-281-5151**
	地域がん診療連携拠点病院／地域の小児がん診療を行う連携病院／がんゲノム医療拠点病院 **新潟大学医歯学総合病院**	新潟県新潟市中央区旭町通 1-754 **025-227-0891**
	地域がん診療連携拠点病院 **長岡中央綜合病院**	新潟県長岡市川崎町 2041 **0258-35-3700**
	地域がん診療連携拠点病院／がんゲノム医療連携病院 **長岡赤十字病院**	新潟県長岡市千秋 2-297-1 **0258-28-3600**
	地域がん診療連携拠点病院 **新潟県立新発田病院**	新潟県新発田市本町 1-2-8 **0254-22-3121**
	地域がん診療連携拠点病院 **新潟県立中央病院**	新潟県上越市新南町 205 **025-522-7711**
	地域がん診療病院 **佐渡総合病院**	新潟県佐渡市千種 161 **0259-63-6344**
	地域がん診療連携拠点病院 **魚沼基幹病院**	新潟県南魚沼市浦佐 4132 **025-788-0196**
富山	都道府県がん診療連携拠点病院／がんゲノム医療連携病院 **富山県立中央病院**	富山県富山市西長江 2-2-78 **076-424-1531**

	病院の種類 医療機関名	所在地 支援センターの電話番号
富山	地域がん診療連携拠点病院／地域の小児がん診療を行う連携病院／小児がん患者等の長期の診療体制の強化のための連携病院／がんゲノム医療拠点病院 **富山大学附属病院**	富山県富山市杉谷 2630 076-434-7725
	地域がん診療連携拠点病院 **厚生連高岡病院**	富山県高岡市永楽町 5-10 0766-21-3930
	地域がん診療連携拠点病院 (特例型) **黒部市民病院**	富山県黒部市三日市 1108-1 0765-54-2211
	地域がん診療連携拠点病院 **市立砺波総合病院**	富山県砺波市新富町 1-61 0763-32-3320
石川	都道府県がん診療連携拠点病院／地域の小児がん診療を行う連携病院／小児がん患者等の長期の診療体制の強化のための連携病院／がんゲノム医療拠点病院 **金沢大学附属病院**	石川県金沢市宝町 13-1 076-265-2040
	地域がん診療連携拠点病院 **金沢医療センター**	石川県金沢市下石引町 1-1 076-203-4581
	地域がん診療連携拠点病院／がんゲノム医療連携病院 **石川県立中央病院**	石川県金沢市鞍月東 2-1 076-237-8211
	地域がん診療連携拠点病院 (特例型) **小松市民病院**	石川県小松市向本折町ホ 60 0761-22-7111
	地域がん診療連携拠点病院／地域の小児がん診療を行う連携病院／がんゲノム医療連携病院 **金沢医科大学病院**	石川県河北郡内灘町大学 1-1 076-286-3511
福井	都道府県がん診療連携拠点病院／特定のがん種等についての診療を行う連携病院／がんゲノム医療連携病院 **福井県立病院**	福井県福井市四ツ井 2-8-1 0776-54-5151
	地域がん診療連携拠点病院 **福井県済生会病院**	福井県福井市和田中町舟橋 7-1 0776-28-1212
	地域がん診療連携拠点病院／小児がん患者等の長期の診療体制の強化のための連携病院／がんゲノム医療連携病院 **福井赤十字病院**	福井県福井市月見 2-4-1 0776-36-3673
	地域がん診療連携拠点病院／地域の小児がん診療を行う連携病院／がんゲノム医療連携病院 **福井大学医学部附属病院**	吉田郡永平寺町松岡下合月第 23-3 0776-61-3111

	病院の種類 医療機関名	所在地 支援センターの電話番号
福井	地域がん診療連携拠点病院 **市立敦賀病院**	福井県敦賀市三島町 1-6-60 **0770-22-3611**
山梨	都道府県がん診療連携拠点病院／がんゲノム医療拠点病院 **山梨県立中央病院**	山梨県甲府市富士見 1-1-1 **055-254-7851**
	地域がん診療病院 **富士吉田市立病院**	山梨県富士吉田市上吉田東 7-11-1 **0555-22-4111**
	地域がん診療病院 **山梨厚生病院**	山梨県山梨市落合 860 **0553-23-1311**
	地域がん診療連携拠点病院／地域の小児がん診療を行う連携病院／がんゲノム医療連携病院 **山梨大学医学部附属病院**	山梨県中央市下河東 1110 **055-273-8093**
長野	地域がん診療連携拠点病院／がんゲノム医療連携病院 **長野赤十字病院**	長野県長野市若里 5-22-1 **026-217-0558**
	地域がん診療連携拠点病院／がんゲノム医療連携病院 **長野市民病院**	長野県長野市大字富竹 1333-1 **026-295-1292**
	都道府県がん診療連携拠点病院／地域の小児がん診療を行う連携病院／がんゲノム医療拠点病院 **信州大学医学部附属病院**	長野県松本市旭 3-1-1 **0263-34-3045**
	地域がん診療連携拠点病院／特定のがん種等についての診療を行う連携病院／がんゲノム医療連携病院 **相澤病院**	長野県松本市本庄 2-5-1 **0263-33-8600**
	地域がん診療病院 **信州上田医療センター**	長野県上田市緑が丘 1-27-21 **0268-22-1895**
	地域がん診療連携拠点病院 **飯田市立病院**	長野県飯田市八幡町 438 **0265-21-1255**
	地域がん診療連携拠点病院／がんゲノム医療連携病院 **諏訪赤十字病院**	長野県諏訪市湖岸通り 5-11-50 **0266-57-7502**
	地域がん診療連携拠点病院／がんゲノム医療連携病院 **伊那中央病院**	長野県伊那市小四郎久保 1313-1 **0265-96-0562**
	地域がん診療病院 **北信総合病院**	長野県中野市西 1-5-63 **0269-23-2005**
	地域がん診療連携拠点病院／がんゲノム医療連携病院 **佐久医療センター**	長野県佐久市中込 3400-28 **0267-88-7184**

	病院の種類 医療機関名	所在地 支援センターの電話番号
長野	地域がん診療病院(特例型) **長野県立木曽病院**	長野県木曽郡木曽町福島 6613-4 0264-22-2703
	地域がん診療病院 **北アルプス医療センターあづみ病院**	北安曇郡池田町大字池田 3207-1 0261-62-3166
岐阜	地域がん診療連携拠点病院／がんゲノム医療連携病院 **岐阜県総合医療センター**	岐阜県岐阜市野一色 4-6-1 058-246-1111
	地域がん診療連携拠点病院／地域の小児がん診療を行う連携病院／小児がん患者等の長期の診療体制の強化のための連携病院／がんゲノム医療連携病院 **岐阜市民病院**	岐阜県岐阜市鹿島町 7-1 058-251-1101
	都道府県がん診療連携拠点病院／地域の小児がん診療を行う連携病院／小児がん患者等の長期の診療体制の強化のための連携病院／がんゲノム医療連携病院 **岐阜大学医学部附属病院**	岐阜県岐阜市柳戸 1-1 058-230-7049
	地域がん診療連携拠点病院／がんゲノム医療連携病院 **大垣市民病院**	岐阜県大垣市南頬町 4-86 0584-81-3341
	地域がん診療連携拠点病院 **高山赤十字病院**	岐阜県高山市天満町 3-11 0577-32-1111
	地域がん診療連携拠点病院／がんゲノム医療連携病院 **岐阜県立多治見病院**	岐阜県多治見市前畑町 5-161 0572-22-5311
	地域がん診療連携拠点病院／がんゲノム医療連携病院 **中濃厚生病院**	岐阜県関市若草通 5-1 0575-22-2211
	地域がん診療連携拠点病院／がんゲノム医療連携病院 **中部国際医療センター**	美濃加茂市古井町下古井 590 0574-25-2181
静岡	地域がん診療連携拠点病院／がんゲノム医療連携病院 **静岡県立総合病院**	静岡県静岡市葵区北安東 4-27-1 054-247-6111
	地域がん診療連携拠点病院 **静岡市立静岡病院**	静岡県静岡市葵区追手町 10-93 054-253-3125
	地域がん診療連携拠点病院／地域の小児がん診療を行う連携病院／がんゲノム医療連携病院 **聖隷浜松病院**	静岡県浜松市中区住吉 2-12-12 053-474-2666
	地域がん診療連携拠点病院／がんゲノム医療連携病院 **浜松医療センター**	静岡県浜松市中区富塚町 328 053-453-7111

	病院の種類 医療機関名	所在地 支援センターの電話番号
静岡	地域がん診療連携拠点病院／地域の小児がん診療を行う連携病院／小児がん患者等の長期の診療体制の強化のための連携病院／がんゲノム医療連携病院 **浜松医科大学医学部附属病院**	静岡県浜松市東区半田山 1-20-1 053-435-2146
	地域がん診療連携拠点病院／がんゲノム医療連携病院 **聖隷三方原病院**	静岡県浜松市北区三方原町 3453 053-439-9047
	地域がん診療病院 **国際医療福祉大学熱海病院**	静岡県熱海市東海岸町 13-1 0557-81-7551
	地域がん診療連携拠点病院 **富士市立中央病院**	静岡県富士市高島町 50 0545-52-1131
	地域がん診療連携拠点病院 **中東遠総合医療センター**	静岡県掛川市菖蒲ヶ池 1-1 0537-28-8159
	地域がん診療連携拠点病院／がんゲノム医療連携病院 **磐田市立総合病院**	静岡県磐田市大久保 512-3 0538-38-5286
	地域がん診療連携拠点病院／がんゲノム医療連携病院 **藤枝市立総合病院**	静岡県藤枝市駿河台 4-1-11 054-646-1111
	地域がん診療連携拠点病院 **順天堂大学医学部附属静岡病院**	静岡県伊豆の国市長岡 1129 0120-78-9914
	都道府県がん診療連携拠点病院／地域の小児がん診療を行う連携病院／特定のがん種等についての診療を行う連携病院／小児がん患者等の長期の診療体制の強化のための連携病院／がんゲノム医療中核拠点病院 **静岡県立静岡がんセンター**	静岡県駿東郡長泉町下長窪 1007 055-989-5710
愛知	地域がん診療連携拠点病院／特定のがん種等についての診療を行う連携病院／がんゲノム医療連携病院 **名古屋市立大学医学附属西部医療センター**	愛知県名古屋市北区平手町 1-1-1 052-991-8121
	都道府県がん診療連携拠点病院／がんゲノム医療拠点病院 **愛知県がんセンター**	愛知県名古屋市千種区鹿子殿 1-1 052-764-9893
	地域がん診療連携拠点病院／地域の小児がん診療を行う連携病院／小児がん患者等の長期の診療体制の強化のための連携病院／がんゲノム医療連携病院 **日本赤十字社愛知医療センター名古屋第一病院**	愛知県名古屋市中村区道下町 3-35 052-481-5111
	地域がん診療連携拠点病院／地域の小児がん診療を行う連携病院／特定のがん種等についての診療を行う連携病院／小児がん患者等の長期の診療体制の強化のための連携病院／がんゲノム医療連携病院 **名古屋医療センター**	愛知県名古屋市中区三の丸 4-1-1 052-951-9011

	病院の種類 医療機関名	所在地 支援センターの電話番号
愛知	地域がん診療連携拠点病院／小児がん拠点病院／がんゲノム医療中核拠点病院 **名古屋大学医学部附属病院**	愛知県名古屋市昭和区鶴舞町 65 052-741-2111
	地域がん診療連携拠点病院／地域の小児がん診療を行う連携病院／がんゲノム医療連携病院 **日本赤十字社愛知医療センター名古屋第二病院**	愛知県名古屋市昭和区妙見町 2-9 052-832-1121
	地域がん診療連携拠点病院／地域の小児がん診療を行う連携病院／がんゲノム医療連携病院 **名古屋市立大学病院**	名古屋市瑞穂区瑞穂町字川澄 1 052-851-5511
	地域がん診療連携拠点病院／がんゲノム医療連携病院 **中京病院**	愛知県名古屋市南区三条 1-1-10 052-691-7151
	地域がん診療連携拠点病院／地域の小児がん診療を行う連携病院／がんゲノム医療連携病院 **豊橋市民病院**	愛知県豊橋市青竹町字八間西 50 0532-33-6111
	地域がん診療連携拠点病院／がんゲノム医療連携病院 **岡崎市民病院**	岡崎市高隆寺町字五所合 3-1 0564-21-8111
	地域がん診療連携拠点病院／がんゲノム医療連携病院 **一宮市立市民病院**	愛知県一宮市文京 2-2-22 0586-71-1911
	地域がん診療連携拠点病院／がんゲノム医療連携病院 **公立陶生病院**	愛知県瀬戸市西追分町 160 070-5038-6270
	地域がん診療連携拠点病院 **半田市立半田病院**	愛知県半田市東洋町 2-29 0569-22-9881
	地域がん診療連携拠点病院／がんゲノム医療連携病院 **豊田厚生病院**	愛知県豊田市浄水町伊保原 500-1 0565-43-5000
	地域がん診療連携拠点病院／地域の小児がん診療を行う連携病院／がんゲノム医療連携病院 **安城更生病院**	愛知県安城市安城町東広畔 28 0566-75-2111
	地域がん診療連携拠点病院／がんゲノム医療連携病院 **小牧市民病院**	愛知県小牧市常普請 1-20 0568-76-4131
	地域がん診療連携拠点病院／地域の小児がん診療を行う連携病院／小児がん患者等の長期の診療体制の強化のための連携病院／がんゲノム医療連携病院 **藤田医科大学病院**	愛知県豊明市沓掛町田楽ヶ窪 1-98 0562-93-2111
	地域がん診療連携拠点病院 **海南病院**	愛知県弥富市前ケ須町南本田 396 0567-65-2511

	病院の種類 医療機関名	所在地 支援センターの電話番号
愛知	地域がん診療連携拠点病院／地域の小児がん診療を行う連携病院／がんゲノム医療連携病院 **愛知医科大病院**	愛知県長久手市岩作雁又 1-1 **0561-62-3311**
三重	都道府県がん診療連携拠点病院／小児がん拠点病院／がんゲノム医療拠点病院 **三重大学医学部附属病院**	三重県津市江戸橋 2-174 **059-232-1111**
	地域がん診療連携拠点病院 **市立四日市病院**	三重県四日市市芝田 2-2-37 **059-354-1111**
	地域がん診療連携拠点病院／がんゲノム医療連携病院 **伊勢赤十字病院**	三重県伊勢市船江 1-471-2 **0596-65-5151**
	地域がん診療連携拠点病院 **松阪中央総合病院**	三重県松阪市川井町字小望 102 **0598-21-5252**
	地域がん診療連携拠点病院 **鈴鹿中央総合病院**	鈴鹿市安塚町字山之花 1275-53 **059-384-2226**
滋賀	地域がん診療連携拠点病院／地域の小児がん診療を行う連携病院 **大津赤十字病院**	滋賀県大津市長等 1-1-35 **077-522-4131**
	地域がん診療連携拠点病院／地域の小児がん診療を行う連携病院／がんゲノム医療拠点病院 **滋賀医科大学医学部附属病院**	滋賀県大津市瀬田月輪町 **077-548-2859**
	地域がん診療連携拠点病院 (特例型) **彦根市立病院**	滋賀県彦根市八坂町 1882 **0749-22-6050**
	地域がん診療連携拠点病院 **市立長浜病院**	滋賀県長浜市大戌亥町 313 **0749-68-2354**
	都道府県がん診療連携拠点病院 (特例型) ／がんゲノム医療連携病院 **滋賀県立総合病院**	滋賀県守山市守山 5-4-30 **077-582-8141**
	地域がん診療連携拠点病院 **公立甲賀病院**	滋賀県甲賀市水口町松尾 1256 **0748-65-1641**
	地域がん診療病院 **高島市民病院**	滋賀県高島市勝野 1667 **0740-36-0220**
京都	地域がん診療連携拠点病院 **京都岡本記念病院**	久世郡久御山町佐山西ノ口 100 **0774-48-5500**

	病院の種類 医療機関名	所在地 支援センターの電話番号
京都	都道府県がん診療連携拠点病院／小児がん拠点病院／がんゲノム医療連携病院 **京都府立医科大学附属病院**	京都市上京区河原町通広小路上ル梶井町 465 075-251-5283
	地域がん診療連携拠点病院／がんゲノム医療連携病院 **京都第二赤十字病院**	京都市上京区釜座通丸太町上る春帯町 355-5 075-212-6122
	都道府県がん診療連携拠点病院／小児がん拠点病院／がんゲノム医療中核拠点病院 **京都大学医学部附属病院**	京都市左京区聖護院川原町 54 075-366-7505
	地域がん診療連携拠点病院／地域の小児がん診療を行う連携病院／がんゲノム医療連携病院 **京都市立病院**	京都市中京区壬生東高田町 1-2 075-311-5311
	地域がん診療連携拠点病院／がんゲノム医療連携病院 **京都第一赤十字病院**	京都府京都市東山区本町 15-749 075-533-1297
	地域がん診療連携拠点病院／がんゲノム医療連携病院 **京都医療センター**	京都市伏見区深草向畑町 1-1 075-641-9161
	地域がん診療連携拠点病院／小児がん患者等の長期の診療体制の強化のための連携病院／がんゲノム医療連携病院 **京都桂病院**	京都府京都市西京区山田平尾町 17 075-391-5811
	地域がん診療連携拠点病院 **市立福知山市民病院**	京都府福知山市厚中町 231 0773-22-2101
	地域がん診療連携拠点病院 **宇治徳洲会病院**	京都府宇治市槇島町石橋 145 0774-25-2014
	地域がん診療病院 **京都中部総合医療センター**	京都府南丹市八木町八木上野 25 0771-42-2510
	地域がん診療病院 **京都山城総合医療センター**	京都府木津川市木津駅前 1-27 0774-72-0235
	地域がん診療連携拠点病院 **京都府立医科大学附属北部医療センター**	京都府与謝郡与謝野町字男山 481 0772-46-2009
大阪	地域がん診療連携拠点病院／小児がん拠点病院／がんゲノム医療連携病院 **大阪市立総合医療センター**	大阪市都島区都島本通 2-13-22 06-6929-3632
	地域がん診療連携拠点病院／地域の小児がん診療を行う連携病院／がんゲノム医療連携病院 **大阪赤十字病院**	大阪市天王寺区筆ヶ崎町 5-30 06-6774-5152

	病院の種類 医療機関名	所在地 支援センターの電話番号
大阪	都道府県がん診療連携拠点病院／がんゲノム医療拠点病院 **大阪国際がんセンター**	大阪市中央区大手前 3-1-69 06-6945-1181
	地域がん診療連携拠点病院／地域の小児がん診療を行う連携病院／がんゲノム医療連携病院 **大阪公立大学医学部附属病院**	大阪府大阪市阿倍野区旭町 1-5-7 06-6645-2725
	地域がん診療連携拠点病院／がんゲノム医療連携病院 **大阪急性期・総合医療センター**	大阪府大阪市住吉区万代東 3-1-56 06-6692-2800
	地域がん診療連携拠点病院／がんゲノム医療連携病院 **大阪医療センター**	大阪市中央区法円坂 2-1-14 06-6942-1331
	地域がん診療連携拠点病院／がんゲノム医療連携病院 **堺市立総合医療センター**	大阪府堺市西区家原寺町 1-1-1 072-272-9900
	地域がん診療連携拠点病院／がんゲノム医療連携病院 **大阪労災病院**	大阪府堺市北区長曽根町 1179-3 072-255-7530
	地域がん診療連携拠点病院／がんゲノム医療連携病院 **市立岸和田市民病院**	大阪府岸和田市額原町 1001 072-445-1000
	地域がん診療連携拠点病院／がんゲノム医療連携病院 **市立豊中病院**	大阪府豊中市柴原町 4-14-1 06-6843-0101
	地域がん診療連携拠点病院／地域の小児がん診療を行う連携病院／がんゲノム医療中核拠点病院 **大阪大学医学部附属病院**	大阪府吹田市山田丘 2-15 06-6879-5320
	地域がん診療連携拠点病院／がんゲノム医療連携病院 **大阪医科薬科大学病院（旧称：大阪医科大学附属病院）**	大阪府高槻市大学町 2-7 072-683-1221
	地域がん診療連携拠点病院／地域の小児がん診療を行う連携病院／がんゲノム医療連携病院 **関西医科大学附属病院**	大阪府枚方市新町 2-3-1 072-804-0101
	地域がん診療連携拠点病院 **八尾市立病院**	大阪府八尾市龍華町 1-3-1 072-922-0881
	地域がん診療連携拠点病院／がんゲノム医療連携病院 **大阪南医療センター**	大阪府河内長野市木戸東町 2-1 07521-53-5761
	地域がん診療連携拠点病院／がんゲノム医療連携病院 **和泉市立総合医療センター**	大阪府和泉市和気町 4-5-1 0725-51-7631

	病院の種類 医療機関名	所在地 支援センターの電話番号
大阪	地域がん診療連携拠点病院／がんゲノム医療連携病院 **市立東大阪医療センター**	大阪府東大阪市西岩田 3-4-5 06-6783-3466
	地域がん診療連携拠点病院／地域の小児がん診療を行う連携病院／がんゲノム医療拠点病院 **近畿大学病院**	大阪府大阪狭山市大野東 377-2 072-366-7096
兵庫	地域がん診療連携拠点病院／地域の小児がん診療を行う連携病院／がんゲノム医療拠点病院 **神戸大学医学部附属病院**	兵庫県神戸市中央区楠町 7-5-2 078-382-5830
	地域がん診療連携拠点病院／がんゲノム医療連携病院 **神戸市立医療センター中央市民病院**	兵庫県神戸市中央区港島南町 2-1-1 078-302-4321
	地域がん診療連携拠点病院／がんゲノム医療連携病院 **社会医療法人神鋼記念会　神鋼記念病院**	兵庫県神戸市中央区脇浜町 1-4-47 078-261-6711
	地域がん診療連携拠点病院／小児がん患者等の長期の診療体制の強化のための連携病院 **神戸市立西神戸医療センター**	兵庫県神戸市西区糀台 5-7-1 078-997-2200
	地域がん診療連携拠点病院 **姫路医療センター**	兵庫県姫路市本町 68 079-225-3211
	地域がん診療連携拠点病院／小児がん患者等の長期の診療体制の強化のための連携病院／がんゲノム医療連携病院 **姫路赤十字病院**	兵庫県姫路市下手野 1-12-1 079-294-2251
	地域がん診療連携拠点病院／がんゲノム医療連携病院 **関西労災病院**	兵庫県尼崎市稲葉荘 3-1-69 06-4869-3390
	地域がん診療連携拠点病院／地域の小児がん診療を行う連携病院 **兵庫県立尼崎総合医療センター**	兵庫県尼崎市東難波町 2-17-77 06-6480-7000
	都道府県がん診療連携拠点病院／特定のがん種等についての診療を行う連携病院／がんゲノム医療拠点病院 **兵庫県立がんセンター**	兵庫県明石市北王子町 13-70 078-929-2967
	地域がん診療連携拠点病院／小児がん患者等の長期の診療体制の強化のための連携病院／がんゲノム医療連携病院 **兵庫医科大学病院**	兵庫県西宮市武庫川町 1-1 0798-45-6762
	地域がん診療連携拠点病院 **兵庫県立淡路医療センター**	兵庫県洲本市塩屋 1-1-137 0799-24-5044
	地域がん診療連携拠点病院 **近畿中央病院**	兵庫県伊丹市車塚 3-1 072-781-3712

	病院の種類 医療機関名	所在地 支援センターの電話番号
兵庫	地域がん診療連携拠点病院 **市立伊丹病院**	兵庫県伊丹市昆陽池 1-100 **072-777-3773**
	地域がん診療連携拠点病院 **公立豊岡病院組合立豊岡病院**	兵庫県豊岡市戸牧 1094 **0796-22-6111**
	地域がん診療連携拠点病院／小児がん患者等の長期の診療体制の強化のための連携病院 **加古川中央市民病院**	兵庫県加古川市加古川町本町 439 **079-451-5500**
	地域がん診療病院 **赤穂市民病院**	兵庫県赤穂市中広 1090 **0971-43-8734**
	地域がん診療連携拠点病院／小児がん患者等の長期の診療体制の強化のための連携病院 **北播磨総合医療センター**	兵庫県小野市市場町 926-250 **0794-88-8800**
	地域がん診療連携拠点病院 (特例型) **兵庫県立丹波医療センター**	兵庫県丹波市氷上町石生 2002-7 **0795-88-5200**
奈良	地域がん診療連携拠点病院／がんゲノム医療連携病院 **奈良県総合医療センター**	奈良県奈良市七条西町 2-897-5 **0742-46-6001**
	地域がん診療連携拠点病院／がんゲノム医療連携病院 **市立奈良病院**	奈良県奈良市東紀寺町 1-50-1 **0742-24-1251**
	地域がん診療連携拠点病院／小児がん患者等の長期の診療体制の強化のための連携病院／がんゲノム医療連携病院 **天理よろづ相談所病院**	奈良県天理市三島町 200 **0743-63-5611**
	都道府県がん診療連携拠点病院／地域の小児がん診療を行う連携病院／がんゲノム医療拠点病院 **奈良県立医科大学附属病院**	奈良県橿原市四条町 840 **0744-22-3051**
	地域がん診療連携拠点病院／小児がん患者等の長期の診療体制の強化のための連携病院／がんゲノム医療連携病院 **近畿大学奈良病院**	奈良県生駒市乙田町 1248-1 **0743-77-0880**
	地域がん診療病院 **南奈良総合医療センター**	奈良県吉野郡大淀町大字福神 8-1 **0747-54-5000**
和歌山	地域がん診療連携拠点病院／地域の小児がん診療を行う連携病院／がんゲノム医療連携病院 **日本赤十字社和歌山医療センター**	和歌山県和歌山市小松原通 4-20 **073-423-6207**
	都道府県がん診療連携拠点病院／地域の小児がん診療を行う連携病院／がんゲノム医療連携病院 **和歌山県立医科大学附属病院**	和歌山県和歌山市紀三井寺 811-1 **073-447-2300**

	病院の種類 医療機関名	所在地 支援センターの電話番号
和歌山	地域がん診療連携拠点病院 **橋本市民病院**	和歌山県橋本市小峰台 2-8-1 0736-34-6116
	地域がん診療連携拠点病院 **紀南病院**	和歌山県田辺市新庄町 46-70 0739-22-5000
	地域がん診療連携拠点病院 **南和歌山医療センター**	和歌山県田辺市たきない町 27-1 0739-26-7050
	地域がん診療連携拠点病院 (特例型) **公立那賀病院**	和歌山県紀の川市打田 1282 0736-78-2340
鳥取	地域がん診療連携拠点病院／がんゲノム医療連携病院 **鳥取県立中央病院**	鳥取県鳥取市江津 730 0857-32-8181
	都道府県がん診療連携拠点病院／地域の小児がん診療を行う連携病院／がんゲノム医療連携病院 **鳥取大学医学部附属病院**	鳥取県米子市西町 36-1 0859-38-6294
	地域がん診療連携拠点病院 **鳥取県立厚生病院**	鳥取県倉吉市東昭和町 150 0858-22-8181
島根	地域がん診療連携拠点病院／がんゲノム医療連携病院 **松江市立病院**	島根県松江市乃白町 32-1 0852-60-8083
	地域がん診療連携拠点病院／がんゲノム医療連携病院 **松江赤十字病院**	島根県松江市母衣町 200 0852-24-2111
	地域がん診療連携拠点病院 **浜田医療センター**	島根県浜田市浅井町 777-12 0855-28-7096
	都道府県がん診療連携拠点病院／地域の小児がん診療を行う連携病院／がんゲノム医療連携病院 **島根大学医学部附属病院**	島根県出雲市塩冶町 89-1 0853-20-2518/2545
	地域がん診療連携拠点病院／がんゲノム医療連携病院 **島根県立中央病院**	島根県出雲市姫原 4-1-1
岡山	地域がん診療連携拠点病院／がんゲノム医療連携病院 **岡山済生会総合病院**	岡山県岡山市北区国体町 2-25 086-252-2211
	地域がん診療連携拠点病院／がんゲノム医療連携病院 **岡山赤十字病院**	岡山県岡山市北区青江 2-1-1 086-222-8811
	都道府県がん診療連携拠点病院／地域の小児がん診療を行う連携病院／がんゲノム医療中核拠点病院 **岡山大学病院**	岡山県岡山市北区鹿田町 2-5-1 086-235-7744

	病院の種類 医療機関名	所在地 支援センターの電話番号
岡山	地域がん診療連携拠点病院／特定のがん種等についての診療を行う連携病院／がんゲノム医療連携病院 **岡山医療センター**	岡山県岡山市北区田益 1711-1 086-294-9911
	地域がん診療連携拠点病院／地域の小児がん診療を行う連携病院／がんゲノム医療連携病院 **倉敷中央病院**	岡山県倉敷市美和 1-1-1 086-422-0210
	地域がん診療連携拠点病院／がんゲノム医療連携病院 **川崎医科大学附属病院**	岡山県倉敷市松島 577 086-462-1111
	地域がん診療連携拠点病院 (特例型) **津山中央病院**	岡山県津山市川崎 1756 0868-21-8111
	地域がん診療病院 (特例型) **高梁中央病院**	岡山県高梁市南町 53 0866-22-3636
	地域がん診療病院 **金田病院**	岡山県真庭市西原 63 0867-52-1191
広島	地域がん診療連携拠点病院／がんゲノム医療連携病院 **広島市立広島市民病院**	広島県広島市中区基町 7-33 082-221-1351
	地域がん診療連携拠点病院／地域の小児がん診療を行う連携病院／がんゲノム医療連携病院 **広島赤十字・原爆病院**	広島県広島市中区千田町 1-9-6 082-241-3111
	都道府県がん診療連携拠点病院／小児がん拠点病院／がんゲノム医療拠点病院 **広島大学病院**	広島県広島市南区霞 1-2-3 082-257-1525
	地域がん診療連携拠点病院／がんゲノム医療拠点病院 **県立広島病院**	広島県広島市南区宇品神田 1-5-54 082-256-3561
	地域がん診療連携拠点病院／がんゲノム医療連携病院 **広島市立北部医療センター安佐市民病院**	広島県広島市安佐北区可部南 2-1-1 082-815-5533
	地域がん診療連携拠点病院／がんゲノム医療連携病院 **呉医療センター**	広島県呉市青山町 3-1 0823-22-3111
	地域がん診療連携拠点病院／がんゲノム医療連携病院 **尾道総合病院**	広島県尾道市平原 1-10-23 0848-22-8111
	地域がん診療連携拠点病院／がんゲノム医療連携病院 **福山市民病院**	広島県福山市蔵王町 5-23-1 084-941-5151
	地域がん診療連携拠点病院／がんゲノム医療連携病院 **福山医療センター**	広島県福山市沖野上町 4-14-17 084-922-0230

	病院の種類 医療機関名	所在地 支援センターの電話番号
広島	地域がん診療連携拠点病院 **市立三次中央病院**	広島県三次市東酒屋町 10531 **0824-65-0101**
	地域がん診療連携拠点病院／がんゲノム医療連携病院 **東広島医療センター**	広島県東広島市西条町寺家 513 **082-423-2176**
	地域がん診療連携拠点病院／がんゲノム医療連携病院 **廣島総合病院**	広島県廿日市市地御前 1-3-3 **0829-36-3270**
山口	地域がん診療連携拠点病院 **山口県済生会下関総合病院**	山口県下関市安岡町 8-5-1 **083-262-2300**
	都道府県がん診療連携拠点病院／地域の小児がん診療を行う連携病院／がんゲノム医療連携病院 **山口大学医学部附属病院**	山口県宇部市南小串 1-1-1 **0836-22-2473**
	地域がん診療病院 **都志見病院**	山口県萩市大字江向 413-1 **0838-22-2811**
	地域がん診療連携拠点病院／がんゲノム医療連携病院 **山口県立総合医療センター**	山口県防府市大字大崎 10077 **0835-22-5145**
	地域がん診療連携拠点病院／がんゲノム医療連携病院 **岩国医療センター**	山口県岩国市愛宕町 1-1-1 **0827-35-5645**
	地域がん診療病院 **長門総合病院**	山口県長門市東深川 85 **0837-22-2518**
	地域がん診療連携拠点病院 (特例型) **周東総合病院**	山口県柳井市古開作 1000-1 **0820-22-3456**
	地域がん診療連携拠点病院／がんゲノム医療連携病院 **徳山中央病院**	山口県周南市孝田町 1-1 **0834-28-4411**
徳島	地域がん診療連携拠点病院 **徳島県立中央病院**	徳島県徳島市蔵本町 1-10-3 **088-631-7151**
	都道府県がん診療連携拠点病院／地域の小児がん診療を行う連携病院／がんゲノム医療連携病院 **徳島大学病院**	徳島県徳島市蔵本町 2-50-1 **088-633-9438**
	地域がん診療連携拠点病院 **徳島市民病院**	徳島県徳島市北常三島町 2-34 **088-622-5121**
	地域がん診療連携拠点病院／地域の小児がん診療を行う連携病院 **徳島赤十字病院**	小松島市小松島町字井利ノ口 103 **0885-32-2555**

	病院の種類 医療機関名	所在地 支援センターの電話番号
徳島	地域がん診療病院 **徳島県立三好病院**	徳島県三好市池田町シマ 815-2 **0883-72-1131**
香川	地域がん診療連携拠点病院／がんゲノム医療連携病院 **香川県立中央病院**	香川県高松市朝日町 1-2-1 **087-811-3333**
	地域がん診療連携拠点病院／がんゲノム医療連携病院 **高松赤十字病院**	香川県高松市番町 4-1-3 **087-831-7101**
	地域がん診療連携拠点病院／がんゲノム医療連携病院 **香川労災病院**	香川県丸亀市城東町 3-3-1 **0877-23-3111**
	地域がん診療連携拠点病院 **三豊総合病院**	香川県観音寺市豊浜町姫浜 708 **0875-52-3366**
	都道府県がん診療連携拠点病院／地域の小児がん診療を行う連携病院／がんゲノム医療連携病院 **香川大学医学部附属病院**	香川県木田郡三木町池戸 1750-1 **087-891-2473**
愛媛	都道府県がん診療連携拠点病院／がんゲノム医療拠点病院 **四国がんセンター**	愛媛県松山市南梅本町甲 160 **089-999-1114**
	地域がん診療連携拠点病院／地域の小児がん診療を行う連携病院／がんゲノム医療連携病院 **愛媛県立中央病院**	愛媛県松山市春日町 83 **089-947-1165**
	地域がん診療連携拠点病院／地域の小児がん診療を行う連携病院／がんゲノム医療連携病院 **松山赤十字病院**	愛媛県松山市文京町 1 **089-926-9630**
	地域がん診療連携拠点病院 **済生会今治病院**	愛媛県今治市喜田村 7-1-6 **0898-47-6048**
	地域がん診療連携拠点病院 **市立宇和島病院**	愛媛県宇和島市御殿町 1-1 **0895-25-1111**
	地域がん診療連携拠点病院 **住友別子病院**	愛媛県新居浜市王子町 3-1 **0897-37-7133**
	地域がん診療連携拠点病院（特例型）／地域の小児がん診療を行う連携病院／がんゲノム医療連携病院 **愛媛大学医学部附属病院**	愛媛県東温市志津川 454 **089-964-5111**
高知	地域がん診療連携拠点病院／地域の小児がん診療を行う連携病院／がんゲノム医療連携病院 **高知医療センター**	高知県高知市池 2125-1 **088-837-3863**

	病院の種類 医療機関名	所在地 支援センターの電話番号
高知	地域がん診療病院(特例型) **高知県立あき総合病院**	高知県安芸市宝永町 3-33 0887-34-3111
	都道府県がん診療連携拠点病院／地域の小児がん診療を行う連携病院／がんゲノム医療連携病院 **高知大学医学部附属病院**	高知県南国市岡豊町小蓮 185-1 088-880-2179
	地域がん診療連携拠点病院 **高知県立幡多けんみん病院**	高知県宿毛市山奈町芳奈 3-1 0880-66-2222
福岡	地域がん診療連携拠点病院／地域の小児がん診療を行う連携病院／がんゲノム医療連携病院 **産業医科大学病院**	北九州市八幡西区医生ヶ丘 1-1 093-691-7162
	地域がん診療連携拠点病院 **戸畑共立病院**	北九州市戸畑区沢見 2-5-1 093-871-5421
	地域がん診療連携拠点病院 **九州労災病院**	北九州市小倉南区曽根北町 1-1 093-471-1121
	地域がん診療連携拠点病院／がんゲノム医療連携病院 **北九州市立医療センター**	北九州市小倉北区馬借 2-1-1 093-541-1831
	地域がん診療連携拠点病院 **九州病院**	北九州市八幡西区岸の浦 1-8-1 093-641-9715
	地域がん診療連携拠点病院／がんゲノム医療連携病院 **浜の町病院**	福岡県福岡市中央区長浜 3-3-1 092-721-9991
	地域がん診療連携拠点病院 **九州中央病院**	福岡県福岡市南区塩原 3-23-1 092-541-4936
	都道府県がん診療連携拠点病院／小児がん拠点病院／がんゲノム医療中核拠点病院 **九州大学病院**	福岡県福岡市東区馬出 3-1-1 092-642-5200
	地域がん診療連携拠点病院 **福岡和白病院**	福岡県福岡市東区和白丘 2-2-75 092-608-0001
	地域がん診療連携拠点病院 **医療法人 原三信病院**	福岡県福岡市博多区大博町 1-8 092-291-3452
	地域がん診療連携拠点病院／がんゲノム医療連携病院 **九州医療センター**	福岡県福岡市中央区地行浜 1-8-1 092-836-5008
	地域がん診療連携拠点病院／がんゲノム医療連携病院 **福岡県済生会福岡総合病院**	福岡県福岡市中央区天神 1-3-46 092-771-8151

	病院の種類 医療機関名	所在地 支援センターの電話番号
福岡	都道府県がん診療連携拠点病院／地域の小児がん診療を行う連携病院／小児がん患者等の長期の診療体制の強化のための連携病院／がんゲノム医療連携病院 **九州がんセンター**	福岡県福岡市南区野多目 3-1-1 092-541-8100
	地域がん診療連携拠点病院／がんゲノム医療連携病院 **福岡赤十字病院**	福岡県福岡市南区大楠 3-1-1 0570-03-1211
	地域がん診療連携拠点病院／地域の小児がん診療を行う連携病院／がんゲノム医療連携病院 **福岡大学病院**	福岡県福岡市城南区七隈 7-45-1 092-801-1011
	地域がん診療連携拠点病院 **大牟田市立病院**	福岡県大牟田市宝坂町 2-19-1 0944-53-1061
	地域がん診療連携拠点病院／地域の小児がん診療を行う連携病院／小児がん患者等の長期の診療体制の強化のための連携病院／がんゲノム医療拠点病院 **久留米大学病院**	福岡県久留米市旭町 67 0942-31-7903
	地域がん診療連携拠点病院／がんゲノム医療連携病院 **聖マリア病院**	福岡県久留米市津福本町 422 0942-35-3322
	地域がん診療連携拠点病院 **飯塚病院**	福岡県飯塚市芳雄町 3-83 0948-29-8925
	地域がん診療連携拠点病院 **社会保険田川病院**	福岡県田川市上本町 10-18 0947-44-0460
	地域がん診療連携拠点病院 **公立八女総合病院**	福岡県八女市高塚 540-2 0943-23-4131
	地域がん診療病院 **福岡大学筑紫病院**	福岡県筑紫野市俗明院 1-1-1 092-921-1011
	地域がん診療連携拠点病院 **福岡東医療センター**	福岡県古賀市千鳥 1-1-1 092-643-2331
	地域がん診療病院 **朝倉医師会病院**	福岡県朝倉市来春 422-1 0946-23-0077
佐賀	地域がん診療連携拠点病院／がんゲノム医療連携病院 **佐賀県医療センター好生館**	佐賀県佐賀市嘉瀬町大字中原 400 0952-24-2171
	都道府県がん診療連携拠点病院／地域の小児がん診療を行う連携病院／小児がん患者等の長期の診療体制の強化のための連携病院／がんゲノム医療連携病院 **佐賀大学医学部附属病院**	佐賀県佐賀市鍋島 5-1-1 0952-31-6511

	病院の種類 医療機関名	所在地 支援センターの電話番号
佐賀	地域がん診療連携拠点病院 **唐津赤十字病院**	佐賀県唐津市和多田 2430 **0955-74-9135**
	地域がん診療連携拠点病院 **嬉野医療センター**	嬉野市嬉野町大字下宿甲 4279-3 **0954-43-1120**
長崎	地域がん診療連携拠点病院 **長崎みなとメディカルセンター**	長崎県長崎市新地町 6-39 **095-822-3251**
	地域がん診療連携拠点病院 **日本赤十字社長崎原爆病院**	長崎県長崎市茂里町 3-15 **095-847-1511**
	都道府県がん診療連携拠点病院／地域の小児がん診療を行う連携病院／がんゲノム医療拠点病院 **長崎大学病院**	長崎県長崎市坂本 1-7-1 **095-819-7779**
	地域がん診療連携拠点病院／がんゲノム医療連携病院 **佐世保市総合医療センター**	長崎県佐世保市平瀬町 9-3 **0956-24-1515**
	地域がん診療連携拠点病院 **長崎県島原病院**	長崎県島原市下川尻町 7895 **0957-63-1145**
	地域がん診療連携拠点病院／がんゲノム医療連携病院 **長崎医療センター**	長崎県大村市久原 2-1001-1 **0957-52-3121**
熊本	都道府県がん診療連携拠点病院／地域の小児がん診療を行う連携病院／小児がん患者等の長期の診療体制の強化のための連携病院／がんゲノム医療拠点病院 **熊本大学病院**	熊本県熊本市中央区本荘 1-1-1 **096-373-5676**
	地域がん診療連携拠点病院／地域の小児がん診療を行う連携病院 **熊本医療センター**	熊本県熊本市中央区二の丸 1-5 **096-353-6501**
	地域がん診療連携拠点病院 **熊本赤十字病院**	熊本県熊本市東区長嶺南 2-1-1 **096-384-2111**
	地域がん診療連携拠点病院／がんゲノム医療連携病院 **済生会熊本病院**	熊本県熊本市南区近見 5-3-1 **096-241-0275**
	地域がん診療連携拠点病院 **熊本労災病院**	熊本県八代市竹原町 1670 **0965-33-4151**
	地域がん診療連携拠点病院 (特例型) **人吉医療センター**	熊本県人吉市老神町 35 **0966-22-2191**
	地域がん診療連携拠点病院 **荒尾市民病院**	熊本県荒尾市荒尾 2600 **0968-63-1115**

	病院の種類 医療機関名	所在地 支援センターの電話番号
大分	地域がん診療連携拠点病院 **大分赤十字病院**	大分県大分市千代町 3-2-37 **097-532-6181**
	地域がん診療連携拠点病院／がんゲノム医療連携病院 **大分県立病院**	大分県大分市豊饒 2-8-1 **097-546-5073**
	地域がん診療連携拠点病院 **別府医療センター**	大分県別府市内竈 1473 **0977-67-1111**
	地域がん診療連携拠点病院 **中津市立中津市民病院**	大分県中津市大字下池永 173 **0979-22-6521**
	地域がん診療連携拠点病院 (特例型) **大分県済生会日田病院**	大分県日田市大字三和 643-7 **0973-22-8772**
	都道府県がん診療連携拠点病院／地域の小児がん診療を行う連携病院／がんゲノム医療連携病院 **大分大学医学部附属病院**	大分県由布市挾間町医大ヶ丘 1-1 **097-549-4411**
宮崎	地域がん診療連携拠点病院／がんゲノム医療連携病院 **県立宮崎病院**	宮崎県宮崎市北高松町 5-30 **0985-38-4107**
	都道府県がん診療連携拠点病院／地域の小児がん診療を行う連携病院／がんゲノム医療連携病院 **宮崎大学医学部附属病院**	宮崎県宮崎市清武町木原 5200 **0985-85-1909**
	地域がん診療連携拠点病院 **都城医療センター**	宮崎県都城市祝吉町 5033-1 **0986-23-4111**
鹿児島	都道府県がん診療連携拠点病院／地域の小児がん診療を行う連携病院／がんゲノム医療拠点病院 **鹿児島大学病院**	鹿児島鹿児島市桜ケ丘 8-35-1 **099-275-5970**
	地域がん診療連携拠点病院 **鹿児島医療センター**	鹿児島鹿児島市城山町 8-1 **099-223-1151**
	地域がん診療連携拠点病院／地域の小児がん診療を行う連携病院／がんゲノム医療連携病院 **鹿児島市立病院**	鹿児島県鹿児島市上荒田町 37-1 **099-230-7010**
	地域がん診療連携拠点病院 **いまきいれ総合病院**	鹿児島鹿児島市高麗町 43-25 **099-203-9123**
	特定領域がん診療連携拠点病院がんゲノム医療連携病院 **相良病院**	鹿児島県鹿児島市松原町 3-31 **099-216-3360**

	病院の種類 医療機関名	所在地 支援センターの電話番号
鹿児島	地域がん診療病院 **県民健康プラザ鹿屋医療センター**	鹿児島鹿屋市札元 1-8-8 **0994-42-5101**
	地域がん診療病院 **出水郡医師会広域医療センター**	鹿児島阿久根市赤瀬川 4513 **0996-73-1542**
	地域がん診療病院 **種子島医療センター**	鹿児島西之表市西之表 7463 **0997-22-0960**
	地域がん診療連携拠点病院 **済生会川内病院**	鹿児島薩摩川内市原田町 2-46 **0996-23-5221**
	地域がん診療病院 **鹿児島県立薩南病院**	南さつま市加世田高橋 1968-4 **0993-53-5300**
	地域がん診療病院 **霧島市立医師会医療センター**	鹿児島県霧島市隼人町松永 3320 **080-1605-7469**
	地域がん診療病院 **鹿児島県立大島病院**	鹿児島奄美市名瀬真名津町 18-1 **0997-52-361**
	地域がん診療病院 **南九州病院**	鹿児島県姶良市加治木町木田 1882 **0995-62-3677**
沖縄	地域がん診療連携拠点病院 **那覇市立病院**	沖縄県那覇市古島 2-31-1 **098-884-5111**
	地域がん診療病院(特例型) **沖縄県立八重山病院**	沖縄県石垣市真栄里　584- 1 **0980-87-5557**
	地域がん診療病院 **北部地区医師会病院**	沖縄県名護市字宇茂佐 1712-3 **0980-54-1111**
	地域がん診療連携拠点病院 **沖縄県立中部病院**	沖縄県うるま市字宮里 281 **098-973-4111**
	地域がん診療病院 **沖縄県立宮古病院**	沖縄県宮古島市平良字下里 427-1 **0980-72-3151**
	都道府県がん診療連携拠点病院／地域の小児がん診療を行う連携病院／がんゲノム医療連携病院 **琉球大学病院**	沖縄県中頭郡西原町字上原 207 **098-895-1507**

ら

わ

や

ま

は

な

た

さ

＊医師名 索引＊

あ

桜の花出版の刊行理念

人としてどう生きるべきか—これは、いつの時代も変わらない人類永遠のテーマです。人は、個としての魂の進歩向上を目指すと同時に社会の一員としての責任を果たすという二つの使命を負っています。弊社は、文化・歴史・社会・哲学・医学・科学など様々な分野に於いて、真実と正義と愛を追求する書籍出版を通し、出版文化と社会の発展に貢献したいと考えています。社名の如く、凛と美しく咲く桜の花のように人の心を温かく勇気づける本作りを目指します。

読者の皆様へのお願い

読者の皆様へ出版社からのお願いです。新刊本は出版から3年間は売らないでください。新刊中古本が出回ると、出版社は成り立ちません。何卒ご理解とご協力のほど、宜しくお願い申し上げます。

音楽については、音楽教室で楽曲を弾いただけで著作権使用料が発生するという極めて厳しい権利が認められているのに対し、書籍にはその権利が認められていません。絶版古書はともかく、新刊中古に著者の権利が認められないのは明らかに法的に問題があり、生きる権利の侵害でもあるのです。現行の新刊中古売買のシステムは昨今の著作権保護の動きにも反したもので到底正しいとは言えません。

国民のための名医ランキング 2024〜2026年版

2023年11月8日　初版第1刷発行

編　者　桜の花出版編集部

発行者　山口　春嶽

発行所　桜の花出版株式会社

〒194-0021　東京都町田市中町 1-12-16-401

電話 042-785-4442

発売元　株式会社星雲社（共同出版社・流通責任出版社）

〒112-0005　東京都文京区水道 1-3-30

電話 03-3868-3275

印刷製本　株式会社シナノ

ISBN978-4-434-32884-8 C0077

写真：PIXTA（ピクスタ）／イラスト：かざみん